肝胆麻醉和围术期处理

ANESTHESIA FOR HEPATOBILIARY SURGERY AND
PERIOPERATIVE MANAGEMENT

俞卫锋 主编　　杭燕南 审阅

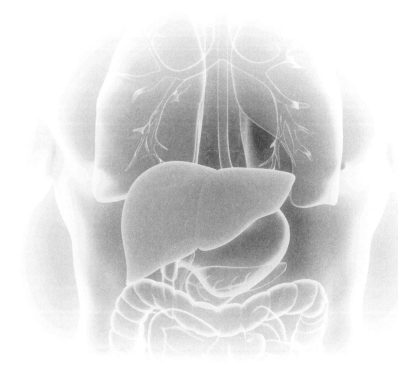

世界图书出版公司

上海·西安·北京·广州

图书在版编目（CIP）数据

肝胆麻醉和围术期处理／俞卫锋主编. —上海：
上海世界图书出版公司,2016.8
ISBN 978-7-5192-1618-4

Ⅰ.①肝… Ⅱ.①俞… Ⅲ.①肝疾病—外科手术—围
手术期—麻醉②胆道疾病—外科手术—围手术期—麻醉
Ⅳ.①R657.3②R657.4③R614

中国版本图书馆 CIP 数据核字（2016）第 164193 号

责任编辑：魏丽沪
责任校对：石佳达

肝胆麻醉和围术期处理

俞卫锋　主编　杭燕南　审阅

———————————————————————

上海世界图书出版公司出版发行
上海市广中路 88 号 9—10 楼
邮政编码 200083
杭州恒力通印务有限公司印刷
如发现印刷质量问题,请与印刷厂联系
（质检科电话: 0571-88914359）
各地新华书店经销

———————————————————————

开本: 889×1194　1/16　印张: 43.75　字数: 1 200 000
2016 年 8 月第 1 版　2016 年 8 月第 1 次印刷
ISBN 978-7-5192-1618-4/R·371
定价: 200.00 元
http://www.wpcsh.com

编写人员

主　　编　俞卫锋

审　　阅　杭燕南

编写秘书　郑蓓洁

编写人员　（以汉语拼音为序）

仓　静	曹建国	陈　杰	陈蔡旸	陈前波	陈湧鸣
皋　源	高春芳	顾健腾	顾新宇	郭　佳	杭燕南
黄贞玲	焦炳华	孔二亮	李　雯	李　志	刘　艳
龙　跃	鲁开智	陆智杰	罗　艳	孟笑炎	缪明永
缪雪蓉	聂　芳	邱必军	施乐华	宋建钢	宋金超
宋蕴安	苏殿三	孙玉明	谭碧波	唐　炜	唐晨程
陶坤明	田　婕	汪　剑	汪晓强	王珊娟	王祥瑞
王振猛	闻大翔	吴飞翔	薛张纲	杨广顺	杨甲梅
杨立群	杨生生	衣常红	易　斌	易　滨	应　隽
余跃天	俞卫锋	张　骁	张海斌	张马忠	张晓庆
赵延华	郑蓓洁	周仁龙	朱　辉		

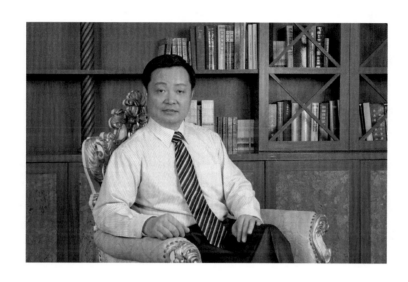

　　俞卫锋教授,第二军医大学第三附属医院(东方肝胆外科医院)、上海交通大学医学院附属仁济医院麻醉科主任、教授、博士生导师。1989 年师从于著名麻醉学家王景阳教授和著名的肝胆外科学家国家最高科技奖获得者吴孟超院士分别攻读硕士和博士学位。

　　现任中国医师协会麻醉学医师分会会长,中华医学会麻醉学分会副主任委员,上海市医学会麻醉专科委员会前任主任委员,世界麻醉医师联盟(WFSA)疼痛委员会委员等。《中华麻醉学杂志》、《临床麻醉学杂志》、《JAPM》副总编辑。

　　俞主任长期从事肝胆疾病的麻醉与围术期处理的临床与基础研究,尤其是在吸入麻醉药肝毒性机理研究、围术期肝保护与黄疸麻醉的基础临床研究、癌性疼痛的信号转导与基因治疗等方面一直处于国际领先水平。现在是国际麻醉界具有重要影响的著名肝胆麻醉专家之一,也是我国和上海市麻醉学的领军人之一。

　　主要学术成就包括:

　　1. 坚持肝胆麻醉特色研究获得国内外学术界高度认可,成为国际著名的肝胆麻醉学家。打破综合医院麻醉科的垄断成为领军上海及全国麻醉学科的专科麻醉医师第一人。

　　2. 肝脏麻醉研究:① 在自身深入研究基础上制定的肝胆麻醉常规成为中国国家标准并被世界权威麻醉教科书推荐;② 独创性地提出吸入麻醉肝毒性一元化机制,为开发无毒麻醉新药奠定理论基础;③ 麻醉药预处理的肝保护策略被世界麻醉权威法国 Beaussier 认为是开拓麻醉由纯保障走向治疗第一线工作范畴的革命性工作。

3. 黄疸麻醉研究：进行一系列有关黄疸与麻醉药中枢敏感性、心血管低反应性、麻醉药物的药代药效及疼痛瘙痒关系的研究,这些独创性研究成果的临床应用大大降低了黄疸病人的围术期并发症的发生率和死亡率、大大缩短了病人的 ICU 停留时间及总住院时间、大大减少了住院费用。

4. 癌痛成瘾机制与基因治疗研究：① 基因治疗应用于癌痛及阿片成瘾治疗,已形成发明专利,基因药物有望为这两种顽症的有效治疗带来曙光;② 首创的转移性骨癌痛及胰腺癌痛模型为癌痛研究提供了很好的工具,被世界上广泛应用。

任硕士生导师 19 年,博士生导师 14 年来,共培养硕士生 52 名,博士生 48 名。主持与参与国家自然科学基金 30 项,以第一负责人承担 17 项省部级以上课题,主编专著 6 部。共发表论文 257 篇,SCI 收录 64 篇,单篇最高 6.186 分(均指第一或通讯作者)。有四篇在世界最著名的麻醉学杂志《Anesthesiology》上发表,一篇在疼痛主要专业杂志《Pain》上发表。获国家军队科技进步二等奖,另获总后勤部"科技新星"、上海市卫生系统"银蛇奖"、军队院校"育才奖"银奖、"上海市优秀学科带头人"、"上海市科技精英提名"等各种奖励。

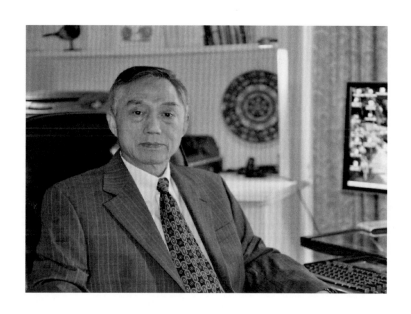

杭燕南教授,上海交通大学医学院附属仁济医院麻醉科和 SICU,教授,博士生导师和学科带头人。

杭教授 1961 年毕业于上海交通大学医学院(原上海第二医学院)。在 50 多年的医、教、研生涯中,杭教授踏实工作、勤奋学习,取得了卓越成绩,对仁济医院麻醉科、SICU 以及上海市麻醉学分会,乃至中国麻醉事业都做出了重要贡献。

1991~2001 年,杭教授担任上海交通大学医学院附属仁济医院麻醉科主任。1988 年创立仁济医院疼痛门诊,1993 年,创建上海第二医科大学麻醉药理和重症监测治疗研究室,并担任研究室主任。1995 年,成立仁济医院麻醉学教研室,任教研室主任。1999 年创建卫生部上海第二医科大学临床药理基地麻醉药理专业组。1999 年 10 月仁济东院开张,创立由麻醉科管理的 SICU。目前为上海市麻醉专业委员会和疼痛专业委员会顾问、全国麻醉药理专业委员会顾问和中华麻醉学杂志顾问、栏目编委。

50 余年的笔耕不辍,铸就了等身的著作。主编《当代麻醉学》等专著 15 部,手册 6 本。审阅专著和翻译书 6 本;参编《现代麻醉学》等专著 6 本。助人和主审专著 8 本。《当代麻醉学》获得"华东地区优秀图书二等奖"。已发表论文 363 篇;SCI 收录 4 篇。发表文献综述、评述和知识更新 108 篇,译文80 多篇,估计近 100 多万字,还主译《循证临床麻醉学》,由人民卫生出版社 2010 出版。

20 世纪 80 年代早期,杭教授就已参加上海市麻醉学会工作,直至 2010 年后协助于布为教授编写

《上海麻醉医学发展史》和俞卫锋教授编写《麻醉您知多少?》,为上海市及全国麻醉学会做了大量工作。目前正继续发挥余热,积极为中华麻醉学杂志等审稿,修改研究生论文,翻译国外文献等工作。

杭燕南教授致力于临床与基础相结合的学术研究并取得了卓越的成就,曾获上海第二医科大学医学成果奖;上海市科技进步成果三等奖;上海市医学成果三等奖项。

杭燕南教授教书育人,桃李芬芳,培养了许多优秀人才。曾举办上海第二医科大学麻醉学高师班,培养麻醉专业大专和本科生共45名。已培养硕士研究生15名,博士研究生12名。

杭教授在担任麻醉科主任十年中荣获上海市教委、卫生局、上海第二医科大学先进工作者等荣誉称号12项。2009年荣获中华医学会麻醉学分会的中国麻醉学贡献奖,2010年获临床麻醉学杂志贡献奖,2011年获中华麻醉学杂志突出贡献奖,2015年获中国医师学会麻醉医师分会终身成就麻醉学家称号。

序 一

学习本身可以很简单，一本书一个人，努力思考，拼尽全力进取即可，但作为一名医生，无论学术成就如何卓越，无论是否被世人称之为院士亦或科学家，其钻研学术并惠及更多的同道，这件事本身是神圣而纯粹的。当今社会科技日新月异，每个人都在信息爆炸的时代中努力。更多的会议、更多的信息来源、更多的读物书籍，时常让人有无所适从之感。

这篇序中，我想做的仅仅是分享这些年来我们在肝胆麻醉领域所获得经验与心得。我认为，这是一件纯粹到已经被很多人所忽视的事，因为在当下社会，貌似只有通过不眠不休的努力才能获得更多，无论是物质还是精神，每一个医生都在竭尽所能的通过各种介质，汲取着难以想象的海量信息，以此希望自我能在医学领域中走向卓越。

我们从1958年起，进行了肝脏解剖的研究，在建立人体肝脏灌注腐蚀模型并进行详尽观察研究和外科实践的基础上，创造性地提出了"五叶四段"的解剖学理论；为解决肝脏手术出血这一重要难题，在动物实验和临床探索的基础上，建立了"常温下间歇肝门阻断"的肝脏止血技术；为掌握肝脏术后生化代谢的改变以降低手术死亡率，通过临床和肝脏生化研究发现了"正常和肝硬化肝脏术后生化代谢规律"，并据此提出了纠正肝癌术后常见的致命性生化代谢紊乱的新策略；为进一步扩大肝脏外科手术适应证，提高肝脏外科治疗水平，率先成功施行了以中肝叶切除为代表的一系列标志性手术。诸如此类，很多很多，但这一切都只源于肝胆手术发展这一件事。

在编著这本书的过程中，第二军医大学第三附属医院（东方肝胆外科医院）麻醉科主任俞卫锋教授及其团队，让我再一次把目光聚焦到肝胆麻醉这件事本身。本书也是本着这种纯粹的自然结果，在肝胆手术这条路的探索上，我们不可避免地需要考虑肝胆麻醉的复杂性，必须去面对及克服肝胆麻醉的一切已知及未知的问题。随着在肝胆麻醉这个领域中需要克服的困难越多，我们就越需要更加锻造自身的技艺。于是，自然而然的，我们走进了肝胆麻醉围术期处理的这个阶段，而且我们很早就已经走出了中国，并在世界的舞台上与世界同道来探讨这个学术问题。

本书向广大读者呈现了，曾经在这个领域中困扰我们的各种国家级、世界级难题，因为在许多人眼中的肝胆麻醉依旧神秘而充满吸引力，召唤着更多的年轻人投身其中。这本书记录的正是这些年来我们专注于肝胆麻醉和围术期处理中所获得宝贵经验与大量心得，其充满价值却近乎无偿。只是因为，在抵达学术终点的路上，我们希望能帮助更多的人，能获得真正有价值的指引。我始终相信一个人乃至一个团队的力量是有限的，只有号召更多的人加入，我们才能最终高效地走向胜利。而与同道们分享,是本书唯一一件专注的事。

最后,感谢主编俞卫锋教授和审阅该书的杭燕南教授,以及所有工作人员付出的智慧、辛劳及努力。

第二军医大学第三附属医院(东方肝胆外科医院)

吴孟超

2016年6月17日

序 二

在这个充满着变化,充满着可能性的时代。作为医者,我们愿意为自己所相信的事业坚持及付出努力,并且期待其能结出令我们满意的果实。上海交通大学医学院附属仁济医院创建于1844年,是上海开埠后第一家西医医院,上海交通大学医学院附属仁济医院的发展历史几乎见证了我国西医的发展历程。170多年以来,上海交通大学医学院附属仁济医院始终秉承"仁术济世"的核心价值观,这其中的含义除了像坚守宗教信条般的笃信该核心价值观以外,我们还坚持以患者为中心、以及比肩国际的现代化医院建设,这是我作为一家170多年医院院长的坚持。

当我准备为《肝胆麻醉和围术期处理》这本书写序时,在欣然答应之余,我首先看到的是作者的无私,然后是一位全国知名医生的医者自觉,拿出多年来所积累下的经验、心得、研究数据并整理成书与所有同道分享,其意义在于编者在努力维持医学世界的生态平衡,其心可谓至善至纯。纵观现代医学的爆炸式发展,其根本源自于近代医者无私的奉献精神。伴随着当下信息时代工具的发展,世界的距离已经缩短至我们手中的手机、电脑、平板等电子设备中,而现代医学最可贵的精神是分享与辩证,在海量的研究中得出各种结论,无论结论是阴性或者阳性,都不断解答着我们在医学领域中的各种困惑,其背后的价值是全世界的医生都在朝治愈患者、解救生命的最终方向坚持与努力。肝胆麻醉和围术期处理,正是肝胆麻醉在经历不断突破进取之后,一定会到达的阶段,而且需要更多的医生投身其中。我认为,围术期医学的发展,从某个层面来看很像是"仁术济世"的完美诠释。因为,我们始终认定人是一个整体,需要用全局的眼光来看待,以至于不会偏颇到认为我们只是在看病,从而发现我们的终极目标其实是医"人"。

《肝胆麻醉和围术期处理》一书正是在这种背景下诞生的著作。以俞卫锋教授为首的上海交通大学医学院附属仁济医院麻醉科团队正是本着"仁术济世"的信念,牵头全国多家医院共同完成了本书的编著。他们在繁忙的医、教、研工作之余,放弃仅有的休息时间来完成撰写、整理、汇总、编著、修订等大量工作,以期能将多年来在肝胆麻醉领域取得的丰硕智慧与心血经验用书本的面貌呈现给读者。也正因如此,本书值得每一个从事相关领域工作的医生去学习、去阅读、去理解。在你阅读该书的时候,你会发现,本书一定会为读者在肝胆麻醉和围术期处理的临床应用中提供良多的助益,从而成为该学术领域中的一盏指路明灯。

最后,感谢本书主编俞卫锋教授和审阅该书的杭燕南教授,以及其团队、编辑小组所有成员为本书付出的巨大心力、智慧及努力。

上海交通大学医学院附属仁济医院院长

前　言

　　我国约有 9 300 万慢性乙型肝炎病毒感染者,1 300 万慢性丙型肝炎病毒感染者,超过 1 亿的脂肪性肝病患者,如果再加上酒精、药物、自身免疫、寄生虫等原因引起的肝病,以及胆囊炎、胆结石、胆囊息肉等胆道疾病,导致我国肝胆病患者人数众多。胆道疾病基本分为胆道结石和胆道肿瘤。目前我国人群中胆结石的发病率可达 7% ~ 10% ,胆囊结石占 50% 以上,其中以胆固醇性胆结石为主。上海 60 岁以上人群中,胆结石发病率高达 15% ~ 20% 。如今高热量、高蛋白质、高胆固醇的饮食结构对胆道疾病发病率影响很大。近 15 ~ 20 年来,中国胆道肿瘤发病率上升 5 ~ 6 倍。上海交通大学医学院附属仁济医院和第二军医大学第三附属医院(东方肝胆外科医院)2015 年共实施肝胆胰脾手术 11 962 例,其中肝脏手术 5 298 例,肝移植手术 412 例(包括小儿活体肝移植术 211 例),多年来,在大量肝胆手术麻醉和围术期处理中,我们两家医院积累了丰富的临床经验。

　　肝胆胰脾手术麻醉涉及许多基础理论和临床问题,肝胆系统疾病的病理生理非常复杂,治疗的难度也较高,肝胆系统疾病与心、脑、肺、肾都有关联,肝病发展到严重阶段,可出现肝肾综合征、肝肺综合征或肝性脑病等,严重胆道感染或急性重症胰腺炎可引起休克,呼吸和循环功能均可受到明显影响,病情十分危重。因此,必须重视肝胆麻醉和围术期处理。

　　迄今,我国尚无肝胆麻醉专著,为填补该领域空白,我组织上海交通大学医学院附属仁济医院、上海交通大学医学院附属瑞金医院、上海交通大学医学院附属儿童医学中心、第二军医大学第三附属医院(东方肝胆外科医院)、第二军医大学第一附属医院(长海医院)、第三军医大学第一附属医院(西南医院)、复旦大学附属中山医院、同济大学附属同济医院、上海中医药大学附属曙光医院的麻醉科、重症医学科、外科、移植科、放射科、检验科和超声科,及第二军医大学基础医学部专家共同编写《肝胆麻醉和围术期处理》。全书分基础篇、临床麻醉篇及围术期处理篇,共有 46 章,包括肝胆胰脾的解剖、生理生化,各类疾病的病理生理、诊断和治疗方法,以及病情评估、麻醉和围术期处理。内容全面、丰富、新颖,基础结合临床,理论联系实际,是肝胆胰脾外科麻醉学和重症医学医师的高级参考书。

　　最后感谢作者们认真编写,吴孟超院长和李卫平院长写序,感谢世界图书出版上海有限公司的大力支持。

　　在本书编写过程中,我们付出了艰辛的劳动,尽管进行多次校对,但是难免发生错误,我们热忱欢迎读者们批评指正和提出建议,并将作为下一版编写的参考。

2016 年 5 月

目　录

基　础　篇

临 床 麻 醉 篇

围术期处理篇

基础篇

第一章　肝、胆、胰、脾的解剖

第一节　肝脏

肝脏是人体最大的实质器官,同时也是人体最大的腺体器官,一般成人肝体积约为25.8 cm(左右长) ×15.2 cm(前后宽) ×6 cm(上下厚),成人男性肝脏重1 230~1 500 g,女性为1 100~1 300 g,约占体重的1/36。肝脏呈楔形,右厚而左薄,位于腹腔的右上部,占据了右季肋区和上腹部的绝大部分空间,狭长的左外叶可延伸至左季肋区。肝脏大体上,上部和右侧部凸出,由膈肌、胸壁、腹前外侧壁的共同作用成型;下部和左侧部内凹,由结肠、胃等肝周脏器共同作用成型。肝脏是人体的一个重要器官,参与机体物质合成与代谢、免疫、解毒等生理过程。肝脏又是人体的一个特殊的器官,它是人体内唯一的由门静脉系统及肝动脉系统双重供血的器官。熟练掌握肝脏的解剖及生理功能对于肝脏外科手术及术后肝功能的监测极为重要。

一、肝脏组织学结构

肝脏发育自外胚层,为前肠尾端上皮及间充质的突出物,借胆管树与前肠保持连通。肝脏表面被覆脏层腹膜(浆膜层),浆膜下包绕一层薄的结缔组织(50~100 μm),此结缔组织进入肝脏内部形成结缔组织隔和小梁。肝动脉系统及门静脉系统分支,伴随着胆管穿行于此结缔组织(Glisson鞘)中,形成肝门干。一条或多条淋巴管常伴随肝门干走行,故两种血管结构加上肝管联合称为肝门三联管。

肝实质由发挥主要功能的上皮细胞网络结构组成,由结缔组织提供结构支撑,并由肝动脉和门静脉分支提供血液供应。肝细胞通过细胞间连接形成肝索或肝板,周围围以疏松结缔组织形成肝脏的基本功能单位——肝小叶(图1-1)。人类肝脏约有50万个肝小叶,每个肝小叶内,肝板之间的肝窦(内流动肝动脉及门静脉混合血液)在中央静脉周围呈放射状排列,中央静脉实为引流肝小叶血液的肝静脉属支。另外,相邻肝脏的侧面质膜形成微小的管道,即胆小管,这些胆小管最终汇合为胆小管网,在肝小叶周边形成小叶内胆管。

二、肝脏的外面观

(一)肝脏的表面观

由于肝脏的上面、前面及右面无明显的分界,通常将肝脏的上面、前面及右面合称为肝脏的膈面(图1-2,图1-3),肝脏膈面又与肝脏下面(多称为肝脏面)通过狭长的肝下缘分界。肝脏的膈面,即肝的突出面,表面光滑,大部分与膈肌贴附,由于肝脏的膈面基本塑形膈肌的形状,固肝上界体表投影与膈肌穹窿基本一致。肝脏顶部左侧隔膈肌与心脏相邻,此处略有凹陷,称为心压迹。肝脏膈面基本都由腹膜或腹膜返折形成的韧带覆盖,仅在右冠状韧带前后叶间有部分肝脏无腹膜覆盖,称为肝裸区。肝脏的下缘在右表面与下表面之间圆钝,在前面和下面之间渐变锐利。肝下缘分别在正中线右侧及胆囊体的外侧缘有一处切迹,分别为肝圆韧带切迹和胆囊切迹。肝下缘在越过右肋缘内侧端后渐上行,最终在胸骨下角处与腹前壁相邻,体瘦者常可扪及。肝脏的脏面与腹腔脏器毗邻,在胆囊右侧,肝脏面与结肠肝曲、右肾上腺、右肾以及十二指肠上部贴近;方叶下临幽门、小网膜下部;左叶脏面临近胃底及小网膜上部。由于肝脏脏面(图1-4)塑形源于毗邻结构共同作用,肝脏脏面凹凸不平,其中由两条纵沟与一条横沟形成的H形解剖结构尤为重要。右纵沟由胆囊窝和腔静脉窝构成,其后上端为肝静脉汇入下腔静脉处,即第二肝门的位置;左纵沟由脐静脉窝和静脉韧带组成,为肝左外叶与肝左内叶的脏面分界线;横沟连接于两纵沟间,为"第一肝门"所在位置,横沟内有门静脉左、右干,左、右肝管和肝动脉分支走行,因此对于肝脏外科手术具有重要意义。

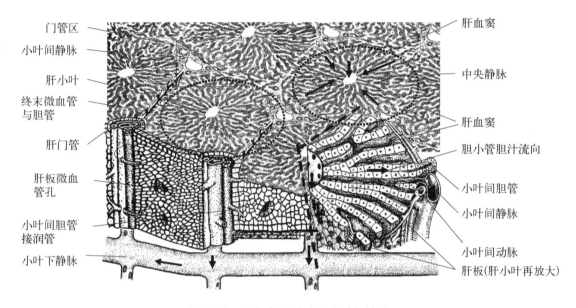

图1-1 肝小叶、肝血窦及小叶间管道

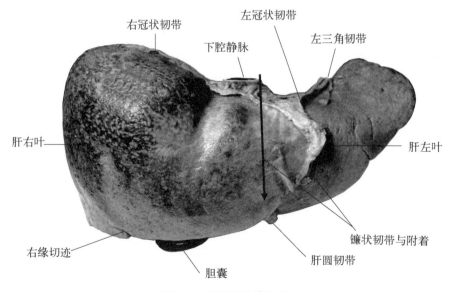

图1-2 肝膈面(前面观)

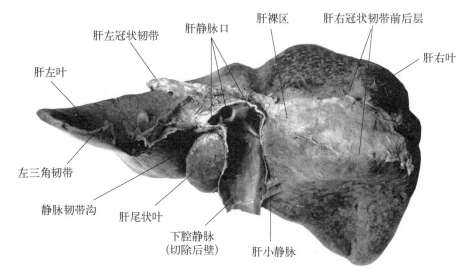

图 1-3　肝膈面（后面观）

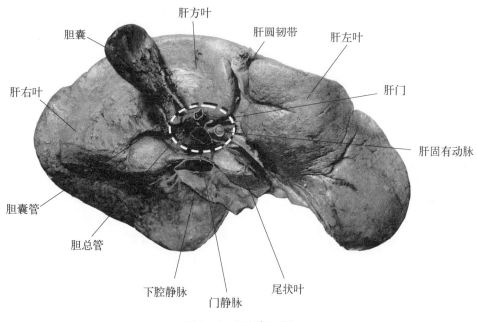

图 1-4　肝（脏面观）

（二）肝的周围连接

前外侧腹肌张力、肝周多条韧带及"第一、第二肝门"的共同作用将肝脏固定于右上腹，其中肝周多条韧带的作用尤为重要。肝周韧带绝大部分（除肝圆韧带）由腹膜皱褶返折演变而成，共有 10 条，在行肝脏手术时，必须将相关韧带切断方可充分游离肝脏，以便手术顺利进行。下面将对这 10 条韧带一一介绍。

1. 肝圆韧带

肝圆韧带为脐静脉出生后闭塞而成的纤维索，起自脐移行至肝的脐切迹，在肝脏面止于门静脉左肝囊部并与静脉韧带相连，向上移行为肝膈面的镰状韧带。在门脉高压症患者中，脐静脉可再通，使得门静脉系统与脐周的腹壁静脉系统相通，形成曲张的向周围放射的脐周静脉网，也称为"海蛇头征"。另外，在肝左外叶或左半肝手术时，常需切断肝圆韧带向下牵引，以方便术野暴露。

2. 镰状韧带

为肝圆韧带向肝脏膈面移行的部分,由两叶腹膜折叠止于膈肌,下端与肝圆韧带交界处形成肝下缘切迹之一,称为脐切迹。镰状韧带为肝脏膈面左叶间裂的标志,左侧为肝左外叶。镰状韧带薄而宽,可用于左外叶切除后断面的覆盖。

3. 冠状韧带

冠状韧带为肝脏膈面与脏面腹膜返折至膈肌而成(也为镰状韧带向左右移行形成),向左右移行分别形成左冠状韧带和右冠状韧带。冠状韧带分为前、后两叶,两叶间无腹膜覆盖区成为"肝裸区",此处肝通过网状组织连于膈肌,其后方与肾周间隙相连续。右冠状韧带中央部即为"第二肝门"所在位置。另外,在肝裸区内侧与下腔静脉夹角处有肾上腺,术中需谨慎防止撕裂右肾上腺血管。

4. 三角韧带

位于肝脏的左右两侧,由冠状韧带前叶向左、右两侧移行而成,分别称为左三角韧带、右三角韧带。此两条韧带都较坚韧,左三角韧带位于食管腹部、胃底的前方,离断左三角韧带,向右前方掀起肝左外叶可暴露食管腹段和左膈角。另外,左三角韧带内常有血管和迷走胆管走行,离断需妥善缝扎。

5. 肝胃韧带

该韧带起自胃小弯,止于肝脏静脉韧带,向右移行为肝十二指肠韧带,也称为小网膜。肝胃韧带内含胃左、右动脉,胃冠状静脉,迷走神经肝支和胃神经丛分支等,有时胃左动脉会分出一支动脉供应左侧肝脏,称为副肝左动脉或迷走肝左动脉,常走行于此韧带内。

6. 肝十二指肠韧带

位于肝脏的横沟与十二指肠球部之间,左侧连于肝胃韧带,右侧为游离缘,后方为小网膜囊(也称为网膜孔)。此韧带为双层腹膜结构,内走行有位于右前方的胆总管,位于左前方的肝固有动脉,后方的门静脉主干,淋巴管及肝神经丛等,又称为肝蒂。肝脏手术时,常阻断该韧带内管道系统,以控制入肝血流。

7. 肝结肠韧带

位于肝脏脏面与横结肠肝曲间,右肝手术时需切断此韧带以游离肝脏。

8. 肝肾韧带

由肾脏和肾上腺前层腹膜向上返折至肝脏面形成,在游离右半肝时需切断此韧带,应注意保护右肾上腺及其血管。

(三)肝周间隙

在膈肌与横结肠及其系膜间存在一宽阔的间隙,称为膈下区(图1-5)。肝脏及其周围韧带将此区分为若干间隙,有肝上与肝下间隙之分。肝上间隙被镰状韧带分为右肝上间隙和左肝上间隙,前者又被右冠状韧带分为右肝上前间隙与右肝上后间隙;肝下间隙被肝圆韧带及静脉韧带分为右肝下和左肝下间隙,后者被肝胃韧带分为左肝下前间隙和左肝下后间隙(网膜囊)。这些肝周间隙为膈下脓肿的好发部位,临床上具有重要意义。

三、肝脏的分叶、分段

现代肝脏解剖学将肝段、肝叶定义为具有独立的管道系统并能独立完成相应功能的肝功能区。但是,肝脏内存在多种管道,肝内胆管、门静脉、肝动脉及引流肝静脉系统(图1-6)。随着国内外学

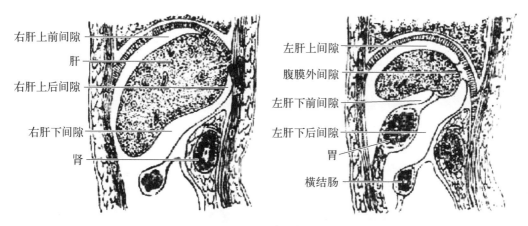

图 1-5 膈下间隙

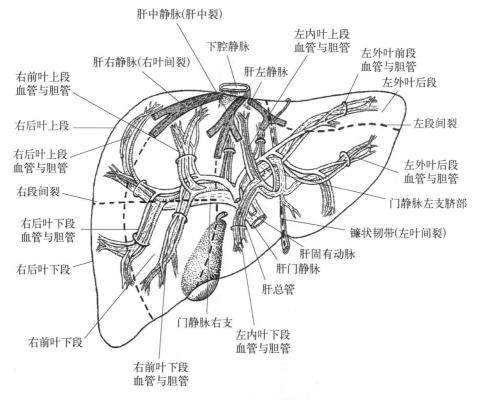

图 1-6 肝内 Glission 系统与肝静脉肝裂的关系

者对肝内管道系统研究的深入,出现了依据肝内不同管道系统的分段或分叶理论,且都具有一定的临床指导意义。如 Healey 及 Schroy(1953)根据肝动脉及肝内胆管系统的分叶标准;Couinaud(1954)根据门静脉及肝静脉系统的分叶、分段的标准。至今国际上尚无统一的肝脏分叶、分段命名标准,下面就目前临床应用最多的两种肝脏分叶、分段方法进行一一介绍。

（一）肝脏的五叶四段理论

从 20 世纪 50 年代开始,国内外学者对肝内管道系统的研究逐渐深入,通过肝脏内部管道系统灌注法的研究,发现肝内叶与叶,段与段间存在天然的解剖分界,即为肝裂,这些肝裂包括 3 个主肝裂

（正中裂、左叶间裂和右叶间裂）、2 个段间裂（左段间裂和右段间裂）及背裂。我国以吴孟超院士为核心的肝胆外科学者经长期研究积累与归纳,总结出了依据肝裂而分区的肝脏五叶四段分法（图 1-7,图 1-8）。五叶即左外叶、左内叶、右前叶、右后叶及背侧的尾状叶。四段即左外叶与肝右后叶分别分为上下两段。下面将分别介绍 6 个肝裂及其解剖学意义。

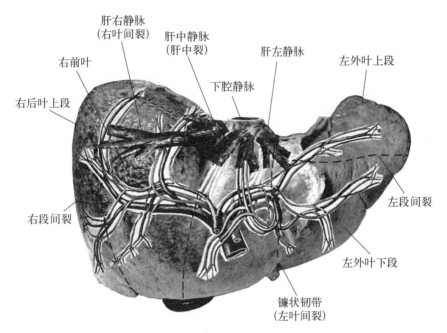

图 1-7　肝脏分叶与分段（膈面观）

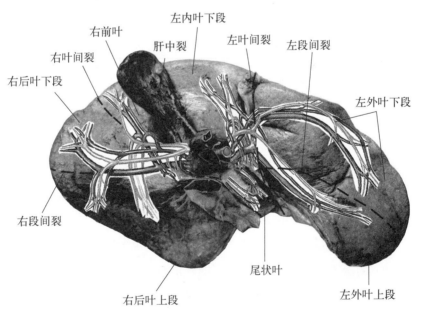

图 1-8　肝脏分叶与分段（脏面观）

1. 正中裂

此裂在肝脏膈面起自肝下缘胆囊切迹,止于后上方肝左静脉汇入下腔静脉处,在肝脏的脏面为胆囊窝与下腔静脉窝间连线（cantlie 线）。据此线可将肝脏分为右大左小两部分,右半肝稍大,约占肝脏体积的 60% ,左半肝约占肝体积的 40% 。此裂深部有肝中静脉通过。

2. 左叶间裂

此裂起自肝下缘的脐切迹,向后上方止于肝左静脉汇入下腔静脉处。在肝脏膈面,相当于肝脏镰状韧带左侧 1 cm,在脏面相当于左纵沟和静脉韧带处。左叶间裂将肝脏分为肝左内叶与肝左外叶,其深部有肝左静脉叶间支走行。

3. 右叶间裂

位于正中裂的右侧,在膈面相当于肝右缘与胆囊切迹中、外 1/3 处与右肝静脉汇入下腔静脉间连线,在脏面相当于胆囊颈处正中裂线延长至肝右缘与胆囊切迹中、外 1/3 处的弧形连线。此裂将肝右叶分为肝右前叶与肝右后叶,其深部有肝右静脉走行。

4. 左段间裂

此裂位于肝左外叶内,起于肝左静脉汇入下腔静脉处,止于肝左缘中、后 1/3 交界处,最后转向肝脏面,抵于脐静脉窝上 1/3 处。此裂将肝左外叶分为上下两段,上下两段体积比为 1:2,其深部有肝左静脉段间支走行。

5. 右后叶段间裂

此裂起于肝门右切迹止于肝右缘中点,将肝右后叶分为肝右后叶上段与下段。

6. 背裂

此裂位于肝后上缘中部,肝左、中、右静脉汇入下腔静脉处(即第二肝门处),此裂为呈冠状位前凸的弧形肝裂,将尾状叶与其他肝叶分隔开来。

但是,也有部分学者对于肝脏的五叶四段分区法提出质疑,肝左外叶与肝右后叶内门静脉分支走行并不规则,常常交错分布,无明确段间分界标志,因此该不该将此两叶再分两段尚有争议。另外,从理论上来说,尾状叶也应被正中裂分为左、右两部分,但是尾状叶一方面体积小;另一方面内部脉管解剖学上门静脉分支交错,肝静脉又都是肝短静脉,无明显分界。因此,再对尾状叶分段并无外科实际意义。

(二) Couinaud 八段分区法

Couinaud 八段分区法是依据肝静脉和门静脉系统的肝内走行进行划分的。三大肝静脉将肝脏分为 4 个扇区,每个扇区有独立的肝门静脉蒂。3 支主要肝静脉与 4 个肝门静脉蒂如双手手指样交错,其中含肝静脉支的称为肝静脉裂,3 个肝静脉裂分别为左门裂(左段间裂)、主门裂(正中裂)和右门裂(右段间裂),内分别有左肝静脉支、中肝静脉和右肝静脉走行;含门静脉蒂的称为肝裂。3 个肝静脉裂与 4 个肝裂将肝脏分为 8 个肝段,依次用罗马数字 Ⅰ—Ⅷ表示(图 1-9A,图 1-9B)。

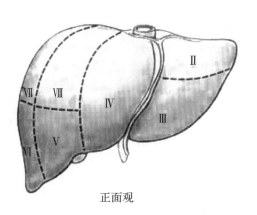

正面观

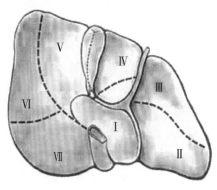

后面观

图 1-9A Couinaud 八段分区法正面观与侧面观

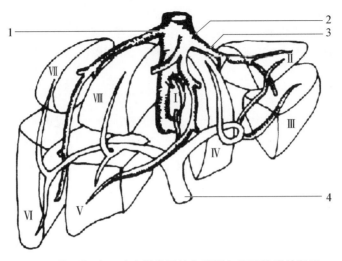

图 1-9B　Couinaud 八段分区法各肝段与肝静脉裂的关系
1. 右肝静脉　2. 中肝静脉　3. 左肝静脉　4. 门静脉
I. 尾状叶　II. 左外叶上段　III. 左外叶下段　IV. 左内叶　V. 右前叶下段
VI. 右后叶下段　VII. 右后叶上段　VIII. 右前叶上段

　　主肝静脉裂将肝分为左半肝和右半肝。右半肝被右肝静脉裂分为两个扇区,每个扇区又被分为两段,前内侧扇区分为前部分 V 段和后部的 VIII 段;后外侧扇区分为前部的 VI 段与后部的 VII 段。左肝静脉支走行于左肝静脉裂内,将左半肝分为左内侧与左外侧两个扇区。左内侧扇区被肝圆韧带分为内侧的 IV 段(即方叶)和第 III 段(肝左外叶的前部);左外侧扇区仅包括第 II 段。左半肝 I 段即为通常所说的尾状叶,是一个自主段,通过背裂与其他肝段分隔,同时接受来自左、右门静脉干分支和肝动脉分支供血,静脉血通过肝短静脉直接回流下腔静脉。

　　经过进一步的研究,Couinaud 于 1989 年将 1 段再分为位于左侧的 Couinaud 1 段和右侧的 Couinaud 9 段。Couinaud 9 段可再细分为 b,c 和 d 3 个部分,其中 9c 位于中间,9b(尾状突)和 9d(右静脉后方)分列左右两侧。

四、肝脏的血液循环

　　肝脏是人体唯一的有双重供血的器官,血液供应非常丰富,肝的总血流量约占心排出量的 1/4,正常可达 1 500 ml/min。肝脏血供的 70% ~80% 来自门静脉系统,20% ~30% 来自于肝动脉。但是,肝脏的氧供则两者相反,肝动脉供氧量占 60% ~80%,门静脉供氧量只占 20% ~40%。这些血液最终由肝静脉系统引流回流至下腔静脉。肝内肝动脉、门静脉及相应的胆管分支共同包绕在同一结缔组织鞘内,形成 Glisson 系统。在 Glisson 系统中,门静脉分支常较粗大,并且位置较为固定,因此常以其为准作为肝内分段的基础。肝动脉及肝管分支较细小,常如蔓藤一样攀附门静脉分支走行于肝内。下面将分别介绍门静脉系统、肝动脉系统及肝静脉系统(图 1-10)。

(一)门静脉系统
1. 门静脉的构成

　　门静脉的肝外部分是由肠系膜上静脉和脾静脉于胰腺头、颈交界处后方汇合而成,称为门静脉干(图 1-11A,图 1-11B,图 1-11C),汇合位置相当于 L 3 水平。然后斜向右上方,经过十二指肠上部的后方,进入肝十二指肠韧带内部,并在网膜孔之前,胆总管和肝动脉之后上行至肝门处,分为门静脉

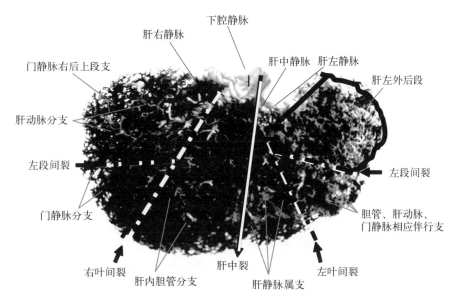

图 1-10　肝内血管与胆管铸型图

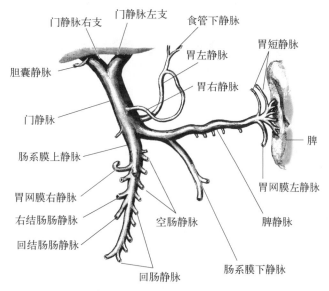

图 1-11A　正常门静脉组成与属支

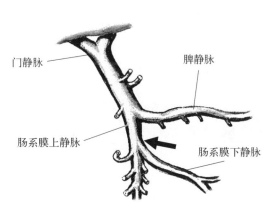

图 1-11B　门静脉的肠系膜下静脉下
注入肠系膜上静脉

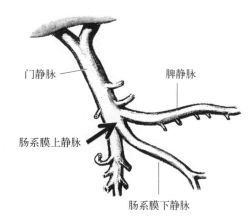

图 1-11C　门静脉的肠系膜下静脉
注入干汇合夹角处

左、右干。门静脉在上行过程中,还有胃冠状静脉、肠系膜下静脉及一些细小分支汇入。门静脉属支位置常发生变异,在行肝脏手术时需谨慎这些可能出现的变异支。

2. 门静脉的肝内分布

门静脉在肝十二指肠韧带内,走行于胆总管、肝动脉之后,至肝门处有82%的个体分为门静脉左干、门静脉右干进入肝内(图1-12A,图1-12B);18%的个体由于门静脉右干缺如,直接由门静脉分出3支进入肝内(门静脉左干、门静脉右前叶支与右后叶支)。还有4.2%的个体门静脉右前叶支由门静脉左干发出。74%的个体门静脉左、右干间夹角近180°,与门静脉干成T形。也有近11%的个体,门静脉主干近似直接延续为门静脉右干,左、右干之间夹角90°~100°,三者间呈Y形。

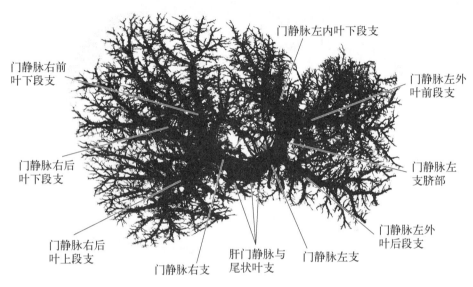

图1-12A 肝内门静脉铸型(脏面观)

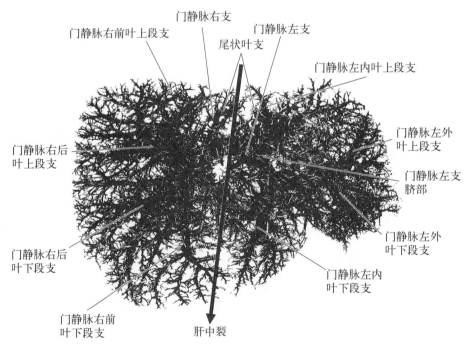

图1-12B 肝内门静脉铸型(膈面观)

（1）门静脉左干　门静脉左干由门静脉干发出后，经肝门横沟向右走行，至横沟左端，急转向前进入脐静脉窝内，并最终止于与肝圆韧带相接处。根据其走行与方向可分为四部，横部、角部、矢状部和囊部。左半肝及尾状叶左侧部的门静脉血管均由此四部发出。

1）横部：位于左侧肝门横沟内，长度为 2~4 cm，平均 2.6 cm。横部分别发出数支小门静脉属支至尾状叶左段和肝内叶脏面。横部近端发出 1~3 支至尾状叶左段称为尾状叶左段支，横部远端发出 1~3 支至肝内叶脏面，称为左内叶支。

2）角部：为门静脉左干在左纵沟内急转向前方而转为矢状走行的中间段，连于横部与矢状部之间，长度约为 1 cm，角部开角向右，成角为 90°~130°。角部凸侧发出位置较为固定的左外叶上段支，呈扇形分布于左外叶上段；有时角部可发出 1~2 支到左外叶上段的后上缘，称为左后上缘支。部分个体角部凹侧可发出数小支供应左内叶的上段或下段。

3）矢状部：位于静脉韧带沟内，较横部短，为 1~3 cm。矢状部右侧壁发出 2~4 支较大分支供应左内叶，称为左内叶支。矢状部左侧壁也可有数支发出供应左外叶的上段或下段。

4）囊部：囊部为矢状部末端膨大形成的，与肝圆韧带相连。囊部外侧发出 1 粗大分支呈扇形分布于左外叶下段，称为左外叶下段支。囊部也可有数支发出供应左内叶或镰状韧带右侧小部分，称为左内叶支。由于门脉左干矢状部与囊部走行于左叶间裂内，发出分支供应左内叶与左外叶，因此在行肝左外叶切除术或右三叶切除术时，肝切缘应向左纵沟外侧或内侧稍偏离，以免损伤该部。

（2）门静脉右干　门静脉右干（图 1-13A）自门静脉主干分出后，在肝门横沟右端进入肝脏实质，进而分布到右半肝。门静脉右干粗而短，成人长约 2.3 cm，儿童平均长 1.5 cm。门静脉右干分支类型主要有三种（图 1-13B）：规则型、第一副型和第二副型，也有其他少见类型，如图中所示。也有文献将右前叶上支发自左干横部者称为无右支型，该型约占 12.2%。在行肝脏手术时，需考虑以上变异。

1）右前叶门静脉：自右干发出后，很快分出两组，每组 1~3 支不等，分别走向后上方的右前叶上段与前下方的右前叶下段。胆囊旁静脉常起源于右前叶门静脉。

2）右后叶门静脉：为门脉右干的延续，位于右前叶门静脉支的外侧，分出 2 支，分别供应右后叶上段与右后叶下段，分别称为右后叶上段支与右后叶下段支。右后叶门静脉支走行多呈右凸的 C 型，

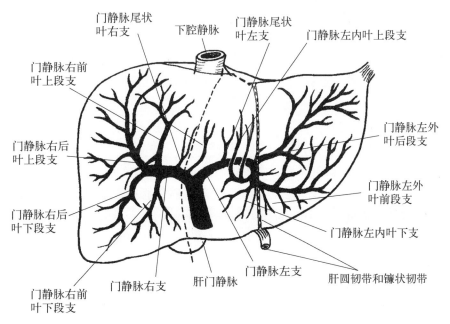

图 1-13A　肝内门静脉支分布简图

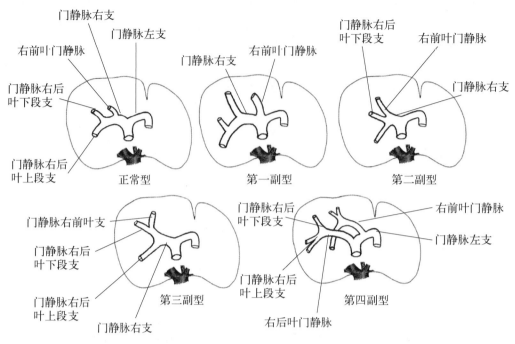

图1-13B　右肝内门静脉分支变异类型

先向右上后弯向内上方,伸向右肝静脉汇入下腔静脉处,此型约占80%;还有20%的个体,右后叶门静脉走行呈S型。

（3）尾状叶门静脉支　尾状叶门静脉支可以分为左、右两组,每组1~3支。左组支发自门脉左干横部,大多由横部近端发出,供应尾状叶左段,很少由横部中部发出,因此,横部中央是术中游离的安全部位。右组支多发自门静脉右支上缘或门静脉干左右交界处,分布于尾状叶的右段。门静脉尾状叶支小而多,故半肝或肝叶切除时需妥善处理相关的尾状叶小门静脉支。

3. 门静脉的特点及门体循环

（1）门静脉系统的特点　门静脉系统与全身其他血管相比,有其突出的不同点:门静脉系统的两段均为毛细血管网,可构成独立的循环系统。门静脉系统与体循环间有交通支存在。门静脉系统无静脉瓣,故门静脉系统血液可逆流,当门脉高压时,可造成门体交通支淤血曲张。门静脉血液可能有分流现象,动物实验证实,肠系膜上静脉血液较多经门静脉右干流入右肝,而脾静脉及肠系膜下静脉血液较多经门静脉左干流入左肝,这可能与是临床上不同部位结肠癌肝转移位置不同的原因。

（2）门体循环　门-体侧支循环常见的是,胃左静脉和食管下静脉与流入奇静脉和副奇静脉的食管属支之间的吻合,该组静脉的扩张可能导致食管或胃的血管曲张,甚至引起致命的上消化道大出血;直肠上静脉与流入髂内静脉和阴部静脉的直肠下静脉和直肠中静脉之间的吻合,曲张的静脉可见于直肠静脉丛;肝圆韧带内的肝门静脉左支持续性支流与脐周腹壁上静脉和腹壁下静脉的分支之间的静脉曲张,即为所谓的"水母头"体征;位于肝组织内暴露于"裸区"的门静脉右支的实质内分支与流入腰静脉、奇静脉和半奇静脉的后腹膜静脉之间的吻合;网膜静脉的和直肠静脉与后腹膜静脉之间的吻合,位于肝曲和脾曲的区域。

（二）肝动脉系统

腹主动脉约平L1水平发出腹腔干,腹腔干随后分出3个分支——肝总动脉、脾动脉和胃左动脉。

肝总动脉于小网膜囊后壁,沿着胰腺上缘向右上行至十二指肠上部后方,行程中先后发出胃右动脉和为十二指肠动脉,而后本干成为肝固有动脉。肝固有动脉位于肝十二指肠韧左缘,与胆总管和门静脉伴行,在胆囊管与肝总管汇合处稍下方分为肝左动脉和肝右动脉。肝左动脉、肝右动脉分别进入左、右肝门,进行供应左、右半肝。肝动脉的肝内分支、分布(图1-14)与门静脉类似,但较后者规则。

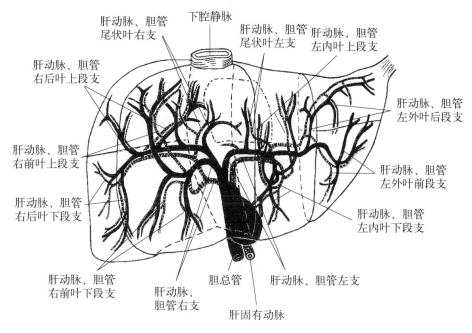

图1-14　肝内肝动脉分支分布简图

1. 肝左动脉

肝左动脉由肝固有动脉分出后,走行于门静脉横部与左肝管浅面,于肝外先后分出左尾状叶动脉、左内叶动脉和左外叶动脉,左外叶动脉又分出上、下段支,分别供应相应的肝叶、肝段。但是肝左动脉的分支走行、走行变异较多,典型分支可能仅占50%。因此,肝脏手术处理动脉时应尤其注意。

(1)左尾状叶动脉　发自肝左动脉近端,多为1支,供应尾状叶的左半部。

(2)左内叶动脉　由肝左动脉于肝门处发出,后走行至门静脉矢状部内侧,左肝管外侧,分布于左内叶。左内叶动脉变异较多,起源于肝左动脉的仅占40%,还可由肝左外叶下段动脉、肝右动脉、肝固有动脉或其分叉处发出。

(3)肝左外叶动脉　为肝左动脉远端的延续,于左叶间裂平面在门静脉浅面分出左外叶上段支与左外叶下段支,分别供应Ⅱ、Ⅲ段。

2. 肝右动脉

肝右动脉由肝固有动脉发出后,80%的个体经肝总管后方,也有约20%个体经肝总管前方,进入胆囊三角,发出胆囊动脉。后继续上行至右肝管和右门静脉前面,分出右尾状叶动脉、右前叶动脉和右后叶动脉。肝右动脉变异较多,仅有43%起源于肝固有动脉,还可发自肝总管、迷走动脉或肠系膜上动脉。

(1)右尾状叶动脉　起源并不固定,大多来发自肝右动脉,也可来自右前叶动脉、右后叶动脉或肝固有动脉,多为1支,供应尾状叶右半部。

(2)右前叶动脉　通常为2支,在glisson鞘中,于伴行门静脉支内侧走行,2支分别供应右前叶上段与下段。

（3）右后叶动脉　于右后叶门静脉前面分为上段和下段2支,分别分布于右后叶上段与下段。

肝动脉分支、变异较多,在肝脏手术时应注意,下面就临床上常见的变异类型进行简单介绍:肝固有动脉除分出肝左动脉和肝右动脉外,27%的个体可见其分出肝中动脉。肝中动脉一般由肝左或肝右动脉分出,还可发自腹腔干、肝十二指肠动脉或胃右动脉。另外,肝门处还可见到变异的肝动脉,临床上称为迷走肝动脉。迷走肝动脉指起源于肝固有动脉以外的肝动脉,如果肝脏缺如相应的动脉时,则称为代替动脉,若肝脏存在常见类型的肝左、肝右动脉,则为副肝动脉。迷走左肝动脉较迷走右肝动脉常见,迷走左肝动脉常见来源于胃左动脉,而迷走右肝动脉常见来自肠系膜上动脉。

（三）肝静脉系统

肝静脉系统(图1-15)包括左、中、右3大支主肝静脉和直接开口于下腔静脉的细小静脉,即肝短静脉。肝中、右静脉分别走行在正中裂和右叶间裂中,肝左静脉的分支走行在左叶间裂内。肝脏静脉系统的走行、分支变异较少,肝静脉分支及glisson鞘内管道如合掌手指交叉样走行于肝内,负责肝脏双重血供系统的静脉引流。

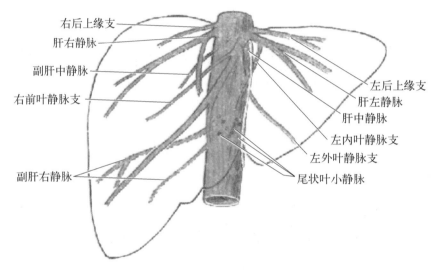

图1-15　肝静脉分支简图

1. 肝左静脉

肝左静脉起源于肝左外叶的前下缘,向后上方走行,行程与肝左叶间裂呈锐角交叉,沿途收集3~4支小静脉,开口于下腔静脉,但是与由半数最终与肝中静脉汇合共干开口于下腔静脉。沿途接纳的静脉有:

（1）左叶间静脉　走行于左叶间裂内,多为1支,也可有2~3支,收集左内叶和左外叶下段血液,最终于近下腔静脉处汇入肝左静脉,部分个体可见其直接汇入下腔静脉。

（2）左段间静脉　走行于左段间裂内,收集肝左外叶上段和下段血液,大多数情况下,最终与左段间静脉汇合后汇入肝左静脉或下腔静脉。

（3）肝左后上缘静脉　走行于肝左外叶后上缘,走行位置浅,引流肝左外叶上段血液,最终于近下腔静脉处汇入肝左静脉或下腔静脉左侧壁。肝脏右叶结石或其他慢性疾病导致肝右叶萎缩,左外叶代偿性增生时,可导致此静脉增粗,由于此静脉较表浅,术中易损伤造成大出血。

2. 肝中静脉

肝中静脉起源于肝左内叶和右前叶前下缘,走行于正中裂内,收集肝左内叶和右前叶静脉血液,最终汇入下腔静脉或者与肝左静脉共干后开口于下腔静脉。肝中静脉通常由右前叶支和左内叶支汇合而成,其中右前叶支较粗大,两者汇合点多在门静脉分叉点下方1~2 cm处,部分可于门静脉分叉点前方汇合。除了上述两大主支外,还有数支肝左内叶和右前叶后上缘属支汇入主干侧壁或前壁。

3. 肝右静脉

肝右静脉走行于右叶间裂内,开口于第二肝门处下腔静脉右前壁,收集肝右后叶和部分右前叶血液。一般沿途有2~3支静脉汇入肝右静脉主干,在汇入下腔静脉前,于肝右后上缘处常有1支静脉汇入,称为右后上缘静脉。肝右静脉一般为三大主支中最粗一支,直径1.0~2.5 cm,在分离静脉窝处右冠状韧带时,需注意保护此静脉。

4. 肝短静脉

除上述三大主支外,还有两组短小静脉于下腔静脉左、右前侧壁直接开口汇入下腔静脉,称为肝短静脉。第一组主要收集尾状叶血液,多分上下2支,多较细小;第二组收集肝右后叶脏面血液,此组中常可出现较粗的属支,称为右后侧肝静脉,行于肝脏面浅面,于门静脉支后方上行,最终开口于下腔静脉右前壁,也成为副右肝静脉,汇入下腔静脉处称为第三肝门。

肝脏左、中、右静脉汇入下腔静脉处,相对应于第一肝门,此处称为第二肝门(图1-16)。然而,三大主支汇入下腔静脉的方式也存在变异,下面将简单介绍。

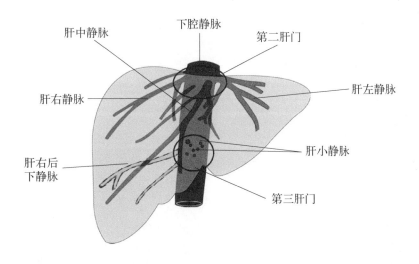

图1-16 肝静脉与第二、第三肝门

(1) 肝左静脉(图1-17A)汇入下腔静脉变异,根据汇入前1 cm有无分支分为:① 1 cm内无分支;② 1 cm内有2个分支,肝左、中静脉共干汇入或左后上和左前上静脉汇入;③ 1 cm内有3个分支,肝左、中静脉合干并小静脉汇入;④ 1 cm内有肝左、中静脉各自汇入下腔静脉,并附加有小分支静脉汇入;⑤ 1 cm内有4分支,肝左、中静脉共干或各自汇入,并附加1~2支小静脉汇入。

(2) 肝右静脉汇入下腔静脉变异(图1-17B),根据汇入前1 cm分支情况可分为:① 无分支型;② 有1个分支,可分为两种情况,右后上静脉或右前上静脉于此汇入;③ 2个分支型,右后上静脉与右前上静脉先后于此处汇入肝右静脉;④ 有2个或3个分支型,右后上静脉或左前上静脉于此处汇入肝右静脉,且有右后上静脉支直接汇入下腔静脉。

(3) 三大主支汇入下腔静脉开口数目差异,2个开口,肝左、中静脉共干后汇入;4个开口,肝左、中、右静脉分别汇入,并且有右后上缘静脉单独汇入下腔静脉。

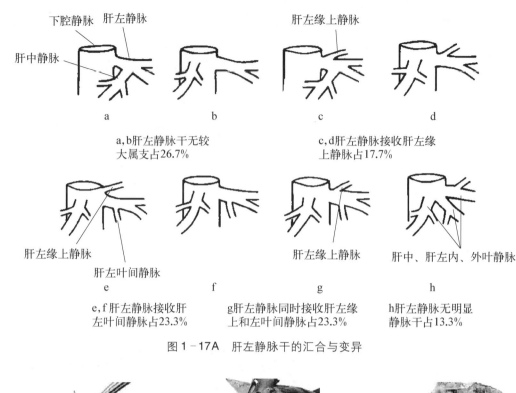

a, b肝左静脉干无较
大属支占26.7%

c, d肝左静脉接收肝左缘
上静脉占17.7%

e, f肝左静脉接收肝
左叶间静脉占23.3%

g肝左静脉同时接收肝左缘
上和左叶间静脉占23.3%

h肝左静脉无明显
静脉干占13.3%

图1-17A　肝左静脉干的汇合与变异

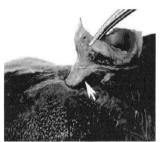

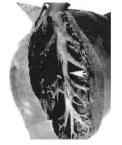

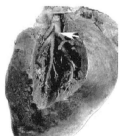

a肝静脉肝外段
(膈面箭头所指)

b肝右静脉优势
占38.6%(箭头所指)

c肝右静脉较小
占24.1%(箭头所指)

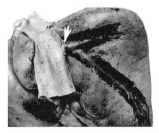

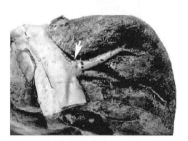

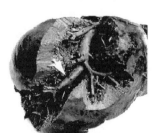

d肝右下静脉汇入下腔
静脉中部(膈面箭头所指)

e肝右下静脉汇入下腔
静脉下部(膈面箭头所指)

f肝右下静脉汇入肝中
静脉(膈面箭头所指)

图1-17B　肝右静脉干汇合与副肝右静脉变异

五、肝脏的淋巴引流及神经支配

(一) 肝脏的淋巴引流

肝脏的淋巴液及淋巴管有以下三大特点：① 淋巴液输出量大，占胸导管淋巴液输入量的1/4～1/2；② 肝脏淋巴液中蛋白含量丰富，约为血液中蛋白含量的80%；③ 肝脏淋巴管分布范围广，可流经膈上和膈下的淋巴结。肝脏的淋巴管分为深、浅两组。肝浅层毛细淋巴管位于浆膜下的结缔组织内,形成致密的网状结构,后网状组织发出淋巴管汇合成丛,接着多丛淋巴管汇合为集合淋巴管继续在浆膜下走行,注入局部淋巴结。肝深部的毛细淋巴管仅见肝小叶间的结缔组织内,沿门静脉、肝动脉、胆管及肝静脉分支吻合成丛,多丛汇合而成的集合淋巴管沿 Glisson 系统或肝静脉系统抵于第一肝门或第二肝门。

1. 肝浅淋巴管

肝浅淋巴管在整个肝脏表面的浆膜下组织内行走,以 4 个方向回流:① 肝后面的中部,尾状叶表面和肝右叶下面的后部的淋巴管伴随下腔静脉至其末端的周围淋巴结。冠状韧带和右三角韧带内的淋巴管可不经中间淋巴结直接汇入胸导管中;② 肝上面、肝下面和肝前面的大部分淋巴管全部汇聚至肝门,终止于心旁淋巴结;③ 肝左叶后外侧的数条淋巴管行向食管下口处,终止于贲门旁淋巴结;④ 肝右面和右上端的 1~2 条淋巴管伴随膈下动脉通过膈肌右脚至腹腔淋巴结。

2. 肝深淋巴结

肝深淋巴管部分上行于肝实质内形成升干,伴随肝静脉穿过膈腔静脉孔,注入下腔静脉末端周围的淋巴结;来自肝脏下部的淋巴管下行成降干,多沿着门静脉走行向第一肝门,注入肝门淋巴结。

(二) 肝脏的神经支配

肝脏具有双重神经支配,肝实质由肝丛神经支配,包括交感和副交感纤维,肝丛定位不准确,来自肝实质的疼痛较难定位,常可牵涉至胃周部。肝包膜有肋间神经的一些细小分支分布,特别是肝"裸区"和上面,脊神经定位准确,肝包膜扩张或破裂时的疼痛定位准确。

1. 肝丛

肝丛(图 1-18)是腹腔丛最大的派生部分,分为沿肝动脉和门静脉分布的肝前丛和肝后丛。肝

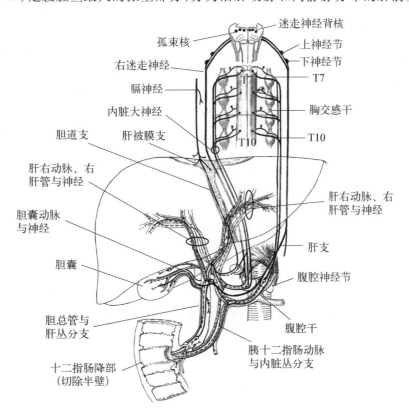

图 1-18　肝、胆道的神经来源与分布

前丛主要由左腹腔神经结的纤维构成,节前纤维来源于左侧交感神经干第7~10胸神经结,肝后丛交感神经主要来自右腹腔神经结,节前纤维来自右侧交感神经干的第7~10胸神经结。肝丛的副交感神经来自左、右迷走神经的分支。肝丛伴随肝动脉和门静脉及其分支进入肝内,发出分支至肝内血管和胆管树,支配血管和胆管树的收缩与舒张。到达胆囊的分支形成小的胆囊丛,后发出分支至肝总管和胆总管。

除肝丛外,尚有有髓神经和无髓神经抵达肝内,由右膈神经发出的膈、腹腔支丛上方分布于肝脏纤维囊,并同肝丛交联,分布于胆囊、胆管和肝内。因而,肝胆疾病时,可出现右肩部牵涉性痛。

2. 肋间神经分支

肝包膜上有肋间神经的一些细小分支,属脊神经来源。这些分支也分布与腹膜壁层,肝脏肿胀时包膜扩张或肝破裂时包膜破裂时定位准确的疼痛原因就源于此。

第二节　胆道系统的解剖

胆道系统是将肝脏实质产生的胆汁进行引流、排泄的一组管道系统,起于肝内毛细胆管,止于肝胰壶腹(Vater 壶腹,开口于十二指肠大乳头)。为了方便临床应用,分为肝内、外胆道。肝内部分包括左、右肝管,肝叶间胆管、段间胆管和区域胆管等,临床也成为第一级分支、第二级分支和第三级分支等。肝外部分包括肝总管、胆囊、胆囊管、胆总管、壶腹部。

一、胆道系统的组织学结构

(一) 胆囊

整个胆囊底、胆囊体的下面及侧面和胆囊颈部均披覆浆膜,浆膜下是疏松的结缔组织。胆囊壁的微细结构与小肠相似,均分为黏膜、黏膜下层、肌层和浆膜层。黏膜上皮为单层柱状上皮,有类似小肠绒毛结构向腔内突出,上皮细胞能从胆汁内主动吸收水分和溶质,使胆汁浓缩达 10 倍。肌层较薄,由纵行、环形和斜行排列的平滑肌构成。胆囊的收缩与舒张受神经内分泌调节,胆囊壁存在胆囊刺激素的表面受体,可接受胆囊刺激素的调节。

(二) 胆管

大的胆管的组织学结构较小肠结构简单,可分出外表的纤维膜和腔面的黏膜。纤维膜由纤维性结缔组织及少量纵行、斜行和环形的平滑肌构成。黏膜与肝管、胆囊管和十二指肠的黏膜相连续,上皮为柱状上皮,壁内可见许多黏液腺。

二、胆囊与肝内、外胆管树

(一) 肝内胆道

肝内胆管(图 1-19)起源于毛细胆管,后汇入肝小叶之间的小叶间胆管,再逐步汇成肝段(三级胆管)、肝叶肝管,肝叶肝管(二级胆管)继续在肝门深部汇合为左、右肝管(一级胆管)。肝内胆管分支与其相对应的肝动脉和门静脉分支共同由纤维结缔组织包绕形成 Glisson 蒂,一般来说,在 Glisso 鞘

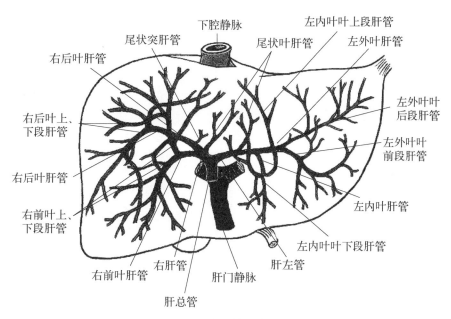

图 1-19　肝内胆管的分支示意图

内肝管居后,肝固有动脉分支居前,门静脉分支居中。

1. 左肝管及左半肝内的胆管

左肝管长 0.2～3 cm,于左肝门部位于门静脉左干右前上方,在与右肝管汇合前还接纳 1～2 支来自尾状叶的小肝管,引流左半肝的胆汁。左肝管的汇合类型变异较多,下文将细述,一般,左肝管是由左外叶肝管与左内叶肝管汇合而成,左外叶肝管又称左肝管外侧支,由左外叶上、下段合成,而左内叶肝管称为左肝管内侧支,由肝左内叶上、下部胆管汇合而成。左外叶上、下段肝管汇合作为主干,接受左内叶肝管的汇入类型有以下 4 型(图 1-20):① 规则型,左外叶肝管在门静脉左干矢状部内侧于横部深面与左内叶肝管汇合形成左肝管;② 左内叶肝管在矢状部深面与左外叶下段肝管汇合,再与左外叶上段肝管汇合;③ 左外叶上、下段肝管、左内叶肝管于同一位点汇合;④ 左内叶肝管注入肝总管左侧壁型。

2. 右肝管与右半肝内的胆管

右肝管较短,长约 0.9 cm,由右前叶和右后叶肝管汇合而成,并接受数支尾状叶右段的肝管汇入,引流右半肝的胆汁。右肝管变异较左肝管多,可分为由右肝管型(62%～73%)与无右肝管型(26.7%～34.5%)。其中有右肝管型汇合可有如下几型(图 1-21):① 右前叶肝管走行向上,作为主干,接受右后叶肝管汇入,右前叶肝管由右前叶上、下段肝管汇合而成,而右后叶肝管由右后叶上、下段肝管于右后叶门静脉支深面汇合而成,右后叶肝管与右前叶肝管在右前叶门静脉的深部汇合形成右肝管;② 右后叶肝管与右前叶肝管于右前叶门静脉浅面汇合而成右肝管;③ 右前叶上、下段肝管分别与右后叶肝管汇合成右肝管;④ 右后叶上、下段肝管分别与右前叶肝管汇合成右肝管。

无右肝管型可有如下汇合类型:① 右前叶肝管与右后叶肝管在同一点与左肝管汇合成总肝管;② 右前叶肝管在门静脉深面与左肝管汇合,右后叶肝管直接汇入肝总管;③ 右后叶肝管与左肝管汇合,右前叶肝管直接汇入肝总管;④ 右后叶肝管与左肝管的段间支(如肝左外叶上段支)汇合再汇入左肝管。

3. 尾状叶肝管

尾状叶肝管位于肝门横沟后面,由 1～5 支不等的细小肝管组成。尾状叶左、右段肝管绝大部分分别开口于左、右肝管(70%),也可都汇入左肝管(16.7%),少部分个体可出现两者均开口于右肝管(13.3%)。

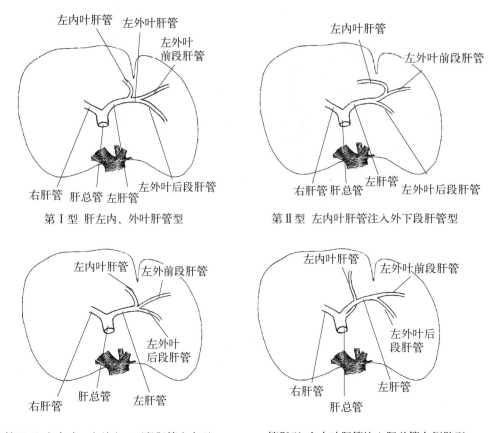

第 I 型 肝左内、外叶肝管型　　　　第 II 型 左内叶肝管注入外下段肝管型

第 III 型 左内叶、左外上、下段肝管多支型　　　第 IV 型 左内叶肝管注入肝总管左侧壁型

图 1-20　肝内左肝管的分支类型

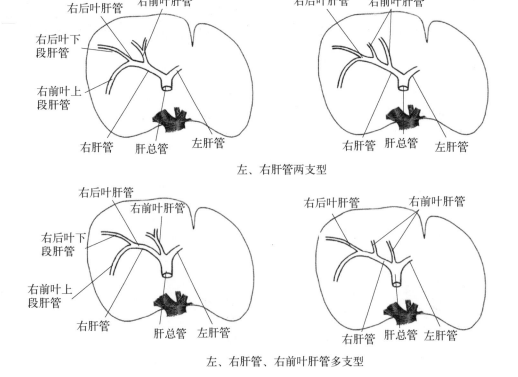

左、右肝管两支型

左、右肝管、右前叶肝管多支型

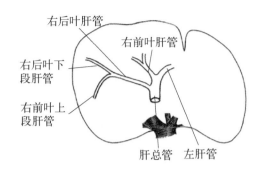

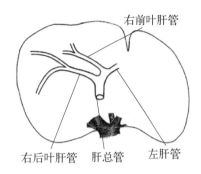

右前、后叶肝管注入肝总管　　　　　　　右前、后叶肝管各注入左肝、肝总管

图 1-21　肝内右肝管的常见分支类型

（二）肝外胆管树

肝外胆管树（图 1-22）由胆囊、胆囊管、肝总管、胆总管等结构组成，负责将肝脏分泌的胆汁引流入十二指肠内，下面将分别介绍以上解剖结构。

1. 胆囊

胆囊是储存、浓缩胆汁的器官，位于右锁骨中线与肋弓交界处，呈梨形，分为底、体、漏斗部与颈部。胆囊长 7~10 cm，宽 3~5 cm，容量 40~60 ml。

胆囊位于胆囊窝内，介于左、右半肝之间，借疏松结缔组织与肝脏相贴合，故易于剥离，但是，疏松结缔组织内包含细小血管、淋巴管，有时还有迷走胆管。因此，手术剥离的时候，需谨慎结扎，以防术后出血或胆漏。胆囊分为底、体、颈三部。胆囊底部圆隆，顶端位于右腹直肌外侧缘与右肋弓夹角处，当胆囊炎症

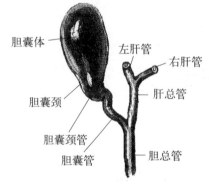

图 1-22　肝外胆管树组成

或结石嵌顿胆囊胀大时可于此处触及。胆囊体部较大，与横结肠相邻，体部与底部无明显界限，体部向后延续为胆囊颈部。胆囊颈部有一囊状突出，称为 Hartmann 袋，为结石易嵌顿处。胆囊颈部继续向后延续，骤然变为细小的胆囊管，直径 0.2~0.3 cm，长 2.4~4.0 cm。胆囊管内有黏膜向腔内螺旋状凸入，形成螺旋瓣，称为 Heister 瓣，结石易嵌顿于此。胆囊管与肝总管的汇合方式变异较多（图 1-23），多于十二指肠上缘约 2.5 cm 处与肝总管汇合。胆囊管、肝总管和肝脏脏面构成的三角区域称为胆囊三角（calot 三角），内有胆囊动脉、胆囊淋巴结等解剖结构。

2. 肝总管

大部分由左、右肝管在肝门处汇合而成，走行在肝十二指肠韧带内，位于肝动脉的右侧，门静脉的前方。肝总管长度并不恒定，与胆囊管汇入位置有较大关系，一般长 3~4 cm，直径约 0.5 cm，与胆囊管汇合成胆总管。

3. 胆总管

胆总管（图 1-24）由胆囊管与肝总管汇合而成，走行于十二指肠韧带内，向下先经过十二指肠后方，再在胰头的后外侧向右下斜行，并于下腔静脉前方进入胰头和十二指肠降部间的胆总管沟内，斜穿十二指肠降部后内侧壁，汇合胰管，并由括约肌（壶腹部括约肌，称为 Oddi 括约肌）等结缔组织包绕形成肝胰壶腹，开口于十二指肠大乳头，其中开口处胆总管较狭窄，为结石易嵌顿处。胆总管长度受胆囊管与肝总管汇合位置影响，一般为 7~9 cm，直径为 0.5~0.8 cm。胆总管分为十二指肠上段、十

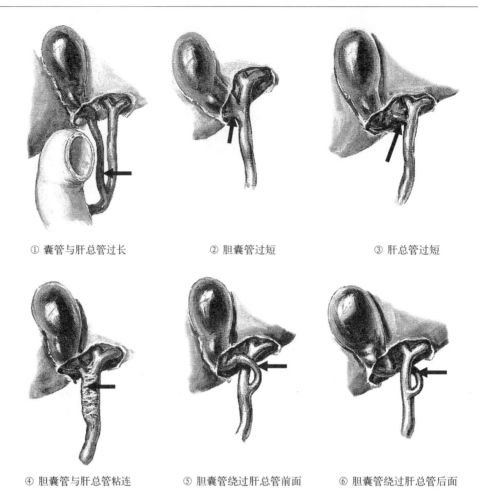

① 囊管与肝总管过长　　　　　② 胆囊管过短　　　　　③ 肝总管过短

④ 胆囊管与肝总管粘连　　⑤ 胆囊管绕过肝总管前面　　⑥ 胆囊管绕过肝总管后面

图 1-23　胆囊管与肝总管汇合变异

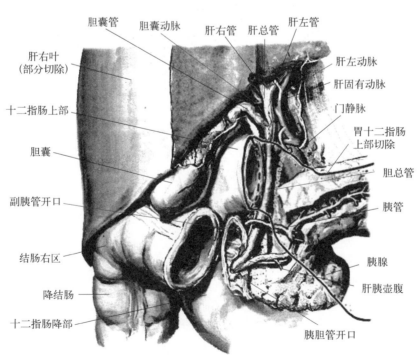

图 1-24　肝外胆道的行程与毗邻关系

二指肠后段、胰腺段、十二指肠壁内段四部。胆总管和胰管汇合形式也多有变异：① 胰管可距离十二指肠大乳头不同距离汇入胆总管;② 胆总管和胰管位置上相互靠近,但分别开口于十二指肠大乳头;③ 胆总管和胰管可分别开口于十二指肠不同部位,如开口于十二指肠小乳头。

三、肝外胆道的血供、淋巴引流及神经支配

(一) 肝外胆道的血供

1. 胆囊的血供

（1）胆囊动脉　胆囊动脉由肝右动脉在肝十二指肠韧带上部经胆总管后方于胆囊三角发出的,向下达胆囊三角(图1-25)的左侧缘。胆囊动脉至胆囊颈的上部,分为深、浅2支,2支可分别发出4~8对侧支,围绕胆囊并吻合成网,营养胆囊壁。胆囊动脉还可以发出数支小动脉,与来自胆总管周围的上行血管和来自肝实质的下行血管吻合成网,进而供应肝总管及胆总管的上部。肝囊动脉的起源及行程也可出现变异,胆囊动脉可从肝总动脉、肝左动脉发出,偶尔也可发自胃十二指肠动脉或肠系膜上动脉。另外,副胆囊动脉可从肝总动脉或其分支发出,而胆囊动脉在其根部分叉,产生2小支营养胆囊。特别的,在肝内型胆囊情况下,肝脏Ⅳ和Ⅴ段实质可发出数支小动脉供应胆囊。

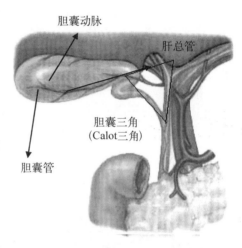

图1-25　胆囊三角

（2）胆囊静脉　引流胆囊血液的静脉多数情况下有数支存在,胆囊肝脏面的静脉血由数支小静脉支引流,经胆囊窝向上穿入肝内,汇入门静脉属支。胆囊游离面浆膜下,在胆囊底和胆囊体处形成的数支小静脉,多数情况下,注入门静脉右支,也可与胆囊颈、体和肝管、胆总管处小静脉一同入肝汇入门静脉。

2. 肝总管及胆总管的血供

胆总管和肝管由数支动脉吻合而成的血管网供血,该网络围绕在胆管周围,来源于多支血管。在胆总管前方,胃十二指肠动脉在十二指肠上缘处,十二指肠后支发出2~4条升支;肝右动脉和胆囊动脉接于近胆总管处,发出3~4条降支;这些升支与降支于胆总管前吻合成网,分出内侧干和外侧干营养胆总管。在胆总管后方,肝门后动脉从腹腔干或肠系膜上动脉起始部发出,沿肝门静脉的后表面上行,大多在近胆总管十二指肠上段的下端与十二指肠后动脉相吻合,有时会上行至胆总管的后方与肝右动脉相连,供应胆总管和肝管后方。胆总管的静脉血大部分由沿胆总管上行的小静脉引流,这些小静脉在胆总管和肝管周围形成胆管外静脉丛,此从上行至肝内,在肝内形成毛细血管;下段胆总管的静脉血直接汇入门静脉。

(二) 淋巴引流

1. 胆囊的淋巴引流

大量的淋巴管起自胆囊和胆囊管的黏膜下淋巴丛和浆膜下淋巴丛,其中胆囊肝面有少量淋巴管与肝淋巴管相连。胆囊大部分的淋巴液由沿着胆囊两侧缘走行的集合淋巴管引流,左侧的集合淋巴管注入胆囊三角的胆囊淋巴结,右侧的集合淋巴管随胆囊管和胆囊淋巴结的淋巴液输出管,注入网膜孔淋巴结和胰十二指肠上淋巴结。

2. 胆囊以外胆道的淋巴回流

胆囊以外的胆道淋巴液先回流至网膜孔淋巴结,后引流入胰十二指肠上淋巴结。胰十二指肠上淋巴结的输出淋巴管可注入腹主动脉旁的腹腔淋巴结,或经胰头后方的淋巴结最终汇入肠系膜根部的肠系膜上淋巴结。

（三）神经支配

胆囊和肝外胆道树主要接受来自肝丛的神经支配,肝前丛围绕肝动脉形成致密的神经丛,肝后丛位置靠近门静脉和胆管,肝前、后丛发出纤维支配胆道系统以及周围血管的舒缩。胆总管下段接受胃十二指肠神经和胃十二指肠神经丛的神经支配。胃十二指肠神经由左、右腹腔神经节的分支汇合而成,其神经纤维常终止于胆总管的内在神经丛或邻近的肠肌神经丛。胃十二指肠神经丛常伴随胰十二指肠上动脉、胃十二指肠动脉走行。来自迷走神经的副交感支常加入胃十二指肠神经丛,收缩胆囊及胆管壁平滑肌。另外,肝外胆道内壁也有神经丛分布,类似于肠道黏膜的神经丛,大部分为胆碱能神经细胞。

与其他来源于前肠的器官相似,由于胆总管或胆囊牵拉产生的疼痛可出现在上腹部中央,称为牵涉痛。若该器官为腹膜内位或间位器官,壁层腹膜也可受牵连,可产生定位于右上腹的疼痛。

第三节　胰腺的解剖

胰腺是人体内仅次于肝脏的第二大消化腺,并兼具有内分泌功能,位于上腹中部腹膜后,形态扁平而狭长,质地柔软,色淡黄,长 12～20 cm,重 75～100 g,可分为头、体、颈、尾四部分及一个副叶即钩突。胰腺大部分具有外分泌的功能,分泌一系列消化酶,在三大营养物质代谢过程中发挥重要作用;起内分泌作用的胰腺细胞(如胰岛细胞)散在分布(图 1-26),主要作用为控制血糖平衡及调节消化道的运动及功能。

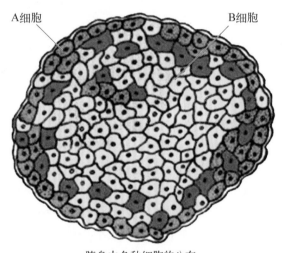

胰岛内各种细胞的分布
(A细胞产生胰高血糖素,B细胞产生胰岛素)
图 1-26　胰岛内各种细胞分布

一、胰腺的发生及组织学结构

胰腺的发生始于胚胎第 4 周,由前肠末端的背侧和腹侧分别发出一囊性突起,即为胰腺的始基,分别分为背胰和腹胰。胚胎第 6 周起,随着胃肠道的发育过程,背胰转向左侧,腹胰向后旋转,绕至背胰后部,于第 8 周,腹胰与背胰融合,腹胰形成钩突和胰头的后下部,背胰构成胰腺其他部分。背胰管与腹胰管汇合形成主胰管(Wirsung 管)。

胰腺由两类彼此关系密切的腺组织组成即大部分的外分泌腺与掩藏在胰腺实质内的具有内分泌功能的胰岛。胰腺外分泌部位分支泡状腺,被纤细的疏松结缔组织分成不完全的叶,其内锥形分泌细胞形成球形的丛状结构,即腺泡,腺泡细胞内含胰腺分泌酶,释放后有促消化活性。狭小的小叶内导管插入每个分泌腺泡,并逐级汇合为胰管,引流胰液。胰腺内分泌部主要由各个胰岛组成,胰岛是一团多面体形状的细胞,细胞之间紧密连接并有丰富的有孔毛细血管和自主神经纤维。通过特殊的染色或免疫组织化学的方法分为三类,即 A、B 和 D 细胞。A 细胞数目最多,位于胰岛周围,分泌胰高糖素;B 细胞位于胰岛中央,分泌胰岛素;D 细胞分泌生长抑素和胃泌素。这些激素共同作用控制血糖平衡及调节消化道的运动及功能。

二、胰腺各部与胰管

胰腺(图 1-27)可分为头、颈、体、尾四部分。胰头为胰腺右侧端的膨大部分,被十二指肠包绕,位于第二腰椎的右前方,胰头下部向左下方舌形突出,此部分称为钩突,伸向肠系膜上动、静脉的后方;胰颈部狭而长,长约 2 cm,与胃幽门部毗邻;胰体为胰颈部向左侧的延续,约平于 L1,后方与左肾、左肾上腺、腹主动脉及左膈肌脚等毗邻;胰尾部与胰体无明显界限,为胰体部向左上方的延续,直达脾门。下面将详细介绍胰腺各部分的解剖结构。

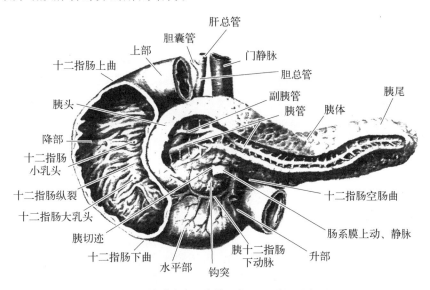

图 1-27　胰腺各部、胰管及与周围脏器毗邻关系

(一) 胰头部

胰头位于腹中线的右侧,脊柱的前右侧。胰头前方被腹膜被盖,后方毗邻下腔静脉、右肾静脉和右膈肌脚等。胰头部是胰腺最为宽、厚的部分,由十二指肠曲包绕,上缘大部分由十二指肠升部遮盖,在靠近幽门的位置,却走行于一段小肠系膜的上方。胰头的十二指肠缘较平整,稍轻度凹陷,与十二指肠降部关系紧密。部分个体胰头的一小部分可如钩子样嵌入十二指肠降部壁内,在此处,胰十二指肠上、下动脉相互吻合,对胰头进行血液供应。胰头的下缘边界在十二指肠第三部分的前方,并与钩突延续。

(二) 胰颈部

在靠近腹中线位置,胰颈延续自胰头,胰头与胰颈的边界在前、后方由于血管走行分别形成了两处沟状结构,其中,前沟内走行胃十二指肠动脉;后沟内走行肠系膜上静脉、脾静脉及两者汇合形成的肝门静脉。胰颈连接胰头和胰体部,为胰腺走行最靠前方的部分。胰颈部前面由腹膜遮盖,在网膜囊前方与幽门相邻。胰颈下部位于肠系膜上静脉汇合门静脉处,若于此处肿瘤侵犯周围血管,将导致胰腺癌无法根治性切除。因此,此处常用于胰腺癌的术前腹腔探查。

（三）胰体部

胰体部连接胰颈与胰尾,它是胰腺最长的部分,向胰尾末端不断变薄、变细。胰体部横断面呈三棱柱形,分为上、前、下三缘,及前上、前下、后三面。胰体部右上缘较为圆钝,越往左上方延伸,其边缘愈锐利。上缘与腹腔干相邻,肝总动脉在胰体上缘向右走行,而脾动脉沿上缘走行向左。胰体的三缘:胰体前缘是胰腺前上面和前下面的分界线,也是横结肠系膜上、下两层的分界,上层向上覆盖胰腺的前上面,下层向后遮盖胰体的前下面。胰腺的下缘为前下面与后面的分界,在胰腺下缘的稍外侧肠系膜下静脉汇入脾静脉,稍内侧腹主动脉发出肠系膜下动脉。胰体的三面:胰体的前上面构成了胰腺前方近顶部的绝大部分。胰体的前上面由腹膜覆盖,此腹膜与大网膜的前层相延续,隔小网膜囊毗邻胃后壁。胰腺的后面无腹膜遮盖,后邻腹主动脉、肠系膜上动脉的始端、左膈脚、左肾、左肾上腺等。胰体部通过肾周筋膜及肾脂肪组织与左肾相隔。另外,脾静脉向左走行于胰体后面上方的一个前沟内,与胰体关系紧密。胰体的前下面呈窄带状,始于胰颈的左侧,向左延伸过程中逐渐变宽形成胰体前面的大部分。胰体前下面覆盖腹膜,此层腹膜与横结肠系膜的后层相续。其下方毗邻十二指肠空肠曲。

（四）胰尾部

胰尾部是胰腺最细、最靠外侧的部分,长 1.5～3.5 cm,走行于两层脾肾韧带之间。胰尾与脾动脉和脾静脉的脾支相接触,并有可能与脾门相连。因此,在行脾切除手术,结扎脾脏血管的时候,需谨慎保护胰尾部,术后注意监测淀粉酶水平。

（五）钩突

钩突由胰头下外侧缘发出,前邻肠系膜上血管,后邻腹主动脉。钩突下方位于十二指肠水平段的上表面,因此钩突来源的胰腺肿瘤较常见压迫十二指肠造成肠梗阻症状,而少见造成梗阻性黄疸。

（六）胰管

胰腺外分泌部的小分叶导管逐级汇合,最终汇成一个单独的主胰管和副胰管。主胰管在胰腺实质内从左向右走行,沿途接受各胰小叶导管近垂直注入形成"人"字结构。主胰管在胰头部直径约 3 mm,体部直径约 2 mm,尾部直径约 1 mm。在胰颈处主胰管转向后下方,向胆总管靠近,并与胆总管一起斜行穿过十二指肠降部肠壁,最终汇合,并由括约肌包绕形成肝胰壶腹,开口于十二指肠大乳头。

经常存在一副胰管,引流胰头下部和钩突分泌的胰液。其管径较主胰管细,并多于主胰管有交通支,最终开口于十二指肠的乳头前上方约 2 cm 的十二指肠小乳头。

但是,主胰管和副胰管的解剖学上存在较多变异,部分个体副胰管缺如,部分个体主、副胰管间缺乏交通支,还有的个体副胰管先汇入主胰管,最后一起开口于十二指肠大乳头。

三、胰腺的血液循环

（一）动脉血供

胰腺的血供(图 1-28)非常丰富,由腹腔动脉和肠系膜上动脉分支形成的血管网供应,这些分支主要包括胰十二指肠上动脉、胰十二指肠下动脉、胰动脉小分支、胰背动脉、胰尾动脉及胰大动脉等。

1. 胰十二指肠上动脉

胰十二指肠上动脉发出胃十二指肠动脉,常分为 2 支,前支在前面走行于十二指肠与胰头之间,与肠系膜上动脉发出的胰十二指肠下动脉吻合供应十二指肠和胰头部;后支常为胃十二指肠动脉在十二指肠上部上缘单独的分支,向右下行于肝门静脉与胆总管的前方,然后移行至胰头的后方,发出分支供应胰头和十二指肠,最后横跨胆总管,穿过十二指肠壁与胰十二指肠下动脉吻合。

2. 胰十二指肠下动脉

胰十二指肠下动脉于十二指肠水平部上缘由肠系膜上动脉或肠系膜的第1条空场支发出,也分为前、后2支:前支向右走行,在胰头前方与胰十二指肠上动脉的前支吻合;后支多向右上方走行,偶有横行,在胰头的后方,与胰十二指肠上后动脉吻合。前、后支吻合形成的血管网,供应胰头、胰腺钩突和临近的十二指肠段。

3. 胰动脉分支

在胰腺体部与尾部,有众多胰动脉小分支提供血供,这些分支直接从小动脉发出进入胰腺腺体实质。这些小分支大部分来自脾动脉,走行于胰腺的上缘或下缘,可走行在胰腺较深的沟内,以近似直角进入胰内并与来自胰十二指肠上、下动脉的分支形成吻合。此类小分支多而细,在胰腺切除时,需谨慎结扎。

4. 胰背、尾、大动脉

此3支动脉皆由脾动脉发出,营养胰尾部。胰背动脉从脾动脉的根部发出后向下达胰体背部,分出左、右2支。左支行走于胰体尾下部,形成胰横动脉,与胰尾动脉和胰大动脉吻合,右支与胰十二指肠动脉弓相吻合。

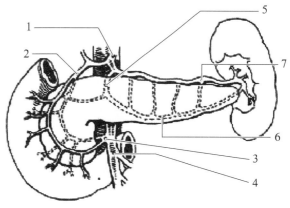

图1-28 胰腺的动脉血液供应
1. 腹腔干 2. 胃十二指肠动脉(前、后胰十二指肠上动脉)
3. 前、后胰十二指肠下动脉 4. 肠系膜上动脉 5. 胰背动脉
6. 胰下动脉 7. 脾动脉

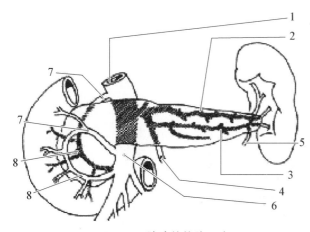

图1-29 胰腺的静脉回流
1. 门静脉 2. 脾静脉 3. 胰下静脉 4. 肠系膜下静脉
5. 胃网膜左静脉 6. 肠系膜上静脉 7. 前、后十二指肠上静脉
8. 前、后胰十二指肠下静脉

（二）静脉回流

胰腺的静脉回流(图1-29)主要注入门静脉系统。胰头与胰颈部的静脉汇入胰十二指肠上、下静脉。胰十二指肠上前静脉于胃网膜右静脉汇合,继而汇入结肠中静脉,注入肠系膜上静脉,胰十二指肠上后静脉直接汇入门静脉,胰十二指肠下前和下后静脉汇入肠系膜上静脉。胰、体尾部静脉大多数汇入一些小静脉,这些静脉或者直接在腺体后方汇入脾静脉或者有时直接汇入门静脉。胰头切迹与钩突处分别有2~5支胰头支与钩突小静脉汇入肠系膜上静脉的右壁或右后壁。胰腺与腹膜后静脉之间有一些静脉交通支,回流至腰静脉。

四、胰腺的淋巴引流与神经支配

（一）淋巴引流

胰腺的淋巴管十分丰富,起源于腺泡周围毛细淋巴管,在小叶间形成较大的淋巴管,并沿小血管到达胰腺表面,在通过血管周围淋巴结,汇入腹腔动脉和肠系膜上动脉周围的淋巴结。

胰头的淋巴液,先汇入胰头旁的各组淋巴结,再随胰十二指肠血管弓分别向上和向下两个方向回流,前者向上汇入胰头上缘淋巴结,继而向左至肝总动脉旁淋巴结和腹腔动脉周围淋巴结。后者向下随胰十二指肠下动脉流向肠系膜上动脉周围淋巴结。胰体和胰尾部淋巴液大多回流入胰、脾淋巴结,还有一些淋巴管可回流至主动脉旁淋巴结。

（二）神经支配

胰腺的神经支配包括交感神经、副交感神经和内脏感觉神经。副交感神经是迷走神经的传出纤维,其节前纤维源自右迷走神经发出的腹腔支,经腹腔神经丛止于胰腺小叶内的神经节,节后纤维支配腺泡、胰岛和胰管。交感神经来源于内脏神经的传出纤维,其节前神经元位于第5~9或第10胸髓节段,节前纤维经内脏大神经至腹腔神经节,节后纤维随动脉分布于胰腺。内脏的感觉神经则通过腹腔神经丛,伴随着交感神经回到相应的胸髓节段,因此,胰腺的痛觉定位较差,常表现为上腹部、两侧肋缘和后背的疼痛。

第四节　脾脏的解剖

脾脏是一个血供丰富的器官,质软,呈暗红色。脾脏外形似蚕豆,外侧膈面呈圆穹状,内侧脏面微凹,内前缘有切迹,我国成人脾脏平均长约13.7 cm,宽约8.6 cm,重174.1 g。脾脏位于左季肋深部,整个被第9、第10、第11肋所掩盖,一般在肋弓下难以触及,右邻胃底,位于膈肌与横结肠脾曲间,后邻左肾。脾脏是人体最大的淋巴器官,约占全身淋巴组织总量的25%,内含大量的淋巴细胞和巨噬细胞,是人体重要的免疫器官。

一、脾脏的组织学结构

脾脏表面有结缔组织包膜,内含弹力纤维和少量平滑肌组织。包膜结缔组织向脾内延伸,形成粗细不等的条索状脾小梁,构成脾脏的支架,将脾实质分为众多小叶。脾的血管、神经、淋巴管也沿着小梁进入脾内。脾脏(图1-30)主要由脾实质与边缘区构成,脾实质根据断面颜色可分为红髓与白髓。

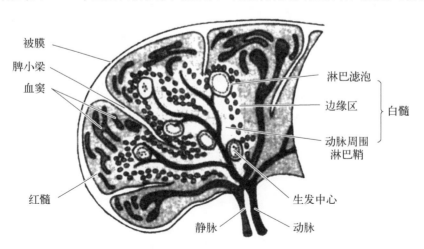

图1-30　脾脏的微细结构示意图

白髓由淋巴组织构成,其中含有 B 和 T 细胞,在抗原刺激下,这些淋巴细胞成熟并增殖。红髓是一个独特的过滤装置,血液流经脾脏时,红髓可清除血液中的微粒。红髓由复杂的相互连接的裂隙系统构成,其中含大量的巨噬细胞,可清除机体衰老的红细胞、微生物、细胞碎片,以及血液循环内的其他微粒。白髓和红髓交界处是边缘区,该区内淋巴细胞的分布远较白髓稀疏,内含由纤细的胶原纤维和网状细胞构成的致密网状结构,为淋巴细胞提供支持作用。边缘区是血液进入红髓的通道,也是许多淋巴细胞离开血液循环,分别迁移至白髓的淋巴滤泡的通道。

二、脾毗邻器官与脾周韧带

(一)脾脏的毗邻关系

脾脏可分为膈面与脏面,有上缘、下缘、前极和后极。膈面位于脾脏的上外侧,为一凸面,平滑,凸向左后上方。脾脏的膈面隔膈肌与左肺及左侧胸膜下部相邻。脾的内脏面朝向腹腔,上面存在胃、结肠、胰腺和左肾等器官的压迹。脾脏与胃间存在一个大腹膜腔隐窝,此隐窝以胃脾韧带为界。胃压迹较为宽阔,朝向前中上方,与胃大弯上部和胃后部相邻。肾压迹朝向后下方,毗邻左肾前上区和侧区。结肠压迹位于脾脏的最外端,一般较为平坦,毗邻结肠左曲和膈结肠韧带。脾门位于脏面,与脾脏下界与前界邻近,为一个狭长的裂缝,是脾脏血管、神经以及淋巴组织出入脾脏的通道。胰腺压迹较小,时缺如,位于脾门与结肠压迹之间。脾脏上缘分开膈面与胃压迹,常呈凸面形状;下缘较圆钝,平第 11 肋骨下缘,分隔肾压迹与膈面,位于膈肌与左肾上外侧间;前极较为宽阔,连接上、下两缘的外侧端;后极较为锐利,朝向后方的脊柱(图 1-31)。

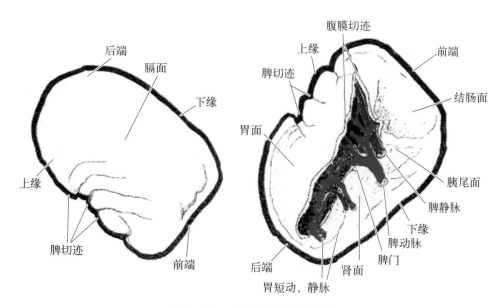

图 1-31 脾的膈面观及脏面观

(二)脾周韧带

脾脏属于腹膜内位器官,除了脾门外,脾脏几乎都被腹膜被盖。脾周腹膜反折形成的多条韧带,与周围脏器相连,对脾脏起支持和固定作用。脾脏内侧前方与胃大弯间为胃脾韧带,为双层腹膜结构,前层源自胃切迹处反折的腹膜,后层与脾门及胃后部的腹膜延续。胃脾韧带内有胃短动、静脉和胃网膜左动、静脉。此韧带上段较短,脾脏上极与胃底大弯侧邻近,因此在手术离断此韧带时,需注意保护胃壁。脾脏内侧包绕脾蒂的为脾肾韧带,也为双层腹膜结构,前层延续于覆盖左肾的小网膜后壁腹膜,后层与膈下面覆盖的腹膜相连续。脾蒂内含脾动、静脉,脾门淋巴结及伴随脾血管进入脾门的神经丛。脾蒂浅面覆盖着的后腹膜部分称为脾胰韧带,胰尾常伸入脾蒂,紧贴脾门,在行脾切除术钳夹处理脾蒂时,应注意保护。膈结肠韧带走行于结肠脾曲与膈肌平第 11 肋的平面,其向下方和外侧延伸,与脾肾韧带及胰尾处横结肠系膜的外侧端延续。

三、脾脏的血液循环、淋巴引流及神经支配

(一) 血液循环

脾脏具有独特的微循环系统(图 1-32),脾脏动脉毛细血管有的直接开口于脾窦内,有的则先经脾索再流入脾窦。血液中的血细胞和其他颗粒物质沿着脾索,通过脾窦壁的滤孔,再进入脾静脉,使脾脏能够吞噬细菌、不正常或衰老的红细胞和其他颗粒物质。

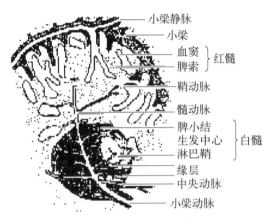

图 1-32 脾脏的微血液循环示意图

脾脏的动脉血供来自脾动脉。脾动脉(图 1-33)发自腹腔干,为腹腔干最大的分支,多沿着胰腺上缘向脾门走行,在接近脾门处分出胃网膜左动脉和数支胃短血管。脾动脉走行较为弯曲,在起始部,稍向下走行,后迅速转向左走行于胰头上方,之后沿着胰腺上缘稍向上走行,最后走行于胰腺上界的后面至脾门。脾动脉在进入脾门前多先分上、下 2 支或上、中、下 3 支,再分为二级或三级分支进入脾门。脾动脉除了主干发出的分支外,尚有 1 支独立的上极动脉和下极动脉,前者常发自脾动脉的胰段,后者可由胃网膜左动脉或脾动脉下支发出。根据脾动脉分支情况,可将脾脏分叶、分段,而最常见的类型为 2 叶 4 段型,脾上、下叶,4 段即脾上段,脾中段,脾中下段和下段。脾动脉分支进入脾实质形成节段动脉,进而分出小梁动脉,最后形成终末动脉。根据动脉分支情况,可将脾实质分为脾门区、中间区和周围区。

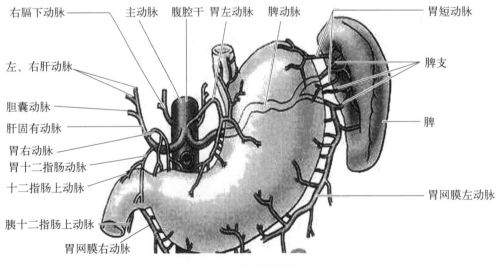

图 1-33 脾动脉及其分支

脾静脉由5~6条来自脾门的静脉汇合而成。脾静脉(图1-34)行于脾肾韧带内,位于脾动脉的下方和胰尾部的后方,之后下降至右侧,穿越胰体后方的腹膜后壁,接受许多来自胰腺的短静脉,最终止于胰颈后方,并在此处与肠系膜上静脉汇合形成肝门静脉。胃短静脉和胃网膜左静脉在胃脾韧带起始处汇入脾静脉。

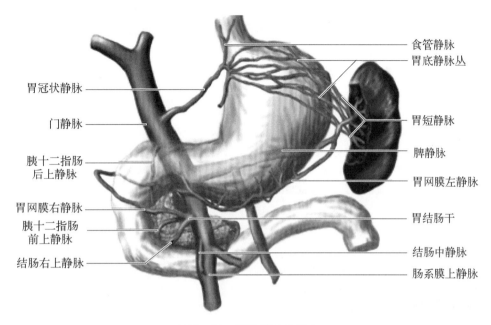

图1-34 脾静脉及其属支

(二) 淋巴引流

走行在脾脏小梁中的小淋巴管逐级汇合,最终形成与脾动脉、脾静脉伴行的淋巴管,并离开脾门。这些淋巴管行于胰腺的后方,靠近脾动脉并注入脾门淋巴结,或者沿着脾动脉走行,最终注入腹腔淋巴结。

(三) 神经支配

脾脏由脾神经丛支配,此神经丛由腹腔神经丛、左腹腔神经节的节后纤维及迷走神经组成。该神经丛伴随着脾动脉、脾静脉及淋巴管走行在脾小梁内。这些神经纤维主要为交感神经纤维,分布在血管壁、脾脏包膜及小梁平滑肌上,支配以上组织收缩或舒张,与脾脏血流量控制有关。和其他前肠来源的器官相似,脾脏痛觉定位不准确,脾脏肿胀后包膜受牵张会产生左上腹腹部后侧的疼痛。

四、脾脏发育异常

脾脏发育异常在临床上并不少见,副脾和脾脏发育不全为较常见的两种类型。副脾是指在正常的脾脏外,存在与正常脾脏结构相似、功能相同的组织。副脾的发生可能因为胚胎期脾始基胚芽融合不全或异位脾芽形成,或部分脾组织脱离主脾块发育而成。副脾常为单发,也可多达4~5个,可与正常脾脏完全分离或有结缔组织相连,多呈球形,具有独立的动、静脉。副脾最常见的位置为脾门和胰尾处。因此,在先天性溶血性贫血等疾病的患者行脾切除术时,需仔细排查副脾存在的可能,若副脾存在,需一并切除。脾发育异常还可以表现为表面呈深凹的裂口,呈分叶脾,也可完全隔离呈双脾状或多个几乎大小相同的脾,这种情况出现腹腔内出血易误诊为脾破裂。此外,也有患者可因发育不全而完全无脾,或仅有发育不全的脾组织。

(张海斌　杨广顺)

参考文献

［1］ 吴孟超.肝脏外科学[M].第2版.上海:上海科学技术出版社,2000:3-46.

［2］ 黄志强.胆道外科手术学[M].第2版.北京:人民军医出版社,2010:17-37.

［3］ 黄志强,黄晓强.肝脏外科手术学[M].第2版.北京:人民军医出版社,2007:5-41.

［4］ 姜洪池,陈孝平.实用肝脾外科学[M].北京:科学出版社,2003:7-35.

［5］ 吴伯文.实用肝脏外科学[M].北京:人民军医出版社,2009:1-30.

［6］ 杨甲梅.实用肝胆外科学[M].上海:上海人民出版社,2008:1-19.

［7］ 杨琳,高英茂主译.格氏解剖学[M].第38版.辽宁:辽宁教育出版社,2008:1790-1812.

［8］ 吴孟超,吴在德.黄家驷外科学[M].第7版.北京:人民卫生出版社,2008:1676-1873.

［9］ William R. J, Jacques B, Lucy E. H, et al. Blumgart's surgery of the liver, biliary tract and pancreas[M]. The fifth version, 2012(1):18-57.

［10］ Couinaud C. The anatomy of the liver[J]. Annali italiani di chirurgia, 1992, 63(6):693-697.

［11］ Healey J E, JR, Schroy P C. Anatomy of the biliary ducts within the human liver; analysis of the prevailing pattern of branchings and the major variations of the biliary ducts [J]. AMA archives of surgery, 1953, 66(5):599-616.

［12］ Healey J E, JR, Schroy P C, Sorensen R J. The intrahepatic distribution of the hepatic artery in man [J]. The Journal of the International College of Surgeons, 1953, 20(2):133-148.

［13］ Kawarada Y, Das B C, Onishi H, et al. Surgical anatomy of the bile duct branches of the medial segment (B4) of the liver in relation to hilar carcinoma [J]. J Hepatobiliary Pancreat Surg, 2000, 7(5):480-485.

［14］ Onishi H, Kawarada Y, Das B C, et al. Surgical anatomy of the medial segment (S4) of the liver with special reference to bile ducts and vessels [J]. Hepatogastroenterology, 2000, 47(31):143-150.

［15］ Gadzijev E M. Surgical anatomy of hepatoduodenal ligament and hepatic hilus [J]. J Hepatobiliary Pancreat Surg, 2002, 9(5):531-533.

［16］ Hribernik M, DE Cecchis L, Trotovsek B, et al. Anatomical variations of the right hepatic veins and their relevance to surgery [J]. Hepatogastroenterology, 2003, 50(51):656-660.

［17］ Skandalakis J E, Skandalakis L J, Skandalakis P N, et al. Hepatic surgical anatomy [J]. The Surgical clinics of North America, 2004, 84(2):413-435, viii.

［18］ Kivlen M H, Bartlett D L, Libutti S K, et al. Reoperation for hyperparathyroidism in multiple endocrine neoplasia type 1 [J]. Surgery, 2001, 130(6):991-998.

［19］ Zhou X, Ding Z. Gross anatomy of pancreatic surgery related fascia and fascial spaces [J]. Hepatogastroenterology, 2014, 61(136):2402-2406.

［20］ Gaivoronskiy I V, Kotiv B N, Alekseyev V S, et al. [Variant anatomy of splenic ligaments and arteries passing through them] [J]. Morfologiia (Saint Petersburg, Russia), 2015, 147(2):38-43.

［21］ 胡建昆,周总光,杨开清.胰腺的应用解剖[J].世界华人消化杂志,2001(7):826-829.

［22］ Okahara M, Mori H, Kiyosue H, et al. Arterial supply to the pancreas; variations and cross-sectional anatomy[J]. Abdom Imaging, 2010, 35(2):134-142.

［23］ 许景洪,卢榜裕.脾脏的外科解剖及临床意义的研究进展[J].医学文选,25(1):140-142.

［24］ Machado Ma, Makdissi FF, Herman P, et al. Exposure of splenic hilum increases safety of laparoscopic splenectomy [J]. Surg Laparosc Endosc Percutan Tech, 2004, 14(1):23-25.

［25］ Ignjatovic D, Stimec B, Zivanovic V. The basis for splenic segmental dearterialization: a post-mortem study[J]. Surg Radiol Anat, 2005, 27(1):15-18.

第二章　肝胆胰脾的生理生化

　　肝、胆、胰、脾是人体的重要脏器,它们的生理和生化改变与消化系统、内分泌系统和造血系统等疾病的发生发展密切相关。因此,了解这些器官的正常生理功能和生化过程有助于加深对相关疾病发病机制的认识,同时也是对这些疾病进行诊断和治疗(包括外科手术治疗)的基础。

第一节　肝胆的生理生化

　　肝脏是人体中非常重要的器官,体内各种物质代谢的生化过程主要在肝脏完成,并参与胆汁分泌、免疫、凝血等生理过程。肝脏正常生理功能和生化反应的维持是保证人体健康的基础,了解其生理生化的特性有助于肝胆疾病的诊治。

一、肝脏的一般特性

　　成人肝脏重量约为 1.5 kg,约占体重的 2.5% ,是人体内最大的实质脏器,也是最大的消化腺体,肝兼具代谢、分泌、排泄和生物转化等多种功能。肝脏是联系各种组织/器官最密切,参与物质代谢最广泛的器官;肝不仅是糖、脂、蛋白质、维生素及激素等物质的代谢中心,还具有分泌、排泄和生物转化等功能,是体内"物质代谢中枢"。肝脏之所以具有这么多重要的生理和生化功能,与它的结构特征和细胞特性密切相关。

　　肝脏的血液供应非常丰富,具有肝动脉和门静脉的双重血液供应。肝动脉中的血液是来自心脏,主要提供由肺及其他组织运来的充足的氧及代谢物,而门静脉汇集来自消化道的静脉血,主要供给由肠道吸收的各种营养物质,为肝脏进行各种物质代谢提供了物质基础。

　　肝脏存在特征性的肝血窦(hepatic sinusoid)结构。肝动脉和门静脉入肝后经反复分支,形成许许多多的小叶间动脉及小叶间静脉,最终汇入肝血窦,使得血液流速变缓,并且肝血窦中的内皮细胞与肝细胞之间形成的窦周隙(Disse's space),使肝细胞与血液的接触面积扩大,从而有利于肝细胞与血液之间进行充分的物质交换。

　　肝脏同时具有肝静脉和胆道系统双重输出通道。前者与体循环相连,可将肝内产生的代谢中间物或代谢产物运输到人体的其他组织器官进行利用或排出体外;后者与肠道相通,可将肝脏分泌的胆汁排入肠道,并同时排出一些代谢废物。

　　此外,肝细胞内含有丰富的酶体系,除了存在一般细胞所具有的物质代谢途径外,还具有一些特殊的代谢功能,比如合成尿素及酮体的酶系、催化芳香族氨基酸及含硫氨基酸代谢的酶类,这些代谢酶几乎为肝细胞所独有。肝脏还是机体最重要的解毒器官,参与体内外毒物和生理物质解毒和灭活,以维持内环境稳定。

　　因此,肝脏成为人体物质和能量代谢的中心,体内的碳水化合物、蛋白质、脂类、维生素和激素等代谢过程都在肝脏中进行。据估计,在肝脏中发生的化学反应有 500 种以上,故肝脏常被比喻为人体的"化工厂"。实验证明,动物在完全摘除肝脏后即使给予相应的治疗,最多也只能生存 50 多个小时。这说明肝脏是维持生命活动的一个必不可少的重要器官。

二、肝脏的物质代谢

肝脏是人体内新陈代谢最为活跃的器官,具有复杂多样的生理和生化功能,不仅在糖类、脂类、蛋白质、维生素和激素等多种物质代谢中发挥重要作用,同时还具有生物转化与解毒、胆汁分泌、造血与凝血、免疫吞噬等功能。

(一) 肝脏在糖代谢中的作用

糖是机体内主要的供能物质,人体所需总能量的 50% ~ 70% 是由糖的分解代谢提供。糖也是机体内重要的碳源,糖代谢过程中产生的中间产物可转变为如脂肪酸、氨基酸、核苷酸等的含碳化合物。

食物中的糖类经消化后变成以葡萄糖为主的单糖形式,葡萄糖被小肠黏膜细胞吸收后再经门静脉系统进入肝脏的肝血窦,再入血循环成为血糖,运输至全身各组织器官。葡萄糖在葡萄糖转运蛋白(glucose transporter, GLUT)的作用下进入细胞内,并在相应酶系的作用下进行不同的代谢过程(图 2 - 1)。肝细胞内有完整的糖代谢酶并且具有特殊代谢功能。

1. 糖酵解(glycolysis)

糖酵解是指在无氧条件下,葡萄糖或糖原在胞质内经一系列反应生成乳酸的过程。它在机体各组织中普遍存在。催化此代谢途径的酶存在于细胞胞液中。全过程分 11 步反应,有 11 个酶催化完成,其产物是 1 分子葡萄糖分解为 2 分子乳酸,净生成 2 分子 ATP(图 2 - 1 ①)。糖酵解产生的能量较少,但是它一种快速获能方式,红细胞和缺氧条件下的骨骼肌细胞则以糖的无氧氧化为主。同时糖酵解的中间物为细胞合成代谢(核酸,脂类和氨基酸等)提供碳源。糖酵解不是肝脏获能方式,而是肝脏糖有氧氧化和糖异生途径的重要组成部分。

2. 糖有氧氧化(aerobic oxidation)

糖有氧氧化是指在有氧条件下葡萄糖彻底氧化分解,生成水、二氧化碳和能量的过程。它在机体获能的主要途径。糖有氧氧化反应过程:葡萄糖循糖酵解途径分解成丙酮酸(胞液),其过程基本与糖酵解过程相同,但丙酮酸不再还原为乳酸,而是进入线粒体氧化脱羧生成乙酰 CoA 并进入三羧酸循环(tricarboxylic acid cycle, TCA),首先乙酰 CoA 与草酰乙酸缩合成含有三个羧基的柠檬酸,后者经一系列脱氢和脱羧等反应后又回到草酰乙酸。经 TCA 乙酰 CoA 彻底分解为 $2CO_2$ 和还原当量($3NADH + H^+$, $FADH_2$);这些还原当量经过氧化磷酸化过程,彻底氧化生成 H_2O 和释放许多能量,其中 30% 左右的能量转换为 ATP(图 2 - 1 ②)。一分子葡萄糖经此途径可产生 30 或 32 分子 ATP,远高于糖酵解产生的 ATP。

3. 磷酸戊糖途径(pentose phosphate pathway)

磷酸戊糖途径也称糖酵解旁路。整个反应在胞液中进行。由 6 -磷酸葡萄糖经脱氢氧化和脱羧反应等生成磷酸戊糖及 $NADPH + H^+$,前者再经基团转移反应转变成 3 -磷酸甘油醛和 6 -磷酸果糖后在进入糖酵解途径或逆过程生成磷酸戊糖(图 2 - 1③)。它在肝脏、骨髓、脂肪组织、泌乳期的乳腺、肾上腺皮质、性腺及红细胞中进行得比较旺盛。主要生理意义是为核酸的生物合成提供 5 -磷酸核糖,磷酸戊糖途径是体内唯一生成磷酸核糖的途径;为细胞代谢提供 $NADPH + H^+$,用于合成、羟化和抗氧化作用,如脂肪酸和胆固醇合成,生物转化中羟化反应以及维持谷胱甘肽(GSH)的还原性等。在

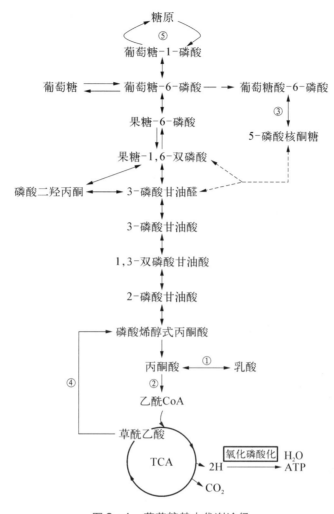

图 2-1　葡萄糖基本代谢途径

① 糖酵解,② 糖有氧氧化,③ 磷酸戊糖通路,④ 糖异生,⑤ 糖原合成和分解

增殖旺盛的组织和肿瘤细胞内该代谢显著增强。

4. 糖原合成与分解(glycogen synthesis and glycogenolysis)

进食后,大量葡萄糖被吸收进入体内导致血糖浓度升高,这种情况下肝脏细胞摄取葡萄糖大大增加,因为肝细胞的 Glut 和特有的葡萄糖激酶对葡萄糖亲和力较低,只有在高血糖时才发挥作用。葡萄糖进入肝细胞后除了一部分氧化供能外,大部分在肝脏转变为三酰甘油后运输至脂肪组织储存起来,还有小部分葡萄糖合成糖原被贮存起来。骨骼肌和肝脏是合成和贮存糖原的主要组织器官,骨骼肌中糖原占总重量的 1% ~2% ,约为 400 g;肝脏中糖原约占总重量的 6% ~8% ,约为 100 g。但肝糖原和肌糖原的生理意义有很大的区别,前者是体内血糖的重要来源之一,在短暂饥饿时起到稳定血糖浓度的作用;后者由于肌肉中缺乏葡萄糖-6-磷酸酶不能直接将糖原分解为游离的葡萄糖,而是直接糖酵解或糖有氧氧化分解为肌肉收缩供能。

肝脏内的糖原合成与分解过程(图 2-1⑤)是维持机体血糖稳定的重要生化基础。肝糖原合成的基本过程:葡萄糖在葡萄糖激酶作用下磷酸化为葡萄糖-6-磷酸,再转变为葡萄糖-1-磷酸,进而与尿苷三磷酸(UTP)反应生成尿苷二磷酸葡萄糖(UDPG)及焦磷酸,此反应由 UDPG 焦磷酸化酶所催化;UDPG 作为"活性葡萄糖"在糖原合酶作用下将 UDPG 的葡萄糖基转移给糖原引物,以 α-1,4 糖苷键的形式连接在糖链末端,并以此方式使得糖链不断延长;当糖链长度达到 12~18 个葡萄糖基时,分支酶将 6~7 个葡萄糖基长度的糖链以 α-1,6 糖苷键的形式转移到邻近的糖链上,从而形成分支。

储存在肝脏的肝糖原在人体饥饿,需要补充血糖时会分解成葡萄糖释放入血,进而稳定血糖的浓度。糖原分解过程包括在糖原磷酸化酶的催化下作用于 α-1,4 糖苷键从糖链的非还原端分解一个葡萄糖基,不可逆地生成葡萄糖-1-磷酸;在脱支酶的催化下将直链上残留的 3 个葡萄糖基转移至邻近糖链的末端,再将分支处剩余的以 α-1,6 糖苷键形式连接的 1 个葡萄糖基水解成游离葡萄糖。最终糖原产物中约 85% 葡萄糖-1-磷酸,15% 为游离葡萄糖。葡萄糖-1-磷酸再转变为葡萄糖-6-磷酸。由于肝内存在葡萄糖-6-磷酸酶,将葡萄糖-6-磷酸水解成葡萄糖释放入血,从而维持血糖稳定。

体内先天性缺乏糖原代谢的相关酶类,会使得某些组织器官内堆积大量糖原,从而导致糖原累积症的发生。例如,肝脏缺乏糖原磷酸化酶时,婴儿仍可成长,但会由于肝糖原沉积导致肝肿大;若肝内缺乏葡萄糖-6-磷酸酶,则不能动用肝糖原来维持血糖浓度,这样的个体容易出现低血糖。

5. 糖异生(gluconeogenesis)

由于肝糖原的储备非常有限,如没有通过进食得到补充的话,10 多个小时内肝糖原就被耗尽。因此,饥饿时维持体内血糖稳定还主要依赖于糖异生,即由非糖化合物(乳酸、甘油、生糖氨基酸等)转变为葡萄糖或糖原的过程。在哺乳动物中,肝脏是糖异生的主要器官,正常情况下,肾的糖异生能力只有肝的 1/10,长期饥饿时,特别是酸中毒时肾脏糖异生能力则大为增强,这与肾脏调节酸碱平衡密切相关。糖异生的主要生理意义是维持空腹和饥饿时血糖的相对恒定,同时有利于乳酸利用和调节体内酸碱平衡。研究发现肝脏主要以糖异生来补充糖原,这意味着进食后大部分葡萄糖先在肝外组织细胞中分解为乳酸或丙酮酸等三碳化合物,再进入肝细胞异生为糖原的过程,即糖原合成的三碳途径。因此,糖异生也是肝脏补充或恢复肝糖原贮备主要方式。

糖异生途径基本上是糖酵解途径的逆反应(图 2-1 ④)。但在糖酵解途径中,由于己糖激酶、6-磷酸果糖激酶-1 和丙酮酸激酶催化的三步反应不可逆。因此,要完成葡萄糖酵解途径的逆反应,必须使这三步反应能逆向进行。催化这三步逆向反应需四个关键酶:葡萄糖-6-磷酸酶、果糖二磷酸酶-1、丙酮酸羧化酶及磷酸烯醇式丙酮酸羧激酶。代谢物及激素可通过调节这些限速酶活性而影响代谢途径进行的速度,以适应机体的需要。因此,糖酵解和糖异生途径是方向相反的两条途径,糖异生过程被激活增强时,糖酵解必定被抑制而减弱。这种协调主要依赖于 3 个底物循环关键酶活性有效调节。2,6-二磷酸果糖是磷酸果糖激酶-1 最强变构激活剂,同时可抑制果糖二磷酸酶-1 的活性。因此,2,6-二磷酸果糖水平是决定肝脏内糖酵解或糖异生反应方向的主要信号。进食后体内血糖升高会引起胰岛素分泌增加引起 2,6-二磷酸果糖水平升高,激活磷酸果糖激酶-1 和抑制果糖二磷酸酶-1,从而使得糖酵解加强而糖异生减弱。在饥饿时,胰高血糖素分泌增加引起 2,6-二磷酸果糖水平下降导致糖异生加强而糖酵解减弱。

因此,糖异生是机体在饥饿时维持血糖水平的重要生化基础,也是补充或恢复肝糖原储备的重要途径以及调节体内酸碱平衡。由毒素、病毒、酒精、肿瘤等各种因素导致的肝功能受损会直接导致肝脏糖代谢的紊乱,失去维持机体血糖稳定的功能。

(二) 肝脏在脂类代谢中的作用

肝脏作为机体物质代谢的中心,在脂类的消化、吸收、分解、合成及运输等代谢过程中均起重要作用。脂类是脂肪和类脂的总称,脂肪即三酰甘油,类脂是指固醇及其酯、磷脂和糖脂等。脂类具有多种复杂的生物学功能。三酰甘油是体内重要的供能和储能物质,1 g 三酰甘油彻底氧化可产生 38 kJ

能量,而 1 g 碳水化合物或 1 g 蛋白质只产生 17 kJ 的能量。机体内大多数脂酸以三酰甘油的形式储存于脂肪组织,作为机体的能量储备。磷脂分子因具有亲水端和疏水端,在水溶液中可形成脂类双分子层,是细胞生物膜的结构基础。磷脂酰肌醇则可作为第二信使的前体参与细胞内信号传递。胆固醇分子既是生物膜的重要成分,同时也可以转化成一些具有重要生物学功能的固醇化合物,如一些类固醇激素、胆汁酸和维生素 D$_3$ 等。

进食摄入的脂类主要为三酰甘油及少量磷脂和胆固醇等。由于三酰甘油不溶于水,其消化依赖于肝脏分泌的胆汁酸盐,胆汁酸盐作为乳化剂,降低脂-水界面的张力,使三酰甘油等脂类乳化成细小的微团,增加消化酶与脂类的接触面积,利于脂类的消化及吸收。

三酰甘油在胰腺分泌的脂类消化酶(胰脂酶、辅脂酶)的作用下生成 2-甘油一酯及 2 分子脂酸。胰液中的磷脂酶 A$_2$ 水解磷脂生成脂酸和溶血磷脂,胆固醇酯酶水解胆固醇生成游离胆固醇和脂酸。这些脂类的消化产物与胆汁酸盐进一步乳化成更小的混合微团,穿过小肠黏膜细胞表面的水屏障进入细胞内。

1. 肝脏在脂蛋白代谢中的作用

血中脂类以脂蛋白形式进行运输和代谢。血浆脂蛋白因脂类、蛋白组成及含量上的差异,其密度各不相同,按密度由小至大的顺序,脂蛋白依次分为乳糜微粒(chylomicron, CM)、极低密度脂蛋白(very low-density lipoprotein, VLDL)、低密度脂蛋白(low-density lipoprotein, LDL)和高密度脂蛋白(High-density lipoprotein, HDL)。脂蛋白的结构特点是载脂蛋白位于脂蛋白颗粒的外层,其亲水基团朝外,疏水基团朝内。脂类位于脂蛋白颗粒内,磷脂的亲水基团可伸出到脂蛋白的外表,以增加脂蛋白外层的亲水性,并起稳定脂蛋白结构的作用。载脂蛋白(apoprotein, Apo)分 A、B、C、D、E 五类,各类又分若干亚类,载脂蛋白在血脂代谢中发挥重要作用,其主要功用为运载脂类并维持脂蛋白结构的稳定,有些载脂蛋白还具有激活脂蛋白代谢酶和识别脂蛋白受体的功能。如 Apo A Ⅰ能激活卵磷脂-胆固醇酰基转移酶(lecithin: cholesterol acyltransferase, LCAT);Apo B 能识别细胞膜上的 LDL 受体;Apo C Ⅱ能激活脂蛋白脂肪酸(LPL)等。

从图 2-2 中可以看出肝脏在脂蛋白代谢中发挥着重要作用。肝脏不仅合成大部分载脂蛋白(B100、C Ⅰ、C Ⅱ、C Ⅲ和 E)、脂蛋白(VLDL 和 HDL)、受体和代谢酶(LCAT),而且肝脏在整个脂蛋白代谢,包括外源性脂类代谢、内源性脂类代谢和胆固醇逆向转运三个过程中发挥着核心地位的作用。

CM 是由小肠黏膜细胞摄取的中长链脂肪酸(12-26C)再合成三酰甘油(TG),并与合成及吸收的磷脂和胆固醇,加上 apo B48、A Ⅰ、A Ⅱ、A Ⅳ等组装而成,经淋巴道管入血,在骨骼肌、心肌及脂肪等组织毛细血管内皮细胞表面脂蛋白脂肪酶(lipoprotein lipase, LPL)催化下,使 CM 中 TG 及磷脂逐步水解,释出大量脂酸被心肌、骨骼肌、脂肪组织及肝组织摄取利用,CM 颗粒不断变小,最后被肝细胞膜上受体相关蛋白(LDL receptor related protein, LRP)识别、结合和摄取并彻底降解。因此,CM 的脂类代谢途径称为外源性代谢途径(图 2-2)。

VLDL 是运输内源性三酰甘油的主要形式,由肝细胞以葡萄糖为原料的分解代谢中间产物合成三酰甘油,也可利用外源和内源脂肪酸合成三酰甘油,再与 apo B100、E 以及磷脂、胆固醇等组装成 VLDL,通过 VLDL 将内源性三酰甘油运送至肝外组织,不断释放三酰甘油,而胆固醇酯逐渐增加,apo B100 及 E 相对增加,颗粒逐渐变小,密度逐渐增加,转变为 IDL。IDL 的胆固醇和三酰甘油含量大致相等,被肝细胞膜 LRP 识别,结合和摄取。未被肝细胞摄取的 IDL 其 TG 被 LPL 及肝脂肪酶(hepatic lipase, HL)进一步水解,表面 apo E 转移至 HDL。这样,IDL 中剩下的脂类主要是 CE,剩下的载脂蛋白只有 apo B100,转变为 LDL。

LDL 是运输内源性胆固醇的主要形式,其约 50% LDL 在肝脏降解。同时合成类固醇激素的肾上

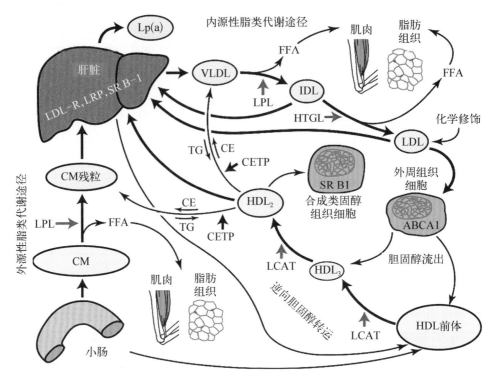

图 2-2　脂蛋白代谢概况

ABCA1,ATP 结合盒转运载体 1;CE,胆固醇酯;CETP,胆固醇酯转运蛋白;FFA,游离脂肪酸;HTGL,肝三酰甘油脂肪酶;IDL,中间密度脂肪酶;LCAT,卵磷脂:胆固醇脂酰转移酶;LDL-R,LDL 受体(LDL receptor);Lp(a),脂蛋白(a);LPL,脂蛋白脂酶;LRP,LDL 相关蛋白;SR B1,清道夫受体 B1;TG,三酰甘油

腺皮质、卵巢、睾丸等组织摄取及降解 LDL 能力亦较强。上述组织摄取主要通过 LDL 受体途径完成,LDL 被该途径摄取和代谢多少,取决于细胞膜上受体数量。肝、肾上腺皮质和性腺等组织 LDL 受体较多,故摄取 LDL 亦较多。血浆 LDL 还可被修饰,如氧化型 LDL(oxidized LDL, Ox-LDL),Ox-LDL 被巨噬细胞和血管内皮细胞清除。这两类细胞膜表面有清道夫受体(scavenger receptor, SR),可与 Ox-LDL 结合而被清除。上述 VLDL 及 LDL 代谢途径又称内源性脂类转运途径或内源性脂类代谢途径(图 2-2)。

　　HDL 主要逆向转运胆固醇,新生高密度脂蛋白(HDL)主要由肝合成,小肠可合成部分。在 CM 及 VLDL 代谢过程中,其表面 apoA I、A II、A IV、C 以及磷脂、胆固醇等脱离亦可形成 HDL。HDL 可按密度分为 HDL1、HDL2 及 HDL3。HDL1 也称作 HDLc,仅存在于摄取高胆固醇膳食后血浆,正常人血浆主要含 HDL2 和 HDL3。新生 HDL 的代谢过程实际上就是胆固醇逆向转运(reverse cholesterol transport, RCT)过程(图 2-2),它将肝外组织细胞胆固醇,通过血循环转运到肝,转化为胆汁酸排出,部分胆固醇也可直接随胆汁排入肠腔。

　　2. 肝脏脂肪酸分解代谢

　　脂肪组织的三酰甘油通过脂肪动员过程被脂肪酶逐步水解为游离脂肪酸(free fatty acid, FFA)和甘油,释放入血循环,运输至其他组织进行氧化供能。其中,甘油主要被肝细胞摄取,被其高活性的甘油激酶催化转变为 3-磷酸甘油,再脱氢生成磷酸二羟丙酮,进入糖代谢途径进行分解或糖异生。除了脑组织以外,脂肪酸可在大多数组织中进行氧化分解,其中肝脏和肌肉组织最为活跃。整个过程分为四个阶段(图 2-3):① 脂肪酸在胞液中活化生成脂酰 CoA;② 脂肪酰基转运进入线粒体,长链脂肪酸(12C~26C)进入线粒体必须在肉碱脂酰转移酶 I 和 II、肉碱-脂酰肉碱转位酶,以及肉碱共同作

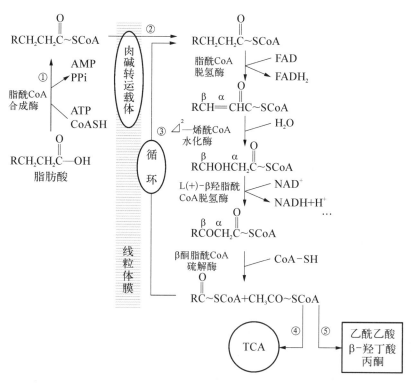

图 2-3 肝脏脂肪酸氧化分解和酮体生成

用下才能完成转运。这一转运过程是脂肪酸氧化分解的限速步骤,其中关键酶是肉碱脂酰转移酶 I。在饥饿、高脂低糖膳食或患糖尿病的状况下,机体主要靠脂肪酸氧化供能,肉碱脂酰转移酶 I 活性增加。相反,高糖低脂膳食时,肉碱脂酰转移酶 I 活性受抑制,脂肪酸氧化减少,合成增加。肉碱脂酰转移酶缺乏的重要特征是运动时肌无力。由于中等长度脂肪酸(8C ~ 10C)进入线粒体无须肉碱协助,所以此类患者可以正常氧化中链脂肪酸;③ 脂肪酰 CoA 在线粒体基质中脂肪酸 β-氧化多酶体系的催化下,从脂酰基 β-碳原子开始,进行脱氢、加水、再脱氢及硫解四步连续反应,脂酰基 α 与 β 碳原子之间的共价键断裂,生成 1 分子乙酰 CoA、1 分子比原来少 2 个碳原子的脂酰 CoA、1 分子 FADH₂ 和 1 分子 NADH + H⁺,反复进行上述反应,直至全部变成乙酰 CoA,即完成脂肪酸的 β-氧化;④ 脂肪酸 β-氧化产物乙酰 CoA 经三羧酸循环进一步氧化分解,产生的还原当量(FADH₂ 和 NADH + H⁺)进入氧化磷酸化过程,彻底氧化生成 H_2O,释放的能量转换为大量 ATP。1 摩尔软脂酸(16C)氧化分解可净产生 129 摩尔 ATP,比葡萄糖氧化分解产生更多 ATP。因此,脂肪是机体更有效的储能物质。

3. 肝脏酮体生成

肝组织脂肪酸氧化生成的乙酰 CoA,除部分彻底分解提供肝组织本身需要的能量外,大部分生成一类特殊的水溶性中间产物——酮体,包括乙酰乙酸、β-羟丁酸和丙酮(图 2-3)。肝细胞线粒体内含有酮体合成的各种特殊酶类(如 HMG CoA 合成酶),这些酶活性很高,可以将脂肪酸 β-氧化产生的乙酰 CoA 迅速转变成酮体。但是肝脏本身缺乏利用酮体的酶,酮体必须透过肝细胞膜由血液运输到肝外组织进一步氧化分解。肝外许多组织具有活性很强的利用酮体酶,可以将酮体重新转化成乙酰 CoA,再通过三羧酸循环彻底氧化分解。酮体是脂肪酸在肝内经 β-氧化后产生的正常中间代谢产物,是肝脏能源输出的重要形式。酮体分子小,溶解性高,易于透过血脑屏障及肌肉毛细血管壁。心肌和肾皮质利用酮体优于利用葡萄糖。脑组织虽然不能直接氧化脂肪酸,却能利用肝所产生的酮体。正常饮食时,脑优先利用葡萄糖,但在糖供应不足或糖利用障碍时,酮体可以替代葡萄糖,成为脑组织的主要能源,甚至75%的能源来自酮体。

在正常情况下,血中酮体的含量为 0.03 ~ 0.5 mmol/L。在饥饿或糖尿病的情况下,血糖下降和胰岛素分泌不足引起脂肪动员加强,使得酮体生成增加。尤其是严重糖尿病患者血中的酮体含量会高出正常数十倍。酮体是酸性物质,在血液中积蓄过多时,可使血液变酸而引起酸中毒,称为酮症酸中毒。一部分酮体可通过尿液排出体外,形成酮尿,也可通过呼吸道排出,产生特殊的"烂苹果气味"。

4. 肝脏三酰甘油合成

机体中的脂类包括从食物中摄取的外源性脂类和由机体自身合成的内源性脂类。肝脏、脂肪组织和小肠是体内合成三酰甘油的主要器官,其中以肝脏合成能力最强,肝脏合成脂肪酸的能力较脂肪组织大 8 ~ 9 倍。因此,肝脏是人体合成脂肪酸的主要场所。

脂肪酸合成在细胞液中进行,胞液中存在合成脂肪酸的多酶体系,以葡萄糖氧化产生的乙酰 CoA 为原料,在 ATP、NADPH + H^+、HCO_3^-(CO_2)及 Mn^{2+} 等多种辅因子参与下,通过 7 次缩合、还原、脱水、再还原的循环反应合成软脂酸。软脂酸被进一步加工、延长转变为其他种类繁多的饱和脂肪酸,并在多种去饱和酶作用下生成不饱和脂肪酸。肝脏利用葡萄糖酵解产生的 3 - 磷酸甘油作为骨架,通过二酰甘油途径合成三酰甘油。胞液中乙酰 CoA 羧化酶是脂肪酸合成的限速酶。胰高血糖素可激活依赖于 AMP 的蛋白激酶 A,通过磷酸化修饰抑制乙酰 CoA 羧化酶活性。而胰岛素则能通过蛋白磷酸酶作用,使乙酰 CoA 羧化酶脱磷酸而恢复活性。此外,高糖膳食能诱导乙酰 CoA 羧化酶合成,进而促进脂肪酸合成。

肝脏合成的三酰甘油不能直接储存在肝脏,而是与 Apo B100 和 Apo C 等载脂蛋白及磷脂和胆固醇组装成 VLDL 分泌入血,运输至脂肪组织,被脂肪细胞储存起来。因此,肝脏内三酰甘油合成过多或 VLDL 生成障碍会导致三酰甘油在肝细胞蓄积而引发脂肪肝。

5. 肝脏胆固醇代谢

胆固醇是环戊烷多氢菲的衍生物,在体内主要以游离胆固醇和胆固醇酯两种形式存在。胆固醇不仅是细胞膜的重要成分,也是类固醇激素,胆汁酸盐以及维生素 D_3 合成的前体。人体约含 140 g 胆固醇,分布不均匀。其中,肾上腺、卵巢及脑神经组织含量最多,肝、肾、肠、皮肤以及脂肪组织亦含较多的胆固醇,肌肉组织含量较少。肝脏也是体内合成胆固醇最主要的器官,70% ~ 80% 的胆固醇由肝脏合成,也是血浆胆固醇的主要来源。

肝脏胆固醇合成原料与脂肪酸相同且主要来自糖代谢(乙酰 CoA、NADPH + H^+ 及 ATP)。胆固醇合成酶系存在于胞液和光面内质网膜上,合成过程十分复杂,主要包括三个阶段:甲羟戊酸合成、鲨烯合成和胆固醇生成。HMG CoA 还原酶是胆固醇合成的限速酶。调节该酶的活性或含量可以维持机体胆固醇代谢平衡。HMG CoA 还原酶受底物胆固醇的抑制作用,同时 HMG CoA 还原酶活性还受激素信号相关的磷酸化或去磷酸调节,以及合成的诱导和阻遏。此外,HMG CoA 还原酶活性还有昼夜节律性,午夜酶活性最高,中午酶活性最低。因此,胆固醇合成也具有周期节律性变化,夜间合成量最多。

胆固醇的环戊烷多氢菲结构在体内不能彻底氧化生成 CO_2 和水,也不能提供能量,但它的侧链可被氧化、还原或降解转变为多种重要的生理活性物质,参与或调节机体物质代谢的作用。胆固醇在肝内被转化为胆汁酸是其主要的代谢去路,正常人每日合成 1 ~ 1.5 g 胆固醇,其中 2/5 在肝脏转化为胆汁酸,随胆汁排至十二指肠。胆固醇还是肾上腺皮质、睾丸、卵巢等组织合成类固醇激素的原料。

6. 肝脏磷脂代谢

肝脏甘油磷脂合成也非常活跃,其中卵磷脂和脑磷脂含量最多,其合成基本同三酰甘油。首选是先激活胆碱和乙醇胺,生成CDP-胆碱和CDP-乙醇胺,然后与二酰甘油反应,生成卵磷脂和脑磷脂。心肌、骨骼肌等组织中,在CTP参与下,二酰甘油转变成CDP-二酰甘油,然后与肌醇、丝氨酸及α-磷脂酰甘油结合,分别生成磷脂酰肌醇、磷脂酰丝氨酸及心磷脂。磷脂酰肌醇在细胞信息传导中起着重要作用,心磷脂是心肌线粒体内膜的特征性磷脂。肝脏合成的磷脂主要参与VLDL并通过VLDL运出肝脏。当合成磷脂不足(如胆碱缺乏)时将影响VLDL合成,这可导致三酰甘油蓄积在肝脏而形成脂肪肝。

(三)肝脏在蛋白质/氨基酸代谢中的作用

蛋白质对于生物而言是至关重要的体内大分子,是整体生命活动的重要物质基础。蛋白质参与组织细胞的构成及体内的各种生理活动,必要时还能作为能量物质提供一些机体所需的能量。氨基酸是蛋白质的基本组成单位,蛋白质首先分解为氨基酸后再进一步代谢,因此氨基酸代谢是蛋白质代谢的中心内容。

食物来源的蛋白质和机体自身蛋白质都可以分解为氨基酸,并与体内合成的非必需氨基酸组成氨基酸代谢库,分布于人体各处。这些氨基酸进一步通过脱氨基作用、脱羧基作用和代谢转化可生成α-酮酸、氨、胺类化合物和其他含氮化合物(图2-4)。

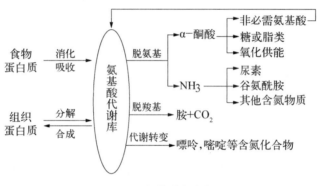

图2-4 氨基酸代谢概貌

1. 脱氨基代谢

肝脏含有丰富的与氨基酸分解代谢有关的酶类,如丙氨酸转氨酶(alanine transaminase,ALT)和天冬氨酸转氨酶(aspartate transaminase,AST)。氨基酸可以通过氧化脱氨基、转氨基、联合脱氨基及其他脱氨基方式脱去氨基而生成α-酮酸。其中以联合脱氨基作用最重要。联合脱氨基作用是可逆的,这一过程又是体内合成氨基酸的主要途径。但因必需氨基酸相应的α-酮酸在体内不能合成,故必需氨基酸只能由食物供给。氨基酸经脱氨基后生成的α-酮酸在体内的代谢途径主要有以下三条:① 经联合脱氨基反应逆过程生成非必需氨基酸;② 部分氨基酸脱氨后转变为糖酵解途径或TCA循环的中间物可生成葡萄糖或糖原,部分氨基酸脱氨后可转变为乙酰CoA或乙酰乙酰CoA而生成脂肪酸和酮体(图2-5);③ 氨基酸脱氨后α-酮酸彻底氧化分解供能。氨基酸可以通过糖代谢途径、脂类代谢和三羧酸循环等代谢中间物可转变为糖或脂类物质(图2-5)。当肝细胞膜通透性增高或细胞损伤时,转氨酶大量释放入血,使血清中转氨酶活性明显升高。因此,在临床上可以将其作为肝功能的检测指标。

2. 脱羧基作用

有些氨基酸还可以通过脱羧基作用生成相应的胺类:如谷氨酸、组氨酸、色氨酸、苯丙氨酸、酪氨酸、精氨酸、蛋氨酸和半胱氨酸经过脱氨等相关代谢可以转变为具有重要生理作用胺类,如γ-氨基丁酸、组胺、5-羟色胺、儿茶酚胺、多胺和牛磺酸等。

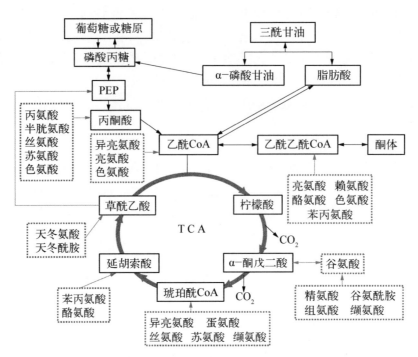

图 2-5 氨基酸与葡萄糖和脂类相互联系

3. 氨的代谢

体内氨基酸脱氨基产生的氨、胺类分解产生的氨、肠道细菌腐败作用产生的氨,以及肾小管上皮细胞分泌产生的氨进入血液,形成血氨。正常生理情况下,血氨浓度为 47~65 μmol/L。由于氨具有毒性,各组织中产生的氨必须以无毒方式进行转运代谢,主要以丙氨酸和谷氨酰胺两种方式运输至肝脏。

丙氨酸-葡萄糖循环将氨从肌肉运输到肝。肌肉中氨基酸经转氨基作用将氨基转给丙酮酸生成丙氨酸;丙氨酸经血液运到肝。肝脏中,丙氨酸通过联合脱氨基作用释放出氨和丙酮酸,前者用于合成尿素,后者经糖异生途径生成葡萄糖,葡萄糖由血液运到肌肉,沿糖酵解途径降解成丙酮酸,又能接受氨基生成丙氨酸。丙氨酸和葡萄糖反复地在肌和肝之间进行氨的转运,这一转运途径称为丙氨酸-葡萄糖循环。通过这个循环,将肌肉细胞内产生的氨以无毒的丙氨酸形式运输到肝,同时又为肌肉细胞提供生成丙酮酸所需要的葡萄糖。

谷氨酰胺是运输氨的重要分子。谷氨酰胺是机体利用谷氨酸和氨合成的非必需氨基酸,又是运输氨的重要分子。在脑和肌肉等组织,谷氨酰胺合成酶催化氨与谷氨酸合成谷氨酰胺,并由血液运送到肝或肾,再经谷氨酰胺酶水解成谷氨酸和氨。因此,谷氨酰胺既是氨的解毒产物,又是氨的储存及运输形式。谷氨酰胺在脑组织固定和转运氨的过程中起着重要作用,临床上对氨中毒患者可服用或输入谷氨酸盐,通过合成谷氨酰胺而降低游离氨的浓度。

肝脏内有高活性代谢有毒氨的酶系统,即鸟氨酸循环(ornithine cycle)酶系,又称尿素循环(urea cycle)酶系,通过鸟氨酸循环将氨转变为水溶性的尿素并随尿液排出体外。鸟氨酸循环(图 2-6)涉及肝细胞线粒体和胞液两个亚细胞定位,此循环从鸟氨酸开始,通过逐步加入基团而将其转变成精氨酸,然后将精氨酸水解成鸟氨酸和尿素,由此产生尿素,而鸟氨酸又用于下一个循环。全过程包括 5 步反应:① CO_2、NH_3 和 ATP 在线粒体由氨基甲酰磷酸合酶 I(carbamoyl phosphate synthase I, CPS-I)催化缩合形成氨基甲酰磷酸;② 氨基甲酰磷酸与鸟氨酸反应生成瓜氨酸,由鸟氨酸氨基甲酰转移酶

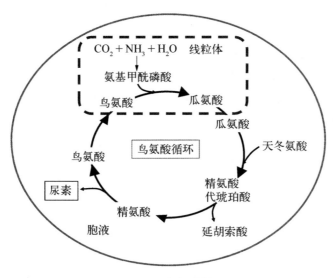

图2-6 鸟氨酸循环

（ornithine carbamoyl transfetase，OCT）将氨基甲酰基团转移到鸟氨酸上，生成瓜氨酸和磷酸。接着由线粒体内膜碱性氨基酸转运蛋白将瓜氨酸运出线粒体，同时将鸟氨酸运进线粒体，从而保证整合循环反应过程可以持续进行；③ 瓜氨酸与天冬氨酸反应生成精氨酸代琥珀酸、瓜氨酸被转运到胞质后，在精氨酸琥珀酸合酶（argininosuccinate synthase）的催化下，与天冬氨酸反应生成精氨酸代琥珀酸（argininosuccinate）。通过这一反应，天冬氨酸为尿素合成提供第二个氨基；④ 由精氨酸代琥珀酸裂解酶催化精氨酸代琥珀酸裂解成精氨酸和延胡索酸；⑤ 在胞液中，精氨酸经精氨酸酶催化水解，生成尿素和鸟氨酸。

如肝功能严重受损或尿素合成相关酶的遗传性缺陷时，会引起尿素合成障碍，使血氨浓度升高，导致高氨血症的发生。常见临床症状表现为呕吐、厌食、间歇性共济失调、嗜睡甚至昏迷等，严重的会出现肝性脑病。

4. 一碳单位代谢

一碳单位指某些氨基酸在分解代谢中产生的含有一个碳原子的基团，包括甲基（—CH$_3$）、甲烯基（＝CH$_2$）、甲炔基（—CH ＝）、甲酰基（O ＝CH—）和亚氨甲基（HN ＝CH—）。四氢叶酸（tetrahydrofolic acid，FH$_4$）是一碳单位的运载体，实际上也是一碳单位代谢的辅酶。一碳单位通过FH$_4$转运而参与代谢。机体从食物中获得叶酸，经叶酸还原酶催化还原生成FH$_2$，再由FH$_2$还原酶催化还原而生成FH$_4$。一碳单位与FH$_4$的N^{5}和N^{10}共价连接。甘氨酸、丝氨酸、蛋氨酸、色氨酸和组氨酸等在分解代谢中可产生的一碳单位，肝脏也是一碳单位代谢活跃的器官。一碳单位主要参与嘌呤与嘧啶的合成，是体内合成核苷酸的重要材料；还参与蛋白质和基因的甲基化修饰，与基因表达调控密切相关，以及参与多种含甲基的生理活性物质合成，如胆碱、肌酸、肉碱以及肾上腺素等。

5. 肝脏蛋白质合成

肝脏的蛋白质合成代谢也十分活跃，除合成自身结构蛋白外，还是合成血浆蛋白质的主要场所。除γ球蛋白外，几乎所有的血浆蛋白质都来自肝脏。其中血浆白蛋白作为各种组织蛋白的合成原料，在肝细胞内合成能力非常强，健康成人肝脏每日可合成约12 g白蛋白，约占全身总量的1/20。由于血浆蛋白可作为体内各种组织蛋白的更新之用，所以肝脏合成血浆蛋白对维持机体蛋白质代谢有重要意义。此外，白蛋白在维持血浆胶体渗透压中起着重要作用。

肝脏能合成一些凝血因子,如凝血因子Ⅱ、Ⅶ、Ⅸ、Ⅹ等,参与凝血过程。这些凝血因子在肝细胞中合成时需要维生素K的参与,帮助其肽链上的某些谷氨酸残基于γ位羧化成γ-羧谷氨酸残基,构成这些因子的Ca^{2+}的结合位点。因此缺乏维生素K,容易出现出血倾向。肝功能受损情况下,凝血因子会减少导致凝血功能障碍,直接影响外科手术的实施。

此外,在一些疾病尤其是肿瘤状态下,以及炎症应激时,肝脏合成急性时相蛋白如C反应蛋白等明显增加,而白蛋白合成下降。

三、肝脏生物转化作用

(一)生物转化作用

人体内存在许多非营养性物质,既不是构建组织细胞的成分,又不能氧化供能,而且其中一些对人体有一定的生物学效应或毒性作用,需经过各种代谢后及时排出体外,这样才能维持机体内环境的稳定,这对于保持机体健康非常重要。非营养性物质按其来源可分为内源性和外源性两类。内源性物质包括体内各种生物活性物质(如激素、神经递质)及对机体有毒的代谢产物(如氨、胺类、胆红素等)。外源性物质包括药物、毒物、食品添加剂、环境污染物、肠道中细菌作用的产物等,统称为异源物(xenobiotic)。

任何物质在生物体内所发生的代谢转变过程均属生物转化(biotransformation)(广义)。狭义"生物转化"概念,专指机体对内、外源性非营养性物质进行代谢转化,改变其生物活性,增强其水溶性,使其易于排出体外的过程。肝是生物转化作用的主要器官,其他组织如肺、肾、肠等也有一定的生物转化功能。大多数情况下,机体对非营养物质转化可使生物活性降低或消除(灭活作用),或使有毒物质的毒性减低或消除(解毒作用)。应该指出的是,有些物质经过肝的生物转化后,其毒性反而增强或溶解性反而下降,不易排出体外。所以,不能将生物转化简单地理解为"解毒作用"(detoxification)。

(二)肝脏生物转化反应

肝脏生物转化反应可分为两相:第一相反应包括氧化、还原和水解反应,许多非营养物质通过第一相反应使分子从非极性/极性弱转变为有极性/极性强,即水溶性增加,或使其分解,改变其理化性质,使其易于排出体外。但多数其水溶性仍不够大,需进行第二相结合反应,生成极性更强的化合物。有些异源物也可不经过第一相反应而直接进入第二相反应。

1. 氧化反应

氧化反应是生物转化反应中最常见的一相反应类型,肝细胞含有参与生物转化的各种氧化酶,如加单氧酶系、单胺氧化酶和脱氢酶等。

(1)加单氧酶系(monooxygenase) 肝细胞中含有多种氧化酶,其中一类最重要的氧化酶是定位于肝脏细胞微粒体的依赖细胞色素P450加单氧酶系(cytochrome P450 monooxygenase, CYP),加单氧酶是个复合物,至少包含两个功能组分:P450和NADPH-P450还原酶(FAD黄素蛋白酶),具体催化过程见图2-7:该反应过程中,氧分子被激活,一个氧原子加入底物中,能催化多种脂溶性物质生成羟基化合物或环氧化合物,另一氧原子被还原为水。又称羟化酶或混合功能氧化酶。该酶是目前已知的底物最广泛的生物转化酶类。据报道人类基因组至少编码14个家族CYP。按照氨基酸序列同源性40%以上可以将人肝细胞CYP分5个家族:CYP1,CYP2,CYP3,CYP7和CYP27。同一家族中按照氨基酸序列同源性在55%~60%,又可进一步分为A、B、C等亚家族。负责对外源性物质进行生物转化的CYP主要是CYP1,CYP2和CYP3。其中又以微粒体CYP1A2,CYP2C9,CYP2E1和CYP3A4的

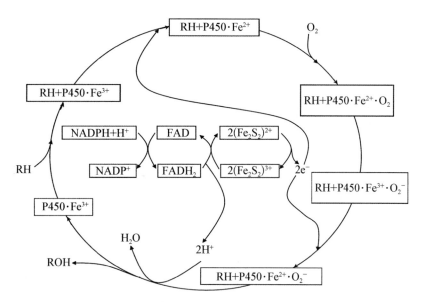

图 2-7　细胞色素 P450 加单氧酶系反应过程

含量最多。人 CYP 有几百种同工酶,对被羟化的底物各有其特异性。某些组织的线粒体内膜上也存在加单氧酶。

加单氧酶系是肝中非常重要的代谢药物和毒物的酶系统,进入人体的异源物约一半以上经此系统氧化。该酶还参与许多重要物质的羟化过程,如维生素 D_3 的羟化、胆汁酸和类固醇激素合成过程中的羟化作用等。许多毒物、药物在加单氧酶系的催化下增加水溶性和减低活性,有利于排出。但也有例外,如发霉的谷物、花生等常含有黄曲霉素 B_1,经加单氧酶系的作用生成的黄曲霉素 2,3-环氧化物,可与 DNA 分子中鸟嘌呤结合,引起 DNA 突变。所以,黄曲霉素是致肝癌的重要危险因子。近年来研究表明 CYP 突变等导致代谢失衡等与炎症、肿瘤以及肿瘤治疗耐药等密切相关。

$$RH + O_2 + NADPH + H^+ \longrightarrow ROH + NADP^+ + H_2O$$

(2)单胺氧化酶(monoamine oxidase)　主要氧化脂肪族和芳香族胺类,单胺氧化酶类属于黄素蛋白,在肝线粒体中活性最高。这类酶可催化胺类氧化脱氨基,生成相应的醛,再进一步氧化为酸,或彻底氧化成 CO_2 和 H_2O 或随尿排出。许多内源性胺(如组胺、5-羟色胺和酪胺等)和外源性胺(如抗疟药伯氨喹、致幻药麦斯卡林等)都可经此类酶进行生物转化。

(3)脱氢酶系(dehydrogenase)　肝内代谢乙醇的酶是最典型脱氢酶,包括醇脱氢酶(alcohol dehydrogenase, ADH)和醛脱氢酶(aldehyde dehydrogenase, ALDH),催化乙醇氧化生成相应的醛和酸:

$$CH_3CH_2OH + NAD^+ \longrightarrow CH_3CHO + NADH + H^+$$

$$CH_3CHO + NAD^+ + H_2O \longrightarrow CH_3COOH + NADH + H^+$$

长期大量饮酒易伤肝。70 kg 体重的成年人每小时可代谢 7~14 g 乙醇,超量摄入的乙醇,除经 ADH 和 ALDH 氧化外,还可诱导微粒体乙醇氧化系统(microsomal ethanol oxidizing system, MEOS)的活性。MEOS 催化乙醇生成乙醛,乙醛可与蛋白质结合促进脂质过氧化,造成肝损伤。

2. 还原反应

还原反应主要酶是硝基还原酶和偶氮还原酶,硝基化合物多见于工业试剂、杀昆虫剂和食品防腐剂等。偶氮化合物常见于食品色素、化妆品、药物等,有些可能是前致癌剂。这些化合物分别在微粒体硝基还原酶(nitroreductase)和偶氮还原酶(azoreductase)的催化下,由 NADPH 提供氢,还原生成相应的胺,从而失去其致癌作用。例如,硝基苯经还原反应生成苯胺,后者再在单胺氧化酶的作用下,生成相应的酸;偶氮染料甲基红在偶氮还原酶的催化下,偶氮键断裂,生成邻氨基苯甲酸和 N-二甲基氨基苯胺。

3. 水解反应

水解反应主要的酶是酰胺酶、酯酶、糖苷酶和环氧化物水解酶,主要存在于肝细胞内质网和胞质中,催化酯类、酰胺类、糖苷类化合物及环氧化物的水解,以降低或消除其生物活性。例如,抗结核病药物异烟肼经酰胺酶水解生成异烟酸和肼。许多物质经水解后即丧失或减弱其生物活性,通常还要进一步经结合反应才能排出体外。如解热镇痛药阿司匹林的生物转化过程,首先是经酯酶(esterases)水解生成水杨酸,然后是与葡萄糖醛酸的结合反应;也可以水解后先氧化成羟基水杨酸,再结合葡萄糖醛酸。

在药物设计时,经常将药物制成其酯或酰胺类前体,进入体内经生物转化的水解反应后才能发挥作用,有利改善药物的性能。如将阿司匹林与氯霉素制成阿司匹林氯霉素酯,口服吸收后在肝中快速水解成阿司匹林与氯霉素,可同时发挥解热和抗菌作用。

4. 结合反应

凡含有羟基、羧基或氨基等基团的非营养物质(如药物、毒物或激素等),在肝内可与某种极性物质结合,掩盖其功能基团,增加水溶性,使之失去生物学活性(或毒性),并促进其排出。常见的结合物或基团有葡萄糖醛酸、硫酸、乙酰基、甲基、谷胱甘肽及氨基酸等,其中以葡萄糖醛酸结合反应最多见。

(1)葡萄糖醛酸结合反应　最重要和普遍的结合反应尿苷二磷酸葡萄糖(uridine diphosphate glucose, UDPG),UDPG 经脱氢酶催化生成尿苷二磷酸葡萄糖醛酸(UDPGA)。UDPGA 作为供体在 UDP-葡糖醛酸基转移酶(UDP-glucuronyltransferase, UGT)催化下,将具有多个羟基和可解离羧基的葡萄糖醛酸基转移到非营养物质的极性基团上(如—OH、—COOH、—SH 或—NH$_2$ 等),生成 β-D-葡萄糖醛酸苷,使其毒性降低、易于排出。如苯酚、胆红素、吗啡、苯巴比妥类药物等均可在肝脏与葡萄糖醛酸结合而进行生物转化。临床"保肝"治疗时,应用葡萄糖醛酸类制剂(如葡醛内酯)增强肝的生物转化功能。

(2)硫酸结合反应　这也是常见的结合反应,3′-磷酸腺苷 5′-磷酸硫酸(PAPS)为活性硫酸供体,在肝内硫酸基转移酶(sulfotransferase, SULT)的催化下,将硫酸根转移到类固醇激素、酚或胺类(如甲状腺素、3-羟吲哚和酪胺等)的羟基上生成硫酸酯,如雌酮在肝内与硫酸结合而失活。严重肝病患者,此种结合作用减弱,导致血中雌酮过多,可使某些局部小动脉扩张出现"蜘蛛痣"或"肝掌"。

(3)乙酰基化反应　是某些含胺异源物的重要代谢途径。肝细胞胞质中富含 N-乙酰基转移酶(N-acetyltransferase),催化乙酰 CoA 的乙酰基转移到芳香族胺类化合物(如苯胺、磺胺和异烟肼等)的氨基上,生成相应的乙酰化衍生物。如大部分磺胺类药物在肝中通过乙酰基的结合反应而丧失抑菌功能。但应指出,磺胺类药物经乙酰化后,其溶解度反而降低,在酸性尿中易于析出,故在服用磺胺类药物时应服用适量小苏打(碳酸氢钠),提高其溶解度,利于随尿排出。

(4)甲基化反应　是代谢内源化合物的重要反应,肝细胞内含有各种甲基转移酶(methyltransferase),以 S-腺苷蛋氨酸(SAM)为甲基供体,催化含有羟基、硫基或氨基的化合物的甲基化反应。如烟酰胺甲基化生成 N-甲基烟酰胺。大量服用烟酰胺时,由于消耗甲基,引起胆碱和卵磷脂合成障碍,而成为致脂肪肝因素。

(5)谷胱甘肽结合反应　这是细胞自我保护的重要反应,许多致癌剂、环境污染物、癌症治疗药物以及内源性活性物质含有亲电中心,在谷胱甘肽 S-转移酶(glutathione S-transferase, GST)的催化下,与 GSH 的巯基结合,生成谷胱甘肽结合产物,从而阻断这些化合物与 DNA、RNA 或蛋白质结合。

肝细胞膜上有依赖 ATP 的谷胱甘肽结合产物输出泵,可将各种谷胱甘肽结合产物排出肝细胞,经胆汁排出体外。

（6）氨基酸结合反应　某些氨基酸可与非营养物质的羧基结合,有些药物、毒物的羧基被激活成酰基辅酶 A 后,在酰基转移酶催化下可与甘氨酸和牛磺酸结合,生成相应的结合产物。如苯甲酸通过与甘氨酸结合生成马尿酸,随尿液排出体外。

（三）肝脏生物转化反应的一些特点

肝脏生物转化反应具有连续性、多样性及双重性的特点。

生物转化的第一相与第二相反应往往是连续进行的:如阿司匹林先水解生成水杨酸,然后是与葡萄糖醛酸的结合反应,也可以水解后先氧化成羟基水杨酸,再结合葡萄糖醛酸。

非营养物质可经多种反应实现生物转化(多样性):同一种非营养物质可经过不同的生物转化途径,生成不同的代谢产物。如阿司匹林先水解生成水杨酸,即可与甘氨酸结合生成水杨酰甘氨酸,又可与葡萄糖醛酸结合生成葡萄糖醛酸苷,还可以水解后先氧化成羟基水杨酸,再进行多种结合反应。

生物转化反应具有解毒与致毒的双重性:一种物质在体内经过生物转化后,其毒性可能减弱(解毒),也可能增强(致毒),即生物转化具有解毒与致毒的双重性。例如,发霉的谷物、花生的黄曲霉素 B_1,经肝微粒体加单氧酶系的作用下生成的黄曲霉素 2,3 -环氧化物是致癌物质。香烟中含有一种芳香烃——苯并芘(benzopyrene, BP),本身并无致癌作用,进入人体在肝微粒体环氧化物作用下生成环氧化物,后者经环氧化物水解酶(epoxidehydrolase)水解,生成相应的二醇,再经加单氧酶系作用生成的苯并芘二醇环氧化合物(DHEP－BP)具有致癌作用的,能与蛋白质和核酸结合,引起细胞坏死或致癌作用。环氧化物主要通过水解清除或与 GSH 结合。

（四）生物转化作用的影响因素

生物转化作用受许多因素的影响,包括年龄、性别、疾病及遗传等均可影响生物转化作用。

1. 年龄和性别

人肝生物转化作用经历一个发育变化的过程:新生儿肝生物转化酶系发育不全,如肝微粒体 UDP －葡萄糖醛酸转移酶在出生后才逐渐生成,8 周时达到成人水平。进入体内的氯霉素(90%)与葡萄糖醛酸结合后解毒,故新生儿易发生氯霉素中毒导致"灰色婴儿综合征"。新生儿的高胆红素血症也与缺乏葡萄糖醛酸基转移酶有关;老年人肝的生物转化能力仍属正常,但其肝血流量及肾的廓清速率下降,导致老年人血浆药物清除率下降。因此,临床上对新生儿及老年人的用药剂量较成人低。某些生物转化反应存在性别差异,如女性体内醇脱氢酶活性高,对乙醇的代谢速率高于男性。

2. 疾病及遗传因素

疾病尤其是严重肝病时,肝微粒体加单氧酶系和 UDP －葡萄糖醛酸转移酶活性降低,加上肝血流量减少,患者对许多药物或毒物的摄取、转化发生障碍,易积蓄中毒,故对肝病患者用药要特别慎重。遗传变异可引起种群或个体之间存在生物转化的酶类的多态性。例如,N－乙酰基转移酶 2B 的多态性可造成其活性丢失,从而影响异烟肼等芳香胺的代谢,增加芳香族化合物致癌的危险性。

3. 许多生物转化的酶类是诱导酶

一些药物或毒物可诱导肝内生物转化相关酶的合成,以加速自身的代谢,亦可影响其他异源物的生物转化。如长期服用苯巴比妥可诱导肝微粒体加单氧酶系的合成,加速药物代谢过程,使机体对此类催眠药产生耐药性,同时对氯霉素、非那西丁、氢化可的松等药物的转化能力也大大增强。苯巴比妥还可诱导肝微粒体 UDP -葡萄糖醛酸转移酶的合成,促进游离胆红素与葡萄糖醛酸的结合反应,故临床上可用于治疗新生儿黄疸。有些毒物,如香烟中的苯并芘可诱导肺泡吞噬细胞内羟化酶(属加单氧酶系)的合成,故吸烟者羟化酶的活性明显高于非吸烟者。

另一方面,许多药物在体内转化代谢常由同一酶系催化,可出现药物之间的竞争性抑制作用。临床用药时应加以注意,如保泰松可抑制双香豆素的代谢,同时服用时,双香豆素的抗凝作用加强,易发生出血现象。同时,食物对肝生物转化活性也有影响,蛋白质的摄入可以增加肝细胞整体酶的活性,提高生物转化效率。烧烤食物、甘蓝、萝卜等含有肝微粒体加单氧酶系的诱导物,而食物中的黄酮类可抑制加单氧酶的活性。

四、肝脏胆汁酸代谢

胆汁分泌是肝脏的重要功能之一。肝细胞生成分泌的胆汁通过胆道系统排入十二指肠,参与脂类的消化吸收。此外,维生素和激素以及进入体内的药物、毒物和重金属盐等经肝脏生物转化后的产物也会随胆汁排泄进入肠道,最后通过粪便排出体外。

胆汁中的主要固体成分为胆汁酸盐,约占固体成分的 50%。胆汁酸是体内一大类胆烷酸的总称,其结构是在胆固醇分子的基础上转化而来,故具有相似的分子结构。根据其结构可分为游离型胆汁酸(free bile acids)与结合型胆汁酸(conjugated bile acids)。游离胆汁酸包括胆酸、鹅脱氧胆酸、脱氧胆酸和少量的石胆酸。结合胆汁酸为上述各种游离胆汁酸与甘氨酸或牛磺酸结合的产物,主要有甘氨胆酸、牛磺胆酸、甘氨鹅脱氧胆酸、牛磺鹅脱氧胆酸等。根据其来源可将胆汁酸分为初级胆汁酸(primary bile acids)和次级胆汁酸(secondary bile acids)。

在肝细胞内以胆固醇为原料直接合成的胆汁酸称为初级胆汁酸,包括胆酸、鹅脱氧胆酸及其与甘氨酸或牛磺酸的结合产物;初级胆汁酸在肠道细菌作用下,第 7 位 α -羟基脱氧转变为次级胆汁酸,主要包括脱氧胆酸和石胆酸及其结合型胆汁酸。在胆汁中,胆汁酸以结合型为主,与钠、钾等离子结合后生成胆汁酸盐,简称胆盐(bile salt),在酸性条件或钙离子存在时不易沉淀析出。

正常成人每日合成 1.0 ~ 1.5 g 胆固醇,其中 0.4 ~ 0.6 g 在肝脏中转变成为初级胆汁酸,其生成过程较复杂,由存在于肝细胞微粒体和胞质中的多步酶促反应共同完成。胆固醇首先在胆固醇 7α -羟化酶作用下转变为 7α -羟胆固醇,再经过 3α 和 12α 羟化、加氢还原、侧链氧化断裂、加水等酶促反应,并与辅酶 A 结合生成 24 碳的胆烷酰 CoA。胆烷酰 CoA 即可水解生成初级游离胆汁酸(胆酸和鹅脱氧胆酸),也可直接与甘氨酸或牛磺酸结合生成初级结合胆汁酸。胆固醇 7α -羟化酶是胆汁酸合成途径的限速酶,受终产物胆汁酸的负反馈调节。临床上利用口服阴离子交换树脂考来烯胺(colestyramine)减少胆汁酸重吸收,从而促进肝内胆固醇向胆汁酸转化,降低血浆胆固醇的含量。

肝细胞合成的初级胆汁酸经胆道系统进入肠道,在帮助完成脂质消化吸收后,在回肠和结肠上段的细菌作用下,进一步脱去 7α -羟基,转变为次级胆汁酸。

进入肠道中的各种胆汁酸(包括初级和次级、游离型和结合型),约有 95% 可被肠道重新吸收入血,并以回肠部位对结合型胆汁酸(包括初级与次级胆汁酸)的主动重吸收为主,其他游离型胆汁酸在结肠及小肠各部位通过弥散作用进行被动重吸收。重吸收的胆汁酸经门静脉入肝脏后,肝细胞将重吸收的游离型胆汁酸重新合成为结合型胆汁酸,并与新合成的结合型初级胆汁酸一同再次随胆汁排入小肠,形成胆汁酸的"肠肝循环"(enterohepatic circulation)(图 2 - 8)。一般正常成人体内储备的胆汁酸总量只有 3 ~ 5 g,但由于人体每日进行 6 ~ 12 次肠肝循环,可从肠道回收的胆汁酸总量可达 12 ~ 32 g,故而可使体内有限的胆汁酸能发挥最大的乳化作用,以满足人体每日正常膳食中脂类物质消化吸收的需要。未被肠道吸收的小部分胆汁酸在肠道细菌作用下转变为多种胆烷酸的衍生物，并随粪便排出。通常每日 0.4～0.6 g 的胆汁酸（以石胆酸为主）通过粪便排出体外，与肝细胞合成的胆汁酸量相平衡。

胆汁酸还具有维持胆汁中胆固醇的溶解状态，抑制胆固醇析出形成胆固醇性结石。人体内 99% 的胆固醇随胆汁经肠道排出体外，其中 2/3 直接以胆固醇形式，1/3 以胆汁酸形式。由于胆固醇难溶于水，在浓缩后的胆囊胆汁中较易沉淀析出。胆汁酸盐与卵磷脂协同作用，使胆固醇分散形成可溶性微团，不易结晶沉淀。因此，胆汁中胆汁酸盐与卵磷脂和胆固醇之间的比例是影响胆固醇是否从胆汁中析出的重要因素。若排入胆汁的胆固醇过多（高胆固醇血症患者），或肝脏合成胆汁酸能力下降，肠肝循

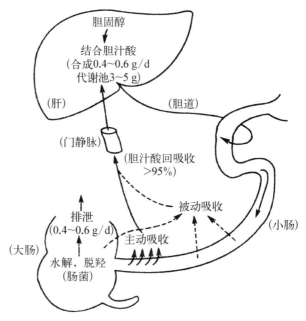

图 2-8 胆汁酸的肠肝循环

环中摄取的胆汁酸的量减少或胆汁酸在肠道丢失过多，均可造成胆汁中胆汁酸盐和卵磷脂与胆固醇比例下降（小于 10:1），易发生胆固醇析出沉淀，从而形成胆结石（gallstone）。

肝细胞损伤时，胆固醇转化为胆汁酸的过程会受到影响，使得体内胆汁酸总量减少，其中以三羟基胆汁酸量的减少最为明显。因此，肝组织内 12α-羟化酶活力和（或）血清胆汁酸浓度的测定是判断是否存在肝细胞损伤或损伤程度的一个较敏感的临床指标。

五、肝脏的胆色素代谢

胆色素（bile pigment）是体内铁卟啉化合物分解代谢时所产生的各种物质的总称，包括胆红素（bilirubin）、胆绿素（biliverdin）、胆素原（bilinogen）和胆素（bilin）。正常情况下，胆色素主要随胆汁排泄。

（一）胆红素的生成和转运

正常成人每日生成 250～350 mg 胆红素，其中 80% 左右来自衰老红细胞中血红蛋白的分解，还有少部分胆红素来自造血过程中某些红细胞的过早破坏或含铁卟啉酶类的降解。红细胞的寿命平均为 120 天，衰老的红细胞在肝、脾、骨髓的单核-吞噬细胞系统被识别、吞噬及破坏，释放出血红蛋白。正常成人每日约有 2×10^{11} 个红细胞被破坏，约释放出 6 g 血红蛋白。血红蛋白随后分解成珠蛋白和血红素。其中珠蛋白被分解为氨基酸，可供机体再利用；血红素则在氧分子和 NADPH 的存在下，被单核-吞噬细胞系统细胞微粒体的血红素加氧酶催化，将分子中铁卟啉环上的 α-次甲基桥（=CH—）氧化断裂，释放出 CO、铁和胆绿素。释放的铁可被机体再利用。胆绿素则进一步在胞液中胆绿素还原酶的催化下，从 NADPH 获得 2 个氢原子，还原生成胆红素。胆红素是人胆汁的主要色素，呈橙黄色，具有毒性，可引起大脑不可逆的损害。由于胆绿素还原酶在体内活性很高，反应迅速，故正常人无胆绿素堆积。胆红素在分子内部形成氢键而呈特定的卷曲状结构，使其亲水基团均包裹在分子内部，疏水基团暴露在分子表面，因而赋予胆红素亲水疏脂的性质，极易穿过细胞膜。

在单核-吞噬细胞内产生的胆红素透过细胞膜进入血液后,主要与血浆白蛋白结合而运输。白蛋白对胆红素具有极高的亲和力,每个白蛋白分子上有一个与胆红素亲和力高的位置及一个或两个低亲和力的位置。胆红素与白蛋白的结合既能增加胆红素在血液中的溶解度,提高血浆对胆红素的运输能力,同时又限制了胆红素自由透过各种细胞膜,避免对组织细胞造成毒性作用。正常人每100 ml血浆白蛋白能结合 20~25 mg 胆红素,而血浆胆红素含量为 3.4~17.1 μmol/L(0.2~1.0 mg/dl),故正常情况下血浆中的胆红素绝大多数都会与白蛋白结合。但若白蛋白含量明显降低,或胆红素结合部位被其他物质占据或降低了胆红素对结合部位的亲和力,均会使血液中游离胆红素含量增高,并向组织细胞进行转移。例如,一些有机阴离子(磺胺类药物、脂肪酸、胆汁酸、水杨酸等)可与胆红素竞争结合白蛋白,干扰胆红素与白蛋白的结合或改变白蛋白的构象,而使游离胆红素游离增多,并与脑部基底核的脂类结合,干扰大脑的正常功能,称为胆红素脑病(bilirubin encephalopathy)。因此,对有黄疸倾向的患者或新生儿应尽量避免使用上述药物。

近年来发现,胆红素也是一种内源性的抗氧化剂,适量的胆红素能够清除自由基,抑制过氧化脂质的产生。胆红素的抗氧化作用主要通过胆绿素还原酶循环(biliverdin reductase cycle)实现,即胆红素先氧化成胆绿素,后者再以 NADPH 作为供氢体,被胆绿素还原酶还原成胆红素。

(二) 胆红素在肝中的代谢转变

肝细胞对胆红素具有摄取、结合和排泄等重要作用。血中的胆红素以胆红素-白蛋白复合体形式运输到肝脏后,就与白蛋白分离,并迅速被肝细胞摄取进入细胞内。肝细胞的胞质中具有 Y 蛋白和 Z 蛋白两种配体蛋白,它们可与进入肝细胞的胆红素结合,其中以与 Y 蛋白结合为主。Y 蛋白是肝细胞内参与生物转化作用的谷胱甘肽-S-转移酶,能催化谷胱甘肽结合物的生成。婴儿出生 7 周后,Y 蛋白才能达到成人相应水平,故该时期可发生生理性的新生儿黄疸。配体蛋白与胆红素结合后,以复合物的形式将胆红素携带至肝细胞滑面内质网,并在 UDP-葡萄糖醛酸转移酶的催化下,胆红素接受来自 UDPGA 的葡萄糖醛酸基,生成水溶性的胆红素葡萄糖醛酸酯。由于胆红素有 2 个自由羧基,故可与 2 分子葡萄糖醛酸结合,且主要产物是结合了 2 分子葡萄糖醛酸的胆红素葡萄糖醛酸二酯,另有少量的胆红素葡萄糖醛酸一酯生成,两者均可被分泌入胆汁。除可与葡萄糖醛酸结合外,少量的胆红素还可与硫酸根相结合生成硫酸酯。胆红素与葡萄糖醛酸基团的结合实际上是肝脏对胆红素的一种有效的生物转化解毒方式,这些在肝脏中与葡萄糖醛酸基结合转化的胆红素被称为结合胆红素(conjugated bilirubin)或肝胆红素。结合胆红素水溶性强,被肝细胞排出到毛细胆管中,并作为胆汁的组成成分随胆汁排入到小肠。由于结合胆红素的分子内不再有氢键,分子中间的甲烯桥不再深埋于分子内部,故可与重氮试剂直接、迅速的发生颜色反应,因此也被称为直接胆红素。相对应的,未结合胆红素由于分子卷曲,不能和重氮试剂直接反应,也被称为间接胆红素。

(三) 胆红素在肠道中的变化

经肝细胞转化生成的结合胆红素随胆汁进入肠道后,会在肠道细菌的作用下进行水解和还原反应,生成胆素原和胆素。此时,胆红素首先脱去葡萄糖醛酸基,成为游离胆红素,随后逐步被还原生成无色的胆素原族化合物,主要包括中胆素原、粪胆素原和尿胆素原等。大部分胆素原随粪便排出体外,在结肠下端,这些无色的胆素原接触空气分别被氧化为 d-尿胆素(d-urobilinogen)、i-尿胆素(i-urobilinogen)和粪胆素,三者合称为胆素,是粪便的主要色素。正常成人每日从粪便排出胆素总量为 40~280 mg。当胆道完全梗阻时,因胆红素不能排入肠道,故无法生成胆素原和胆素,所以粪便呈现灰白色或白陶土色。新生儿的肠道细菌稀少,粪便中未被细菌作用的胆红素使粪便呈现橘黄色。

（四）胆色素的肠肝循环

在生理情况下,肠中生成的胆素原有 10% ~ 20% 被肠道重吸收,经门静脉进入肝脏,其中大部分被肝摄取,又以原形通过肝重新随胆汁排入肠道,形成胆素原的肠肝循环(bilinogen enterohepatic circulation)。重吸收的胆素原有少部分进入体循环,并运至肾脏随尿排出,称为尿胆原,后者经空气氧化成尿胆素(是尿的主要色素)。正常人每日从尿中排出的尿胆素原 0.5 ~ 4.0 mg。

（五）血清胆红素与黄疸

人体中胆色素代谢正常时,血清胆红素含量甚微,其总量不超过 1.71 ~ 17.1 μmol/L,其中 4/5 是与白蛋白结合的游离胆红素,其余为结合胆红素。胆红素是有毒的脂溶性物质,对脂类有高度的亲和力,极易通透细胞膜对细胞造成危害,尤其是对富含脂类的神经细胞,能严重影响神经系统的功能。因此,肝通过摄取、生物转化将胆红素与葡萄糖醛酸结合,变成易于排泄的水溶性结合胆红素。虽然正常人每日从单核-吞噬细胞系统产生 200 ~ 300 mg 胆红素,肝每小时能清除约 100 mg 胆红素,远远大于机体产生胆红素的能力。凡是体内胆红素生成过多,或肝摄取、转化、排泄过程发生障碍等因素均可引起血浆胆红素浓度升高,造成高胆红素血症。胆红素是金黄色物质,大量的胆红素扩散进入组织,可造成组织黄染,称为黄疸(jaundice)。黄疸的程度取决于血清胆红素的浓度。根据血清胆红素的来源,可将黄疸分为三类。

1. 溶血性黄疸(hemolytic jaundice)也称为肝前性黄疸,是由于某些疾病(如恶性疟疾、过敏等)、药物和输血不当引起红细胞大量破坏,释放的大量血红素在单核-巨噬细胞系统中生成的胆红素过多,超过肝细胞的摄取、转化和排泄能力,造成血清游离胆红素浓度异常增高。

2. 肝细胞性黄疸(hepatocellular jaundice)由于肝细胞破坏(如各种肝炎、肝肿瘤等),其摄取、转化和排泄胆红素的能力降低,造成血游离胆红素升高,同时,由于肝细胞的肿胀,毛细血管阻塞或毛细胆管与肝血窦直接相通,使部分结合胆红素反流到血循环,造成血清结合胆红素浓度增高。另外,通过肠肝循环到达肝的胆素原也可经损伤的肝进入体循环,并从尿中排出。肝硬化、肝炎、肝肿瘤、伤寒感染、中毒(如砷、四氯化碳)等可引起肝损伤、纤维化甚至坏死,均可引发肝细胞性黄疸。

3. 阻塞性黄疸(obstructive jaundice)也称为肝后性黄疸,是由于各种原因引起胆汁排泄通道受阻(如胆管炎症、肿瘤、结石或先天性胆管闭锁等疾病),使胆小管和毛细血管内压力增大破裂,致使结合胆红素逆流入血,造成血清胆红素升高。先天性胆道闭锁、胆管炎、胆结石、肿瘤(如胰腺癌)等均可引起阻塞性黄疸。

六、胆囊的生理生化

胆囊呈梨形,紧贴在肝脏下面的胆囊窝内,容积 30 ~ 50 ml,有胆囊管与胆总管相通。胆作为肝脏的附属器官,与肝脏关系密切,对肝脏分泌、排泄胆汁具有重要作用,主要起浓缩、储存和排放胆汁的功能。

（一）储存浓缩胆汁

如上文所述,肝脏具有分泌胆汁的功能,刚由肝细胞分泌的胆汁被称为肝胆汁,清澈透明,呈金黄色或橙黄色,固体物含量较少,比重较轻。成人每日分泌 300 ~ 700 ml 胆汁。肝胆汁分泌入毛细胆管后,沿肝内胆道系统流至胆囊储存,于进餐时被释放进入十二指肠参与消化吸收过程。人体每日分泌产生的肝胆汁总量远远超过胆囊可以容纳的量,但由于胆囊具有浓缩胆汁的功能,可使胆汁浓缩5 ~

10 倍,从而提高了贮存效能。

在胆囊内,胆囊壁上皮细胞不断吸收肝胆汁中的水分、无机盐(主要是氯化钠和碳酸氢钠)和少量其他成分(如胆红素、卵磷脂和胆汁酸),从而浓缩成为胆囊胆汁。胆囊胆汁较为黏稠,呈暗褐色或棕绿色,固体物含量较多,比重较大。研究表明,胆囊黏膜逆电化学梯度吸收氯化钠是钠泵的作用,继而产生渗透压力差,吸收水分,由此使胆汁浓缩。肝胆汁和胆囊胆汁的部分性质和百分组成见表 2-1。

表 2-1　两种胆汁的部分性质和化学百分组成

	肝胆汁	胆囊胆汁		肝胆汁	胆囊胆汁
比　重	1.009~1.013	1.026~1.032	胆汁酸盐	0.5~2	1.5~10
pH	7.1~8.5	5.5~7.7	胆色素	0.05~0.17	0.2~1.5
水	96~97	80~86	总脂类	0.1~0.5	1.8~4.7
固体成分	3~4	14~20	胆固醇	0.05~0.17	0.2~0.9
无机盐	0.2~0.9	0.5~1.1	磷　脂	0.05~0.08	0.2~0.5
黏蛋白	0.1~0.9	1~4			

胆囊黏膜可吸收游离胆红素、游离胆汁酸和卵磷脂,但对胆固醇的吸收很有限。对结合胆红素和结合胆汁酸几乎无吸收作用。

胆囊造影剂通过肝细胞分泌入肝胆汁,进入胆囊后不被吸收,浓缩后可使胆囊在 X 线下显影,胆囊浓缩功能受损或胆囊管阻塞时,胆囊不显影。胆囊黏膜受损使造影剂吸收增加,也是胆囊不显影的一个因素。胆囊胆汁 pH 较肝胆汁低,这是由于胆囊黏膜分泌 H^+ 和 H^+-Na^+ 交换的结果,亦可能是胆囊黏膜吸收 HCO_3^-,使胆囊胆汁酸化。

（二）分泌保护作用

胆囊每日分泌约 20 ml 黏液,主要成分为黏蛋白,为乳白色的碱性液体,起保护和润滑胆囊黏膜作用,使其不受到胆汁的侵蚀和溶解。胆囊管阻塞时,胆汁中的胆红素被吸收,同时黏液含量增加,外观为白胆汁,当钙盐分泌增加时,可在 X 线下表现为钙胆汁。

胆囊还有调节胆道内压的作用,胆总管阻塞 4 h 胆道内压并不增高。但当胆囊切除后,胆总管扩张,胆总管括约肌作用减弱,胆管壁增厚,黏液腺体增多,以适应将更多胆汁排入肠道。

（三）排空胆汁

胆囊的静水压约 0.863 kPa,与胆总管区无明显差异。进食 1 min 后,胆囊压力上升到 1.363 kPa。此后 2 min 内有约 1.5 ml 胆汁流入十二指肠,然后胆囊压力降低,胆流停止。这是由于迷走神经兴奋所产生的。约 7 min 后,食物进入十二指肠时,胆流又重复出现,进入稳定状态,每分钟排出约 0.6 ml 胆汁,胆囊压力增高持续约 90 min。第二期反应主要是缩胆囊肽的作用,它是食物刺激十二指肠时由小肠产生的。缩胆囊肽有收缩胆囊和舒张胆总管括约肌的作用。胆囊最大排出量约 27 ml,最小 8 ml,很少完全排空。

第二节　胰腺的生理生化

胰腺是人体内仅次于肝脏的第二大腺体,由外分泌腺和内分泌腺组成。外分泌腺由腺泡和腺管组成,腺泡分泌产生胰液,再由腺管排出至消化道。胰液中含有碳酸氢钠、胰蛋白酶原、脂肪酶、淀粉酶等,具有消化蛋白质、脂肪和糖的作用。内分泌腺则由散在的大小不同的细胞团所组成,称为胰岛(pancreas islet)。胰岛主要由 4 种细胞组成:A 细胞、B 细胞、D 细胞、PP 细胞。A 细胞分泌胰高血糖素,升高血糖;B 细胞分泌胰岛素,降低血糖;D 细胞分泌生长抑素,以旁分泌的方式抑制 A、B 细胞的分泌;PP 细胞分泌胰多肽,抑制胃肠运动、胰液分泌和胆囊收缩。

一、外分泌功能

胰腺外分泌腺能分泌大量含有多种消化酶和碳酸氢盐的胰液,对食物的消化吸收具有重要作用。胰液为无色透明的碱性液体,pH 为 7.5~8.0。正常人每日分泌胰液 1~2 L。

(一)胰液的组分与作用

胰液中主要含有水、电解质、和各种消化酶。一般认为电解质由腺管细胞分泌,消化酶由腺泡细胞分泌。

1. 电解质

碳酸氢盐是胰液中含量最高的电解质,由胰腺导管细胞分泌。导管细胞内有较高浓度的碳酸酐酶,催化 CO_2 和 H_2O 生成碳酸,后者经解离产生碳酸氢根(HCO_3^-)。胰液中 HCO_3^- 的浓度取决于胰液分泌的速率,分泌速度越快,HCO_3^- 的浓度越高,最高可达 150 mmol/L。而胰液中 Cl^- 浓度的变化正好与 HCO_3^- 相反,随胰液分泌速度加快而降低。因此,胰液可以中和进入十二指肠的胃酸,保护肠黏膜免受强酸的损伤,同时为小肠内多种消化酶进行酶原激活提供最适宜的 pH 环境。

胰液中还含有 Ca^{2+},其浓度为 1.7 ± 0.3 mmol/L,除来自细胞外液外,还有部分来自腺泡细胞。当胰液中的消化酶浓度升高时,Ca^{2+} 浓度也相应增加。Ca^{2+} 可与一些消化酶以紧密或疏松的方式结合。在慢性胰腺炎的病理状态下,胰管通透性增加使得胰液中 Ca^{2+} 浓度升高,钙盐沉积于蛋白质栓子而形成胰管内结石。

2. 胰液中的消化酶

胰液中含有许多消化酶,主要分为蛋白水解酶、脂肪水解酶、淀粉水解酶三类。这些消化酶大多以无活性的酶原形式排至十二指肠,进而在一定条件下发生酶原水解,去除一个或几个肽段,使酶的活性中心形成或暴露,转变为有活性的酶。酶原激活后的酶参与对食物中的多糖(淀粉)、蛋白质和脂肪的消化,使它们变为人体可以吸收和利用的物质。如果因某种疾病导致胰腺功能减退,胰液分泌减少,人就要患严重的消化不良症。

(1)蛋白水解酶　食物中的蛋白质主要在小肠中进行消化,这是因为输送至十二指肠的胰液中有许多蛋白水解酶,可分为两大类:内肽酶和外肽酶(图 2-9)。

内肽酶可特异性水解蛋白质内部的一些肽键,主要包括胰蛋白酶(trypsin)、糜蛋白酶(chymotrypsin)和弹性蛋白酶(elastase)等,这些酶对不同氨基酸组成的肽键有特异性。如胰蛋白酶主要水解碱性氨基酸羧基组成的肽键,产生具有碱性氨基酸羧基末端的肽。糜蛋白酶主要水解芳香族氨基酸羧基组成的肽键,产生具有芳香族氨基酸羧基末端的肽。弹性蛋白酶主要脂肪族氨基酸羧基组成的肽键,产生具有脂肪族氨基酸羧基末端的肽。

外肽酶主要有羧基肽酶和氨基肽酶。胰液的外肽酶主要是羧基肽酶,包括羧基肽酶 A 和羧基肽酶 B。它们对不同氨基酸组成的肽链也具有一定的专一性,如羧基肽酶 A 主要水解中性氨基酸羧基末端的肽键,羧基肽酶 B 主要水解碱性氨基酸羧基末端肽键。因此,糜蛋白酶及弹性蛋白酶作用产生

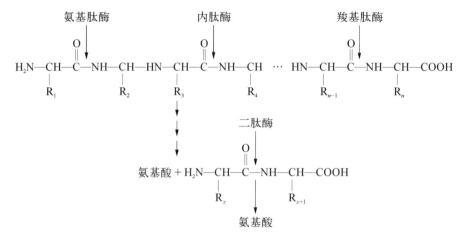

图 2-9　蛋白酶作用示意图

的肽可被羧基肽酶 A 进一步水解,胰蛋白酶水解产生的肽可被羧基肽酶 B 进一步水解。

　　胰腺细胞所产生的各种蛋白酶和肽酶都是以无活性酶原的形式分泌,这些酶原进入十二指肠后被肠激酶激活。由十二指肠黏膜细胞分泌的肠激酶被胆汁激活后,水解各种酶原,使之激活成为相应的有活性的酶。其中,胰蛋白酶原激活为胰蛋白酶后,又能激活糜蛋白酶原、弹性蛋白酶原和羧基肽酶原。胰蛋白酶的自身激活作用较弱。胰蛋白原整个激活过程呈现级联放大效应(图 2-10),这保证了快速高效消化食物蛋白质。由于胰液中各种蛋白酶均以酶原形式存在,同时胰液中还存在胰蛋白酶抑制剂,能保护胰腺组织免受蛋白酶的自身消化。

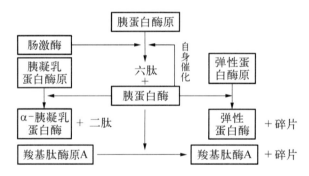

图 2-10　肠激酶启动的消化道蛋白酶原激活的级联过程

　　食物蛋白质经胰液中各种蛋白酶作用后,水解产物仅 1/3 为氨基酸,其他 2/3 为寡肽。寡肽在肠黏膜细胞内依靠寡肽酶(氨基肽酶和二肽酶)水解为氨基酸和二肽。二肽经二肽酶水解,最终将蛋白质完全水解生成氨基酸。

　　值得注意的是小肠吸收氨基酸的同时,还可以直接吸收短肽,细胞肠黏膜细胞上还存在着吸收二肽或三肽的转运体系。吸收作用在小肠近端较强,故短肽吸收入细胞甚至先于游离氨基酸,故目前临床上常常用短肽制剂进行营养补充。

　　(2)脂肪水解酶　食物中的脂类消化也主要发生在小肠上段,一方面需要肝脏分泌的胆汁中的胆汁酸盐将脂类乳化成细小的微团,增加消化酶与脂类的接触面积;另一方面也需要胰液中的脂类水解酶对其进行分解。胰液中的脂类水解酶主要有胰脂酶(pancreatic lipase)、辅脂酶(colipase)、磷脂酶 A2(phospholipase A2, PLA2)和胆固醇酯酶(cholesterol esterase)等。

　　胰脂酶可特异地水解三酰甘油的 1,3 位酯键,生成 2-甘油一酯和 2 分子脂肪酸。辅脂酶(MW,

10KD)在胰腺泡中以无活性的酶原形式存在,在进入十二指肠肠腔后被胰蛋白酶从其 N 端移除五肽而激活,是胰脂酶发挥脂肪消化作用不可缺少的辅助因子。它通过疏水键与三酰甘油相结合,以氢键与胰脂酶相结合。这样,辅脂酶不仅可以将胰脂酶锚定在微团上,让酶与脂肪充分接触发挥水解的功能,还可以防止胰脂酶在脂-水界面上变性失活。胰磷脂酶 A2 催化磷脂 2 位上酯键水解生成的溶血磷脂(lysophosphatide)和胆固醇酯酶水解胆固醇酯生成的胆固醇(cholesterol),可以协助胆汁酸盐将脂类乳化成体积更小(直径约 20 nm)、极性更大、更容易通过小肠黏膜细胞表面的水屏障被吸收的混合微团。

(3)淀粉水解酶　唾液和胰液中都含有 α-淀粉酶(α-amylase),可水解淀粉分子内的 α-1,4-糖苷键。因食物在口腔内停留时间很短,所以淀粉的消化也主要在小肠内进行。α-淀粉酶能水解淀粉和糖原为麦芽糖、麦芽三糖、含分支的异麦芽糖和由 4~9 个葡萄糖残基构成的 α-极限糊精,其中前两者约占 65%,后两者约占 35%。寡糖进一步消化在小肠黏膜刷状缘进行。仅 α-葡萄糖苷酶(包括麦芽糖酶)水解麦芽糖和麦芽三糖。α-极限糊精酶(包括异麦芽糖酶)可水解 α-1,4 糖苷键和 α-1,6 糖苷键,将 α-糊精和异麦芽糖水解成葡萄糖(glucose)。肠黏膜细胞还存在有蔗糖酶和乳糖酶等分别水解蔗糖和乳糖。有些人因乳糖酶缺乏,在食用牛奶后发生乳糖消化吸收障碍,而引起腹胀、腹泻等症状。

(二)胰液分泌的调节

在非消化期,胰液几乎是不分泌或很少分泌的,只有在进食后才会引起胰液分泌。这是因为胰液的分泌是受到神经调节和体液调节双重机制调控,并以后者为主。

1. 促进胰液分泌的物质

胰泌素(secretin)是由十二指肠黏膜 S 细胞产生,由 27 个氨基酸组成的多肽,具有刺激胰腺分泌 HCO_3^- 的作用。因胰腺腺泡细胞上存在胰泌素的特异性受体,受胰泌素直接作用而促进胰酶的分泌,但作用较弱。

血管活性肠肽(vasoactive intestinal polypeptide, VIP)是由 28 个氨基酸组成的肽,结构与胰泌素相似。整个消化道均可见含 VIP 的细胞,以回肠内密度最大。VIP 对胰腺的作用要弱于胰泌素。

胆囊收缩素(cholecystokinin, CCK)是促进胰酶释放的最重要激素,由 33 个氨基酸组成,也主要由小肠上段黏膜细胞分泌。CCK 分子 C 末端的 8 个氨基酸和其中位于第 7 位的酪氨酸硫酸化对于 CCK 发挥完全的生物学作用是十分必要的。

此外,胃泌素(gastrin)、胰多肽(pancreatic polypeptide, PP)、胃动素(motilin)、胰岛素(insulin)及乙酰胆碱、多巴胺、钙、胆盐等化合物都对胰液分泌有一定的促进作用。

2. 抑制胰液分泌的物质

胰高血糖素(glucagon)具有很强的抑制胰酶和 HCO_3^- 分泌的作用,其作用机制可能与胰泌素竞争受体、升高血糖、降低血钙有关。生长抑素(somatostatin)同样具有抑制胰酶和 HCO_3^- 分泌的作用,其作用机制可能与胰泌素竞争性拮抗和抑制小肠 CCK 的释放有关。

在猫的体内实验中发现,动脉内输注前列腺素(prostaglandins, PG),可以抑制胰泌素刺激的 HCO_3^- 分泌,并减少胰腺血流量。但在体外胰腺灌注实验中发现 PG 具有刺激胰腺分泌的作用,使 HCO_3^- 分泌增加,而对胰酶分泌影响不大。因此认为 PG 本身具有促进胰液分泌作用,但由于其血管收缩作用,减少胰腺血流,因而倾向于抑制胰腺的分泌。

3. 神经调节

胰腺的分泌功能还受到神经系统调节。支配胰腺的副交感神经或迷走神经兴奋可促进胰酶的分泌,而对 HCO_3^- 分泌的促进作用较小。目前认为迷走神经促进胰腺分泌的作用机制主要有以下几个方面。一是认为在胰腺效应细胞上可能存在以 VIP 为介质的特殊胆碱能神经末梢,迷走神经兴奋后促使 VIP 释放,进而刺激胰腺分泌;二是认为迷走神经兴奋可以扩张血管,强化胰腺对刺激肽(如胰泌素)的反应;三是认为迷走神经兴奋可以促进胃酸分泌和胃排空,进而促进胃肠激素释放。

交感神经主要通过内脏神经进入胰腺,主要分布于血管,极少数分布于腺泡和导管,其兴奋对胰腺外分泌和内分泌均起抑制作用。这种抑制作用主要是由于交感神经兴奋引起血管收缩导致胰腺内血流减少所致。

二、内分泌功能

胰腺除上述外分泌功能以外,其胰岛部分还具有重要的内分泌功能。成人胰腺中有 100 ~ 200 万个胰岛,分散分布在胰腺腺泡之间,以胰尾部分布最多,体部次之,头部较少。胰岛大小不一,小的仅含数个细胞,大的可达几百个细胞,直径在 25 ~ 500 μm。根据染色和形态学可将胰岛细胞主要分为 A 细胞、B 细胞、D 细胞、PP 细胞 4 种。

(一)胰岛细胞的组成

1. A 细胞

A 细胞,又称 α 细胞,位于胰岛的外周 1 ~ 3 层,占胰岛细胞总数的 15% ~ 20%,呈多边形,胞质内所含颗粒粗大,嗜银性,胞核大而圆,呈泡状,偏位于细胞一侧。A 细胞分泌胰高血糖素,具有拮抗胰岛素,升高血糖的作用。

2. B 细胞

B 细胞,又称 β 细胞,是胰岛中最主要的细胞,位于胰岛的中央部,占胰岛细胞总数的 65% ~ 80%,Mallory-Azan 染色见胞质内含有细小的橘黄色颗粒。B 细胞是体内唯一能分泌胰岛素的细胞,胰岛素通过调节三大物质代谢来影响血糖。

3. D 细胞

D 细胞,又称 δ 细胞,数量较少,占胰岛细胞总数的 3% ~ 10%,散在地分布在胰岛外周的 A 细胞和 B 细胞之间。D 细胞为卵圆形或长梭形,核卵圆,染色质致密,核仁不明显,Mallory-Azan 染色见胞质内含有大量蓝染颗粒。D 细胞分泌生长抑素,以旁分泌的方式抑制 A、B 细胞的分泌。

4. PP 细胞

PP 细胞,即胰多肽(pancreatic polypeptide, PP)细胞,数量极少,约占胰岛细胞总数的 1%,随年龄增长而增多,主要存在于胰头部的胰岛细胞群的周边部,也可在胰腺外分泌部分中发现。PP 细胞分泌胰多肽调节胰液分泌、舒张胆囊和使 Oddi 括约肌收缩的作用。

(二)胰岛激素的功能及其调节

1. 胰岛素

胰岛素是由一条含 21 个氨基酸的 A 链和含 30 个氨基酸的 B 链组成,两链之间由两个二硫键相连,分子量为 6 000 Da。B 细胞最初合成长度为 109 个氨基酸的前胰岛素原(pre-proinsulin),运输至内质网池,在特异的内肽酶作用下水解形成长度为 86 个氨基酸的胰岛素原(proinsulin),再运输至高尔基体被加工成为以两个二硫键相连的 A、B 链(胰岛素)和连接肽(connectingpeptide,C 肽),形成分泌颗粒,一起被分泌释放入血。

（1）胰岛素的生理功能　胰岛素对在调节物质代谢方面起重要作用。主要起合成作用,促进糖原、脂肪、蛋白质和核酸的合成,降低血糖、血脂和氨基酸的水平。因此,胰岛素也常被称作"合成激素"。

胰岛素生理功能的实现主要是通过胰岛素作用于靶细胞上的胰岛素受体来实现。目前认为,胰岛素与细胞膜上的胰岛素受体结合后,会通过下游的磷脂酰肌醇3激酶(phosphoinositide 3kinase, PI3K)依赖的信号通路和APS[adaptor protein with pleckstrinhomology（pH）and Src homology 2（SH2）domains]信号通路调节葡萄糖转运体(glucose transporter, GLUT)胞吐,从而影响葡萄糖摄入的速率。

在糖代谢方面,胰岛素一方面可促进肝脏、肌肉、脂肪组织对葡萄糖摄取、贮存和利用;促进糖酵解和糖原合成;另一方面,可通过抑制糖原分解和糖异生,减少葡萄糖的来源。胰岛素是体内唯一降血糖的激素,当胰岛素缺乏时将导致血糖升高,严重的出现糖尿病。

在脂质代谢方面,胰岛素一方面通过促进葡萄糖向脂肪细胞转运加强脂肪合成;另一方面,胰岛素能抑制激素敏感性脂肪酶的活性,从而抑制脂肪分解。

在蛋白质代谢方面,胰岛素可促进肌肉等组织细胞对氨基酸的摄取,同时促进细胞内的蛋白质生物合成过程,并具有抑制蛋白质分解的作用。因此,胰岛素还促进机体生长的作用,尤其是与生长因子共同作用,效果更为明显。

（2）胰岛素分泌的调节　血糖浓度是调节胰岛素分泌的最重要的因素。高血糖刺激后,血浆胰岛素的浓度呈双相变化,在5 min内可达最高峰,升高近10倍,称为快速早期相;但随即迅速下降,此后,血浆胰岛素浓度又逐渐缓慢升高,到2~3 h达到高峰,持续时间较长,被称之为延迟缓慢相。这是因为葡萄糖既可以刺激胰岛B细胞快速释放胰岛素分泌颗粒,同时也能促进B细胞内胰岛素的合成。如持续给予高血糖刺激,会促进B细胞增殖,使得胰岛素分泌进一步增加。

目前关于葡萄糖B细胞分泌和合成胰岛素的机制主要有两种,即受体学说和代谢物学说。前者认为,B细胞膜上存在与葡萄糖作用的葡萄糖受体,受葡萄糖刺激后,使得细胞内cAMP和Ca^{2+}增多,从而引起胰岛素分泌。后者认为,葡萄糖在B细胞内的代谢产物及中间产物(如磷酸甘油醛)能刺激B细胞合成与分泌胰岛素。

除葡萄糖外,其他一些如氨基酸、脂肪酸和酮体等代谢物也能促进胰岛素的分泌。此外,各类激素也是胰岛素分泌的重要调节因素。葡萄糖依赖性促胰岛素多肽(glucose-dependent insulinotropic polypeptide, GIP)和胰高血糖素样肽-1(glucagon-like peptide 1, GLP-1)是一类肠促胰岛素分泌因子,具有很强的刺激胰岛素分泌的作用。生长素、皮质醇、甲状腺激素和胰高血糖素可通过升高血糖而间接刺激胰岛素分泌。而肾上腺素、去甲肾上腺素通过作用于B细胞膜上α_2受体抑制胰岛素分泌。

神经调节也是胰岛素分泌的重要调节因素。迷走神经兴奋时可通过乙酰胆碱递质作用于B细胞膜上的M受体,直接促进胰岛素分泌;还可以通过刺激胃肠激素的释放,间接促进胰岛素分泌。交感神经兴奋时释放去甲肾上腺素,抑制胰岛素分泌。

2. 胰高血糖素

胰高血糖素是由胰岛B细胞分泌的长为29个氨基酸组成的多肽,分子量为3 485 Da。其合成过程类似于胰岛素,也是先合成胰高血糖素原前体,经水解加工后转变为成熟的胰高血糖素再释放入血。

（1）胰高血糖素的生理功能　胰高血糖素的功能与胰岛素正好相反,起促进分解代谢的作用,使机体储存的营养物质动员,升高血中葡萄糖、脂肪酸和氨基酸的水平,以保证饥饿等生理条件下机体的能量供应。胰高血糖素与胰岛素两者相互制约,共同维持机体内环境的稳定。

在糖代谢方面,胰高血糖素通过与靶细胞膜上受体相结合,激活腺苷酸环化酶(Adenylate cyclase, AC),使细胞内cAMP水平增加,激活蛋白质激酶A(protein kinase A, PKA),即AC-cAMP-PKA系统,进而对下游代谢靶酶进行磷酸化修饰(糖原合酶,糖原磷酸化酶、丙酮酸激酶和磷酸烯醇式丙酮酸羧激酶等),促进糖原分解、抑制糖原合成及促进糖异生,从而起到提高血糖浓度的作用。

在脂质代谢方面,胰高血糖素作用于脂肪细胞膜上受体,同样通过激活 AC - cAMP - PKA 系统抑制乙酰 CoA 羧化酶活性抑制脂肪酸合成,同时激活激素敏感脂肪酶,促进脂肪动员;胰高血糖素还能增加肉毒碱脂酰转移酶(carnitineacyl transferase)的活性,促进脂肪酸线粒体氧化及酮体生成。

在蛋白质代谢方面,胰高血糖素可活化肝脏溶酶体,使组织蛋白分解加强,引起组织蛋白质含量下降。由于组织蛋白质分解产生的氨基酸转化为糖的量增加,导致糖异生作用增强,因此血中氨基酸含量并不增高,有时还会下降。此时肝脏合成尿素增多,可产生负氮平衡。

(2)胰高血糖素分泌的调节　和胰岛素一样,胰高血糖素的分泌也受代谢物、激素和神经等因素的调节。

血中葡萄糖和脂肪酸水平下降会刺激胰高血糖素的分泌,反之则抑制分泌。静脉输注氨基酸或摄取蛋白质均能促进胰高血糖素的分泌,其中丙氨酸的刺激作用最强。

胰岛素可通过降低血糖间接促进胰高血糖素分泌,生长抑素可通过旁分泌作用直接抑制 A 细胞分泌胰高血糖素,胰泌素具有抑制胰高血糖素分泌的作用。此外,缩胆囊素、促胃液素、葡萄糖依赖性促胰岛素多肽(GIP)、血管活性肠肽(VIP)等胃肠激素和皮质醇、生长素、甲状腺激素均可促进胰高血糖素分泌。

交感神经通过 β 受体介导及迷走神经通过 M 受体介导促进胰高血糖素分泌,此外,肽能神经也参与胰高血糖素分泌的调节。

3. 生长抑素

生长抑素(somatostatin)是长为 14 个氨基酸组成的多肽,具有抑制多种激素分泌的能力,不但能抑制垂体分泌生长激素、促卵泡激素(follicle-stimulating hormone,FSH)和促甲状腺素,且对垂体外分泌、神经分泌和非内分泌靶器官均具有广泛的抑制作用。生长抑素除了在胰岛 D 细胞产生外,还在下丘脑、胃肠道等处的细胞中产生。

生长抑素的功能主要有:可以抑制生长激素、甲状腺刺激激素、胰岛素、胰高血糖素等的分泌;可以抑制由试验餐和 5 肽胃泌素刺激的胃酸分泌,抑制胃蛋白酶和胃泌素的释放,可用于治疗应激性溃疡和消化性溃疡出血;可显著地减少内脏血流,降低门脉压力,降低侧支循环的血流和压力,减少肝脏血流量,而对全身血流动力学无明显影响,可有效地治疗食管胃底曲张静脉破裂所致的出血;减少胰腺的内、外分泌及胃、小肠和胆囊的分泌,降低酶的活性,对胰腺细胞有保护作用,可用于治疗急性胰腺炎,预防和治疗胰腺术后并发症;可抑制胰高血糖素的分泌,可用于糖尿病酮症酸中毒的辅助治疗;可影响胃肠道吸收、运动和营养功能。

4. 胰多肽

胰多肽(pancreatic polypeptide,PP)是胰岛 PP 细胞分泌的长为 36 个氨基酸组成的多肽,分子量为 4 200 Da。胰多肽的主要功能为调节胃液和胰液的分泌,具体为:抑制胰腺外分泌;抑制胆囊收缩,增强胆总管和 Oddi 括约肌的阻力,直接抑制肝脏的胆汁流量;降低血浆胃动素的水平,但不影响胃酸和胃蛋白酶的分泌。

第三节　脾脏的生理生化

脾脏是人体最大的外周淋巴器官,每分钟约有全身血容量的 5% 流经脾脏,其海绵状多孔隙的微细结构中含有大量的淋巴细胞、巨噬细胞、树突状细胞等免疫细胞,在机体免疫、内分泌和血液系统等方面具有重要的生理功能。

一、脾脏的一般特性

成人的脾脏重 150～200 g,由一层致密结缔组织构成的被膜包裹,其主要成分为脾髓,可分为白髓、红髓和边缘区,广泛分布于脾脏网格状的支架结构间隙内。脾髓独特的组织结构特征及所含有的丰富的免疫细胞是脾脏发挥生理功能的结构基础(图 2－11)。

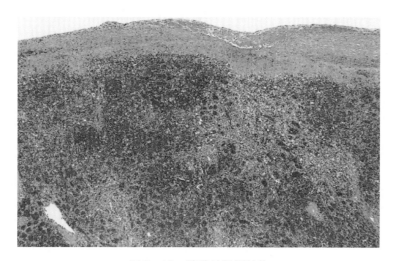

图 2－11 脾脏的组织结构

白髓是由密集淋巴细胞构成,在新鲜脾脏切面上呈灰白色小点状,直径为 0.2～0.4 mm。在基础状态下,白髓仅占脾脏的 20%～30%,当机体免疫反应增强时,白髓体积可增大至占整个脾脏的一半。白髓由动脉周围淋巴鞘和淋巴小结两部分构成。动脉周围淋巴鞘是指位于白髓中心的中央动脉及围绕其分布的一层较厚的弥散的淋巴组织,随中央动脉的分支而分布,主要由 T 淋巴细胞组成。淋巴小结又称马氏小体(Malpighian body)或淋巴滤泡,其结构与其他周围淋巴结相似,主要由 B 淋巴细胞组成。

红髓约占脾实质的 2/3,位于被膜下、脾脏小梁及白髓之间,其含血丰富,脾切面呈红色,由原始网状细胞构成的网孔及动、静脉和毛细血管组成,是 T、B 淋巴细胞的混合区,并含有丰富的红细胞和巨噬细胞等。脾脏特有的血管系统使得红髓内血流缓慢,便于免疫细胞与血液充分接触,从而使得血液中的各种抗原与吞噬细胞之间的接触成为可能。有研究表明红髓储存了人体一半的单核细胞,当组织损伤(如心肌)后,这些单核细胞迁移到损伤部位,随即转化为树突状细胞和巨噬细胞,同时促进组织愈合。

脾脏的边缘区是扁桃体、淋巴结等其他淋巴组织所没有的独特构造。边缘区位于红髓和白髓之间,由弥散的淋巴组织和围绕着白髓的边缘窦组成。该区淋巴组织较白髓稀疏,较红髓密集,含 T、B 淋巴细胞,且以 B 淋巴细胞为主,还含有巨噬细胞、树突状细胞等抗原递呈细胞。边缘区是脾内首先捕获、识别抗原的区域,是引发免疫反应的重要部位,也是血液中淋巴细胞进入脾内淋巴组织的重要通路。

二、脾脏的生理功能

脾脏因其独特的解剖学结构和组织细胞学特征,具有强大的滤血功能,能通过其免疫细胞清除血液病原体等异物,并具有激素分泌、造血等功能。

（一）免疫功能

脾脏作为人体最大的外周淋巴器官。脾脏具有血液滤过作用,并具有大量功能各异的免疫细胞,可以分泌很多免疫因子,在机体的天然免疫及获得性免疫方面均具有重要作用。

脾脏是体内唯一能滤过血液的淋巴器官,位于血循环的主干上,血流十分丰富,每分钟流经脾脏的血流量为 150～250 ml,占整个心排血量的 4%～5%,这为脾脏进行血液过滤和处理抗原奠定了血流动力学基础。

脾脏内缓慢的血流微循环也为血液过滤提供了有利的条件。进入脾脏动脉毛细管的血流中,只有 10% 直接进入静脉系统,其余 90% 需先进入红髓的"开放循环",通过网状内皮细胞和静脉窦之间 0.5～2.5 μm 直径的小孔在进入静脉系统,迫使各种血细胞、异物颗粒和病原体等呈单行排列缓慢地通过脾脏微循环。这种特殊的滤过作用使脾窦内的免疫细胞由足够的时间吞噬各种病原体和异物颗粒抗原,起到免疫防御的功能。

脾脏存在大量的吞噬细胞,通过其膜上的受体和酸性黏糖发挥吞噬功能,非特异性地吞噬和杀死多种病原体,清除体内衰老、损伤或死亡的细胞;识别、处理和递呈抗原信息;储存抗原,参与免疫调节。

脾脏中 T 细胞占淋巴细胞总数的 30%～40%,接受吞噬细胞加工和递呈的抗原信息后,增生分化为致敏淋巴细胞,一部分通过血液达到抗原所在部位,一部分进入其他淋巴组织进行"串联",诱导产生更多的致敏淋巴细胞。致敏淋巴细胞识别相应抗原,释放多种淋巴因子(如趋化因子、巨噬细胞激活因子和干扰素等),与巨噬细胞、杀伤性 T 细胞和中性粒细胞相互配合,共同清除抗原异物,发挥特异性细胞免疫作用。

脾脏中 B 细胞数量最多,占淋巴细胞总数的 50%～60%。B 细胞在抗原刺激下转化为浆细胞,产生具有特异性免疫功能的球蛋白 IgG 和 IgM,发挥特异性的体液免疫功能。脾脏是 IgM 产生的主要场所。IgM 是一种高效能抗微生物的抗体,在防止发生菌血症方面起着重要作用。此外,脾脏中还含有许多 T、B 免疫记忆细胞,这些细胞再次接触相应抗原时能迅速增殖发挥免疫作用,对防御二次感染具有重要意义。

（二）内分泌功能

研究发现,脾切除后的许多严重并发症与内分泌调节紊乱有关,说明脾脏除了是个重要的免疫器官以外,还具有一定的内分泌功能,这是机体"免疫-神经-内分泌网络"调节环路的一个重要组成部分,在机体稳态调节中具有重要作用。

人的脾脏中存在神经内分泌细胞,能分泌红细胞生成素、集落刺激因子和脾抑制素等一组糖蛋白激素,分别具有促进红细胞生成及成熟;促进粒细胞、单核细胞和巨噬细胞产生;抑制细胞有丝分裂,抑制血细胞生成的作用。

脾脏还可在接受不同抗原刺激后,通过一种特殊感应器,产生免疫反应性激素因子,主要包括促甲状腺激素(TSH)、促性腺激素、生长激素、生长抑素、血管升压素、催产素、促肾上腺皮质激素(ACTH)和促黑色素细胞激素(MSH)等。这表明脾脏参与内分泌激素调节的途径十分广泛。

此外,脾脏内细胞上还存在多种内分泌激素受体,如 ACTH 受体、肾上腺皮质激素受体、促甲状腺激素释放激素受体、TSH 受体、促性腺激素释放激素受体、促性腺激素受体、生长激素受体、前列腺素受体等。这些激素受体不仅可以接受内源性激素的调节,还接受免疫反应性激素的调节,从而使脾脏与内分泌功能的关系更为紧密。

（三）血液系统功能

脾脏是胚胎早期的造血器官,自骨髓开始造血后,基本失去造血功能,演变为人体最大的淋巴器官。成年后,脾内有少量造血干细胞。当机体严重缺血或出现严重造血障碍时,如大量失血、严重的珠蛋白生成障碍性贫血和慢性溶血性贫血等血液疾病时,脾脏可恢复造血功能,发挥代偿造血作用。脾脏作为单核巨噬细胞系统的一个部分,回收衰老的红细胞并代谢再利用,包括铁的回收再利用,珠蛋白降解为氨基酸,血红色代谢为胆红素,后者进入肝脏代谢消除。

目前认为,脾脏除具有造血功能以外,还能产生调节整个造血机制的多种体液因子,表现为刺激或抑制作用。动物实验表明,脾脏是限制红细胞生成素产生与储存的场所。

脾脏由于存在众多的血窦,因此也是体内的一个储血器官。正常生理条件下,其容积只有 150～200 ml,在脾肿大的病理条件下,可达上千毫升。脾脏被膜内面和它延伸而成的间隔都有纤维弹性组织和稀少的平滑肌,具有舒缩能力。当机体急需血液时,通过交感神经兴奋、儿茶酚胺物质分泌增多,脾脏被膜和间隔收缩,可将脾脏内的血液尤其是储存其间的红细胞输送至血液循环,增加血容量和红细胞比容。此外,脾脏还能储存大量的血小板,可达全血中的 1/3。

（杨生生　缪明永　焦炳华）

参考文献

［1］ 查锡良,药立波. 生物化学与分子生物学［M］. 第 8 版. 北京:人民卫生出版社,2013.

［2］ 张惠中. 临床生物化学［M］. 北京:人民卫生出版社,2009.

［3］ 姜洪池,陈孝平. 实用肝脾外科学［M］. 北京:科学出版社,2003.

［4］ Chen Chen, Dao Wen Wang. Cytochrome P450 － CYP2 Family-Epoxygenase Role in Inflammation and Cancer［J］. Adv Pharmacol, 2015, 74: 193 － 221.

［5］ Wahlang B, Cameron K, Falkner Matt C, et al. Role of Cytochrome P450 Monooxygenase in Carcinogen and Chemotherapeutic Drug Metabolism［J］. Adv Pharmacol, 2015, 74: 1 － 33.

［6］ Pallagi P, Hegyi P, Rakonczay Z Jr. The Physiology and Pathophysiology of Pancreatic Ductal Secretion: The Background for Clinicians［J］. Pancreas, 2015, 44(8): 1211 － 1233.

［7］ Morisset J. Seventy years of pancreatic physiology: take a look back［J］. Pancreas, 2014, 43(8): 1172 － 1184.

［8］ Leto D, Saltiel AR. Regulation of glucose transport by insulin: traffic control of GLUT4［J］. Nat Rev Mol Cell Biol, 2012, 13(6): 383 － 396.

［9］ Boucher J, Kleinridders A, Kahn CR. Insulin receptor signaling in normal and insulin-resistant states［J］. Cold Spring Harb Perspect Biol. 2014; 6(1): a009191.

［10］ Swirski FK, Nahrendorf M, Etzrodt M, et al. Identification of splenic reservoir monocytes and their deployment to inflammatory sites［J］. Science, 2009, 325(5940): 612 － 616.

第三章　肝功能障碍的病理生理

第一节　概述

　　肝脏是人体最大的腺体器官,有超过500多种的功能。肝脏由肝实质细胞和非实质细胞组成,其中非实质细胞包括肝星状细胞、窦内皮细胞、kuffer细胞、pitt细胞等。肝脏的主要功能包括合成、分泌、生物转化及免疫等功能。肝脏也是机体的保护器官,能够抵御环境污染物、药物、真菌和微生物等对机体的侵袭。肝脏具有巨大的贮备能力和再生能力,微小的损害,通过肝脏的代偿,一般不会发生明显的功能异常。但当肝脏受到某些致病因素的严重损伤时,可引起肝脏形态结构的破坏(变性、坏死、肝纤维化),使其分泌、合成、代谢、解毒、免疫等功能严重障碍,出现黄疸、出血倾向、严重感染、肝肾综合征、肝性脑病等临床表现的病理过程或者临床综合征,称为肝功能障碍(hepatic dysfunction)。

一、分类

　　一般将肝功能障碍分为急性肝功能障碍和慢性肝功能障碍。前者起病急骤,病情凶险,又称为暴发性肝功能衰竭,主要由严重而广泛的肝细胞变性或坏死引起,其病因包括急性重症病毒性肝炎、药物性或中毒性肝炎及妊娠期急性脂肪肝等。而慢性肝功能障碍病情进展缓慢,病程较长,如慢性活动性肝炎、慢性酒精中毒、肝寄生虫病等,往往在某些诱因(如上消化道出血、感染、水电解质紊乱、麻醉药物等)作用下病情突然加剧,进而发展为肝昏迷。

二、肝功能障碍的主要病因

　　1. 肝炎病毒、细菌、寄生虫等

　　我国是病毒性肝炎的高发地区,肝炎病毒感染是肝功能障碍的最常见病因。已知的肝炎病毒有甲型(HAV)、乙型(HBV)、丙型(HCV)、丁型(HDV)、戊型(HEV)、己型(HFV)和庚型(HGV)病毒7种,在我国,引起肝功能障碍的最常见病毒性肝炎感染是乙型肝炎病毒。五种主要肝炎病毒的特点见表3-1。

表3-1　5种主要肝炎病毒的主要特点

	甲型肝炎 (HAV)	乙型肝炎 (HBV)	丙型肝炎 (HCV)	丁型肝炎 (HDV)	戊型肝炎 (HEV)
科	小RNA病毒科	肝DNA病毒科	黄病毒科	无	杯状病毒科
属	肝病毒属	正嗜肝DNA病毒属	丙型肝炎病毒属	丁型肝炎病毒属	无
稳定性	热稳定 酸稳定	酸敏感	乙醚敏感 酸敏感	酸敏感	热稳定

	甲型肝炎 （HAV）	乙型肝炎 （HBV）	丙型肝炎 （HCV）	丁型肝炎 （HDV）	戊型肝炎 （HEV）
致癌性	否	是	是	存疑	否
传播途径	经口	经血、性、母婴	经血、性、母婴	经血	经口

某些细菌、寄生虫等也可以引起肝脏损伤,如阿米巴滋养体可引起肝脓肿,念珠菌、结核杆菌感染可导致肝脏受损,寄生虫如肝吸虫、血吸虫等可累及肝脏,造成不同程度的肝损害。

2. 药物

肝脏是药物代谢的主要器官,大部分药物需要在肝脏进行生物转化成为活性形式或被灭活排出体外。需要注意的是,许多药物本身或其代谢产物对肝脏具有一定的毒性作用,可以造成肝细胞的损伤和病变。在临床上,安全剂量范围内短时间应用某一药物时引起的肝功能异常,常常可被及时地代偿,而不会引起肝功能障碍。但当长时间应用或有两种或两种以上药物联用时,可引起肝脏不可逆性的损害,造成肝功能障碍。此外,随着中草药制剂的广泛使用,由中药引起的肝损害也受到了关注。如中药小柴胡汤、麻黄中含有的吡咯双烷生物碱,可造成肝纤维化和肝硬化。薄荷的主要成分胡薄荷酮可迅速消耗肝脏的还原性谷胱甘肽,具有直接的肝细胞毒性等。药物引起的肝损害一般包括以下三种类型。

（1）肝细胞毒损害型　许多药物可引起肝实质细胞坏死、脂肪变性,其中异烟肼、氟烷、对乙酰胺基酚可造成肝细胞坏死;甲氨蝶呤、四环素等可引起脂肪肝,其原因可能与抑制肝内蛋白质合成,使极低密度脂蛋白减少,肝脏分泌三酰甘油受阻有关。

（2）肝内胆汁淤积型　此型又可分为肝细胞-毛细胆管型胆汁淤积型和毛细胆管型胆汁淤积型。肝细胞对胆汁的排泄有赖于胞膜上运载胆盐的受体、细胞内转运过程、Na^+-K^+-ATP 酶、离子交换、细胞膜等结构及功能的正常。许多药物及其代谢产物如吩噻嗪类药物氯丙嗪可通过影响上述多个环节产生毒性作用,引起肝内胆汁淤积。

（3）混合型　兼有肝细胞毒损害和胆汁淤积的特点　① 酒精性肝病是欧美发达国家中、青年人死亡的主要原因之一,其死亡率同恶性肿瘤、心血管系统疾病相近。酒精性肝病的发病率在我国也呈不断上升趋势。酒精主要在肝脏进行代谢,进入人体血液循环的酒精被肝细胞线粒体和细胞液中的乙醇脱氢酶系统氧化为乙醛,部分酒精也可被微粒体中乙醇氧化酶系统氧化为乙醛,乙醛再经肝细胞线粒体内的乙醛脱氢酶氧化为乙酸。酒精本身及其衍生物均可导致肝脏的损伤,尤其是乙醛对肝细胞具有很强的毒性作用,其毒性作用表现为破坏线粒体的结构及功能,造成三羧酸循环障碍;抑制蛋白质的合成与分泌;抑制脂酸在线粒体内的氧化,使脂酸堆积,形成脂肪肝;刺激肝脏细胞外基质的合成,促进肝纤维化的形成;② 自然界和人类工业生产过程中均存在一些对肝脏有毒性的物质:称为"亲肝毒物",这些毒物在人群中普遍易感,潜伏期短,病变的过程与感染的剂量呈直接相关,可引起不同程度的肝细胞坏死、脂肪变形、肝硬化和肝癌。根据毒性的强弱,这些毒物可分为三类:a. 剧毒类:包括磷、三硝基甲苯、四氯化碳、氯奈、丙烯醛等;b. 高毒类:砷、汞、锑、苯胺、氯仿、砷化氢、二甲基甲酰胺等;c. 低毒类:二硝基酚、乙醛、有机磷、丙烯腈、铅等。这些化学毒物可破坏肝细胞的酶系统,引起代谢障碍,或使氧化磷酸化的过程受到抑制,减少 ATP 生成,导致生物膜上的脂质过氧化,破坏膜的磷脂,改变细胞的结构与功能;③ 遗传代谢障碍:遗传代谢障碍性肝病主要是指遗传性酶缺陷所致物质代谢紊乱引起的疾病,主要表现有肝脏结构和功能改变,常伴有其他脏器的损害。遗传代谢障碍性肝病的种类较多,按物质代谢类别可分为糖代谢病、脂类代谢病、氨基酸代谢病、金属元素代谢病、肝卟啉代谢病、胆红素代谢病和血浆蛋白酶代谢病等类型,它们都能引起肝炎、脂肪肝和肝硬化。该类型的肝功能障碍主要见于儿童。

三、肝功能障碍的主要表现

糖、蛋白质、脂类及维生素代谢障碍的临床表现:

(一) 糖代谢障碍

肝脏通过调节糖原的合成与分解、糖酵解、糖异生和糖转化来维持血糖浓度的相对稳定。肝功能障碍时,由于糖原合成、糖异生能力下降及肝细胞坏死使肝糖原储备减少,患者空腹时易发生低血糖。另外,因糖原合成障碍,患者在饱餐后可出现血糖升高,即糖耐量降低。其发生的主要原因是肝内糖代谢限速酶葡萄糖激酶活性降低,致使肝脏糖利用障碍;肝功能障碍还可引起激素灭活减缓,血中生长激素、胰高血糖素等升血糖激素浓度较高,使糖的利用速度减慢。

(二) 脂类代谢障碍

肝脏是脂类代谢的重要场所,在脂类的消化、吸收、运输、分解与合成等过程中均发挥重要的作用。肝功能障碍时,由于胆汁分泌减少引起脂类吸收障碍,患者可出现脂肪痢、厌油腻食物等临床表现。当肝功能障碍时,由于磷脂及脂蛋白的合成减少使肝内脂肪输出障碍而出现脂肪肝。肝脏对胆固醇的形成、酯化及排泄起着重要作用,胆固醇经肝脏合成的卵磷脂-胆固醇脂酰转移酶的催化,生成胆固醇酯。在肝功能障碍时,因胆固醇酯化发生障碍,往往有血浆胆固醇酯/胆固醇的比值下降;同时,由于肝脏将胆固醇转化为胆汁酸的能力下降,使血浆总胆固醇含量升高。

(三) 蛋白质代谢障碍

肝功能障碍时,特别是亚急性或慢性肝功能障碍,造成较长时间的蛋白质合成障碍,可导致血浆白蛋白浓度的下降,出现血浆胶体渗透压的降低,导致腹水形成;由于缺少造血原料导致贫血;凝血因子合成减少,造成出血倾向,由于急性期反应蛋白的产生不足,使机体的应激能力下降。

(四) 维生素 A、维生素 D、维生素 E、维生素 K 代谢障碍

肝功能障碍时,脂溶性维生素 A、维生素 D、维生素 E、维生素 K 的吸收、储存及转化异常,体内缺乏相应的脂溶性维生素,患者分别出现夜盲症、出血倾向及骨质疏松等病变。

(五) 多种激素水平改变引起的临床症状

雌激素、醛固酮、抗利尿激素、甲状腺激素、胰岛素等激素主要在肝内被灭活。当肝功能障碍时,相应激素的水平升高,会呈现一系列临床表现。如胰岛素水平升高,可造成低血糖及糖耐量降低。性激素灭活障碍,又因外周芳香化酶活性增高,使雄激素向雌激素转化增多,而导致体内雌激素水平明显升高,患者可出现蜘蛛痣、肝掌等表现。女性患者可出现月经失调、闭经、不孕等;男性患者常有性欲减退、睾丸萎缩、乳房发育等表现。醛固酮及抗利尿激素灭活减弱,促进体内水钠潴留。

（六）高胆红素血症

肝功能障碍时，可引起高胆红素血症和肝内胆汁淤积。

（七）凝血功能障碍引起的出血症状

肝功能障碍引起的凝血功能障碍十分常见，临床上常表现为自发性出血，如鼻出血、皮下出血等。其发生原因可能与以下因素有关。

（1）肝功能障碍时，维生素 K 的吸收、储存障碍使维生素 K 依赖的凝血因子明显减少。

（2）抗凝血因子减少，血管内壁上存在两种抗凝血酶的主要机制，即以蛋白 C 为主体的蛋白酶类凝血抑制机制和以抗凝血酶-3 为主的蛋白酶抑制物类抑制机制。肝功能障碍可使这些抗凝物质合成减少，导致凝血与抗凝平衡失调。

（3）肝功能障碍患者一般纤溶功能亢进，其发生机制可能是由于抗纤溶酶生成减少，以及单核吞噬细胞系统清除纤溶酶原激活物的功能减退所致。

（4）肝功能障碍患者血小板数目常常明显减少，同时伴有血小板功能的障碍。血小板减少的主要原因是骨髓抑制使其生成减少；脾功能亢进使其破坏加快；发生出血使其消耗过多。血小板功能异常主要表现为释放障碍、集聚性缺陷和收缩不良。

（八）肝脏生物转化功能障碍易发生毒性代谢产物蓄积

肝脏需要对体内生物活性物质或进入体内的毒性物质进行生物转化，使它们转变为无毒或毒性小而水溶性较高的物质，以便于从胆汁或尿中排出体外。肝脏是体内生物转化过程的主要场所。肝脏内的生物转化主要包括氧化、还原、水解与结合等四种反应类型，以结合反应为主要生物转化方式。肝功能障碍时，由于其生物转化功能障碍，可造成上述物质在体内蓄积，从而影响机体的正常生理功能。胆红素的转化障碍引起黄疸，肠道吸收的氨、γ-氨基丁酸等毒性代谢产物不能在肝脏进行生物转化而蓄积于体内，可引发肝性脑病。

（九）免疫功能低下

肝脏是人体重要的免疫防御器官。当肝功能障碍时，由于 Kupffer 细胞功能障碍及补体水平下降，故常常伴有免疫功能低下，易发生肠道细菌移位、内毒素血症及感染等。

（十）水、电解质及酸碱平衡紊乱

严重肝功能障碍患者常有体液的异常积聚，称为肝性水肿。早期主要表现为腹水形成。其发生机制主要与下列因素有关：假小叶形成使肝静脉回流受阻，肝血窦内压升高，导致门脉系统压力升高，组织间液生成增多，当超过淋巴回流的代偿能力，组织间液便从肝脏浆膜及肠道浆膜表面渗入腹腔形成腹水；肝脏蛋白合成功能下降，低蛋白血症使血浆胶体渗透压下降，导致组织液的生成增多；醛固酮和抗利尿激素等激素的灭活减少引起水钠潴留。

肝功能障碍患者，低钠血症较为常见。其发生原因可能是长期限盐饮食，钠摄入不足；抗利尿激素活性增加使肾小管及集合管对水重吸收增多；长期使用利尿药或大量放腹水导致钠丢失过多。严重肝功能障碍患者易发生低钾血症，主要是由于饮食减少导致的钾摄入不足及醛固酮激素增多，钾排出增加有关。

肝功能障碍时最常见的是呼吸性碱中毒，其次是代谢性碱中毒。肝功能障碍时常合并低氧血症、贫血及高氨血症，这些因素均可导致过度通气，从而引起呼吸性碱中毒。代谢性碱中毒发生的原因主要与尿素合成障碍使血氨升高,以及利尿药应用不当、低钾血症没有得到及时纠正等因素有关。

第二节　黄疸

黄疸(jaundice)是由于胆色素代谢障碍,血浆中胆红素含量增高,使皮肤、巩膜及其他组织和体液呈现黄色的一种病理变化和临床表现。正常血清总胆红素含量在 17.1 μmol 以下,当超过 34.2 μmol/L 时,临床上出现黄疸。若血清胆红素浓度为 17.1 ~ 34.2 μmol 时,而肉眼看不出黄疸者称为隐性黄疸。

一、分类

根据胆红素的来源分为溶血性黄疸、肝细胞性黄疸、阻塞性黄疸等;根据胆红素性质分为非结合型增高为主的黄疸和结合型增高为主的黄疸;根据发病部位分为肝前性黄疸、肝性黄疸和肝后性黄疸。

二、胆红素的正常代谢(图 3 - 1)

(一) 与血浆白蛋白结合的胆红素称为非结合胆红素

胆红素是血红蛋白、肌红蛋白、过氧化物酶、过氧化氢酶及细胞色素等体内铁卟啉化合物的主要分解代谢产物。正常成人每日产生 250 ~ 350 mg 胆红素,80% 以上胆红素来源于衰老红细胞中血红蛋白的分解,其余来自含铁卟啉酶类及骨髓无效造血时的血红蛋白分解。衰老的红细胞由于细胞膜的变化可被肝、脾、骨髓等单核吞噬细胞系统识别并吞噬,在吞噬细胞中,血红蛋白被分解为珠蛋白和

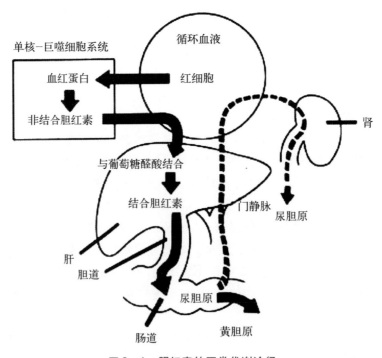

图 3 - 1　胆红素的正常代谢途径

血红素。血红素在微粒体中血红素加氧酶催化下,生成胆绿素。胆绿素进一步在胞液中胆绿素还原酶的催化下,迅速被还原为胆红素。上述过程形成的胆红素未经肝细胞代谢转化,被称为非结合胆红素或非酯型胆红素(unconjugated bilirubin)。这种胆红素是难溶于水的脂溶性物质,能自由透过细胞膜进入血液,与血浆白蛋白结合成复合物进行运输。

(二)非结合胆红素在肝脏被转化为结合胆红素

血中胆红素以胆红素-白蛋白复合体的形式运送到肝脏,在 Disse 间隙胆红素与白蛋白分离,进入肝细胞。胆红素进入肝细胞后,与胞质中两种载体蛋白 Y 蛋白和 Z 蛋白结合形成复合物。这种结合使胆红素不能反流入血,从而使胆红素不断向肝细胞内透入。胆红素与载体蛋白结合后,即以胆红素-Y 蛋白形式被转运到滑面内质网。经 UDP -葡萄糖醛酸基转移酶催化,生成葡萄糖醛酸胆红素酯。这种胆红素被称为结合胆红素或酯型胆红素(unconjugated bilirubin),结合胆红素脂溶性弱而水溶性增强,不易通过细胞膜和血脑屏障,因此不易造成组织中毒,是胆红素解毒的重要方式。胆红素在内质网经结合转化后,在细胞质内经过内质网、高尔基体、溶酶体、微丝微管、肝毛细胆管微突等多种细胞器的参与下,将胆红素排入毛细胆管随胆汁排出。

(三)结合胆红素在肠道细菌作用下被还原成为无色的胆素原

结合胆红素随胆汁排入肠道后,自回肠末段至结肠内细菌的作用下,脱去葡萄糖醛酸基,被还原成无色的胆素原(粪胆素原及尿胆素原)。这些胆素原在肠道下段或随粪便排出后经空气氧化,可氧化为棕黄色,它是正常粪便的主要色素。生理情况下,肠道中有 10% ~20% 的胆素原可被重吸收入血,经门静脉进入肝脏。其中大部分再随胆汁排入肠道,形成胆素原的肠肝循环。只有少量胆素原进入体循环,可通过肾小球滤出,由尿排出,即为尿胆素原。正常人每日从尿排出的尿胆素原 0.5 ~ 4.0 mg,尿胆素原在空气中被氧化成尿胆素,后者是尿的主要色素。

三、黄疸的常见原因及发生机制

黄疸的原因很多,只要导致胆红素代谢的一个或多个环节障碍均可引起黄疸。按病变部位可分为肝前性黄疸(prehepatic jaundice)、肝性黄疸(hepatic jaundice)和肝后性黄疸(posthepatic jaundice)。

(一)胆红素生成过多并超过肝细胞的处理能力时发生肝前性黄疸

当胆红素生成过多并超过肝细胞的摄取、结合和排泄的能力时,非结合胆红素在血浆中滞留,形成高胆红素血症,称为肝前性黄疸。根据原因不同又分为溶血性黄疸和非溶血性黄疸。

1. 溶血性黄疸

(1)免疫反应　血型不合的异型输血反应引起的红细胞破坏是溶血性黄疸的常见原因。此外,还有新生儿溶血、自身免疫性贫血及某些致敏物质作用与过敏体质所引起的溶血等。

(2)生物因素　某些细菌、病毒(肝炎病毒)、疟原虫或蛇毒素等可引起单核吞噬细胞系统功能亢进,使红细胞破坏增多,发生溶血。

(3)物理因素　高温、大面积烧伤、机械损伤(如 DIC 时合并的微血管病性溶血性贫血)等可引起大量红细胞破坏,发生溶血。

(4)化学因素　有些化学物如苯、奈、铅、砷等可直接破坏红细胞膜的蛋白和脂质,引起膜破裂而发生溶血。

（5）遗传因素　遗传性球形红细胞增多症、遗传性椭圆形红细胞增多症因红细胞膜有遗传异常，造成红细胞渗透脆性明显增高而发生溶血。葡萄糖磷酸脱氢酶缺乏症时，NADPH 及还原型谷胱甘肽（GSH）生成减少，GSH 可使红细胞免受氧化损伤，故此酶缺陷常引起轻度红细胞破坏，当某些氧化性药物（伯氨喹、奎宁、氨基比林、磺胺类药等）、蚕豆、感染等因素作用下，红细胞易发生破坏而溶血。另外，丙酮酸激酶缺乏、血红蛋白病等遗传性疾病，也可产生溶血。

溶血性黄疸的特点是：血中非结合型胆红素浓度增高，由于肝细胞对非结合型胆红素的处理功能的代偿性增强，排入肠道的结合型胆红素增多，故可引起粪便和尿液中的胆素原与胆素含量增高，并使其颜色加深。血中非结合型胆红素与血浆清蛋白结合成大分子复合物，不能被肾小球滤过，因此尿中检测不到胆红素。

2. 肝前非溶血性黄疸

由于骨髓中出现无效的红细胞生成，并在骨髓中合成过量的非结合胆红素而引起的黄疸即为肝前非溶血性黄疸。肝前非溶血性黄疸临床上很少见，主要见于地中海贫血、恶性贫血、先天性卟啉症等。其血、尿、粪中胆色素的变化特点与溶血性黄疸相似。

（二）肝细胞对胆红素的摄取、运载、结合及排泄障碍时发生肝性黄疸

由于肝细胞对胆红素的摄取、运载、结合及排泄障碍所引起的黄疸，被称为肝性黄疸。因摄取、运载、结合障碍引起的高胆红素血症则为非结合型高胆红素血症；而因排泄障碍引起的，则为结合型高胆红素血症。

1. 肝细胞对胆红素的摄取、运载功能障碍

由于胆红素不易与白蛋白解离，不易通过肝细胞膜，肝细胞浆内 Y、Z 蛋白不足或接受功能差，以致非结合型胆红素不能被肝细胞摄取，滞留血中形成黄疸。

（1）Gilbert 综合征是常染色体显性遗传病，分为轻、重两型：轻型为肝细胞内 Y 蛋白缺乏；重型为肝细胞内 Y 蛋白缺乏合并 UDP－葡萄糖醛酸基转移酶缺乏 Gilbert 综合征是先天性非溶血性黄疸中较常见的一种，多发生于青少年。

（2）某些有机阴离子或药物 Y 蛋白属碱性蛋白，当某些有机阴离子或药物（磺溴肽、甲状腺素、新生霉素等）在血浆浓度增高时，可与胆红素竞争被肝细胞摄取并与 Y 蛋白结合，使肝细胞对胆红素的摄取和运载发生障碍，导致血中非结合型胆红素增高甚至发生黄疸，这种黄疸一般在停药后可自行消失。

2. 肝细胞酯化功能障碍

由于先天性或后天性因素造成肝细胞内 UDP－葡萄糖醛酸基转移酶缺乏或活力不足，影响非结合型胆红素与葡萄糖醛酸结合，导致血中非结合型胆红素浓度增高，引起的黄疸。

（1）新生儿生理性黄疸　新生儿尤其是早产儿在出生的最初几天出现轻度的非结合型胆红素增多性黄疸，1～2 周后自行消失，故称为新生儿生理性黄疸。主要发生机制：新生儿红细胞破坏较多，非结合型胆红素生成增多；肝细胞内 Y 蛋白相对不足，对非酯型胆红素的摄取和运载能力低下；肝细胞内 UDP－葡萄糖醛酸基转移酶发育不成熟，使肝脏胆红素的酯化障碍。

（2）先天性黄疸　本组疾病临床上少见，其发生机制主要是由于 UDP－葡萄糖醛酸基转移酶基因突变而导致该酶缺乏或活性降低。Crigler－Najjar 综合征为常染色体隐性遗传，先天性缺乏 UDP－葡萄糖醛酸转移酶，致非结合型胆红素不能形成结合型胆红素，导致血中非结合型胆红素增多而出现黄疸，见于新生儿，预后极差。Gilbert 综合征是由肝细胞摄取非结合型胆红素功能障碍及 UDP－葡萄糖

醛酸转移酶不足,致血中非结合型胆红素增高而出现黄疸。这类患者除黄疸症状外,其他肝功能可正常。

(3)哺乳性黄疸 少数母乳中含有能抑制 UDP-葡萄糖醛酸基转移酶的物质,这种物质可能是孕烷-3α 和 20-beta 二醇,使受乳婴儿血中非结合型胆红素增高甚至发生黄疸。

3. 肝细胞对结合型胆红素的排泄障碍

(1)肝细胞性黄疸 也指肝细胞受损而引起的黄疸,是最常见的黄疸之一。很多原因可导致肝细胞受损,使肝功能障碍,包括对胆红素的摄取、运载、酯化和排泄功能障碍,其中以排泄功能障碍尤为突出。

肝细胞性黄疸发生的可能机制为:肝细胞分泌功能障碍使结合型胆红素在肝细胞滞留并反流入血;相邻肝细胞受损使毛细胆管破裂,结合型胆红素随胆汁反流入血;胆栓及肿大的肝细胞压迫毛细胆管使其狭窄,胆汁反流入血;肝实质损伤及炎性反应使毛细胆管壁的通透性增高,有利于结合型胆红素反流入血。

肝细胞性黄疸的特点是:血中非结合型及结合型胆红素含量均增高,结合型胆红素增高更为明显;由于排入肠道的结合型胆红素减少,粪内胆素原和胆素减少,粪便颜色变浅;因肝细胞的酯化和排泄功能障碍,使胆素原入血增多并随尿排出的尿胆原和胆素增多,尿液颜色变深,结合型胆红素可经肾小球滤出,故尿胆红素阳性。

(2)Dubin-Johnson 综合征和 Rotor 综合征 两者均为常染色体隐性遗传,前者患者肝细胞内有大量褐色颗粒,肝功能一般正常,黄疸多较轻,常因饮酒、感染、妊娠及服用某些药物加重,预后良好。发病机制为肝细胞毛细胆管膜上的多耐药性相关蛋白 2(MRP2)基因发生变异及 MRP2 缺乏,使肝细胞对结合型胆红素及某些阴离子(如靛青绿、X 线造影剂)向毛细胆管排泄发生障碍,致血清结合型胆红素增加而发生黄疸。

Rotor 综合征患者的症状与 Dubin-Johnson 综合征相似,但 Rotor 综合征患者的肝组织内无褐色颗粒沉积。其发生机制为肝细胞内谷胱甘肽 s-转移酶 2 活性降低,使肝细胞转运酯型胆红素和排泄障碍,血中胆红素增高而出现黄疸。

(3)肝内胆汁淤滞性黄疸 由于胆汁的生成、运载及排泄过程中某一环节发生障碍,使胆汁在肝内胆管中淤滞并反流入血,发生黄疸。

肝细胞受损、毛细胆管病变及肝内胆管阻塞等均可引起肝内胆汁淤滞性黄疸,如药物、病毒性肝炎、原发性胆汁性肝硬化和肝内胆管泥沙样结石等,各种原因引起肝内胆汁淤滞性黄疸的机制不尽相同。肝内胆汁淤滞性黄疸的发生机制可能与下列因素有关:肝细胞窦面质膜上的 Na^+-K^+-ATP 酶活性下降,从而影响胆汁酸流的形成及胆汁排泄;肝细胞毛细胆管面质膜的流动性降低,使质膜上的载体蛋白及酶的功能降低,导致胆汁酸向毛细胆管内排泄受阻;毛细胆管周围微丝功能障碍;毛细胆管面质膜和紧密连接的通透性增高。肝内胆汁淤滞性黄疸患者血、尿、粪中胆色素的变化特点与肝细胞性黄疸类似。

(三)肝外胆道系统阻塞致使结合型胆红素反流入血引起肝后性黄疸

各种原因引起肝外胆道系统完全或不完全阻塞使胆道内压增高,胆汁淤积,致使结合型胆红素反流入血引起的黄疸,被称为肝后性黄疸或梗阻性黄疸。很多原因可导致肝外胆道系统阻塞,包括管内阻塞、管外压迫、管壁本身病变等三方面因素。如结石、蛔虫、胆囊胆管癌、壶腹癌、胰头癌、手术后的胆道狭窄、胆道感染及小儿的先天性胆管闭锁等疾病均可造成肝外胆管梗阻,引起肝后性黄疸。此型黄疸血、尿、粪中胆色素的变化特点是:血清结合型胆红素增高;尿中胆红素阳性,尿中尿胆原减少或消失;粪便呈陶土色。三种常见黄疸的鉴别诊断见表3-2。

表3-2　三种常见黄疸的鉴别诊断

	溶血性黄疸	肝细胞性黄疸	胆汁淤积性黄疸
病　　史	溶血因素	肝炎或肝硬化病史	结石、肿瘤病史
胆红素测定	非结合胆红素↑	结合胆红素↑ 非结合胆红素↑	结合胆红素↑
尿胆红素	−	＋	＋＋
尿胆素原	↑	↑	↓
ALT/AST	正常	明显增高	可增高

四、黄疸对机体的影响

黄疸可引起机体的某些功能、代谢及结构的变化,主要是由于非结合型胆红素对组织细胞的毒性作用、肝后性黄疸时所伴随的胆汁成分逆流入血及胆汁进入肠道减少所致。现将黄疸对机体的主要影响概括如下。

（一）非结合型胆红素进入新生儿脑内引起胆红素性脑病

在新生儿尤其是早产儿,由于血脑屏障发育不成熟、通透性增高,或新生儿在分娩时发生窒息、缺氧、酸中毒和创伤等因素使血脑屏障的通透性增高,若发生非结合型胆红素性黄疸时,可通过血脑屏障进入脑内,引起大脑基底神经核、下丘脑及第四脑室底部等神经核黄染、变性及坏死。患儿表现为肌肉抽搐、全身痉挛等锥体外系运动功能障碍症状,患儿多死亡,即使幸存也多有肢体紧张性瘫痪、智力低下等严重并发症发生。这种神经核被黄染的现象,称为核黄疸(nuclear jaundice),因进入脑内的非结合型胆红素还可不同程度地损害脑的其他部分,故又称为胆红素性脑病。胆红素性脑病的机制可能与以下因素有关:非结合型胆红素对多种 NAD 依赖性脱氢酶有抑制作用,干扰脑细胞的代谢;非结合型胆红素可与细胞膜上的磷脂结合形成复合体而影响细胞的正常功能。

（二）高胆红素血症影响消化系统的结构和功能

当大量非结合型胆红素进入小肠时,可刺激小肠黏膜,影响小肠的分泌和吸收功能。高胆红素血症还可引起紧张度降低和活动减弱。肝后性黄疸时,由于胆汁不能进入肠道,可导致脂肪和脂溶性维生素的吸收障碍,引起脂肪痢及因脂溶性维生素缺乏而产生的一系列症状;胆汁酸盐对肠道内革兰阴性菌生长的抑制作用减弱,易发生内毒素血症。

（三）肝后性黄疸患者常发生心率缓慢和低血压

肝后性黄疸时,反流入血的胆汁酸可刺激迷走神经兴奋,引起心率缓慢和低血压。

（四）肝后性黄疸患者常发生皮肤瘙痒

肝后性黄疸患者常发生皮肤瘙痒,其机制为胆汁酸刺激皮肤感觉神经末梢和体内增高的内源性阿片肽所致。

第三节　肝纤维化

肝纤维化(hepatic fibrosis)是指各种病因引起肝细胞发生炎症及坏死等变化,进而刺激肝脏中细胞外基质(extracellular matrix, ECM)的合成与降解平衡失调,导致肝内纤维结缔组织异常沉积的病理过程。肝纤维化时,纤维结缔组织主要在汇管区和肝小叶内广泛增生和大量沉积,但尚未形成小叶内间隔。若肝纤维化持续发展,使肝小叶结构改建、假小叶及结节形成,则称为肝硬化(liver cirrhosis)。

一、肝纤维化的发生机制

肝纤维化主要是由于肝细胞外基质的过度增生及降解减少。肝实质细胞和间质细胞均参与肝纤维化的形成,其中肝星状细胞在肝纤维化的发生发展过程中起着十分重要的作用。正常情况下,肝细胞外基质的合成与降解处于动态平衡,若平衡失调,细胞外基质的合成增多和(或)降解减少,是造成细胞外基质沉积的主要原因。

(一) 细胞外基质合成增多和成分改变

细胞外基质主要由胶原、非胶原糖蛋白、蛋白多糖等三种成分构成,均为不溶性蛋白,分布在肝脏间质、肝细胞及血管的基底膜上。肝损害时,细胞外基质合成增多,同时各组分比例与分布也发生变化。

正常人肝脏中胶原的含量约为 5.5 mg/g 新鲜肝。Ⅰ、Ⅲ型胶原含量最多,占肝脏胶原总量的70%以上,两者比例为 1∶1。肝纤维化的基本病理改变是细胞外基质,尤其是胶原在肝脏内的过度增生和沉积。肝脏对慢性损害的反应病因差异,各种致病因子如肝炎病毒、血吸虫、酒精代谢产物乙醛等均激活肝组织中多种细胞因子生成,细胞因子刺激产生胶原的细胞(主要是肝星状细胞)增殖、活化,使胶原合成增加,肝内胶原增加可达 5~7 倍,以Ⅰ、Ⅲ型胶原增加为主,而Ⅰ型胶原在肝纤维化及肝硬化发生发展中最为显著,Ⅰ、Ⅲ型的比值可大于 2。肝纤维化早期,胶原(主要是Ⅰ、Ⅲ型胶原)沉积在 Disse 间隙内皮下,使内皮细胞"窗"的数目减少、间隙变小甚至完全消失。血窦似乎多了一层基底膜,致使肝窦毛细血管化,这是肝纤维化的分子病理学基础。正常情况下,肝细胞可直接与肝血窦接触,一旦肝窦毛细血管化,便妨碍肝细胞与血窦间营养物质的交换,致使肝细胞缺血、缺氧,发生变性坏死,导致功能障碍。这种肝内增生的基底膜结构紊乱,造成了肝细胞索和周围结缔组织结构的改建与破坏,进而形成肝纤维化乃至肝硬化。

非胶原糖蛋白在肝纤维化的形成中可能起多种作用。非胶原糖蛋白包括纤维连结蛋白、层黏蛋白、副纤维连结蛋白、粗纤维调节素、细胞黏合素、副层黏蛋白、血栓黏合素等,其中研究较多的是纤维连结蛋白和层黏蛋白。纤维连结蛋白在肝纤维化的形成中可能起多种作用:可作用于肝细胞,使之分泌胶原;使成纤维细胞、窦内皮细胞在高浓度的纤维连结蛋白部位增生,并分泌细胞外基质;具有较强的黏附作用,使肝星状细胞分泌的胶原与窦内皮细胞黏附。层黏蛋白主要存在于大血管、小胆管的基底膜及 Disse 间隙内,为基底膜的特有成分,主要由肝星状细胞、肝细胞、窦内皮细胞等产生,具有连接细胞外基质中的大分子的作用,从而参与基底膜的形成及肝窦的毛细血管化。

蛋白多糖的含量在肝纤维化的不同阶段发生动态的改变。蛋白多糖主要由肝星状细胞产生,是一类含有蛋白骨架和在骨架侧链上连接有大量糖胺多糖的大分子物质,主要包括透明质酸、硫酸软骨素、硫酸皮肤素、硫酸角质素和硫酸肝素等。它们之间以及和胶原蛋白互相连接,构成三维结构,分布在细胞外基质和基底膜上,有些还分布于细胞膜上,构成许多细胞因子的受体。蛋白多糖的含量随肝纤维化的加重而增加,早期是透明质酸和硫酸软骨素增多,晚期以硫酸角质素增多为主。肝纤维化活动期,血清中透明质酸的含量明显增高,在肝病的诊断中具有一定的意义。

(二) 细胞外基质的降解减少

1. 基质金属蛋白酶的变化

细胞外基质主要由基质金属蛋白酶降解。基质金属蛋白酶(matrix metalloproteinases,MMP)是一组锌与钙依赖的肽链内切酶,通常所说的细胞外基质降解酶是锌依赖的 MMP。具有以下特点:酶活性部位含一个锌离子,去除锌离子可明显抑制该酶的活性;各种 MMP 之间具有序列同源性;均以无活性酶前体方式存在,由蛋白水解酶激活,可被特异的组织金属蛋白酶抑制因子所抑制。

MMPS 按其作用底物不同可被分为如下三类。

(1) 胶原酶 包括间质胶原酶和胶原酶3,主要降解Ⅰ、Ⅱ、Ⅲ型胶原。肝组织内的 MMP-1 主要来源于 Kupffer 细胞、肝星状细胞、成纤维细胞和肝细胞,而 MMP-13 的表达细胞尚有争议。许多研究证实,肝纤维化的早期胶原酶的活性是增高的,以降解增生的胶原;晚期尤其在肝硬化时,胶原酶的活性明显降低,甚至不能测出,其原因可能与 Kupffer 细胞数减少,酶原合成和激活降低以及特异性抑制物增加有关。

(2) 明胶酶 包括明胶酶 A(MMP-2)和明胶酶 B(MMP-9),主要降解基底膜胶原(Ⅳ)和变性胶原(明胶)。MMP-2 主要来源于肝星状细胞、肝窦内皮细胞及 Kupffer 细胞;MMP-9 由 Kupffer 细胞合成、分泌。研究发现,在慢性肝损伤中,许多细胞因子和乙醛等因素可促进明胶酶的表达,使其活性增加,降解正常肝窦内皮下基质,成为诱发和促进肝纤维化过程中肝组织改建的重要病理环节之一。

(3) 基质分解素 MMP-3 在人体被称为基质分解素,MMP-7、MMP-10、MMP-11 亦属 MMP-3 家族,但仅 MMP-3 在肝脏中存在,是由肝星状细胞、内皮细胞分泌。基质分解素的作用底物广泛,包括对蛋白多糖、层黏蛋白、纤维连结蛋白、Ⅳ型胶原、明胶等分解。

2. 组织金属蛋白酶抑制物的变化

细胞外基质中还存在 MMP 抑制物,主要有组织金属蛋白酶抑制剂(tissue inhibitors of metalloproteinase,TIMPs)、α_2 巨球蛋白,它们对细胞外基质的降解起重要调节作用。肝中的 TIMPs 由肝星状细胞、kupffer 细胞、肌纤维母细胞产生;α_2 巨球蛋白则来自肝星状细胞、肝细胞。目前已知 TIMPs 家族是一个多基因编码的蛋白群,主要有四个成员,即 TIMP-1、TIMP-2、TIMP-3、TIMP-4,它们均可与 MMPs 成员 1:1 的结合而抑制 MMPs 的活性。α_2 巨球蛋白主要与间质型胶原酶和基质分解素结合并抑制其活性。

许多因素可影响 MMPs 抑制物的活性,如转化生长因子-β1、上皮生长因子等可促进 TIMPs 的基因表达,而糖皮质激素起抑制作用;转化生长因子,肿瘤坏死因子-α、白介素-9 均能促进 α_2 巨球蛋白的表达,而白介素-1 则抑制 α_2 巨球蛋白的合成。慢性肝病时,上述两种抑制物增多,从而加重细胞外基质的沉积。在肝纤维化形成过程中,血清 TIMP 的含量与肝纤维化的严重程度呈平行关系,而与 MMP-1 的含量负相关,故血清中 TIMP-1 的含量可作为肝纤维化的一个重要标志。

（三）多种细胞因子参与肝纤维化的形成

细胞因子通过旁分泌形式介导细胞-细胞相互作用或通过自分泌形式作用于自身,多种细胞因子同时是组织生长的重要调控活性分子。转化生长因子-β和血小板源生长因子(PDGF)是参与肝纤维化最重要的细胞因子。

1. 转化生长因子-β(TGF-β)

有五种亚型,在人及哺乳动物存在三种亚型,它们有相似的生物学功能,绝大多数组织细胞受刺激后都可产生TGF-β,表达TGF-β受体(TβR)。TGF-β对多种组织、细胞的生长分化具有调控作用。大量的基础与临床研究证明,TGF-β对肝纤维化的发生发展的作用最为重要。已知其作用可归纳为以下几方面:① TGF-β可激活肝星状细胞,分泌Ⅰ、Ⅲ、Ⅳ型胶原、透明质酸、纤维连结蛋白和层黏蛋白。活化的肝星状细胞又可分泌大量的TGF-β,这种自分泌的正反馈机制,可能是肝纤维化持续发展的原因之一;② 促进淋巴细胞分泌肿瘤坏死因子、转化生长因子α、成纤维细胞生长因子、白介素-1、转化生长因子R和血小板源生长因子等多种细胞因子,从而对肝纤维化的调控起到逐级放大的作用;③ 促进成纤维细胞和内皮细胞合成细胞外基质;④ 抑制金属蛋白酶的表达,刺激金属蛋白酶抑制因子的表达,使细胞外基质降解减少;⑤ 增强血小板源生长因子和细胞黏附分子的表达。

2. 血小板源生长因子(PDGF)

血小板源性生长因子主要由血小板的前体骨髓巨核细胞产生,以α颗粒形式储存在血小板内。此外,成纤维细胞、平滑肌细胞、肾上皮细胞、肝星状细胞和内皮细胞等也可释放出很多血小板源生长因子样的促生长蛋白。血小板源生长因子是一种强效的丝裂原和趋化因子,在早期发育、组织修复和创伤愈合中起着重要的作用。肝纤维化时血小板源生长因子主要来自血小板、单核细胞和肝脏中的Kupffer细胞、窦内皮细胞、肝星状细胞。正常情况下,肝星状细胞不表达血小板源生长因子受体,当肝损伤或急、慢性炎症时,在转化生长因子、白介素-1等的刺激下,活化的肝星状细胞开始表达血小板源生长因子受体,故血小板源生长因子并非是肝纤维化的启动因子。它在肝纤维化中的作用可概括如下:① 促进肝星状细胞分裂和增强:血小板源生长因子是目前已知的体外肝星状细胞最强的丝裂原,而以血小板源生长因子-BB的作用最强。肝损伤后,炎症部位浸润的血小板和活化的kupffer细胞释放血小板源生长因子和其他细胞因子,刺激肝星状细胞增殖并向肌成纤维细胞转化,而肌成纤维细胞已被证实在肝纤维化的形成中起重要作用。血小板源生长因子对经TGF-β或其他细胞因子活化后的肝星状细胞有促分裂作用;② 促进胶原合成和抑制胶原降解:在纤维化的肝组织中,血小板源生长因子-BB的分布与单核巨噬细胞、胶原生成细胞及Ⅰ型、Ⅲ型胶原沉积部位是一致的,而且在肌成纤维细胞和纤维隔的大量间质细胞中有血小板源生长因子受体的过度表达,提示血小板源生长因子及其受体的表达与组织改建和胶原沉积的严重程度密切相关;③ 趋化性:血小板源生长因子是中性粒细胞、巨噬细胞和肝星状细胞的趋化剂。

其他细胞因子也参与肝纤维化的过程。转化生长因子-α(TGF-α)、上皮生长因子(EGF)、胰岛素样生长因子(IGF)和成纤细胞生长因子(FGF)等都是肝星状细胞的有丝分裂原。TGF-α除促进肝星状细胞增殖外,还促进肌层纤维细胞合成细胞外基质。肿瘤坏死因子(TNF)和白介素-1主要作为炎症介质参与肝纤维化的形成。γ-干扰素(IFN-γ)则抑制肝星状细胞的活化,使Ⅰ、Ⅲ型胶原和纤维连结蛋白合成减少。内皮素-1可使肝星状细胞收缩,并促进早期活化的肝星状细胞增殖。多数研究表明间质细胞,尤其是肝星状细胞(HSC)在肝纤维化的发生发展中起重要作用。肝星状细胞又称贮脂细胞,约占肝细胞总数的5%。正常情况下肝星状细胞处于静止状态,当致肝病因子造成肝细胞损伤时,激活Kupffer细胞、窦内皮细胞、血小板,以及损伤的肝细胞等分泌多种细胞因子和某些化学介质共同作用于肝星状细胞,使肝星状细胞激活并转化为肌成纤维细胞,激活的肝星状细胞通过自分泌和旁分泌,促进肝星状细胞增殖,合成大量细胞外基质并在肝内沉积,导致肝纤维化。有关肝星状细胞激活的确切机制尚不清楚,目前认为,可能与细胞因子和氧化应激等多种因素有关。参与肝脏纤维化过程的细胞及其作用见表3-3。

表3-3　参与肝纤维化的肝脏细胞及作用

细胞类型	部　　位	作　　　　用
肝星形细胞	Disse 间隙	激活后转化为肌成纤维细胞,分泌 I 、Ⅲ、Ⅳ型胶原、纤维连接素及层黏蛋白
窦内皮细胞	肝窦壁内	释放炎性细胞因子,刺激肝细胞再生、激活肝星形细胞合成 ECM
Kupffer 细胞	肝窦周围	分泌细胞因子,促进肝星形细胞增殖,合成 ECM
Pit 细胞	肝窦周围	机制不详
肝细胞	肝板上	可合成 I 、Ⅲ、Ⅳ、Ⅴ型胶原

二、防治的病理生理学基础

(一)消除致病因素

消除肝纤维化的致病因素,如抗肝炎病毒、防治慢性酒精中毒等,使肝脏损伤的病变活动停止,是防治肝纤维化的主要手段。

(二)中西医结合抗纤维化治疗

肝纤维化是多种病因导致肝硬化的共同病理基础,应当重视抗肝纤维化的治疗,以阻止其发展。近年来,随着对肝纤维化发生机制的深入了解,西医治疗、中医中药治疗及中西医结合治疗均取得了许多重要的进展。如已证实马洛替酯、秋水仙碱、干扰素等可以通过不同的环节抑制胶原基因的转录、细胞因子的释放等机制,用于抗肝纤维化的治疗。目前抗肝纤维化的中药主要有以下几类:活血化瘀类、健脾益气类、疏肝理气类、补肾类等。

第四节　肝性脑病

肝性脑病(hepatic encephalopathy)是由于严重急性或慢性肝功能严重障碍,使大量毒性代谢产物在体内聚集,经血循环入脑,引起中枢神经系统功能障碍(排除其他已知脑病的神经心理异常),临床上出现以意识障碍为主的一系列神经精神症状,最终出现昏迷。这种继发于严重肝病的神经精神综合征,称为肝性脑病。

一、分类

按肝脏功能失调或障碍的性质将肝性脑病分为三种类型:A 型为急性肝功能衰竭相关肝性脑病,常于起病 2 周内出现肝性脑病。B 型为单纯门体旁路所引起肝性脑病,无明确的肝细胞损害,临床表现与肝硬化伴肝性脑病的患者相同,见于先天性血管畸形和在肝内或肝外水平门静脉血管的部分阻塞,包括外伤、类癌、骨髓增殖性疾病等引起的高凝状态所致的门静脉及其分支栓塞或血栓形成,以及淋巴瘤、转移性肿瘤、胆管细胞癌造成的压迫产生的门静脉高压,而造成门体旁路。C 型为肝性脑病伴肝硬化和门脉高压和(或)门-体分流,是肝性脑病中最为常见的类型。这些患者通常已进展至肝硬化期,并已建立了较为完备的门体侧支循环。C 型肝性脑病又可分为三个亚型:发作性肝性脑病(又分为诱因、自发性和复发性三个亚类)、持续性肝性脑病(又分为轻度、重度和治疗依赖三类)和轻微肝性脑病(又称为亚临床肝性脑病)。

临床上根据肝性脑病的主要症状,即意识障碍程度、神经系统症状和脑电图的变化,将肝性脑病分为四期,各期的主要特点见表 3-4。

表 3-4 肝性脑病各期特点

各期名称	精神症状	神经症状	脑 电 图
前驱期	性格改变、行为异常、睡眠昼夜颠倒	扑翼样震颤(+) 病理反射(-) 生理反射(+)	对称性 θ 慢波
昏迷前期	前驱期症状加重定向、语言、书写障碍	扑翼样震颤(+) 病理反射(-) 生理反射(+)	对称性 θ 慢波
昏睡期	昏睡可唤醒,明显精神错乱	扑翼样震颤(+) 病理反射(-) 生理反射(+) 肌张力增加	对称性 θ 慢波
昏迷期	完全昏迷 一切反应消失 可伴有阵发性抽搐	扑翼样震颤(-) 病理反射(±) 生理反射(+)	极慢 δ 波

二、肝性脑病的发病机制

普遍认为严重肝功能障碍和门-体静脉之间侧支循环形成和(或)手术分流是肝性脑病发生的病理生理基础。由于肝功能衰竭,尤其是暴发性病毒性肝炎或中毒性肝炎引起大面积肝细胞坏死所致的肝性脑病,因大量肝细胞死亡,残存肝细胞不能代偿而致代谢失衡或代谢毒物不能被有效地被清除,导致中枢神经系统的功能紊乱。另外,门、体静脉之间存在分流,从肠道吸收入门脉系统的毒性物质,通过分流绕过肝脏进入体循环血流而入脑,引起大脑功能障碍。肝性脑病的发生也是多种因素综合作用的结果,其发病机制迄今尚未完全明了,目前提出多种学说解释肝性脑病的发病机制,现简述如下。

(一)"氨中毒学说"是 B 型、C 型患者的可能发生机制

临床上 60%~80% 的肝硬化和肝性脑病患者可检测到血氨增高,经降血氨治疗后,其肝性脑病的症状明显得到缓解,表明血氨增高对肝性脑病的发生发展起十分重要的作用。正常人体内氨的生成和清除保持着动态平衡,严重肝脏疾病时,由于氨的生成增多而清除不足,引起血氨增高及氨中毒。增多的血氨可通过血脑屏障进入脑内,干扰脑细胞的代谢和功能,导致肝性脑病。

1. 氨生成过多或清除不足可导致血氨明显增高

肝脏鸟氨酸循环障碍,血氨清除不足。肝内鸟氨酸循环合成尿素是机体清除氨的主要代谢途径,

每生成 1 摩尔尿素能清除 2 摩尔的氨,消耗 4 摩尔的 ATP。肝功能严重障碍时,由于肝细胞的能量代谢障碍,供给鸟氨酸循环的 ATP 不足;同时,催化鸟氨酸循环的有关酶的活性降低;鸟氨酸循环所需底物的严重缺乏;以及肠道吸收的氨经门-体分流,直接进入体循环等多个环节共同作用,使血氨清除障碍,成为血氨增高的重要机制。

肠道是血氨产生增多的主要途径:肝硬化时由于门脉高压,使肠黏膜淤血、水肿,或由于胆汁分泌减少,食物的消化、吸收和排空均发生障碍;同时因胆汁分泌减少使胆汁酸盐的抑菌作用降低,造成细菌繁殖旺盛。肠菌分泌的氨基酸氧化酶和尿素酶增多,作用于肠道积存的蛋白质及尿素,使氨的产生明显增多,特别是在高蛋白质饮食或上消化道出血后更是如此。此外,慢性肝病晚期,常伴有肾功能减退,血液中的尿素等非蛋白氮含量高于正常,经肠壁弥散入肠腔内的尿素显著增加,经肠菌分解使产氨增多。临床上肝性脑病患者,可出现躁动不安、震颤等肌肉活动增强的症状,因此肌肉中的腺苷酸分解代谢增强,也是血氨产生增多的原因之一。

除了上述因素影响血氨的水平外,肠道和尿液中 pH 的变化也是导致血氨增高的重要因素之一。当尿液中的 pH 偏低时,则进入肾小管腔内的 NH_3 与 H^+ 结合以 NH_4^+ 盐的形式随尿排出体外。由于肝功能障碍时常常伴有呼吸性碱中毒,使肾小管上皮向管腔分泌的 H^+ 减少,这样,随尿排出 Na^+ 的量明显降低,而肾小管上皮 NH_3 弥散入血增多。肠道中 NH_3 的吸收也与肠道中 pH 的高低有关,当肠道中的 pH 较低时,NH_3 与 H^+ 结合成不易被吸收的 NH_4^+ 随粪便排出体外。根据这一特性,临床上常给患者口服不被小肠双糖酶水解的乳果糖,在肠腔内被细菌分解为乳酸和醋酸,酸化肠道,从而减少氨的吸收。

2. 增多的血氨对脑的毒性作用

随着对氨中毒理论的进一步深入研究,发现氨可通过多种途径干扰脑细胞的功能、代谢,并产生神经毒性作用,主要可能机制简述如下。

(1)氨促进星形胶质细胞合成谷氨酰胺　星形胶质细胞是脑内唯一能合成谷氨酰胺的细胞,氨在脑内的清除主要靠星形胶质细胞内的谷氨酰胺合成酶的作用与谷氨酸合成谷氨酰胺。肝功能障碍时,增多的血氨可通过血脑屏障进入脑内星形胶质细胞,并与谷氨酸合成谷氨酰胺。谷氨酰胺具有渗透分子作用,细胞内谷氨酰胺增多可继发细胞内水分积聚,引起星形胶质细胞水肿。因此,脑内谷氨酰胺蓄积可能是高氨时脑水肿发生的主要机制之一。

(2)氨增高导致脑内兴奋与抑制神经递质平衡紊乱　血氨增高在引起脑能量代谢障碍的同时也引起脑内谷氨酸、乙酰胆碱等兴奋性神经递质减少,而谷氨酰胺、γ-氨基丁酸等抑制性神经递质增多,从而造成中枢神经系统功能障碍。另外,氨可增加 γ-氨基丁酸能神经的活动,使中枢抑制作用增强。

(3)氨干扰脑细胞的能量代谢　氨主要干扰脑细胞的葡萄糖生物氧化过程,可能包括以下几个环节:氨可抑制丙酮酸脱羧酶的活性,使乙酰 CoA 生成减少,从而影响三羧酸循环的正常进行;与三羧酸循环的中间代谢产物 α-酮戊二酸结合,生成谷氨酸,同时又使还原型辅酶 1(NADH)转变为 NAD^+,因而消耗了大量 α-酮戊二酸和还原型辅酶 1(NADH),造成 ATP 产生不足;氨与谷氨酸结合生成谷氨酰胺的过程中又消耗了大量的 ATP。

(4)氨对神经细胞膜有抑制作用　有学者认为血氨增高可能通过以下两个环节影响脑神经细胞膜的功能:NH_4^+ 干扰神经细胞膜上的 Na^+-K^+-ATP 酶的活性,使复极后膜的离子转运障碍,导致膜电位改变和兴奋性异常;NH_4^+ 与 K^+ 有竞争作用,以致影响 Na^+、K^+ 在神经细胞膜上的正常分布,从而干扰神经传导活动。

（二）"假性神经递质学说"可解释 A 型患者发生机制

氨中毒在肝性脑病发生中的作用还存在许多难以解释的事实,如约20%肝昏迷患者血氨是正常的;急性重症肝炎患者血氨水平与临床表现无相关性,降氨疗法无效等。为此有学者认为严重肝病时,假性神经递质在脑干网状结构中堆积,使神经冲动的传递发生障碍,引起神经系统的功能障碍。

1. 肠道中的苯乙胺和酪胺吸收入血,并进入脑内生成假性神经递质

食物中的芳香族氨基酸如苯丙氨酸及酪胺酸,在肠道细菌氨基酸脱羧酶的作用下分别生成苯乙胺和酪胺,吸收入肝,经单胺氧化酶分解。严重肝功能障碍时,由于肝细胞单胺氧化酶的活性降低,这些胺类不能有效地被分解,进入体循环;和(或)经门-体分流直接进入体循环,并通过血脑屏障进入脑组织。苯乙胺和酪胺在脑细胞非特异性 β-羟化酶的作用下,经羟化分别生成苯乙醇胺和羟苯乙醇胺,这两种物质的化学结构与脑干网状结构中的真正神经递质去甲肾上腺素和多巴胺极为相似,但生理作用却远较去甲肾上腺素和多巴胺弱。因此,将苯乙醇胺和羟苯乙醇胺称为假性神经递质(false neurotransmitter)。

2. 脑内假性神经递质取代正常神经递质,造成扑翼样震颤及肝性脑病

去甲肾上腺素和多巴胺是脑干网状结构中上行激动系统的重要神经递质,对维持大脑皮质的兴奋性,即机体处于清醒状态起着十分重要的作用。当脑干网状结构中假性神经递质增多时,则竞争性地取代上述两种正常神经递质而被神经元摄取、储存、释放,但其释放后的生理作用较正常神经递质弱得多,从而导致网状结构上行激动系统的功能障碍,使机体处于昏睡乃至昏迷状态。脑内的多巴胺主要由黑质产生,是调节肢体精细运动的锥体外系的主要神经递质,当假性神经递质取代多巴胺时,肢体运动的协调性障碍,出现扑翼样震颤。外周交感神经末梢递质去甲肾上腺素被取代时,可引起小动脉扩张,外周阻力降低,使肾脏特别是肾皮质血液量减少,导致功能性肾功能不全。

（三）氨基酸失衡学说是"假性神经递质学说"的补充

1. 肝脏对胰岛素和胰高血糖素的灭活减弱是氨基酸失衡的主要原因

正常情况下,血浆中支链氨基酸(branched-chain amino acids, BCAA)与芳香族氨基酸(aromatic amino acids, AAA)(苯丙氨酸、酪氨酸、色氨酸等)的比值接近 3~3.5,肝功能障碍时,两者比值可降至 0.6~1.2,其主要原因与肝功能障碍,或有门-体分流时肝脏对胰岛素和胰高血糖素的灭活减弱导致两种激素含量升高,但以胰高血糖素升高更为显著,故胰岛素与胰高血糖素的比值下降,使机体(肌肉和肝脏)分解代谢增强,大量芳香族氨基酸释放入血,而肝脏对其分解能力降低,致使血浆芳香族氨基酸含量增高。另外,胰岛素可促进肌肉和脂肪组织对支链氨基酸的摄取和利用,使血浆中支链氨基酸含量下降。

2. 芳香族氨基酸竞争进入脑组织增多而产生更多的假性神经递质

芳香族氨基酸和支链氨基酸均为电中性氨基酸,两者借助同一种载体通过血脑屏障。当血浆中 BCAA/AAA 比值下降时,则 AAA 竞争进入脑组织增多,其中以苯丙氨酸、酪氨酸、色氨酸增多为主。苯丙氨酸、酪氨酸在脑内经脱羧酶和 β-羟化酶的作用下,分别生成苯乙醇胺和羟苯乙醇胺,造成脑内这些假性神经递质明显增多,从而干扰正常神经递质的功能。进入脑内的色氨酸在羟化酶和脱羧酶的作用下,生成大量的 5-羟色胺及 5-羟吲哚乙酸。5-HT 是中枢神经系统中重要的抑制性神经递质,能抑制酪氨酸转变为多巴胺,同时 5-HT 也可作为假性神经递质被肾上腺素能神经元摄取、储存、释放,从而干扰脑细胞的功能。如此可见,氨基酸失衡学说,实际上是假性神经递质学说的补充和

发展。

（四）抑制性神经递质 γ-氨基丁酸增加可导致肝性脑病

血中 γ-氨基丁酸（γ-aminobutyric acid，GABA）主要来源于肠道，由谷氨酸经肠道细菌脱羧酶催化形成，被肠壁吸收经门静脉入肝，被肝脏摄取、清除。肝功能障碍时，肝脏对 GABA 的清除能力下降，导致血中 GABA 含量增加，同时严重肝功能障碍所致的内环境紊乱使血脑屏障对 GABA 的通透性明显增高，致使进入脑内的 GABA 增多。

肝性脑病时，不仅 GABA 水平升高，而且中枢神经系统中的 GABA 受体也发生变化。有学者在对发生肝性脑病的动物及死于肝性脑病的患者脑突触后 GABA 受体的研究中发现，GABA 受体结合位点的亲和力不变，但受体的数量明显增加。

GABA 是中枢神经系统中的主要抑制性神经递质，与突触后神经元的特异性受体结合。突触后神经膜表面上的 GABA 受体是由超分子复合物组成，包括 GABA 受体、苯二氮䓬（BZ）受体、巴比妥类受体和氯离子转运通道。三种受体的配体，即 GABA、BZ（如安定）、巴比妥类与相应的受体结合时，引起氯离子通道开放，增加氯离子内流，从而发挥其生物学效应。三种配体彼此有协同性非竞争性结合位点，已证实 GABA 可引起 BZ 和巴比妥类药物的催眠作用，而安定和巴比妥类药物则能增强 GABA 的效应，由此可以解释临床上应用安定和巴比妥类药能诱发肝性脑病的原因。当脑内 GABA 增多时，与突触后神经元的特异性 GABA 受体结合，引起氯离子通道开放，氯离子进入神经细胞内增多，使神经细胞膜的静息电位处于超极化状态，从而引起突触后的抑制作用，产生肝性脑病。

除上述因素在肝性脑病中起重要作用外，许多蛋白质和脂肪的代谢产物如硫醇、短链脂肪酸、酚等对肝性脑病的发生、发展也有一定作用。总之，目前还没有一种机制能完满地解释临床上所有肝性脑病的发生机制，可能是多种毒物共同作用的后果，其确切机制有待于进一步研究。

三、肝性脑病的影响因素

凡能增加体内毒性物质生成和加重脑代谢、功能障碍的因素，都可成为肝性脑病的诱发因素。

1. 上消化道出血

肝硬化患者易发生食管曲张静脉破裂，引起上消化道出血，是肝性脑病的重要诱因。上消化道大出血时除有大量血液吐出外，会有很多血液流入胃肠道。每 100 ml 血含有 15 ~ 20 g 蛋白质，故消化道出血可导致血氨及其他有毒物质明显增高；加之出血造成低血容量、低血压、低血氧，可加重肝脏损害和脑功能障碍，从而诱发肝性脑病。

2. 碱中毒

肝功能障碍时，体内易发生呼吸性和代谢性碱中毒，碱中毒可促进氨的生成与吸收，引起血氨增高，诱发肝性脑病。

3. 感染

肝功能障碍时，由于肝脏巨噬细胞功能减弱，常常伴发严重感染及内毒素血症，如自发性细菌性腹膜炎、败血症以及各系统细菌感染等。严重感染诱发肝性脑病的主要原因为：细菌及其毒素加重肝实质损伤；体内分解代谢增强导致产氨增多及血浆氨基酸失衡。

4. 肾功能障碍

肝功能障碍晚期常伴发肝肾综合征，一旦发生，则使经肾脏排出的尿素等毒性物质减少，导致血中有毒物质增多，诱发肝性脑病。

5. 高蛋白质饮食

肝功能障碍时,尤其是伴有门-体分流的慢性肝病患者,肠道对蛋白质的消化吸收功能降低,若一次摄入较多蛋白质食物,蛋白被肠道细菌分解,产生大量氨及有毒物质,吸收入血增多,从而诱发肝性脑病。

6. 镇静剂

安定及巴比妥类镇静药是突出后神经膜表面上受体超分子复合物的配基,应用此类药能增强GABA 的抑制效应,促进或加重肝性脑病的发生。

四、防治的病理生理学基础

(一)清除和预防诱因

是防治肝性脑病易行而有效措施。临床上有些诱因是可避免或可治疗的,因此清除和预防诱因,避免肝性脑病的发生和进一步发展是最基本的策略,采用的措施如下。

1. 预防上消化道出血

避免进食粗糙、尖锐或刺激性食物,预防上消化道出血,一旦出血应及时止血,同时给予泻药或清洁灌肠,使积血迅速全部排出。

2. 控制蛋白质的摄入

控制与调整饮食中的蛋白质含量,是减少肠源性毒性物质产生的重要措施,昏迷时须进食无蛋白质流质饮食。

3. 纠正碱中毒

由于碱中毒可促进氨的生成与吸收,因此,临床上对肝功能障碍患者要经常检测体内酸碱度的变化,一旦出现碱中毒,应及时纠正,避免诱发肝性脑病。

4. 防治便秘

以减少肠道有毒物质吸收入血。

(二)针对肝性脑病发病机制进行治疗

1. 通过抑制肠道菌群繁殖、酸化肠道等方法降低血氨

应用肠道不吸收或很少吸收的抗生素,以抑制肠道菌群繁殖;应用生理盐水或弱酸性溶液灌肠,或口服硫酸镁导泻的方法快速清理肠道:采用口服乳果糖来酸化肠道,从而减少肠道产氨并有利于铵盐随粪便排出体外;应用谷氨酸和精氨酸降低血氨浓度。

2. 应用左旋多巴取代假性神经递质

左旋多巴能透过血脑屏障进入脑内,经脱羧酶作用生成多巴胺,取代假性神经递质,使神经系统功能恢复正常。

3. 应用氨基酸混合液纠正氨基酸失衡

口服或注射以支链氨基酸为主的氨基酸混合液,纠正氨基酸失衡。

4. 应用苯二氮䓬受体拮抗剂阻断 GABA 的毒性作用

在提出内源性苯二氮䓬类参与肝性脑病的发病后,随即出现了中枢苯二氮䓬类受体拮抗药氟马西尼。在临床试验和实验模型中,氟马西尼的唤醒效果明显。对慢性肝功能障碍伴有肝性脑病的患者可应用氟马西尼进行醒脑治疗,但不推荐临床常规使用。

(陶坤明　俞卫锋)

参考文献

［1］ 金惠铭主编. 病理生理学［M］. 北京：人民卫生出版社, 2008：385 - 406.

［2］ 吴孟超主编. 实用肝病学［M］. 北京：人民卫生出版社, 2011：232 - 421.

［3］ Wang L, Yu WF. Obstructive jaundice and perioperative management［J］. Acta Anaesthesiol Taiwan, 2014, 52(1)：22 - 29.

［4］ Shalimar, Acharya SK. Management in acute liver failure［J］. J Clin Exp Hepatol, 2015, 5(Suppl 1)：S104 - 115.

［5］ Panackel C, Thomas R, Sebastian B, et al. Recent advances in management of acute liver failure［J］. Indian J Crit Care Med, 2015, 19(1)：27 - 33.

［6］ Chen CC, Huang YC, Yeh CN. Neurosurgical procedures in patients with liver cirrhosis：A review［J］. World J Hepatol, 2015, 7(21)：2352 - 2357.

［7］ Ellul MA, Gholkar SA, Cross TJ. Hepatic encephalopathy due to liver cirrhosis［J］. BMJ, 2015, 11;351：h4187.

［8］ Kodali S, McGuire BM. Diagnosis and Management of Hepatic Encephalopathy in Fulminant Hepatic Failure［J］. Clin Liver Dis, 2015, 19(3)：565 - 576.

［9］ Dundar HZ, Yılmazlar T. Management of hepatorenal syndrome［J］. World J Nephrol, 2015, 4(2)：277 - 286.

［10］ Bittencourt PL, Farias AQ, Terra C. Renal failure in cirrhosis：Emerging concepts［J］. World J Hepatol, 2015, 28；7(21)：2336 - 2343.

［11］ Karvellas CJ, Durand F, Nadim MK. Acute Kidney Injury in Cirrhosis［J］. Crit Care Clin, 2015, 31(4)：737 - 750.

第四章 黄疸的病理生理

第一节 胆红素的正常代谢

胆红素的正常代谢包括胆红素的合成、运输及代谢多个步骤。对其正常代谢整个过程的系统了解是理解黄疸发生病理生理机制的基础。正常生理状态下肝脏对于胆红素的摄取、结合和排泄过程与胆红素的合成、运输保持动态平衡。

一、胆红素的来源与生成

胆红素是血红蛋白、肌红蛋白、过氧化物酶、过氧化氢酶及细胞色素等体内铁卟啉化合物的主要分解代谢产物。约85%的胆红素由衰老的红细胞在单核-巨噬细胞系统中降解所产生，其中血红蛋白分解为珠蛋白和血红素后，后者在微粒体中经血红素加氧酶催化生成胆绿素，胆绿素进一步在胆绿素还原酶催化下被还原为胆红素。每1 g血红蛋白可形成胆红素36.2 mg，正常人每日每千克体重有4 mg胆红素形成。其余10%~15%的胆红素来自含铁卟啉酶类及骨髓无效造血时的血红蛋白分解。当造血系统功能紊乱时，骨髓来源胆红素可占总胆红素的30%~40%。

二、胆红素在血液中的运输

从网状内皮系统（脾脏、骨髓、肝脏）释放出来的胆红素是具有细胞毒性的脂溶性物质。在血液中，胆红素与血浆白蛋白以可逆的非共价结合成复合物，这种形式的胆红素被称为非酯型胆红素、非结合胆红素（unconjugated bilirubin，指未与葡萄糖醛酸等结合），或间接胆红素（胆红素定性实验呈间接阳性反应）。这种复合物不能穿过肾小球基底膜，因此不会出现在尿液中。正常情况下白蛋白对胆红素有很高的亲和力，1 g白蛋白可结合15 mg胆红素。因此，血浆中99.99%的胆红素都以结合形式存在。但某些有机阴离子如磺胺类、水杨酸盐、苯甲酸钠、保泰松、头孢菌素及某些胆酸等可与胆红素竞争性结合白蛋白，导致血液中游离的非酯型胆红素浓度过高扩散至组织细胞内出现中毒症状（如核黄疸）。因此，有黄疸倾向的患者或新生儿应谨慎使用此类药物。

三、胆红素在肝脏的代谢

肝脏既是胆红素酯化和排泄的重要器官，又是尿胆原肠肝循环的重要环节。胆红素在肝脏中的代谢主要包括摄取、酯化和排泄三个步骤，其中排泄是限速环节。

当非结合胆红素随血液运输到肝脏后，在肝血窦处与白蛋白分离，然后胆红素经窦周间隙（Disse间隙）到达肝细胞膜的微突处，进入肝细胞，与胞质中的线粒体蛋白（载体蛋白）——Y蛋白和Z蛋白结合形成复合物,并以此形式进入光面内质网的微粒体部分。其中 Y 蛋白是肝细胞内主要的胆红素载体蛋白,其结合胆红素的亲和力强于 Z 蛋白。先天性缺乏 Y 蛋白的患者或服用某些能竞争性结合 Y 蛋白的药物时,肝细胞对胆红素的摄取和转运能力大大下降,以致出现血浆中未结合胆红素浓度升高。苯巴比妥可诱导新生儿合成 Y 蛋白,临床上常用于治疗新生儿黄疸。

大部分胆红素-Y 蛋白复合物经过尿嘧啶二磷酸葡萄糖醛酸转移酶催化与葡萄糖醛酸结合,先形成单葡萄糖醛酸胆红素(色素 I ,占结合胆红素的 20% ~30%),然后在浆膜上转变为双葡萄糖醛酸胆红素(色素 II ,占结合胆红素的 70% ~80%)。少部分则由胆红素单葡萄糖醛酸转酯酶催化与硫酸、甘氨酸、牛磺酸、葡萄糖残基以及木糖等结合。与葡萄糖醛酸结合的胆红素被称为结合胆红素(conjugated bilirubin),占胆红素总量的 75%。结合胆红素或酯型胆红素可溶于水,是胆汁的主要组成成分,随胆汁排入小肠。由于其在血清胆红素定性试验中呈直接阳性反应,故又称为直接胆红素。胆红素由肝细胞分泌至胆汁中的机制较为复杂,主要方式包括胆盐依赖性排泌、胆盐非依赖性排泌、被动扩散和胆管分泌。这一过程发生严重异常时可导致结合胆红素逆流入血而出现黄疸。Shoda J 等和 Slachtova L 等发现 $ABCC_2$ 基因在肝细胞分泌结合胆红素入胆汁过程中起重要作用,且 $ABCC_2$ 基因突变参与遗传性黄疸的发生。

四、胆红素在肠道中的转变及肠肝循环

结合胆红素随胆汁排至胆管后进入胆囊,根据消化道的需要进入肠道。所有进入肠道的胆红素不能透过肠黏膜细胞,在回盲部和结肠部位经细菌的脱氢作用而还原成无色的尿胆原。其中 10% ~20% 由肠黏膜再吸收,经门静脉入肝,其中的大部分重新生成结合胆红素,再次经胆汁排入肠道,从而形成胆红素肠肝循环(bilinogen hepatoenteric circulation)。小部分被吸收回肝的尿胆原经体循环以原形由尿排出,尿胆原接触空气后被氧化成尿胆素,构成尿的主要色素。每日有 50 ~250 mg 尿胆原在肠内产生,但仅有约 4 mg 的尿胆原排出体外。肠道中的尿胆原 80% ~90% 直接与氧接触后被氧化为尿胆素随大便排出体外,同时也构成了粪便中的主要色素,亦称为粪胆素。

第二节 黄疸的分类、病因及发病机制

黄疸(jaundice)是由于胆色素代谢障碍,血清中胆红素增高致使巩膜、皮肤、黏膜及其他组织和体液发生黄染的症状和体征。正常血清总胆红素浓度在 17.1 μmol/L 以下,当超过 34.2 μmol/L 时临床上出现黄疸。血清总胆红素浓度为 17.1 ~34.2 μmol/L 而肉眼看不出黄疸者称为"隐性黄疸"。

一、黄疸的分类

黄疸的分类方法很多,引起黄疸的原因和类型不同其诊断治疗也各不相同。

1. 按照黄疸产生的原因分类

(1)溶血性黄疸 各种原因导致红细胞大量破坏而导致的黄疸。

(2)肝细胞性黄疸 肝脏病变或肝细胞代谢障碍所引起。

(3)阻塞性黄疸 肝内外胆道阻塞使肝内外胆汁淤积所致。

2. 按照胆红素代谢障碍的发生部位分类

（1）肝前性黄疸　主要障碍发生在胆红素进入肝脏代谢之前,如胆红素生成过多所引起。

（2）肝性黄疸　主要障碍发生在肝脏,如各种原因致肝细胞功能受损,对胆红素代谢不全所引起。

（3）肝后性黄疸　肝外胆道梗阻所引起,代谢后的胆红素不能排出体外所造成。

3. 按照黄疸治疗的途径和手段分类

（1）内科性黄疸　黄疸只需药物治疗便能缓解或恢复者。

（2）外科性黄疸　多指存在某种程度的胆道狭窄、梗阻等,非手术矫治不能缓解的黄疸。

（3）混合性黄疸　指上述两型的综合情况。有时黄疸在轻度时或可通过内科治疗而缓解,但也可能需要手术予以配合才能缓解。

4. 按胆红素性质分类

（1）非酯型胆红素增高性黄疸　主要是由于血浆中非酯型胆红素生成过多,如溶血或旁路性胆红素生成增多,以及肝细胞对非酯型胆红素的摄取、运载、酯化功能障碍所致的黄疸。

（2）酯型胆红素增高性黄疸　常因肝细胞对酯化后的胆红素排泄障碍或胆汁发生淤滞,继而引起酯型胆红素反流入血,导致血清中酯型胆红素增多所致。

这些分类方法中,第一种分类方法临床上常用,对诊断和治疗具有很大的实用意义。阻塞性黄疸在临床上最常见,也是我们研究的重点,本章将主要以阻塞性黄疸为例介绍黄疸对机体的影响。

二、病因和发病机制

（一）溶血性黄疸

溶血性黄疸是由多种原因致红细胞破坏过多,产生大量非结合胆红素,超过肝脏摄取能力而发生的黄疸,因而血清胆红素主要是非结合胆红素,又称高非结合胆红素血症,一般结合胆红素不增高,如同时有结合胆红素增高,可能是由于溶血胆红素引起肝细胞损害所致。溶血性黄疸常见,占黄疸疾病的 3% ~ 9.1% 。

1. 先天性溶血性黄疸

先天性溶血性黄疸是由于红细胞膜缺损,血红蛋白及酶缺陷引起红细胞破坏过多所致的黄疸。主要见于遗传性球形细胞增多症、遗传性椭圆形红细胞增多症、阵发性睡眠性血红蛋白尿症、地中海贫血、镰状细胞贫血、不稳定血红蛋白病、丙酮酸缺乏症等,系由先天性因素所致。

2. 获得性溶血性黄疸

（1）免疫因素　同族抗体引起溶血主要有 Rh 因子或 ABO 血型不合的输血、新生儿溶血等。自身免疫引起的溶血包括原发性自身免疫性溶血和继发性自身免疫性溶血。前者为先天性免疫缺陷所致,较少见;后者可由药物(吲哚美辛、青霉素、左旋多巴等)、感染(慢性乙肝、乙型脑炎、支原体肺炎等)、结缔组织病(系统性红斑狼疮、类风湿关节炎等)、淋巴系统恶性增生(急性或慢性淋巴系统性白血病、网状细胞肉瘤等),以及溃疡性结肠炎、原发性无丙种球蛋白血症等引起。

（2）机械损伤性溶血　微血管性溶血性贫血(血栓性血小板减少性紫癜、弥漫性血管内凝血等)、创伤性心源性溶血(人工心脏瓣膜、心脏修复术)、行军性血红蛋白尿。

（3）化学或药物因素　砷化物、苯胺、硝基苯、铅、砷、奎尼丁、磺胺类及其他氧化剂类,通过免疫抑制,可破坏红细胞膜的蛋白和脂类而发生溶血。

（4）物理因素　见于大面积烧伤时,可使红细胞变性为球形,而易被单核-巨噬细胞系统破坏;高热、人工心脏瓣膜可造成红细胞破坏引起溶血。

（5）生物感染因素　疟疾、粟粒性结核、弓形体病、病毒性肝炎、败血症、蛇毒、毒蕈中毒、梭状芽孢杆菌感染等可破坏红细胞膜而发生溶血。

（6）高脂血症　红细胞膜上胆固醇和其他磷脂增加，当通过脾脏时可形成芒刺细胞、棘细胞或盔细胞，造成红细胞生存期缩短而溶血。

（7）脾功能亢进　此时红细胞在脾脏滞留且吞噬功能增强，红细胞破坏过多而引起溶血。由于大量红细胞的破坏，形成大量的非结合胆红素，超过了肝细胞摄取、结合和排泌能力；另一方面由于溶血造成的贫血、缺氧和红细胞破坏产物的毒性作用，削弱了肝细胞对胆红素的代偿功能，使非结合胆红素在血中滞留，超过正常的水平而出现黄疸。

（二）肝细胞性黄疸

凡能造成肝细胞功能障碍，影响胆红素的摄取、结合与排泌的疾病均可引起肝细胞性黄疸，在众多疾病中，病毒性肝炎是急性肝细胞损伤的代表，肝硬化是慢性肝细胞损伤的代表。由于肝细胞损伤致肝细胞对胆红素的摄取、结合及排泌功能降低，因为血中的非结合胆红素（UCB）增加，而未受损的肝细胞仍能将 UCB 转变为结合胆红素（CB）。CB 一部分仍经毛细血管从胆道排出，一部分经已损伤或坏死的肝细胞反流入血中；或可因肝细胞肿胀、汇管区渗出性病变与水肿、小胆管内胆栓形成胆汁排泄受损反流入血中，结果 CB 增加导致肝细胞性黄疸发生。

1. 感染

（1）病毒性感染　病毒性肝炎病毒可引起黄疸；约占肝细胞性黄疸的90%以上；传染性单核细胞增多症也可引起黄疸。

（2）细菌感染　细胞性肝脓肿、肝结核、大叶性肺炎、布氏杆菌病、化脓性胆管炎、亚急性细菌性心内膜炎。

（3）螺旋体感染　钩端螺旋体、梅毒、回归热。

（4）寄生虫感染　阿米巴肝病、疟疾、血吸虫病、肝吸虫病、肝蛔虫病等。

2. 化学药品或药物

磷、砷、辛可芬、有机溶剂，以及某些抗结核药、镇痛药、镇静剂、抗生素类、磺胺药、免疫抑制剂、抗癌药、激素类药和代谢药等，可引起中毒性肝病，肝功能减退，导致胆红素代谢障碍，引起肝细胞性黄疸。

3. 酒精性肝炎

引起酒精性肝炎、酒精性脂肪肝、酒精性肝硬化。

4. 代谢性疾病

甲状腺功能亢进、血色病、Caucher 病、Nieman-Pick 病、淀粉样变性、肝糖原积累病、肝豆状核变性等。

5. 肿瘤及肝浸润性病变

原发性肝癌、继发性肝癌、淋巴瘤及白血病等。

6. 循环障碍

充血性心力衰竭引起肝淤血。

（三）阻塞性黄疸

肝外胆道系统因各种原因不全或完全阻塞后，胆汁排泄受阻而淤积于梗阻上段胆管内，胆管内压增加，胆道内压 >30 cm H_2O 时胆汁分泌停止，连接毛细胆管和细胆管的 Hering 壶腹发生机械性破裂,胆汁反向分泌,结合胆红素经以下途径逆流入血：① 肝细胞将结合型胆红素分泌至淋巴间隙后随淋巴液流入血窦或通过肝细胞的胞饮作用进入血窦;② 毛细胆管内压过高使相邻两个肝细胞分离,毛细胆管与淋巴间隙直接相通;③ 胆汁因小胆管内压高而渗入汇管区结缔组织,经淋巴吸收入血。

生理情况下,结合型胆红素经胆道排泄至肠内,在回肠末端和结肠内其葡萄糖醛酸基被细菌的β-葡萄糖苷酸酶解除而还原为尿胆原。大部分尿胆原被氧化为尿胆素从粪便中排出称为粪胆素。在结肠内小部分尿胆原被重吸收经门静脉系统回到肝脏,再经肝脏代谢转变后由胆道排出,这被称为胆红素的"肠肝循环"。胆道梗阻时胆红素不能或仅有部分排入肠道,"肠肝循环"被打乱,肠道中尿胆原及尿胆红素消失或大大减少,尿中尿胆原阴性,大便呈白陶土色。阻塞性黄疸达一定时间后,肝细胞摄取、运载、酯化非结合胆红素功能受损,加上组织中的β-葡萄糖醛酸苷酶的脱酯化作用,血清中非结合型胆红素(非酯型胆红素)增多。

1. 胆系结石

(1) 胆囊结石　极少数胆囊结石患者合并急性胆囊炎时炎性水肿压迫胆管可致轻度黄疸。若胆囊结石排入胆总管则可引起黄疸。胆囊管内结石嵌顿可压迫肝总管而致狭窄,甚至形成胆囊管-肝总管瘘,结石完全阻塞肝总管引起黄疸,成为 Mirizzi 综合征。

(2) 胆总管结石　常伴有胆管炎,表现为 Charcot 三联征,且有反复发作的病史。

(3) 肝内胆管结石　结石阻塞左右肝管汇合部或胆总管可引起黄疸。

2. 寄生虫

主要是华支睾吸虫和蛔虫。

3. 恶性肿瘤

胰腺、胆道恶性肿瘤最为常见,呈渐进性、无痛性黄疸,常伴有皮肤瘙痒。胆管癌和壶腹部癌引起的梗阻常常是完全性的。胆囊癌侵及胆囊颈或转移至肝十二指肠时可压迫胆总管引起黄疸。肝脏恶性肿瘤也是引起阻塞性黄疸的常见原因,如肝门部胆管癌和肝细胞癌。

4. 炎症

包括急性胆管炎、急性胰腺炎、慢性胰腺炎、硬化性胆管炎等。

5. 狭窄

包括胆石和反复炎症造成的胆管壁溃疡愈合后瘢痕所致胆管狭窄及医源性狭窄。

6. 先天性胆管发育畸形

如先天性胆道闭锁和先天性胆总管囊肿。

7. 其他病变

包括十二指肠憩室和十二指肠球后溃疡。

第三节　血液生化和代谢的改变

一、血液生化的改变

阻塞性黄疸时,血清中结合型胆红素、胆汁酸、胆固醇、碱性磷酸酶(alkaline phosphatase, ALP)、转氨酶、γ-谷氨酰转肽酶(γ-glutamyl transpeptidase, γ-GT)、5-核苷酸酶等的浓度升高,并且血中可出现脂蛋白 X(lipoprotein - X, LP - X)。

(一) 碱性磷酸酶(ALP)

ALP 是判断胆汁淤积的一项比较可靠的指标。胆道梗阻时,血清中 ALP 升高的机制可能是:胆汁淤积时,胆汁酸在体内大量蓄积,牛磺胆酸等胆汁酸能诱导肝脏合成 ALP,并通过胆汁酸的"去垢剂"作用将肝细胞膜上的 ALP 溶解于胆汁和血浆中。

(二) 丙氨酸转氨酶(alanine aminotransferase, ALT)

来自肝细胞质的酶,在胆道梗阻早期升高不明显,但在合成肝细胞损伤时可明显升高。

(三) 天冬氨酸转氨酶(aspartate aminotransferase, AST)

系线粒体酶,存在于肝细胞线粒体以及心肌、骨骼肌及肾内。胆道梗阻特别是合并急性感染时,血清 AST 明显升高。在急性梗阻性胆管炎时,AST 升高常表示肝细胞线粒体结构和功能上的损害。

(四) γ -谷氨酰转肽酶

是判断肝外胆汁淤积的一项敏感指标,有时当血清中 ALP 浓度正常或轻度增高时,γ - GT 的活性就已增加 $5 \sim 10$ 倍。临床上 ALP 和 γ - GT 检查的价值比血清胆红素更大,部分患者 B 型超声检查发现有胆管扩张,但巩膜、皮肤尚未出现黄疸,血清胆红素正常,而血清 ALP 和 γ - GT 就已明显升高。因此,一旦发现上述情况,临床上应警惕有胆管梗阻的可能性。但是,血清中 ALP 和 γ - GT 在胆汁淤积时均可升高。因此,在鉴别肝内或肝外梗阻方面并无显著意义。由于 γ - GT 仅在肝病时升高,有助于判断 ALP 是来自肝脏还是来自骨骼肌。

(五) 脂蛋白 X(LP - X)

是判断肝内外胆汁淤积的一项高度敏感的特异指标。正常人血中无 LP - X,阻塞性黄疸患者 LP - X 增高,但定性检查不易鉴别是肝内淤胆还是肝外梗阻,由于 LP - X 的形成与胆道内压力成正比,胆道梗阻胆管内压力越高,LP - X 的形成越多。有人将 LP - X 大于 $3.0 \, g/L$ 定为肝内淤胆和肝外梗阻鉴别的界线。必须指出,血清中 LP - X 阴性并不能排除胆汁淤积的可能性,因为在一些胆汁淤积患者血清中并无 LP - X。LP - X 中含有相同摩尔量的非酯化胆固醇和磷脂,血清中的 LP - X 可能来源于肝脏。

(六) 5 -核苷酸酶

位于毛细胆管及肝窦膜内,在胆管梗阻时可升高,其机制可能与 ALP 相似。

二、代谢的改变

(一) 胆红素代谢的改变

在之前阻塞性黄疸发病机制中已阐述。

(二) 胆汁酸代谢的改变

胆汁酸是胆汁中主要固体物质,是一类 24 碳胆烷酸羟基衍生物的总称,属于内源性有机阴离子。

人类胆汁中胆汁酸有 15 种,主要有胆酸、鹅脱氧胆酸、脱氧胆酸、少量石胆酸及微量熊脱氧胆酸。

胆汁酸有亲水和疏水两个侧面,具有较强的界面活性,能降低油水之间的界面张力,促进脂类乳化,同时能扩大脂肪与脂肪酶之间的接触面积,加速脂类的消化吸收。胆汁酸还具有防止胆道结石生成的作用,如果胆汁酸及卵磷脂与胆固醇的比值降低,可使胆固醇过饱和而以结晶形式析出形成结石。胆汁酸是胆汁中主要的渗透活性物质,具有利胆作用,能够增强胆汁分泌、排泄,在胆道和小肠中胆汁酸发挥抗微生物作用,防止胆道和肠道细菌过生长及肠道菌群移位。胆汁酸能够增强大肠的正向推动能力促进排便。另外,胆汁酸还是一种信号调节分子,在转录和转录后水平调节许多代谢过程。

胆道阻塞时,胆汁酸不能完全排入肠道,胆汁酸肠肝循环中断,胆汁逆流入血,使得血清胆汁酸明显增高,胆汁酸合成所需的限速酶则大大下降。这将使肝脏胆汁酸合成减少,尿液排泄增加,以及生成异常胆汁酸(包括乌索脱氧胆酸盐),这种异常的胆汁酸比起正常胆汁酸更易通过尿液排泄。血清胆汁酸是反映阻塞性黄疸的重要指标之一。同时胆汁酸经尿液的排泄增加,但仅占正常粪中排泄量的较少部分。

由于胆汁流量与胆汁酸盐分泌有直接关系,这种胆汁酸依赖的主动分泌在胆道梗阻和肠肝循环障碍时明显减少,非胆汁酸依赖的 $Na^+ - K^+ - ATPase$ 离子泵也受到抑制,因此胆红素的排泄也减少。在此情况下,肝细胞邻近的紧密连接周围收缩性肌动蛋白微丝层变宽,反映正常解聚作用障碍,这样使毛细胆管变得僵硬,通透性更大且收缩性差,使更多的胆汁酸从肝细胞漏出,造成高胆汁酸血症。胆汁酸不能进入肠道还将继发肠道细菌移位,引起内毒素血症产生多种病理生理紊乱。研究发现,过氧化物酶增殖子激活受体 α(PPARα)激活后可以调整胆固醇的代谢及抑制胆汁酸的合成。

胆盐被认为和瘙痒症的发生有关,消胆胺对其的治疗有效即支持这一观点。但是,确切的作用机制仍不清楚。Clements 等发现阻塞性黄疸动物血中组织胺水平升高,肥大细胞的组织胺成分减少。这些结果证实在胆道梗阻时肥大细胞脱颗粒,组织胺释放入全身循环,从而在胆汁淤积造成的瘙痒症中起到重要作用。

阻塞性黄疸患者梗阻解除后,血清胆汁酸下降最快,降至正常水平最早,在术后第 3、第 4 天就降至正常。血清胆汁酸是反映阻塞性黄疸患者早期梗阻解除后的敏感指标。

(三)脂代谢障碍

短期胆道梗阻对脂代谢影响不大,长时间胆道梗阻可能导致胆固醇和磷脂水平的升高,可能与其肝脏合成增加有关,但中性脂仅稍许增加。血清脂蛋白尤其是低密度脂蛋白(LDL)也增加,但这些改变既无特殊诊断价值,对功能影响也不重要,高密度脂蛋白(HDL)则减少。脂蛋白 X(LP - X)是胆固醇富含带,在胆汁明显淤积如阻塞性黄疸时,出现在低密度脂蛋白(LDL)的负极,且伴有 LDL 的异常。研究发现,在氧化应激反应中 LDL 的氧化非常重要,在免疫炎症的发生机制中起重要作用。在阻塞性黄疸的肝脏中,发现有大量的氧化的 LDL。还有学者发现在血浆和组织中,多不饱和脂肪酸和类花生酸的底物减少,这可以解释在肝外胆管胆汁淤积时一些网状内皮系统的功能障碍。此外,阻塞性黄疸还可引起脂溶性维生素 K 吸收障碍,凝血因子Ⅶ、Ⅸ、Ⅹ及凝血酶原在肝内合成减少,导致出血倾向。

我们的研究也发现,胆道结扎(bile duct ligation,BDL)大鼠血清中溶血磷脂酰胆碱(LPC)、犬尿氨酸(Kyn)水平增加,磷脂酰胆碱(PC)水平下降,存在磷脂代谢的异常,且其可能与氧化应激环境失衡有关。引起这些变化的原因可能是磷脂酶 A2 的活化。此外,PC 是生物膜的主要脂质成分。LPC 广泛参与巨噬细胞、T 细胞和特定受体的细胞信号转导通路。

犬尿氨酸(Kyn)是色氨酸代谢的一个重要中间产物,且与许多人类疾病密切相关。研究表明 Kyn

在血压调节中发挥重要作用,与一氧化氮(nitric oxide,NO)类似,Kyn 能舒张血管,激活 cGMP 信号传导通路。Kyn 具有免疫抑制活性,其产生也需要消耗色氨酸,后者是 T 细胞的必需氨基酸。Kyn 的水平与慢性肾病的严重程度相关,同时患者血清色氨酸水平与尿酸和肌酐水平负相关。Pawlak 等发现慢性肾功能衰竭患者的外周血中 Kyn 代谢出现显著改变,表现为色氨酸水平的显著下降和 Kyn 浓度的上升,这与肾功能不全的进一步恶化直接相关。Kyn 及其代谢产物对于维持中枢神经系统的正常功能非常重要。内源性犬尿物质可调节谷氨酸能神经传递,可能参与大脑功能的调节。Kyn 也是已知的内源神经兴奋性氨基酸受体拮抗剂。BDL 大鼠 Kyn 水平的增加可能是机体对于胆汁淤积时神经功能损伤的一种代偿反应,可能与低血压、肾功能衰竭、免疫抑制的发生相关。

(四) 氨基酸及蛋白质代谢障碍

研究表明阻塞性黄疸大鼠的代谢改变包括许多主要的生化过程。最显著的改变有氨基酸,包括 L-苯丙氨酸、L-谷氨酸和 L-酪氨酸。这与肝脏是蛋白质代谢的主要场所也是相符的。

1. 氨基酸代谢改变

研究表明阻塞性黄疸大鼠血清甘氨酸(生糖氨基酸)水平上调。作为一种抗氧化剂,甘氨酸可通过 Na^+-K^+-ATP 酶、丙二醛和一氧化氮起到肾脏保护作用。这提示可考虑把甘氨酸作为一种辅助用药用于治疗胆汁淤积患者的肾功能衰竭。近期越来越多的研究表明,游离甘氨酸具有保护肝脏的作用。归因于应激时释放的激动剂甘氨酸可通过作用于甘氨酸敏感的阴离子通道阻止肝实质细胞中 $[Ca^{2+}](i)$ 的增加。内毒素激活单核巨噬细胞细胞膜上钙通道,钙离子内流增加,从而促进细胞因子和炎性介质的释放。研究表明,甘氨酸可通过阻止 LPS 所诱发的库普弗(Kupffer)细胞 $[Ca^{2+}]i$ 增加,继而减少毒素类花生酸和细胞因子的产生,最终降低内毒素血症的损伤及死亡率。

L-谷氨酸和甘氨酸是谷胱甘肽合成的限速前体物质,超过 98% 的细胞内谷胱甘肽都以还原型谷胱甘肽(GSH)的形式存在。GSH 对氧化损伤起重要保护作用。肝脏是对外源物质解毒的主要场所,最终通过胆管将这些物质排出体外。GSH 是非胆汁酸依赖性胆汁流的主要驱动力,可通过促进胆汁排泄清除有害物质。因此 GSH 的减少可能导致胆汁淤积,增加肝细胞脂质过氧化作用,导致自由基的积聚,继而加重阻塞性黄疸所引发的肝损伤。GSH 可由谷氨酸,半胱氨酸和甘氨酸合成,经过 γ-谷氨酰转移酶(γ-GT)和二肽酶(DPT)催化代谢产生半胱氨酸甘氨酸、γ-谷氨酰半胱氨酸、甘氨酸和半胱氨酸。BDL 大鼠中 L-谷氨酸和甘氨酸水平增加提示 GSH 合成减弱,分解代谢增强,这与血清中测得的 GSH 水平降低是一致的。

苯丙氨酸羟化酶(pheH)催化苯丙氨酸羟化至酪氨酸,后者是许多激素和神经递质的前体。苯丙氨酸也是激素合成的重要小分子前体之一。阻塞性黄疸大鼠血浆中苯丙氨酸和酪氨酸水平增加可能是胆汁淤积后引起神经-内分泌功能失调的基础。芳香族氨基酸的合成(苯丙氨酸和酪氨酸)通常存在于微生物和植物,一般而言,其糖酵解由肠道厌氧菌进行的。因此,它们浓度的改变可能与肠道菌群代谢有关。

作为一个有效的内源抗氧化剂,牛磺酸在几种动物模型中表现出肾脏保护作用。因此 BDL 大鼠牛磺酸水平降低可能促进了阻塞性黄疸氧化应激和肾脏损伤的发生。

异亮氨酸是一种支链氨基酸(BCAA),参与葡萄糖代谢并通过脂肪酸 β 氧化产生琥珀酰辅酶 A 和乙酰辅酶 A 提供能量。BCAA 是能量代谢(尤其是饥饿时)中的重要氨基酸。其代谢过程可能抑制肝糖原和肌糖原的消耗,促进丙氨酸-葡萄糖循环加强糖异生,因而有利于长期能量消耗条件下的能量供应。因此 BDL 大鼠异亮氨酸和缬氨酸水平降低表明三大主要营养物质糖、脂肪、蛋白质,免疫功能和能量代谢紊乱,其中缬氨酸的降解可能是能量的主要来源。缬氨酸含量的降低也可能对三羧酸循环中所需的原始物质和能量来源造成直接影响,而三羧酸循环在 BDL 大鼠中受到抑制。

当发生肝损伤时,释放到血液中的氨基酸含量(尤其是芳香族氨基酸)增加。肝脏功能障碍也会减少胰岛素的失活,可能参与高胰岛素血症的发生。胰岛素使骨骼肌和脂肪组织对 BCAA 的摄取增加,因此,BCAA/AAA 比例下降,易于导致肝性脑病。

2. 蛋白质代谢障碍

肝脏在蛋白质的合成中起重要作用,白蛋白是由肝脏合成的在数量上最重要的一种血浆蛋白。阻塞性黄疸早期,蛋白质代谢一般无明显障碍。但长期的胆道梗阻导致肝内病变(特别是发生了胆汁性肝硬化)或因肠内缺乏胆汁引起蛋白质合成、摄入、消化和吸收障碍,导致血清白蛋白下降,球蛋白相对增加,尤其以 $α_2$、β 球蛋白更为明显。也有人报道肝外胆道梗阻时,70% α-球蛋白增加。γ-球蛋白升高时,常需考虑门静脉高压症是否存在。

Younes 等报道在大鼠胆道结扎实验中,明显的低蛋白血症只有在结扎后 2 周后才会出现,而且低蛋白血症在减压后 2 周内也不会逆转,而其他所有的生化和代谢参数都变回正常水平。另外,许多研究显示在经历胆道大手术的患者中,低血清白蛋白水平是一个显著的危险因子。作为肝脏蛋白合成的一个急性标志物,血清前白蛋白具有更大的价值,因为它的半衰期只有 1.9 天,它在阻塞性黄疸中是一个重要的预后标志,视黄醇结合蛋白和转铁蛋白也具有相似的特征。

(五)糖代谢障碍

阻塞性黄疸患者常出现糖耐量异常和胰腺内分泌功能降低。自 Naunyn 等第一次提出"肝源性糖尿病"理论后,对此现象才有一个可被接受的解释。阻塞性黄疸时胰腺内分泌功能降低的机制可能与以下因素有关,一是阻塞性黄疸特别是由胰腺癌引起的恶性黄疸时,胰岛素的敏感性降低;二是长期的阻塞性黄疸可使胰腺的 β 细胞功能降低。

Younes 等在阻塞性黄疸大鼠模型中发现葡萄糖水平明显减少,葡萄糖异生作用出现异常。在肝功能受损的患者中也发现葡萄糖耐量异常。这一点在恶性阻塞性黄疸患者中也被证实,但是这也提示恶性疾病可能是原发机制,而胆道梗阻并没有引起葡萄糖耐量的进一步恶化。

另外,我们的研究也发现阻塞性黄疸大鼠存在糖酵解异常及三羧酸循环障碍。

1. 糖酵解异常

胆汁淤积时乳酸的增加与乳酸的产生增加和清除减少有关。它可能归因于低氧和线粒体能量代谢障碍诱发的丙酮酸快速转化为乳酸,使得乳酸的产生增加。此外,胆汁淤积时肝脏和肾脏功能的下降可能导致乳酸清除率的降低。研究发现外周血乳酸水平的上升是多器官衰竭高危大鼠的代谢特征,且其上升的程度与死亡率呈正比。这与胆汁淤积时高并发症和高死亡率的特征一致。此外,乳酸水平的异常也反映了总体能量代谢的缺陷。阻塞性黄疸大鼠血清中乳酸水平的上调表明肝和肾脏损伤、局部缺氧和其他因素可能损伤内脏器官的膜结构,并导致线粒体中呼吸链障碍,以及三羧酸循环和能量代谢障碍。

2. 三羧酸循环障碍

琥珀酸,三羧酸循环的一个中间产物,在阻塞性黄疸大鼠血清含量升高。这表明胆汁淤积时肝细胞线粒体受损导致三羧酸循环障碍、中间产物堆积和能量代谢障碍。正常状态下,细胞能量代谢重点集中在有氧呼吸。棕榈酸和柠檬酸都是三羧酸循环的中间产物,其水平下降表明胆汁淤积时大鼠细胞有氧代谢减弱,导致体内酸性代谢产物的积累,对细胞产生直接损害。之前有研究表明肝线粒体功能降低和三羧酸循环减弱可下调中间代谢产物水平。

第四节　对消化系统的影响

一、对肝脏的影响

胆汁排出受阻和继发的内毒素血症是阻塞性黄疸时损伤的重要病理生理基础,肝脏是阻塞性黄疸时机体受损害的首要器官,是损害最严重的器官之一,也是其他并发症的重要诱因。胆汁淤积、活性氧自由基和 TNF‐α、NO 等肝脏细胞因子、线粒体功能障碍、肝脏血流动力学紊乱等均可成为引起肝细胞坏死、凋亡的重要因素。

(一) 肝脏形态学的变化

阻塞性黄疸所致的肝脏形态学变化主要表现为肝内胆管增生和肝纤维化。

研究表明,BDL 大鼠模型胆道结扎 7 日后,可见胆管细胞明显增生。胆管上皮细胞增生可能来源于以下三条途径:① 多能干细胞增生分化;② 增生的肝细胞向胆管上皮细胞转化;③ 之前存在的胆管上皮细胞增生。

肝纤维化是肝硬化前期的组织改变,主要特点是肝汇管区和肝小叶内细胞外基质(Extracellular matrix,ECM)成分过多沉积。ECM 包括胶原蛋白、糖蛋白、蛋白多糖及弹性蛋白等。胶原蛋白是 ECM 中最主要的成分。研究表明,大鼠胆管梗阻 7 日后肝脏胶原蛋白含量明显增加,且其含量随梗阻时间的延长而增加,于 2 周后出现明显的肝纤维化,3～4 周后肝硬化形成。

光镜下可见中心区肝细胞、毛细胆管及 Kupffer 细胞内有胆红素积聚。由于胆汁酸淤积的"清洁剂"作用,肝细胞显示"羽化"变性。此外,可见局灶性单核细胞积聚。肝细胞质变淡,出现空泡,也可有坏死、炎性渗出、再生及结节性增生,但均较为轻微,感染时表现加重。重症患者可见汇管区周围肝细胞破坏,伴随白细胞浸润。以上变化严重影响着肝功能,对生化指标变化也有很大影响。

有研究通过电镜观察发现,实验大鼠严重阻塞性黄疸时肝脏细胞线粒体肿胀、嵴消失,粗面内质网扩张、脱颗粒。部分肝细胞坏死,细胞核消失,胞核成空泡状,核膜断裂,细胞质溶解,较多内质网、线粒体消失。对于这些损伤,机制仍不清楚。通常认为,阻塞性黄疸时的内毒素血症、炎性介质及高胆红素的损害、胆管内压及门静脉压升高等诸多因素是引起肝功能损害的主要机制。而近些年来的研究发现,氧自由基的增加、细胞凋亡的异常增加或减少也参与了阻塞性黄疸时肝脏功能损害的发生。

近来也有研究发现,阻塞性黄疸时肝细胞坏死并不常发生,其病理学形态改变更常表现为肝细胞萎缩变小及出现嗜酸性小体。表明胆汁酸盐淤积引发的肝实质细胞凋亡很可能参与了肝功能损害的发生。

(二) 肝脏血流动力学的变化

临床和动物研究显示,阻塞性黄疸早期肝动脉、门静脉血流量均降低,晚期门静脉血流量进一步下降,肝动脉血流代偿性稍微增加,肝总血流量减少,导致肝硬化和门静脉高压。

（三）肝脏代谢功能的变化

肝脏代谢功能的变化包括内毒素血症，肝线粒体呼吸链功能障碍、氧化磷酸化紊乱，蛋白质合成降低、糖异生和酮体生成减少、游离脂肪酸增多，血清胆固醇水平升高、高密度脂蛋白下降等脂质代谢紊乱等。

（四）阻塞性黄疸时肝脏损害的机制

通常认为，阻塞性黄疸时的内毒素血症、炎性介质及高胆红素的损害、胆管内压及门静脉压升高等诸多因素是引起肝功能损害的主要机制。而近些年来的研究发现，氧自由基的增加、细胞凋亡的异常增加或减少也参与了阻塞性黄疸时肝脏功能损害的发生。

1. 内毒素血症（endotoxemia）

内毒素血症是造成阻塞性黄疸患者术后并发症和死亡率高的一个主要原因，是当今医学难题之一。在肠道感染、严重创伤、烧伤等情况下，肠腔革兰阴性细菌内毒素从肠道移位进入血液及机体组织，诱导内毒素血症及全身免疫反应的发生，导致机体组织、细胞的损伤，造成机体死亡。其发病机制尚不十分清楚，研究表明，机体固有及适应性免疫反应过度激活在内毒素血症发病中占有重要地位。人血液的内毒素激活机体免疫细胞，诱导免疫细胞释放大量的炎症分子，导致机体组织器官的损伤。内毒素血症在阻塞性黄疸患者中无论术前术后发生率均较高，一般术前为 24% ~ 68%，术后为 50% ~ 75%。

（1）阻塞性黄疸时内毒素血症发生机制　目前关于阻塞性黄疸时内毒素血症的发生机制包括肠源性学说和单核-巨噬细胞系统障碍学说。即认为内毒素血症发生机制的基础是肠道吸收内毒素和单核-巨噬细胞系统对已吸收的内毒素的清除之间的平衡被破坏。

1）肠源性内毒素增多：内毒素是肠内大量存在于革兰阴性细菌胞壁的一种脂多糖，在正常生理情况下，胆汁酸盐进入肠道，其作为表面激活剂既能灭活或分解内毒素，使其由大分子转变为无毒的小分子，又能抑制细菌生长。胆道梗阻时，胆汁不能进入肠道而反流进入血液，引起高胆酸血症，导致肠内细菌生长，内毒素释放增多、灭活减少。同时肠道发生病理改变，黏膜下层炎性水肿，上皮细胞变性、坏死、脱落，线粒体肿胀，内质网扩张。研究报道 BDL 大鼠胆道结扎 2 周后其肠黏膜固有层 T 辅助细胞数（CD4）、T 抑制细胞数（CD8）、含 IgA 浆细胞数目明显减少，肠液中肠黏膜分泌型 IgA（sIgA）浓度降低。这些病变引起肠黏膜屏障功能和免疫功能严重受损。黏附在肠黏膜上皮的细菌发生移位，内毒素大量进入血液，导致严重的内毒素血症。内毒素血症进一步引发免疫抑制和胃肠道黏膜损伤，造成恶性循环。

2）肝脏清除内毒素的能力下降：肝脏是全身含单核吞噬细胞系统最丰富的器官，而 Kupffer 细胞是单核吞噬细胞系统的主要成分，占 80% ~ 90%。肝脏清除内毒素的能力下降，主要归因于肝 Kupffer 细胞的功能明显受到抑制。肝 Kupffer 细胞的主要功能包括吞噬和清除入侵的微生物和毒素；清除坏死的细胞及碎屑；在特异性免疫中处理、提呈、调节和储存抗原信息；消除大分子物质、异质抗原或免疫复合物。肝脏单核吞噬细胞系统是阻止肠道细菌和肠源性内毒素进入体循环的重要屏障。

阻塞性黄疸时肝脏单核-吞噬细胞系统受损的机制可能与以下因素有关：① 血流重新分布，肝血流量减少，传递给肝脏单核吞噬细胞的颗粒性抗原减少；② 阻塞性黄疸时机体谷胱甘肽、维生素 E 及硒减少，导致肝脏 Kupffer 细胞功能受损；③ 肝细胞功能受损后，血浆中纤维连接蛋白（fibronectin）合成减少，胆红素升高，调理素减少和内毒素的作用都影响了肝脏 Kupffer 细胞的吞噬功能；④ Kupffer 细胞功能受抑制也可能与肝血流量有关。

肝脏既是清除内毒素的主要器官，也是遭受肠源性内毒素攻击的首要器官。肝脏清除内毒素的能力下降导致内毒素血症,内毒素损害又引起肝功能损害。内毒素损害肝脏机制包括直接作用和间接作用两个方面。

(2) 内毒素血症对肝脏的直接损伤作用

1) 内毒素血症影响肝脏能量代谢:内毒素血症早期可使肝大量分解糖原产生高血糖,严重阶段常伴有严重低血糖。这是由于肝糖原耗竭、糖原合成及糖原新生作用受损及外周组织对血糖的摄取、利用增加所致肌组织糖酵解增强,血浆乳酸浓度升高、乳酸循环加速所引起。研究表明 LPS 注射入大鼠体内后,机体产生应激反应,致机体发生胰岛素抵抗,加快肝糖原分解,肝糖原异生功能加强,出现高血糖。内毒素可通过肾上腺素起交感神经样作用,阻塞性黄疸大鼠给予大量内毒素会导致肝脏能量代谢快速下降。有学者认为,内毒素通过细胞膜特异性受体介导及非特异性包膜结合两种方式进入细胞内,经溶酶体降解,其毒性部分类脂质 A 被转运至线粒体内膜,与特异受体结合,抑制 ATP 合成酶,使能量生成受损,引起线粒体损伤,影响肝脏的能量代谢。

2) 内毒素血症影响肝脏微循环:主要与内毒素激活 Kupffer 细胞、肝星型细胞,缩血管和扩血管的介质失衡有关。内毒素所致的肝脏急性微血管反应包括黏附、聚集于肝窦壁的白细胞、血小板数目增加,滞留于肝窦或黏附于窦后静脉壁上,导致肝窦内血流减少、细胞流速减慢阻塞血管,以及 SEC 肿胀损害、表达黏附分子和 Kupffer 细胞吞噬能力下降等。实验证实,胆汁淤积与内毒素血症对肝脏微循环的影响明显不同,前者主要造成肝脏窦状毛细血管血流减少而不伴有炎性细胞的大量激活,后者主要通过大量激活炎性细胞释放细胞因子而不伴有明显的肝脏血流减少。阻塞性黄疸时两者共同作用,造成肝脏微循环的严重紊乱,使肝细胞大量坏死,引起肝脏损伤。

3) Kupffer 细胞的吞噬能力下降:研究证实大剂量 LPS 对 Kupffer 细胞骨架结构产生影响,使其吞噬功能下降,从而对 LPS 的吞噬和清除作用降低,加剧 LPS 对肝脏的直接损害。CD14 是内毒素激活 Kupffer 细胞的主要受体,而 Kupffer 细胞表面清道夫受体是重要的防御性受体,参与内毒素的清除和灭活作用。内毒素血症时,清道夫受体表达明显下降,CD14 表达则明显增多,表明 Kupffer 细胞的防御作用减弱,致炎作用增强。

(3) 内毒素血症对肝脏的间接损伤作用

1) 细胞凋亡与内毒素性肝损伤:研究发现内毒素等非病毒性损伤因子引起的肝损伤肝内呈现显著的凋亡现象。细胞凋亡之后往往伴随着坏死,肝细胞的凋亡过程对随后的肝细胞坏死起着至关重要的作用。对肝细胞凋亡机制的研究能深刻揭示内毒素性肝损伤的本质和规律。凋亡过程受肿瘤坏死因子- α (TNF - α)、核因子- κB(NF - κB)、高迁移率族蛋白 B - 1(HMGB - 1)等因子以及 Fas/Fas 配体家族、蛋白 Bcl - 2 等的调控。内毒素血症时肝细胞膜钙离子通道开放,胞质游离钙离子浓度升高,引起肝细胞变性坏死。内毒素被 Kupffer 细胞吞噬后,其溶酶体膜被破坏,释放各种溶酶体酶,导致细胞自溶。

2) Kupffer 细胞在内毒素血症致肝损伤中的作用:大量 LPS 可引起 Kupffer 细胞过度活化,使其对 LPS 的吞噬和清除作用下降,大量炎性介质和细胞因子合成、释放增加,从而介导、加剧内毒素血症所致的肝损伤。研究表明,在大鼠给予大剂量具有肝毒性的 LPS 和氯化扎(GdCl$_3$)可使 Kupffer 细胞失活,显著减轻肝细胞坏死。在多种实验性肝损伤的动物模型中也发现,预先用 GdCl$_3$ 封闭 Kupffer 细胞功能后,大鼠血浆 TNF - α、丙氨酸转氨酶(ALT)、天冬氨酸转氨酶(AST)水平显著下降,而未用 GdCl$_3$ 处理的大鼠肝脏出现明显的病理改变,说明 Kupffer 细胞在内毒素血症致肝损伤中具有至关重要的作用。

但是目前对内毒素血症的治疗尚缺乏成熟的经验,主要是采取综合措施,包括控制菌血症、减少内毒素产生和吸收、抗内毒素药物的应用、拮抗内源性介质的作用以及清洗、吸附等,但效果均不太理想,到目前为止尚未有高效控制内毒素血症的药物。针对此问题,需研究新的药物来控制内毒素血症或为药物治疗阻塞性黄疸时内毒素血症提供新的线索。

(4)炎性介质　血浆内毒素促使 Kupffer 细胞产生大量的炎症介质及细胞因子,如 TNF-α、白细胞介素-1(IL-1)、白细胞介素-6(IL-6)、环氧化酶2(COX₂)等,并分泌大量的一氧化氮(NO)、内皮素-1(ET-1)等。这些炎症介质可进一步活化或调节邻近的效应细胞,使其参与到炎症过程中,导致肝损伤。

1)ET:阻塞性黄疸后胆管内压逐渐升高,肝内胆管扩张,挤压鞘内肝动脉及门静脉血管,使肝组织缺血、缺氧,损伤肝细胞,并刺激肝血窦内皮细胞,产生大量 ET,连同 Kupffer 细胞活化后产生的 ET-1 一起可引起内皮细胞窗孔的大小和数量发生变化,引发肝窦内皮细胞收缩,肝内微循环发生障碍。研究发现,肝脏微循环存在缩血管因子(ET-1)和舒血管因子(NO,CO)之间的平衡,一旦平衡被打破,如 ET-1 升高时,微循环发生障碍,引发肝细胞缺氧、坏死。研究表明,ET-1 释放减少时肝脏微循环明显改善。阻塞性黄疸时血栓素 A₂(TXA₂)主要被 ET-1 激活,TXA₂大量释放使肝内微血管收缩,阻力增加,肝血流灌注明显减少,同时引发肝微循环功能障碍,最终导致细胞缺氧、坏死。

2)TNF-α:研究表明,阻塞性黄疸时机体对内毒素的敏感性增高,而内毒素又是刺激 TNF-α 产生的最强的物质,加上氧自由基诱导的肝脏损伤,富含巨噬细胞的器官产生 TNF-α 过多,导致血浆 TNF-α 增高。另有研究发现,胆道梗阻8h后,肝组织中 TNF-αmRNA 表达和 TNF-α 蛋白产生增加。肝脏内富含 TNF-α 受体,对 TNF-α 有高度的敏感性。TNF-α 在内毒素血症肝损伤中处于至关重要的地位,是引起肝损害最关键的促炎介质,也是肝细胞死亡和损害的主要调控因子。TNF-α 可直接引起肝细胞凋亡和坏死,也可刺激其他致炎细胞因子如 IL-1、IL-6、血小板活化因子(PAF)、克隆刺激因子等分泌,共同加重肝损伤。研究表明 TNF-α 连同 IL-1 一起能诱导肝窦内皮细胞和肝细胞间黏附分子-1(ICAM-1)大量表达,促进细胞毒性 T 细胞攻击和破坏肝细胞,导致肝细胞大量坏死,甚至肝功能衰竭。运用抗肿瘤坏死因子-α 可降低肝损伤和胆汁淤积程度。

3)NO:关于 NO 在阻塞性黄疸肝损伤中的作用存在争议。有观点认为阻塞性黄疸后期释放的细胞因子活化巨噬细胞而分泌 NO,并因代谢失常引起 NO 大量聚集而介导肝细胞损伤。NO 损伤肝组织,导致肝细胞死亡的机制有:NO 影响肝脏能量代谢,使肝细胞蛋白质合成显著降低,并通过抑制线粒体产能、产生大量自由基使肝细胞坏死或凋亡;NO 提高肝细胞对 TNF-α 的敏感性,使肝细胞更易受损;NO 引起 DNA 断裂或突变,使转录翻译过程出错,导致肝细胞凋亡;还原型 NO(NO-)n 与超氧阴离子作用形成的过氧亚硝酸阴离子,以及其分解产物羟自由基能引起组织细胞脂质过氧化和细胞毒性,从而损伤肝细胞。

也有观点认为阻塞性黄疸时 NO 对肝细胞具有保护作用:NO 可通过抑制 caspase 酶的 S-亚硝基化活性抑制肝细胞和内皮细胞凋亡;保护 TNF-α、氧应激等多种刺激对肝细胞的损伤。

此外,有观点认为 NO 既可防止凋亡,也可促进凋亡。因此,有学者提出 NO 在阻塞性黄疸中作用的双重地位假说。调控 NO 水平有望为临床治疗阻塞性黄疸时内毒素血症引起的肝损伤提供新思路。

2. 高胆红素血症

阻塞性黄疸患者血清胆红素超过342μmol/L,术后并发症及死亡率显著增高。高胆红素血症对肝脏的损伤最为直接和严重,高浓度疏水胆汁酸可通过它们的脂质成分"去垢作用"直接破坏肝细胞膜,同时产生大量氧自由基,对组织内的脂质、蛋白以及核酸进一步氧化修饰,触发坏死及凋亡,放大对肝组织的破坏作用。胆红素尚可使肝脏和网状内皮系统功能受损,一方面 Kupffer 细胞数减少,活性抑制,吞噬能力降低;另一方面网状内皮系统功能低下,使全身免疫功能抑制,进一步增加血中胆红素的毒性,形成恶性循环。

（1）有效循环血容量　据报道约有 75% 的阻塞性黄疸患者细胞外液明显减少。有效循环血容量不足，以及细胞外液容量减少是阻塞性黄疸引起肝肾功能损害的重要因素之一。

研究发现阻塞性黄疸患者存在微循环障碍，表现为毛细血管襻数减少、畸形，血细胞聚集性增强，血流速度缓慢，毛细血管襻周围渗出、出血，且与血清胆红素水平呈正相关，提示阻塞性黄疸患者伴有明显的血容量不足，血流阻力增大，全身渗出，出血倾向及血液高凝状态。阻塞性黄疸时，高胆红素血症可使尿中 Na^+、K^+ 及水分排出增加，如持续时间延长，可引起血容量和细胞外液容量减少，肝脏灌注血流减少。内皮衍生的 NO 产生增多，也会导致血管低反应性的发生，进一步引发低血压，使肝脏血流灌注减少。与此同时，胆道梗阻时门静脉受压及门静脉-下腔静脉侧支分流使门静脉血流减少，肝组织受压，小叶内血流淤滞，肝组织血流障碍加重。

（2）氧自由基　氧自由基是一种组织损伤的直接致伤因子，与多种脏器损害的发生有关。研究表明，阻塞性黄疸早期肝细胞超氧化物歧化酶（SOD）水平降低，丙二醛（MDA）水平升高，且随着时间的延长 SOD 水平渐进性降低，MDA 含量进一步升高。胆道梗阻时肝组织内氧自由基水平渐进性升高，其能诱发脂质过氧化反应，破坏细胞膜的通透性和完整性，同时细胞膜上的酶和功能性蛋白质也受脂质过氧化产物的损害，最终导致细胞结构和功能受到损伤。

（3）细胞凋亡　研究发现许多肝胆系统疾病与细胞凋亡异常有关，细胞凋亡在维持肝胆系统正常生理状态和内环境稳定中起十分重要的作用，肝胆系统中细胞凋亡的异常增加或减少都会导致肝胆系统的病理状态。有关阻塞性黄疸时凋亡导致机体多个脏器损害的机制可能为：① 钙超载：阻塞性黄疸时肝细胞内胆汁酸含量明显上升，肝细胞线粒体受损，胞内氧化磷酸化产能减少，导致肝细胞膜生物膜损伤、钙泵功能丧失，胞内 Ca^{2+} 升高，触发细胞凋亡；② 炎性细胞浸润：胆道梗阻后，TNF-α 等细胞因子在血液及组织中含量持续增加。TNF-α 可能通过激活细胞 Ca^{2+}-Mg^{2+} 依赖的限制性核酸内切酶，引起基因组 DNA 分子降解为寡聚核苷酸片段，引发细胞凋亡。戴锋等研究发现阻塞性黄疸时 TNF-α 增高介导肝细胞的凋亡，促使肝细胞坏死，损害肝功能；③ 自由基损伤：阻塞性黄疸时氧自由基增多，氧自由基增多引起 DNA、蛋白质及脂膜的氧化损伤，导致细胞凋亡。

Bax 基因属 Bcl_2 同一家族，是一种促凋亡基因。研究表明阻塞性黄疸大鼠肝组织 Bax 明显高表达时，肝细胞凋亡明显增多，过表达则可引起肝脏坏死，NF-κB 可能参与了这一过程。

我们通过对阻塞性黄疸时肝功能损害的机制的联合分析发现，在内毒素血症、高浓度胆汁酸、胆色素、能量代谢紊乱、库普弗（Kupffer）细胞功能受损、机体细胞免疫功能低下、细胞因子释放、肝细胞钙稳态失调、氧自由基过度产生、细胞凋亡等方面，存在较多的共性及辅承关系。其机制尚未完全明了，仍需积极探索其具体机制，以提高治疗的有效率。

二、对胃肠道的影响

阻塞性黄疸时，可损伤胃黏膜屏障和肠黏膜屏障功能，引发应激性溃疡和肠道细菌移位，对机体产生不良影响，甚至危及生命。阻塞性黄疸时胃肠道的运动与分泌功能都会受到影响。一般在早期表现为分泌增加、运动增强。随后平滑肌张力降低，运动功能减退，消化腺萎缩，分泌减少。与此同时，胃肠道的分解与吸收功能也发生障碍，出现腹胀、消化不良、便秘等症状。

（一）营养不良

长期胆汁淤积可引起的病理生理变化包括营养不良、急性肾功能衰竭、感染，其可能是致命的。长时间胆汁阻塞可导致脂肪吸收不良和脂肪痢，由于肝肠循环受损脂溶性维生素吸收差，由于维生素

E 在血液凝固中扮演重要作用,维生素 E 缺乏行侵入手术时尤其需要警惕。凝血酶原时间延长归因于维生素 K 缺乏引起的维生素 K 相关的凝血因子缺乏。如果维生素 K 缺乏不予处理,患者将容易发生出血,导致围术期不必要的血液流失。脓毒症也可能恶化弥散性血管内出血(DIC)。在这种情况下,应该实施必要的防范措施。

　　肝脏疾病或部分凝血活酶时间延长或活动出血通常预示着严重的预后,这种情况表明需要合适的替代疗法。不管是术中出血的情况,还是术前置入硬膜外导管,逆转凝血功能障碍均是前提。肝细胞功能障碍导致蛋白质合成不足,糖异生和酮生成障碍。因此,如果阻塞性黄疸没有迅速减轻,营养不良难于纠正。凝血障碍存在时,其能通过肌注维生素 K(1～10 mg)予以纠正。当肝功能衰竭存在时,合成功能应该是改善的首要任务。紧急情况下应给予新鲜冰冻血浆。阻塞性黄疸患者更适合通过肠内途径补充营养。如果肠内营养由于胃扩张不允许,临床医生应考虑鼻胃管喂食。如果肠内营养不可用,同时存在严重的营养不良,最近体重减轻大于 10%～15%,或实际体重小于理想体重的90%,肠外营养可以于术前 5～7 天给予,手术后继续。

（二）阻塞性黄疸与应激性溃疡

　　阻塞性黄疸患者术后应激性溃疡的发病率明显增高,可达 5.8%～15.3%,一旦发生大出血,病死率高达 50%～80%。阻塞性黄疸容易发生应激性溃疡可能与以下因素有关。

　　1. 胆盐对胃黏膜屏障的影响

　　胃黏膜屏障主要由胃黏膜表面黏液层和黏膜上皮细胞间的紧密连接构成,具有防止胃腔内 H^+ 逆向扩散至组织间隙并维持胃液中 H^+ 与黏膜中 H^+ 梯度的能力。阻塞性黄疸时,高胆汁酸血症或反流到胃内的胆汁酸均可引起胃黏膜屏障的损害。胃黏膜屏障功能可用跨膜电位差和 H^+ 逆流来衡量,研究证实胆盐可降低跨膜电位差,促进 H^+ 的逆流,其对胃黏膜的破坏作用与 pH 有关,但其作用机制尚不清楚。研究表明非结合性胆酸和脱氧胆酸钠盐在 pH 为 7 时引起跨膜电位差降低和 H^+ 逆流增加,而牛磺胆酸和牛磺脱氧胆酸钠盐在 pH 为 2 时出现此现象。在犬的动物实验中发现,胆总管结扎或胃内注入高浓度牛磺胆酸溶液,可导致胃黏膜发生应激性溃疡,其胃黏液中磷脂和胆固醇含量明显升高,磷脂和胆固醇是细胞的主要成分,其释放量增加说明细胞膜结构受损。胃黏膜超微结构观察显示胃黏膜接触胆盐后细胞染色质呈束状,基质分散,严重受损的细胞变形、肿胀,有时出现破裂现象。

　　2. 胆盐对胃黏膜血流量的影响

　　应激性溃疡发生的共同基础是组织的低灌注状态。阻塞性黄疸时常伴有低血压,全身组织灌流量降低。而胃黏膜细胞对缺血特别敏感,与胃窦相比,胃底、胃体的黏膜细胞对缺血更为敏感,因此是应激性溃疡的好发部位。阻塞性黄疸大鼠应激实验发现浸水 1 h 后测得胃黏膜血流量明显减少,并伴有胃黏膜出血,胃黏膜内去甲肾上腺素水平显著降低,浸水前预先注入去甲肾上腺素可预防应激性溃疡的发生。其原因可能如下:① 阻塞性黄疸时血容量及细胞外液容量减少导致胃黏膜血流量减少,胃黏膜细胞对缺血敏感性增高;② 胆盐引起交感神经持续性兴奋,导致肾上腺素功能障碍和胃黏膜内去甲肾上腺素水平降低,伴随其他应激因素,使得交感神经对迷走神经兴奋的抑制大为降低。这种自主神经紊乱一方面抑制了心脏功能导致心排出量下降;另一方面引起胃黏膜微循环障碍导致微血管病变及应激性溃疡出血。总之,阻塞性黄疸导致胃黏膜血流量减少,使胃黏膜屏障两侧血流和 H^+ 之间的平衡及胃黏膜细胞能量代谢遭受破坏,构成了阻塞性黄疸时胃黏膜应激性溃疡出血的基本环节。

　　3. 胆盐对胃黏膜细胞能量代谢的影响

　　阻塞性黄疸时全身和胃黏膜缺血、缺氧,直接影响了胃黏膜细胞的能量代谢。与胃窦部相比胃底、胃体黏膜细胞内线粒体呼吸速度较快,ATP－Ⅲ下降明显使其在应激时对缺血更为敏感。胆红素可抑制组织细胞氧的摄取,降低组织呼吸商而抑制还原型辅酶Ⅰ的氧化,导致氧化磷酸化脱耦联,影响了ATP的补充。此外,胆盐可抑制ATP酶的活性,加重维持胃黏膜屏障跨膜电位差消耗ATP的主动转运过程障碍,使跨膜电位差进一步降低,H^+逆流增加,导致胃黏膜屏障损害加重。此外,胃黏膜ATP缺乏导致自身细胞更新代谢和损伤细胞的功能恢复受损,胃黏膜与屏障损害之间的恶性循环加重,最终导致应激性溃疡出血发生。

4. 其他因素

① 胃泌素及表皮生长因子:动物实验表明,五肽胃泌素可使胃酸分泌增加,产生胃黏膜病变。但临床研究发现阻塞性黄疸患者手术前后胃泌素水平变化不大,均在正常范围。研究表明表皮生长因子具有保护胃黏膜的作用,可增加胃黏膜血流量,促进胃黏膜增生,维持胃黏膜完整性。临床试验发现,阻塞性黄疸患者手术后表皮生长因子水平下降明显,其保护作用减弱,更易发生应激性溃疡。② 组胺:阻塞性黄疸时高胆红素和高胆汁酸血症可损害胃黏膜细胞,使其释放组胺,组胺激活后可增加毛细血管壁通透性,使血浆蛋白及血液渗透至胃壁和胃腔内,其中含有大量的碱性成分和细胞损伤因子;细胞损伤因子激活后可刺激高胃酸分泌,损害胃黏膜屏障。③ 胆汁反流:研究表明,胆汁反流在阻塞性黄疸患者术后早期的应激性溃疡及其演变为出血中可能起重要作用,尤其在重度阻塞性黄疸患者施行胆肠吻合术后。

(三) 对肠道的影响

1. 细菌移位

细菌在胆汁累积发展成感染性并发症的趋势也是阻塞性黄疸的一个结果。在正常生理情况下,奥狄括约肌是阻止肠道细菌逆行的一个屏障。有人认为细菌常规从肠道逆行到胆道。然而,胆汁酸盐可以限制它们的扩散,使其有效地通过网状内皮系统从胆汁排除。此外,胆汁从胆道排泄到肠也能清除细菌。Flemma等报道与完全胆道梗阻相比,细菌更易于从部分胆道阻塞患者的胆汁培养。这表明胆汁逆行污染可能是一个关键因素,或者细菌可能通过肝动脉、门静脉系统甚至胆道淋巴管污染胆汁。此外,随着胆道介入的缺乏,脓毒症可能因为肠功能衰竭和通过门静脉系统或显著的胆道殖民而增强的细菌移位的综合作用而发生。在行括约肌切开术或胆管小肠吻合术和那些行胆道内引流,以及胆道支架治疗的患者细菌污染的发生率增加。大约2/3的恶性阻塞性黄疸患者在最初的内镜逆行胰胆管造影后胆汁细菌培养呈阳性。行胆道介入的患者发生率几乎100%,且这些感染多是多种微生物。细菌的反复回流和内毒素最终进入血液系统导致全身炎症反应综合征甚至脓毒症。

从胆管炎患者胆汁分离的细菌主要包括革兰阴性杆菌:通常是大肠杆菌和克雷伯菌、变形杆菌和假单胞菌的物种及革兰阳性杆菌:主要是链球菌和肠杆菌属的物种。现主要是凭经验结合使用Aβ-内酰胺抑制剂和氨基糖苷类。喹诺酮类和碳青霉烯分泌至胆汁是治疗胆管炎通常有效的单一疗法。针对肠球菌和厌氧菌的抗生素也能用于那些有抗生素耐药性的患者,以及那些之前行胆道介入的患者和老年患者。然而,在行有效的胆道引流之前,单纯抗生素治疗不大可能有效。

2. 肠黏膜屏障损害

肠黏膜屏障功能是指肠道上皮具有分隔肠腔内物质,防止致病性抗原侵入的功能。正常肠道屏障功能的维持依赖于肠黏膜上皮屏障、肠道免疫系统、肠道内正常菌群、肠道内分泌及蠕动,肠黏膜上皮屏障及肠道黏膜免疫屏障在其中起关键作用。阻塞性黄疸时肠黏膜屏障受损,肠道内细菌、内毒素通过受损的肠黏膜进入血液循环,产生败血症、肾功能衰竭等一系列并发症。其相关机制如下。

(1) 肠黏膜上皮屏障功能下降 肠黏膜上皮屏障由肠黏膜表面黏液层、肠上皮本身及其紧密连接、黏膜下固有层等组成。胆汁对肠黏膜具有营养作用,体外实验发现胆汁酸可以促进上皮细胞增殖,防止细胞凋亡。阻塞性黄疸时肠道内胆汁和胆汁酸缺乏,可导致肠黏膜萎缩,肠道细胞凋亡增多而增殖减少,肠黏膜完整性遭受破坏。研究发现胆汁在维持肠黏膜完整性和渗透性,保护肠黏膜机械屏障功能方面具有积极作用。

肠黏膜具有选择性通透作用的屏障功能,能维持上皮层两侧的物质成分差异。紧密连接为一狭窄的带状结构,是相邻上皮细胞间隙的松散连接,有封闭细胞间隙的作用,离子和小分子可溶性物质可以通过,毒性大分子和细菌则不允许通过,对维护肠黏膜屏障功能具有十分重要的作用。研究表明,在参与紧密连接形成的多种蛋白中起主要作用的是 occludin 蛋白和 Claudin 蛋白,相邻上皮细胞通过紧密连接封闭细胞间隙,可防止肠腔内有毒物质渗透到周围组织中。研究表明阻塞性黄疸时肠黏膜上皮紧密连接相关蛋白 ZO-1 表达降低,occludin 蛋白表达缺失,Claudin-4 蛋白的表达则上调。Claudin-4 蛋白能使肠道上皮细胞的连接变疏松,开放细胞间通道,其表达上调与肠黏膜渗透性增加相符。给予调节肽恢复 occludin 蛋白和 Claudin 蛋白的正常表达可改善肠黏膜屏障功能。研究发现胆汁具有调节紧密连接的作用,其通过调节 occludin、ZO-1 等蛋白的表达维持细胞间紧密连接的完整性。动物实验发现阻塞性黄疸时口服给予胆盐可改善肠道紧密连接。因此,阻塞性黄疸时肠道胆汁缺乏使紧密连接相关蛋白 occludin 蛋白和 Claudin-4 蛋白的表达发生改变,从而影响细胞间紧密连接的形成与功能,肠黏膜渗透性增加。

(2)肠黏膜免疫功能下降　肠道能有效阻止细菌和毒素等有害物质入侵,还与肠道免疫屏障密切相关。肠道免疫屏障即肠相关淋巴样组织(gut-associated lymphoid tissue,GALT)主要由肠道免疫系统细胞群组成,通过细胞免疫和体液免疫防止致病性抗原对机体的损害。

胆汁对肠道的免疫功能起着非常重要的作用。① 研究表明,胆汁对 GALT 中 T 淋巴细胞的导归和分布起重要作用,胆汁缺乏导致 CD4$^+$ 和 CD8$^+$ T 淋巴细胞的数量下降;② 胆汁可调控派尔集合淋巴小结中 B 淋巴细胞的类型和数量。派尔集合淋巴小结(peyer patches)在肠道黏膜免疫中起着关键性的作用,其滤泡区主要是 B 淋巴细胞。研究表明胆道结扎后可诱导 B 淋巴细胞凋亡;③ 免疫球蛋白 A(IgA)可以维持肠黏膜的完整,并能够结合细菌和病毒,从而增强肠黏膜屏障的防御能力。肠道内 90% 的 IgA 是由胆汁携带而分泌到肠腔的,它能够阻止细菌黏附到肠黏膜上。所以缺乏胆汁就意味着肠道内缺少了绝大部分的 IgA,也就失去了 IgA 对肠黏膜的保护;④ 有证据表明胆汁中还包含特异或非特异的抗体,抑制肠道内的细菌与肠黏膜的黏附或抑制细菌被上皮细胞摄取而防止细菌转移。胆道梗阻时,肠道的免疫功能下降,防御能力减弱。

(3)菌群失调　肠道内大约寄居着 10^{14} 个细菌,是人体最大的细菌库。一方面,肠道内寄生菌构成肠道屏障功能组成部分,其可为肠黏膜细胞提供某些营养成分,维持肠道微生态系统平衡,激活肠道免疫系统;另一方面,肠道微生物作为抗原对肠黏膜屏障存在潜在危险。

胆汁酸可抑制肠道内特定细菌如类杆菌属、梭菌属、乳酸菌、链球菌等的繁殖。胆盐能够使细菌胞膜的渗透性增加,最终导致胞膜崩解而死亡。缺乏胆盐会使革兰阴性细菌过度增生而导致菌群失调。另有学者认为,胆盐能直接与细菌和内毒素结合形成难以被吸收的复合体,从而防止细菌转移和内毒素的转移。胆道梗阻时肠道内缺乏胆汁,细菌过度繁殖,细菌释放的内毒素随之增多。

内毒素对肠黏膜具有多重损伤作用。① 内毒素可使肠黏膜上皮细胞超微结构(微绒毛和细胞终末网)发生病理改变,通过损伤细胞内支架系统而破坏细胞间紧密连接,也可使 TNF-α、PAF 等增高以及促进中性多核粒细胞黏附而发挥作用;② 内毒素还能够减少内脏血流,破坏肠黏膜微循环,结果导致上皮细胞缺氧和能量供应衰竭,而三磷酸腺苷的缺乏会损害紧密连接的结构,从而使肠黏膜渗透性增加;③ 循环系统中过量的细菌和内毒素会刺激全身炎症反应,释放炎性介质和细胞因子,如TNF-α、IL-6、INF-γ、ICAM-1 等。肠道内增多的炎性介质和细胞因子均有细胞毒性作用,可直接引起组织水肿和破坏,也能够通过影响细胞间紧密连接引起肠黏膜损伤。有证据表明这些物质会破坏紧密连接的结构和功能,减弱肠黏膜屏障的功能。阻塞性黄疸时,肠腔内增多的细菌和内毒素除直接破坏肠黏膜外,还可刺激机体发生免疫反应,释放大量炎性介质和细胞因子,进一步加重了肠黏膜的损伤。

(4)氧化应激　研究表明阻塞性黄疸时存在广泛的氧化应激,阻塞性黄疸时氧化应激是促进肠黏膜损伤的另一作用因素。氧化应激可能是引起肠黏膜衰竭的一个重要因素。氧化应激可通过调控紧密连接复合体的分子成分的组合、位置、表达及功能而破坏紧密连接复合体。动物实验表明,阻塞性黄疸时给予不同抗氧化剂均能提高肠黏膜屏障的功能,并可预防内毒素血症的发生。另有研究表明,给予抗氧化剂可有效阻止肠黏膜形态和电生理的改变。这也间接证明了肠道氧化应激在阻塞性黄疸时对肠黏膜解剖和功能完整性的有害作用。

总之,阻塞性黄疸时肠黏膜损伤是多因素共同作用的结果。阻塞性黄疸时肠道内胆汁缺乏,肠黏膜失去了胆汁的营养和保护作用;肠道内细菌和内毒素增多,直接破坏肠黏膜,并引起炎症反应及氧化应激,细胞凋亡增加、增殖受到抑制等,使肠黏膜损伤进一步加重。在阻塞性黄疸患者的治疗过程中应注意对患者肠黏膜的保护。

第五节　对心血管系统的影响

研究发现,阻塞性黄疸可引起心脏功能损害,血压降低,对血流动力学有重要影响。

一、对心脏功能的影响

1. 对心脏及血流动力学的影响

临床及动物实验均表明,阻塞性黄疸可引起心肌收缩无力、心排血量减少,甚至发生心力衰竭。王晶明应用彩色多普勒血流声像仪对 21 例肝外阻塞性黄疸患者的血流动力学进行了测定,结果表明肝外胆道阻塞患者心脏指数及心排血量下降,左室射血分数有下降趋势。阻塞性黄疸患者在静脉滴注多巴酚丁胺后左室射血分数的提高程度较对照组明显降低,表明阻塞性黄疸患者心肌细胞对 β_1 肾上腺素受体激动剂反应能力降低,收缩力减弱。王忠裕等研究指出阻塞性黄疸严重损害了患者的左心室收缩功能,表现为心尖部和室壁间的心脏局部射血功能以及局部室壁运动功能减弱,并且阻塞性黄疸的程度与左心室收缩功能损害呈正相关。Hishida 等证实大鼠行胆管结扎(CBDL)术后 10 日心排血量下降约 73%。有研究对阻塞性黄疸犬进行系统的血流动力学观测,发现在犬总胆红素升高的同时,心脏指数 CI 值下降、心率减慢、左室功能指数下降,同时伴有心肌脂肪变性,片状心肌坏死伴钙盐沉着。

2. 对心率的影响

我们在临床上发现阻塞性黄疸患者围术期常常伴随着心率缓慢的现象,临床研究和动物实验也证实阻塞性黄疸可引起心率减慢,并认为是引起窦性心动过缓的主要原因之一。Joubert 研究证实阻塞性黄疸大鼠心率明显减慢,并认为可能主要是胆酸直接或间接通过迷走神经介导引起的心脏负性肌力作用所致。研究发现静脉滴注胆酸可引起剂量相关性心脏负性肌力作用,给予阿托品或行迷走神经切断术后心脏负性肌力作用明显减轻,但并没有完全消除;给予神经节阻断剂或行去颅术后具有类似作用,但减轻程度较低;予以利福平耗尽交感神经介质则胆酸的毒性作用加剧。马秀岩等和我们课题组也通过研究发现阻塞性黄疸时心率减慢、心脏指数下降。

3. 对心电图的影响

牛建霞等人在临床中观察到约 20% 的阻塞性黄疸患者心电图存在心肌缺血表现。阻塞性黄疸患者心电图可表现为心率减慢、房性早搏、室性早搏、房颤、ST－T 异常、QT 时间延长等改变。

4. 对心肌酶的影响

心肌酶是判断心肌受损的重要指标,黄建军等发现新生儿病理性黄疸时所有患者的心肌酶 AST、CPK、LDH 均有升高,其升高程度随着黄疸时间及黄疸程度的增加而增加,且随着黄疸的减退而降低。

5. 心脏内分泌改变

心脏具有内分泌功能,研究发现阻塞性黄疸可以改变心脏的内分泌功能。Javier Padillo 等发现阻塞性黄疸患者存在心钠素(ANP)水平升高,且在肝内胆管引流后下降。Gallardo 等也研究发现,阻塞性黄疸患者 ANP、醛固酮的浓度均升高,并认为 ANP 浓度增加是由于阻塞性黄疸时心脏功能减弱所致。Marfinez-Rodennas 等则发现循环中的胆汁是 ANP 升高的主要因素。汤宁泉也发现阻塞性黄疸患者 ANP 水平明显升高,并认为 ANP 可能在阻塞性黄疸引起的水钠代谢紊乱中起作用。总之,阻塞性黄疸可以促进 ANP 分泌,影响血流动力学的变化。

二、对血流动力学的影响

阻塞性黄疸患者在麻醉、手术、出血和感染等许多情况下易于发生低血压性休克,急性肾功能衰竭,脓毒症和多器官功能衰竭。在接受外科治疗时阻塞性黄疸患者并发症的发生率和死亡率明显高于非黄疸患者。目前造成易感性增加的原因尚未阐明。血管反应性缺陷是其中一个主要的可能机制。

临床和实验研究显示,黄疸时外周血管阻力下降,血压降低,血管对内源性和外源性加压物质反应不敏感。我们课题组的前期研究显示:阻塞性黄疸患者的动脉压力感受反射功能(包括交感反射和迷走反射功能)显著减弱;与假手术组大鼠相比,阻塞性黄疸大鼠胸主动脉的收缩功能明显减弱而舒张功能却相对加强。

(一)阻塞性黄疸血管低反应性发生的原因

许多因素,如牛胆酸钠、内毒素和增加的内源性阿片肽和前列腺素被认为对胆汁淤积引发的血管低反应性起作用。另有证据表明,NO 在胆汁淤积引发的血管低反应性中起作用。Alon 发现在 CDCA 犬模型高胆汁血症可能导致了对血管活性物质的反应性下降。离体实验也表明多种类型的胆汁酸(结合型,次级)可导致动脉及各种静脉如门静脉、输精管静脉及后肢静脉的血管反应性降低。此外,阻塞性黄疸所导致的肝脏实质性损害也可能导致了血管低反应性的发生。一些血管舒张物质的积聚可能也参与了血管低反应性的发生,如缓激肽、P 物质、血管活性肠肽(VIP)、胰高血糖素、前列环素、心房利尿肽及我们课题组发现的犬尿氨酸等,但具体是哪种或哪几种物质参与了血管低血压的发生仍需进一步研究。

(二)发生机制

1. 肾上腺素受体减敏

在正常血管平滑肌细胞,收缩由刺激细胞膜 α－1 肾上腺素能受体导致磷酸肌醇水解,细胞内钙离子浓度上升引起。因此,阻塞性黄疸血管的肾上腺素能低反应性可能归因于肾上腺素能信号转导通路的一或几个点的功能异常。

阻塞性黄疸血管低反应性可能与血管 α-1 肾上腺素能受体活性缺失有关。Jacobd 等发现阻塞性黄疸 3 日大鼠对去甲肾上腺素、电刺激和 α-1 肾上腺素能受体激动剂等升压刺激的反应性下降。同样,离体实验离体大动脉对 α-1 受体激动剂的反应性也下降,但是对 α-2 受体激动剂的反应性则未见异常,因此推测 α-1 受体信号转导通路的异常是血管反应性下降的一个原因,主要的影响因素可能是胆汁酸和内毒素,但究竟是受体本身功能的改变还是受体后信号转导的异常(如磷酸化水平改变)尚不明确。Dabagh 等在胆道结扎 3 日大鼠在体研究发现在血浆儿茶酚胺浓度增加时血管 α-1 受体数目和亲和力没有改变,认为血管 α-1 肾上腺素能受体下调不是实验性胆汁淤积血管肾上腺素能低反应性的原因。研究显示,肾上腺素受体长期暴露于儿茶酚胺时会引发肾上腺素能受体数目和亲和力的下降。在 Dabagh 等的 3 日 BDL 大鼠的心功能研究中没有发现 β 肾上腺素能受体数目的改变,而 Lee 和其同事报道在 4~6 周 BDL 大鼠心肌 β 肾上腺素能受体下调。由于时间是肾上腺素能受体下调发展的一个关键因素,由此可以推断可能是血管 α-肾上腺素能受体暴露时间不够长而引发它们的下调。更长时间的暴露是否会引起血管 α-肾上腺素能受体下调尚需进一步研究。

在非胆汁淤积综合征肾上腺素系统的慢性激活与 α-2 肾上腺素能受体的脱敏作用有关。这表明 α-2 肾上腺素能受体的脱敏作用也可能在胆汁淤积时发生。然而没有胆汁淤积时 α-2 肾上腺素能受体敏感性改变的一致数据。一方面,α-2 肾上腺素能受体的激活改善胆汁淤积时纳洛酮引发的停药症状;另一方面,有报道胆汁淤积 3 日后心血管 α-2 肾上腺素能受体活性不受影响。可乐定,一种 α-2 肾上腺素能受体激动剂,在不同组织引起不同的反应。大多数研究报道可乐定在大血管起松弛作用,在阻力血管则相反。造成明显差异的原因可能是 α-2 肾上腺素能受体子类和受体后机制不同,因为血管肾上腺素能受体的表达具有显著的范围和物种相关性。研究显示,可乐定通过激活内皮 α-2 肾上腺素能受体,实验中发现是 α-2D 肾上腺素能受体亚型松弛肠系膜血管床,通过左旋精氨酸路径促进内皮 NO 的合成,引起后续的 cGMP 产生增加。Borhani AA 等研究显示,急性胆汁淤积 7 日 BDL 大鼠模型肠系膜血管床对可乐定的反应受损,这种受损可能部分归因于 NO 过量产生和内源性阿片肽增加。研究中,在 L-NAME 存在时,可乐定引发的肠系膜血管床舒张反应消失,这支持假说可乐定通过激活左旋精氨酸-NO-cGM 途径起作用。而在去内皮后硝普钠舒张反应完整,表明在胆汁淤积时血管平滑肌可溶性鸟苷酸环化酶的敏感性与正常血管没有差异,血管的平滑肌部分是完整的,是内皮受损。这与 Miller 等报道的在 3 日 BDL 胆汁淤积大鼠离体内皮完整的动脉环,可乐定引发的血管舒张反应与对照组大鼠相似不一致。造成这种差异的原因可能是所研究的血管不同和胆道结扎的时间不同。

2. 内皮衍生的 NO 过量产生

有证据表明在胆汁淤积 NO 过量产生,NO 在胆汁淤积引发的血管低反应性中起作用。Namiranian K 等研究显示,在胆道结扎 7 日大鼠肠系膜动脉血管床乙酰胆碱引发的血管舒张受损,对硝普钠的血管舒张反应组间没有差异,表明血管平滑肌可溶性鸟苷酸环化酶/血管舒张通路的敏感性没有差异,认为可能归因于内皮 NO 释放缺陷或 NO 灭活增加。这与先前的研究显示胆汁淤积时血管舒张的结果自相矛盾。Utkan 等发现在胆道结扎 7 日犬的离体股动脉和肾动脉环乙酰胆碱引发的血管舒张显著增强。其差异可能归因于大电导血管,如主动脉环和小的阻力血管,如肠系膜血管床对乙酰胆碱和细胞因子的差别反应。也有关于胆道结扎更长时间(超过 4 周)的肝硬化大鼠的其他许多研究。由于胆道结扎大鼠第一周没有门脉高压存在,加之有一些证据表明 3 周后胆道结扎大鼠血管改变的不可逆,似乎这些关于肝硬化和门脉高压的研究结果不能直接拿来相比较。

Utkan 用离体实验方法研究了 BDL 犬的肾动脉和肠系膜动脉的血管反应性,研究发现动脉对去甲肾上腺素、5－HT 的收缩反应明显降低,对乙酰胆碱的舒张反应明显增强,去除内皮后反应恢复至正常水平,由于以上几种药物主要通过血管内皮细胞发挥作用,且 BDL 犬动脉对 KCl 和罂粟碱等直接作用于血管平滑肌的血管活性药的反应性与对照组比无明显改变,故认为血管内皮的改变是导致血管低反应性的主要原因。Namiranian 对胆汁淤积大鼠肠系膜动脉的研究也认为血管平滑肌的功能是正常的,内皮缺陷可能是导致血管低反应性的主要原因。

几个因素可能促成阻塞性黄疸血管内皮功能紊乱。内皮细胞内钙增加是一个可能的机制。胆道结扎大鼠内源性阿片肽水平增加,可能通过内皮 μ3－和 δ2－阿片受体起作用,缓慢增加细胞内钙。因此,乙酰胆碱不再增加细胞内钙水平,刺激结构型 NOS 释放 NO。在内皮细胞株胆汁酸盐也能使细胞内钙增加,但它们的体内作用不好确定。氧化应激,报道在胆汁淤积时存在,是另一个可能因素。最后,提及的功能障碍可能归因于 NO 对 NOS 活性的负反馈。已知胆汁淤积与内毒素血症和内毒素血症引发的 iNOS 有关,通过 iNOS NO 产生增加能对内皮 cNOS 活性产生负反馈作用,降低其活性。进一步研究,测量细胞内 Ca^{2+},评估氧化应激,或使用选择性 NOS 抑制剂将用于证实这些理论。

3. 阿片肽或阿片肽受体

在胆汁淤积患者和大鼠血清内源性阿片肽主要是甲硫脑啡肽水平升高。越来越多的证据表明阿片类物质在胆汁淤积的病理生理和临床表现中起作用。在它们广泛分布的受体的帮助下,阿片类物质调控心血管系统的许多功能。其对心血管系统的作用可通过中枢,如在失血性低血压的发病机制中的作用,或外周抑制去甲肾上腺素的释放从而通过门静脉突触前受体抑制神经性血管收缩,或在高浓度时直接收缩离体的主动脉。

Namiranian 等用纳曲酮,一种非选择性阿片受体阻断剂处理后,胆道结扎大鼠血管舒张反应大体恢复正常,血管收缩反应则影响很小。这可能归因于对增加的阿片类物质对细胞内钙作用的拮抗。另一种可能性可能与阿片类物质对动脉神经刺激的作用有关。已知肠系膜血管床的动脉神经有 δ 阿片受体,其激活导致神经效应器释放的减少随之导致神经性低反应性。尽管我们没有研究神经电刺激,胆汁淤积期局部神经对血管反应性的作用和神经性低反应性的慢性演化可能产生一些血管改变。纳曲酮的有效作用证实了增加的阿片类物质在肠系膜血管床胆汁淤积相关的血管低反应性中的作用。

其他一些因素也可能参与了血管低反应性的发生,尚缺乏大样本多中心的临床研究。阻塞性黄疸血管低反应性的治疗手段仍然有限,其机制仍需进一步的深入研究。

三、容量不足

阻塞性黄疸对血管紧张度的影响也包括对容量消耗的增强的低血压反应,因为研究者发现增加的心血管并发症的风险能通过术前补充容量改善。然而,关于阻塞性黄疸患者和动物血管内容量的研究没有一致的意见。结果不一致主要归因于 BDL 操作后实验时间的变化,其可能是细胞外液容量的明显混杂因子。其他因素包括不同的液体摄入,利尿剂的使用,肝疾病也能影响细胞外液容量。

Topuzlu 和 Stahl 报道犬静脉注射胆汁时近端小管钠吸收下降。与此相似,BDL 6 日后钠排泄增加起因于胆汁酸积聚。微灌注牛磺胆酸钠后近端小管液体吸收约下降 30%,这可能归因于钠重吸收受抑。研究报道在犬肾内输注胆汁与钠排泄增加、尿流量和 K^+ 排泄有关,但其机制尚未完全阐明。已有研究表明,钠重吸收功能障碍与环氧酶有关,其也与胆汁酸的直接膜毒性有关。吲哚美辛,一种非甾体抗炎药,阻止了肾内输注胆汁酸引发的 PGE_2 合成增加,从而使尿钠排泄消失,表明 PGE_2 也与受损的肾功能保护有关。反之,在 BDL 动物胆汁酸的长期累积能使钠水吸收增加。同样,在 BDL 犬对细胞外容量扩张的利钠反应受损。电中性 Na/H 转运体可能在近端小管 Na 的分泌和重吸收的变化中起重要作用,在低浓度(30 μmol/L)能由硫酸化胆汁酸调节。阻塞性黄疸患者通常伴随着血清和尿硫酸化胆汁酸升高,这进一步诠释了阻塞性黄疸的病理生理机制。慢性阻塞性黄疸患者研究得到了与实验研究结果相一致的结果。因此,胆汁酸的急性和慢性刺激对电中性的 Na/H 转运体表现出不同的影响,其过表达和敲除模型可能需用来确定电中性的 Na/H 转运体在钠排泄中的作用。

第六节　对肾脏的影响

阻塞性黄疸患者被认为患急性肾功能衰竭的风险特别高,这可能是一种危及生命的并发症。之前的研究报道肾功能衰竭 80% 是少尿型的,且与严重的黄疸、革兰阴性感染(42%)、低血压(31%)、低蛋白(30%)、低钠血症(56%)、低钾血症(63%)有关。

肾功能衰竭的机制尚未完全阐明,还需进一步研究。一般认为肾脏并没有发生显著的病理性改变,其发病可能与以下因素有关。

一、内毒素血症

自 Wardle 和 Wright 于 1970 年首先揭示阻塞性黄疸与内毒素血症两者之间的联系以来,许多学者进一步证实了阻塞性黄疸患者的内毒素血症是产生急性肾功能衰竭(ARF)的主要原因,也是患者死亡的重要因素。阻塞性黄疸时肾功能损害常与内毒素血症同时存在,无内毒素血症的患者很少发生肾功能障碍。动物实验表明,静脉注入内毒素可诱发肾脏病变,而临床研究证实阻塞性黄疸患者口服胆盐防止内毒素血症则术后肾功能得以维持正常。

内毒素可通过与巨噬细胞、单核细胞表面的受体直接结合或者通过脂多糖-脂多糖结合蛋白复合物与巨噬细胞表面 CD14 受体结合,刺激巨噬细胞、单核细胞及淋巴细胞产生多种细胞因子。这些细胞因子可能通过两种途径造成肾脏损害:① 诱导血管活性物质的合成与释放引起肾脏的低灌流及血流重新分布,内毒素血症与肾小球滤过率下降及肾小管浓缩功能异常有密切联系;② 直接的肾毒性,内毒素激活机体各种炎性细胞释放促炎介质如肿瘤坏死因子(TNF),血小板活化因子(PAF)等细胞因子。有研究表明阻塞性黄疸时 TNF-α 水平明显增高,TNF-α 能刺激、激活多形核粒细胞,其释放的多种致损伤物质入血可造成脏器损害。TNF-α 通过抑制纤溶反应,激活凝血系统,导致毛细血管微血栓及 DIC 形成。在 TNF-α 的诱导下,可产生多种炎性介质,加剧组织损伤及微循环障碍。

总之,阻塞性黄疸时内毒素血症可能是引起肾功能损害的重要原因,进而推测减低内毒素的浓度可以明显改善阻塞性黄疸时的肾功能损害。

二、有效循环血容量

有效循环血容量不足以及细胞外液容量减少是阻塞性黄疸引起肾功能损害的重要因素之一。早在 1960 年动物实验即发现黄疸易导致低血容量性休克发生。另有动物实验证明,胆道结扎后血容量可减低 15%。临床研究显示,约有 75% 的阻塞性黄疸患者细胞外液明显减少。其可部分归因于:① 阻塞性黄疸时心肌收缩力减弱,心排出量减少;② 对儿茶酚胺等升压因子的反应性降低及末梢循环阻力下降。

阻塞性黄疸时,由于全身循环障碍,血容量减少,使肾血流明显减少;由于肾前列腺素 E_2、I_2 生成减少,对儿茶酚胺的血管反应增大,肾素-血管紧张素-醛固酮系统和激肽释放酶系统活性增强,使肾皮质血流分配减少。阻塞性黄疸时,高胆红素血症可使尿中 Na^+、K^+ 及水分排出增加,如持续时间延长,可导致血容量和细胞外液容量减少,肾脏灌注血流减少。内皮来源的 NO 产生或释放增多,使血管对 5-HT 等促血管收缩物质的反应性下降,亦可引起血压进一步下降。而此时的肾脏对低血压的敏感性增加,耐受性差,大量血浆漏入间质,使血容量进一步减少,肾脏缺血进一步加重,此时肾功能损害表现尤为突出,表现为尿量减少,血尿素氮增高,以至发展为肾功能衰竭。保持水电解质的平衡和及时通过静脉途径扩充血容量能有效地降低阻塞性黄疸引起的肾脏功能不全的发病率。

三、高胆红素血症

研究认为血清胆红素增高是造成肾损伤的原因之一。血清胆红素 > 342 μmol/L 时,肾功能衰竭导致的死亡率大为增加。Baum 等的研究表明,高胆红素血症对肾脏的损害主要与结合型胆红素有关,高结合型胆红素血症可增加肾脏对缺氧的敏感性。Ozawa 提出胆红素可分解肾小管细胞线粒体的氧化磷酸化作用而影响肾小管细胞功能。Dawson 认为结合型胆红素还与肾脏缺血有关。Govil 等在临床上进一步证实了 Dawson 的观点,研究发现术前预先补充液体,术中应用甘露醇通过渗透性利尿增加肾血流量成功预防了急性肾功能衰竭的发生。

大鼠胆总管结扎 1~2 周后的肾脏病理标本显示:肾近曲小管上皮细胞肿胀,胞质内棕黄胆色素颗粒沉积,个别远端小管管腔内出现胆泥、胆栓。提示高胆红素血症参与了阻塞性黄疸时肾功能的损害,其作用机制可能为:① 阻塞性黄疸时胆红素抑制了肾脏线粒体内呼吸链的电子传递过程,导致细胞呼吸减弱,缺氧加重,肾脏结构和功能受损;② 胆红素沉积于肾小管细胞内,使血液正常流向 Henle 襻和集合管受阻,导致肾小管内出现大量胆栓栓塞,局部血液循环受损,肾小管上皮发生变性;③ 胆红素可损伤肝脏和网状内皮系统功能,导致 Kupffer 细胞数目减少,活性受抑,吞噬能力降低;此外网状内皮系统功能低下可使全身免疫功能下降,血中胆红素毒性增加,形成恶性循环,肾功能损害加重。

四、其他

(一)胆酸

Aoyagi 认为引起肾缺血的并非胆红素而是胆汁酸。动物实验发现灌注胆盐后肾动脉内皮细胞受损,诱发细胞内凝血,发生肾缺血。另有研究证明,胆酸可阻断肾小管 Na^+-H^+ 逆扩散,影响肾对水、电解质的处理。Lacaille 也观察到胆汁中胆酸可抑制淋巴细胞增殖,而淋巴细胞是免疫应答中起核心作用的免疫细胞。

(二)细胞凋亡

在机体受到病理性伤害时细胞凋亡(apoptosis)也是细胞死亡的方式之一。研究证明细胞凋亡在急性缺血和毒性肾损伤的 ARF 动物模型发挥重要作用。在甘油、缺血等致大鼠肾功能衰竭实验中及临床上肾功能衰竭患者肾活检标本中,均观察到肾脏细胞凋亡现象。临床急性肾功能损害患者的肾脏活检示肾小管坏死的同时亦伴有细胞凋亡。

有研究显示,肾小管细胞凋亡与血浆内毒素水平变化呈显著正相关,并推测内毒素是导致阻塞性黄疸后肾脏细胞发生凋亡的直接原因,保护性凋亡相关蛋白表达下降及促凋亡蛋白表达增加可能是细胞凋亡发生的生物学因素。survivin 在阻塞性黄疸的细胞凋亡发生中起一定作用,研究表明阻塞性黄疸发生后,肾脏组织凋亡抑制蛋白 survivin 表达水平限制降低。在梗阻性黄疸发生后促凋亡因子bax 水平显著上升,与凋亡发生趋势相同,具相关关系。细胞凋亡还受到内毒素诱导产生的 TNF - α、NO 等细胞因子的调节。

在阻塞性黄疸肾损伤的研究中,明确凋亡的作用可以有效减少损伤细胞的死亡,进而减少细胞坏死,修复脏器功能。

(三)感染

梗性黄疸时常并发感染,胆道梗阻后胆汁中含菌率明显升高,可高达 76% ~ 90%,并且厌氧菌所占比率升高。容易导致败血症发生,诱发急性肾功能衰竭,甚至多器官功能衰竭,死亡率增加。

(四)氧自由基损伤

越来越多的证据表明阻塞性黄疸导致全身性氧化应激,对所有重要器官如肝、肾、心、脑、肺、肠道和血产生影响。我们的阻塞性黄疸大鼠血清代谢组学研究发现,血清潜在生物标志物主要与氧化还原损伤相关。氧化应激可能参与胆汁淤积的病理生理过程。我们还检测到血清中 GSH 和 T - AOC 的水平下降和 MDA 水平上升,这与受损的氧化还原平衡相一致。SOD 和 GSH - Px 能将活性自由基转化至活性更低,或失活的物质。与假手术对照组相比,BDL 大鼠血清中 GSH - Px 和 SOD 的活性显著减弱,证实其针对胆汁淤积所诱发自由基损伤的抗氧化效率被抑制。

胆汁淤积时氧化应激增加的可能机制较为复杂。近来的证据表明氧化应激本质上是胆汁淤积性的。Schmitt 等和 Kawai 等发现大鼠肝脏暴露于促氧化剂叔丁基过氧化氢(tBuOOH)后,胆汁流量迅速下降并导致完全性胆汁淤积。且氧化应激作为胆管结扎所引起的肝外胆汁淤积中的首要病因和(或)恶化因素也得到了验证。通常来说,氧化应激需要结合活性氧(ROS)生成的增加和抗氧化系统受损两个条件来造成相关影响。一些研究人员报道游离氧自由基参与胆汁淤积综合征的发生。在一些胆汁淤积的临床和实验模型中检测到 ROS 的含量和脂质过氧化的毒性降解产物的增加。

氧化应激与胆汁淤积时严重的并发症如肾功能不全有关。其在阻塞性黄疸通过形成几种血管活性介质,以及诱导肾小球系膜细胞的收缩直接影响肾小球微循环对肾功能障碍起重要作用,结果导致肾小球毛细血管超滤系数减少。

第七节　对机体免疫功能的影响

阻塞性黄疸时,机体的免疫功能明显受抑,并被认为是阻塞性黄疸患者围术期易感性升高的主要原因。阻塞性黄疸患者术后常常发生感染、肾功能衰竭、胃肠出血、营养不良、伤口不愈合甚至多器官功能衰竭等严重并发症。研究认为,这些并发症也与术前机体免疫功能低下密切相关。

一、肝脏单核吞噬细胞系统功能减弱

肝脏是全身含单核吞噬细胞系统最丰富的器官,而 Kupffer 细胞占肝脏单核吞噬细胞系统的 80% ~90%。Bailey 和 Wardle 提出肝脏 Kupffer 细胞功能是网状内皮系统的重要组成部分,能过滤门静脉和肝动脉的血液,清除血运中细菌、大分子化学物、免疫复合物、内毒素和革兰阴性杆菌细胞壁上的异常脂多糖等,且能在特异性免疫中处理、提呈、调节和储存抗原信息。

阻塞性黄疸时肝脏 Kupffer 细胞功能明显受抑。Holman 和 Katz 在动物实验中发现阻塞性黄疸时肝脏网状内皮系统功能受到严重损害,免疫功能低下。人们常用静脉注射微聚白蛋白(Micro-aggregated albumin)后测定其清除率来检测人的网状内皮系统吞噬功能。Pain 研究发现阻塞性黄疸患者微聚白蛋白清除率降低,巨噬细胞吞噬功能与血胆红素浓度呈负相关,而与转氨酶及胆盐含量无明显关联。肝脏单核吞噬系统功能受损的机制可能包括:① 阻塞性黄疸时血流重新分配,肝脏血流减少,传递给肝脏单核吞噬细胞的颗粒性抗原减少;② 肝脏 Kupffer 细胞的活性受抑,可能与血浆胆红素浓度升高、调理素减少和内毒素的作用有关。

二、T 淋巴细胞功能减弱

阻塞性黄疸对 T 淋巴细胞功能的影响早而持久,研究认为肝外胆道梗阻能引起特异性和非特异性细胞免疫功能低下。Scott-Conner 等发现大鼠胆道结扎 3 天后 T 淋巴细胞对丝裂原的反应明显减弱。动物实验还发现,阻塞性黄疸大鼠的 T 细胞在体外对 PHA 刺激的反应性减弱。临床上阻塞性黄疸患者对迟发性过敏反应性明显降低,且与术后感染的发生关系密切。大宗胰腺癌病例免疫功能的研究也发现淋巴细胞对丝裂原反应低下,T 淋巴细胞总数减少。Greve 等提示 T 细胞功能降低是全身性内毒素血症的直接作用。另外,研究还显示 T 细胞分裂素抑制是细菌易位的一个继发性作用。但关于其具体发生机制尚存在不同意见。

有研究认为,阻塞性黄疸时血液中存在 T 淋巴细胞抑制因子,并推测胆盐、α 球蛋白、胆红素或其他物质起这种体液因子的作用。Fargion 等的研究显示,阻塞性黄疸患者血液中有抑制因子存在。裘正军等也证实在阻塞性黄疸兔的血清中存在细胞免疫抑制因子。Poper 等报道阻塞性黄疸时 α 球蛋白升高可能妨碍 T 淋巴细胞识别抗原而抑制免疫功能。Gianni 推测血液中胆酸增高可能损害淋巴细胞功能,体外实验也证实胆酸能抑制正常人淋巴细胞对植物血凝素等的刺激反应。另有研究认为,阻塞性黄疸时是 T 淋巴细胞抑制原细胞介导了免疫缺陷。李桦等的研究支持 T 淋巴细胞网络调节紊乱所致免疫缺陷的观点,他们发现阻塞性黄疸患者外周血总 T 细胞,TH(辅助性 T 细胞)百分率,TH/TS(抑制性 T 细胞)比值及自然杀伤细胞百分比下降。王泉海等也证明阻塞性黄疸时细胞和体液免疫功能低下,存在免疫调节紊乱。

三、对体液免疫功能的影响

正常胆道存在完整的局部体液免疫系统。文献报道胆汁中免疫球蛋白(Ig)的来源为:① 胆囊黏膜固有层少量细胞产生 Ig;② 循环抗体是胆汁 Ig 的主要来源:胆汁中 IgA 以分泌型(sIgA)占绝对优势,血中的 IgA 聚体(dIgA)经胆管上皮细胞或肝细胞中分泌片(SC)的特殊转运机制进入胆汁。IgG 和少量未与 SC 结合的 dIgA 通过"漏出"方式,从胆管上皮细胞进入胆汁;③ 肠黏膜固有层合成 Ig:

50%未与 SC 结合的 dIgA 通过局部扩散或淋巴引流入门静脉或体静脉,门静脉中的 Ig 经过胆管上皮细胞或肝细胞特殊加工形成 sIgA 进入胆汁。胆汁中 Ig 再经十二指肠进入肠道是 IgA 的肠肝循环,对胆道和肠道的免疫均具有重要的影响。胆汁中正常胆汁中分泌型 IgA(sIgA)具有抑制细菌生长,防止细菌与黏膜黏附,加速肠纤毛清除颗粒物质,通过与细菌毒素结合使之失活,促使蛋白分解酶破坏细菌,促进细胞吞噬作用,以及与补体协同增强杀菌能力等作用。

阻塞性黄疸患者血清和胆汁中 Ig 发生变化。阻塞性黄疸时 sIgA 进入肠道受阻,成为肠道细菌移位、肠源性内毒素血症发生的原因之一。Ohshio 发现阻塞性黄疸患者血清和胆汁中白蛋白及 IgG 与胆红素同步增高,认为此系胆汁与血液间渗透性增高及胆血屏障功能遭到破坏所致。Fraser 报道阻塞性黄疸时 IgA 明显增高,而 IgG 和 IgM 则无改变。但 Nagura 报道胆管阻塞时血清 sIgA 和 IgM 均明显升高,阻塞解除后降低。

四、对细胞因子的影响

细胞因子主要来源于单核细胞、巨噬细胞和淋巴细胞。IL-1 由单核细胞分泌,可刺激 T 淋巴细胞产生 IL-2、IL-4、IL-5 和 IL-6;刺激 B 淋巴细胞产生抗体。IL-2 可刺激 T 淋巴细胞和自然杀伤细胞增生,参与抗病毒和抗肿瘤作用。研究发现阻塞性黄疸时 IL-1 和 IL-2 的生成能力和活性均下降,而 sIL-2R 表达明显升高,且 IL-1、IL-2 产生与胆红素水平呈负相关,sIL-2R 与胆红素水平呈正相关。IL-1、IL-2 生成减少时 T 淋巴细胞和 B 淋巴细胞的功能受到抑制,机体细胞免疫功能下降。而 sIL-2R 升高可以和 mIL-2R 竞争结合,中和淋巴细胞周围的 IL-2,从而使 IL-2 相关的免疫功能下降。此外,IL-2R 水平升高时提示活化淋巴细胞上的 mIL-2R 大量脱落,膜表面 IL-2R 密度降低,活化淋巴细胞功能衰竭。

五、肠黏膜免疫功能下降

肠黏膜免疫系统是肠黏膜第一道免疫防御系统,其主要由肠道免疫系统的细胞群组成,通过细胞免疫和体液免疫以防止致病性抗原对机体的伤害。肠黏膜内聚集大量的免疫细胞,产生免疫球蛋白,以保护黏膜。其中主要为 IgA,在肠道中以分泌型 IgA 形式存在。它可以维持肠黏膜的完整,并能够结合细菌和病毒,从而增强肠黏膜屏障的防御能力。肠液 sIgA 来自胆汁和肠黏膜固有层内产 IgA 细胞。基本的 IL-6 分泌对维持正常肠黏膜屏障作用是必需的,IL-6 是使 B 细胞最终分化为浆细胞的分化因子,促进 IgA 的分泌。

研究显示,阻塞性黄疸时来源于胆汁的 IgA 及小肠黏膜固有层内 IgA 及 IL-6 mRNA 的表达减少,可能是削弱肠黏膜屏障功能的原因之一,可能是导致肠源性内毒素血症的一个重要原因。如前所述,胆汁对肠道的免疫功能也起着非常重要的作用,阻塞性黄疸时肠道的免疫功能下降,防御能力减弱。

六、对红细胞免疫功能的影响

红细胞在体内像白细胞免疫系统一样还具有多种免疫功能,是机体完整免疫系统一个不可缺少的组成部分。其免疫功能主要表现为:① 红细胞通过表面的 I 型补体受体 CR1 与 C_3b 调理过的免疫复合物(circulating immune complex,CIC)结合,将其带到肝脏等网状内皮系统清除;② 红细胞可通过

其膜上的 C_3b 受体的黏附作用将细菌表面补体-抗原成分识别和捕捉,并运送到吞噬系统将其吞噬;③ 红细胞 C_3b 受体还可清除毗邻的巨噬细胞在吞噬细菌过程中产生的氧化代谢产物以提高其吞噬效率;红细胞本身也可通过其氧化酶直接杀灭病原体以防御感染。

研究表明,阻塞性黄疸时红细胞的免疫功能受到抑制,且可能是阻塞性黄疸患者感染性并发症发生率高的原因之一。

第八节　黄疸对机体的其他影响

一、对皮肤黏膜的影响

(一) 黄染

黄疸时白色的舌系带、巩膜、黏膜中上腭、颊黏膜、皮肤依次出现黄染。其中巩膜中的弹力蛋白和胆红素有特殊亲和力,皮肤黄染在色素沉着部位较为显著。黄疸可呈金黄、黯黄色,在胆红素氧化成胆绿素后成为黄绿色。

(二) 皮肤瘙痒

黄疸、瘙痒加白陶土色粪便是黄疸的临床特征。皮肤瘙痒其产生机制尚不十分清楚,溶血性黄疸无瘙痒,肝细胞性黄疸瘙痒亦较轻,且呈一过性,阻塞性黄疸约半数以上有明显瘙痒。

(三) 脂溶性维生素缺乏的皮肤黏膜表现

阻塞性黄疸时脂溶性维生素 A、维生素 D、维生素 E、维生素 K 缺乏,其中维生素 A、维生素 K 缺乏对皮肤黏膜影响较大。维生素 A 缺乏可引起上呼吸道、消化道黏膜上皮鳞状化生,表皮角化过度,出现干眼症、夜盲症、皮肤干燥脱屑及毛囊角化性丘疹等;维生素 K 缺乏可导致凝血酶原合成障碍,Ⅶ因子减少,出现皮肤、黏膜出血倾向,表现为出血点、瘀斑或自发出血。

(四) 黄色瘤

黄色瘤一般于黄疸时因脂质代谢紊乱,局部脂质沉着而形成,多呈不规则卵圆形、鲜亮的黄色软质小隆起,可见于全身各个部位,其中上睑内眦部最为常见。

二、对中枢神经系统的影响

研究显示,血中胆汁酸可对中枢神经系统产生直接毒性作用,引起恶心,头晕,甚至精神错乱。而游离胆红素对神经系统的毒害作用则为胆红素对人体最严重的危害。

新生儿尤其是早产儿,当血清游离胆红素浓度过高($307.8 \sim 342.0$ μmol/L;也有仅 153.9 μmol/L)时,可通过血-脑屏障进入脑内,引起大脑基底神经核细胞的黄染、变性和坏死,即核黄疸(kernicterus 或 nuclear jaundice)。主要表现为肌肉抽搐、全身痉挛和锥体外系异常引起的神经肌肉异常。患儿往往因此死亡或多留下肢体紧张性瘫痪和智力低下等严重后遗症。核黄疸的机制尚未阐明。一般认为游离胆红素不能通过成人的血脑屏障,但在新生儿由于血脑屏障发育不成熟,且在分娩时发生窒息、缺氧、酸中毒和创伤等因素可使血脑屏障通透性增高,加上血浆白蛋白浓度降低与游离胆红素结合减少,导致血中游离胆红素浓度升高,游离胆红素穿过血脑屏障进入脑组织引起核黄疸。此外,Y蛋白具有防止游离胆红素毒性的作用,新生儿脑细胞Y蛋白缺乏可能也是游离胆红素对脑产生作用的原因之一。

游离胆红素毒性作用机制还不清楚,可能是通过① 干扰脑细胞的能量代谢:如抑制大脑神经细胞的生物氧化,使氧化磷酸化脱偶联,阻断脑细胞的能量供应,从而导致神经细胞的损害和功能异常;② 改变神经细胞质膜的成分和功能:脂溶性的游离胆红素可与细胞膜上的磷脂结合形成复合体,影响线粒体的ATP生成和细胞的正常功能。

三、对肺功能的影响

临床上呼吸窘迫综合征小儿合并高胆红素血症时,肺泡Ⅱ型上皮细胞受损,表面活性物质合成与分泌不足,从而导致肺泡表面张力增加、顺应性降低,肺泡扩张受限而发生限制性通气不足。此外,体外实验也证明,游离胆红素增高能改变磷脂膜的表面张力。

四、凝血障碍

阻塞性黄疸患者术中、术后手术创面广泛,常出现严重而难以控制的大量渗血,围术期改善阻塞性黄疸患者的凝血机制非常重要。

五、对伤口愈合的影响

患者在胆红素的肝外排泄障碍时易发生伤口愈合不良,切口裂开,甚至导致切口疝的发生。研究发现把胆红素加入人工培养的组织中,可抑制纤维细胞生长,并使其形态结构发生异常改变。这表明胆红素可能与伤口愈合有一定的关系。

(龙 跃 吴飞翔)

参考文献

[1] 陈主初.病理生理学[M].北京:人民卫生出版社,2005:326-331.

[2] 郑芝田.胃肠病学[M].第3版.北京:人民卫生出版社,2000:74-82.

[3] 高绪文,郑明新,李继莲.简明消化病诊治[M].北京:人民卫生出版社,2000:126-139.

[4] 姜勇.病理生理学[M].北京:高等教育出版社,2011:273-277.

[5] 林三仁.实用临床消化病学[M].北京:科学技术文献出版社,2007:199-207.

[6] 陆伦根,曾明德.胆汁淤积性肝病[M].北京:人民卫生出版社,2007:121-122.

[7] 谭基明.外科病理生理学[M].第2版.北京:人民卫生出版社:2009:904-932.

[8] 石景森,王炳煌.胆道外科基础与临床[M].北京:人民卫生出版社,2003:92-127.

[9] 陈诗书,孔良曼,章有章.医学生物化学[M].上海:复旦大学出版社,2002:375-380.

[10] 姜双,王志新,刘艳秋,等.阻塞性黄疸肝细胞损伤机制研究现状[J].医学综述,2006,8(6):343-344.

[11] 刘金钢,宋军,田野,等.生长激素对阻塞性黄疸时肿瘤坏死因子-α及内毒素血症的影响[J].中华实验外科杂

志,2002,19(5):473.

[12] 俞毅君,王毓,徐德征.内毒素血症和高胆红素血症对外科梗阻性黄疸患者的毒性作用[J].中国综合临床, 2001,17(5):383-384.

[13] 刘祥德,何振平.阻塞性黄疸肾脏损伤机制实验研究[J].第三军医大学学报,2006,28(8):788-791.

[14] 马秀岩,王世斌,韩家林,等.阻塞性黄疸的血液动力学研究[J].中华实验外科杂志,1994,11:7.

[15] 巩鹏,王忠裕,宝全.胆道梗阻后心脏损害的研究[J].肝胆外科杂志,2003,11(6):465-467.

[16] 牟一平,彭淑牖.胆汁酸细胞毒性作用研究进展[J].国外医学生理病理科学临床分册,1995,15:163.

[17] 吴涌宏综述,关养时审校.内毒素血症在阻塞性黄疸发生发展中作用的研究进展[J].中国普通外科杂志,2010, 19(8):912-915.

[18] 谭建美,黄详成.肠黏膜屏障损伤的机制[J].第一军医大学学报,2001,21(8):627-629.

[19] 汤靓,周伟平.阻塞性黄疸病理生理学改变[J].中国实用外科学杂志,2007,27(10):839-841.

[20] Shoda J, Miura T, Utsunomiya H, et al. Genipin enhances Mrp2(Abcc2)-mediated bile formation and organic anion transport in rat liver[J]. Hepatology, 2004, 39(1):167-178.

[21] Greve JW, Gouma DJ, Soeters PB, et al. Suppression of cellular immunity in obstructive jaundice is caused by endotoxins: a study with germ-free rats[J]. Gastroenterology, 1990, 98(2):478-485.

[22] Yang Runkuan, Han Xiaonan, Uchiyama T, et al. IL-6 is essential for development of gut barrier dysfunction after hemorrhagic shock and resuscitation in mice[J]. Gastrointest Liver Physiol, 2003, 285, 621-629.

[23] Fogarty BJ, Parks RW, Rowlands BJ, et al. Renal dysfunction in obstructive jaundice[J]. Br J surg, 1995, 7:877.

[24] won YS, Foley JD, Murphy CJ, et al. The effect of trophic factor supplementation on cold ischemia-induced early apoptotic changes[J]. Transplantation, 2007 Jan 15, 83(1):91-94.

[25] Ljubuncic P, Tanne Z, Bomzon A. Evidence of a systemic phenomenon for oxidative stress in cholestatic liver disease [J]. Gut, 2000, 47, 710-716.

[26] Copple BL, Jaeschke H, Klaassen CD. Oxidative stress and the pathogenesis of cholestasis[J]. Seminars in liver disease, 2010, 30, 195-204.

[27] Bomzon A, Rosenberg M, Gali D, et al. Systemic hypotension and decreased pressor response in dogs with chronic bile duct ligation[J]. *Hepatology*, 1986, 6:595-600.

[28] Bomzon A, Weinbroum A, Kamenetz L. Systemic hypotension and pressor responsiveness in cholestasis. A study in conscious 3-day bile duct ligated rats[J]. *J Hepatol*, 1990, 11:70-76.

[29] Song JG, Cao YF, Sun YM, et al. Baroreflex sensitivity is impaired in patients with obstructive jaundice[J]. Anesthesiology, 2009, 111:561-565.

[30] Pak JM, Lee SS. Vasoactive effects of bile salts in cirrhotic rats: In vivo and in vitro studies[J]. *Hepatology*, 1993, 18:1175-1181.

[31] Inan M, Sayek I, Tel BC, et al. Role of endotoxin and nitric oxide in the pathogenesis of renal failure in obstructive jaundice[J]. *Br J Surg*, 1997, 84:943-947.

[32] Lunzer MR, Newman SP, Bernard AG, et al. Impaired cardiovascular responsiveness in liver disease[J]. *Lancet*, 1975, 2:382-385.

[33] Ring-Larsen H, Hesse B, Henriksen JH, et al. Sympathetic nervous activity and renal and systemic hemodynamics in cirrhosis: Plasma norepinephrine concentration, hepatic extraction, and renal release[J]. *Hepatology*, 1982, 2:304-310.

[34] Dabagh K, Said O, Lebrec D, et al. Down-regulation of vascular alpha1-adrenoceptors does not account for the loss of vascular responsiveness to catecholamines in experimental cholestasis[J]. *Liver*, 1999, 19:193-198.

[35] Feng QP, Bergdahl A, Lu XR, et al. Vascular alpha-2 adrenoceptor function is decreased in rats with congestive heart failure[J]. *Cardiovasc Res*, 1996, 31:577-584.

[36] MacGilchrist AJ, Sumner D, Reid JL. Impaired pressor reactivity in cirrhosis: Evidence for a peripheral vascular

defect[J]. *Hepatology*, 1991, 13: 689 - 694.

[37] Wong F, Liu P, Allidina Y, et al. Pattern of sodium handling and its consequences in patients with preascitic cirrhosis [J]. *Gastroenterology*, 1995, 108: 1820 - 1827.

[38] Dehpour AR, Samini M, Arad MA, et al. Clonidine attenuates naloxone - induced opioid - withdrawal syndrome in cholestatic mice[J]. *Pharmacol Toxicol*, 2001, 89: 129 - 132.

[39] Borhani AA, Houshmand G, Samini M, et al. Alpha2 - adrenoceptor subsensitivity in mesenteric vascular bed of cholestatic rats: The role of nitric oxide and endogenous opioids[J]. *Eur J Pharmacol*, 2005, 514: 183 - 189.

[40] Orellana M, Rodrigo R, Thielemann L, et al. Bile duct ligation and oxidative stress in the rat: Effects in liver and kidney[J]. *Comp Biochem Physiol C Toxicol Pharmacol*, 2000, 126: 105 - 111.

[41] Clements WD, Erwin P, McCaigue MD, et al. Conclusive evidence of endotoxaemia in biliary obstruction[J]. *Gut*, 1998, 42: 293 - 299.

[42] Radomski MW, Palmer RM, Moncada S. Glucocorticoids inhibit the expression of an inducible, but not the constitutive, nitric oxide synthase in vascular endothelial cells[J]. *Proc Natl Acad Sci USA*, 1990, 87: 10043 - 10047.

[43] Swain MG, Rothman RB, Xu H, et al. Endogenous opioids accumulate in plasma in a rat model of acute cholestasis [J]. *Gastroenterology*, 1992, 103: 630 - 635.

[44] Jones EA, Bergasa NV. Evolving concepts of the pathogenesis and treatment of the pruritus of cholestasis[J]. *Can J Gastroenterol*, 2000, 14: 33 - 40.

[45] Assimakopoulos SF, Vagianos CE, Patsoukis N, et al. Evidence for intestinal oxidative stress in obstructive jaundice - induced gut barrier dysfunction in rats[J]. Acta Physiol Scand, 2004, 180: 177 - 185.

[46] Assimakopoulos SF, Scopa CD, Charonis A, et al. Experimental obstructive jaundice disrupts intestinal mucosal barrier by altering occluding expression: beneficial effect of bombesin and neurotensin[J]. J Am Coll Surg, 2004, 198: 748 - 757.

[47] Yang R, Harada T, Li J, et al. Bile modulates intestinal epithelial barrier function via an extracellular signal related kinase 1/2 dependent mechanism[J]. Intensive Care Med, 2005, 31: 709 - 717.

[48] Portincasa P, Grattagliano I, Testini M, et al. Parallel intestinal and liver injury during early cholestasis in the rat: modulation by bile salts and antioxidants[J]. Free Radic Biol Med, 2007, 42: 1381 - 1391.

[49] Sano T, Ajiki T, Takeyama Y, et al. Internal biliary drainage improves decreased number of gut mucosal T lymphocytes and MAdCAM - 1 expression in jaundiced rats[J]. Surgery, 2004, 136: 693 - 699.

[50] Brown WR, Kloppel TM. The liver and IgA: immunological, cell biological and clinical implications[J]. Hepatology, 1989, 9: 763 - 784.

[51] Bron PA, Marco M, Hoffer SM, et al. Genetic characterization of the bile salt response in Lactobacillus plantamm and analysis of responsive promoters in vitro and in situ in the gastrointestinal tract[J]. J Bacteriol, 2004, 1 86: 7829 - 7835.

[52] Bemelmans MH, Gouma DJ, Greve JW, et al. Cytokines tumor necrosis factor and intefleukin - 6 in experimental biliary obstruction in mice[J]. Hepatology, 1992, 15: 1132 - 1136.

[53] Assimakopoulos SF, Thomopoulos KC, Patsoukis N, et al. Evidence for intestinal oxidative stress in patients with obstructive jaundice[J]. Eur J Clin Invest, 2006, 36: 181 - 187.

[54] Assimakopoulos SF, Maroulis I, Patsoukis N, et al. Effect of antioxidant treatments on the gut - liver axis oxidative status and function in bile duct - ligated rats[J]. World J Surg, 2007, 31: 2023 - 2032.

[55] Szabolcs braham, Andrea Szabo. Kupffer cell blockade improves the endotoxin - induced microcirculatory inflammatory response in obstructive jaundice [J]. Shock, 2008, 7(30): 69 - 74.

[56] Steve AK, Marcus P, Jeanie HA, et al. The role of kupffer cells in liver injury induced by endotoxemia [J]. Journal of Trauma injury Infection and Critical Care, 2005, 58: 740 - 751.

[57] Andrew M, Miller, Mina Masrorpour, et al. LPS exacerbates endothelin－1 indceactivation of cytosolic phospholipase A2 and thromboxane A2 production from Kupffer cells of the prefibrotic rat liver[J]. Hepatol, 2007, 8(46): 276－285.

[58] Perez MJ, Briz O. Bile－acid－induced cell injury and protection[J]. World J Gastroenterol, 2009, 15(14): 1677－1689.

[59] Patel T, Gores CJ. Apoptosis and hepatobiliary disease[J]. Hepatology, 1995, 21(6): 1725－1741.

[60] Hofmann AF, Hagey LR. Bile acids: chemistry, pathochemistry, biology, pathobiology, and therapeutics[J]. Cell Mol Life Sci, 2008, 65(16): 2461－2483.

[61] Slachtova L, Seda O, Behunova J, et al. Genetic and biochemical study of dual hereditary jaundice: Dubin－Johnson and Gilbert's syndromes. Haplotyping and founder effect of deletion in ABCC2[J]. Eur J Hum Genet, 2015.

[62] Scriven MW, Horrobin DF, Puntis MC. Study of plasma and red cell phospholipid fatty acids in extrahepatic cholestatic jaundice[J]. Gut, 1994, 35(7): 987－990.

[63] Yue Long, Xin Dong, Weifeng Yu, et al. Metabolomics changes in a rat model of obstructive jaundice: mapping to metabolism of amino acids, carbohydrates and lipids as well as oxidative stress[J]. Journal of Clinical Biochemistry and Nutrition, 2015, 157(1): 1－10.

[64] Lunzer MR, Newman SP, Bernard AG, et al. Impaired cardiovascular responsiveness in liver disease[J]. Lancet, 1975;2: 382－385.

[65] Sitzmann JV, Wu Y, Aguilera G, et al. Loss of angiotensin-ii receptors in portal hypertensive rabbits[J]. Hepatology, 1995, 22: 559－564.

[66] Borhani AA, Houshmand G, Samini M, et al. Alpha2－adrenoceptor subsensitivity in mesenteric vascular bed of cholestatic rats: The role of nitric oxide and endogenous opioids[J]. Eur J Pharmacol, 2005, 514: 183－189.

[67] Clements WD, Erwin P, McCaigue MD, et al. Conclusive evidence of endotoxaemia in biliary obstruction[J]. Gut, 1998, 42: 293－299.

[68] De Buy Wenniger LM, Beuers U. Bile salts and cholestasis[J]. Dig Liver Dis, 2010, 42(6): 409－418.

第五章　胰腺炎的病理生理

第一节　急性胰腺炎的病理生理

急性胰腺炎(acute pancreatits)是由多种病因导致胰腺腺泡损伤引起的不同程度的局部及全身炎症反应。患者常表现右上腹部或上腹部疼痛并向背部放射,伴恶心、呕吐。局部体征包括腹部压痛伴或不伴随腹膜炎,见两侧肋腹皮肤呈灰紫色斑称为 Grey Turner 征,而脐周皮肤青紫称为 Cullen 征,常提示预后不良。

一、急性胰腺炎的分类

急性胰腺炎患者病情往往轻重不等,近80%急性胰腺炎患者为轻型,病程呈自限性,患者局部症状可以迅速缓解,通常几日之内出院,病死率为0。而20%患者可以发展成威胁生命的重症型急性胰腺炎,临床表现主要来自多器官功能衰竭(mutiple organ failure, MOF)和胰腺坏死这两个关键的因素。患者死亡率高达50%,呈双峰形式,早期的死亡原因主要为快速进展的全身炎症反应综合征(systemic inflammatory response syndrome, SIRS),常发生确诊后 1 周内;晚期死亡主要原因是胰腺坏死导致的脓毒血症和继发性多器官功能衰竭。有研究表明61.7%的重症急性胰腺炎患者发展为 MOF。22.6%的患者会出现单个器官的功能衰竭,包括呼吸衰竭(35.1%)、心血管(22.3%)、胃肠道(19.1%),肝脏(15.9%),肾脏(14.9%)。这一发现具有重要的临床意义,因为在急性胰腺炎早期器官功能的持续衰竭是导致患者死亡的独立危险因素。急性胰腺炎临床分类方法见表5-1。

表5-1　急性胰腺炎的分类

	1992 年亚特兰大分类	2012 年亚特兰大分类	2012 年以确定预后因素为基础的分类
轻　型	无器官衰竭及局部并发症	无器官衰竭及无局部或全身并发症	无胰腺和胰周组织坏死及无器官衰竭
中重型		一过性的器官衰竭($<48\,h$);无持续性器官衰竭($>48\,h$)的局部或全身并发症	胰腺(胰周)无菌性坏死和(或)一过性的器官衰竭($<48\,h$);
重　型	局部并发症和(或)器官衰竭:$PaO_2 \leqslant 60\%$;肌酐$\geqslant 152.6\,\mu mol/L$;休克(收缩压$\leqslant 60\,mmHg$);胃肠出血($>500\,ml/24\,h$)	持续性单个或多个器官衰竭($>48\,h$)	胰腺(胰周)感染性坏死或持续性器官衰竭($>48\,h$);
危重型			胰腺(胰周)感染性坏死和持续性器官衰竭

二、急性胰腺炎的病因

急性胰腺炎的病因多种多样(表5-2)。常见的原因是胆结石和大量饮酒。其他原因有药物、高脂血症、高钙血症、医源性如 ERCP、创伤/缺血、胰腺导管阻塞、基因突变、感染、自身免疫性疾病及先天性因素。

表5-2　急性胰腺炎的病因

病 因 分 类	举　　　例
毒性因素	酒精、蝎毒素
代谢性因素	甘油三酯血症、高钙血症、高尿酸血症
机械性因素	胆结石、肿瘤、十二指肠乳头憩室、Oddi 括约肌功能障碍、腹部闭合性损伤、腹部手术后、ERCP 后
血管性因素	休克、缺血再灌注、栓塞、低体温、恶性高热、自身免疫性血管炎
药　物	硫唑嘌呤、磺胺类药物、噻嗪类利尿剂、雌激素、四环素等
感　染	病毒、支原体、蠕虫

发达国家大多数成年人主要患病因素为胆结石和大量饮酒,两者占发病原因的80% ~90%。女性胆结石更为常见,男性主要为大量饮酒,其他原因包括高脂血症、高钙血症、ERCP 后。然而在小儿主要的致病因素是创伤、全身性疾病、感染和药物。除传统的病因外,肥胖和遗传易感性可增加患急性胰腺炎的风险、严重性及并发症。

目前认为直径小于5 mm 的胆结石因易于从胆囊移行到胆总管,造成胆总管梗阻从而导致急性胰腺炎的发生。酒精是导致急性胰腺炎的第二大原因,但是酒精和胰腺炎之间的相关性尚未完全明确。众所周知酒精对胰腺有直接毒害作用,但是胰腺炎的发生还需要额外的启动因素或辅助因素。近来有证据表明,酒精可直接损伤胰腺导管和胰腺腺泡细胞。酗酒者由于乙醇代谢产生乙醛可引起微管功能障碍和顶端细胞骨架重构导致腺泡细胞的外分泌功能障碍,进而导致腺泡细胞内酶聚集。此外,酒精可以降低酶原和溶酶体膜的稳定性、增加腺泡细胞膜对胆囊收缩素(cholecystokinin, CCK)的敏感性。这些均可以导致机体对酶的异常激活更敏感。

三、急性胰腺炎的病理生理

目前认为急性胰腺炎是由于胰管内压力增加或因代谢、毒性物质直接刺激所触发。与其他外分泌腺体不同的是,胰腺导管无上皮组织,这使得胰液易于渗漏到细胞间隙。因此,胰腺导管压力增加后便启动多种致病机制。早期包括胰腺外分泌的改变、细胞内酶的激活及炎症介质的产生,随之出现腺泡细胞的自噬和自我消化。局部炎症介质及激活的酶诱发局部炎症及全身炎症的发生,同时激活的巨噬细胞和多形核白细胞侵蚀胰腺并产生更多的炎症细胞因子。

(一) 细胞内胰蛋白酶原异常激活

急性胰腺炎最关键的发病机制是腺泡内和胰腺实质细胞内胰蛋白酶原的异常激活导致胰腺的自身消化和炎症反应,这种激活不能被内源性的拮抗剂所调控。正常情况下,胰蛋白酶原是在十二指肠中由十二指肠激肽酶或被激活胰蛋白酶激活。此外,机体中还存在如下抑制胰蛋白酶提前激活的机制: ① 胰蛋白酶合成后作为无活性的酶原颗粒储存;② 胰腺分泌的胰腺蛋白酶抑制剂丝氨酸蛋白酶抑制物(serine protease inhibitor Kazal type 1,SPINK1),存在于胰腺组织和胰腺的细胞质中作为第二道屏障,此外胰腺分泌的胰蛋白酶抑制剂和蛋白酶激活受体-2(protease-activated receptor, PAR-2)被胰蛋白酶激活后抑制胰蛋白酶原剪接过程,因此 SPINK1 突变与反复发作的急性胰腺炎和慢性胰腺炎相关;③ 已经被激活的胰蛋白酶原能够被糜蛋白酶去激活和变性。急性胰腺炎时胰腺的过度激活与其保护机制失衡,此时胰腺中激活的胰蛋白酶导致胰腺组织损伤,损伤的胰腺组织进一步的释放更多的酶,形成恶性循环。胰蛋白酶可进一步激活其他胰蛋白酶原如弹性蛋白酶原、羧基肽酶原或磷脂酶原 A2,促进补体、激肽成分释放及作用于凝血过程;刺激局部产生氧自由基、并使巨噬细胞和腺泡细胞产生更多的细胞因子。虽然蛋白酶在激活48 h 后活性衰退,但是炎症会持续更长时间。

目前已知多种因素参与酶原的激活并抑制其分泌,如腺泡细胞内的肌动蛋白网络、SANRE 蛋白及小 GTP 结合蛋白、Rab 家族中的小 GTP 结合蛋白、Rab3b 和 Rab27b。特异性的 SANRE 蛋白位于胞质膜和酶原颗粒膜上,通过它们的相互作用调节胞吐。给予高剂量 CCK-8 可以导致 SNARE 蛋白中的 Munc 18c 发生位移,在酒精性胰腺炎患者中也观察到这一现象。研究还发现嗜中性粒细胞在胰蛋白酶原的激活中发挥某些作用,通过抑制中性粒细胞弹性蛋白酶可降低胰蛋白酶的活性。利用钙离子螯合剂减少腺泡细胞内钙离子后可以阻断酶原激活,进一步说明钙离子是酶原激活所必不可少的。进一步有研究者发现,单纯增加细胞内钙离子浓度并不能导致胰蛋白酶原的激活。这提示钙离子是酶原激活所必需但其自身不足以激活胰蛋白酶原。热休克蛋白(heat shock protein, HSP)是保护细胞免受毒性炎症介质伤害的一类蛋白家族。胰腺炎时 HSP 合成上调以保护胰腺不受损伤,目前研究较多的是 HSP27 和 HSP70,这两种 HSP 在雨蛙素诱导的胰腺炎模型动物表达上调。HSP70 通过阻断溶酶体酶/酶原的共定位,使得腺泡细胞内胰蛋白酶原的激活减少,进而缓解胰腺炎症。胰腺炎时细胞内转运过程发生改变可以导致酶原的激活和胰腺炎的发生,HSP 可阻断这一转运过程并阻止胰蛋白酶原激活所需的钙离子增加。

目前关于胰蛋白酶原激活的机制有两种主导的理论假说:其一是自身激活假说,该假说认为 CCK 的刺激导致胰蛋白酶原的自身激活。这一过程发生在胰腺腺泡细胞内并依赖于酸性环境。另一假说为共定位假说,该假说认为酶原和溶酶体酶共存于同一区室,急性胰腺炎早期,区室分隔的缺失导致胰蛋白酶原与溶酶体酶组织蛋白酶 B 接触,胰蛋白酶原上的一个肽段被水解后成为富有活性的胰蛋白酶,随后依次激活其他消化酶原,导致细胞损伤。尽管有人提出在共定位的区室 pH 为中性,而组织蛋白酶 B 激活胰蛋白酶原需要周围环境 pH 接近5。但是又有研究表明,组织蛋白酶 B 即使在中性环境也具有激活胰蛋白酶原的能力。

(二) 炎症反应

除胰蛋白酶可直接激活补体、激肽成分外,损伤的胰腺和胰周组织可进一步导致急性炎症反应。胰腺实质细胞尤其是腺泡细胞和星型细胞可分泌多种细胞因子在白细胞发生趋化反应中起着重要作用。胰腺出现明显的单核细胞、巨噬细胞,以及多形核细胞浸润从而导致胰腺组织发生进一步的损伤并产生细胞因子、活性氧及花生四烯酸代谢产物。下面详述参与炎症反应的物质。

1. TNFα 肿瘤坏死因子 α(tumor necrosis factor, TNFα)

是急性胰腺炎早期最关键的细胞因子,由免疫细胞和腺泡细胞释放并能进一步促进其他细胞因子的产生、导致趋化作用、细胞死亡、内皮细胞激活及促炎因子表达。此外,TNFα 还能通过上调氧化氮合成酶(nitric oxide synthase, NOS)活性、将黄嘌呤脱氢酶修饰为黄嘌呤氧化酶途径参与氧化反应。

2. 钙稳态

急性胰腺炎与高钙血症密切相关。众所周知,胰蛋白酶原和细胞凋亡蛋白酶的激活与高钙血症呈剂量依赖性。急性胰腺炎时，细胞内 Ca^{2+} 呈持续性增高，同时体外实验证实 Ca^{2+} 浓度与急性胰腺炎的严重程度呈正相关。急性胰腺炎早期高钙血症便可阻断胰腺分泌、细胞内酶原聚集和胰腺腺泡细胞损伤。

3. NO(nitric oxide，NO)

目前已经提出一氧化氮合酶(nitric oxide synthase，NOS)与全身或器官并发症相关。NO 及其拮抗剂和辅助因子调节微循环和炎症过程。NO 由 NOS 不同的亚型合成。与急性胰腺炎相关的亚型主要由两种，分别为内皮型 NOS(endothelial nitric oxide synthase eNOS)和诱导型 NOS(inducible nitric oxide synthase iNOS)。在生理情况下，内皮上的 eNOS 通过感受血流的机械刺激、Ca^{2+} 及其底物浓度来调节血管紧张性。正常情况下，eNOS 产生适量的 NO 导致抗氧化和血管舒张效应，但是在强烈的氧化应激或底物浓度降低时，抗氧化效应转化为氧化效应。这一改变被称为解偶联并导致内皮功能障碍。生理状态下 iNOS 并不存在，但在炎症时被快速诱导表达并通过非依赖 Ca^{2+} 的途径生成氧自由而放大炎症信号。急性胰腺炎动物模型研究发现给予 NOS 的底物，胰腺炎症加重；相反，给予 NOS 的抑制剂后胰腺炎症缓解。

4. P 物质和降钙素基因相关肽(Calcitonin Gene-Related Peptide，CGRP)

两者能够增加血管的通透性导致水肿和胰腺实质嗜中性粒细胞浸润。神经肽 P 物质，由传入神经末梢释放，在炎症发生中起重要作用，调节胰腺炎严重程度。研究发现，P 物质受体(神经激肽-1受体)缺乏的小鼠或预先给予神经激肽 1 受体拮抗剂小鼠，雨蛙素诱导急性胰腺炎的严重程度减弱。

5. 胰酶

有人提出胰酶也参与急性胰腺炎时全身炎症反应。如胰腺弹性蛋白酶而不是胰淀粉酶及胰脂肪酶通过激活细胞信号通路核因子(Nuclear factor，NF)-KB 导致肺损伤和急性呼吸窘迫综合征(Acute Respiratory Distress Syndrome，ARDS)。

(三) 循环障碍

急性胰腺炎时血管功能的紊乱发生在胰腺微循环系统和较大的血管系统。血管功能的异常在急性胰腺炎患者被强调是因为若在病程早期患者发生显著血管功能改变，那么患者随后便会发生胰腺的严重坏死。增强 CT 发现坏死性胰腺炎患者胰腺内和胰腺外血管痉挛的发生率较高。事实上，坏死的区域常常与血管痉挛的发生部位相关。

急性胰腺炎时微循环显著改变，对胰腺外分泌部的微循环研究发现，正常状态时，胰腺腺泡被大量的小毛细血管组成的血管网包绕。这些毛细血管网与胰腺炎时发生水肿和炎症细胞迁移密切相关。在重症胰腺炎动物模型发现微循环的灌注显著减少，这提示微循环灌注障碍是胰腺坏死的关键因素。

急性胰腺炎时微循环障碍发展迅速，由胰蛋白酶、溶酶体酶、白细胞和血管活性因子如内皮素-1 及磷脂酶 A2 介导。胰腺缺血后导致胰腺局部水肿、坏死及全身炎症反应加重、发生缺血再灌注损伤及产生活性氧(reactive oxygen species，ROS)。ROS 可以直接导致腺泡细胞损伤、上调细胞凋亡、灭活蛋白酶抑制剂、激活 NF-κB、调节多种促炎因子介质包括细胞因子、选择素及黏附素分子的表达。胰腺释放的细胞因子是肝脏 kupffer 细胞的强激活剂，从而放大促炎症信号。TNFα 的过表达上调肺部黏附分子及中性粒细胞，直接导致继发性肺损伤，通过诱导肝细胞凋亡导致肝脏损伤。黏附分子如细胞间黏附分子-1 和金属基质蛋白酶(matrix metalloproteinase，MMP)如 MMP-9 通过增加血管基底膜的渗透性和促进中性粒细胞内皮黏附和转移在继发性肺损伤中起着重要的作用。ROS 介导远隔器官的功能障碍及氧化应激的程度与急性胰腺炎的严重性密切相关。此外，谷胱甘肽 S 转移酶基因的多态性与轻型胰腺炎向重症胰腺炎转化过程密切相关。肥大细胞通过介导全身血管内皮功能障碍，在急性胰腺炎相关的多器官功能障碍的发生中起着重要的作用。

在胰腺的炎症过程中,血小板活化因子(platelet activating factor, PAF)是一种强磷脂激活剂和主要的微循环调节剂。生理状态时,PAF 以无活性的形式贮存于细胞膜上。由内皮细胞、颗粒细胞和血小板合成。其激活需要外在刺激如氧化应激、TNF、血栓素水解磷脂酶 A2 成为有活性的 PAF。结合在白细胞、内皮细胞及血小板上的特异性受体导致血管的通透性增加和体液外渗。此外,PAF 可以促进血小板聚集和导致过敏反应。利用重组型 PAF 乙酰水酶或 PAF 的拮抗剂可以缓解胰腺炎症。

（四）细胞死亡途径

急性胰腺炎时细胞是以坏死还是凋亡的方式死亡显著影响疾病的转归,因此我们在此将细胞死亡的途径机制详细叙述(图5-1)。

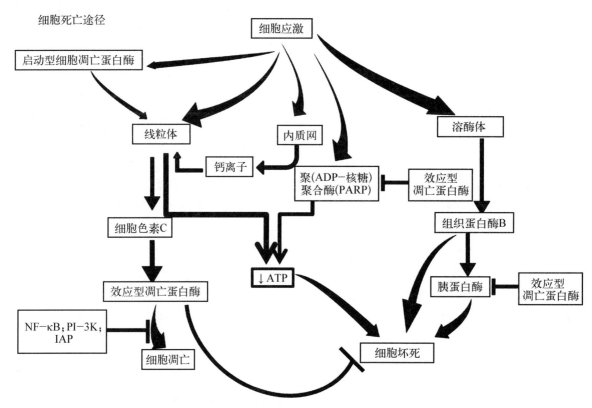

图5-1 急性胰腺炎时细胞死亡的途径示意图

1. 坏死

弥漫性蛋白酶的水解作用产生的自身消化导致细胞死亡、细胞破裂后胰蛋白酶释放进入细胞间隙,进而促使邻近细胞和周围脂肪组织的损伤,机体出现 SIRS 及内皮细胞被激惹,出现微循环和血管屏障功能的改变。

2. 细胞凋亡

有人认为若急性胰腺炎时细胞发生程序性死亡(programmed cell death, PCD)时,急性胰腺炎病情往往不太严重。激活的细胞凋亡蛋白酶将细胞内蛋白切割为无活性的小片段,这些小片段不能造成任何局部或全身伤害。经典的细胞凋亡过程是细胞骨架早期退化而细胞器被保留到凋亡晚期。而在急性胰腺炎时发生另外一种类型的 PCD 过程,即早期细胞器降解而细胞骨架保留较长的一段时间。该过程被描述为自噬性细胞死亡或 Ⅱ 型 PCD。

3. 自噬

自噬体是一个有双层细胞质膜的独立液泡。自噬是指在自噬体（或自噬泡）内细胞内蛋白和细胞器被降解的过程。该过程是逐步完成的，自噬可以导致 PCD 或细胞存活。自噬体降解后其内容物可被用来形成新的细胞组分。

4. 调节细胞死亡方式因素

（1）凋亡蛋白　凋亡蛋白是以无活性的前体合成，能够被蛋白酶或凋亡蛋白酶自身激活。细胞应激时，线粒体膜发生去极化，线粒体外层膜的通透性增加。细胞色素 C 是一个主要的线粒体促凋亡因子，此外，线粒体膜上通透转换孔（permeability transition pore，PTP）开放时线粒体外膜的通透性增加。给予大鼠 PTP 抑制剂环孢素 A 后，可以导致包括胰腺腺泡细胞在内的多种细胞内的细胞色素 C 的释放被阻断，抑制凋亡蛋白酶的激活及凋亡。体外实验发现，超生理剂量的 CCK、TNF-α 及脂多糖能够导致胰腺腺泡细胞的凋亡。可见，凋亡蛋白酶、线粒体上 PTP 的开放导致细胞色素 C 的释放是胰腺腺泡细胞凋亡必不可少的因素。

（2）ATP　关于坏死的机制，大家普遍认为细胞内 ATP 的水平决定了细胞是以坏死还是凋亡的方式死亡。例如胰腺遭受应激性刺激时若消耗了大量的 ATP 细胞则趋向坏死，若消耗的 ATP 较少则可能发生凋亡。低水平的 ATP 导致细胞坏死的原因包括细胞凋亡蛋白酶激活需要 ATP。若细胞凋亡蛋白酶通路和凋亡受阻，细胞趋于发生坏死。另一原因为 ATP 是细胞膜上质子泵发挥作用所必需，对维持细胞的完整性发挥不可或缺的作用。

（3）炎症反应本身　动物实验表明，通过移除嗜中性粒细胞可增加凋亡的发生，这一措施显著减少胰腺坏死的发生和胰腺炎的严重程度。嗜中性粒细胞的活性由其产生的活性氧及弹性蛋白酶的分泌介导。腺泡细胞内炎症信号通路 NF-κB 和 PI-3K 调节细胞的死亡信号。因此，胰腺实质细胞内的炎症信号通路和炎症细胞的浸润都能促进坏死的发生。

（4）其他因素　聚腺苷二磷酸核糖聚合酶-1（polyADP-ribose polymerase，PARP）、凋亡抑制因子（inhibitors of apoptosis，IAPs）、PI-3K、NF-κB、钙离子、组织蛋白酶 B、胰蛋白酶等。① PARP：细胞损伤时 PARP 能被 DNA 片段激活，该过程消耗大量的 ATP。因此，导致坏死发生。动物实验表明急性胰腺炎时 PARP 的活性显著增加，使用 PARP 的阻断剂后明显减轻坏死的发生；② IAP：胰腺中的 IAP 称为 XIAP，其在细胞凋亡蛋白酶激活和凋亡占主导地位的急性胰腺炎模型动物中降解迅速；而在细胞坏死占主导的急性胰腺炎模型发现 XIAP 未被分解，同时还发现细胞凋亡蛋白酶的活性被抑制。急性胰腺炎模型动物抑制 NF-κB 和 PI-3K 激活，通过减少坏死增加凋亡机制能够显著的缓解急性胰腺炎的严重程度。因此，尽管未被验证，NF-κB 和 PI-3K 信号通路能够通过增加 IAPs 的表达促进坏死的发生；③ 钙离子：急性胰腺炎时腺泡细胞胞质中游离钙离子持续性增加是调节细胞死亡的另一原因。高浓度的 CCK 类似物、胆碱能激动剂导致细胞质中钙离子浓度持续大幅增加，这些过度增加的钙被线粒体摄取导致线粒体的损伤和细胞死亡；④ 组织蛋白酶 B：它是胰腺组织中主要的溶酶体酶。研究表明组织蛋白酶在各种细胞的坏死和凋亡中发挥重要的作用。在急性胰腺炎动物模型中使用特异性的组织蛋白酶 B 能显著地减少坏死，但对凋亡无影响。其原因可能为组织蛋白酶能够催化胰蛋白酶原转化为胰蛋白酶。细胞凋亡蛋白酶能介导 PARP 的剪接，导致 PARP 的活性减弱并抑制胰蛋白酶的活性。这些结果表明凋亡一旦启动，细胞将启动抑制胰蛋白酶激活及坏死的机制。

总之，急性胰腺炎时机体早期发生胰腺分泌功能变化、细胞内胰酶的激活和炎症介质的产生。随着胰腺的自身消化导致细胞坏死、破裂及激活的胰蛋白酶释放到细胞间隙，促使邻近细胞和局部脂肪组织损伤，胰腺内皮细胞功能异常，微循环和血管屏障功能发生改变，导致体液渗漏、活性氧产生和外渗、发生严重的全身炎症反应综合征（systemic inflammatory response syndrome，SIRS）及多器官功能障碍。肺部并发症在整个重症急性胰腺炎(severe acute pancreatitis，SAP)的进程中尤为常见,影响多达50%的患者,并与患者死亡密切相关。其基本的病理改变包括肺不张、肺水肿、肺炎和 ARDS。肺损伤由一系列的全身因素介导,包括胰蛋白酶、细胞因子、游离脂肪酸、PAF/NO 及 P 物质。

20%的急性胰腺炎患者发生胰腺坏死(pancreatic necrosis，PN),它与病情的严重程度直接相关,并增加器官衰竭和死亡的风险。有 PN 和无 PN 的患者器官衰竭的发生率分别为50%和5%,死亡率分别为17%和3%。参与 PN 发生的原因有蛋白水解酶和溶酶体酶的作用、活性氧、血管收缩剂及炎症介导的组织损伤。无菌性的 PN 与 SIRS 的发生相关,并是导致如假性囊肿、胰瘘及胰腺功能不全的原因。但是一旦发生感染性 PN 时,患者死亡率从10%上升到25%。IPN 的发生机制尚不明确,但认为肠道细菌的易位是最重要的来源。SIRS、肠蠕动受损、黏膜缺氧及免疫功能失调都可以导致肠道菌群易位。因此,败血症是预后的一个关键因素,60% ~80%的急性胰腺炎患者的死亡与感染性并发症相关。

四、急性胰腺炎防治

对于大多数轻症急性胰腺炎经过积极的治疗3~7日后便可痊愈,但是重症急性胰腺炎必须采取积极的抢救治疗,综合各种治疗措施。

(一) 支持治疗

对所有急性胰腺炎患者均应该加强护理与观察。因为恶心、呕吐及胃肠减压治疗使得机体水电解质大量丢失而又不能从胃肠道补充,加之重症急性胰腺炎患者存在继发感染、肾功能、肺功能受损,更易出现水电解质酸碱平衡紊乱,因此维持患者水电解质平衡、足够的循环血容量及营养支持对急性胰腺炎患者至关重要。

(二) 减少胰腺外分泌

通过禁食、胃肠减压及一系列的药物治疗使得胰腺得到充分的休息,缓解胰腺的自身消化作用,从而促进急性胰腺炎的治疗。

(三) 抑制胰酶活性

急性胰腺炎最主要的发病环节是胰蛋白酶原的异常激活导致胰腺的自身消化作用。胰蛋白酶除了可以激活胰蛋白酶原外,还可进一步激活其他蛋白酶原如弹性蛋白酶原、羧基肽酶原或磷脂酶原A2,进而发挥促进胰酶的破坏作用。目前可以通过药物如抑肽酶及腹腔灌洗的方法清除体内某些活性酶。

(四) 预防感染

大多数急性胰腺炎与胆道疾病密切相关,对于多数患者应常规使用抗生素预防继发性感染。

(五) 外科治疗

如发生胆源性胰腺炎并确诊为急性梗阻性胆管炎时,通过内镜下 Oddi 括约肌切开术,达到紧急减压、引流和去除胆石的目的,进而起到治疗和防止胰腺炎发展的效果。此外,胰腺坏死合并感染、胰腺脓肿及胰腺假性囊肿时,可在严密监测下考虑通过手术清除坏死胰腺组织和引流术。

第二节 慢性胰腺炎的病理生理

慢性胰腺炎是以慢性进行性的胰腺炎症、纤维化为特征,从而导致胰腺的内外分泌功能发生不可逆性损伤。临床表现为反复发作或持续性腹部疼痛、腹泻或脂肪泻、黄疸、消瘦、腹部包块和糖尿病等。

慢性胰腺炎的发病率在世界范围存在明显的地区差异。我国目前尚没有慢性胰腺炎发病率的明确数据以及基于人口普查的流行病学资料,在西方国家慢性胰腺炎的患病率为 10 ~ 15/10 万,年发病率为 3 ~ 8/10 万。慢性胰腺炎在男女中的患病率不同,男、女之比约为 4.6:1。其发病率随着年龄的增长而上升,平均患病年龄为 62 岁。

一、分类

慢性胰腺炎的分类首次在 20 世纪 60 年代马赛会议上提出,随后经过进一步的修订提出剑桥分类,该分类方法试图将梗阻性慢性胰腺炎与其他慢性胰腺炎区分开来,但划分仍不明确。目前对慢性胰腺炎最新的分类方法为 TIGAR – O 系统,该系统纳入了对各种致病危险因素的新见解并与临床密切相关,因而被广泛运用。TIGAR – O 系统包括六个部分(表 5 – 3)分为:① 毒性-代谢性(toxic – metabolic);② 特发性(idiopathic);③ 遗传性 genetic;④ 自身免疫性(autoimmune);⑤ 复发性重症急性胰腺炎(recurrent and severe acute pancreatitis);⑥ 阻塞性(obstructive)。

表 5 – 3 慢性胰腺炎 TIGAR – O 分类系统

慢性胰腺炎患病的危险因素:
毒性代谢物
酒精
吸烟
高钙血症
高脂血症
慢性肾功能衰竭
药物滥用(非那西丁)
毒物(DBTC)
特发性
早发型
迟发型
热带型
热带型钙化胰腺炎
纤维钙化性胰腺糖尿病
其他
遗传
常染色体显性遗传(编码阳离子胰蛋白酶原的密码子突变)
常染色体隐性和修饰基因(CFTR 突变、SPINK1 突变)
自身免疫性
独立性自身免疫性慢性胰腺炎

慢性胰腺炎患病的危险因素：

炎症性肠病相关免疫性慢性胰腺炎
原发性胆汁性肝硬化相关性慢性胰腺炎
反复发作及重症急性胰腺炎
坏死后重症急性胰腺炎
反复发作的急性胰腺炎
血管病变/缺血
辐射后

二、病因

在西方国家,酒精被认为是导致慢性胰腺炎最常见的原因。而在我国,胆道疾病的长期存在仍为慢性胰腺炎的主要危险因素。尽管男女摄入酒精量无差异,但酒精性胰腺炎在男性更为常见。这与 X 染色体相关的 CLDN2 基因的变异相关,该基因的突变增加患酒精性胰腺炎的风险。女性患慢性胰腺炎风险与胆结石、ERCP 及自身免疫性疾病相关。儿童胰腺炎更常发生在囊性纤维化和其他基因变异者。

（一）胰管梗阻

解剖上约 80% 胰管汇入胆总管后开口于十二指肠壶腹部。导致梗阻的原因有胆结石、先天性胆道异常、环状胰腺、胰头处胰腺导管腺癌、导管内乳头状黏液瘤、囊性内分泌瘤及获得性纤维性狭窄。机制尚未完全明确,目前认为梗阻或者炎症感染导致胆总管开口处或胰胆管交界处狭窄与梗阻,胰液流出受阻,胰管压力增加,导致胰腺腺泡及胰腺小导管破裂,发生胰腺组织和胰管系统损伤;或因梗阻导致 Oddi 括约肌功能不全,使得富含酶的十二指肠液反流入胰管,损伤胰管。损伤的胰腺组织和胰管进而被纤维结缔组织取代。

（二）酒精

长期以来饮酒被认为是引起慢性胰腺炎最常见的病因。在西方国家,20 世纪因酒精导致慢性胰腺炎发生的比例由 17% 上升到 80%。尽管酒精毫无疑问是慢性胰腺炎的一个致病因素,但是大量的流行病学研究和动物实验发现仅仅摄入酒精不足以导致慢性胰腺炎的发生。目前,普遍认为胰腺可以通过氧化和非氧化两种途径代谢乙醇。其代谢产物损伤腺泡细胞并激活胰腺星型细胞导致细胞外基质的产生并沉积。此外,酒精能增加胰腺对其他因素如吸烟、饮食或遗传因素的易感性。研究者还发现,酒精性慢性胰腺炎患者存在胰腺的分泌性胰蛋白酶抑制剂和囊性纤维化跨膜转导调节蛋白（cystic fibrosis transmembrane conductance regulator, CFTR）基因的改变。慢性胰腺炎的发病与饮酒量及饮酒持续时间有关。每日饮酒约 80 g,至少持续 6~12 年可以产生有症状的慢性胰腺炎。而酒精摄入量少于此剂量则仅仅导致胰腺损伤,并对胰腺炎的进展产生影响。

（三）吸烟

吸烟对慢性胰腺炎的影响在 20 世纪 90 年代被首次提出,研究发现吸烟显著增加胰腺的钙化。

吸烟加速酒精引发的胰腺炎的退行性病变,增加并发症的发生。长久以来一直认为吸烟仅增加酒精对胰腺的毒性作用,但是近年来的研究表明吸烟是慢性胰腺的独立危险因素并能加快疾病的进程。

(四)遗传因素

遗传性慢性胰腺炎非常罕见,常10岁前发病,疾病早期便反复发生严重的上腹部疼痛。遗传性慢性胰腺炎为常染色体显性遗传性疾病,基因定位在第7染色体长臂(7q3.5)上,编码阳离子胰蛋白酶原基因(cationic trypsinogen)PRSS1。目前已知80%的遗传性慢性胰腺炎患者存在一种PRSS1的突变。

(五)自身免疫疾病

自身免疫性胰腺炎(autoimmune pancreatitis,AIP)分1型AIP和2型AIP两型。1型AIP平均发病年龄为62岁,血浆中IG4水平增加,近50%的患者存在其他器官受累。IG4阳性硬化性胆管炎是1型AIP一个主要的胰腺外表现,因此黄疸是1型AIP常见症状。2型AIP发病年龄40~48岁,此型通常与克罗恩病和溃疡性结肠炎相关。区别两者的组织学特征为2型AIP存在粒细胞上皮病变。

(六)营养因素

高蛋白质和高脂肪饮食影响慢性胰腺炎的发展。

(七)其他

热带型慢性胰腺炎见于南美、中非、印度尼西亚等热带发展中国家,为原发性、非酒精性、常青少年发病。分热带钙化性胰腺炎和纤维结石性胰腺炎糖尿病。前者以剧烈腹痛、胰腺钙化、胰腺功能障碍(诊断时无糖尿病)为特征。而糖尿病是诊断结石性胰腺糖尿病的首要临床症状。病因与丝氨酸蛋白酶抑制剂Kazal1型(serum protease inhibitor Kazal type 1,SPIK1)基因的突变有关,环境因素是否影响疾病发生尚不明确。原发性高钙血症患者持续高钙血症可使胰腺腺泡细胞异常、胰蛋白酶提前活化,从而导致胰腺炎的发生。高甲状旁腺素血症与急慢性胰腺炎的相关性尚存争议,但大量的研究表明,原发性高甲状旁腺素患者慢性胰腺炎的发病率较一般住院人群高。

三、慢性胰腺炎的病理生理

慢性胰腺炎发生的具体机制尚未完全明确。但是,无论以上何种原因导致慢性胰腺炎的发生,其基本的病理生理过程为胰腺组织由于炎症反应而发生进行性纤维化损害。

大量的证据表明,在胰腺纤维化中起重要作用是胰腺星型细胞(pancreatic stellate cells,PSCs)。PSCs除了直接被毒性因子激活外,也可以被胰腺发生坏死性炎症时的炎症细胞尤其是巨噬细胞、原表皮细胞及间质细胞释放的细胞因子、生长因子如肿瘤生长因子β1(tumor growth factorβ1,TGFβ1)、白介素(interleukin,IL)-8、血小板源性生长因子(platelet-derived growth factor,PDGF)、转化生长因子β(transforming growth factorβ,TGFβ)等激活。激活的PSCs可以表达平滑肌肌动蛋白α、增殖、分泌Ⅰ型胶原纤维和纤维连接蛋白,从而导致细胞间隙中胶原蛋白和其他细胞外基质蛋白的形成、腺泡细胞和导管细胞损伤变性,最终发生胰腺的小叶形态和结构进行性的缺失,胰腺导管和胰岛的结构和组成发生剧烈的改变,造成胰腺纤维化。然而,另一假说认为各种损伤因子直接激活损伤处成纤维母细胞导致肌成纤维细胞形成和细胞外基质沉积,从而破坏剩余胰腺组织的结构和功能。为促进新形成细胞外基质的沉积,肌成纤维细胞通过增加金属基质蛋白酶(matrix metalloproteinase,MMP)-3、MMP-9

的释放来破坏正常的细胞外基质。而作为对 MMP 的反应,TGFβ1s 可以通过减少胶原蛋白的降解来增加胰腺纤维化的发生。由于起始损伤因子的撤离,细胞外基质生成减少,通过凋亡或转化为肌成纤维细胞的方式成纤维母细胞消失。而 PSCs 通过表达基质重塑的介质和细胞因子 TGFβ1 促进纤维化的发生。胰腺的纤维化改变是不可逆的,胰腺形态和结构的改变导致胰腺内外分泌功能的损伤,临床表现为腹痛、营养不良和(或)糖尿病。Whitcomb 提出了一个简单的慢性胰腺炎动物模型。该模型认为慢性胰腺炎的发生分两步:第一步,各种病因导致急性胰腺炎的发生并通过激活免疫反应启动损伤过程。该损伤与胰蛋白酶及非依赖胰蛋白酶的过早活化机制相关。第二步进展到慢性胰腺炎,即机体对正常炎症反应发生变化导致胰腺星型细胞的持续激活和纤维化形成。此过程涉及免疫系统、自主神经系统和感觉神经系统的各种反应、腺泡和导管细胞的应激反应,细胞再生和分化转移,组织重构、异型增生、解剖结构改变和其他因素。该模型的优势在于指导我们清楚的了解可以干预和改变的慢性胰腺炎病程领域。

四、慢性胰腺炎防治的病理生理学基础

慢性胰腺炎的治疗应采取综合治疗措施,包括病因治疗、缓解患者疼痛、纠正改善胰腺内外分泌功能不足的替代治疗、营养支持及治疗并发症。

(一)病因治疗

去除原发疾病是治疗慢性胰腺炎的基础。积极治疗胆道疾病;鼓励帮助患者戒烟、戒酒;低脂高蛋白质饮食,避免暴饮暴食;治疗引起高钙血症的原发疾病。

(二)缓解患者疼痛

腹痛在 50% ~85% 慢性胰腺炎患者中均有发生,是慢性胰腺炎患者典型的临床症状,常反复发作。典型的腹痛是恒定的、剧烈的上腹部钝痛并向背部放射,并在高脂饮食后加重。因此及时有效的缓解腹痛是慢性胰腺炎患者治疗的一个主要目标。但是疼痛机制尚未完全明确,目前认为是多因素导致的。主要包括胰腺导管高压、胰腺实质高压、胰腺内神经支配重塑、中枢敏化及胰腺和胰腺外并发症如胰腺假性囊肿、十二指肠胆管梗阻、消化道溃疡和脾静脉血栓形成。针对以上可能的致痛因素,应选择合理的治疗措施。治疗措施有劝导患者戒烟戒酒、合理饮食,遵医嘱使用止痛药;通过内镜或外科手术降低胰管内压;腹腔神经丛阻滞或行内脏神经切除术;胰腺次全切除或全切;治疗胰腺或胰腺外并发症。

(三)胰腺内外分泌功能不全的治疗

胰腺外分泌功能缺陷是导致消化不良和吸收障碍的重要因素,是慢性胰腺炎的主要并发症。其最主要的症状是脂肪泄,因脂肪吸收障碍导致稀薄、油腻苍白色的恶臭粪便。慢性胰腺炎时肠腔内胰酶的活性不足以维持肠道正常消化所需,当 90% 的胰腺外分泌功能缺失后才会出现临床症状。尽管胰腺的外分泌功能缺陷,但是因为消化系统的补偿机制使得碳水化合物和蛋白质都能保持较好的消化。但是脂类的消化在胃内仅占 10% ,90% 则需要依赖胰脂肪酶。可见脂类的消化在很大程度上取决于胰脂肪酶的水平,因此外源性胰酶替代疗法是挽救胰腺外分泌缺陷所必需的。

胰腺内分泌功能不全的治疗:超过 50% 的慢性胰腺炎患者因为胰岛细胞的丢失并发糖尿病。但是慢性胰腺炎患者合并的糖尿病既不同于 1 型,又不同于 2 型糖尿病。美国糖尿病协会将其命名为

3c 型糖尿病或无胰腺糖尿病。该类患者特有的表现是同时缺乏胰高血糖素,因此更易发生低血糖。现有的治疗措施是胰岛素替代治疗,但是有必要根据慢性胰腺炎患者继发糖尿病的特征制定更为合理的治疗指南。

(陆智杰)

参考文献

[1]　Yadav D, Lowenfels AB. Trends in the epidemiology of the first attack of acute pancreatitis: a systematic review[J]. Pancreas, 2006, 33(4): 323 - 330.

[2]　Hirota M, Ohmuraya M, Baba H. The role of trypsin, trypsin inhibitor, and trypsin receptor in the onset and aggravation of pancreatitis[J]. J Gastroenterol, 2006 Sep, 41(9): 832 - 836.

[3]　Vonlaufen A, Apte MV, Imhof BA, et al. The role of inflammatory and parenchymal cells in acute pancreatitis[J]. The Journal of pathology, 2007 Nov, 213(3): 239 - 248.

[4]　Elfar M, Gaber LW, Sabek O, et al. The inflammatory cascade in acute pancreatitis: relevance to clinical disease [J]. The Surgical clinics of North America, 2007 Dec, 87(6): 1325 - 1340, vii.

[5]　Cuthbertson CM, Christophi C. Disturbances of the microcirculation in acute pancreatitis[J]. The British journal of surgery, 2006 May, 93(5): 518 - 530.

[6]　Wang GJ, Gao CF, Wei D, et al. Acute pancreatitis: etiology and common pathogenesis[J]. World journal of gastroenterology, 2009 Mar 28, 15(12): 1427 - 1430.

[7]　Frossard JL, Steer ML, Pastor CM. Acute pancreatitis[J]. Lancet, 2008 Jan 12, 371(9607): 143 - 152.

[8]　Muniraj T, Aslanian HR, Farrell J, et al. Chronic pancreatitis, a comprehensive review and update. Part I: epidemiology, etiology, risk factors, genetics, pathophysiology, and clinical features[J]. Disease-a-month, 2014 Dec, 60(12): 530 - 550.

[9]　Pezzilli R, Pagano N. Pathophysiology of autoimmune pancreatitis [J]. World journal of gastrointestinal pathophysiology, 2014 Feb 15, 5(1): 11 - 17.

[10]　Kloppel G, Detlefsen S, Feyerabend B. Fibrosis of the pancreas: the initial tissue damage and the resulting pattern [J]. Virchows Archiv: an international journal of pathology, 2004 Jul, 445(1): 1 - 8.

[11]　Shek FW, Benyon RC, Walker FM, et al. Expression of transforming growth factor-beta 1 by pancreatic stellate cells and its implications for matrix secretion and turnover in chronic pancreatitis[J]. Am J Pathol, 2002 May, 160(5): 1787 - 1798.

[12]　Forsmark CE. Management of chronic pancreatitis[J]. Gastroenterology, 2013 Jun, 144(6): 1282 - 1291.

[13]　Poulsen JL, Olesen SS, Malver LP, et al. Pain and chronic pancreatitis: a complex interplay of multiple mechanisms [J]. World journal of gastroenterology, 2013 Nov 14, 19(42): 7282 - 7291.

第六章　脾功能亢进的病理生理

第一节　正常脾脏的解剖与生理

一、正常脾脏的解剖

（一）脾脏的外观与位置

脾脏是人体最大的周围淋巴器官,位于左上腹深部的腹腔内。体表投影是:脾上极在腋中线相当于第9肋骨高度,下极约在左腋前线第11肋骨。长轴与左侧第10肋骨平行。脾外形似半圆形,大小12 cm×7 cm×4 cm,重300 g。排空储血后重120~200 g。由于受脾动脉流量和脾静脉压力的影响,个体差异很大。

脾脏表面分成脏面和膈面两部分。脏面中央为脾门,是重要的超声检查标志。脾血管、淋巴管和神经由脾门出入,组成脾蒂。前缘常有1~3个切迹。脏面又可分为四个面:前面为胃面,后面为肾面,下面为结肠面,在脾门下方有胰面。膈面为凸面,与膈相依,面积最大。

（二）脾脏的血供

脾脏血管包括脾动脉和脾静脉。脾动脉起自腹腔动脉,为其最大分支。在分出胃左动脉后,沿胰腺上缘至脾门附近分支入脾,在脾内为终末支,互相交通者不到1/10。脾静脉在脾内与动脉伴行,在脾门汇成脾静脉干,沿胰动脉后方越过肠系膜上动脉向右走行。在行程中再汇纳部分胃短静脉、胃左静脉和胰静脉的若干细支,最后在胰颈后方与肠系膜上静脉汇成门静脉。

（三）脾脏的结构

脾由被膜、小梁、白髓、红髓、边缘区几部分组成。

脾脏的被膜较厚,被膜表面大部分还覆有浆膜。被膜和脾门的结缔组织伸入脾的实质,形成许多的小梁。这些小梁互相连接,形成了脾脏的粗支架。小梁间的网状组织结构则形成了脾淋巴组织的细微支架。被膜和小梁内的平滑肌细胞可以通过舒张或收缩调节脾的含血量。

脾脏内的白髓位于脾内小动脉的周围,由靠外的含有B细胞和CD4$^+$T细胞的边带和内部围绕血管形成的淋巴鞘两部分构成。因为该部分在脾的新鲜切片上呈散布的灰白色小点状,故名"白髓"。另外,正常人体内含量很少、主要由B细胞构成的脾小结也是白髓的一部分。

红髓则占到了脾实质的2/3,因为红髓含有大量的红细胞,所以显红色。红髓由脾索和脾窦两部分组成。其中,脾索由富含血细胞的索状淋巴组织构成,大部分穿过它的血液都能够穿过它重新回到循环系统,唯衰老的红细胞和血小板以及异物会在此被吞噬。血窦则充满了血液,抗原和淋巴细胞均是通过它进入脾脏的。脾窦壁附近有不少巨噬细胞,它们的凸起可以伸入脾窦的腔内。

脾还有一种名为"边缘区"的结构。该结构是红髓和白髓的交界处,宽达 100 μm。其中的淋巴细胞分布比白髓稀疏,但比红髓要密一些。从胸腺或骨髓迁入脾的淋巴细胞会在这里进一步成熟。该区域有大量的巨噬细胞,可对抗原进行处理。B 细胞通常会在这里开始活化。边缘区是脾内首先捕获、识别抗原的区域,是引发免疫反应的重要部位,也是血液中淋巴细胞进入脾内淋巴组织的重要通路。

(四) 异常脾脏

1. 无脾综合征

无脾综合征常伴心脏畸形和内脏转位,先天性脾脏缺如的病因和发病机制尚不清楚。

2. 副脾

副脾是指除正常位置的脾脏外,还有一个或多个与脾脏结构相似、功能相同的内皮组织存在。副脾发生率 10% ~ 30% ,副脾的发生位置的频度依次为脾门、脾血管、胰尾部腹膜后、沿胃大弯的大网膜、小肠、大肠系膜、女性的左侧阔韧带、Douglas 窝和左睾丸附近。副脾的数量不等,多为单发。大小相差很大,从只有显微镜下才能发现到与正常脾大小相当。脾周围副脾的血供多数来自脾动脉。

副脾无特殊临床表现。偶可发生自发性破裂、栓塞和蒂扭转等。在血液病,特别是原发性血小板减少性紫癜和溶血性贫血患者采用脾切除治疗后,如症状再现,就应考虑到副脾存在的可能性。应仔细寻找,如发现副脾须再行切除。

3. 游走脾

脾脏离开其正常解剖位置而异位于腹腔其他部位,称为游走脾或异位脾。游走脾少见。半数以上在 20 ~ 40 岁发病,其中经产妇较多。脾脏离开脾窝后可达腹腔内任何部位。常在中腹部、左髂窝,或进入盆腔。

游走脾的症状随游走的部位而异,为脾脏牵引或压迫邻近器官和组织所致。由于游走脾缺乏韧带,仅靠较长的脾蒂支持,因此偶可在剧烈活动后发生扭转。急性蒂扭转可导致脾缺血坏死,出现剧烈腹痛,甚至休克。慢性扭转可因静脉回流受阻,使脾进行性肿大。严重时引起包膜下血肿或脾实质出血。

二、脾脏的生理功能

(一) 脾脏的储血、滤血功能

脾脏有滤血的功能。脾的组织中有许多称为"血窦"的结构,平时一部分血液滞留在血窦中,当人体失血时,血窦收缩,将这部分血液释放到外周以补充血容量。血窦的壁上附着大量巨噬细胞,可以吞噬衰老的红细胞、病原体和异物。边缘区和脾索是滤血的主要场所。脾内的大量巨噬细胞可以清除衰老的血细胞(如红细胞)、抗原和异物。此外,侵入人体血内的抗原,可在脾内激发免疫反应。此外,脾还能够储藏血液。人脾可以储存约 40 ml 的血液。胚胎发育早期,脾有造血的功能,但出生后脾的造血功能基本消失,仅在部分条件(比如人体出现严重造血障碍时)刺激下才能够恢复。

(二) 脾脏的免疫功能

脾脏是人体最大的免疫器官,占全身淋巴组织总量的 25% ,含有大量的淋巴细胞和巨噬细胞,是机体细胞免疫和体液免疫的中心,通过多种机制发挥抗肿瘤作用。脾脏切除导致细胞免疫和体液免疫功能的紊乱,影响肿瘤的发生和发展。脾的肿大对于白血病、血吸虫病和黑热病等多种疾病的诊断有参考价值。

1. 促吞噬素(tuftsin)

Tuftsin 是美国 Tufts 大学教授 Najjara 于 1970 年首次发现的一种四肽物质,目前已知脾脏是体内

Tuftsin 的唯一来源。Tuftsin 作为一个参与免疫调节的体液因子,具有显著的抗肿瘤作用,通过激活多核白细胞、单核细胞、巨噬细胞,提高他们的吞噬、游离及产生细胞毒的功能,增强机体细胞免疫功能。除此之外,脾脏还产生其他多种免疫因子,促进吞噬作用,清除体内外抗原,这是切脾后凶险感染综合征(OPSI)的原因所在,也是保脾手术的理论依据。

2. B 淋巴细胞

约占脾内淋巴细胞总数的 55%,在肿瘤抗原刺激下转化为浆细胞,继而分泌特异性抗肿瘤的免疫球蛋白 IgG,且具有抗原提呈能力。研究发现,脾脏切除后,机体免疫球蛋白含量异常且血清 IgM 水平明显下降,从而影响肿瘤的发生、发展。

3. T 淋巴细胞

脾脏拥有全身循环 T 淋巴细胞的 25%,直接参与细胞免疫,并对外周血中 T 细胞亚群的分布有重要调节作用。脾脏对 T 淋巴细胞免疫的调节作用是肿瘤免疫的一个重要环节。脾脏切除后,外周血 T 淋巴细胞亚群发生改变,辅助性 T 淋巴细胞(Th)数量减少,抑制性 T 淋巴细胞(Ts)数量相对增高,导致肿瘤免疫抑制。

4. 巨噬细胞

脾脏中大量的巨噬细胞具有强大的吞噬抗原颗粒的作用,还可以作为抗原提呈细胞(APC),调节和增强免疫应答。除自身能释放肿瘤坏死因子(TNF)、IFN、IL-1 等活性物质直接参与抗肿瘤作用外,还能调节细胞毒素 T 淋巴细胞(CTL)、淋巴因子激活的杀伤细胞(LAK)的抗肿瘤作用,具有广泛的免疫感应及效应功能。

5. 树突状细胞(DC)、自然杀伤(NK)细胞和 LAK

DC 具有比巨噬细胞更强的抗原提呈能力,作为 APC 参与细胞免疫和体液免疫。LAK 细胞对自体或异体的肿瘤细胞均有很强的杀伤作用,能非特异性地杀伤多种对 NK 细胞、CTL 不敏感的肿瘤细胞,在抗肿瘤中也发挥着重要作用。

总之,脾是血循环中重要的滤过器,能清除血液中的异物、病菌以及衰老死亡的细胞,特别是红细胞和血小板。因此,脾功能亢进时可能会引起红细胞及血小板的减少。脾脏还可以制造免疫球蛋白、补体等免疫物质,发挥免疫作用。脾脏还有产生淋巴细胞的功能。

第二节　脾功能亢进的病理生理

脾功能亢进症(hypersplenism)简称脾亢,是一种不同的疾病引起脾脏肿大和血细胞减少的综合征,临床表现为脾肿大,一种或多种血细胞减少,而骨髓造血细胞相应增生,可经脾切除而缓解,本病经治疗原发病后,部分病例临床症状可减轻,一般认为脾功能亢进多伴有不同程度的脾脏肿大,这种肿大的脾脏对血细胞有滞留作用,脾窦的增生增强了对血细胞吞噬及破坏作用,是产生脾功能亢进临床表现的重要原因。

一、病因

(一)原发性脾亢

原发性脾亢是指基本疾病未能确定,但临床上却具有脾功能亢进的一系列表现,有原发性脾增生,非热带性特发性脾大,原发性脾性粒细胞减少,原发性脾性全血细胞减少,脾性贫血或脾性血小板减少症,由于病因不明,很难确定该组疾病系同一病因引起的不同后果或系相互无关的独立疾病。原发性脾亢约占脾亢发生率的30%。

（二）继发性脾亢

继发性脾亢是指由于脾以外的疾病影响到脾脏,导致脾功能亢进,其原发疾病多数是已经诊断明确的,临床上更多见的是继发性脾功能亢进,约占脾亢发生率的50%。继发性脾亢的病因主要包括以下几种。

1. 急性感染伴脾大

如病毒性肝炎或传染性单核细胞增多症。

2. 慢性感染

如结核、布氏杆菌病、疟疾等。

3. 充血性脾大即门脉高压

有肝内阻塞性如门脉性肝硬化,坏死性肝硬化,胆汁性肝硬化,含铁血黄素沉着症,结节病等及肝外阻塞性有门静脉或脾静脉外来压迫或血栓形成等。

4. 炎症性肉芽肿

如系统性红斑狼疮,类风湿关节炎,Felty 综合征及结节病等。

5. 恶性肿瘤

如淋巴瘤,白血病及癌肿转移等。

6. 慢性溶血性疾病

如遗传性球形细胞增多症,自身免疫性溶血性贫血及海洋性贫血等。

7. 类脂质沉积症

如戈谢病及尼曼-匹克症。

8. 骨髓增生症

如真性红细胞增多症,慢性粒细胞白血病及骨髓纤维化。

9. 其他

如脾动脉瘤及海绵状血管瘤。

（三）隐匿性脾亢

隐匿性脾亢占20%,无论原发性或继发性脾功能亢进,当骨髓代偿性增生良好时,周围血象可不显示血细胞减少,脾功能亢进的症状呈隐匿状态,但一旦有感染,或药物等因素抑制造血功能时,患者就会出现单一或全血细胞减少的表现。

二、临床表现

临床上所见的脾功能亢进多数为继发性,因此其临床表现有两方面。

1. 原发病的表现

根据所患疾病的不同其表现亦异,常见的是肝硬化所致的门静脉高压——充血性脾大,除脾脏肿大外,可伴有或不伴有肝功能减退。

2. 脾功能亢进的表现

主要是脾脏肿大和血细胞减少而发生相应的症状,脾脏的性质与大小按原发病而异,至晚期脾脏可呈显著肿大,血细胞减少可导致贫血,感染和出血,有的患者虽然白细胞或血小板数量很低,但感染或出血的症状和体征不一定明显或很轻微,但是,如果伴有肝功能减退或凝血功能发生障碍时,则可出现较严重的出血症状,脾功能亢进一般具有脾脏肿大,但并非所有的脾大均有脾功能亢进,脾组织增大越显著,有可能脾功能亢进的程度越严重,因此脾脏增大与脾功能亢进的程度有一定关系,但不是呈绝对的平行关系。

三、发病机制

虽然脾功能亢进的发病机制仍需进一步探讨,但是根据脾脏的生理功能,有下列几种学说。

1. 过分阻留作用

脾脏内的血管丰富,结构特殊,血细胞在血窦、脾索内阻留时间较长,窦壁细胞和红髓内的巨噬细胞对其所滤过的血细胞富有识别、阻留的性能,正常情况下,被阻留的血细胞多数是衰老的,先天性形态异常的,血红蛋白结构异常的,细胞膜被氧化物质损伤的或被抗体所包裹的细胞,这些血细胞通常在脾内阻留,并遭受破坏,正常人脾内并无红细胞或白细胞贮藏作用,但约1/3血小板及部分淋巴细胞却被阻留在脾脏,当脾脏有病理性显著肿大时,不但会有更多血小板50%~90%及淋巴细胞在脾内阻留,而且也可有30%以上的红细胞在脾内阻留,导致周围血中血小板及红细胞减少。

2. 过分筛选及吞噬作用

脾亢时脾内单核-巨噬细胞系统过度活跃,而脾索内异常红细胞如球形细胞及受抗体,氧化剂或其他化学毒物,物理因素损伤的红细胞等明显增多,并为巨噬细胞所清除,导致周围血中红细胞明显减少,有些红细胞膜上出现海因小体,或质内有豪-胶小体,甚至疟原虫的滋养体。当自脾索进入血窦时,常见红细胞因其海因小体或豪-胶小体被夹在窦壁基膜小孔而进退两难,最后为窦壁巨噬细胞所清除,同时红细胞膜受到损伤,反复多次受损后,红细胞成为球形细胞,终至无法通过基膜小孔而被吞噬。

3. 体液因素

尚有学者提出脾脏能产生某种分泌素抑制骨髓血细胞生成和成熟,同时也抑制骨髓内成熟血细胞的释放功能,一旦抑制因素被解除,则骨髓细胞的异常表现即迅速恢复正常,已证明:① 脾浸出液注入动物,能使其血细胞减少。② 切脾后患者对放射线治疗及化疗的耐受力增强,可能是去除了体液因素的结果。

4. 免疫因素

认为脾功能亢进是自身免疫性疾病的一种类型,脾脏能产生抗体,破坏自身的血细胞,而使周围血细胞减少,骨髓则有代偿性增生,例如免疫性血小板减少性紫癜和自身免疫性溶血性贫血,认为脾是产生抗体的主要场所,也是破坏血细胞的场所,当脾脏切除后,血象和骨髓象往往亦随之好转。

5. 稀释作用

当脾脏肿大时,血浆总容量也明显增加,可以使血液稀释而致血细胞减少,贫血是由于脾脏对血细胞的阻留和稀释所致的假性贫血双重作用的结果,切除肿大的脾脏可以纠正稀释性贫血,并使血浆容量恢复正常。

四、脾亢的诊断

根据脾功能亢进的临床表现和相关实验室和影像学检查,作出脾亢的诊断并不困难。

（一）诊断

脾功能亢进的诊断指标主要有以下几种。

1. 脾脏肿大

几乎大部分病例的脾脏均肿大,对于肋下未触到脾脏者,应进一步通过其他检查,证实是否肿大。应用^{99m}Tc,^{79}Au 或^{114}In 胶体注射后脾区扫描,有助于对脾脏大小及形态的估计,电子计算机断层扫描也能测定脾大小及脾内病变,但脾肿大与脾功能亢进的程度并不一定成比例。

2. 血细胞减少

红细胞、白细胞或血小板可以单独或同时减少,一般早期病例只有白细胞或血小板减少,晚期病例发生全血细胞减少。

3. 骨髓呈造血细胞增生象

部分病例还可同时出现成熟障碍,也可能因外周血细胞大量被破坏,成熟细胞释放过多,造成类似成熟障碍象。

4. 脾切除的变化

脾切除后可以使血细胞数接近或恢复正常,除非骨髓造血功能已受损害。

5. 放射性核素扫描

^{51}Cr 标记血小板或红细胞注入体内后体表扫描,发现脾区的^{51}Cr 量大于肝脏 2～3 倍,提示血小板或红细胞在脾内破坏过多。

（二）鉴别诊断

主要涉及脾大的鉴别诊断及血细胞减少的鉴别诊断,前者主要是各种继发性脾亢间的鉴别,后者除各种继发性脾亢间的鉴别外,尚需与其他各种血细胞减少鉴别,包括再生障碍性贫血,骨髓增生异常综合征,阵发性睡眠性血红蛋白尿症,多发性骨髓瘤,巨幼细胞贫血,慢性肾功能衰竭等鉴别;与慢性肾功能衰竭鉴别,检测血肌酐、尿素氮即可清楚区分。

（三）相关检查

1. 外周血

红细胞,粒细胞及血小板减少,也可以为其中单一系列细胞的减少。

2. 骨髓象

造血细胞有代偿性增生,部分有细胞成熟障碍现象。

3. 脾脏切除后

血及骨髓象可以恢复或接近正常,脾脏应作细胞病理学检查加以证实。

4. 影像学检查

B 超、CT、MRI、放射性核素扫描等。

五、脾功能亢进的治疗

一般应先治疗原发疾病,若不能收效,则在切脾后再积极治疗原发疾病,因为切除脾脏并不能解除引起脾亢的原发病。

（一）脾亢患者脾脏切除的指征

1. 脾肿大显著，引起明显的压迫症状。

2. 贫血严重，尤其是有溶血性贫血时。

3. 有相当程度的血小板减少及出血症状，若血小板数正常或轻度减少，切除脾脏后可能出现血小板增多症，甚至发生血栓形成，所以以血小板正常或轻度减少者不宜切脾。

4. 粒细胞缺乏症，有反复感染史。

对脾亢拟行脾脏切除的患者应进行充分的术前准备，如贫血严重者给予输血，血小板减少有出血者应给予肾上腺皮质激素治疗，粒细胞缺乏者应积极预防感染等。

以下几种脾功能亢进虽有明显脾功能亢进症状，但应以内科治疗为主，一般不宜作脾切除术。

1. 骨髓骨硬化症

该症的脾大是骨髓硬化后代偿造血的结果，脾切除使肝脏迅速肿大，病情恶化。在不得已情况下，才考虑脾切除术，如只有溶血症状，使病情变坏，或脾脏中红细胞滞留过多引起治疗无效的贫血。

2. 慢性粒细胞白血病

过去曾认为可以改善贫血、血小板减少及一般症状，并认为有预防慢性粒细胞白血病急变作用，现多认为脾切除并非作为治疗慢性粒细胞白血病及其急变的有效手段。

3. 某些非血液疾患引起的脾功能亢进

如败血症、黑热病、梅毒等都以抗病原体之内科治疗为主，非脾切除适应证。

（二）经皮肤非切除性的脾脏栓塞术

目前，对脾功能亢进可试采用部分或分次性脾栓塞，以达到改善脾功能亢进的目的。一般主张栓塞脾动脉分支的脾栓塞，侧支循环建立还可以保存脾脏的功能。其指征如 β-珠蛋白生成障碍性贫血，脾脏动脉肿瘤及门静脉高压症。部分性脾脏栓塞手术可以部分保存脾脏免疫功能，改善骨髓功能，减少脾切除的不良反应。

在我国脾功能亢进多由肝炎后肝硬化和血吸虫性肝硬化所致。因此，积极预防和治疗各种不同病因引起的肝硬化就显得尤为重要。

（孙玉明）

参考文献

［1］ 庄心良,曾因明,陈伯銮. 现代麻醉学［M］. 第 3 版. 北京：人民卫生出版社,2004.

［2］ Arun J Sanyal, Jaime Bosch, Andres Blei, et al. Portal Hypertension and Its Complications［J］. Gastroenterology, 2008, 134: 1715 -1728.

［3］ Detlef Schuppan, Nezam H Afdhal. Liver cirrhosis［J］. Lancet, 2008, 371: 838 - 851.

［4］ Florence Aldenkortt, Marc Aldenkortt, Laurence Caviezel, et al. Portopulmonary hypertension and hepatopulmonary Syndrome［J］. World J Gastroenterol, 2014, 20(25): 8072 - 8081.

［5］ 陈维佩,韩殿冰. 肝硬化门静脉高压症时脾功能与脾的病理生理［J］. 中华肝胆外科杂志,2006,12（9）: 578 - 579.

第七章　肝肾综合征

肝肾综合征(hepatorenal syndrome，HRS)是重症肝病患者在无肾脏原发病变情况下出现的一种以进行性肾功能损害、肾血流灌注减少和内源性血管活性系统异常为特征的综合征。1877 年 Frerichs 第一次报道了肝硬化腹水患者可出现少尿等肾功能下降的症状;1939 年"HRS"第一次被用来描述肝外伤胆管术后的肾功能衰竭,此后这一名称又扩展到其他类型肝脏疾病(重型肝炎、肝硬化和肝癌晚期等)引起的肾功能衰竭;1956 年 Hecker 和 Sherlock 描述了 HRS 的特征为进行性少尿、低尿钠、低钠血症,后来确定这是由于肾脏血管严重收缩引起的功能性而非器质性的肾功能下降;1969 年 Koppel 等证明因 HRS 死亡患者的肾脏可以移植入非肝脏疾病患者体内并发挥正常功能;1996 年国际腹水俱乐部(international ascites club，IAC)正式提出了 HRS 的定义和诊断标准。自此,HRS 被普遍用于描述肝病进展期或晚期出现肾功能衰竭的患者。最近又提出了"假性肝肾综合征"的名称,用以概括在毒物中毒、严重败血症或弥散性血管内凝血等疾病过程中同时累及肝、肾两器官,且肝脏病变对于肾脏病变不起病因作用,或肝脏病变的出现不先于肾脏的一类疾病,使之与真性肝肾综合征相区别。

肝病患者一旦并发 HRS 则预后极差,是重症肝病患者最常见的死亡原因之一。目前认为 HRS 是一种严重肝病伴有的特异性肾功能衰竭。其特征为：在肾外表现为因内脏血管舒张引起的体循环血管阻力和平均动脉压下降,在肾内则表现为反射性肾血管收缩引起的肾小球滤过率下降;肾脏在病理学方面无急性肾小管坏死或其他明显的形态学异常,肾小管功能完整;解除肝脏病变的病因后或肝移植后肾功能可完全恢复,或将肾脏移植入非肝病肾功能衰竭患者,移植肾功能良好。

第一节　肝肾综合征的流行病学特点和发病原因

一、肝肾综合征的流行病学特点

(一) 发病率

在 IAC 提出 HRS 定义和诊断之前的一项研究报道显示,以肝硬化失代偿初入院的患者中,4% 的患者有 HRS 表现,1 年后 HRS 发病率累计达到 18% ,5 年后达到 39% 。2010 年一项对 263 名肝硬化腹水患者的调查研究显示,在 41 个月的随访过程中,HRS 的发病率为 49% ,平均每年约 20 名患者发生 HRS,发生率约为 7.6% ,其中发展为 HRS - I 型的患者为 7 例,发展为 HRS - II 型的患者为 13 例。

(二) 患病率

现报道的肝硬化腹水合并肾功能衰竭患者的患病率在 13% ~ 45.8% 不等。Martin-Llahi 等对 562 例肝硬化腹水伴肾功能损害患者的前瞻性调查显示,HRS 的患病率约为 13% (60 例)。Salerno 等对意大利 21 家医院共 253 例肝硬化腹水伴肾功能损害患者的前瞻性调查显示,HRS 的患病率约

45.8%，其中 HRS－Ⅰ型患病率为 30%，HRS－Ⅱ型患病率为 15.8%。另有回顾性分析显示因肝硬化腹水住院的患者中 17% 患有 HRS，其中 50% 以上的患者死于终末肝功能衰竭。

（三）年龄

HRS 多发生于 60 ~ 70 岁老年人，Salerno 等报道 HRS－Ⅰ型的发病平均年龄为 62 ± 1.2 岁，HRS－Ⅱ型的平均发病年龄为 68 ± 1.6 岁。Martin-Llahi 等报道的 HRS 的发病年龄为 60 ± 12 岁。Garcia-Tsao 等收集了 14 项研究中共 509 名 HRS 患者后报道 HRS 的平均发病年龄为 54 岁。其中 HRS－Ⅰ型患者更年轻，肝肾功能更差。

（四）性别

发生 HRS 的患者多为男性，这与肝硬化腹水患者多为男性有关。Salerno 等报道 76.3% 的 HRS－Ⅰ型患者和 70% 的 HRS－Ⅱ型患者为男性，与 Martin-Llahi 和 Garcia-Tsao 的报道基本相符。

二、肝肾综合征的发病原因

在肝硬化合并腹水的患者中，引起急性肾功能衰竭的常见病因包括肾前性肾功能衰竭（约占 37%）、急性肾小管坏死（约 42%）、肾后性肾功能衰竭（约 0.3%），以及 HRS（约占 20%）。HRS 常发生于肝炎后肝硬化、酒精性肝硬化患者，一些严重肝实质性病变如暴发性肝功能衰竭、重症病毒性肝炎、原发性和继发性肝癌、妊娠脂肪肝等亦可发生 HRS。肝硬化发生 HRS 时多有诱因存在，但也有部分患者可在无明显诱因下发生。肝肾综合征的诱发因素包括以下几种。

（一）自发性细菌性腹膜炎（spontaneous bacterial peritonitis，SBP）

约 57% HRS 的诱发因素为大肠杆菌引起的 SBP，有 28% 的 SBP 患者尽管给予了合适的预防性抗感染治疗仍然发生了 HRS。这其中约 32% 的病例为一过性肾功能障碍，40% 的病例为持续性肾功能障碍，28% 的病例为进展性肾功能障碍。最近的一项调查显示，若伴发有细菌感染，尤其是伴有 SBP 的 HRS，超过 70% 的患者给予抗感染等积极治疗后仍无法有效改善肾功能。SBP 引起 HRS 可能通过两个机制，① SBP 增加机体促炎因子，如 IL－6、TNF－α 等，以及释放内毒素导致一氧化氮或其他扩血管物质增加，机体有效血容量不足，肾血管收缩。② 败血症性心肌病导致心排血量减少，机体有效血容量进一步下降，肾血管收缩引发肾功能不全。

（二）大量放腹水（large volume paracentesis，LVP）

HRS 第二个最常见的促发因素是 LVP。腹内压迅速降低及机体大量体液丢失使肝硬化患者本身存在的高动力循环进行性加剧，导致全身血管进一步扩张。对于每日放腹水 4 ~ 6 L 且无输注白蛋白的肝硬化患者，HRS 的发生率可高达 21%。

（三）消化道出血

肝硬化晚期或肝功能衰竭患者由于门静脉高压致食管-胃底静脉曲张破裂、门静脉高压性胃病、肝源性溃疡、急性胃黏膜病变等均可导致大出血。一项统计结果表明，既往无消化道出血病史的肝硬化患者 2 年内出血的概率为 25% ~ 30%，而有过出血病史的患者再次出血的可能性达 60%。消化道出血可活化促炎因子诱导全身性炎症反应，刺激机体释放一氧化氮和其他舒血管物质。此外，消化道出血亦增加对细菌的易感性,这是一个恶性循环,可能会产生进一步的炎性因子释放和再出血。出血后诱发 HRS 的可能性主要取决于出血量的多少、肝脏的储备能力和是否继发细菌感染。

（四）其他因素

1. 非甾体抗炎药（NSAIDs）

肾脏自身可产生扩血管物质（如肾前列腺素 E2 和前列环素）以平衡肝硬化引起的初期肾血管收缩。NSAIDs 能抑制肾脏前列腺素的合成从而加重肾血管收缩。此外,NSAIDs 易导致利尿剂抵抗性和低钠血症。

2. 利尿剂

对有效血容量不足的肝硬化合并腹水患者使用大量利尿剂也已经被视为 HRS 的潜在触发因素,但仍缺乏相关证据支持这一观点。

3. 电解质紊乱

肝硬化患者长期限盐、使用利尿剂、呕吐、腹泻、LVP 等易导致低钠血症。低钠血症肝硬化患者比血钠正常的患者更容易发生 HRS,血钠越低,HRS 发生的可能性越大,疾病预后越差。

4. 肝硬化胆道梗阻

胆汁酸和氧自由基诱导的肾组织损伤亦可引起 HRS。胆汁酸可通过阻断钠-氢逆转运蛋白降低肾对电解质和水的调节功能,而氧化应激促进内皮素-1,白三烯,和 F2 -异前列烷等多种血管收缩物质形成,从而诱导 HRS 的发生。

第二节　肝肾综合征的病理生理学特点及发病机制

一、肝肾综合征的病理生理学特点

（一）机体内舒缩血管活性物质失衡

1. 收缩肾脏血管物质增加

（1）内皮素　是已知的最强烈的血管收缩因子,由血管内皮细胞产生,是调节体液和血流动力学平衡的重要多肽。肾血管内皮细胞、肾小管上皮细胞、系膜细胞均可表达及合成内皮素,通过 G 蛋白偶联受体和 1,4,5 -三磷酸肌醇受体途径引起肾血管收缩。HRS 患者由于肝脏功能严重受损,清除内皮素的能力下降;肝组织不断变性坏死,部分肝细胞增生,肝内血管重建,增生的血管内皮使内皮素合成增加;肝损害时星状细胞释放出内皮素增加导致机体内皮素水平明显升高。内皮素可使细胞内 Ca^{2+} 释放,也介导血管收缩因子如精氨酸血管加压素和血管紧张素 II 刺激 Ca^{2+} 释放,使入球小动脉平滑肌收缩,调节肾血管的收缩与舒张,从而调节肾血流量。HRS 和内皮素之间的关系还尚不十分明确,但已有研究表明慢性肝病时肾脏合成内皮素增加,同时机体内内皮素清除减少,引起肾脏血流动力学紊乱,内皮素受体拮抗剂可改善这一现象。

（2）内毒素　内毒素是革兰阴性细菌细胞壁的类脂和多糖体成分,可引起机体发热、炎性细胞产生、血管舒缩障碍、血压降低、补体激活等。晚期肝硬化尤其是伴腹水患者常有小肠细菌过度增殖和肠道细菌易位、比例失调,从而导致内毒素易位引发肠源性高内毒素血症。同时,门静脉高压形成的门-体侧支循环使内毒素不经肝脏降解而直接进入体循环。血液中大量内毒素使机体一氧化氮合成增加，引起内脏血管扩张、机体有效血容量不足导致肾血流减少。此外，内毒素进入肾血管使肾血管收缩、肾皮质缺血进而引起肾血流动力学障碍。

（3）腺苷　腺苷是一种由三磷酸腺苷细胞内代谢而来的内源性核苷酸，可能也参与了 HRS 的致病过程。腺苷在绝大部分器官血管床内引起血管舒张，却在肺和肾引起血管收缩，并通过诱导入球动脉对血管紧张素Ⅱ的反应而降低肾小球滤过率，肝硬化的患者对内源性腺苷的肾血管收缩作用更为敏感。

2. 舒张肾血管物质减少

（1）前列腺素（prostaglandin，PG）　PG 是肾内最重要的血管舒张因子，能抵消肾内血管收缩因子水平的升高，同时又不破坏血管收缩因子的全身作用。PG 由花生四烯酸经环氧合酶、过氧化物酶等催化生成，广泛存在于机体组织中。HRS 时，肾脏合成 PG 减少，可能与花生四烯酸缺乏及前列腺素合成酶减少有关。内源性 PG 可增加心排血量，减少外周阻力，使内脏血管扩张。同时 PG 可降低入球小动脉阻力和抑制抗利尿激素分泌，具有扩张肾血管，促进肾排水和钠作用。HRS 时 PG 增高能对抗肾素的血管收缩作用，从而对肾血流量及肾小球滤过率起调节作用。给予抑制 PG 合成的关键酶-环氧合酶的非甾体抗炎药，可以显著减少肝硬化腹水患者的肾血流量和肾小球滤过率，说明 PG 在调节肾血流动力学中发挥重要作用。

（2）一氧化氮　一氧化氮是由一精氨酸经一氧化氮合酶催化生成的无机小分子化合物，它在体内广泛分布，参与多种生理病理学效应，被认为是肝硬化高动力循环的重要因素，是肝硬化维持肾血管扩张的重要因子。

（3）心房利钠肽（atrial natriuretic polypeptide，ANP）　ANP 是由心房肌细胞分泌的一种肽类物质，由 21~35 个氨基酸残基组成，增加右心房压力或突然增加血容量均能刺激 ANP 的分泌。ANP 具有利尿、扩血管、维持容量恒定作用，能增加肾小球滤过率和钠负荷的滤过。此外，ANP 还能降低血浆肾素及醛固酮水平。HRS 时机体有效血容量不足且肾脏内 ANP 受体敏感性降低，ANP 难以发挥扩血管作用。至于 ANP 与 HRS 之间的具体关系尚待研究。

（二）主要的神经、体液、加压系统激活

1. 肾素-血管紧张素-醛固酮系统（reninangiotension-aldosterone system，RAAS）

50%~80% 肝硬化患者 RAAS 活性增强，在肾功能下降的肝硬化患者中肾素水平升高明显，且在 HRS 患者其水平进一步提高，表明血管紧张素在 HRS 肾血管收缩的发病机制中起作用。血管紧张素 Ⅱ 主要在肾脏产生，作为局部血管收缩物质，可增加肾脏入球小动脉交感神经活性的功能，引起肾血管收缩，肾血流减少，肾小球滤过率下降。

2. 交感神经系统（sympathetic nervous system，SNS）

HRS 患者机体有效血容量下降，被心血管压力感受器感知为左心房压的下降，这一感受经迷走神经传至中枢，导致交感输出神经活性增加，血浆中去甲肾上腺素水平增高使肾血管收缩。同时，肾交感神经活性增高使肾血管进一步收缩。使用 α$_2$ 肾上腺素受体激动剂降低全身及肾交感神经活性可减少机体内去甲肾上腺素水平，使肾血管阻力下降、肾小球滤过率增加和门静脉压力降低。

3. 抗利尿激素（antidiuretic hormone，ADH）

ADH 的合成位于下丘脑视上核与室旁核，受渗透性（血浆渗透压）与非渗透性两大因素调控。正常情况下，ADH 基本不参与血压的调节，主要发挥抗利尿作用。HRS 时，由于机体有效血容量不足，刺激循环系统容量感受器，反射性促进垂体后叶释放 ADH，通过 V$_1$ 受体阻断敏感性钾通道或干扰一氧化氮-环磷酸鸟苷信号转导，引起肾血管收缩及水钠潴留。

（三）肾脏自身调节机制异常

肾脏可通过自身调节使血流量保持于相对稳定状态。平均动脉压低于临界阈值65 mmHg时,肾血流量随灌注压成比例下降。肾灌注压相同的情况下,肝硬化加重,肾血流量自身调节曲线右移,导致肾血流量逐渐降低,从而进一步加重肾功能不全。Stadlbauer等的研究发现,肾血流量自身调节曲线右移可能与交感神经过度激活引起去甲肾上腺素升高有关。经颈静脉肝内门-体静脉分流术可通过降低交感神经活性,使曲线左移,改善肾功能。目前,改变肾血流量自身调节曲线的分子机制尚未完全明确。

二、HRS 的发病机制

HRS的发病机制至今仍未完全阐明(图7-1)。以往受到认同的有两种学说,一是"肝肾反射学说",二是"肾外动脉扩张学说"。"肝肾反射学"侧重于认为随着肝硬化形成、门静脉压力增高,肝内压力感受器激活肾 SNS 和 RAAS,导致肾素活性增加、水钠潴留及肾血流量减少,从而引起肾功能衰竭。"肾外动脉扩张学说"则强调肝硬化时 NO、CO 等内脏血管舒张因子增加,进而导致内脏血管扩张、机体血容量不足和肾血流量减少。但两种学说均认同在肝脏病变终末阶段,各种因素作用于肾脏血管,导致肾血管收缩和肾内分流。同时,内脏血管扩张,机体有效血容量降低,致使肾血流量减少,肾小球滤过率下降,从而引起肾功能衰竭,最终引起 HRS。

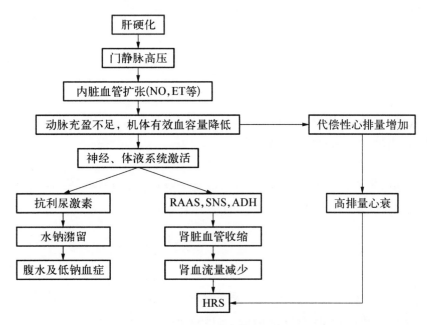

图 7-1 HRS 发病机制示意图

目前对 HRS 发病机制比较一致的看法是,在肝硬化早期阶段,肝功能下降与门静脉高压导致门静脉血流剪切力增加,进而引起机体内源性舒血管活性物质增加,内脏血管舒张,全身外周循环阻力持续降低并进行性加重。血液积于内脏血管床导致机体有效循环血量不足(内脏窃血综合征),使肾血流灌注减少,特别是肾皮质灌注减少。为补偿机体有效血容量,心脏代偿机制启动,患者心率增快、心肌收缩力增强以共同促进心排血量增加;同时,肾内小动脉适应性代偿扩张以维持肾灌注。心排血量增加后机体内脏血管扩张进一步加重,当高动力循环状态不足以纠正有效循环血量降低时,临床上患者出现低动脉压表现。低脉压导致压力感受器介导的神经体液因子激活,反射性兴奋 RAAS 和

SNS,引起机体血管收缩。与此同时,患者 ADH 分泌增加,通过肾脏加强对水、钠的重吸收,机体总血容量进一步增加,加重了水钠潴留和稀释性低钠血症。随着疾病进展,内脏血液循环对血管紧张素、去甲肾上腺素和 ADH 发生抵抗,动脉血压只能通过肾脏、肌肉、皮肤和脑等其他内脏血管收缩加以维持。此时患者血流动力学状态极不稳定,若发生感染或轻微的循环波动即可引发严重的血流动力学障碍。疾病的终末阶段,患者可出现肝硬化门脉高压相关性心肌病,导致心排血量下降,动脉血压进一步降低。同时,由于机体有效血容量严重减少并伴有严重的低血压,肾内动脉发生进行性痉挛收缩,肾循环阻力增加,致肾脏灌注和肾小球滤过率显著降低,HRS 形成。HRS 肾功能衰竭可于数月、数周内出现,但也可于数日内迅速出现。

第三节　肝肾综合征临床表现和实验室检查

一、肝肾综合征临床表现

(一)肝功能失代偿或肝功能衰竭

1. 肝脏贮备功能下降

(1)低蛋白血症　肝脏合成白蛋白能力下降,导致严重的低蛋白血症,可表现为胸腹水、双下肢水肿。

(2)凝血机制障碍　肝脏合成凝血酶原能力下降,患者凝血机制障碍。

(3)胆红素升高　肝脏受损后其代谢功能减弱,体内胆红素代谢不足导致血清总胆红素升高。临床表现为巩膜、皮肤黏膜黄染、小便色深等。

(4)频发低血糖　肝脏合成肝糖原能力下降,体内糖代谢异常,导致低血糖。患者常有发作性头晕、心慌、四肢无力、出冷汗、恶心等低血糖反应。

2. 肝功能衰竭

晚期肝病时的临床表现常表现为明显的消化道及全身症状,如消瘦、乏力、倦怠、厌食、黄疸,瘙痒,出血等,严重者很快出现肝性脑病等表现,并同时伴有脾肿大、男性乳房发育、杵状指、蜘蛛痣等症状与体征。

(二)肾功能受损

肾功能受损的常见临床表现:HRS 时肾脏的变化是一种功能性改变。表现为进行性少尿、无尿、血尿或蛋白尿;出现氮质血症,并伴有低血钠、低血钾、代谢性酸中毒等;严重无尿或少尿者亦可发生高钾血症,甚至可因高血钾而发生心脏骤停。

上述临床表现尽管在 HRS 患者中较常出现,但均为非特异性临床症状。而患者一旦出现明显的蛋白尿、少尿等肾功能改变,预后极差。因此,对于肝肾综合征应早期预防,及早发现并积极处理诱发因素能明显改变疾病预后。

二、肝肾综合征的实验室检查

低尿钠和低钠血症是 HRS 患者的重要表现。在大多数 HRS 患者中,尿钠水平不到 10 mmol/L,有些患者的尿液可以是完全无钠的。当患者缺乏利尿治疗给予水负荷时,患者低钠血症将进一步加重,需特别注意。同时,患者尿中可有微量蛋白存在,但蛋白尿的出现并不提示肾损伤加剧,而无蛋白尿的患者也并不代表其肾功能良好。HRS 患者血肌酐浓度常呈进行性升高,患者常在血肌酐达到 884 μmol/L 前死亡。肝硬化伴腹水患者最常见的酸碱失衡为呼吸性碱中毒,有时为了控制患者腹水而使用利尿剂,则可导致低钾低氯性碱中毒。严重的碱中毒可损害肾脏排氨功能,使血液中氨增加,诱发肝性脑病。HRS 伴氮质血症者,由于肾功能衰竭所致的阴离子间隙酸中毒,可与已发生的代谢性碱中毒与呼吸性碱中毒合并出现(三重酸碱失衡)。

第四节　肝肾综合征的诊断与鉴别诊断

一、肝肾综合征的诊断

(一)肝肾综合征的诊断标准

1996 年国际腹水俱乐部(IAC)定义了 HRS 的诊断标准,并于 2007 年进行了修订,这一标准在国际上被广泛采用。该诊断标准是基于排除肝硬化患者其他可引起肾功能不全的原因而制定的,其标准如下:① 肝硬化腹水;② 血清肌酐 > 133 μmol/L;③ 无低血容量休克;④ 持续使用利尿剂 2 日和白蛋白 1 g/(kg·d)(最大剂量不超过每日 100 g)扩张血容量后,肾功能无显著改善(血清肌酐降低至 133 μmol/L 以下);⑤ 近期没有进行过激素冲击治疗;⑥ 蛋白尿 > 500 mg/d,尿红细胞 < 50/HP,且影像学、超声检查无尿路梗阻等肾实质性病变。

修订后的诊断标准较前相比,① 去除了肌酐清除率这一指标;② 持续的细菌性感染(包括感染性休克)引起的肾功能衰竭不再排除于 HRS 的诊断;③ 更偏向于使用白蛋白而非等渗盐水扩容;④ 去除了次要诊断标准。同时,在诊断 HRS 时应注意以下几点。

1. 慎重判断肝硬化患者血清肌酐指标

(1)肝硬化患者由于肝功能不全合成内生肌酐的量减少以及常合并营养不良,使患者血清肌酐的基线水平低于正常值。

(2)相关的药物治疗可增加肾小管对肌酐的分泌。

(3)对于肝硬化合并大量腹水,且使用利尿剂或给予扩容的患者,其血清肌酐会出现波动。

(4)单纯的实验室检查低估了血清肌酐与胆红素的相互作用。因此,以血清肌酐作为判断,并评估 HRS 的指标时有可能低估肾功能损害的严重程度。

2. 排除肾前性肾功能衰竭

在应用利尿剂和等渗液扩容后应重新评估肾功能。

3. HRS 患者因肾小管功能无明显病理性异常

对 Na+ 重吸收功能较好,因此一般 HRS 患者的尿钠 < 10 mmol/L,且尿渗透压高于血浆渗透压,但小部分 HRS 患者可能会出现高尿钠和低尿渗透压等类似于急性肾小管坏死的表现。同样,急性肾小管坏死的患者亦有可能出现低尿钠和高尿渗透压的情况。因此,尿常规检查不应被视为诊断 HRS 的主要指标。

（二）肝肾综合征的分型

根据临床表现差异，IAC 将 HRS 分为两种类型。

1. HRS－Ⅰ型

特征为快速和进行性肝肾功能衰竭。2 周内血清肌酐水平升高至 > 226 μmol/L，肾小球滤过率通常低于 20 ml/min，外周血管阻力升高而血容量降低，心脏指数正常或降低，常伴有尿量减少、自发性腹膜炎、肝性脑病等，停用利尿剂和扩张血容量可有短暂疗效。HRS－Ⅰ型的发生常伴有一些突发的诱发因素，如感染、食管-胃底静脉曲张出血、LVP、过度使用利尿剂或肾毒性药物等，这使肝硬化患者本已岌岌可危的血流动力学状态遭受进一步打击，肝、肾及循环系统急性恶化，HRS－Ⅰ型可视为急性肝功能衰竭综合征的一种，急性肾功能衰竭可认为是急性肝功能衰竭综合征发生全身多器官功能衰竭的表现之一，预后较 HRS－Ⅱ型患者更差。据相关资料可知，Ⅰ型 HRS 患者除非肝移植，否则死亡率高达 100%，其中位生存期仅仅为 2 周，8 ~ 10 周内几乎所有的患者均死于肾功能衰竭。

2. HRS－Ⅱ型

发病较缓，肾功能衰竭进展速度达不到 HRS－Ⅰ型标准者，其血清肌酐升高至 > 133 μmol/L，不超过 221 μmol/L，且较长时间保持稳定。外周血管阻力下降而血容量正常，心脏指数升高。其特点是与门静脉高压增高程度相关的进行性肾功能恶化，伴顽固性腹水，扩张血容量无明显疗效，病死率较 HRS－Ⅰ型低，中位生存期为 6 个月。

（三）HRS 的分期

根据肝功能、肾损害严重程度及病程分为 3 期，即氮质血症前期、氮质血症期、氮质血症终末期。但因为重症肝病患者肾功能变化往往在较短时间内出现并进行性加剧，临床上很难分期，故对 HRS 的临床意义不大。

二、HRS 的鉴别诊断

重症肝病患者出现少尿、低尿钠，扩张血容量后肾功能无改善即可初步诊断为 HRS。HRS 的诊断是一个排除性诊断，诊断时应注意与其他引起非功能性肾功能损害的疾病相鉴别，如急性肾小管坏死、肾前性氮质血症、原发性肾功能衰竭等（表 7－1）。值得注意的是，如果重症肝病患者突然出现尿量较前明显减少伴血清肌酐水平升高，则无论是否达到上述诊断标准，临床上均应视为发生 HRS 的早期征象，须及早作出诊断和处理。

表 7－1　肝肾综合征的鉴别诊断

	HRS	急性肾小管坏死	肾前性氮质血症
诱　因	消化道出血，放腹水	肾毒性药物、败血症	体液丢失（呕吐、腹泻）
腹　水	大量	可有	无
尿　钠	< 10 mmol/L	> 30 mmol/L	< 10 mmol/L
尿比重	> 1.02	1.01 左右	> 1.02
尿渗透压	> 血浆渗透压	= 血浆渗透压	> 血浆渗透压
尿肌酐/血肌酐	> 30 : 1	< 20 : 1	> 30 : 1
扩容治疗	无效	多变	有效

第五节 肝肾综合征的治疗和预防

一、肝肾综合征的治疗

HRS 本身无特殊治疗,主要为对症处理。鉴于严重肝病是 HRS 的发生基础,肝功能改善是肝肾综合征恢复的前提,故应首先治疗肝病。对 HRS 患者应积极选择各种有效改善肝功能的治疗措施进行治疗,这对预防和治疗功能性肾功能衰竭也有很大意义。随着近些年 HRS 发病机制的研究进展,一系列内科治疗显著改善了 HRS 的预后,特别是血管收缩药物的应用、经颈静脉肝内门-体分流术和白蛋白透析治疗。但肝移植术可能是使肾功能长期恢复的唯一方法。

(一) 一般支持疗法

一般支持治疗注意休息和饮食调节。为了降低患者血氨浓度,减轻氮质血症,加速机体组织蛋白分解速度,尽可能食用高糖、高热量和低蛋白质饮食。合理控制血压,扩充血容量,维持水、电解质和酸碱平衡,避免大量放腹水和过度利尿。

(二) 药物治疗

所有用于 HRS 的药物只有一个目的,即提高肾灌注压,增加肾血流量。最初改善肾功能的方法包括限制钠盐摄入(钠的摄入量应限制在每日 5 ~ 6 g)、停用利尿剂治疗和适当输注晶体或胶体溶液。但是肝硬化患者全身血管扩张的特点常使扩容治疗不能改善肾脏的血液灌注。如果患者排尿未好转,容量负荷增加进一步扩张全身血管导致细胞外液容积扩张,则有产生肺衰竭的危险。目前认为,血管收缩药物合并静脉输入白蛋白可有效改善肝病患者的肾功能。常用的血管收缩药物有血管加压素、去甲肾上腺素、奥曲肽等(表 7 - 2),此类药物增强内脏血管收缩,增加心脏正性肌力作用,增加 HRS 患者机体平均动脉压,平均动脉压每增加 1 mmHg,血清肌酐约降低 1 mg/L。同时全身血管收缩可减小血管床容量和循环内血液量的差值,使机体有效血容量增加,从而减轻肾血管收缩,可提高肾

表 7 - 2 肝肾综合征的药物治疗

药物名称	药 理 作 用	用 法 用 量	不 良 反 应	禁 忌 证
特利加压素	为加压素的前体药物,引起内脏血管收缩从而降低门静脉压,但对动脉血压影响小得多,且血液的纤溶性几乎不增加。推注 1 次后其作用可维持 4 ~ 6 h。	单次静脉注射: 0.5 ~ 2.0 mg/4 ~ 6 h,若患者血清肌酐无下降,可逐步增量到最大 12 mg/d。与白蛋白合用。连续静脉滴注: 4 mg/d,剂量逐步增至血清肌酐下降和机体平均动脉压增加 >10 mmHg。最大剂量 12 mg/d。与白蛋白合用。	腹部疼痛痉挛、头痛、暂时面色苍白以及动脉血压升高。	冠状动脉疾病史,心肌病,心律失常,脑血管疾病,慢性阻塞性肺疾病,动脉高血压,四肢闭塞性动脉疾病,孕妇,哺乳期妇女。

药物名称	药理作用	用法用量	不良反应	禁 忌 证
去甲肾上腺素	强烈的 α 受体激动药,通过 α 受体的激动作用,可引起小动脉和小静脉血管收缩。	连续静脉滴注: 0.5 mg/h,剂量逐步增至血清肌酐下降和机体平均动脉压增加 >10 mmHg。最大剂量 3 mg/h。与白蛋白合用。	可引起重要器官供血不足、焦虑、眩晕、头痛、苍白、失眠、高血压、心率下降、呕吐甚至抽搐。	对其他拟交感胺类药不能耐受者,孕妇,哺乳期妇女,闭塞性血管病,高血压、动脉硬化、无尿、血栓形成患者。
米多君	在体内形成活性代谢物脱甘氨酸米多君,后者为 α_1 肾上腺素受体激动剂,可通过兴奋动脉和静脉 α 肾上腺素受体而使血管收缩,进而升高血压。	口服盐酸米多君 7.5 ~ 12.5 mg,每日 4 次,使机体平均动脉压增加 > 10 mmHg。	卧位和坐位时高血压,头皮感觉异常和瘙痒,皮肤竖毛反应,寒战,尿失禁,尿潴留和尿频。	严重器质性心脏病,急性肾脏疾病,嗜铬细胞瘤或甲状腺功能亢进的患者。
奥曲肽	与天然内源性生长抑素类似的作用,选择性作用于内脏血管平滑肌,具有收缩内脏血管作用。	200 μg 皮下注射,每日 4 次。	注射部位疼痛,厌食、恶心、呕吐、腹泻、腹部痉挛疼痛,偶见高血糖、胆石、糖耐受异常。	孕妇、哺乳期妇女和儿童禁用。肾、胰腺功能异常和胆石症患者慎用。

灌注压,增加肾小球滤过率,而改善肾功能。有医生由于担心去甲肾上腺素可通过激活 α_1-肾上腺素受体收缩肾入球小动脉不愿意采用其治疗。但最近一些小规模随机对照实验结果表明,去甲肾上腺素对内脏血管的收缩作用及增强心肌收缩力的作用大于其对肾脏局部循环的影响,可有效改善肾功能。已有学者提出去甲肾上腺素是一个很好的特利加压素的替代药物。另外,小剂量多巴胺曾用于治疗 HRS,其作用为通过刺激多巴胺受体,使肾动脉扩张,肾血流量增加,但不能改善肾小球滤过率功能。因易引起较多并发症现已不用。

(三) 血液透析(hemodialysis, HD)

HRS 出现高钾血症、肺水肿、严重酸中毒和全身性尿毒症时,应考虑行血液透析,透析治疗也可为肝移植创造条件,延长待肝时间。连续性肾脏替代治疗(continuous renal replacement therapy, CRRT) 如连续性动脉-静脉、静脉-静脉血液滤过或血液透析滤过,此类方法显著优点是可促成体液负平衡而不诱发低血压,因此对严重全身性水肿的患者有帮助。在一项随机对照实验中,CRRT 后 50% HRS 患者的生存期可延长至 30 日,但这对于提高患者的长期生存率是远远不够的。目前应用较多的是分子吸附再循环系统(molecular adsorbents recirculating system, MARS),即应用白蛋白的透析液循环和灌注,通过碳和阴离子交换柱,去除血浆中过多的水分,清除毒素,降低血中胆红素、血氨、芳香族氨基酸等,在减轻尿毒症的同时,退黄疸和缓解肝性脑病,减轻炎性反应和改善肾内血液循环。MARS 是重型肝炎合并 HRS 患者接受肝移植前最有效、最安全的过渡治疗方法,可显著延长患者的生存时间。MARS 的常见并发症是血小板减少,但多数不严重,因此 MARS 有良好的应用前景。尽管 MARS 是有希望的治疗方法,但仍需更大样本病例分析总结,以期得出正确、可靠的结论。

(四) 经颈静脉肝内门腔静脉内支架分流术(transjugular intrahepatic portosystem stent-shunt, TIPS)

TIPS 利用外科分流原理,经颈静脉门脉造影,在肝实质内肝静脉与门静脉间建立起人工分流通道,通过降低门静脉高压,改善内脏血管扩张,减少 RAAS 和 SNS 活性,增加有效循环血容量从而显著地增加肾脏灌注、提高肾小球滤过率,减低血清肌酐水平。是对食管-胃底静脉曲张出血内科药物治疗无效,且没有条件接受肝移植者延长生存时间的替代措施。行使 TIPS 后 HRS 的复发率较低,后续使用特利加压素联合白蛋白进行治疗有利于确保远期有一个较高的成功率。现 TIPS 被认为可以提高 HRS-Ⅰ型患者肾小球滤过率、降低血清肌酐和胆红素。术后加用血管收缩药物可使血清肌酐在数月内恢复正常。且 HRS-Ⅰ型患者先使用血管收缩药物再行 TIPS 比单独行 TIPS 更有效。TIPS 术后联合特利加压素可有效降低发展为 HRS-Ⅰ型风险。TIPS 也具有改善 HRS-Ⅱ型患者肾功能、治疗顽固性腹水的疗效,显著延长约 2/3 患者的生存期。Brensing 等追踪了 10 例未接受 TIPS 治疗和 31 例接受 TIPS 治疗的 HRS 患者(HRS-Ⅰ型患者 14 例,HRS-Ⅱ型患者 17 例)。结果发现接受 TIPS 治疗者门静脉高压显著下降,TIPS 治疗后 2 周肌酐和尿钠排泄明显增加。随访术后第 3、第 6、第 12 和第 18 个月之存活率分别为 81%、71%、48% 和 35%。相比之下,10 个未接受 TIPS 治疗的患者中有 7 名在 3 个月内死亡。不幸的是大多数 HRS 患者由于禁忌证(如 INR>2,血清胆红素>85.5 μmol/L,Child-Pugh 评分>11 分,与心肺疾病)无法接受 TIPS 方式进行治疗。最近的报道亦显示,在 HRS-Ⅰ型患者,由于急剧恶化的肝功能和循环衰竭,此型患者行 TIPS 风险非常高。HRS-Ⅱ型患者围术期死亡率较高、容易诱发肝性脑病和出现分流通道堵塞和使以后行肝移植术更为复杂。

(五) 肝移植术(othotopic liver transplantation, OLT)

OLT 是目前公认的治疗 HRS 效果最为理想的方法,可以同时治愈肝病和与之相关的肾功能衰竭,远期效果良好,5 年生存率在 70% 以上,被认为是 HRS-Ⅰ型患者条件允许下最佳且最有效的选择性治疗方案。即使是对血管收缩剂或 TIPS 完全有反应的患者,若未能进行 OLT,预后仍然较差。OLT 后患者的肾功能可得到恢复,1 个月时多数患者的肾脏内的钠排泄和血清肌酐和神经内分泌水平可达到正常水平,肾动脉阻力指数则需长达 1 年返回到正常值。OLT 也是 HRS-Ⅱ型的根治手段。研究表明 HRS-Ⅱ型腹水患者常伴有低钠血症,即使患者终末期肝病模型评分(model for end-stage liver disease, MELD)<21 并给予周期性大量放腹水联合白蛋白治疗顽固性腹水,180 日内死亡率仍大于20%。因此,此类患者亦应及早行 OLT。然而,OLT 后患者肾功能的恢复并不具有普遍性。例如,Marik 等研究了 28 例 HRS 患者 OLT 后肾功能恢复情况。术后 4~110 日肾功能完全恢复的病例占总病例数的 58%,另有 15% 的病例肾功能部分恢复,25% 的病例肾功能则完全没有恢复。在另一项来自我国的研究表明,约 94% 的 HRS 患者于 OLT 后 24 日内肾功能得到恢复。上述统计数据的差异可能是由于 HRS 患者的分型,围术期管理经验等的不同所导致的。但可知的是,早期 OLT、低年龄以及低胆红素水平是影响患者预后的重要因素。此外,HRS 是否作为肝肾联合移植的指征,目前尚在争论中,目前研究认为肝移植后肾功能衰竭是可逆的。因此,患者一般不行肝肾联合移植。肝肾联合移植适用于接受 RRT 超过 6~8 周肾功能仍未恢复的患者。一项回顾性对照研究表明,98 例接受肝肾联合移植的患者(包括 22 例 HRS 患者)与 88 例只接受 OLT 的 HRS 患者相比,存活率分别为 72% 和66%,差异无统计学意义;术后需要 CRRT 的比率分别为 55% 和 89%,需要替代治疗的平均时间分别为 2.5 日和 9 日。

一般而言,HRS-Ⅱ型患者等待肝移植时间充裕而 HRS-Ⅰ型患者则首先需要通过上述药物治疗过渡、缓解病情,为肝移植创造条件。某些地方选择 MELD 评分做器官优选以解决器官供给难题。对 HRS 患者做 MELD 评分,并对 MELD 评分较高的患者优先供给。在围术期管理方面,OLT 前通过缩血管类药物和白蛋白联合治疗以增加患者生存期限,提供手术治疗机会。OLT 后的早期阶段肾小球滤过率可受损,同时 35% 患者在肝移植手术结束后还要接受长时间透析,相关的透析药物如他克莫司,环孢素等又会使肾小球滤过率受损程度进一步增加,因此应适当推迟上述药物的服用时间(可选择OLT 后的 48～72 h,通常这段时间肾功能得到部分恢复)。早期阶段受损的肾小球滤过率通常在肝移植术后 1～2 个月恢复至 30～40 ml/min。在肝移植术后 1 个月时,HRS 患者不管是血流动力学还是RAAS 和 SNS 紊乱现象都可以得到纠正。

二、肝肾综合征的预防

1. 祛除诱因

尽管 HRS 发病机制尚未彻底明了,但大都可以找到较明确的诱发因素,因此祛除诱因对预防HRS 的发生有重要的现实意义。

2. 补充白蛋白、支链氨基酸、凝血因子等改善肝功能

必要时行血液透析 HD 可清除体内过多的内毒素、血氨等有害物质以预防肾损伤。

3. 使用抑酸剂

消化道出血是 HRS 的常见诱因,对重症肝病患者或存在其他可能诱发 HRS 因素的患者应常规使用抑酸剂。

4. 慎用利尿剂和 NSAIDs 药物

NSAIDs 药物可引起肾血管收缩和低钠血症,利尿剂亦引起的低钠血症或低钾低氯性碱中毒亦可诱发 HRS,应慎重使用并及时检测患者的电解质及酸碱平衡。

5. 禁用肾毒性抗生素

早期预防性使用抗生素是防止重症肝病患者发生 SBP,进而诱发 HRS 的重要措施。而因抗生素使用导致的细菌溶解、内毒素大量释放等可引起患者病情恶化。因此,应选择杀菌效果好且肾毒性小的抗生素。

6. 维持一定的血浆胶体渗透压

避免一次快速大量放腹水,适当补充白蛋白。对有 SBP 的患者应用 1～1.5 g/kg,20% 白蛋白的液体扩充血容量以预防肾功能衰竭。对 LVP 的患者每移除 1 L 腹水应补充 8 g 低盐白蛋白,以防止大量腹水丢失导致的循环衰竭。

7. 扩张血容量和维持水、电解质平衡

慢性肝病患者外周血管阻力、有效血容量降低,可能发生潜在的休克。临床上患者可因体位性低血压而发生晕厥,此时肾灌注压已严重下降,再加之电解质紊乱等因素,很容易诱发 HRS。

综上所述,重症肝病合并 HRS 临床诊断并不困难,但目前缺乏特效的治疗手段。HRS 是重症肝病晚期患者中常见的严重并发症。关键是及早诊断和预防,疗效和预后取决于患者基础肝病的严重程度。在治疗方面,除积极针对严重肝病进行综合治疗外,TIPS、MARS、血管收缩剂等可暂时改善肾功能,并充当 OLT 的桥梁。就目前而言,OLT 可能是根治 HRS 的唯一方法。如不能及时接受 OLT,患者几乎均在 1 个月内死亡,故防患于未然才是可行的、最有效的措施。

(顾健腾　鲁开智)

参考文献

[1]　Frerichs FT: Tratado practico de las Enfermedades del Higado, de los Vasos Hepaticos y de las Vias Biliares[M]. Madrid: Libreria Extranjera y Nacional, Scientifica y Literaria, 1877.

[2] Wilensky AO. Occurrence, distribution and pathogenesis of so called liver death and/or hepatorenal syndrome[J]. Arch Surg, 1939, 38: 625 - 691.

[3] Orr T, Helwig F. Liver trauma and the hepatorenal syndrome[J]. Ann Surg, 1939, 110: 683 - 692.

[4] Hecker R, Sherlock S. Electrolyte and circulatory changes in terminal liver failure[J]. Lancet, 1956, 2: 1221 - 1225.

[5] Koppel M, Coburn J, Mims M, et al. Transplantation of cadaveric kidneys from patients with hepatorenal syndrome. Evidence for the functional nature of renal failure in advanced liver disease[J]. N Engl J Med, 1969, 280: 1367 - 1371.

[6] Arroyo V, Gines P, Gerbes A, et al. Definition and diagnostic criteria of refractory ascites and hepatorenal syndrome in cirrhosis[J]. Hepatology, 1996, 23: 164 - 176.

[7] Gines A, Escorsell A, Gines P, et al. Incidence, predictive factors, and prognosis of the hepatorenal syndrome in cirrhosis with ascites[J]. Gastroenterology, 1993, 105: 229 - 236.

[8] S. Montoliu, B. Balleste, R. Planas et al. Incidence and prognosis of different types of functional renal failure in cirrhotic patients with ascites[J]. Clinical Gastroenterology and Hepatology, 2010, 8: 616 - 622.

[9] Martin-Llahi M, Guevara M, Torre A, et al. Prognostic importance of the cause of renal failure in patients with cirrhosis[J]. Gastroenterology, 2011, 140: 488 - 496.

[10] Salerno F, Cazzaniga M, Merli M, et al. Diagnosis, treatment and survival of patients with hepatorenal syndrome: a survey on daily medical practice[J]. Journal of Hepatology, 2011, 55: 1241 - 1248.

[11] Dagher L, Moore K. The hepatorenal syndrome[J]. Gut, 2001, 49: 729 - 737.

[12] Garcia-Tsao G, Parikh C. R, Viola A et al. Acute kidney injury in cirrhosis[J]. Hepatology, 2008, 48: 2064 - 2077.

[13] Angeli P, Morando F, Cavallin M, et al. Hepatorenal syndrome[J]. Contrib Nephrol, 2011, 174: 46 - 55.

[14] Follo A, Llovet J. M, Navasa M, et al. Renal impairment after spontaneous bacterial peritonitis in cirrhosis: incidence, clinical course, predictive factors and prognosi[J]. Hepatology, 1994, 20: 1495 - 1501.

[15] Barreto R, Fagundes C, Guevara M, et al. Type - 1 hepatorenal syndrome associated with infections in cirrhosis: natural history, outcome of kidney function, and survival[J]. Hepatology, 2014, 59: 1505 - 1513.

[16] Gines P, Tito L, Arroyo V, et al. Randomized comparative study of therapeutic paracentesis with and without intravenous albumin in cirrhosis[J]. Gastroenterology, 1988, 34: 1493 - 1502.

[17] I Gareia. Tsao G, Bosch J. Management of varices and varieal hemorhage in cirhosis: A New View of an Old Problem [J]. N Engl J Med, 2010, 362: 823.

[18] Vieente A, Jordi C. Ascites and hepatorenal syndrome in cirrhosis: pathophysiological basis of therapy and current management[J]. J Hepatol, 2003, 38: 69 - 89.

[19] Kamisako T, Miyawaki S, Gabazza EC, et al. Polyethylene glycol-modified bilirubin oxidase improves hepatic energy charge and urinary prostaglandin levels in rats with obstructive jaundice[J]. J Hepatol, 1998, 29: 424 - 429.

[20] Wong F. Recent advances in our understanding of hepatorenal syndrome[J]. Nat Rev Gastroenterol Hepatol, 2012, 9: 382 - 391.

[21] Stadlbauer V, Wright GA, Banaji M, et al. Relationship between activation of the sympathetic nervous system and renal blood flow autoregulation in cirrhosis[J]. Gastroenterology, 2008, 134: 111 - 119.

[22] Trawale JM, Paradis V, Rautou PE, et al. The spectrum of renal lesions in patients with cirrhosis: a clinicopathological study[J]. Liver Int, 2010, 30: 725 - 732.

[23] Olteanu D, Lupu D. The kidney in cirhosis with portal hypertension[J]. J Med Life, 2010, 3: 175 - 177.

[24] Sanyal AJ, Boyer T, Garcia-Tsao G, et al. A randomized prospective double blind, placebo controlled study of terlipressin for type 1 hepatorenal syndrome[J]. Gastroenterology, 2008, 134: 1360 - 1368.

[25] Martin-Llahi M, Pepin MN, Guevara M, et al. Terlipressin and albumin vs albumin in patients with cirrhosis and

hepatorenal syndrome: a randomized study[J]. Gastroenterology, 2008, 134: 1352 – 1359.

[26] Singh V, Ghosh S, Singh B, et al. Noradrenaline vs. terlipressin in the treatment of hepatorenal syndrome: a randomized study[J]. J Hepatol, 2012, 56: 1293 – 1298.

[27] Halit Ziya Dundar, Tuncay Yılmazlar. Management of hepatorenal syndrome[J]. World J Nephrol, 2015, 4: 277 – 286.

[28] Witzke O, Baumann M, Patschan D, et al. Which patients benefit from hemodialysis therapy in hepatorenal syndrome? [J]. Gastroenterol Hepatol, 2004, 19: 1369 – 1373.

[29] Wong F, Raina N, Richardson R. Molecular adsorbent recirculating system is ineffective in the management of type 1 hepatorenal syndrome in patients with cirrhosis and ascites who have failed vasoconstrictor[J]. Gut, 2010, 59: 381 – 386.

[30] Wong F, Pantea L, Sniderman K. Midodrine, octreotide, albumin, and TIPS in selected patients with cirrhosis and type 1 hepatorenal syndrome[J]. Hepatology, 2004, 40: 55 – 64.

[31] Testino G, Ferro C, Sumberaz A, et al. Type – 2 hepatorenal syndrome and refractory ascites: role of transjugular intrahepatic portosystemic stent-shunt in eighteen patients with advanced cirrhosis awaiting orthotopic liver transplantation[J]. Hepatogastroenterology, 2003, 50: 1753 – 1755.

[32] Brensing K. A, Schild H, Sauerbruch T, et al. Long term outcome after transjugular intrahepatic portosystemic stent-shunt in non-transplant cirrhotics with hepatorenal syndrome: a phase II study[J]. Gut, 2000, 47: 288 – 295.

[33] Kiser TH, Maclaren R, Fish DN. Treatment of hepatorenal syndrome[J]. Pharmacotherapy, 2009, 29: 1196 – 1211.

[34] Piscaglia F, Zironi G, Gaiani S, et al. Systemic and splanchnic hemodynamic changes after liver transplantation for cirrhosis: along-term prospective study[J]. Hepatology, 1999, 30: 58 – 64.

[35] Somsouk M, Kornfield R, Vittinghoff E, et al. Moderate ascites identifies patients with low model for end-stage liver disease scores awaiting liver transplantation who have a high mortality risk[J]. Liver Transpl, 2011, 17: 129 – 136.

[36] Marik PE, Wood K, Starzl TE. The course of type 1 hepato-renal syndrome post liver transplantation[J]. Nephrol Dial Transplant, 2005, 21: 478 – 482.

[37] Xu X, Ling Q, Zhang M, et al. Outcome of patients with hepatorenal syndrome type 1 after liver transplantation: Hangzhou experience[J]. Transplantation, 2009, 87: 1514 – 1519.

[38] Ruiz R, Kunitake H, Wilkinson AH, et al. Long-term analysis of combined liver and kidney transplantation at a single center[J]. Arch Surg, 2006, 141: 735 – 741.

[39] Francesco S, Alexander G, Pere G, et al. Diagnosis, prevention and treatment of hepetorenal syndrome in cirrhosis [J]. Gut, 2007, 56: 1310 – 1318.

第八章 肝肺综合征

肝肺综合征（hepatopulmonary syndrome，HPS）是在慢性肝病和（或）门静脉高压基础上出现肺内微血管扩张、动脉血氧合功能异常主要表现的一种严重肺部并发症。临床特征为肝病和或门脉高压、肺内微血管扩张、低氧血症/肺泡-动脉血氧分压差增加的三联征。肺内微血管扩张是 HPS 最主要的病理生理改变。肺内微血管扩张导致肺血流量和心排血量增加，结果导致肺内动静脉分流增加和通气/血流比例失调。此外，扩张的微血管增加了肺泡氧分子到红细胞血红蛋白间的弥散距离。HPS 对于肝病患者的术前评估和术后疗效评判有着重要意义，因此，近年 HPS 的研究受到了国内外专家和学者的重视。然而 HPS 进展缓慢，早期多无明显自觉症状，约有 80% 的 HPS 患者首先因肝病就诊，而无明显肺部症状主诉，随着肝病进展出现低氧血症、肺功能改变、肺性骨关节病及神经系统损害。由于缺乏统一的诊断标准，文献报道慢性肝病患者中 HPS 的发生率为 5% ~43%。HPS 发病机制复杂，起病隐匿，无特异性症状，诊断及治疗难度大。目前尚缺乏有效的治疗，远期预后不良。

第一节 历史

HPS 最早的研究始于 1884 年，Flckiger 报道一位 37 岁的女性肝硬化患者在无心肺疾病的情况下发生了发绀和杵状指，肝硬化患者可发生低氧血症。1956 年 Rydell 和 Hofbauer 首次尸检发现肝硬化患者肺内血管扩张和肺动静脉交通，并认为血管改变与肝病有关。1966 年 Berthelot 发现 13 例肝硬化患者肺边缘的微血管显著扩张，其中 6 例展现出皮肤蜘蛛痣的表现。后来多种不同的研究手段，如对比增强超声、放射性核素灌注扫描、血管造影、高分辨率 CT，也证实肺内微血管扩张是 HPS 的病理生理改变。1977 年 Kennedy 和 Knudson 根据 1 例临床病例首先提出肝肺综合征概念。这是 1 例酒精性肝硬化患者，于门-体静脉分流术后 4 年出现劳力性呼吸困难、直立性低氧血症，但是肺功能指标是正常的。因此，建议将这种由肝病导致的低氧血症用 HPS 命名。1989 年著名的肝病学家 Sherlock 在第 8 版《Disorders of the Liver and Biliary System》正式将肝脏疾病所致的各种肺部变化统称为"肝肺综合征"，并沿用至今。

第二节 发病原因与流行病学

HPS 的病因主要是肝硬化和各种原因的肝细胞功能不全导致多种细胞因子异常增加或灭活减少。最常见于慢性肝病导致的肝硬化患者，特别是慢性病毒性肝炎肝硬化、酒精性肝硬化、隐源性和原发性胆汁性肝硬化等。此外，HPS 也可以发生于其他非肝硬化的肝脏疾病患者，如慢性肝炎、急性重型肝炎、缺血性肝炎、囊肿性纤维化酪氨酸血症、抗胰蛋白酶缺乏症、Wilson 病、戈谢病、曼氏裂体吸虫门静脉周的纤维化、胆道闭锁等。HPS 还可见于肝静脉血流受阻的情况,如 Budd-Chiari 综合征、Abernathy 畸形、下腔静脉梗阻等。Regev 和 Fuhrmann 发现 HPS 可在急性肝炎患者中短暂出现。因此,肝硬化或门脉高压症不是诊断 HPS 的必要条件,严重的肝功能障碍也不是 HPS 发病的必需条件,HPS 可以发生于轻症的肝病患者。

由于缺乏诊断动脉血氧合功能异常和肺内微血管扩张的统一标准,HPS 的发病率国内外报道差异较大。文献报道 HPS 在慢性肝病患者中的发生率为 4%～43%,可发生于各年龄段,无性别差异。在等候肝移植的患者中,13%～47%患者被证实存在肺内血管扩张。Sehenk 等 2002 年统计 HPS 的患病率波动于 18%～32%。Abrams 等 1995～2009 的统计资料显示,在全部肝硬化患者中,HPS 的患病率为 10%～17%。国内陈隆典报道在慢性肝病患者中 HPS 的患病率为 4.0%～47.0%,在肝硬化患者中为 15.0%～30.0%。总之,HPS 在整个肝病或在肝硬化中的发生率还不是非常清楚,在流行病学上尚无统一而明确的数据。新近研究结果表明,HPS 的发病率在不断地提高(表 8-1),这可能与近年来国内外专家学者对该病的重视增加有关,并且随着诊断技术的提高,HPS 的诊断率也在提高。

表 8-1 HPS 患者的流行特征

年 份	作 者	国 家	入 选 病 例	确认病例	发生率(%)
2014	Ahmed E	埃 及	84 LTC	16	19%
2014	Pascasio JM	西班牙	316 cirrhosis	81	25.6%
2014	Hoerning A	德 国	55 cirrhosis	18	40%
2013	Enache I	法 国	83 LTC	14	16.9%
2012	Espinosa MD	西班牙	40 AC,35 VC	14,23	35%,64.7%
2012	Sari S	土耳其	40 pH (24cirrhosis, 16 NC)	4, 0	16.7%, 0%（Children）
2011	Eduardo	巴 西	90 cirrhosis	39	43.3%(33.3% HCV, 10.2% AC)
2009	Ferreira R	巴 西	84 SMPF	5	6%
2009	Moller S	丹 麦	50 cirrhosis	5	10%
2008	Noli	加拿大	301 random children	2	0.66%
2008	Palmireno	巴 西	130 CLD	21	16%
2007	Moller S	丹 麦	41 AC	3	7%
2006	Fuhrmann V	澳大利亚	44 HP	18	41%
2005	Pascasio JM	西班牙	146 cirrhosis	18	26%
2001	Anand AC	印 度	88 pH(63 cirrhosis, 15 NCPF, 10 EHPVO)	11,2,1	17.5%,13.3%,10%

注:NC,非肝硬化;LTC,肝移植候选人;pH,门脉高压;NCPF,非硬化性门脉纤维化;EHPVO,肝外门静脉梗阻;AC,酒精性肝硬化;VC,病毒性肝硬化;SMPF,曼氏裂体吸虫门静脉周的纤维化;CLD,慢性肝病;HP,缺氧性肝炎

第三节 发病机制

HPS 的具体发病机制至今尚未完全明确。目前认为肺内微血管扩张是 HPS 形成的主要原因,表现为大量的前毛细血管扩张,肺底动静脉交通支开放与形成。新近研究发现肺微血管新生是 HPS 形成的又一重要因素,而低氧肺血管重建是 HPS 加重的重要原因。

一、肺内血管扩张(intrapulmonary vasodilatation, IPVD)

HPS 的基本病理改变是肺内血管扩张。对 HPS 患者尸检发现肺毛细血管弥漫性扩张,直径从正常的 8~15 μm 扩张至 20~50 μm,甚至 500 μm。HPS 肺内血管扩张有 3 种表现:① 蜘蛛样弥漫性扩张,多见于 HPS 初期;② 海绵状动脉扩张,主要位于肺底部,多见于 HPS 中期;③ 直接肺动静脉,主要见于中下肺,类似动静脉畸形。Krowka 等根据肺血管造影的结果将 HPS 的肺内血管异常分为两型:1 型多见,以弥漫性的肺毛细血管及毛细血管前动脉扩张(肺蜘蛛症)和功能性分流为特点,该型吸入纯氧可缓解低氧血症,肝移植预后较好;2 型少见,以肺内动静脉交通支及解剖学分流为特点,吸入纯氧无效,肝移植预后差。目前认为肺内血管扩张的主要原因是循环中血管活性物质的异常增加和肺微血管内皮细胞(pulmonary microvascular endothelial cells, PMVECs)的极性丢失、增殖、肌样分化。

(一)循环中血管活性物质的异常增加

目前认为肺内毛细血管扩张的发生机制与肝硬化门脉高压门-体分流、肝细胞代谢功能低下不能灭活血管活性物质,肝病致某些血管活性物质释放增多,以及血管自身反应性降低有关。其中与 HPS 相关的主要血管活性物质包括 NO、CO、ET-1、TNF-α、雌激素、心房利钠肽(ANP)、腺苷、组胺、胰高血糖素、前列腺素(PG)、降钙素基因相关肽(CGRP)、P 物质、血管活性肠肽(VIP)、β 肾上腺素、神经肽 A 等。在这些血管活性物质的长期作用下,引起细胞内环磷酸腺苷(cAMP)、环磷酸鸟苷(cGMP)含量显著升高,导致缺氧性肺血管收缩功能丧失和肺血管扩张。但这些血管活性物质在 HPS 发病中所起作用尚在进一步研究之中。目前病理生理机制的研究热点主要集中于 NO、CO、ET-1、内毒素和 TNF-α 的作用。最近,鲁开智团队用液相芯片和质谱技术筛选出一些在 HPS 患者和动物血清中特异性升高的细胞因子,如 I-309、LIF、IL-28A、IL-15、MCP-4、IL-23,这些因子可能在 HPS 的形成中具有重要作用。

(二)PMVECs 的极性丢失、增殖和肌样分化

除外血管活性物质的调控作用,肺微血管的主要构成细胞 PMVECs 的极性丢失、增殖和肌样分化在肺内微血管扩张的形成中也具有关键性的作用。HPS 大鼠肺组织 PMVECs 的标记蛋白 CD31 阳性细胞显著增加,增殖性细胞抗原 PCNA 显著增加;HPS 大鼠血清促进离体培养的 PMVECs 大量增殖。这些结果表明 HPS 状态下,PMVECs 发生了异常增殖。mTOR-PI3K/Akt 是调节 PMVECs 增殖的重要通路。抑制该通路可以抑制离体 PMVECs 增殖,抑制 HPS 模型中 CD31 阳性细胞的增加,改善血氧交换。

细胞极性的建立和维持对细胞发育、分化和功能维系至关重要。细胞极性丧失将导致无节制的细胞增殖、接触抑制消失,以及细胞迁移的异常和排列异常。研究发现,PMVECs 极性丢失是 HPS 中 PMVECs 异常增殖的主要原因。正常大鼠的肺微血管管壁是由一层内皮细胞有序排列而成。但是,HPS 大鼠的肺微血管管壁出现增厚;在显微镜下取增厚的血管,进行原代培养和鉴定,发现有较多的细胞 CD34、Ⅷ因子表达阳性,提示增厚血管壁的细胞来自 PMVECs;这些 PMVECs 失去了正常细胞单层有序排列生长的特性,呈现无序、多层排列现象。离体培养的 PMVECs 在正常大鼠血清的刺激下呈单层生长,而在 HPS 大鼠血清的刺激下呈现复层生长,且多个极性 Marker(E-cadherin、ZO-1 等)表达减少,细胞极性复合物 Par3/Par6/αPKC 的重要链接蛋白 Cdc42 活性明显降低。这些结果表明 HPS 状态下,PMVECs 存在显著的极性丢失。PTEN/ANXA2 通路是调控 PMVECs 细胞极性的重要通路。干

预该通路可以抑制 PMVECs 细胞极性的丢失,抑制 PMVECs 增殖,改善实验性 HPS 的症状。

此外,PMVECs 肌样分化也参与了肺内微血管扩张的形成。研究发现肺微血管存在一定的收缩,该现象无法单纯用 PMVECs 增殖解释。离体研究发现 PMVECs 在 HPS 大鼠血清刺激下,增殖的同时,出现 SM - a - actin、SM - MHC、Calponin 肌性蛋白的表达。同时,HPS 大鼠肺组织中 SM - a - actin、SM - MHC、Calponin 的表达也增加。这些结果表明 HPS 状态下,PMVECs 发生了肌样改变。TGF - β1/Smads 信号通路调控了 PMVECs 的肌样分化。干预该通路可以抑制 HPS 大鼠血清处理的 PMVECs 中 SM - a - actin、SM - MHC、Calponin 的表达。这些肌样分化的 PMVECs 在血管活性因子的作用下调节微血管扩张。

二、肺血管新生

新近研究表明,除肺内微血管扩张外,肺血管新生亦是 HPS 形成的重要因素。肝硬化患者尸检发现肺泡周围毛细血管的密度增加;一部分 HPS 的患者即使接受肝移植,其低氧血症也无法改善。另外,在肝硬化的 HPS 患者中,与血管新生相关的单核苷酸多态性基因出现频率显著高于不伴有 HPS 的肝硬化患者,HPS 患者肺内与血管新生相关的基因-血管内皮黏附分子 1(vascular cell adhesion molecule 1, VCAM1)和 VCAM3 -上调。这些结果表明 HPS 的发病机制还存在血管新生。同时,这也是为什么单用 NOS 抑制剂未能明显改善 HPS 患者动脉血氧合异常,以及肝移植后 1 年左右低氧血症才能消失的原因。

在 HPS 动物模型中也发现了肺血管的新生。研究发现血管内皮生长因子- A(vascular endothelia growth factor A, VEGF - A)激活一系列的血管信号通路包括蛋白激酶 B(protein kinase, Akt)参与了肺血管新生。VEGF - A 主要来源于黏附在肺血管内的单核细胞。正常情况下,肺血管内单核细胞聚集非常少。新近研究表明,在 HPS 大鼠模型的循环中趋化因子 1[chemokine(c - X3C motif)cigand1, CX3CL1]水平和肺内趋化因子受体 1[chemokine(CX3 - C motif)receptor 1, CX3CR1]的表达增加,促进单核细胞向肺内聚集。使用索拉非尼抑制 VEGF/Akt 信号通路,可抑制肺血管生成、改善实验性 HPS 症状。因此,认识 HPS 中促使肺内血管新生的特异性信号和介质,包括单核细胞是如何在肺微血管内聚集,可能为发展有效的药物治疗提供重要的靶点。

三、低氧肺动脉重建

在 HPS 动物模型,随着低氧血症的出现肺动脉管壁增厚,低氧血症程度加重。新近研究认为,HPS 患者长期的低氧环境诱导低氧性肺血管重建是肝病后期肺动脉管壁增厚和肺动脉高压形成的重要原因,而肺动脉高压又进一步加重低氧血症,形成低氧性肺血管重建的恶性循环,加重 HPS 的进展。目前研究认为低氧及一些相关因子刺激肺动脉中膜的平滑肌细胞(pulmonary arterial smooth muscle cells, PASMCs)、血管外膜的成纤维细胞和成纤维母细胞增殖、迁移到血管内膜并大量堆积是其主要原因,其中血管中膜的 PASMCs 是最主要的细胞来源。而 PASMCs 的表型转化是其增殖、迁移的起始步骤,ANXA2 是具有"枢纽"作用的调控靶点。PI3K/PKB、cGMP/PKG、Paxillin、miRNA - 206、miRNA - 9 是重要的调控靶点。PI3K/PKB、cGMP/PKG 通过调节 PASMCs 表型转化发挥作用;Paxillin 通过调节细胞骨架重塑参与低氧性肺血管重建。miRNA - 206、miRNA - 9 通过调控 PASMCs 内关键蛋白 ANXA2 和 myocardin 的表达促进 PASMCs 的表型转换。肌成纤维细胞的形成、增殖和迁移是 HPS 肺动脉重建中血管内膜大量 PASMCs 样细胞堆积的另一主要来源。Villin - 2、Ezrin 在这个过程中发挥重要作用,干预 Villin-2、Ezrin 可以减轻 HPS 的肺动脉重建。

第四节　临床表现

HPS 进展缓慢,早期多无明显自觉症状。HPS 患者中约有 80% 因肝病就诊而无肺部症状主诉,随着肝病进展出现以下表现。

一、肝病表现

约82% 的患者首发症状是肝功能减退或门脉高压,包括疲乏、纳差、食管静脉曲张、胃肠道出血、腹水、肝掌、脾肿大等。

二、低氧血症

大部分 HPS 患者可在很长时间内无肺部的症状和体征,氧分压可保持正常(>80 mmHg)。随着肝病发展出现肺部的症状,包括胸闷、气短、胸痛、发绀、呼吸困难等。呼吸困难是常见的症状,多在活动后、直立位时出现或加重,采用斜卧位可得到缓解即平卧呼吸,又称立位性缺氧。这是因为肺血管扩张主要位于两肺基底部,直立位因重力作用影响,流经肺下野的血流量增多,致使肺内右至左分流量增多,氧合障碍进一步加重,缺氧加剧。晚期患者在静息时也有明显呼吸困难。发绀是唯一可靠的临床体征,仰卧呼吸、直立性缺氧是最具特征性表现。蜘蛛痣是 HPS 患者另一常见体征,Rodriguez 等报道蜘蛛痣可以看作是肺血管扩张在皮肤上的标志性表现。有明显蜘蛛痣的患者,可能有更严重的肺部障碍,低氧血症常更严重。

三、肺性骨关节病

主要表现为杵状指(趾)以及关节肿大、疼痛,长骨远端的进行性、对称性骨膜增生和新骨形成等。大多数病例均伴有杵状指(趾),但也可见杵状指(趾)单独出现。

四、神经系统损害

由于脑细胞对缺氧特别敏感,过度通气和呼吸性碱中毒可导致头痛、头晕、手足发麻,个别 HPS 患者可以出现脑水肿、颅内高压等神经系统症状。

五、其他

由于 HPS 患者的低碳酸血症和高动力循环,有些患者可出现四肢潮红温暖、脉搏有力等表现。由于心排血量增加,外周阻力降低,又可表现血压偏低。绝大多数患者可有心界扩大,三尖瓣区可闻及 2~3 级收缩期杂音。由于低氧血症造成的细胞内低能量可使患者抵抗力降低,易反复发生感染,尤以肺部感染常见。

第五节　诊断

所有长期肝病病史的患者都应该考虑 HPS 的可能。对于主诉呼吸困难或伴有紫绀、杵状指的肝病患者则高度提示存在 HPS。较为特异的症状是仰卧呼吸,患者从仰卧位到直立位时呼吸困难加重。在多数病例中,一旦排除其他原发性心肺疾病,动脉血气分析和肺内分流检测结果阳性则可诊断 HPS。

一、诊断方法

(一) 脉搏血氧饱和度(SPO₂)

当动脉血氧分压(PaO_2)≤70 mmHg 时,SPO_2具有高的灵敏度和特异性,其临界值≤97%。但是,新近的一些研究发现 SPO_2 过高估计了 HPS 患者的真实血氧水平,仅适用于轻至中度 HPS 患者肝移植的术前随访。虽然研究结果不一,但是这些结果均表明 SPO_2 仍是目前肝硬化人群中 HPS 筛查的最佳方法。

(二) 动脉血气分析

血气分析对于 HPS 的诊断与分级是必需的,由于肺泡-动脉血氧分压差$[P (A - a) O_2]$的变化较 PaO_2 更敏感,已经成为 HPS 的主要诊断依据。在静息状态下,患者取坐姿,呼吸室内空气时,$PaO_2 \leqslant$ 80 mmHg 或 $P (A - a) O_2 \geqslant 15$ mmHg 即为异常;但 $P (A - a) O_2$ 随着年龄增大而增加,应用时需通过复杂的计算来纠正这一变化,因此国际上建议≥64 岁患者的临界值为 $PaO_2 \leqslant 70$ mmHg 或 $P (A - a) O_2 \geqslant$ 20 mmHg。直立位低氧血症是 HPS 的特征性表现,定义为由平卧位转为直立位后 PaO_2 下降达 5% 以上或超过 4 mmHg。因此,肝病患者行仰卧位和直立位血气分析,更有利于 HPS 的确诊。

(三) 对比增强超声心动图(contrast-enhanced echocardiography, CEE)

CEE 不仅可用于诊断有无肺内血管扩张、证实肺内分流的存在,也可用于鉴别心内右向左分流而致的低氧血症,是检查肝脏疾病是否伴有肺内血管扩张的一个十分有价值的非侵入性方法,是诊断 HPS 的首选检查方法。CEE 结果若阴性可基本排除 HPS。CEE 是将液体样品,如聚明胶肽注射液、吲哚氰绿染料、甘露醇、生理盐水,通常为生理盐水,剧烈振荡产生 60 ~ 90 μm 的微泡作静脉注射,通过经胸可视化方法观察心腔。此外,也可静脉注射维生素 B 和碳酸氢钠混合液,利用两种物质起化学反应释放出二氧化碳气体在血液中产生微气泡而起到造影效果。肺毛细血管直径 8 ~ 15 μm,正常情况下这些直径 >25 μm 的微泡不能通过肺毛细血管达到左心,CEE 结果为经肘静脉注入造影剂只有右心腔出现云雾状回声影,左心腔内未见云雾状回声。当肺内血管扩张或存在右向左分流时,微泡在 4 ~ 6 个心动周期内到达左心,超声下呈云雾状阴影,结果阳性。当心脏有缺损时,气泡会快速(3 个心动周期内)通过心脏缺损而产生阳性结果。因此,可根据左心出现云雾状阴影的时间判断心内分流和肺内分流。CEE 不仅可以定性,也可根据右心出现造影剂到左心出现造影剂的时间及造影剂在左心腔内的密集程度可判断肺内血管扩张及动静脉分流的程度。该方法基本可以诊断 HPS,但有一小部分阳性患者不能明确排除心内分流,因此需要进一步的心脏检查。

CEE 分为经胸廓对比心脏超声(transthoracic echocardiography,TTE)和经食管对比心脏超声(transesophageal echocardiography,TEE)。新近研究发现,TEE 诊断肺血管扩张的敏感性较传统 TTE 高,其能够直接探测肺静脉的微气泡,适用于 TTE 阴性的肺内分流的诊断。但在有低氧血症的 HPS 患者诊断中无明显的优越性。而且 TEE 费用昂贵,以及理论上存在对伴食管静脉曲张的肝硬化患者有导致食管静脉曲张破裂出血的风险。因此,建议将 TTE 作为 HPS 诊断的首选方法,对于怀疑 HPS 或者 TTE 结果不确定的患者再行 TEE 诊断。在 HPS 诊断中,一般是先行血气分析证实存在低氧血症后,再行 CEE 确诊。实际应用中也可在血气发生改变之前行 CEE 检查作为 HPS 的筛查。

当然,CEE 也在着的一些不足:① 由于很多肝硬化患者血气含量正常,而 CEE 对此类患者的阳性检出率仅为 40% ;② 因为肺内的血管扩张或肺内潜在的其他疾病均可以导致气体交换的异常,因此仅依据肺部 CEE 检查阳性,不足以诊断 HPS。Lima 等报道 64% CEE 检查阳性的患者不能达到 HPS 的诊断标准。总之,由于 HPS 患者的低氧血症程度不同、肺内血流动力学的改变也不同,因此如何选择、互补地进行相应的影像学检查以达到最准确的诊断就显得非常重要,同时继续深入研究肝病患者肺循环改变的演进规律也具有重要的临床意义。

(四) 肺灌注扫描

肺灌注扫描是除 CEE 外的目前检查肺血管扩张另一个主要手段。原理与 CEE 类似,但是该方法为侵入性方法,可对肺内血管扩张及分流程度进行定性和定量评价。肺灌注扫描是通过外周静脉注射 ^{99m}Tc 标记的聚合白蛋白($^{99m}Tc - MAA$),直径为 $10 \sim 90 \ \mu m$,随后进行全身扫描来评估肺外分流。正常情况下,$^{99m}Tc - MAA$ 难以通过肺毛细血管(直径 $8 \sim 15 \ \mu m$)。当肺内血管扩张或分流存在,$^{99m}Tc - MAA$ 则通过肺循环到达左心,进入全身各个器官。当心脏有缺损时,$^{99m}Tc - MAA$ 则通过心内分流到达左心。因此,若在脑或肾脏中检测到显著的辐射量,表明存在肺内血管扩张或心内分流,但不能分辨肺内血管扩张与心内分流。正常人计数算出的右向左分流率为 $3\% \sim 6\%$,HPS 患者的分流率为 $10\% \sim 71\%$。对于有低氧血症的肝硬化患者,扫描结果阳性,无论其有无胸部 X 线或肺动脉功能异常,均提示明显的肺内血管扩张;扫描结果阴性,并不能排除有 HPS 存在。在检测 HPS 肺内血管扩张时,$^{99m}Tc - MAA$ 肺灌注扫描特异性高,其高度特异性有助于诊断伴有肺部疾病的 HPS,并具有定量的优点,还可以估计 HPS 对低氧血症的影响程度,帮助决定是否可行肝移植手术;但是灵敏度低于 CEE,而且也不能评估心脏功能、心内分流以及肺动脉压力。

(五) 血管造影

肺血管造影是侵入性技术,非 HPS 的标准诊断技术。但是作为一种经典的 HPS 诊断技术,其具有以下优点:① 可排除慢性血栓性疾病,确定 HPS 的肺血管异常类型;② 可区别 HPS 性低氧血症与肺栓塞所致的低氧血症并指导治疗;③ 对肝移植术的选择及疗效预测也有重要价值。根据肺血管造影结果将 HPS 的肺血管异常分为两型:Ⅰ 型为弥漫性前毛细血管扩张,表现为"蜘蛛样"弥漫性扩张影像或"海绵状"动脉扩张或污渍样影像,主要见于肺底部,此型多见且吸入纯氧可以提高 PaO_2;Ⅱ 型为断续的局部动脉畸形或直接肺动静脉交通支,孤立的蚯蚓状或团状影像,可见于肺门水平或位于肺底部,类似动静脉畸形,此型少见且对纯氧无反应。但是,Ⅱ 型和 Ⅰ 型晚期患者对吸入 100% 氧气的反应都很差。Ⅰ 型肝移植治疗效果佳,Ⅱ 型肝移植治疗效果差,Ⅱ 型是栓塞治疗的适应证。但在排除原发性肺部疾病,以及其他肺功能检查正常的情况下,HPS 的肺血管造影也可能正常,加上该方法为侵入性检查且价格昂贵,故该检查不是必要的。但肺血管造影可用于怀疑存在大的动静脉分流的情况,例如严重低氧血症对氧疗反应差的患者,而且可在检查时对这类患者进行弹簧圈栓塞治疗。

（六）胸片

肺部影像学检查是诊断 HPS 的重要方法及手段。胸部平片主要表现为肺充血性改变及双下肺的粟粒性结节。该检查不能直接显示肺血管扩张,只有一定的提示作用。胸部 CT 见有大量异常的肺血管末梢分支,可提示 HPS 的存在。部分病例可见增粗的肺末梢血管与胸膜相延续而形成胸膜"蜘蛛痣"样改变。此外,CT 还可通过测量肺动脉直径判断肺微血管扩张。常规 CT 测量显示 HPS 患者肺动脉主干、左右肺动脉直径及右后下基底肺段的周围血管直径显著扩张,而中央肺动脉无显著扩张。薄层 CT 示节段动脉直径和毗邻支气管直径的比例显著增高。此外,CT 能排除因肺纤维化、肺肉芽肿等原因所致的低氧血症,具有很高的诊断价值。肝硬化患者做腹部 CT 时,应将扫描范围略向上延伸,如果出现肺底血管的异常表现,则高度提示 HPS。

（七）肺功能

肺功能检查和右心导管检查等也有助于 HPS 的诊断。肺功能检查主要表现为肺活量、最大通气量及肺总量降低,而一秒钟用力呼气容积（FEV1）可正常。肺一氧化碳弥散量（diffusing capacity of the lung for carbon monoxide,DLCO）能反映肺泡弥散功能,是 HPS 早期诊断简单易行的指标。研究发现 DLCO 减退在肝硬化患者中高达 54%,在并发 HPS 的患者中更加显著。

二、诊断标准

HPS 的诊断依赖于确定肝病患者是否存在动脉缺氧和肺内血管扩张,目前尚无统一标准。

1987 年 Rodriguez Roisn 等提出 4 项可供参考的诊断标准:① 有慢性肝病（酒精性肝硬化、坏死后肝硬化、原发性胆汁性肝硬化、慢性活动性肝炎等）或严重肝病或门脉高压存在,可以没有严重的肝功能障碍;② 无原发性心肺疾病,胸部 X 线检查正常或伴有两肺底间质结节状阴影;③ 肺内气体交换异常,有或无低氧血症,呼吸室内空气时 $P(A-a)O_2 > 15$ mmHg;④ 肺灌注扫描发现肺外静脉有放射性同位素标记物或 CEE 检查结果阳性,提示肺内动静脉异常扩张。这四条标准也是目前较为认可的标准。

2004 年欧洲呼吸病学会的 HPS 诊断标准:① 肝病;② $P(A-a)O_2 \geqslant 15$ mmHg（大于 64 岁的老年人 $\geqslant 20$ mmHg）;③ 经胸对比增强超声心动描记术（CEE）阳性。血氧正常仅 $P(A-a)O_2$ 增大和 CEE 阳性的 HPS 患者,每年至少应检测 1 次动脉血气分析,及时发现异常。此外,还应行胸部高分辨 CT 及肺功能检查,以除外潜在的慢性肺疾病。并对 HPS 制定了严重程度分级标准:轻度:① $P(A-a)O_2 \geqslant 15$ mmHg, $PaO_2 \geqslant 80$ mmHg;② 中度: $P(A-a)O_2 \geqslant 15$ mmHg,80 mmHg $> PaO_2 \geqslant 60$ mmHg;③ 重度: $P(A-a)O_2 \geqslant 15$ mmHg,60 mmHg $> PaO_2 > 50$ mmHg;④ 极重度: $P(A-a)O_2 \geqslant 15$ mmHg, $PaO_2 < 50$ mmHg（吸入纯氧时 < 30 mmHg）。

由于 HPS 常见于各种原因所致的肝硬化,因此,目前临床上多根据以下两点作为诊断依据:有肝硬化的病史;血气分析 $PaO_2 < 70$ mmHg,直立性低氧试验由仰卧位变为站立位时 PaO_2 降低 10% 视为有诊断意义。

HPS 患者具有特殊的病理生理改变,术中氧合难以维持,术后并发症较多,极大地影响了肝病手术的效果。对于这类患者需要在术前快速的筛检出 HPS,以利于针对性的围术期管理。鲁开智团队提出了适合国内肝病手术患者临床筛检指标:① 排除原发性心肺疾病;② $P(A-a)O_2 \geqslant$

15 mmHg(大于 64 岁的老年人≥20 mmHg);③ CEE 检查结果阳性。但是,该指标尚需多中心的临床研究验证。

三、鉴别诊断

HPS 需与成人呼吸窘迫综合征、原有先天性心肺血管畸形或心脏疾病所致的低氧血症、慢性阻塞性肺源性心脏病所致肝脏疾病等相鉴别。

(一)成人呼吸窘迫综合征

多存在高危因素,急性起病、呼吸频数、顽固的低氧和 X 线片示双肺弥漫浸润阴影等,易鉴别。

(二)左心功能不全

左心功能不全有心脏病史,以端坐呼吸、咯粉红色泡沫痰,以及双肺部湿性啰音等为主要表现;HPS 有肝病史,PaO_2 下降,尤以直立性低氧血症、肺内血管扩张为特点,易鉴别。

(三)肺心病后肝硬化

常有长期慢性肺病病史,可独立存在或与 HPS 合并存在,较易鉴别。

第六节　治疗

HPS 公认的治疗原则是常规原发肝病治疗的基础上予以氧疗,注意预防、控制感染及维持水电解质平衡,加强对症治疗。但是目前针对 HPS 的治疗,除肝移植外,尚无有效的方法。寻找有效的治疗药物是当前 HPS 研究的热点。

一、基础治疗

(一)原发肝病治疗

应用保肝药改善肝功能、延缓肝硬化的进程,防治感染,降低门脉压力,减少肺内及门肺分流;停用任何损害肝脏的药物,纠正水电解质平衡;有腹水者应给予利尿剂或放腹水以改善肺容量及功能性肺泡面积。曾报道在基础性肝病好转和感染控制后,可减少肺内及门-肺分流,HPS 也可自发地得到改善。但即使肝功能稳定,HPS 仍有可能进一步加重。

(二)持续氧疗

确诊为 HPS 者,应及早和随时恢复 $SpO_2 > 95\%$,以缓解症状和阻断低氧肺动脉高压的恶性循环。病变较轻和早期 HPS 患者,可经鼻导管或面罩给予低流量(2～4 L/min)吸氧以增加肺泡内的氧浓度及压力,促进氧弥散纠正低氧血症。对缺氧严重的患者,可行加压面罩或气管插管后上同步呼吸机或高压氧舱给氧。但是,针对 HPS 患者的给氧方法,目前学术界仍存争议。部分研究认为,纯氧吸入比低流量持续吸氧更有效。因为纯氧长期治疗,可使部分患者扩张的肺血管内氧分压升高甚至接近正常,增加肺泡内的氧气浓度及压力,促进氧弥散。但是,目前尚无证据证明纯氧治疗对 HPS 患者生存率有改善。

(三)轻度抗凝

慢性肝病患者凝血因子的功能发生减退或者合成缺陷,灭活凝血因子和纤溶激活物的能力同时也下降,维生素 K 依赖性因子(凝血因子 II、VII、IX、X 等)合成减少,肝细胞清除组织凝血活酶和被激活的纤溶因子能力下降,导致全身凝血功能障碍。但是在纠正凝血功能的时候不能过度。否则,可能导致静脉血栓的形成,进而使门静脉压力增高,加重 HPS。研究发现轻度低凝,使 INR < 2.5 能更好的预防并发症的发生和进展。红细胞比容不应低于 20% ,最好能在 28% ~ 30% ,或血红蛋白 100 g/L 以上;各种凝血因子的浓度不应低于正常的 30% ;纤维蛋白原浓度低于 1 g/L 时发,应当输入纤维蛋白原制剂;白蛋白浓度明显降低时应输入人体白蛋制剂或 FFP;血小板低于 $15 \times 10^9/L$ 时,应当输入血小板。

(四)适度利尿

肝病患者常常伴有腹腔、胸腔积液和肺水肿。腹腔积液可经由扩张的淋巴管穿过膈进入胸腔,腹内压与胸内压升高使胸腔容量改变,肺容量与功能性肺泡面积的进行性减少,进而加重低氧血症。此外,胸、腹腔积液可使小气道提早关闭,使肺闭合含量增加,加重了通气/血流比例失调;而肺水肿使气体弥散功能障碍。中效利尿药氢氯噻嗪能有效减轻肺水肿,降低胸腹腔积液,改善 HPS症状。

二、药物治疗

由于肺血管扩张的机制未明,HPS 药物治疗不理想,迄今为止尚无特效药。目前,国际上提出了四大有价值的研究方向。其中部分药物在临床治疗中取得一定疗效,但由于样本量小及未设置对照,疗效尚不肯定,还需进行随机对照并且有足够样本量的治疗试验以及生存率研究。

(一)阻断 NOS 从而抑制 NO 合成

NO 是介导肺内微血管扩张的重要因子。抑制 NO 产生的抑制剂有己酮可可碱(PTX)、亚甲蓝(MB)、NG -硝基- L -精酸甲酯盐酸盐(L - NAME)、槲皮素(Quercetin)、吗替麦考酚酯(MMF)、咖啡酸苯乙基酯(CAPE)、N -乙酰半胱氨酸(N - acetylcysteine)等,这些药物对改善实验性 HPS 有效。但是这些药物对人 HPS 的疗效尚无前瞻性、随机、多中心的临床研究。

(二)灭活内皮素-1(ET -1)

ET -1 也是介导肺内微血管扩张形成的重要因子。研究发现 ET -1 通过增加 eNOS 的表达和活性,产生 NO。PTX、Quercetin、MMF 通过灭活 ET -1 改善肝硬化大鼠的 HPS 症状。然而,这些药物尚缺乏临床研究。因此,开展以灭活 ET -1 为靶向的临床研究具有潜在的价值。

(三)抑制肺血管生成

肺血管新生亦是 HPS 形成的重要因素。动物实验研究发现 PTX、MB、MMF、索拉非尼(Sorafenib)可抑制血管生成,进而改善实验性 HPS。但是,尚无临床研究证实。

（四）抑制细菌移位

肠道细菌移位和内毒素是 HPS 形成的重要原因。动物研究发现使用诺氟沙星清洁肠道可改善 HPS 动物的低氧血症。同样，诺氟沙星尚也缺乏临床研究。

（五）其他药物

包括大蒜素类药物、中药（丹参、川芎）等，小样本研究认为对 HPS 患者有效，但无可靠的临床资料，有待进一步研究。

三、手术治疗

（一）原位肝脏移植

目前大量研究认为肝移植是治疗 HPS 的根本方法，很多肝移植中心已将 HPS 的出现作为肝移植手术的指征之一，尤其在早期阶段，儿童患者更是如此。研究报道约 85% 的 HPS 患者在肝移植术后其临床症状得到明显改善。但这种改善需要一定的时间，在某些患者得到明显改善需要 1 年以上。术前对 HPS 患者的肺功能进行评估，有助于术后病死率的预测。一般认为 HPS 患者能否进行肝移植有以下因素：年龄、术前低氧血症程度、对纯氧吸入的反应性、肝功能情况等，并认为肺动脉造影显示Ⅰ型、肝功能稳定、动脉氧合近期恶化的 HPS 患者，可首选肝移植治疗。$50 \text{ mmHg} \leqslant PaO_2 < 60 \text{ mmHg}$ 的 HPS 患者应尽早肝移植。术前 $PaO_2 \leqslant 50 \text{ mmHg}$ 和（或）MAA 分流率 $\geqslant 20\%$ 的患者术后病死率明显增高，曾认为是肝移植的禁忌证。近年来对 HPS 认识的深入发现，术前诊断为 HPS 对长期死亡率并没有影响；$PaO_2 < 50 \text{ mmHg}$ 的严重 HPS 患者，死亡率只有 9%；临床经验表明，针对性的围术期管理和专业的术后护理，可以改善 HPS 患者预后。因此，目前的观点认为术前 $PaO_2 \leqslant 50 \text{ mmHg}$ 和（或）MAA 分流率 $\geqslant 20\%$ 不是肝移植的禁忌证。肝脏移植常见的术后并发症有肺部感染、肺动脉高压、呼吸衰竭、脑出血、伤口迁延不愈并感染、脑出血、高钠血症并高渗透压血症、肾功能障碍、多器官功能衰竭等，也可再发 HPS。研究报道早期吸入 NO 对减少术后低氧血症及提高患者的长期生存率有益。对于术后再发的 HPS，唯一的方法是再次肝移植。

（二）经颈静脉肝内门-体分流术（TIPS）

TIPS 可降低门脉压力，使血流重新分布，并减轻神经及体液因子对肺血管的扩张作用，改善 HPS 的低氧症状。此外，TIPS 还可降低出血、腹水等并发症的发生率。对等待原位肝移植的患者，TIPS 的近期疗效明显，TIPS 可降低围术期的病死率，提高手术成功率。但 TIPS 术后可出现明显的门-体分流和心排血量增多，使肝性脑病的发生率增加。有研究表明，TIPS 后 6 个月 PaO_2 明显上升 20 mmHg，但是肺灌注扫描提示肺内分流持续存在并有心排血量增加，推断改善的氧合不是因为肺内分流逆转引起的。故目前 TIPS 在 HPS 中的应用尚不确定。因其近期疗效较为明显，可用于肝移植前的过渡治疗。然而，最近的研究结果并不主张应用 TIPS，因为 TIPS 有加重循环高动力状态以及肺血管扩张的可能。因此，TIPS 在 HPS 中的作用仍未得到证实。

四、介入放射治疗

介入放射治疗是近年开发的一种选择疗法。主要用于肺血管造影Ⅱ型患者，即有孤立或者多个明显的肺动-静脉分流的 HPS 患者选用螺旋弹簧血管栓塞术，可改善氧合作用，使 PaO_2 提高约 2 倍。

尤其是对严重缺氧且吸纯氧反应较差的患者和肝移植后缺氧未获得明显改善的患者疗效更佳,也可作为肝移植前的姑息治疗方法。肺血管栓塞术不易使弥漫性扩张的肺血管闭塞,因此对肺血管造影Ⅰ型患者疗效较差。

五、血浆置换法

由于多种生物活性物质参与 HPS 的发生发展,因此,可通过血浆置换法以清除循环中的生物介质从而治疗 HPS。该方法可能有效,但暂无临床研究结果。

六、肝细胞移植

肝细胞移植治疗终末期肝病已被学术界广泛认同,对肝硬化等肝病的疗效也十分可观,可以预测肝细胞移植对 HPS 的治疗也有很好的前景。

第七节 肝肺综合征围术期管理

肝肺综合征患者由于特殊的肺部病理生理变化,对缺氧耐受力差,加上肝功能障碍引起的一系列病理状态,围术期风险高。准确的术前评估和恰当的围术期管理显得尤为重要。

一、术前准备

(一)术前评估

术前的麻醉访视对术中和术后风险的评估十分重要,除了对患者进行肝病和手术方面所有需要的实验室、影像学及病理学检查外,还应行动脉血气分析、对比增强超声心动图、胸部 X 线检查、肺功能检查以判断 HPS 的病理生理改变、程度、肺内分流形式。

(二)血液及血制品的准备

对于有可能大出血的手术,在术前应充分备好足够的血及血制品。准备 ABO 和 Rh 血型相容的新鲜血。常规配制:红细胞 30 U,新鲜冰冻血浆(FFP)30 U(每单位 100 ml)。

(三)术前处理

重点是识别那些受累最严重的生理系统并且仅处理那些威胁麻醉诱导安全的病变。例如,在麻醉前通常不纠正凝血功能的缺陷,除非有活动性出血或严重凝血病的证据,如凝血酶原时间(PT)>20 s。然而对导致低氧血症的胸膜渗出就必须行胸腔穿刺引流。确定手术日期的患者应常规进行肠道准备。手术的时机对 HPS 患者的愈后是很重要的。只要患者 PaO_2 >50 mmHg,则手术成功率能接近 85%。

(四)术前用药

术前用药剂量不宜过大,可口服苯二氮䓬类或肌注苯巴比妥钠 0.1 g,阿托品或东莨菪碱 0.01 mg/kg。

二、监测

必须对患者进行多系统的监测。有创的动脉和肺动脉导管监测应成为 HPS 患者手术的麻醉规范。此外,对 HPS 患者还应重视氧供、术中容量、颅内压及肺水肿的监测。

(一) 无创性监测

1. 心电图(ECG)监测

应同时显示 II 和 V5 导联,主要观察心律失常以及 T 波变化情况。

2. 脉搏血氧饱和度(SpO₂)监测

是术中低氧敏感直观的指标。

3. 体温监测

主要监测中心体温,温度探头可放置在咽喉或食管上段。经肺动脉导管监测血温,还应监测环境温度。

4. 尿量的监测

尿量是较为准确反应容量是否充足、微循环灌注是否理想的一项客观指标。患者入手术室后应留 Foley 尿管连接尿袋,准确记录每小时的尿量。

5. 呼吸功能及麻醉气体监测

其中以呼气末二氧化碳分压(PetCO₂)、肺顺应性(CL)和呼吸道峰压(Ppeak)观察的结果为依据,及时调节麻醉机和呼吸参数,同时动态地了解患者术中的肺功能变化情况。

6. 中心血容量监测

是用心血管/胸腔阻抗原理,能较直接地测定心血管/胸腔内的血容量,即中心血容量(central blood volume),以指导容量治疗。

7. 麻醉深度(BIS)监测

术中维持 BIS 于 40~60,根据 BIS 值及时调整吸入麻醉药的 MAC,避免血流动力学的剧烈波动。

(二) 有创监测

1. 直接动脉压监测

由于术中患者循环可能发生急剧变化,及时准确了解血压的变化是必要的。现多采用经皮桡动脉穿刺置管,使血压波形和数值显示在监测仪上并可记录趋势图。

2. 中心静脉压监测

CVP 是反映右心房及大静脉充盈压的客观指标,在术中可及时了解循环血容量的状态。

3. 心排血量监测

根据患者发育状态放置合适的 Swan-Ganz 漂浮导管,及时了解术中不同主要阶段的循环参数,包括心排血量(CO),心脏指数(CI),肺动脉压(PAP),肺毛细血管楔压(PCWP),体、肺循环血管阻力(SVR、PVR)和混合静脉血氧饱合度(SvO₂)等参数的变化。

4. 动脉血气分析

在术前和术中不同的主要阶段及时了解氧供、酸碱平衡,以及电解质的变化情况。

5. 血细胞比容、微量血糖监测

指导术中输液的量和种类。

三、麻醉处理

HPS 患者麻醉除了要充分了解其不同的病理损害阶段,并进行恰如其分的术前肝储备功能的估价和针对病情进行必要的术前准备外,作为麻醉医师最需要了解的是两方面的问题:① 麻醉药物在肝肺综合征患者体内的改变;② 麻醉药物和呼吸模式对肺功能的影响。只有这样才能选择最佳的麻醉方案,实施最适宜的麻醉方法,做到恰如其分的术中和术后管理。目前,国内外最常用的麻醉方法是静吸复合麻醉。研究发现 HPS 患者对静脉麻醉药丙泊酚的敏感性不变,丙泊酚可按照常规使用。但是,HPS 患者对吸入麻醉药异氟烷、七氟烷的敏感性增加,使用时应适当降低其 MAC 值。这是由于 HPS 患者肺微血管扩张,肺血管阻力减小,肺循环血流量增加。与正常人比较,在同一时间内进入循环的吸入麻醉药增多。

(一) 麻醉诱导

各种监测仪器尽可能在麻醉诱导之前连接好。腹水、活动性胃肠道出血或肝性脑病可造成胃排空延迟,诱导时发生误吸的风险很大。因此,必须警惕误吸的发生。在诱导时应按照饱胃患者处理,选择起效快,对循环抑制轻的药物,采用快速诱导或者清醒气管插管等方法防止反流。若患者情况尚可,咪达唑仑($0.02 \sim 0.06$ mg/kg)、丙泊酚($1 \sim 1.5$ mg/kg)或依托咪酯乳剂($0.2 \sim 0.4$ mg/kg)是目前较好的快速起效的诱导药。芬太尼($3 \sim 5$ μg/kg)及苯磺阿曲库铵($0.4 \sim 0.6$ mg/kg)亦是较常用的药物。气管插管后,接麻醉机行机械通气。同时,经颈内静脉穿刺置入肺动脉导管和三腔中心静脉导管。插入胃管和导尿管。

(二) 麻醉维持

选择不影响内脏血流的药物如阿片类药物或吸入麻醉药物用于麻醉维持。但是由于吸入麻醉药敏感性增加,应适当降低其 MAC 值。对于暴发性肝功能衰竭的病例因存在颅内高压的可能性应禁忌使用强效吸入麻醉药。N_2O 因有心肌抑制及骨髓抑制,增加无肝期胸、肠腔胀气而避免使用。通常采用丙泊酚 $2 \sim 4$ mg/(kg·h)持续输注维持镇静、睡眠状态,同时又具有抗氧自由基的作用。芬太尼以 $2 \sim 4$ μg/(kg·h)的速率持续泵注。术中间断注射咪达唑仑 $0.02 \sim 0.04$ mg/kg 增强遗忘,减少术中知晓。肌松剂多采用苯磺阿曲库铵 $0.25 \sim 0.5$ mg/(kg·h)连续输注,此药的特点是经血液中霍夫曼(Hoffmann)清除,而不经过肝脏的降解。也可采用间断静注中短效或长效肌松药,维持肌肉松弛。

呼吸模式采用压力通气模型辅以 $3 \sim 5$ mmHg 的呼气末正压(positive end-expiratory pressure,PEEP),吸呼比 1∶1.5,呼吸频率为每分钟 $20 \sim 30$ 次,维持 SpO_2 在 97% 以上,$PetCO_2$ 在 $30 \sim 35$ mmHg,尽可能维持血气和肺功能等参数在正常范围。这是由于 HPS 患者的主要病理生理改变是肺微血管扩张、通气/血流比值失调、氧分子弥散功能障碍,最终导致动脉血氧合障碍和低氧血症。压力控制通气时气道压较低,没有峰压不易引起呼吸道气压伤;持续低压供气有利于不易充盈的肺泡供气,改善通气/血流比例;即使有泄漏亦有充足的气体补充潮气量;适应当前的顺应性和气道阻力;减少呼吸做功。PEEP 有利于肺泡维持扩张状态,增加肺泡内压力,可有效防止肺泡萎陷,并使萎陷的肺泡重新扩张,使呼气末肺泡容量增加,改善肺组织的顺应性,防治间隙性分流,改善通气/血流比值,提高 PaO_2。但是 PEEP 压力过高会使气道及胸腔内压力大幅增加,静脉回流不畅,血流动力学异常。

四、术后处理

一般患者回病房后,常规给予心电、尿量监测,及早下床行功能锻炼。特别注意要继续吸氧48 h,进行肺功能锻炼,以预防肺不张和肺部感染。

综上所述,HPS患者的围术期管理已逐渐引起麻醉医生的重视。了解HPS的病理生理变化,熟悉手术步骤,掌握手术不同时期、麻醉药物、通气模式对HPS患者氧供和血流动力学的影响,连续监测和定时采集血样分析指导麻醉,术中正确的药物使用、呼吸管理模式以维持良好的氧供和血流动力学稳定是HPS患者手术麻醉成功的关键。

第八节　预后

肝硬化患者若合并HPS预后较差。从出现呼吸困难到确诊HPS的时间为(4.8 ± 2.5)年,仅内科治疗2.5年的病死率平均约40%,死亡率明显高于未合并HPS的患者。对111例肝硬化患者进行前瞻性研究,其中27例(24%)合并HPS患者的中位数生存期为10.6个月,显著短于无合并HPS者(中位数生存期40.8个月,$P < 0.05$),多变量分析表明HPS是病死率的独立预测因子。目前,HPS的病因及发病机制尚不完全清楚,缺乏特异性诊断方法,无有效的药物抑制和逆转HPS进展。但是随着人类对HPS发病机制认识的深入,尤其是肺内血管扩张机制的阐明,可以指导临床药物治疗和新型药物的开发,有可能为HPS的治疗提供新途径。

(易　斌　鲁开智)

参考文献

[1] Fluckiger M. Vorkommen von trommelschlagel-formigen Fingerend-phalangen ohne chronische Veranderungen an den Lungen oder am Herzen[J]. Wien med Wchnschr, 1884, 34: 1457.

[2] Rydell R, Hoffbauer FW. Multiple pulmonary arteriovenous fistulas in juvenile cirrhosis[J]. Am J Med, 1956, 21: 450-460.

[3] Berthelot P, Walker JG, Sherlock S, et al. Arterial changes in the lungs in cirrhosis of the liver-lung spider nevi[J]. N Engl J Med, 1966, 274: 291-298.

[4] Kennedy TC, Knudson RJ. Exercise-aggravated hypoxemia and orthodeoxia in cirrhosis[J]. Chest, 1977, 72: 305-309.

[5] Maddrey WC, Van Thiel DH. Liver transplantation: an overview[J]. Hepatology, 1988, 8: 948-959.

[6] Schraufnagel DE, Malik R, Goel V, et al. Lung capillary changes in hepatic cirrhosis in rats[J]. Am J Physiol, 1997, 272: L139-147.

[7] Zhang J, Luo B, Tang L et al. Pulmonary angiogenesis in a rat model of hepatopulmonary syndrome[J]. Gastroenterology, 2009, 136: 1070-1080.

[8] Thenappan T, Goel A, Marsboom G, et al. A Central Role for CD68(+) Macrophages in Hepatopulmonary Syndrome Reversal by Macrophage Depletion[J]. Am J Respir Crit Care Med, 2011, 183: 1080-1091.

[9] Zhang J, Fallon MB. Hepatopulmonary syndrome: update on pathogenesis and clinical features[J]. Nat Rev Gastroenterol Hepatol, 2012, 9: 539-549.

[10] Fallon MB, Abrams GA, McGrath JW, et al. Common bile duct ligation in the rat: a model of intrapulmonary vasodilatation and hepatopulmonary syndrome[J]. Am J Physiol, 1997, 272: G779 - 784.

[11] Zhang JL, Fallon MB. Hepatopulmonary syndrome: update on pathogenesis and clinical features[J]. Nature Reviews Gastroenterology & Hepatology, 2012, 9: 539 - 549.

[12] Roberts DN, Arguedas MR, Fallon MB. Cost-effectiveness of screening for hepatopulmonary syndrome in liver transplant candidates[J]. Liver Transpl, 2007, 13: 206 - 214.

[13] Kochar R, Tanikella R, Fallon MB. Serial pulse oximetry in hepatopulmonary syndrome[J]. Dig Dis Sci, 2011, 56: 1862 - 1868.

[14] Fauconnet P, Klopfenstein CE, Schiffer E. Hepatopulmonary syndrome: the anaesthetic considerations[J]. European journal of anaesthesiology, 2013, 30(12): 721 - 730.

[15] Grace JA, Angus PW. Hepatopulmonary syndrome: update on recent advances in pathophysiology, investigation, and treatment[J]. Journal of gastroenterology and hepatology, 2013, 28(2): 213 - 219.

第九章　儿童胆汁淤积性肝病与遗传代谢性肝病

胆汁淤积是指肝内外各种原因造成胆汁形成、分泌和排泄障碍,胆汁不能正常流入十二指肠而进入血液的病理状态,临床上可表现为瘙痒、乏力、尿色加深和黄疸等,早期常无症状仅表现为血清 ALP 和 GGT 水平的升高,病情进展后可出现高胆红素血症,严重者可导致肝功能衰竭甚至死亡。各种原因使肝脏病变导致胆汁淤积为主要表现的肝胆疾病统称为胆汁淤积性肝病。儿童常见的胆汁淤积性肝病有胆道闭锁、进行性家族性肝内胆汁淤积症、Alagille 综合征、原发性硬化性胆管炎等,遗传因素在部分儿童胆汁淤积性肝病的发生发展中扮演了重要的作用,因此有时也将这类胆汁淤积性肝病归为遗传代谢性肝病的范畴,对于此类疾病,当前缺乏有效的内科治疗手段,在发展到终末期时需要肝移植手术治疗。遗传代谢性疾病种类繁多,病因复杂,50% ~ 60% 在儿童时期发病。肝脏是遗传代谢性疾病最早累及和损害最为严重的脏器之一,诸多代谢异常均可导致肝功能和(或)结构上的损害。一部分遗传代谢性疾病在婴儿或儿童期以肝病为首发表现,随着疾病的进展出现神经、肾脏、心脏、骨骼、视力、听力及皮肤黏膜等各脏器损伤,肝病亦随之进行性加重,甚至发展到肝硬化及肝功能衰竭,这类疾病统称为遗传代谢性肝病,常见遗传代谢性肝病有肝豆状核变性、尿素循环障碍、酪氨酸血症、肝糖原累积症、遗传性高胆红素血症等。

第一节　胆道闭锁

胆道闭锁(BA)是一种与炎症纤维化相关的先天性进行性肝内外胆道发育异常。其通常于出生后的几周内隐匿性起病,在无外科干预的情况下迅速发展为胆汁淤积性肝硬化,如若不接受肝移植手术治疗,患儿一般在 2 周岁以内死亡。

一、历史

Thompson 在 1891 年首次对胆道闭锁进行了系统性的回顾分析。当时他选取了 50 个病例,对患儿的临床表现、病理表现和发病规律进行了描述,并认为通过外科手术,其中 16% 患儿的临床症状可能能够得以纠正。1916 年 Holmes 在该研究的基础上进行了进一步的分析,根据手术的疗效将患儿分为了可治疗组和不可治疗组。1928 年,Ladd 首次通过外科手术成功使 1 名"可治疗组"胆道闭锁患儿的黄疸减轻。在 1953 年,Gross 的研究发现胆道闭锁是婴幼儿阻塞性黄疸的主要病因,并且绝大多数患儿是"不可治疗的"。在此后的 20 年时间里,对胆道闭锁的外科治疗研究未能取得突破性的进展。

1968 年,Kasai 通过对接受肝门空肠吻合术治疗后胆道闭锁患儿的 10 年随访研究结果发现,该手术方式可以有效缓解"不可治疗组"患儿的黄疸。该研究最终促使肝门空肠吻合术成为胆道闭锁患儿的治疗首选。随着治疗经验的不断累积,人们发现早期诊断和手术时机的选择对于手术疗效至关重要,但是长期生存率仍然欠佳。在 1963 年,Starzl 和他的同事将肝移植手术用于胆道闭锁的治疗当中。实际上,Starzl 在 1963 年 3 月 1 日完成的第 1 例人类肝移植手术正式在 1 名 3 岁的胆道闭锁患儿身上取得的。然而,指导 20 世纪 80 年代环孢素面世,肝移植治疗胆道闭锁的风险才明显下降。目前,对于大多数胆道闭锁患儿来说,Kasai 手术是治疗的第一选择,当 Kasai 手术无法缓解胆汁淤积或者患儿术后逐渐发展为终末期肝病时,患儿才会继续选择肝移植进行治疗。胆道闭锁是儿童肝移植的首要适应证,其在 2 岁以下肝移植患儿中的比例达到了 75%。胆道闭锁也同时促进了过去 50 多年里肝移植手术的技术创新和进步。

二、发病率与遗传学机制

胆道闭锁是儿童慢性胆汁淤积症的最主要病因。该病在全球均有发生,其发病率随地区有所不同,如中国台湾为 1/5 000,美国为 1/12 000,欧洲为 1/18 000,其中女性发病率高于男性。在美国,每年新发胆道闭锁儿童数量在 250~400 例。有研究认为非白种人群和每年冬天到早春时期出生是胆道闭锁发生的最重要影响因素。胆道闭锁是儿童肝移植的主要适应证,其在首次肝移植患儿中占比为 40%。

胆道闭锁同基因突变的关系目前仍不清楚。虽然通常来说,胆道闭锁不会在兄弟姐妹中同时发生,但也有报道发现双胞胎同时患有胆道闭锁疾病,提示胆道闭锁的发生仍可能与相关基因突变有关。根据最近一项来自中国的全基因组研究,10 号染色体中 10q24 位点上的两个基因同胆道闭锁的发生关系密切,这两个基因主要表达在胆道表皮细胞中,并且在免疫调节和纤维化中起着重要作用。这两个基因分别为 *XPNPEP1*（X - prolyl aminopeptidase P1）,其参与炎症调节因子的代谢,和 *ADD3*（Adducin 3）,其表达可以导致细胞内肌动蛋白和肌球蛋白的过度累积,并参与到胆道相关的肝纤维化过程当中。该研究中的单核苷酸多态性分析（SNPs）结果提示,相关的研究需要验证这两种基因突变是否在所有人种都有相同的致病机制。然而,目前来看,单纯的基因突变并不足以完全解释胆道闭锁的发生机制。

三、病因学

曾有一段时间学者们广泛推测胆道闭锁的发生是由于胚胎发育中胆管成管化失败造成的。这种理论目前已经基本被抛弃,而目前认为胆道闭锁的发生主要有两种来源:先天性和后天获得性。

目前胆道闭锁发病机制的研究主要集中在以下几个领域:形态发育异常、病毒及环境因素和免疫介导损伤。

（一）形态发育异常

先天性胆道闭锁占所有儿童胆道闭锁的不足 20%,并且同其他的肝外先天性异常同时存在。这类患者的组织学研究提示其存在胆管板畸形。其组织学形态同动物模型中阻断胚胎期正常胆道系统发育后的结果相类似。

临床上,先天性胆道闭锁患儿生后即存在黄疸,并有 10%~20% 患儿伴有其他发育畸形,其中最常见的是多脾综合征。这类患儿一般胆道闭锁和脾脏结构异常（多脾或者无脾）同时存在,并伴有其他畸形,如小肠异位扭转,腹腔脏器反位,环形胰腺,胃肠道闭锁,肾脏异常,心脏结构异常和血管系统异常（如十二指肠前门静脉、门静脉缺失、肝段下腔静脉缺失和肝动脉循环异常等）。一般认为先天性胆道闭锁手术预后较差。同先天性胆道闭锁相比,后天获得性胆道闭锁通常不伴有先天畸形。

（二）病毒感染

对于后天获得性（或称为围产期）胆道闭锁的发生目前最广泛接受的理论认为其与病毒感染有关。病毒感染可以引起患儿体内过度的炎症反应导致对胆道的攻击，从而引起进行性的胆道损伤并导致胆道相关性肝硬化。

目前研究最多的相关病毒包括 3 型呼肠孤病毒、C 型轮状病毒和巨细胞病毒。目前的假设认为病毒感染启动了胆管上皮细胞的凋亡，从而引起内源性抗原的释放激活宿主免疫反应。虽然目前的动物模型提示这些病毒感染可以引起胆道闭锁的发生，但目前还未在人身上找到这些病毒引起胆道闭锁的确切证据。目前对于病毒，或者环境因素导致胆道闭锁发生研究的主要依据是胆道闭锁患儿具有季节差异和时间空间聚集性。然而，目前已有两项研究对胆道闭锁发病的时间空间聚集性提出了怀疑。

（三）免疫介导损伤

有假说认为胆道闭锁的发生于患者体内异常的免疫反应或者炎症反应相关。事实上，的确有研究显示胆道闭锁患者体内的免疫活动强度高于普通对照组个体。研究显示胆道闭锁患儿体内 CD68$^+$ 巨噬细胞数量升高，并且血清中白介素 18（IL-18）的浓度升高。其他可能的机制包括 Th1 细胞过度聚集，体液免疫亢进和调节性 T 细胞功能异常等。但对于免疫系统异常和基因突变之间的关系及如何导致胆道闭锁的发生仍待进一步的研究。

四、分型和组织学特点

胆道闭锁的分型主要根据胆道系统的组织形态学和胆道造影结果。1 型胆道闭锁主要是胆总管闭锁，无论是否有远端胆管的囊性扩张；2 型胆道闭锁为肝总管闭锁，3 型胆道闭锁为左右肝管及以上闭锁；3 型胆道闭锁是最广泛的类型，占所有胆道闭锁患儿的 70% ~ 90%。根据肝内胆管发育情况，这三种类型的胆道闭锁还可以继续分为各种亚型，但亚型分类对于患儿的手术预后似乎无特殊意义。

在显微镜下，肝门区域的横断面主要包含了三种胆道结构：胆管、集合管和胆道腺体。只有微胆管被认为与肝内胆道系统相连。即使炎症反应使得这些结构变得十分混乱，只要这些结构仍然存在，肝门空肠吻合术后胆汁就能正常排泄出来。然而，随着年龄的增长，这些管道结构会逐渐被纤维组织所替代。一般认为如果术后几个月内这些管道结构仍能引流胆汁的话，他们最终会演变成内部胆瘘结构。既往有很多研究尝试将这些管道结构的数量和大小与肝门空肠吻合术的疗效进行关联，但其结果并不统一。虽然大的管道结构的存在通常更容易取得手术成功，但是一些病例在缺少这些管道结构的情况下仍然取得了良好的手术疗效。对胆道闭锁患儿肝内残存的管道结构的组织学研究显示，慢性炎症和肉芽组织导致胆道的完全阻塞。同其他胆道阻塞类疾病一样，患儿首先表现为肝细胞性和微小胆管型胆汁淤积，随后出现肝门部微小胆管的增生。随着梗阻的进展，肝细胞出现坏死，多核巨大肝细胞和炎性浸润出现，肝门部管道因水肿增粗，肝小叶内纤维化形成。这些组织学表现同新生儿肝炎的表现十分相近，因此使得在患儿早期的肝穿结果不具有特异性。但是，到患儿 4 ~ 8 周时，胆道闭锁患儿肝脏组织学将会出现三种胆道闭锁特异性的表现：① 微小胆道内出现胆栓；② 肝门部纤维化；③ 小胆管增生。虽然如此，但是将胆道闭锁和其他肝脏疾病，如新生儿肝炎、围产期营养缺乏相关性肝病和 α₁ 抗胰蛋白酶缺乏症进行鉴别诊断仍需借助实验室检查、影像学检查和临床表现等综合判断。

五、临床表现和诊断

典型的胆道闭锁患儿一般孕期发育正常,并且出生后早期体重与同龄人无异,随后患儿出现直接胆红素持续性升高导致的黄疸,并且持续到 2 月龄以后。根据患儿的年龄和疾病发展程度,患儿随后继续出现肝脏肿大、瘙痒和凝血功能障碍等表现。期间伴有小便颜色加深和陶土便。如果未进行治疗,患儿肝功能持续恶化,到 3~4 月龄患儿出现生长发育迟缓、肝脾肿大、肌无力、腹水、凝血功能障碍和肝硬化表现。

胆道闭锁通常容易与生理性黄疸和母乳性黄疸相混淆,后两者通常为间接胆红素升高。而胆道闭锁以直接胆红素升高为主,通常直接胆红素浓度大于 34.2 μmol/L 或者超过总胆红素的 10%。患儿如果出现上述表现应尽快请相关儿科消化科医生会诊。最重要的是,确诊的患儿需在 2~3 月龄之内,最好是出生后 30~45 日内接受 Kasai 手术,这样其成功率最高。所有 2 周龄以后仍存在黄疸的患儿均需检查总胆红素和直接胆红素的水平以排除胆道闭锁的可能。在中国台湾,通过提高新生儿父母和儿科相关医疗人员对胆道闭锁的认识,极大地提高了其胆道闭锁患儿的诊断准确性和及时性。

尽管新生儿胆汁淤积性疾病的病因多种多样,但是大部分疾病与胆道闭锁的临床表现差异较大(表 9-1)。TORCH(弓形虫,其他感染,风疹,巨细胞病毒和单纯性疱疹)感染是最需要被首先排除。其他可以导致新生儿直接胆红素升高和急性肝功能衰竭的病毒还包括肠道病毒、疱疹病毒和细小病毒。对于存在呕吐、肝性脑病和高氨血症的患儿,无论是否存在凝血功能异常,均应积极检查排除肝脏代谢性疾病的可能。

表 9-1 新生儿胆汁淤积性疾病的鉴别诊断

胆道闭锁	进行性家族性肝内胆汁液淤积症
新生儿肝炎	感染
代谢性疾病	大肠杆菌
α_1-抗胰蛋白酶缺乏病	TORCH
半乳糖血症	梅毒
囊性纤维化病	HHV6
胆汁酸合成异常疾病	HIV
胆总管囊肿	肠毒性败血症
胆管缺失类疾病	内分泌疾病
Alagille 综合征	垂体功能减退症
其他胆管缺失性疾病	

绝大多数的新生儿胆汁淤积性疾病是由胆道闭锁或者新生儿肝炎引起,因此如何通过实验室检查、影像学检查和活检病理对两种疾病进行区分成为关键。图 9-1 是新生儿胆汁淤积性疾病的诊断流程图。首先是进行实验室检查。胆道闭锁患儿丙氨酸转氨酶和天冬氨酸转氨酶通常轻度升高,碱性磷酸酶(ALP)和 γ-谷胺酰转肽酶(GGTP)水平升高。相对的,进行性家族性肝内胆汁淤积症 I 型和 II 型及胆汁酸合成障碍类疾病的 GGTP 偏低或正常。凝血酶原时间异常要排除因为维生素 K 缺乏导致的凝血功能异常。进行手术治疗前应化验全血细胞和血小板水平,部分新生儿肝炎患者(溶血)或者病毒感染患者(低血小板血症)这两项检查可能存在异常。血清中 α_1-抗胰蛋白酶水平也需检测。尿标本需进行细菌培养并检测其中还原性物质水平。如若存在还原性物质提示患儿存在半乳糖血症,这些患儿需进一步检查血中半乳糖-1-磷酸尿苷酸转移酶水平。超声检查可以排除患儿是否存在结构性异常,如存在胆总管囊肿等。单纯依靠禁食 4 h 后胆囊影像学未见

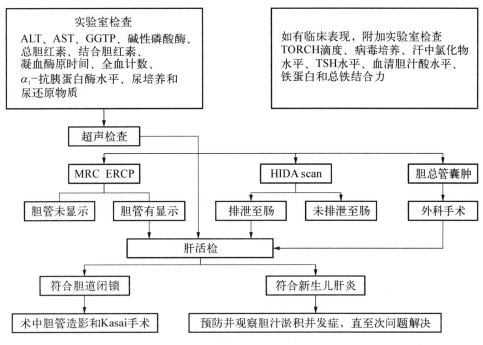

图 9-1 新生儿胆汁淤积性疾病诊断流程图

不能诊断为胆道闭锁。其他的超声学检查,如存在肝门部纤维块和胆囊及胆囊壁增厚均可以支持胆道闭锁的诊断。

超声检查结束后需要有经验的儿科医生对接下来的检查进行评估,以判断患儿存在胆道闭锁的可能性。接下来可以进行 ^{99m}Tc 标记的肝亚氨基二乙酸(HIDA)扫描。如果有 HIDA 排泄入肠道内,胆道闭锁可以排除。接受 HIDA 扫描的患儿需在检查前每日服用苯巴比妥 5 mg/kg,共服用 5 日,以促进患儿胆汁的排泄能力,提高检查的敏感性。对于其他原因的引起的严重胆汁淤积,患儿肝脏可能也不具有排泄能力。近期有研究机构通过磁共振成像胆道重建技术(MRC)诊断胆道闭锁,其敏感性差异较大。MRC 的优势是其具有无创性,但是患儿检查时需镇静以获得满意的结果。

肝脏活检是最敏感,而且特异的鉴别胆道闭锁和其他新生儿胆汁淤积性肝病的方法。肝脏活检是新生儿胆汁淤积类疾病诊断的基石,而且具有安全、快速的特点。如果活检结果和其他检查均提示胆道闭锁,患儿应进行术中胆道造影和 Kasai 手术。如果活检提示非胆道闭锁(如肝内胆管稀少),患儿应继续密切随访。在有肝脏活检结果的情况下,仍建议医生继续进行其他检查明确胆汁淤积的原因。仅仅依靠肝脏活检去诊断胆道闭锁,误诊的风险较高,因为很多新生儿胆汁淤积性疾病的组织学表现会有部分重叠,并且其表现同患儿的年龄相关。除了诊断价值,肝脏活检也可以提供预后情况的信息,如患儿肝脏的纤维化程度可以帮助临床医生预测 Kasai 手术的疗效。

六、治疗

胆道闭锁患儿的治疗主要集中在处理终末期肝病引起的并发症方面。在肝门空肠吻合术之前和之后存在胆汁淤积的患儿无法有效的吸收脂肪和脂溶性维生素。因此,如果维生素 A、维生素 D、维生素 E、维生素 K 没有进行补充,患儿会患脂溶性维生素缺乏类疾病。胆汁淤积同时也可引起必需磷脂和脂肪酸(如亚油酸和花生四烯酸)的缺乏,这可以通过体外补充或者服用熊去氧胆酸胶囊(UDCA)进行治疗。

随着肝病的继续进展,患儿的生长发育会受到各种因素的影响,如脂肪代谢异常、能量消耗增加、腹水和器官肿大导致的食欲下降等。发育问题非常普遍,根据美国儿童肝移植注册协会(SPLIT)的研究,40% 接受肝移植的胆道闭锁患儿均存在发育滞后。对于存在发育滞后的患儿,通过口服富含中链脂肪酸的营养制剂,或者通过鼻饲胃管进行喂养可以增加患儿的营养摄入。最近,一项单中心的研究显示,对等待肝移植的胆道闭锁患儿进行营养支持治疗可以有效提高患儿术前的发育情况和术后的生存率。

瘙痒是胆汁淤积性肝病的并发症之一。UDCA 可以在一小部分患儿中缓解其瘙痒症状。苯海拉明、安泰尔、局部皮肤护理、考来烯胺、利福平和纳曲酮可以对一半以上的患儿起到缓解瘙痒的作用。对于利福平不敏感患者可以使用长效性阿片受体拮抗剂进行治疗。

胆道闭锁患儿另一个常见的并发症是门静脉高压。其临床表现有消化道出血、腹水、脾功能亢进和肝性脑病。门静脉高压的治疗主要集中在处理其引起的相关并发症方面。

慢性肝病患者肝脏合成功能异常引起的低白蛋白血症和代谢功能异常导致的醛固酮增多症引起了腹水。腹水的治疗主要包括营养支持、限制盐的摄入和利尿。患者可能存在自发性感染性腹膜炎,因此对于同时存在腹痛和高热的患儿应及时处理。

脾大会增加腹腔内压力,并且加重腹水的形成,同时引起呼吸受迫和食欲下降。脾功能亢进引起的血小板下降会增加患者出血的风险,因此需要密切监测。在较小的患儿中,肝性脑病的诊断可能比较困难,但是当患儿的睡眠状况出现异常时,如出现失眠或睡眠异常增加,以及出现以及热或性格改变时,应特别予以注意。对存在肝性脑病的患儿,乳果糖和利福昔明可以缓解症状。

消化道出血是门静脉高压最特征性的表现。一旦消化道出血发生,最重要的是维持患者血流动力学的稳定。出血可以通过奥曲肽和内镜下注射硬化剂或结扎进行控制。目前,内镜下结扎曲张血管的疗效同注射硬化剂相同,但是更加安全,不过在 5 岁以下儿童进行操作难度较大。如果通过药物和内镜治疗无法控制出血,患儿可能需接受门-体分流术进行治疗。通过内镜方法也可以对曲张静脉的出血进行预防。有儿科研究显示,普萘洛尔对降低门静脉压力有一定的疗效,但是其最佳剂量仍需进一步的研究。

(一) Kasai 手术及其改进

在有效的外科手术治疗出现之前,大部分胆道闭锁患者的疾病会进展为肝硬化,最终由于曲张静脉出血、感染或肝硬化失代偿在 2 岁之前死亡。当 1959 年 Kasai 和 Suzuki 首次提出肝门空肠吻合术时,当时对该治疗方案的疗效有着极大的怀疑。但是随着时间的推移,通过将肝门板切除后直接与小肠吻合进行胆汁引流的 Kasai 手术逐渐成为胆道闭锁外科治疗的首选。

近些年来,外科医生也在不断改进 Kasai 手术以克服该手术存在的一些缺陷,如引流不畅和术后反复的胆管炎。肝门部的引流情况主要依赖于肝门区域是否存在足够的胆道结构。为了能在切除肝门板后有更高的可能显露出胆道结构,目前的 Kasai 手术一般采取切除更大范围的肝门板。由于阻塞的肝内胆管通常在门静脉分叉口的前方和上方形成圆锥形纤维化结构,因此很多学者建议从左右门静脉分叉口以上的部分寻找剩余胆道,并将切除范围沿着左右门静脉向肝内延伸。通过增加切除的深度和广度都可以提高术后引流的成功率。

早期临床上评判 Kasai 手术成功的标准是判断有无胆汁流入肠道,包括大便颜色变黄和血清胆红素水平恢复正常等。事实上,当 Kasai 术后 3 个月患儿血清胆红素仍持续高于 102.6 μmol/L 提示短期预后较差,这可作为 Kasai 手术不成功的标准之一。

Kasai 手术后,在围术期间予以患儿激素治疗可以有助于胆汁的排泄。多项研究已经证明了激素治疗对于提高 Kasai 术后生存率的意义。Meyers 和他的同事进行了一项队列研究,其中 14 名患儿 Kasai 术后接受激素治疗、服用 UDCA 和静脉联合口服抗生素治疗,另一组 14 名患儿仅接受口服抗生素和间断性服用 UDCA。研究显示第一组患儿的生存率和胆汁淤积情况明显好于第二组。尽管上述研究表明了激素对于患儿的益处,但是其研究结果仍存在一定的争议。最近一项关于激素对胆道闭锁患儿作用的多中心双盲随机试验发现,在 140 个研究患儿中,Kasai 术后采用激素治疗在术后 6 个月的时间内并未明显改善患儿的胆汁引流情况(激素组 58.6% vs 对照组 48.6%,$p = 0.43$)。UDCA 可以在一定程度上提高胆道闭锁患儿的营养状况,并改善胆汁引流情况,但是对患儿的生存率没有影响。

肝门部空肠吻合术术后最常见的并发症是进行性加重的胆管炎,其发生率可达 30%~60%。婴幼儿中胆管炎的诊断主要根据患儿的发热、白分增高和胆红素升高。血培养阳性通常不易看到。胆管炎会增加患儿发生肝硬化的风险,极大的降低患儿的生存率,因此需尽早明确诊断并积极进行抗生素治疗。最近的研究显示,口服抗生素可以一定程度上预防胆管炎的发生。Meyers 的研究也认为长期、积极的抗生素治疗方案可以提高肝门空肠吻合术的成功率。常用的抗生素包括复方新诺明和环丙沙星。为了减少胆管炎的发生率,外科医生也对 Kasai 手术进行了不少的改进,如原手术中Roux-en-Y 的输入襻长度为 30 cm,改进后输入襻增长为 40~70 cm,或将输入襻与空肠多次吻合分流胆汁,以及重建肠道瓣膜(如利用回盲瓣)等方法。但是这些改进并没有提高患者的预后。

几乎所有的研究都表明,接受肝门空肠吻合术的年龄和术后疗效有着密切关系。在 2~3 月龄前接受 Kasai 手术,最好是生后 30~45 日内,患儿术后胆汁引流恢复的机会更大,肝硬化的概率更低。尽管目前不断完善的术后管理可以使得部分中心的胆道闭锁患儿在生后 80 日接受 Kasai 手术仍能获得极好的胆汁引流情况,但是患儿的长期生存率仍与手术时机密切相关。日本东北大学附属医院的回顾性研究提示患儿术后 10 年生存率随着手术时年龄的增加而逐渐下降(出生后 60 日内接受手术的 10 年生存率为 72%,61~70 日手术的生存率为 41%,71~90 日手术的生存率为 30%,3 月龄后手术的生存率仅有 13%)。其他的研究显示,患儿术后 5 年和 10 年生存率差异广泛(从 25% 到 60% 不等),而且受几个因素的影响:手术时患儿的年龄、肝纤维化程度、手术时期、术后胆管炎的发生频率和胆道闭锁的分型。如果患儿在确诊为胆道闭锁时已经存在严重的肝纤维化并且年龄较大,应马上施行肝门空肠吻合术。即使如此,仍有 70% 的胆道闭锁患儿在接受 Kasai 手术后仍发展为肝硬化而需要接受肝移植治疗。虽然这些患儿 Kasai 手术后肝病持续进展,但是 Kasai 手术仍为患儿赢得了生长发育的时机,将肝移植时间推迟平均 47 个月的时间。这段时间可以让患儿更加从容的等待供体,并且减少了肝移植术后的并发症发生率。Kasai 手术虽然无法治愈胆道闭锁,但是它可以极大的延缓疾病的快速进展。

(二)肝移植

胆道闭锁占所有儿童肝移植的 40%~50%。当存在肝门空肠吻合术术后疗效不佳的情况时,患儿应建议接受肝移植治疗。胆道闭锁患儿肝移植的主要指征为肝门空肠吻合术后效果不佳、生长发育迟缓、晚发型胆汁淤积、反复胆管炎、门静脉高压和腹膜炎。其他不常见的适应证包括肝肺综合征、门脉性肺动脉高压、肝肾综合征、难治性瘙痒、难治性腹水、原发性肝癌、骨关节病和肝性脑病。

除了极少数的病例,大部分在 3 月龄后存在严重胆汁淤积和肝硬化的患儿行肝门空肠吻合术疗效不佳。随着术后管理的提高及活体肝移植技术的进步,对于未能在早期明确诊断的胆道闭锁患儿,尽早直接进行肝移植手术是最好的方案。此外,对于存在明显的腹水或曲张静脉出血的胆道闭锁患儿也应直接接受肝移植的治疗。

关于器官获取、受体病肝切除和移植物再接的相关技术已经在很多地方有过详细的讨论。但是对于胆道闭锁患儿的肝移植仍有几个特殊的方面,如既往 Kasai 手术导致的肝门部解剖异常。绝大多数患儿在接受 Kasai 手术时均有不同程度的肝门部组织被切除,从而导致了腹腔内的严重粘连,特别是部分患儿有多次手术史。对于年龄较小的患者,肝门部粘连导致的移植术中出血将给移植带来巨大的挑战。Goss 等人建议移植术中医生应从右后叶入路,通过翻转横结肠和十二指肠的第二段而进入肝门区域,在这一过程中在横结肠系膜处可以找到 Roux – en – Y 的输入襻,然后沿着输入襻到达肝门部。这时输入襻可以直接用吻合器离断吻合,从而将肝门部完全暴露,并进行肝动脉和门静脉的游离。然后分别将左右肝动脉和门静脉左右 2 支结扎。如果门静脉直径很细或者患儿存在胆管炎,术者可以游离到脾静脉与肠系膜上动脉的汇合处进行结扎。然后将受体肝后下腔静脉游离并阻断,病肝即可离断,新肝可以接入。当移植物为部分肝段时,下腔静脉应完整保留,并将肝静脉游离出来,此时应阻断肝静脉并作为供肝下腔静脉的接入口。如果受体下腔静脉先天性缺失,此时肝静脉直接穿过纵隔汇入的右心房。

小儿全肝移植的手术方法同成人经典原位肝移植相同。由于还有相当一部分患儿接受的是部分肝段移植,因此存在相应的技术区别。流出道梗阻是肝段移植术后受体遇到的最严重的并发症。我们采用的是 Emond 及其同事首创的方法:将肝静脉在下腔静脉上的开口修整为三角形状,然后将开口和供肝的肝静脉进行吻合。由于该方法缝合距离短而且开口直径大,患儿术后发生流出道狭窄的概率大大减少。而且这种缝合方法允许移植出现轻微扭转而不影响流出道,从而有利于肝门部的血管缝合。

供受体门静脉吻合通过端端吻合的方式。如果供受体门静脉直径差别较大,可以利用受体左右门静脉分支的血管壁作为补片进行缝合。有时受体由于存在反复胆管炎可能导致门静脉血管硬化或者存在血栓。此时如果脾静脉和肠系膜上静脉的汇合处血流通常,并且移植物门静脉足够长,可以将该处作为吻合口。如果移植物门静脉较短,可以采用 DCD 供体的部分血管,如卵巢静脉、肠系膜下静脉或者大隐静脉进行搭桥。

肝动脉的缝合也是手术成功的关键步骤。目前的共识是,通过显微镜下对肝动脉的显微缝合极大的提高了手术的成功率。极细小的血管,如婴幼儿肝移植中或者肝段移植中的血管缝合可以使用 8 – 0 或 9 – 0 的缝合线进行纤维间断缝合。在某些情况下,当受体年龄较大,并且血管直径大于 4 mm 时可以用其他动脉血管进行架桥。如当肝动脉存在变异,可以直接将供体肝动脉接到腹主动脉上。但最好不要接到肾动脉上。移植术中和术后我们会给受体少量肝素,并在术后继续服用阿司匹林。对所有进行了小血管缝合的患者,我们都在患者体内放置多普勒探头检测血流情况。探头在移植结束后关腹前放于血管临近处并用纤维蛋白固定(图 9 – 2)。这个探头可以随时检测肝动脉和门静脉的血流变化,从而能对异常情况进行早期干预。该探头可以减少术后对患者进行反复的体外多普勒超声检查。

胆道重建是最直接的,可以直接利用之前 Kasai 手术保留下来的 Roux – en – Y 输入襻进行重建。如果患儿移植术前没有接受 Kasai 手术,应新做 Roux – en – Y 肠道重建并保证输入襻长度达到 40 cm。胆肠吻合使用 6 – 0 可吸收线间断缝合,必要时可以在吻合口处放入支架保证胆汁畅通。

尽管通过早期诊断和手术技术的不断进步,胆道闭锁的诊治已经取得了长足的进展,但是相关的研究仍需不断进行。2002 年成立的胆道闭锁研究联合会(biliary atresia research consortium)是美国 NIH 资助的多中心研究机构,其目标是对胆道闭锁进行前瞻性临床研究和相关基础研究。而在肝移植治疗胆道闭锁方面上,免疫抑制剂的个体应用和持续免疫检测是提高患儿长期存活率的关键。

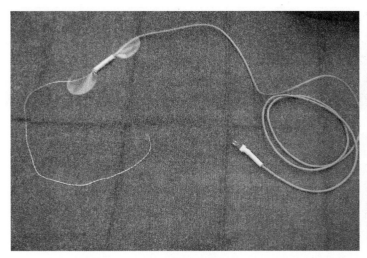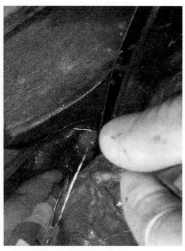

图9-2　A 植入式多普勒探针　B 纤维蛋白胶将探针固定在肝动脉和门静脉上

第二节　胆汁淤积性肝病

　　胆汁淤积症,即血清总胆红素小于 85.5 μmol/L 的情况下直接胆红素水平大于 17.1 μmol/L 或直接胆红素大于总胆红素的 20%,或总胆红素升高,是一种潜在的严重情况提示肝胆功能不全。胆汁淤积是一个相对常见的儿科疾病,尤其是新生儿中,发病率大约是 1/2 500。虽然都是胆汁的生成和排出出现了问题,所以临床表现相近,但是引起这种情况的原因非常多。罹患胆汁淤积的患者通常会发展至终末期肝病,初期的姑息性治疗通常是无效的。在对病因学的研究取得进展,并且发展出针对分子缺陷的靶向治疗后,儿童胆汁淤积的预后情况得到了很大的改善。另一个重要因素是肝移植的广泛应用,随着部分肝移植的使用以及新的免疫抑制剂的使用。

　　儿科胆汁淤积可能与感染,中毒,解剖,代谢或基因遗传有关,这些因素都可直接或间接影响肝脏与胆道。但是,15% 的病例原因不明。胆道闭锁是新生儿胆汁淤积的是最常见的原因,占 25% 的情况下,遗传形式的肝内胆汁淤积占 25%,α_1-抗胰蛋白酶缺乏占 10%,其他代谢疾病占 20%,病毒感染占 5%。表 9-2 列出了已知与胆汁淤积、肝酶水平升高有关的疾病。多种疾病的鉴别诊断,评估婴儿胆汁淤积应该逐步进行。我们的目标是及时识别可治疗的疾病如败血症、内分泌病(包括垂体功能减退及先天性甲状腺功能减退)和特定的代谢紊乱(如半乳糖血症、酪氨酸血症 I 型和先天性胆汁酸代谢异常),从而采取适当的措施治疗和预防肝损伤的进展。导致严重肝功异常的胆汁淤积往往是危及生命的代谢紊乱,如酪氨酸血症 1 型或新生儿铁储存疾病。对于没有感染迹象以及合成功能正常的婴儿,对胆道潜在问题早期评估是排查胆道闭锁的必要手段。在 2 月龄以内完成肝门空肠吻合术可以改善胆道闭锁的患者的预后。在过去,新生儿胆汁淤积分为肝外,肝内——这种分类过于简单化。举例来说,胆道闭锁主要影响肝外胆道,但是和新生儿肝炎这种实质疾病有很多共同特点。比如组织学上进展性的肝内胆汁淤积和肝门炎症,以及 Alagille 患者中胆管数目的减少和缺失(以肝内小胆管减少为特征的综合征)。

表9-2 引起黄疸的疾病

婴儿

感染

细菌：脓毒症/UTI(大肠杆菌),螺旋体,分枝杆菌

寄生虫：弓形虫

病毒：巨细胞病毒,风疹病毒,柯萨奇病毒,埃可病毒,疱疹病毒,腺病毒,肠病毒,细小病毒B19,E-B病毒

代谢性疾病

遗传性

α_1-抗胰蛋白酶缺乏症

囊性纤维化

过氧化物酶病(齐薇格综合征)

胆汁酸合成障碍

尿素循环障碍

氨基酸代谢病(酪氨酸血症)

脂代谢异常(尼曼-匹克病C型,戈谢病,沃尔曼病)

碳水化合物代谢病(半乳糖血症,果糖血症,Ⅳ型糖原累积病)

进展性家族性胆汁淤积病(例如,Byler病)

良性复发性肝内胆汁淤积

获得性

甲状腺功能低下,垂体功能低下引起的胆汁淤积,肝脏疾病

特发性疾病

新生儿肝炎

新生儿血色病

胆道发育不良/梗阻

闭锁/消失：胆道闭锁,Alagille综合征

囊性改变：胆道囊肿,肝内胆道囊性扩张(Caroli病),先天性肝纤维化

胆汁浓缩

胆石症

毒物/药物损伤(对乙酰氨基酚,TPN,维生素A中毒)

肿瘤(肝内,肝外)

儿童与青少年

急性病毒性肝炎

慢性病毒性肝炎

遗传疾病：Wilson病,囊性纤维化,肝性卟啉症,Dubin-Johnson综合征,Rotor病

恶性肿瘤：白血病,淋巴瘤,肝肿瘤

化学：肝毒性药物,毒物(杀虫剂,烷类,酒精,有机磷,维生素A过量,蘑菇,对乙酰氨基酚)

寄生虫感染：血吸虫病,钩端螺旋体病,内脏游走性幼虫病

与炎性肠病(性化性胆管炎)风湿性关节炎相关肝病

肝静脉堵塞

肥胖引起的脂肪肝(非酒精性脂肪性肝炎)

低血压/缺血/心力衰竭

肝内胆汁淤积(IHC)代表独特的一类障碍表现为胆汁淤积,通常有特定的表型和流行病学特征。作为淤胆型疾病的子集,它的特点是有或没有胆管减少的IHC,分别代表特定的综合征,拥有不同的预后。IHC的多样性具有高度可变的不同临床特征表现和预后。进行性,家族性,如进行性家族性肝内胆汁淤积(PFIC),往往是致命的;然而,对于患者胆管缺乏的Alagille综合征,预后则有利得多。

有些患者肝活检发现有小叶间胆管缺乏肝活检。这些患者可能会被归为"胆管缺乏综合征",这

可能有不同的基本病理机制,包括先天性缺失,部分未能形成,胆汁减少引起的萎缩,或渐进损伤(二次免疫、病毒或缺血性引起)和继发的消失。组织病理学变化可能与假定的生理改变;与 IHC 相关的小胆管异常可能代表一个主要功能或酶缺陷或毒物,如胆汁酸引起的继发变化。胆管缺乏的发病机制尚不清楚。然而,渐进性特质(活检标本连续切片中节段破坏性变化或进行性单位门管区胆管数量减少),从早期胆管炎症到后期胆管缺乏,提示对现有胆管的免疫损伤(类似于肝内胆管消失的综合征)而不是胆管本身发育不良。其他假设机制包括胆汁酸代谢的改变,染色体异常,宫内或产后感染。表 9 - 3 列出了已有报道的胆管缺乏疾病。

表 9 - 3　出现胆道消失的疾病

感染性疾病	**免疫性疾病**
巨细胞病毒	移植物抗宿主病
单纯疱疹病毒	胆管消失综合征(肝移植后慢性排异)
风疹病毒	硬化性胆管炎
螺旋体	**基因疾病**
内分泌代谢性疾病	Alagille 综合征
α1 -抗胰蛋白酶缺乏症	Byler 病
囊性纤维化	**其他**
先天胆汁酸合成障碍	单发胆管消失
过氧化物酶病(齐薇格综合征)	Aagenaes 综合征
垂体功能低下	**中毒**
染色体疾病	
17,18,21 三体综合征	
Turner 综合征	

一、新生儿胆汁淤积

新生儿胆汁淤积指的是新生儿时期起病的持续的 IHC。至少分为三类:① 新生儿病毒性肝炎;② 与病毒性肝炎类似的代谢性肝病;③ 特发性新生儿胆汁淤积。

新生儿病毒性肝炎和代谢肝病不同于特发性新生儿胆汁淤积,存在可识别的病原。特发性新生儿胆汁淤积意味着在没有机械阻塞的情况下,一个不明的病理生理过程导致肝脏炎症变化。组织学的变化为明显的肝细胞巨细胞化伴原因不明的炎症因而用特发性新生儿胆汁淤积来定义这样的患者。虽然使用频率高,但这个词意味着有病毒的介入,所以最好与确定的病原联合使用,如新生儿巨细胞病毒(CMV)肝炎。这里,我们将使用术语特发性新生儿胆汁淤积指代相对常见的新生儿持续性胆汁淤积;巨细胞转化和小叶或门管区炎症;这类非特异性反应新生儿肝脏的损伤。例如,胆汁淤积与 α_1 -抗胰蛋白酶缺乏,胆汁淤积与先天性胆酸生物合成有关,PFIC 曾经包括在此列,但现在划入特定的代谢肝病范畴。确诊的特发型新生儿胆汁淤积只占持续性胆汁淤积患儿的 15%。

特发性新生儿胆汁淤积历来分为家庭和家庭之外(散发)形式。家族的形式(这可能代表一个异构的未确诊的或无法识别的基因或代谢原因)更可能是渐进性和反复发作的,而非家族性形式有更好的预后。新的代谢或遗传原因的发现会缩小特发性的涵盖范围。总体预后在特发性新生儿胆汁淤积是很难估计的,一切都总是在变化因为研究总是不断发现新的东西。在一个大型的婴儿样本中是很难找到病因的,大部分胆汁淤积经长期随访观察被发现是暂时的可恢复的。一过性的新生儿胆汁淤积被定义为一种自愈型胆汁淤积,引发因素很多,包括不成熟的胆汁分泌和围产期疾病导致肝缺血或缺氧。一过性新生儿胆汁淤积中 10% 的患儿没有什么特别的原因。相比之下,一些围产期缺氧缺血的孩子不产生一过性的新生儿胆汁淤积。这要归因于任何肝细胞微管的三磷酸腺苷(ATP)依赖转运系统的杂合子基因缺陷在,如家族性肝内胆汁淤积 1 基因(FIC1),胆汁外排泵基因(BSEP),或多重药耐药性 3 基因(MDR3)。这些转运蛋白参与不同类型的常染色体隐性形式的家族性肝内胆汁淤积有关,有些是良性的,另一些则是进行性的最终导致终末期肝硬化。

特发性新生儿胆汁淤积患者的临床过程是高度可变的,主要是支持治疗。重点是优化营养维持生长,防止维生素缺乏注意脂溶性维生素补充剂。对于散发性和家族性的严重病例,进行性的病程可以被肝移植逆转。然而在肝移植前,特发性新生儿胆汁淤积患者必须接受彻底评估排除特定传染病和代谢紊乱,如 α_1-抗胰蛋白酶缺陷和先天性胆汁酸代谢异常。对每个患者都需要密切的个体化随访。对这些患者,只有在生长发育不良或到达终末期肝脏疾病才适宜接受肝移植。新生儿胆汁淤积作为肝移植的适应证不同频率(表 9-4)。

表 9-4 俄亥俄州辛辛那提儿童医学中心儿童肝移植指征

诊 断	评估 (699 人)	计划 OLT (562 人)	移植 (468 人)	减体积 (238 人)	全肝 (230 人)	等待时死亡 (30 人)
胆汁淤积情况			236			
胆道闭锁	280	211	193	78	115	14
Alagille 综合征	22	22	15	10	5	0
原发性硬化性胆管炎	18	16	12	10	2	0
特发性胆汁淤积	14	11	8	5	3	2
TPN 胆汁淤积/短肠综合征	12	10	8	2	6	2
PFIC	5	2	1	0	1	0
代谢性疾病			77			
α_1-抗胰蛋白酶缺乏症	46	42	31	20	11	1
尿素循环缺陷	12	10	10	5	5	0
酪氨酸血症	12	12	11	5	6	0
囊性纤维化	10	4	3	2	1	1
糖原累积病	9	7	5	2	3	0
瓜氨酸血症	8	7	7	4	3	0
Wilson 病	8	7	4	4	0	0
原发性高草酸尿症	6	5	4	4	0	0
新生儿血色病	4	4	2	2	0	1
急慢性肝炎			91			
急性肝功能衰竭	91	86	72	36	36	2
自免性肝病	32	20	13	12	1	0
新生儿胆汁淤积	7	7	5	1	4	0
丙肝	2	2	1	1	0	1
甲肝	1	0	0	0	0	0
新生物疾病			35			
肝母细胞瘤	31	28	25	13	12	1
血管内皮瘤	8	5	3	2	1	2
肝细胞癌	6	4	3	2	1	1
其他肿瘤	4	4	4	2	2	0
隐原型肝硬化	33	25	19	12	7	1
先天性肝纤维化	5	2	1	0	1	1
其他	13	9	8	4	4	0

综上,特发型新生儿胆汁淤积需要以下治疗计划:① 彻底的排除感染,基因,代谢原因;② 营养支持,维生素补充;③ 当有生长发育不良,门脉高压,或其他终末期肝病并发症时进行肝移植评估。

二、Alagille 综合征

Alagille 等描述缺乏小叶间胆管(肝动脉发育不良)与一系列特性相关,包括:① 特殊面容(宽阔的前额,深陷的眼睛,长直的鼻子,和不发达下颌骨)(95%);② 慢性胆汁淤积(91%);③ 后位胚胎环(88%);④ 蝴蝶杨椎弓缺陷(87%);⑤ 周围型肺动脉发育不全或狭窄,孤立或与复杂的心血管异常(85%)。其他不太常见的观察包括生长迟缓(50%),肾异常(68%)、骨畸形(<10%),高音声音(<10%),延迟青春期(<10%),连同长骨骨折和其他血管畸形。更广泛的临床表现可以从多个作者的后续报道中整理出来;其中的一些特性可能实际上是继发于慢性胆汁淤积的营养不良(表9-5)。血清 ALP,GGT,胆汁酸升高,反映胆汁分泌障碍。

表9-5 临床、实验室及影像学表现

器官,系统	结　果	器官,系统	结　果
肝	新生儿胆汁淤积		视网膜色素改变
	高胆固醇血症,通常极高		高度近视
	肝内胆管消失		后囊下白内障
	细的肝外胆管		斜视
心	周围型肺血管狭窄	骨	脊椎异常(蝴蝶型压缩,C1 前突)
	肺动脉狭窄		远端趾骨短
	室缺		尺骨短
	法络四联症		反复骨折
中枢神经系统	反射缺失(维生素 E 缺乏)	腰椎	椎弓根间距缩短
	学习成绩差		椎弓根间距异常增宽
肾	小管间质肾病	内分泌	甲状腺素水平下降
	肌酐清除率降低		睾酮水平增高
	尿酸升高,血尿素氮升高	皮肤	迟发性皮肤卟啉病样起泡
眼	后置胚胎环		皮肤遇光结疤
	虹膜异常(Axenfeld 异常)		

胆汁淤积表现在新生儿期,瘙痒和黄色瘤在幼儿早期即表现显著。早期获得的肝脏活检标本可能与任何其他形式的新生儿胆汁淤积相似;典型的缺乏随着病情发展将会出现。缺乏被定义为汇管区三角缺乏或胆管数量显著减少(叶内胆管 <0.5 每汇管区)而门静脉和肝动脉的分支正常。

Alagille 综合征表现出一种复杂的表型和遗传模式。据报道在多代单传家族出现,强烈支持常染色体显性遗传方式,外显率下降和变量表达能力。兄弟姐妹和父母的渊源者往往有轻微的疾病基因的表达,只有个别一两个会有异常。对 33 个家庭 43 位渊源者的隔离分析显示支持常染色体显性遗传。外显率为94%,15%的病例是散发的。在另一项研究6个患者14个渊源者有 Alagille 的特性,表明43%的渊源者为常染色体显性遗传,57%渊源者发生新突变。Alagille 基因的候选区域缩小到250 kb 段20 号染色体上 p12;在这个区域发现了 JAG1 基因(Jagged-1)。基因突变在人类 JAG1,编码一个 Notch 受体的配体,和 Alagille 综合征有关。Notch 基因家族的成员编码高度保守的跨膜受体,在胚胎发育阶段参与细胞分化。Notch 编码的受体介导细胞间和信息传递。长期生存的预后良好,但 Alagille 综合征患者发生生长发育迟缓的概率高,且会因为瘙痒,黄色瘤,并发症的维生素缺乏症死亡。年轻患者常发展出肝硬化,80 名患者中,4 位死于肝脏并发症(2 个有肝功能衰竭和门静脉高压)。Alagille 综合征的生存率和预后是受多种因素的影响。心脏疾病、肝脏疾病、颅内出血占死亡原因的大多数。虽然早期黄疸和高胆红素水平预示了一个更糟糕的预后,但在重大复杂的先天性心脏病患者被排除在外后高胆红素和糟糕的结果之间关系不再。

20 年生存率为 75%,不需要肝移植的 80%,需要肝移植的只有 60%。Lykavieris 等人回顾的结果:163 个波及肝脏的 Alagille 综合征患儿,自体肝脏 10 年、20 年存活率分别为 51% 和 38%。出现新生儿胆汁淤积性黄疸的肝脏疾病预后更糟糕。然而,即使迟发肝脏疾病也会有严重的肝脏并发症可能。有报道肝细胞癌是 Alagille 综合征患者一种罕见的并发症。

Alagille 综合征患者治疗的目的是改善营养、脂溶性维生素补充和支持相关非肝脏(心脏、肾)并发症。治疗通常是无效的。在我们的经验中,使用熊去氧胆酸[UDCA;15 mg/(kg·d)剂量]可能有助于减少瘙痒症的严重程度,降低胆固醇水平,减少黄色瘤,改善生化参数。在极端的情况下对棘手的瘙痒,胆道分流是一个成功的治疗选择。

重要的是要建立一个精确的诊断和避免不必要的程序;Alagille 综合征患者肝肠吻合术效果不佳。肝移植在 Alagille 综合征患者中很少是必须的。肝移植适用于反复严重瘙痒和低生活质量或者终末期肝脏疾病以及发展出门静脉高压的患者。在我们的经验中严重的骨量减少和复发长骨骨折是一个 6 岁患者肝脏移植的指征。Ganschow 等报道 23 例 Alagille 综合征患儿,其中 14 人接受了肝脏移植。患者和移植物存活率是 85.7%。其中 3 人出现意想不到的肝外并发症,如严重的出血(胸廓内的动脉畸形和发育不全的主动脉所致)。肝移植可能导致患者的血管并发症的风险增加。肝移植的时机应考虑仔细,因为与移植相关的死亡风险可能大于胆汁淤积本身的致死率。Emerick 等报道,肝移植在 21% 肝代谢失代偿的患者中是必要的。提高死亡率的因素是复杂先天性心脏病(15%)、颅内出血(25%),和肝脏疾病或肝移植(25%)。

总之,管理的主要目标是不伤害。诊断必须明确以避免外科手术将恶化的临床过程。有序的保健计划应包括以下:① 全面评估;② 营养支持和补充维生素;③ 与 UDCA 治疗有关的瘙痒或部分外部胆道分流;④ 非肝病型的密切随访和治疗并发症;⑤ 在生长发育迟缓,门脉高压,终末期肝脏疾病的其他并发症,或生活质量差时考虑肝移植。

三、进行性家族性肝内胆汁淤积

严重的肝内胆汁淤积和进行性的肝细胞损伤可能发生在散发或家族性病例的基础上。临床和病理特征和自然进程不同,暗示明显的异质性。表 9-6 反映了已提出的分类方案。进行性家族性肝内胆汁淤积(PFIC)这个词是指一类疾病慢性,进行性的肝细胞胆汁淤积时的代谢,而且解剖畸形已经排除。发生模式符合常染色体隐性遗传的特点。通常有临床、生化和组织学特性的表现。PFIC 通常呈现在生命的最初 6 个月,表现为胆汁淤积、肝肿大,瘙痒,增长失败,或脂溶性维生素缺乏。PFIC 患者的进步过程中,重要的是要明确诊断,提供营养支持和维生素补充,治疗相关的瘙痒,并评估如果确实存在终末期肝病是否需要肝移植治疗。

分子诊断测试为遗传性淤胆型肝病提供了确诊肝内胆汁郁的方法,并创造了咨询的机会,以便发现无症状的兄弟姐妹。在我们机构的芯片分析覆盖五个最常见的与儿童遗传性肝病相关的基因。基

表9-6　与慢性胆汁淤积相关疾病的分类建议

Ⅰ.持续性	（1）Byler 病（1 型 PFIC）
A.特发性新生儿胆汁淤积	（2）2 型 PFIC（BSEP 缺陷）
B.伴有肝内胆管消失	b.磷脂（3 型 PFIC,MDR3 缺陷）
1.Alagillea 综合征	2.胆汁及胆汁酸合成障碍
2.单发性胆管消失	Ⅱ.反复性
C.PFIC	A.良性复发性肝内胆汁淤积（1 型 BRIC,2 型 BRIC）
1.微管运输障碍	B.遗传性胆汁淤积伴淋巴水肿（Aagenaes 综合征）
a.胆汁酸	

因检测是 SERPINA1（α_1-抗胰蛋白酶不足）,JAG1（Alagille 综合征）,ATP8B1（PFIC1）ABCB11（PFIC2）和 ABCB4（PFIC3）。分析灵敏度因不同的基因而异（JAG1 SERPINA1 >99%,Fag1 有 47%,ATP8B1,ABCB11,ABCB4 都是 82%）。

（一）进行性家族性肝内胆汁淤积 1 型（Byler 病）

Byler 病,PFIC 1 型（PFIC-1）,是一种严重的家族性肝内胆汁淤积,最常见的表现为新生儿胆汁淤积和 haracterized 进步的肝细胞损害。第一个涉及 PFIC-1 详细描述涉及 Amish 家族 Jacob. Byler 的后裔;因此用 Byler 这个术语描述这种病。患者通常表现为黄疸、肝肿大、瘙痒症,慢性腹泻。医学治疗无效的瘙痒是这些患者的主要表现。胆汁淤积和瘙痒可能最初有周期性,但最终可能会持续下去。患者在 10 年内发展出肝硬化和进行性胆汁淤积和终末期肝病。神经肌肉表现及佝偻病可能会因为维生素缺乏继发于慢性胆汁淤积。患者还可能出现胆结石和肝细胞癌。PFIC-1 可能有肝外疾病如腹泻、胰腺疾病、肺炎、出汗异常,听力障碍和生长发育迟缓。实验室评价显示血清转氨酶和 ALP 水平升高。虽然有明显升高的血清胆汁酸和胆红素水平,血清胆固醇水平一般正常或仅轻度升高。血清 γ-GTP 水平也可能正常或低;这可能是 PFIC-1 的特定特性。胆汁胆汁酸浓度下降,胆酸占优,然而尿液和血清中以鹅去氧胆酸为主。

FIC1（ATP8B1）基因位于染色体 18 q21-22,已被确定与 PFIC-1 和良性复发性肝内 cholestasis-1（BRIC-1）有关。PFIC-1 和 BRIC-1 被认为是作为一种病的两种表现形式。ATP8B1（FIC1）是一种微管的 p 型腺苷三磷酸酶（atp 酶）,参与维护磷脂氨基酸在细胞膜内外层的分布。FIC1 在上皮组织中表达,令人惊讶的是,在胰腺和小肠比肝脏中表达更强。陈等发现了顶部钠依赖胆汁酸转运通道,farnesoid X 受体（FXR）与在 PFIC-1 患儿的回肠中发现的 FIC1 的关系。失去 FIC1 导致 FXR 核易位,导致后续潜在的肠道病理改变和肝脏胆汁酸转运体的表达。作者推测,高胆汁酸血症和胆汁淤积发展有赖于回肠吸收胆汁酸的增加,通过增加表达的顶端钠依赖胆汁酸转运蛋白下调胆汁酸的排泄泵表达,并减少微管对胆汁酸的分泌。

肝脏组织学检查显示不同的结果,包括巨细胞的早期特征转换和轻微的增生或胆管的缺乏。后期活检标本研究结果显示,门静脉周的纤维化或胆汁性肝硬化进展。肝微管胆汁淤积和肝细胞板排列破坏,是早期同源的结果。胆管消失是一个著名的发现。增殖微胆管门管区增加利润率的纤维化进展和组织学检查在终末期疾病尤其突出。一系列组织学研究显示 PFIC-1 形成一个可识别的模式,结合肝脏组织学发现似乎有望预测其进展。光学显微镜对肝活检标本在婴儿期发现无法区分 PFIC-1 和 BRIC,但 PFIC-1 患者门管区纤维化会随着年龄的增长桥接。电子显微镜的患者的肝脏 PFIC-1 显示了微管的内腔的扩张,这是充满了粗糙,颗粒,无定形的扩张伴微绒毛减少;微管膜破坏中断。透射电子显微镜下发现的管中的粗颗粒胆汁尚未在 BRIC 或其他形式的 PFIC 中发现。

治疗主要是支持,积极补充营养和维生素。治疗瘙痒的症状是很重要的,因为这是一个频繁,导致衰弱的症状。因为 FIC1 蛋白表达高肝、小肠肠道吸收缺陷可能参与这些疾病的发病机制,所以部分外部胆道分流(PEBD)治疗有其合理性。在 PEBD 胆囊靠一段小肠通过气孔外部化。PEBD 转移胆汁盐肝肠循环,阻止疾病的进展,缓解大多数患者的瘙痒。手术后,粗颗粒胆汁变为正常的无定形状态;这时转换的胆汁盐池主要是鹅去氧胆酸消除了解决肝形态学和生化异常。罕见的患者出现打量胆汁流失与电解质流失,需要监控和更换。Hollands 等利用回肠旁路(IB)治疗瘙痒;IB 无气孔可逆胆道分流,远端回肠的 15% 从肠道中移除,制成空的盲袢。这可以像 PEBD 减少胆汁酸,患者反馈也很好。PEBD 被证明比 IB 在 PFIC 的长期改善上更有效,IB 变得不那么有效,可能是因为肠胆汁酸的重吸收增加。IB 通常适用于接受了胆囊切除术的患者。UDCA 和 PEBD 可防止进行性向肝硬化至少在短期内避免,一些儿童的肝移植。在患者没有发展到肝硬化时,PEBD 应该是治疗的首选。肝硬化患者或 PEBD 无效后才考虑肝移植。有 PFIC-1 患者肝移植后出现严重的同种异体移植物脂肪变性发展到脂肪肝和肝硬化,尤其是当使用有亲戚关系的活体捐助者供肝后。脂肪变性与腹泻归因于改变胆汁酸肝肠循环。树脂治疗在控制腹泻和延迟移植脂肪变性的发展上是有用的。

（二）进行性家族性肝内胆汁淤积 2 型

第二个不同形式的 PFIC(PFIC-2)是由微管的功能缺陷引起的 BSEP。表现为胆汁淤积,血清胆汁酸水平高、低血清 γ-GTP。PFIC-2 患者表型是 ATP 依赖的胆汁酸微管运输膜的独立缺陷。相比 PFIC-1 患者(有许多肝移植后,肝外特性可能会继续,包括胰腺炎,腹泻,和吸收不良),婴儿的 PFIC-2 缺陷局限于肝脏,肝移植容易纠正的。黄疸出现在生命的前 3 周,血清 γ-GTP 水平是正常的。在婴儿期肝活检结果一致显示巨细胞化和微管的胆汁淤积变化而不是像 PFIC-1 那样单纯的微管内胆汁淤积。在肝切除术和解剖标本,小叶炎症和慢性肝炎 P-P 桥接纤维化被发现。表现型提示一个在胆汁胆汁酸排泄孤立的运输缺陷,因为鹅去氧胆酸浓度降低。像 PFIC-1 那样电镜下观察到的粗颗粒胆汁是不存在的。

这种形式的 PFIC 的基因定位在 2 号染色体上。BSEP 是 ATP 依赖的胆汁酸转运体,负责主动运输胆汁酸通过肝细胞微管的膜进入胆汁。现在认识到,ABCB11 基因突变,编码包含腺苷的肝脏特异性 BSEP 包含 ATP 结合位点,与 PFIC-2 相关婴儿与儿童。PFIC-2 与胆汁酸进入微管的分泌能力丧失有关,明显减少胆汁酸相关的胆汁流量。胆汁酸在肝细胞淤积导致渐进损伤和胆汁盐反流入血,逐步增加血清胆汁酸浓度。PFIC-2 患者胆汁胆汁酸浓度过低可能不足以促 γ-GTP 从胆道上皮释放入血,因此在这些严重淤胆型患者中血清 γ-GTP 水平保持正常。

PFIC-2 患者血清丙氨酸转氨酶和 α-fetoprotein 水平高,严重的小叶损伤和巨细胞变,早期肝功能衰竭,胆石病、肝癌,胆汁胆汁酸浓度很低。他们缺乏早期阶段 PFIC-1 常见的复发过程而是更快速进行性纤维化。治疗是无效的,常相对快速发展为肝硬化。部分外部胆道分流在一些患者中获得成功。PFIC-2 和 PFIC-1 管理一样,在许多情况下需要肝移植。新的胆汁盐转运体抗体在肝移植可以诱导同种免疫反应,根据严重程度不同,可能对免疫抑制造成影响,也可导致移植失败需要再移植。

（三）进行性家族性肝内胆汁淤积 3 型

患者 PFIC 3 型(PFIC-3)有高血清 γ-GTP 水平,肝脏组织学结果显示早期在肝内外胆管畅通的情况下出现门静脉纤维化,胆小管增殖和炎症浸润,明显区别其他类型。PFIC-3 可能在新生儿就发病,常与胆道闭锁混淆。它有更高的门静脉高压和胃肠道出血风险最后都会演变为肝功能衰竭。

它的特点是温和起伏性的瘙痒,中等程度升高的血清胆汁酸浓度,正常胆汁初级胆汁酸浓度。病因是在 MDR3(ABCB4 gene)遗传缺陷,编码一个磷脂转位酶,将磷脂酰胆碱从微管的内膜转移到外膜层。基因位于染色体 7q21。肝脏病理改变可能是由于胆道上皮细胞磷脂的缺失导致胆汁胆汁酸对微管和胆管上皮的毒性作用。胆道磷脂通过形成混合胶束保护小胆管上皮细胞免于胆汁酸的毒性。PFIC - 3 患者,胆汁淤积的结果是由于胆汁中表面活性剂胆汁酸的毒性没有被磷脂灭活。磷脂的缺失会破坏胶束和促进胆管结石和结晶形成导致小胆管梗阻。MDR3 突变表现出显著的表型变异,包括胆石的形成,胆汁纤维化,孕期 IHC。

MDR3 不足(PFIC - 3)是临床上类似于其他形式的 PFIC,早期即可发病。特征差异是高水平的血清 γ - GTP。Jacquemin 等研究了 31 个 MDR3 缺乏症患者,回顾了临床、形态和疾病的遗传变异。MDR3 变异的临床表现高度可变,包括新生儿胆汁淤积和胆固醇结石病(磷脂含量低)的杂合突变导致孕期 IHC。肝活检结果也是多变的。在新生儿、胆管增生和炎症浸润占主导;门管区和门静脉周的肝纤维化发展到肝硬化到后期才会出来。

De Vree 等认为对 UDCA 治疗无应答的患者存在完全的缺陷在磷脂分泌缺陷以致部分 UDCA 替代不足,以减少缺乏磷脂的胆汁中胆汁盐的毒性。UDCA 治疗有效的患者可能有部分缺陷,在胆汁中有剩余的磷脂浓度,加上部分 UDCA 替换,可能足以使胆汁盐毒性减少到临界阈值以下。治疗和PFIC - 1 是一样的。

四、北美印第安胆汁淤积

北美印第安儿童肝硬化(NAIC),类似 PFIC - 1,是一个独特的,快速发展的家族性胆汁淤积,最初发现的患儿来自西北魁北克。它通常表现为其他方面健康对的暂时的黄疸并进展为胆汁性肝硬化和门脉高压。在大多数患者早发性门脉高压和静脉曲张的出血需要门-体静脉的分流术。NAIC 的组织学特征显示早期胆管增生和快速发展的门管纤维化和胆汁性肝硬化,提示胆道病现象。儿童肝标本的超微结构分析 NAIC 微丝功能障碍。遗传分析表明一个常染色体隐性遗传和 10% 的携带率。CIRH1A 位于 16 号染色体的时候。NAIC 人的围产期外观被认为是归因于 Cirhin NF - kappaB 的转录调节因子,在发育中起着重要的作用。目前肝移植是唯一有效的治疗晚期疾病患者的方法。NAIC 移植后随访 10 年还没有发现复发。

五、格陵兰岛爱斯基摩儿童致命家族性胆汁淤积综合征

格林兰家族胆汁淤积(CFG)和 Byler 病类似,是一种常见的隐性疾病,是一种在土著格陵兰因纽特人的家庭出现的严重的肝内胆汁淤积。患者出现黄疸、瘙痒、出血、营养不良、生长迟缓、脂肪痢,血小板增多、骨营养不良和侏儒症,儿童终末期肝脏疾病导致死亡。这被认为是一种 PFIC - 1,FIC1 基因的误义突变。CFG 与 18 号染色体长臂相关;不同基因异常在西格陵兰因纽特人造成不同肝脏疾病,CFG 格陵兰岛东部和西部之间存在异质性。尽管胆汁淤积明显,但血清胆固醇水平低正常。描述的 16 个患者,50% 3 岁前死于出血或感染。据报道早期组织学研究结果多变,微管的胆汁淤积和扩张的管腔周围花环状排列的肝细胞随后发展成 3 区纤维化,1 区纤维化和肝硬化。超微结构检查发现颗粒胆汁与带状胆汁微管微丝的缩合反应类似于 PFIC - 1 患者中的粗颗粒 Byler 胆汁。致命的家族性胆汁淤积综合征患者没有接受肝移植的报道。建议对这些患者护理计划和 PFIC - 1 相同。

六、良性复发性肝内胆汁淤积

BRIC 是一个由多次反复并自发缓解的胆汁淤积。患者有明显和强烈的瘙痒和胆汁淤积的生化证据,血清胆汁酸水平和轻度转氨酶水平增加。一般来说,血清 γ - GTP 水平低,正常肝结构保存。肝活检标本显示胆栓;肝内和肝外胆管胆管造影术是正常的。大约 20% 的患者第一次发作在 1 岁左右;其他患者的发病在青春期或近 30 岁的时候。一个家庭中会有多个家庭成员受影响。BRIC 是一种常染色体隐性的肝脏疾病。其他临床特征与 PFIC 的患者重合,但反复发作后又在临床和生化上缓解才能确诊。“BRIC”可以链接到特定的突变 FIC1(ATP8B1)基因,称为 BRIC - 1。尽管 PFIC - 1 和 BRIC - 1 临床上是不同疾病,其表型可能源于特定类型的相同基因的突变。BRIC 也可以与 ABCB11 基因突变有关,即 BRIC - 2。

治疗的目的主要是营养支持和缓解症状,特别是瘙痒,但这通常是不令人满意的。肝移植并不适用于“BRIC”。建议护理方案包括以下: ① 努力确定一个准确的诊断;② 补充维生素和营养支持;③ 治疗相关的瘙痒;④ 密切随访。

七、遗传性胆汁淤积伴淋巴水肿(Aagenaes 综合征)

遗传性的胆汁淤积与淋巴水肿是一种肝内胆汁淤积综合征和腿部淋巴水肿,1968 年 Aagenaes 等人在挪威西南的 16 个患者首次报道。黄疸在新生儿期到生命头几年持续存在,儿童阶段时复发;诱发因素是感染、创伤、手术、青春期、怀孕。淤胆型肝病往往随着年龄的增长进展,大多数患者 3 岁进入缓解期,有一个正常的血清胆红素浓度。有些患者在早期阶段发展为肝功能衰竭,一些进展为肝硬化和肝功能衰竭前经历长期胆汁淤积,一些能有正常的寿命。慢性临床、生化证据的患者提示肝胆管的损伤有以后发展成肝硬化的风险。

肝脏组织学显示早期阶段即有巨细胞变。下肢淋巴水肿出现在童年晚期,归因于淋巴管发育不全。外周淋巴阻塞和肝脏疾病之间的关系是不确定的。Aagenaes 假设肝淋巴发育不全或淋巴流中的功能缺陷导致胆汁淤积。胆汁淤积在 Aagenaes 综合征患者并没有被证明是由于胆汁酸或其他胆汁成分的主要缺陷引起,但可能是由于其他因素,如淋巴循环缺陷引起。这种综合征的诊断在散发情况下是不可能的,除非出现淋巴水肿,但由于不严重,因此在某些情况下会被忽视。肝脏淋巴发育不全即使通过电子显微镜,可能也不会被组织学检查观察到。报道病例的研究支持该病为常染色体隐性方式遗传。挪威患者的遗传连锁分析显示,在 15 号染长臂存在异常。

治疗仅限于避免并发吸收不良,尤其是脂溶性维生素缺乏症。后期淋巴水肿往往是主要症状,可以对一些患者致残。它可能在以后的生活中进一步发展,但可以通过一些对症治疗控制如下肢的理疗和包扎等。肝移植对有肝病的婴幼儿是适用的。

八、先天胆汁酸合成障碍

胆汁酸合成障碍是由于负责催化合成初级胆汁酸的关键反应的酶的缺陷引起,以及影响初级胆汁酸合成相关的酶代谢缺陷引起,包括齐薇格综合征和相关疾病 SmithLemli-Opitz 综合征。先天性胆酸生物合成障碍占婴儿持续性胆汁淤积的 2%。胆酸生物合成缺陷导致营养丢失和初级胆汁酸胆固醇改变和肝毒性代谢产物的积累,进行性的肝损伤是不可避免的。胆汁酸合成缺陷的继发影响包括胆汁淤积和脂溶性维生素的吸收不良。外生胆汁酸可以提供足够的腔内胆汁酸浓度，并抑制有毒的中间代谢物。早期诊断有助于针对性的胆汁酸替代治疗、逆转肝损伤。

初级胆汁酸是由胆固醇经 17 步酶反应合成。许多这一通路中的酶的基因缺陷都可引起这一疾病。临床表现变化很多，然而黄疸，淤胆，脂溶性维生素缺乏，升高的转氨酶，GGT，低水平胆汁酸是标志性特征。许多酶的缺陷可以用快速气相色谱-质谱法技术经尿液胆汁酸测定得到。

3β－hydroxy－Δ5－C27－steroid dehydrogenase（3β－HSD）缺陷催化合成胆汁酸的第二步，是最常见的胆汁酸合成缺陷。受影响的对象有一个常染色体隐性突变的编码基因，HSD3B7 位于 16 号染色体 p11.2－12 上。3β－hsd 患者表现为长时间的新生儿黄疸，提高血清转氨酶水平、肝肿大。组织学表现为巨细胞肝炎，慢性肝炎。在 4～46 个月都可发生黄疸，肝脾肿大，脂肪痢（一种类似 PFIC 的临床情况）。胆汁酸与胆酸替代有效的逆转肝损伤，改善临床和生化情况。

3－oxo－Δ4－steroid 5β reductasecatalyzes 在初级胆汁酸合成的第四步起作用。遗传缺陷是由于染色体 7 q32－33 AKR1D 基因突变。先天性缺陷表现为出生后不久出现的严重的胆汁淤积和肝功能衰竭发展与凝血障碍，代谢肝损伤。3－oxo-delta 4－5 beta-reductase 缺陷被发现在许多患者类似新生儿血色病表现。肝组织学发现非特异性小叶混乱和巨细胞变换，假微管形成和微管的胆汁瘀。质谱分析显示尿胆汁酸排泄增加，oxo-hydroxy 和 oxo-dihydroxy cholenoic 酸占优。生化、组织学和临床特征可由胆酸和 UDCA 治疗纠正。

虽然罕见，oxysterol 7α－hydroxylase 缺陷显示了胆汁酸代谢的生理发育的特点。一个 10 周大的男孩（父母是近亲）出现严重的胆汁淤积和肝脏合成功能不全；血清 γ－GTP 水平是正常的。肝脏活检标本显示，进展性的门静脉周围炎与桥接纤维化，巨细胞转换、胆管增生，严重的小叶内胆汁淤积。他被发现在 CYP7B 有遗传缺陷，位于染色体 8 q21.3；这一发现证实了酸性通路在人类生命早期至关重要。口服 UDCA 治疗导致肝功能恶化，口服胆酸是无效的。原位肝移植后患者于 4½ 月龄死亡。

第三节　遗传代谢性肝病

尽管临床上遗传代谢性肝病并不多见，但在遗传性代谢病中占有重要位置，越来越受到重视。这类疾病通常指由于遗传性酶缺陷所致物质中间代谢紊乱，主要表现肝脏形态结构和（或）功能上病变，常伴有其他器官的损害。这里我们简要介绍其中的几种疾病，供大家参考。

一、肝豆状核变性

又称 Wilson 病，是一种常染色体隐性遗传铜代谢障碍引起的全身性疾病，导致铜在机体内沉积，以肝脏、脑部为著。病因为常染色体的 ATP7B 基因变异，疾病进展为铜元素沉积在受累部位所致。Wilson 病临床表现呈多样性，主要表现为肝脏疾病和肝硬化、精神症状、角膜色素环（K－F 环），以及肝硬化相关急性溶血发作等。Wilson 病不仅于儿童和年轻人中发病，而且可以在任何年龄发病，发病率为 1/30 000。

（一）临床表现

K－F 环是 Wilson 病的标志性体征，由于铜在角膜边缘沉积所致。临床上出现神经系统症状的患者中超过 95% 可见 K-F 环,而无神经系统症状者的这一比例约为 50%。以肝脏疾病为主要临床表现的儿童患者中 K-F 环多不常见。目前发现出现 K-F 环不能均以 Wilson 病解释,需除外慢性胆汁淤积性疾病,包括新生儿期胆汁淤积。

肝脏病变常常先于中枢神经系统损害,曾有黄疸或肝脏肿大。早期形态学改变为脂肪肝,晚期则表现为大结节性肝硬化与门静脉高压。肝损害因所处疾病期不同而不同,早期仅表现为疲乏、食欲不振及其他胃肠道症状。病情进一步加重,肝功能时好时坏,类似肝炎,并迁延不愈终致肝硬化,引起腹水、上消化道出血或肝性脑病等症状。极少数患者呈急性或亚急性肝坏死病程,常于病后数周或数月死亡。

中枢神经系统病变最为突出,呈广泛、对称、退行变性改变。其临床症状以锥体外系运动障碍最为显著、常见,可表现为震颤、多动症、肌强直、发音障碍、吞咽困难、涎液外流、精神异常等。

Coombs 阴性的溶血性贫血可能作为 Wilson 病的首发症状,显著的溶血主要与严重的肝脏疾病有关。肝细胞老化可导致大量储备的铜释放,进一步加重溶血。约 12% 临床患者存在溶血表现,溶血可能仅发生一次,也可能反复出现并且呈慢性。另外,还可表现骨关节病变、肾功能异常、心脏损害及内分泌症状等。

（二）诊断

出现不明原因肝功能异常或神经系统运动障碍的患者应考虑 Wilson 病的可能,需注意发病年龄不能作为除外诊断 Wilson 病的条件。K-F 环需有经验者经裂隙灯检查,如果患者以神经系统受累为主,未见 K-F 环也不能排除 Wilson 病。神经系统受累者治疗前均应先进行神经系统及脑部影像学检查,最好选择 MRI。

血清铜蓝蛋白水平下降应作为 Wilson 病的诊断依据之一,处于临界水平时应进一步评估,血清铜蓝蛋白水平正常时不能除外诊断。24 h 尿铜排泄量 >1.6 μmol 为患者的典型症状。在轻度肝脏受累的儿童患者,24 h 尿铜排泄量仅轻度升高甚至在正常范围。降低阈值至 >0.64 μmol/24 h 有利于发现无症状患者,但可能降低其敏感性并与其他原因导致肝损害的患者混淆。

未明确诊断的疑似患者或青年患者应检测肝实质铜含量,若这一水平 >4 μmol/g 干重则可明确诊断。未经治疗患者若这一水平 <0.64 ~ 0.8 μmol/24 h 通常可除外诊断。

此外,还可应用特异性等位基因探针方法或行全基因测序进行突变分析,特异性检测用于已知突变或单元型分析,作为 Wilson 病患者一级亲属的主要筛选方法。

（三）治疗

本病一经诊断或患者出现神经系统体征前就应进行系统治疗,愈早愈好,有效防止病情发展。药物治疗的同时,应注意食物的含铜量,限制含铜多的饮食。

1. 药物治疗

包括驱铜药、阻止肠道对铜吸收与促进排铜药,Wilson 病一经诊断,则需终身治疗。尽管 WD 患者铜代谢障碍无法彻底治疗,但阻断铜沉积病理过程,神经系统体征可得到一定程度改善,K-F 环消失,肝功能恢复等。目前用于治疗 Wilson 病的药物包括 D-青霉胺、曲恩汀、锌剂、四硫钼酸铵及二巯丙醇等。Wilson 病治疗为终身治疗,直至进行肝移植后方可停药。

Wilson 病有症状者的初始治疗应包括一种螯合剂（D-青霉胺或曲恩汀）,曲恩汀具有更好的耐受性。锌剂为神经系统受累患者有效的一线治疗用药,若用锌剂治疗,则需密切监测转氨酶水平,如水平升高则应考虑换为螯合剂继续治疗。症状发生前或神经系统受累的患者应用一种螯合剂或锌剂进行维持治疗。

2. 肝移植

对于药物治疗无效或在初次评估时已出现失代偿的肝硬化表现的 wilson 病患者,原位肝移植手术提供了一种治疗手段。在疾病早期阶段被诊断为 wilson 病的患者,终身的药物治疗可能会让这部分患者最终不需要进行肝移植治疗。D-青霉胺,曲恩汀盐酸、盐四硫钼酸盐是被证明有效的螯合剂。近来,提倡在没有症状的患者中经过螯合剂诱导的初始尿铜排泄之后采用口服锌制剂,或在有肝脏或神经系统疾病相关的症状患者中联合使用螯合剂。有一项报道,联合治疗使几位患者避免了肝移植手术治疗。口服锌制剂可以在肠道上皮细胞内诱发金属硫蛋白的形成,一种铜结合的底物。摄取的铜会在肠道上皮细胞内和金属硫蛋白结合并脱落至胃肠道内,不会到达体循环中。

进行了很多次尝试去明确哪些 wilson 病患者需要考虑肝移植手术治疗。适应证包括药物治疗对于肝脏和神经功能的改善无效,暴发性肝功能衰竭和首次评估时即出现失代偿性肝硬化。Nazer 等人基于评分系统精确地预计了哪些患者在进行药物治疗时会出现预后不良。胆红素和血清乳酸脱氢酶水平的升高,和凝血酶原时间的延长可以用来预测病死率的提高。黄疸和腹水也和患者的不良预后相关。最近,由英国帝国学院医院研究小组更新了其 35 年内儿童数据(74 例患者)在 wilson 病上的预后指数。将血清胆红素水平,国际标准化比值,天冬氨酸转氨酶水平和发病时白细胞计数纳入最新评分系统,对需要肝移植治疗的预测具有 88% 的阳性率,并具有 93% 的敏感性和 98% 的特异性。

在 1971 年,Dubois 等人首次报道了成功的肝移植手术可以完全纠正 wilson 病患者的代谢异常 108。到了 20 世纪 80 年代早期,肝移植手术已成为了暴发性肝功能衰竭和失代偿慢性肝脏疾病的 wilson 病患者的标准的治疗手段。移植后的效果,特别在暴发性肝功能衰竭的患者中尤为显著。在已报道的案例中,暴发性肝功能衰竭,在女性中的发病率高于男性 1 倍为 2∶1,大部分患者需要肝移植手术治疗。在最大的单中心研究,有 45 例患者因 wilson 病接受了肝移植手术治疗,这其中在进行移植时的年龄小于 18 周岁,这其中 2/3 的患者要么因为急性肝功能衰竭,要么因为亚急性肝功能衰竭而进行的肝移植手术,这其中 73.3% 的患者移植后的存活时间超过了 5 年。基于器官获取和分配系统的数据,wilson 病患者行肝移植手术治疗的 1 年和 5 年生存率分别为 89% 和 84%。对于继发于 wilson病的暴发性肝功能衰竭患者,需要更加积极的稳定病情的策略直到获得肝源。治疗措施包括对于伴有肾功能衰竭的患者使用 D-青霉胺联合血液滤过的方法,以及异位辅助性移植。

在成功接受肝移植手术治疗的患者中,随着尿铜排泄的增加,血清铜、铜蓝蛋白以及肝脏铜含量逐渐恢复正常。特征性的角膜 K-F 环消退缓慢,在有些病例中需要超过 3 年时间。有神经和精神损害症状的成人患者,移植后可以全部或部分缓解,尽管这种恢复可能需要几个月的时间。总的来说,因 wilson 病而行肝移植治疗的患者享有良好的生活质量。一个依然存在争议的问题是对于有神经系统损害不伴有严重肝脏疾病的 wilson 病患者行肝移植手术治疗是否合理。举例报道了一例 15 岁的 wilson 病患者,经过最大程度的药物治疗仍存在卧床不起严重失能和构音障碍症状,但无严重肝脏疾病的表现。这位患者在肝移植手术治疗后几乎恢复到正常。

在 wilson 病患者中使用活体供肝,通常来源于杂合子携带者的父母,肝移植后仍然存在铜代谢异常的风险。最近的一个报道中有 2 例患儿分别接受了来自父母的移植物,移植物中肝脏铜含量也存在轻度升高,尽管没有超过 250 g 每克肝脏干重。然而,血清铜和铜蓝蛋白和正常值相比要低,而尿痛排泄量和正常值相比要高,这 2 例患儿的长期预后也无法得知。因此,对 wilson 病患者尽可能地避免进行活体肝移植手术治疗,如果试图进行活体肝移植治疗,手术前需要进行基因分析。

将来基因治疗或分离肝细胞移植可能会为早期即被确诊为 wilson 病的患者带来新的治疗前景。正常的肝脏细胞移植到 wilson 病动物模型-长伊万斯肉桂大鼠,被移植肝细胞群中存在活力的 4%～

20% 肝细胞可以预防 wilson 病的发展。对于任何一个明确诊断为 wilson 病的儿童,无论是否需要进行肝移植手术终了,都需要对其家族成员进行系统性检查。对于没有临床症状的 wilson 病纯合子患者的早期诊断和干预可能会避免将来的肝移植手术治疗。

二、酪氨酸血症Ⅰ型

遗传性酪氨酸血症Ⅰ型是一种常染色体隐性遗传性疾病,是由于酪氨酸代谢过程的终末酶延胡索酰乙酰乙酸水解酶(fumarylacetoacetate hydroxylase;FAH)缺陷所致。定位在 15 号染色体上的基因存在 30 中突变形式,也为该病多样的临床表现找到注解。这种基因异常在不同人群中的分布变化很大。在魁北克地区,第一次由 Larochelle 等人报道,酪氨酸血症的发病率为 1/10 000,但在一个地理上孤立的区域的发病率就上升到了 1/800。相比之下,它的发病率在斯堪的纳维亚地区为 1/50 000。

(一) 酪氨酸血症中肝脏疾病的临床表现

致命性肝脏疾病,神经系统危象,伴有低血磷性佝偻病的 Fanconi 综合征是酪氨酸血症的特征性表现。尽管血清中酪氨酸,甲硫氨酸和苯基丙氨酸的水平是升高的,但这些升高并非介导了毒性损伤。琥珀酰丙酮和马来酰乙酰乙酸水平的蓄积很有可能介导了细胞毒性。这些烷基化产物可以在肝细胞和肾小管上皮细胞内在 DNA 水平上造成损伤。酪氨酸血症中肝脏疾病的表现分为急性和慢性两种类型。Tanguay 等人描述在急性型中没有检测到 FAH 活性,而在慢性型中 FAH 的活性是正常水平的 20%。

在婴儿期急性疾病随着暴发性肝功能衰竭的出现变得明显。婴儿常出现出血的表现,随后诊断为肝功能衰竭。在婴儿中即使没有出现肝功能衰竭的其他症状出现,只要出现了凝血功能障碍就需要考虑酪氨酸血症的诊断。这些婴儿中的一部分对低酪氨酸,苯基丙氨酸和甲硫氨酸饮食有效,但如果没有其他干预措施,大部分孩子会面临死亡的结果。在这部分孩子中,肝脏外形可表现为变暗增大,病理上出现较为明显的微结节性肝硬化、胆管增生,脂肪样变性和肝细胞的假腺泡样排列。

酪氨酸血症引起的慢性肝脏疾病的发生往往没有任何征兆。虽然常常发生在出生 1 年以后,但在婴儿或特别在那些不明原因的佝偻病或 fanconi 综合征的学步儿童中也需要考虑这种疾病。随着微小节结到大结节肝硬化的进展,肝脏增大并有粗结节形成。酪氨酸血症患儿也可以出现门静脉高压和黄疸、腹水,以及合成功能减低的肝硬化失代偿的临床表现。在 NTBC 运用到临床以前,在酪氨酸血症的儿童中即使经过严格的饮食控制,在 2 岁后也会出现发展为肝细胞肝癌这中可怕的倾向。这种肝内的恶性肿瘤是多灶性的,也有可能在明确诊断时就发生了远处转移。

神经系统危象,往往发生在 1 岁后,也可能是酪氨酸血症一个致命性的结果。这种综合征的临床特征为:急性起病的无力或瘫痪,痛觉反应迟钝,常伴有张力亢进的故作姿态和自残行为。呼吸肌肉麻痹可能会导致突然死亡。癫痫发作和持续性的动脉血压升高也是常见的临床特征。Mitchell 等人曾报道了在魁北克地区的 48 例住院的酪氨酸血症儿童中神经系统危象发生率为 42%,和其相关的病死率为 70%。

酪氨酸血症患者神经系统危象的临床特征和急性卟啉症是很相似的,也的确,血清中 δ-氨基乙酰丙酸水平升高是常见的。δ-氨基乙酰丙酸水平的升高是因为 δ-氨基乙酰丙酸脱水酶受到酪氨酸代谢产物-琥珀酰丙酮的抑制所致。神经系统危象的治疗主要依赖于对症支持治疗,由于血红素可以降低 δ-氨基乙酰丙酸的产生,有可能会缩段病程。对于一些症状危重的患儿尤其是呼吸衰竭时可能需要急诊肝移植手术治疗,并可以预防病情进一步恶化。肾脏是遗传性酪氨酸血症患儿受影响的第三个重要脏器。肾脏穿刺活检表明肾小球硬化和间质性纤维化。肾脏局部产生的琥珀酰丙酮所致的肾脏自身毒性被认为是肾小管功能障碍的主要机制。

（二）诊断

酪氨酸血症的诊断依赖于 FAH 活性的下降，FAH 可以将延胡索酰乙酰乙酸盐分解为反丁烯二酸和乙酰乙酸。这些酸性产物的蓄积，可以引起琥珀酰丙酮水平的升高，它作为一种代谢副产物预示着酪氨酸血症的发生。在魁北克地区，在新生儿进行干血斑筛选检测对于这些高危人群酪氨酸血症的早期发现具有重要价值。

（三）治疗

1. 药物治疗

自 1991 年首例患者运用 NTBC 治疗开始，酪氨酸血症患者的药物治疗取得了巨大的进展，NTBC 是一种复合体可以抑制酪氨酸的降解并阻断引起诱发肝损伤的毒性代谢产物蓄积的酶的活性，到 2000 年，一项国际性的研究中纳入了 300 例患者，这些患者中有超过 100 例接受 NTBC 治疗超过 5 年。起始剂量为每日 1 mg/kg，在婴儿中可能需要达到每日 2 mg/kg。在年龄不到 6 个月时就开始使用 NTBC 治疗的儿童获益最大。在这个队列研究中 90% 的患者对治疗是有效的，包括一些急性起病的患者。在其余 10% 的没有临床效果的患者中，5 例患者死亡，其余 3 例进行了肝移植手术治疗。在那些年龄超过 2 岁时才开始使用 NTBC 治疗的患者受益最小。这个群体是不均一化的，有新诊断为酪氨酸血症的儿童，还有一些经过长时间饮食控制管理的儿童。在撤除 NTBC 治疗的这一组里，主要原因是怀疑肝细胞肝癌的发生。在动物实验和人体研究中，对于进行 NTBC 治疗的儿童仍然需要长期接受酪氨酸限制的饮食。需要严格监测酪氨酸水平。重要的是避免酪氨酸水平超过 500 μmol/L，这会引起角膜病变和手掌和脚底的角化样病变和潜在的中枢神经系统异常。

一个很关键的问题是早期的 NTBC 治疗是否可以消除酪氨酸血症患儿罹患肝细胞肝癌的风险。在生命中早期阶段接受治疗的儿童中，有 2 例（1%）在治疗的第 1 年内发展成了肝细胞肝癌。在一个单中心报道中，10 例儿童中有 2 例出现 NTBC 治疗失败，1 例出现了肝脏发育不良-剩余 1 例是对治疗无应答者。在获得进一步信息之前，需要谨慎地监测接受 NTBC 治疗的酪氨酸血症患儿肝细胞肝癌的发生与发展，特别是那些 2 岁以后接受 NTBC 治疗的孩子。肝脏影像学的序贯性研究，对于肝内可疑病灶的及时活检，以及对血清甲胎蛋白水平的不断的监测（在接受 NTBC 治疗期间甲胎蛋白水平较低的患儿）仍然是很有必要的。

最近的一项报道中，有 45 例法国籍的酪氨酸血症患儿，接受 NTBC 治疗的平均时间为 4 年零 9 个月，仅有 3 例患儿因肝细胞肝癌或肝硬化接受了肝移植手术治疗。然而，这 45 例患者中有 17 例始终存在肝脏影像学异常，这其中有 15 例孩子出现甲胎蛋白水平的持续升高，突出的问题是罹患肝细胞肝癌的风险。

2. 肝移植手术治疗酪氨酸血症

在 NTBC 治疗诞生之前，肝移植手术是遗传性酪氨酸血症患者拯救生命的手段，至今，对于 NTBC 治疗无应答的酪氨酸血症患儿，以及那些在初次评估时已存在肝硬化和有证据表明肝内出现异常增生病灶或恶性病变的酪氨酸血症患儿，肝移植仍然是重要的治疗手段。1976 年第一例酪氨酸血症患儿进行了移植手术治疗。尽管在移植时已出现伴有肺转移的肝细胞肝癌，但该患者移植后代谢紊乱得以迅速纠正。在 1985 年，Starzl 等人报道了 4 位慢性酪氨酸血症患者成功地进行了肝移植手术治疗，并得出了一个重要的结论就是肝移植手术需要在肝肿瘤形成之前尽早实施。在接受肝移植手术的孩子中,被移除的病肝中发现了肝细胞的异常增生和肝细胞肝癌,进一步证实了肝细胞的恶性转化的担心。Esquivel 等人报道了 10 例进行肝移植手术治疗的酪氨酸血症患儿中有 5 例发现了肝肿瘤。所有 5 例患儿在移植时均小于 2 岁,其中有 3 例患儿肝内左右叶均有肿瘤累及。1 例患儿在移植后出现了肿瘤复发。进一步观察表明大于 2 岁的孩子中有 37% 会出现肝肿瘤,促使大部分作者在运用 NTBC 治疗之前会推荐在大约 2 周岁时进行选择性的肝移植治疗,此观点得到了几大中心优良的研究成果的强力支持。来自美国器官分享网络的数据表明一共 125 例酪氨酸血症患儿接受了肝移植手术治疗,平均年龄在 2.5 岁,标准差为 3.6 岁。整体来说,患者 5 年生存率为 90%。更重要的是,在过去的 10 年里,酪氨酸血症患儿接受肝移植手术治疗的比例在下降,同时由于对于此类疾病的早期诊断和 NTBC 的运用,接受肝移植手术治疗时的年龄也在增长。

对于尚未出现失代偿期表现的慢性酪氨酸血症所致的终末期肝病者来说,何时进行肝移植手术治疗仍然存在很多疑问。关于 NTBC 治疗的研究表明对于大于 2 岁的酪氨酸血症患儿对于 NTBC 治疗没有明显的收益。此外,由于大于 2 岁的患儿罹患肝细胞肝癌的风险加大,因此对于他们来说肝移植是优先选择的治疗方式。肝肿瘤诊断的本身也充满了困难,因为血清甲胎蛋白水平通常不能作为标记物。即使没有肝肿瘤,通常酪氨酸血症患者的特征表现是甲胎蛋白在几千单位的水平。相似的是,即使在疾病的最早期阶段,计算机断层扫描和超声显像图可能均提示肝内结节灶,这种结节的性质可能并非为恶性的。

不幸的是,通过饮食控制的办法来维持正常的酪氨酸水平对于肝肿瘤的发展或肝脏疾病的进展并没有预防作用。在一个回顾性的研究中有 10 例酪氨酸血症患者,这其中的 9 例患者都经过严格的饮食控制,3 例患者在移植前就发现了肝细胞肝癌,2 例在移植时才发现肝内存在肿瘤,9 例患者均存在不典型增生。对于以爆发性肝功能衰竭为表现的酪氨酸血症婴儿来说,很容易就会做出肝移植手术治疗的决定。

三、遗传性血色病

遗传性血色病(HHC)是欧美白种人最常见的遗传性疾病之一。是先天性铁代谢障碍致体内铁过度蓄积,形成肝硬化、糖尿病、心肌病、性功能减退、关节病与皮肤色素沉着等多系统表现的遗传性疾病。HHC 属常染色体隐性遗传,已证实 HHC 基因即 HFE 基因产生两种突变:一种为 HFE 突变纯合子,即 C282Y 突变;另一种为 H63D 突变。按病程可分为三期:一期为患者具有"遗传易感性",但尚未发生铁过度沉积;二期为患者具有铁过度沉积的显性证据,尚无组织或器官损害;三期为患者铁过度沉积,导致组织和器官损害。

(一) 临床表现

随着时间延长和铁的积累,HHC 患者逐渐出现症状并渐加重。HHC 早期通常无症状或者初始症状无特异性,包括虚弱无力、关节痛、昏睡、慢性疲劳、体重减轻、腹痛、皮肤颜色改变、缺乏性欲等。晚期本病最主要的三大临床表现是皮肤铁色素沉着、继发性糖尿病、肝硬化。体格检查可发现肝大、慢性肝病的肝外表现、睾丸萎缩、充血性心力衰竭、皮肤色素沉着、迟发性皮肤卟啉病或关节炎等。但常规体检或筛查诊断的早期,患者可无任何症状。

肝病是 HHC 最常见的临床表现。铁优先在肝细胞聚积(首先在门静脉周围),伴库普弗细胞相对减少(与继发性铁负荷过多不同)。随着铁负荷的增加,尽管没有明显的坏死性炎症反应,也会从纤维化发展到肝硬化。肝硬化有引起肝细胞癌的危险,大多数肿瘤为多灶性,出现症状时可能已经转移。

（二）诊断

目前尚无最有效的方法及早做出诊断。在无继发感染和并发肝癌的病例中,最简单和实用的筛选实验是血清铁(SI)、血清铁蛋白、总铁结合力和转铁蛋白饱和度测定。SI 大于 32 μmol/L(180 μg/dl),转铁蛋白饱和度达 60% 或更高,或者有逐渐增高的趋势,若能排除其他原因,则为血色病纯合子的可能性极大。

铁过载试验:① 间接试验:血清铁、铁蛋白及转铁蛋白饱和度是目前公认的过筛试验。近来研究表明,禁食时测定血浆转铁白饱和度(血清铁/总结合铁容量×100)是最敏感的实质性铁沉积实验检查。几项指标联合检查敏感性及特异性更高;② 直接试验:肝活检为评价体内铁负荷过多的"金标准"。有症状者,肝铁负荷低界水平约为 10 000 μg/g 干重;超过 22 000 μg/g 干重与肝纤维化和肝硬化发展相关。此外,它还有助于鉴别诊断酒精性肝病、继发性铁贮积等。

以上间接试验阳性为体内总铁负荷增加,肝活检铁染色阳性为含铁血黄素沉着症,若同时伴有纤维组织增生和(或)脏器功能损害,并排除继发铁贮积原因即可确诊。

（三）治疗

治疗 HHC 的目标是在发生器官损害前做出诊断并治疗,这需要综合基因筛查、会诊以及临床肝脏检查的结果。

1. 放血治疗

为目前最有效的方法,过多的铁可通过放血排除,每周 1 ~ 2 次,每次放血 500 ml(200 ~ 250 mg 铁),至血清铁蛋白达正常低限(<50 mg/L)后,改为每数月放血次以维持这一水平。贫血和心血管受累者可通过减少放血量或增加放血的时间间隔。

2. 药物螯合治疗

去铁胺单用疗效欠佳,最好采用非胃肠道皮下持续输注方法用药。其他新一代口服去铁剂仍在研究中。

3. 肝移植

对合并终末期肝硬化或无肝外转移的原发性肝癌,可试行肝移植,但疗效尚不够满意。

四、α₁-抗胰蛋白酶缺乏症（α₁ - antitrypsin deficiency, AATD）

α_1-抗胰蛋白酶缺乏症作为最为常见的致命的遗传性疾病之一正影响着白种人。在儿童中主要表现为肝脏疾病在成人中主要以肺气肿为临床表现。在儿童和年轻的成人中 α_1-抗胰蛋白酶缺乏症和肾小球肾炎之间联系并不常见 40。在欧洲后裔中此病的发病率在 1/2 000 ~ 1/7 000。α_1-抗胰蛋白酶缺乏症相关的肝脏疾病是儿童中最为常见的需要肝移植手术治疗的代谢性疾病。

α_1-抗胰蛋白酶是主要的丝氨酸蛋白酶抑制剂,主要由肝脏合成,中性粒细胞核巨噬细胞也产生部分 α_1-抗胰蛋白酶。最为重要的功能是抑制中性粒细胞弹性蛋白酶,一种强效的蛋白溶解酶可以降解细胞外结构蛋白,尤其是弹力蛋白。在肺脏,外周循环低水平的 α_1-抗胰蛋白酶导致中性粒细胞弹性蛋白酶对肺实质的进行性破坏的效应是很显著的,导致临床上常见的肺气肿。相反,肝脏疾病的发生发展是由于肝细胞内 α_1-抗胰蛋白酶分子的异常沉积和潴留所致。

（一）临床表现

该病临床表现多样,主要引起肺气肿、肝硬化,极少引起致死性脂膜炎和继发性脉管炎。

α_1 - AT 的常染色体共显性 Z 等位基因纯合突变,即 WHO 命名的"PIZZ"是 α_1 - AT 缺乏的经典类型。PIZZ 突变体可导致儿童期和成年期的急、慢性肝损伤,主要的临床体征是新生儿出生后黄疸延长、结合胆红素过高和转氨酶异常。与 Z 型突变相关的婴儿肝脏疾病主要表现为新生儿胆汁淤积性黄疸,数月后自然消退。而儿童期没有肝脏疾病的患者,成年后肝硬化和肝细胞癌的风险增加,肝硬化发生在 50 岁左右。

由基因突变引起的 AAT 缺乏导致肺泡组织受损,最终导致慢性阻塞性肺疾病(COPD)、肺气肿的形成。肺气肿是与 AATD 相关的最常见的疾病,一般在早期(40～50 岁)发病,主要影响肺基底部全小叶,出现不对称的病理变化。

1972 年,Warter 等首次发现 AAT 与坏死性脂膜炎相关,可能伴有的基因型为 ZZ、SZ 及 SS。主要表现为自发性皮肤坏死、化脓,主要发生在臀部和躯干。

（二）诊断

AATD 的诊断包括定量试验(血浆 AAT 测定)及定性试验(AAT 突变基因的测定)。

一般采用火箭免疫电泳、放射免疫扩散和免疫比浊法来检测血浆 AAT 水平。这些检测方法虽然简便、低廉,但敏感性和特异性不高。AAT 水平的阈值为 11 μmol/L,低于此值时,肺气肿的患病风险大大增加。AAT 含量测定只能作为初步筛查,不能确定突变的类型,突变类型的检测还需表现型和基因型测定。

对定量检测 AAT 水平异常的患者可进行表型检测,根据各种突变蛋白的等电点不同,用等电聚焦法检测。根据各种突变蛋白在 pH 梯度下的电泳迁移率不同,将它们分成不同的类型。此外,由于患者体内 AAT 含量比较低,其表型可能不被测定出来,结果还需要用特异性等位基因杂交技术检测。

有研究者用双探针法来检测正常和突变基因。最常检测的基因类型是 MM、MZ、SS、SZ 和 ZZ 型,不能检测无效突变类型。如果其他未知的突变类型需要鉴定,可以采用直接测序法或变性梯度凝胶电泳法。

（三）治疗

目前 AATD 尚不能治愈。临床常使用混合人血浆来源的 AAT 制剂来缓解 AATD 引起的肺部疾病,对于严重的 COPD 等患者则需要进行单侧或双侧肺减容手术。

1. AAT 制剂

外源性的 AAT 补充剂昂贵,对肝脏疾病没有效果,因为肝脏疾病是由于错误折叠的 Z 蛋白在胞内的异常堆积引起的,只有抑制缺陷型 AAT 的表达才能够缓解或治疗 AATD 相关的肝脏疾病。所以,没有针对 AATD 相关的肝脏疾病的有效治疗方案,只能采用一些措施来预防并发症(如出血、腹水、瘙痒、感染和恶性肿瘤等)的发生。

2. 基因疗法

用基因疗法治疗 AATD 应从两方面考虑:① 将正常 AAT 基因导入具有突变基因的细胞中,使其分泌足够量的正常 AAT 以保护肺组织,但不能阻止或减少 Z 型蛋白的产生,对 Z 型蛋白引起的肝脏疾病无效;② 防治 Z 型蛋白引起的肝脏疾病,如抑制 Z 型蛋白基因的翻译等。近年,有研究还尝试将不同类型的干细胞诱导分化并修饰为含有正常 AAT 基因的肝细胞,作为自体移植的一个潜在体外来源。

3. 肝移植手术治疗 α_1 -抗胰蛋白酶缺乏症

在 1973 年首次报道了肝移植手术作为 α_1 -抗胰蛋白酶缺乏症的一种有效的治疗手段。移植的肝脏可以产生正常的 α_1-抗胰蛋白酶分子,血清 α_1-抗胰蛋白酶也恢复到正常水平。受体的 α_1-抗胰蛋白酶的表型也转化为供体的表型。可以预见的是移植后循环 α_1-抗胰蛋白酶水平恢复到正常,至今没有患者出现肺气肿表现。然而,需要记住的是移植患者的生殖细胞中固有的基因型并没有发生改变,因此当 α_1-抗胰蛋白酶缺乏症的儿童患者肝移植后达到生育年龄时,还是需要提供遗传学专家的意见。

对美国器官共享网络的数据分析表明,α_1-抗胰蛋白酶缺乏症的患儿接受肝移植手术治疗后 1 年和 5 年的生存率分别为 92% 和 90%。很多中心均报道 α_1-抗胰蛋白酶缺乏症相关的终末期肝病患儿进行肝移植手术治疗后预后优良,这从根本上改变了此种疾病患儿的整体预后。在一个大的单中心关于继发于 α_1-抗胰蛋白酶缺乏症的临床肝病患儿的经验中,27% 的患者进行了肝移植手术治疗。

黄疸的持续时间和肝脏的组织学病变和生化异常的程度可以在此种疾病的早期用来预测患儿的预后。作为一类疾病,α_1-抗胰蛋白酶缺乏症和其他原因而行肝移植手术治疗的患儿相比患病率和病死率均明显降低。这个优良的预后可以归因于他们大部分在进行首次评估时年龄较大,常表现为门静脉高压和曲张血管的出血。和年龄较小的胆道闭锁患儿相比,此类患儿常常黄疸程度较轻营养状况良好。此外,此类患儿大部分没有先前接受腹部外科手术治疗的病史。然而,和其他引起肝硬化和门静脉高压的疾病相比,α_1-抗胰蛋白酶缺乏症患儿移植前在肺部易形成大的动静脉分流和发绀。在移植前,需要对分流的程度和动脉氧合进行评估。尽管这些问题可能随着时间的推移得以解决,但大的分流会使得术后早期撤除呼吸机变的困难。1 例 α_1-抗胰蛋白酶缺乏症儿童在肝移植术后并发了脾动脉瘤破裂引起了致命性的并发症。此种破裂最有可能作为通常所见的移植前门静脉高压的一种反映,而并非此种疾病本身的功能反映。

将来,对于 α_1-抗胰蛋白酶缺乏症相关的肝脏疾病的治疗可能包括通过抑制异常的 Z 基因的表达以达到不产生突变的分子为目标的基因治疗。由于并不是所有 α_1-抗胰蛋白酶缺乏症患者都会发展为肝病,因此同样困难的是前瞻性地筛选出需要基因治疗的患儿。要实施这样一种成功的预防策略,对于这些容易发展为肝病的携带异常基因的患儿更需要理解那些遗传和环境促发因素。

五、遗传性高胆红素血症

是由遗传性缺陷致肝细胞对胆红素摄取、转运、结合或排泄障碍而引起的高胆红素血症,可分为两类。

1. 非结合胆红素增高

Gilbert 综合征有常染色体显性遗传及隐性遗传两个亚型。由于控制胆红素尿苷二磷酸葡萄糖醛酸基转移酶的 UGT1 基因缺陷,使胆红素摄取和结合功能产生障碍。临床表现为非结合型高胆红素血症,可因剧烈运动、饥饿、感染或手术等因素加重。预后较好,平时不需治疗,黄疸加重时可服用苯巴比妥。

Crigler-Najjar 综合征,又称先天性葡萄糖醛酸基转移酶缺乏症,表现为严重的黄疸。其中Ⅰ型为 UGT1 完全缺乏,常染色体隐性遗传,酶诱导剂苯巴比妥治疗无效。Ⅱ型为 UGT1 部分缺乏,常染色体显性遗传,苯巴比妥治疗有一定效果。

2. 结合胆红素增高

Dubin-Johnson 综合征是遗传性结合胆红素增高Ⅰ型,常染色体隐性遗传,为先天性肝细胞排泌结合胆红素的功能障碍,但肝细胞对胆红素的摄取和结合功能正常。出现高结合胆红素血症、粪卟啉异构体分布异常和胆汁排泌外源性阴离子复合物障碍等表现,其预后良好,不需特殊治疗。

Rotor 综合征是遗传性结合胆红素增高 Ⅱ 型,常染色体隐性遗传,预后良好,不需治疗。

(邱必军　郑蓓洁　俞卫锋)

参考文献

[1] Moyer V, Freese DK, Whitington PF, et al. Guideline for the evaluation of cholestatic jaundice in infants: recommendations of the North American Society for Pediatric Gastroenterology, Hepatology and Nutrition[J]. J Pediatr Gastroenterol Nutr, 2004, 39(2): 115 - 128.

[2] Kelly D, Jara P, Rodeck B, et al. Tacrolimus and steroids versus ciclosporin microemulsion, steroids, and azathioprine in children undergoing liver transplantation: randomised European multicentre trial[J]. Lancet, 2004, 364(9439): 1054 - 1061.

[3] Superina R, Magee JC, Brandt ML, et al. The anatomic pattern of biliary atresia identified at time of Kasai hepatoportoenterostomy and early postoperative clearance of jaundice are significant predictors of transplant-free survival [J]. Ann Surg, 2011, 254(4): 577 - 585.

[4] Dehghani SM, Haghighat M, Manieh MH, et al. Comparison of different diagnostic methods in infants with cholestasis [J]. World J Gastroenterol. 2006, 12(36): 5893 - 5896.

[5] Yehezkely-Schildkraut V, Munichor M, Mandel H, et al. Nonsyndromic paucity of interlobular bile ducts: report of 10 patients[J]. J Pediatr Gastroenterol Nutr, 2003, 37(5): 546 - 549.

[6] Jacquemin E, Malan V, Rio M, et al. Heterozygous FIC1 deficiency: a new genetic predisposition to transient neonatal cholestasis[J]. J Pediatr Gastroenterol Nutr, 2010, 50(4): 447 - 449.

[7] Bales CB, Kamat BM, Munoz PS, et al. Pathologic lower extremity fractures in children with Alagille syndrome[J]. J Pediatr Gastroenterol Nutr, 2010, 51(1): 66 - 70.

[8] Englert C, Grabhorn E, Burdelski M, et al. Liver transplantation in children with Alagille syndrome: indications and outcome[J]. Pediatr Transplant, 2006, 10(2): 154 - 158.

[9] Liu C, Aronow BJ, Jegga AG, et al. Novel resequencing chip customized to diagnose mutations in patients with inherited syndromes of intrahepatic cholestasis[J]. Gastroenterology, 2007, 132(1): 119 - 126.

[10] Carlton VE, Pawlikowska L, Bull LN. Molecular basis of intrahepatic cholestasis[J]. Ann Med, 2004, 36(8): 606 - 617.

[11] Pawlikowska L, Strautnieks S, Jankowska I, et al. Differences in presentation and progression between severe FIC1 and BSEP deficiencies[J]. J Hepatol, 2010, 53(1): 170 - 178.

[12] Chen F, Ananthanarayanan M, Emre S, et al. Progressive familial intrahepatic cholestasis, type 1, is associated with decreased farnesoid X receptor activity[J]. Gastroenterology, 2004, 126(3): 756 - 764.

[13] Chen HL, Liu YJ, Feng CH, et al. Developmental expression of canalicular transporter genes in human liver[J]. J Hepatol, 2005, 43(3): 472 - 477.

[14] Miyagawa-Hayashino A, Egawa H, Yorifuji T, et al. Allograft steatohepatitis in progressive familial intrahepatic cholestasis type 1 after living donor liver transplantation[J]. Liver Transpl, 2009, 15(6): 610 - 618.

[15] Davit-Spraul A, Fabre M, Branchereau S, et al. ATP8B1 and ABCB11 analysis in 62 children with normal gamma-glutamyl transferase progressive familial intrahepatic cholestasis (PFIC): phenotypic differences between PFIC1 and PFIC2 and natural history[J]. Hepatology, 2010, 51(5): 1645 - 1655.

[16] Englert C, Grabhorn E, Richter A, et al. Liver transplantation in children with progressive familial intrahepatic cholestasis[J]. Transplantation, 2007, 84(10): 1361 - 1363.

[17] Maggiore G, Gonzales E, Sciveres M, et al. Relapsing features of bile salt export pump deficiency after liver transplantation in two patients with progressive familial intrahepatic cholestasis type 2[J]. J Hepatol, 2010, 53(5):

981 – 986.

[18] Keitel V, Burdelski M, Vojnisek Z, et al. De novo bile salt transporter antibodies as a possible cause of recurrent graft failure after liver transplantation: a novel mechanism of cholestasis[J]. Hepatology, 2009, 50(2): 510 – 517.

[19] Jara P, Hierro L, Martinez-Fernandez P, et al. Recurrence of bile salt export pump deficiency after liver transplantation[J]. N Engl J Med, 2009, 361(14): 1359 – 1367.

[20] van Mil SW, van der Woerd WL, van der Brugge G, et al. Benign recurrent intrahepatic cholestasis type 2 is caused by mutations in ABCB11[J]. Gastroenterology, 2004, 127(2): 379 – 384.

[21] van der Woerd WL, van Mil SW, Stapelbroek JM, et al. Familial cholestasis: progressive familial intrahepatic cholestasis, benign recurrent intrahepatic cholestasis and intrahepatic cholestasis of pregnancy[J]. Best Pract Res Clin Gastroenterol, 2010, 24(5): 541 – 553.

[22] Drivdal M, Trydal T, Hagve TA, et al. Prognosis, with evaluation of general biochemistry, of liver disease in lymphoedema cholestasis syndrome 1 (LCS1/Aagenaes syndrome) [J]. Scand J Gastroenterol, 2006, 41(4): 465 – 471.

[23] Cheng JB, Jacquemin E, Gerhardt M, et al. Molecular genetics of 3beta-hydroxy-Delta5 – C27 – steroid oxidoreductase deficiency in 16 patients with loss of bile acid synthesis and liver disease[J]. J Clin Endocrinol Metab, 2003, 88(4): 1833 – 1841.

[24] Gonzales E, Cresteil D, Baussan C, et al. SRD5B1 (AKR1D1) gene analysis in delta(4) – 3 – oxosteroid 5beta-reductase deficiency: evidence for primary genetic defect[J]. J Hepatol, 2004, 40(4): 716 – 718.

[25] Lombardi GF, Garofoli M. Stronati, Congenital cytomegalovirus infection: treatment, sequelae and follow-up[J]. J Matern Fetal Neonatal Med, 2010, 23 Suppl 3: 45 – 48.

[26] Sundaram SS, Alonso EM, Narkewicz MR, et al. Characterization and outcomes of young infants with acute liver failure[J]. J Pediatr, 2011, 159(5): 813 – 818 e1.

[27] Bellomo-Brandao MA, Andrade PD, Costa SC, et al. Cytomegalovirus frequency in neonatal intrahepatic cholestasis determined by serology, histology, immunohistochemistry and PCR[J]. World J Gastroenterol, 2009, 15(27): 3411 – 3416.

[28] Shibata Y, Kitajima N, Kawada J, et al. Association of cytomegalovirus with infantile hepatitis [J]. Microbiol Immunol, 2005, 49(8): 771 – 777.

[29] Kosters A, Karpen SJ. The role of inflammation in cholestasis: clinical and basic aspects[J]. Semin Liver Dis, 2010, 30(2): 186 – 194.

[30] Khalil S, Shah D, Faridi MM, et al. Prevalence and outcome of hepatobiliary dysfunction in neonatal septicemia: a prospective observational study[J]. J Pediatr Gastroenterol Nutr, 2012, 54(2): 218 – 222.

[31] Guglielmi FW, Regano N, Mazzuoli S, et al. Cholestasis induced by total parenteral nutrition[J]. Clin Liver Dis, 2008, 12(1): 97 – 110: viii.

[32] Peyret B, Collardeau S, Touzet S, et al. Prevalence of liver complications in children receiving long-term parenteral nutrition[J]. Eur J Clin Nutr, 2011, 65(6): 743 – 749.

[33] Carter BA, Shulman RJ. Mechanisms of disease: update on the molecular etiology and fundamentals of parenteral nutrition associated cholestasis[J]. Nat Clin Pract Gastroenterol Hepatol, 2007, 4(5): 277 – 287.

[34] Buchman AL. The addition of choline to parenteral nutrition [J]. Gastroenterology, 2009, 137 (5 Suppl): S119 – S128.

[35] Naini BV, Lassman CR. Total parenteral nutrition therapy and liver injury: a histopathologic study with clinical correlation[J]. Hum Pathol, 2011;43(6): 826 – 833.

[36] Fallon EM, Le HD, Puder M. Prevention of parenteral nutritionassociated liver disease: role of omega – 3 fish oil[J]. Curr Opin Organ Transplant, 2010, 15(3): 334 – 340.

[37] von Rettberg H, Hannman T, Subotic U, et al. Use of Di(2 – Ethylhexyl) Phthalate-Containing Infusion Systems

Increases the Risk for Cholestasis[J]. Pediatrics, 2009, 124(2): 710 − 716.

[38] Carter BA, Taylor OA, Prendergast DR, et al. Stigmasterol, a soy lipid-derived phytosterol, is an antagonist of the bile acid nuclear receptor FXR[J]. Pediatr Res, 2007, 62(3): 301 − 306.

[39] Moran JM, Salas J, Botello F, et al. Taurine and cholestasis associated to TPN. Experimental study in rabbit model [J]. Pediatr Surg Int, 2005, 21(10): 786 − 792.

[40] Cober MP, Teitelbaum DH. Prevention of parenteral nutritionassociated liver disease: lipid minimization[J]. Curr Opin Organ Transplant, 2010, 15(3): 330 − 333.

[41] Blau J, Sridhar S, Mathieson S, et al. Effects of protein/nonprotein caloric intake on parenteral nutrition associated cholestasis in premature infants weighing 600 − 1000 grams[J]. JPEN J Parenter Enteral Nutr, 2007, 31 (6): 487 − 490.

[42] Robinson DT, Ehrenkranz RA. Parenteral nutrition-associated cholestasis in small for gestational age infants[J]. J Pediatr, 2008, 152(1): 59 − 62.

[43] Costa S, Maggio L, Sindico P, et al. Preterm small for gestational age infants are not at higher risk for parenteral nutritionassociated cholestasis[J]. J Pediatr, 2010, 156(4): 575 − 579.

[44] Teitelbaum DH, Tracy TF, Aouthmany MM, et al. Use of cholecystokinin-octapeptide for the prevention of parenteral nutritionassociated cholestasis[J]. Pediatrics, 2005, 115(5): 1332 − 1340.

[45] Puder M, Valim C, Meisel JA, et al. Parenteral fish oil improves outcomes in patients with parenteral nutrition-associated liver injury[J]. Ann Surg, 2009, 250(3): 395 − 402.

[46] Diamond IR, Sterescu A, Pencharz PB, et al. Changing the paradigm: omegaven for the treatment of liver failure in pediatric short bowel syndrome[J]. J Pediatr Gastroenterol Nutr, 2009, 48(2): 209 − 215.

[47] Koletzko B, Goulet O. Fish oil containing intravenous lipid emulsions in parenteral nutrition-associated cholestatic liver disease[J]. Curr Opin Clin Nutr Metab Care, 2010, 13(3): 321 − 326.

[48] Hartley JL, Davenport M, Kelly DA. Biliary Atresia[J]. Lancet, 2009, 374: 1704 − 1713.

[49] Sokol R, Shepherd R, Superina R, et al. Screening and outcomesin biliary atresia: summary of a National Institutes of Healthworkshop[J]. Hepatology, 2007, 46: 566 − 581.

[50] Mack CL, Feldman AG, Sokol RJ. Clues to the Etiology of BileDuct Injury in Biliary atresia[J]. Semin Liver Dis, 2012, 32: 307 − 316.

[51] Russo P, Magee J, Boitnott J, et al. Design and Validation of the Biliary Atresia Research Consortium Histologic Assessment Systemfor Cholestasis in Infancy[J]. Clin Gastroenterol Hepatol, 2011, 9: 357 − 362.

[52] Garcia-Barceló M, Yeung M, Miao X, et al. Genome-wide associationstudy identifies a susceptibility locus for biliary atresia on 10q24. 2[J]. Hum Mol Genet, 2010, 19(14): 2917 − 2925.

[53] Mack C, Feldman A, Sokol R, et al. Clues to the Etiology of BileDuct Injury in Biliary[J]. Atresia Semin Liver Dis, 2012, 32: 307 − 316.

[54] Russo P, Magee J, Boitnott J, et al. for the Biliary Atresia Research Consortium. Design and Validation of the Biliary Atresia Research Consortium Histologic Assessment System for Cholestasis inInfancy[J]. Clinical Gastroenterology and Hepatology, 2011, 9: 357 − 362.

[55] Morroti R, Jain D. Pediatric Cholestatic Disorders Approach to Pathologic Diagnosis[J]. Surgical Pathology, 2013, 6: 205 − 225.

[56] Hartley J, Harnden A, Kelly D. Biliary Atresia[J]. BMJ, 2010, 340: 1192 − 1193.

[57] Guideline for the Evaluation of Cholestatic Jaundice in Infants: Recommendations of the North American Society for PediatricGastroenterology, Hepatology and Nutrition[J]. J Pediatr GastroenterolNutr, 2004, 39: 115 − 128.

[58] Lien TH, Chang MH, Wu JF, et al. Effects of the infant stoolcolor card screening program on 5 − year outcome of biliary atresiain Taiwan[J]. Hepatology, 2011, 53(1): 202 − 208.

[59] Russo P, Magee J, Boitnott J, et al. Design and Validation of theBiliary Atresia Research Consortium Histologic

Assessment Systemfor Cholestasis in Infancy[J]. Clin Gastroenterol Hepatol, 2011, 9: 357 – 362.

[60] Utterson E, Shepherd R, Sokol R, et al. Biliary atresia: clinicalprofiles, risk factors, and outcomes of 755 patients listed for livertransplantation[J]. J Pediatr, 2005, 147: 180 – 185.

[61] DeRusso P, Ye W, Shepherd R, et al. Growth Failure and Outcomesin Infants with Biliary Atresia: a report from the biliaryatresia research consortium[J]. Hepatology, 2007, 46: 1632 – 1638.

[62] Sullivan J, Sundaram S, Pan Z, et al. Parenteral Nutrition Supplementationin Biliary Atresia Patients Listed for Liver Transplantation[J]. Liver Transpl, 2012, 18: 121 – 129.

[63] Shneider BL, Brown MB, Haber B, et al. A multicenter study ofthe outcome of biliary atresia in the United States, 1997 to 2000[J]. J Pediatr, 2006, 148: 467 – 474.

[64] Bezerra JA, Spino C, Magee JC, et al. Use of corticosteroids afterhepatoportoenterostomy for bile drainage in infants with biliaryatresia. The START Randomized Clinical Trial[J]. JAMA, 2014, 311(17): 1750 – 1759.

[65] Wu ET, Chen HL, Ni YH, et al. Bacterial cholangitis in patientswith biliary atresia: Impact on short-term outcome [J]. Pediatr SurgInt, 2001, 17: 390 – 395.

[66] Ueider B, Mazariegos G. Biliary Atresia: A Transplant Perspective[J]. Liver Transpl, 2007, 13: 1482 – 1495.

[67] Hartley JL, Davenport M, Kelly DA. Biliary Atresia[J]. Lancet, 2009, 374(9702): 1704 – 1713.

[68] Buell JF, Funaki B, Cronin DC, et al. Long-term venous complicationsafter full-size and segmental pediatric liver transplantation[J]. Ann Surg, 2002, 236: 658 – 666.

[69] Cronin DC 2nd, Schechter L, Lohman RF, et al. Advances inpediatric liver transplantation: Continuous monitoring of portalvenous and hepatic artery flow with an implantable Doppler probe[J]. Transplantation, 2002, 74: 887 – 890.

[70] Barshes N, Lee T, Balkrishnan R, et al. Orthotopic liver transplantationfor biliary atresia: the U. S. experience[J]. Liver Transpl, 2005, 11: 1193 – 1200.

[71] Fouquet V, Alves A, Branchereau S, et al. Long-term outcome ofpediatric liver transplantation for biliary atresia: a 10-year followupin a single center[J]. Liver Transpl, 2005, 11: 152 – 160.

[72] Chen C, Concejero A, Wang C, et al. Living donor liver transplantationfor biliary atresia: a single-center experience with first100 cases[J]. Am J Transplant, 2006, 6: 2672 – 2679.

[73] Heffron T, Welch D, Pillen T, et al. Low incidence of hepaticartery thrombosis after pediatric liver transplantation without theuse of intraoperative microscope or parenteral anticoagulation[J]. Pediatr Transplant, 2005, 9: 486 – 490.

[74] Darwish A, Bourdeaux C, Kader H, et al. Pediatric liver transplantationusing left hepatic segments from living related donors: surgical experience in 100 recipients at Saint-Luc University clinics[J]. Pediatr Transplant, 2006, 10: 345 – 353.

[75] Shneider B, Mazariegos G. Biliary Atresia: A Transplant Perspective[J]. Liver Transpl, 2007, 13: 1482 – 1495.

[76] Farmer D, Venick R, McDiarmid S, et al. Predictors of Outcomesafter Pediatric Liver Transplantation: An Analysis of More Than800 Cases Performed at a Single Institution[J]. J Am Coll Surg, 2007, 204: 904 – 916.

第十章　麻醉药物与肝肾功能

肝脏和肾脏是人体两大重要器官,在药物的吸收、转化、排泄的过程中有十分重要的作用。大部分麻醉药物都需要经肝脏或肾脏代谢。肝肾功能不全患者的麻醉用药与正常人有显著的差异,均是由于脏器功能改变对药物药代学和药效学产生的影响所致。另一方面,部分麻醉药物又会对肝肾功能造成一定影响。因此,临床医生很有必要充分了解麻醉药物与肝肾功能之间的密切关系,有利临床精准和合理用药。

第一节　麻醉药物与肝脏功能

肝脏在药物的代谢和排泄中起着十分重要的作用,大多数药物和毒物在肝脏经过生物转化作用而排出体外。因此,肝脏是人体最大和最重要的解毒器官。肝脏的正常状态对药物在体内的代谢过程起着至关重要的影响,从而进一步影响药物的疗效和不良反应的发生。部分麻醉药物在经过肝脏代谢后可能对肝功能造成损害,因此,掌握肝脏在药物代谢中的作用,在肝功能异常患者的合理用药,减少不良反应,避免药物加重肝损伤。

一、肝脏对药物的代谢作用

药物受机体作用而发生结构变化的过程称为药物代谢,又称生物转化(biotransformation)。在体内的一般包括吸收、分布、代谢和排泄四个过程。体内催化药物代谢转化的酶,主要分布在肝细胞微粒体中。药物在肝内所进行的生物转化过程可分为两个阶段:① 第一相反应:氧化、还原和水解反应;② 第二相反应:结合作用。肝脏是一相代谢和二相代谢发生的主要场所。

(一) 第一相反应

多数药物的第一相反应在肝细胞光面内质网(微粒体)处进行。系由一组药酶(又称混合功能氧化酶系)所催化的各种类型的氧化作用,使非极性脂溶性化合物产生带氧的极性基因(如羟基),从而增加其水溶性。有时羟化后形成的不稳定产物还可进一步分解,脱去原来的烷基或氨基等。其反应可概括如下。

$$D + A \rightarrow DA$$
$$NADPH + DA + H^+ \rightarrow DAH_2 + NADP^-$$
$$DAH_2 + O_2 + HADPH \rightarrow A + DOH + H_2O + NADP^-$$
(注:D = 药物;A = 细胞色素 P450)

药酶是光面内质网上的一组混合功能氧化酶系,其中最重要的是细胞色素 P450,其他有关的酶和辅酶包括 NADPH(还原型辅酶 2)细胞色素 P450 还原酶、细胞色素 b5、磷脂酰胆碱和 NADPH 等。细胞色素 P450(以下简称 P450)是一种铁卟啉蛋白,能进行氧化和还原。当外源性化学物质进入肝细胞后,即在光面内质网上与氧化型 P450 结合,形成一种复合物,再在 NADPH 细胞色素 P450 还原酶作用下,被 NADPH 所提供的电子还原,并形成还原型复合物。后者与分子氧(O_2)作用,产生含氧复合物,并接受 NADPH 所提供的电子,与 O_2 形成 H_2O,同时药物(或毒物)被氧化成为氧化产物。

一般说来,药物经过第一相的氧化、还原等作用,变为极性和水溶性较高而活性低的代谢物,再经过第二相结合作用,通过胆汁或尿液排到体外。一些研究表明,严重的肝脏疾病可弱化 I 相代谢中的 P450 酶系的蛋白活性和基因表达,使一些主要依赖其转化的麻醉药物如芬太尼、阿芬太尼、咪达唑仑和氟烷等在体内的处置方式改变,消除时间延长,患者出现耐量降低,苏醒延迟等现象。此外,P450 酶系的基因多态性也对麻醉药物的代谢有重要的影响,将在下文中详述。

(二)第二相反应

第二相反应负责生成药物的非活性形式并使之排出体外,因此是真正的解毒途径。药物经第一相反应后,往往要通过结合反应,分别与极性配体如葡萄糖醛酸、硫酸、甲基、乙酰基、硫基、谷胱甘肽、甘氨酸、谷酰胺等基团结合。通过结合作用,不仅遮盖了药物分子上某些功能基团,而且还可改变其理化性质,增加其水溶性,通过胆汁或尿液排出体外。药物结合作用的相对能力也有不同,葡萄糖醛酸结合、乙酰化和甲基化结合能力较高,甘氨酸、谷酰胺和硫酸结合能力则相对较低。葡萄糖醛酸结合反应是机体最重要的 II 相代谢反应,是许多内源性和外源性物质进行生物转化的重要途径。许多麻醉药物体内消除也是通过与葡萄糖醛酸结合,如阿片类药物吗啡、可待因、二氢吗啡酮、丁丙诺啡、烯丙吗啡、纳曲酮、纳洛酮等,酚类药物如丙泊酚,丁酰苯类如氟哌啶醇、氟哌啶等。另外,苯二氮䓬类如地西泮、咪达唑仑虽然主要依靠细胞色素 P450 酶系转化,但仍需要与葡萄糖醛酸、硫酸等进行结合反应后由尿和胆汁排出。

二、肝脏对药物的排泄作用

(一)肝脏清除率

多数药物经肝脏生物转化和肾脏排泄从体内清除,因而总清除率为肝脏清除率(hepatic clearance,CL_H)和肾脏清除率(renal clearance,CL_R)之和。实际上,除了高度亲水性药物,多数药物主要经过肝脏生物转化被清除。药物在肝脏的分解代谢率是流经肝脏的药物总量与肝脏分解代谢量之间的比例。有些药物(如丙泊酚),几乎 100% 在肝脏分解代谢,清除率为 1(即 100%)。也就是说丙泊酚的清除率就是肝脏的血流量。因此,肝脏血流量减少时丙泊酚清除率明显下降,这些药物称为"血流依赖性药物"(flow dependent)。血流依赖药物的优点是肝功能的变化不影响药物清除。但多数药物(如阿芬太尼)的分解代谢率小于 1。清除率与肝脏分解代谢能力明显有关,这些药物称为"能力依赖性药物"(capacity dependent)。肝脏分解代谢能力的任何变化都会影响清除率,而肝脏血流量的变化对清除率几无影响。

肝脏清除率与肝血流量、肝血窦摄取及代谢,以及药物随胆汁排泄消除密切有关。肝脏容积、肝血流量及肝脏的分解代谢能力随增龄而降低。吸烟、药物及环境中的某些物质会诱导肝酶生成,肝酶生成使吸收率低的药物清除率增加(如肝脏清除率低的药物)。老年人肝酶生成减少而致清除率降低,此为老年患者劳拉西泮(lorazepam)清除率降低的原因。此外,药物本身也影响肝脏血流,如吸入麻醉药氟烷(halothane)可使狗肝血流量下降 60%。

药物首次通过肝脏时发生清除,到达系统循环的原形药物量减少,称为首过效应。首过效应的程度和临床意义取决于肝血流量、肝脏摄取药物的能力、药物浓度、肝功能状态及是否存在活性代谢产物等多种因素。

(二) 胆汁排泄

除生物转化外,肝脏对药物代谢的第二个重要功能是将药物从胆汁排出。一般来说,分子量大于400～500 的化合物主要直接从胆汁排泄,分子量小于 300 的物质进入血液从肾脏排出。从胆汁排出的药物大多是已经通过第一相和第二相生物转化后已经形成的结合代谢物,但也有少数未经转变或仍呈活性状态。肝脏对后者的排泄能力直接影响该药物在血液内的浓度。经胆汁排入肠道的结合代谢产物为高度水溶性,不易从肠道吸收,随同粪便一起排出体外。但有些代谢物在肠壁或细菌某些水解酶(如葡萄糖醛酸苷酶)作用下去结合物后又成为脂溶性,可从肠道粘膜吸收进入门静脉系统,形成"肠肝循环"进而延长药物作用时间。此外,在肾功能减退时,肝脏对药物的排泄可能是一个重要的代偿手段。

三、肝脏酶系对麻醉药物代谢的影响

(一) P450 的基因多态性

细胞色素 P450 是参与药物代谢最重要的酶。P450 实际上为同一家庭的多种异构型。迄今为止,人类 P450 的基因已发现有 27 种,编码多种 P450。基本上分成至少 4 个基因族,又可进一步区分为不同亚族。其分类为 CYP1,CYP2,CYP3 和 CYP4,亚族的分类按英语 A,B,C,……和阿拉伯数字 1,2,3,……进一步分类。按其功能,人类的 P450 可分成两类。CYP1,2,3,主要代谢外源性化合物,如药物、毒物等,有交叉的底物特异性,常可被外源性物质诱导,在进化过程中,其保守性差。CYP4 则主要代谢内源性物质,有高度特异性,通常不能被外源性物质诱导,在进行过程中相对保守。在麻醉药物代谢中最活跃的是 CYP3A、CYP2D6、CYP2E1。

(二) P450 基因多态性与麻醉药代谢

1. 阿片类药

阿片类药是临床应用最广泛的麻醉性镇痛药,包括芬太尼、舒芬太尼、瑞芬太尼等。大量研究证实,CYP3A4 在阿片类药物代谢方面发挥着重要作用。芬太尼主要依赖 CYP3A4 催化代谢为去甲芬太尼,CYP3A4 多态性影响芬太尼代谢和药效反应。可待因在肝脏主要经 CYP2D6 进行代谢,CYP2D6 能将可待因转化成活性产物吗啡发挥镇痛作用。CYP2D6 基因突变导致酶活性增强或减弱,使携带不同基因型的患者可待因体内代谢率不同。

CYP2D6 还参与曲马多 O -脱甲基和 N -脱甲基过程,且与主要代谢产物 M1 生成有关。有研究证实,曲马多代谢和药效反应的个体差异同 CYP2D6 基因多态密切相关。

2. 镇静药

丙泊酚是目前临床最重要的麻醉药物,它是一种高度亲脂性的酚类化合物,在肝脏中与葡萄糖醛酸和硫酸根结合代谢生成醌类化合物。目前参与代谢丙泊酚的 CYP 酶尚未明确,多数认为 CYP2E1 在代谢和消除丙泊酚的过程中有重要作用。咪达唑仑口服后在小肠黏膜内存在明显首过消除作用,主要由小肠黏膜上的 CYP3A4 和 CYP3A5 介导。CYP3A4 可催化咪达唑仑生成代谢产物 1 -羟基咪达唑仑、4 -羟基咪达唑仑和 1 - 4 -二羟基咪达唑仑。很多研究已证明 CYP3A4 基因多态性是造成咪达唑仑代谢差异的重要遗传学原因。

3. 吸入麻醉药

临床常用挥发性麻醉药包括异氟烷、七氟烷、恩氟烷等大部分经呼吸道以原型排出体外,但仍有小部分在肝脏中代谢。CYP2E1 是目前与吸入麻醉药代谢关系最密切的代谢酶。吸入麻醉药经 CYP2E1 催化代谢,如七氟烷经 CYP2E1 转化生成葡萄糖醛酸六氟异丙醇和无机氟。吸入麻醉药既是肝药酶的代谢底物,同时也能诱导或抑制肝药酶。实验证明,长时间吸入低浓度七氟烷后,大鼠中 CYP2E1 活性显著增加,肝脏代谢七氟烷能力增强。氟烷性肝炎是吸入麻醉药最严重的不良反应,发病率约 1∶10 000,尽管有家族性分布倾向,但其相关遗传机制还不清楚。有认为七氟烷在呼吸环路中同二氧化碳吸收剂相互作用产生氟甲基-2,2-二氟-1-[三氟甲基]乙烯基醚,它可能是造成肝损伤的诱因。

四、肝功能不全患者的药代药效学特点

肝功能随年龄增长而降低。但是,由于肝脏的代谢能力很强,年龄导致的功能下降导致的药代学药效学变化并无临床意义。然而,肝脏疾病却是已知的使药物的代谢动力学发生改变的最常见原因。通过不同机制,肝脏疾病可改变药物的药代学和药效学特性。其作用常依赖于肝脏损害的严重程度。由于肝脏血流(包括门-体循环和肝内循环)的分流、肝细胞功能损害、胆汁排泄受损以及蛋白结合降低,很难预测肝脏损害对药代动力学的影响。一般来说,不同程度的肝功能损害时,主要的改变是药物的吸收、体内分布及代谢清除。

(一)肝功能不全时的药代学改变

肝脏功能不全时主要通过三方面影响肝脏的药物代谢:① 通过血流灌注的改变而间接地使药物代谢发生异常,例如通过侧支分流,使门脉血中药物逃避肝细胞的代谢;② 肝脏代谢药物的能力受损,如肝脏混合功能氧化酶活力改变;③ 血清白蛋白合成减少,药物同血浆蛋白结合率降低,从而使药物在体内的分布、代谢或排泄发生改变,而易发生药物中毒。

1. 对药物吸收的影响

肝脏疾病时可出现肝内血流阻力增加、门静脉高压、肝内外门-体分流以及肝实质损害,肝脏内在清除率下降。内源性缩血管活性物质在肝内灭活减少,影响高摄取药,即流速限定药物的摄取比率,药物不能有效地经过肝脏的首过消除效应,使主要在肝脏内代谢清除的药物生物利用度提高,同时体内血药浓度明显增高而影响药物的作用,而药物的不良反应发生率也可能升高。

2. 对药物体内分布的影响

药物在体内的分布主要通过与血浆蛋白结合而运转。肝脏疾病患者血中胆汁酸、胆红素的含量升高时药物竞争性与蛋白质结合,结果使药物的蛋白结合率下降,血浆中游离型药物浓度升高。

(二)肝功能不全时药效学改变

慢性肝功能损害的患者由于肝功能损害而影响药物吸收、分布、血浆蛋白结合率、药酶数量和活性以及排泄,导致药物作用和药理效应改变。在慢性肝功能损害时,由于药代药效学发生改变,药物的药理效应可表现为增强或减弱。慢性肝病时,血浆白蛋白合成减少,药物的蛋白结合率下降,在应用治疗范围的药物剂量时,游离血药浓度相对升高,不仅使其药理效应增强,也可能使不良反应的发生率相应增加。例如临床上在慢性肝病患者中给予巴比妥类药物往往诱发肝性脑病,即与肝功能损害时药效学的改变有关。

以肝病患者对肌松药的异常反应为例,肝病患者对肌松药的拮抗性增强和肌松作用延长。肝脏疾

患时,泮库溴铵消除相分布容积增大,消除半衰期延长,作用时效因而延长。罗库溴铵50%～60%经胆汁排泄,维库溴铵为肝脏大量摄取并排泄,肝硬化患者作用时效延长。在黄疸患者,这两种甾类肌松药时效也有延长,可能与胆盐蓄积有关。阿曲库铵和琥珀胆碱经肝代谢而降解失活。使代谢减慢的因素如低温对于阿曲库铵,假性胆碱酯酶活性降低或遗传异常对于琥珀胆碱均使其作用时效延长。

五、吸入麻醉药对肝功能的影响

（一）氟烷的肝毒性作用

氟烷最初应用于临床的时候被认为是一种非常安全的药物,最初的动物研究认为氟烷几乎没有肝脏毒性,早期临床研究也支持这种观点。但1958年报道了第一例吸入氟烷麻醉后引起的肝坏死。到1963年,5年内全世界报道350例"氟烷性肝炎"病例。临床上可以粗略地把氟烷肝毒性分成两型。一种是麻醉后约20%的患者引起轻度肝功能紊乱,以AST、ALT、GST等肝酶增高为主要临床表现,为Ⅰ型氟烷性肝炎,可能与氟烷还原代谢及产生自由基和脂质过氧化作用有关。更严重的是有1/35 000～40 000例氟烷麻醉患者术后会引起暴发性肝坏死,临床表现为高热、黄疸和严重转氨酶升高,即Ⅱ型氟烷性肝炎,可能与氟烷氧化代谢和自身免疫反应有关,约75%病例无法控制病情而死亡。现广泛使用的恩氟烷、异氟烷等其他卤族吸入麻醉药与氟烷相比,虽然肝毒性的发生率有明显下降,但并未完全根除,而且这类药物与氟烷有相似的发病机制。恩氟烷、异氟烷等卤族吸入麻醉药在肝脏内只有氧化代谢途径,形成的肝损害类似于Ⅱ型氟烷性肝炎。由于吸入麻醉药肝毒性临床表现的复杂性,以及各派研究者所使用的动物模型、研究方法与途径的不同,形成了许多解释卤族吸入麻醉药肝毒性机制的观点。最主要的有代谢激活学说、免疫学说和钙失衡学说。

（二）其他卤族吸入麻醉药的肝毒性作用

恩氟烷、异氟烷和地氟烷等卤族吸入麻醉药在体内只有氧化代谢途径,均通过肝脏内P4502E1同功酶代谢,体内代谢率低于氟烷,分别为2.4%、0.2%、0.02%。这些卤族吸入麻醉药在P4502E1同功酶中氧化代谢也生成类似氟烷代谢中间产物的物质,同样可以结合肝细胞内的某些蛋白,在一定条件下可激发机体免疫反应。只不过由于这些卤族吸入麻醉药在体内代谢率低,在一般情况下其中间产物结合的肝蛋白可能达不到刺激机体免疫应答所需的阈值浓度。但对于一些高敏患者来说,可能吸入很少的卤族麻醉药就会引起肝损害。

恩氟烷、异氟烷和地氟烷等卤族吸入麻醉药与氟烷有相似的结构,其肝毒性虽然减少,但仍不能排除。吸入这些麻醉药引起肝毒性的患者以前多数使用过氟烷,因此两者可能有非常密切的联系。免疫学实验证实恩氟烷、异氟烷代谢过程中都能产生与TFA蛋白类似的化合物,这些化合物能被氟烷性肝炎患者的血浆识别,因此可以这样解释:个体吸入氟烷诱导免疫应答,再次吸入其他卤族吸入麻醉药后产生"交叉致敏"现象,即以前形成的抗体能够与现在生成的"非我"物质发生免疫反应,而引起肝损害。单独吸入恩氟烷、异氟烷等不易引起肝毒性。

七氟烷的代谢产物为六氟异丙醇,在人体内生成率极低,且与葡萄糖醛酸结合后失活,生成的葡萄糖醛酸化合物-六氟异丙醇几乎无毒性。七氟烷的代谢产物没有TFA生成,因此,七氟烷几乎没有肝毒性。

六、肌肉松弛药与肝功能

肌松药的药代动力学一般属开放二室模型。开始时血药浓度迅速降低,系由于肌松药分布于血液、细胞外液以及与神经肌肉接头的受体相结合所造成,即分布相。然后血药浓度缓慢降低,则是药物在体内排泄、代谢以及被神经肌肉接头再摄取所造成,即消除相。

严重肝脏病变患者影响大多数药物代谢动力学特性的主要因素是表观分布容积增加。门脉高压、低蛋白血症和水钠潴留使患者细胞外液增加,可能是表观分布容积变大的原因,尤其对于水溶性药物如肌肉松弛药更是如此。最终的结果是,患者似对常规插管剂量的肌松药物产生一定的抵抗作用,为此必须增加剂量才能获得和正常人同样效果的神经肌肉阻滞,这样的后果又是药物从体内消除的时间延长,导致肌松恢复延迟或不良反应增加。

另外,肝脏疾病本身也可影响肌松药的消除。对泮库溴铵和维库溴铵来说,这一影响的主要原因就是其在肝脏代谢。研究发现,静脉注射后肝脏中聚集了10% ~20%的泮库溴铵、40%的维库溴铵的药物原形和代谢产物。肝脏疾病患者血浆胆盐浓度升高,使肝脏摄取药物的能力降低,从而导致药物的消除减慢,作用时间延长,恢复延迟。同样,有关罗库溴铵的研究也说明其药物分布容积增大,起效和消除均减慢,作用时间延长。

然而,对于阿曲库铵和顺阿曲库铵,由于其不依赖于脏器而进行消除的独特方式,肝脏疾病似乎不影响它们的临床作用时间。而且从理论上说,分布在中央室和外周室的阿曲库铵、顺阿曲库铵能同时消除,如果分布容积增大,则其从中央室的清除速率应该加快。有两个研究结果证明了这一点。但是,药物的作用时间并没有相应缩短。

在那些严重肝病的患者,由于肝脏合成酶能力的降低,血浆中的乙酰胆碱酯酶活性下降。这样,一些依靠其分解而消除的肌松药的清除速率减慢,临床作用时间延长。如美维松的清除率在肝硬化患者降低了50%,而作用时间延长了3倍。

(一) 肝功能障碍对肌松药药效的影响

临床研究表明,① 严重肝硬化患者需要更大的剂量的筒箭毒碱和泮库溴铵才能达到普通患者相同程度的肌松。这是因为筒箭毒碱和泮库溴铵在肝硬化患者往往有较大的分布容积,故需较大一些的剂量才能达到相同的药效。② 该类患者有较高浓度的 γ 球蛋白,与球蛋白结合的筒箭毒碱和泮库溴铵增多,游离药物相对较少,也会使有效药物减低。③ 严重肝病时,血浆胆碱酯酶水平降低,以至神经肌肉接头处的乙酰胆碱浓度升高,结果对筒箭毒不敏感。

(二) 肝功能障碍对肌松药药代的影响

肝功能障碍对多数肌松药的代谢有明显影响,尤其是以肝脏作为代谢主要部位的药物。

1. 影响药物生物转化

所有在肝脏内转化的药物作用时间可延长。对氨基类固醇类肌松药的代谢去羟基作用会明显减弱,从而影响此类药物的代谢速度。由于一些肌松药的代谢需在肝脏进行生物学转化,在肝功能出现障碍时这些药物的消除减慢,所有在肝脏内转化的药物作用时间可延长。肝硬化和阻塞性黄疸患者的肝细胞细胞色素 3A4 家族活性和含量都有明显下降。约有12%的维库溴铵清除通过转化为 3－去乙酰维库溴铵,30% ~40%原形通过胆汁分泌。维库溴铵也通过肾脏排泄。

2. 影响药物从胆汁中排泄

肝硬化及阻塞性黄疸的患者胆汁分泌速度明显减慢,尤其是阻塞性黄疸。对于主要从胆汁分泌的肌松药,其消除时间可有明显延长;部分从胆汁中分泌的药物,其代谢也有一定延长。如罗库溴铵等在肝功能障碍时,其作用有一定延长。有研究表明,胆管结扎大鼠罗库溴铵作用时效延长1倍。

3. 影响依赖血浆胆碱酯酶代谢肌松药的消除

肝脏是血浆胆碱酯酶合成的主要场所。严重肝病时,血浆胆碱酯酶水平降低,以至神经肌肉接头处的乙酰胆碱浓度升高,大大延长琥珀胆碱的作用时间;同时米库氯铵的时效也大大延长。Cook 等和 Heed-Papson 等观察到肝硬化和肝功能衰竭患者血浆胆碱酯酶活性明显低于正常水平;米库氯铵的药代学参数显示肝硬化患者 T1 恢复到 75% 和 TOFr 恢复到 0.7 的时间比正常肝功能正常者分别延长 85.8% 和 58.1%;肝功能衰竭患者 T1 恢复到 25% 时间为肝功能正常患者的 3.06 倍,显示肝功能越差,米库氯铵的神经肌肉阻滞作用越长。

虽然肝功能障碍对阿曲库铵代谢水平并无明显影响,但由于其代谢产物之一的 N-甲基四氢罂粟碱能自由通过血脑屏障并且具有中枢兴奋作用,而且其在体内需要通过肝肾消除,并且半衰期较其母体长,伴有肝脏病症的患者使用阿曲库铵时 N-甲基四氢罂粟碱浓度可能升高。但目前尚未有术中 N-甲基四氢罂粟碱引起的不良反应报道。ICU 内合并肝功能障碍的患者如长期输注阿曲库铵应警惕阿曲库铵代谢产物引起的不良反应。

4. 肝功能障碍时水电解质紊乱、低蛋白血症影响肌松药的代谢

肝功能障碍常可产生腹水和浮肿、低蛋白血症、电解质紊乱,而这些对肌松药的代谢可产生复杂的影响。低蛋白质血症时,应用与蛋白质结合的肌松药,有药理活性的部分增多,可能发生"意外的"药物敏感性增强。肝硬化、门脉高压可使肝血流减少,药物的代谢和清除可减慢。

第二节　麻醉药物与肾脏功能

肾脏是维持机体内环境稳态的重要器官,同时也是药物最重要的代谢和排泄器官之一。肾功能与肝功能息息相关,两者互为因果。肾功能障碍时,药物的肾脏排泄和代谢以及药物的药效学均会发生重要的变化。而部分麻醉药品对肾功能也会产生一定影响。

一、肾脏对药物的代谢作用

肾脏是维持机体内环境稳态最重要的器官,同时也是药物最重要的代谢和排泄器官之一。肾脏排泄是药物及其代谢产物从体内清除的一种主要途径,包括肾小球被动滤过、肾小管和集合管的分泌和重吸收。分泌和重吸收的过程均有肾小管上广泛分布的多种药物转运蛋白参与。慢性肾功能不全(CRF)不仅会降低肾小球滤过率,而且还会影响药物代谢酶及转运体的活性,转运体活性的变化将引发人体内环境进一步紊乱,其中转运体的变化则可能影响药物的体内过程,使血药浓度升高或降低;同时介导药物相互作用发生,进而影响了药物的疗效,严重者可导致不良反应甚至危及患者生命。

肾脏清除药物包括肾小球滤过、肾小管细胞主动分泌和重吸收三个过程。正常情况下,如药物只是从肾小管经过而不被重吸收,那么肾清除率就相当于肾小球滤过率,大约 125 ml/min,相当于流经肾脏血流(600~700 ml/min)的 20%;如发生重吸收,清除率即小于 125 ml/min。如 99% 的药物被重吸收,则清除率接近 1 ml/min;如药物可由肾小管迅速主动分泌,则通过肾脏的血浆中的所有药物分子被迅速清除,清除率为 600~700 ml/min,即相当于流经肾脏的血流量。肾功能正常者药物清除与尿 pH、血浆蛋白结合程度及肾血流量有关。肾脏血流量随增龄而减少。临床仅由肾小球滤过排泄的药物,通常用肌酐清除率作为药物清除率的指标,可据此调整肾功能受损患者的某些药物的给药方案。

$$男性：肌酐清除率(ml/min) = \frac{(140 - 年龄) \times 体重(kg)}{72 \times 血清肌酐(mg\%)}$$

女性约为上式计算值的 85%。由上式可见老龄患者即使血清肌酐正常，肌酐清除率也有所降低。肾清除率降低导致血药浓度显著升高，延缓药物排泄。临床使用的大多数静脉麻醉药，在肝脏的分解代谢远高于肾脏排泄。但肌松药泮库溴铵主要经肾脏排泄(约 85%)，老年人给予泮库溴铵时应减少剂量。此外，药物本身也会影响肾脏血流量，如吸入麻醉药会减少肾脏血流量，导致心排血量减少。

二、肝肾功能的相互影响

1. 肝脏疾病对肾功能的影响

肾代谢与肝脏的相互关系相当密切。严重肝病、失代偿性肝硬化患者，由于肾脏灌注压低下而引起的功能性、肾前性急性肾功能衰竭即定义为肝肾综合征。慢性肝炎、肝硬化都可继发肾功能障碍，出现水钠潴留。由于肾皮质外层灌注降低，皮质和髓质间动静脉分流的影响，使有效循环血浆容积减少，刺激肾素-血管紧张素-醛固酮系统活性增加，促使血管痉挛，又引起前列腺素和缓激肽活性升高，导致血管扩张，借此缓解血管痉挛而求得平衡。施行门脉高压分流术后腹水消退对肾小球滤过滤下降较轻的肾功能恢复有利；而采用利尿药治疗腹水者，往往可使肾功能进一步恶化。肝硬化患者心钠素虽然增加，但不足以对抗其他血管活性物质的作用。严重肝硬化时，抗利尿素和加压素增加，可导致水潴留；内毒素、肠血管活性多肽及肾活性物质合成的增加是诱发肾功能减退和恶化的因素。

2. 慢性肾功能不全对肝脏的影响

主要集中在药物经肝脏代谢下降。大鼠急慢性肾功能衰竭模型体内实验提示，不仅 CYP450(主要为 CYP2C11、CYP3A1、CYP3A2)的活性降低并继发性引起各自的基因表达降低，而且其他的药物代谢如 N-乙酰基转移酶的活性也有所改变。但 UDP-葡萄糖醛酸转移酶 1A 和 2B 却保持原有活性。而尿毒症毒素在体内的蓄积则是引起这些酶活性改变的原因。虽然肝药酶的活性减弱可以一定程度上降低药物的代谢，但转运体的改变则是肾功能衰竭影响肝代谢更为重要的原因。转运体在肝、肾、肠有着广泛的分布，肾脏疾病引起这些转运体的变化与病程及药物疗效有着密切的关系。

三、肾功能不全患者的药代药效学特点

从药代学和药效学的角度考虑，肾功能正常与否与麻醉药物作用相关性的重要意义在于：肾脏是药物代谢和排泄的主要器官之一，其功能改变对药物作用的变化有重要影响。药物的肾脏排泄与肾小球滤过、肾小管主动分泌和重吸收有密切关系。临床麻醉中，肾功能不全对麻醉药物作用的影响因素有：① 大多数麻醉药物为高脂溶性，这些药物若不能通过代谢降解为水溶性，就会被肾小管重吸收而滞留体内。② 药物与血浆蛋白结合后，很难通过肾小球血管膜孔被滤过。蛋白结合率越大或脂肪内蓄积量多的药物，排泄速度转慢，作用时效延长。③ 尿 pH 也直接影响药物排泄。碱性尿能加速巴比妥类和哌替啶等酸性药物排泄，而碱性药物则在酸性尿液中排泄较快。因此，肾功能障碍或伴肝功能不全的患者，不仅药物排泄的速度显著减慢，而且还因蛋白质减少使血浆内游离药物浓度增加，极易出现药物过量的毒不良反应。

由于清除途径不同，吸入麻醉药作用一般不受肾功能改变的影响。静脉麻醉药中，凡是主要经过肾脏排泄的药物，其药效均随肾功能受损的程度而变化，麻醉用药时应权衡利弊做选择。肌松药的血浆蛋白结合率一般至多 50%，且药物的解离分子与结合分子间很快建立平衡。因此，蛋白结合方面的

改变对肌松药的清除影响很小。值得注意的是不同肌松药经肾脏排泄的依赖程度。阿曲库铵不靠肾脏排泄,目前列为肾功能障碍患者的首选肌松药。肾病患者的肌松药耐量常偏大,包括维库溴铵、阿曲库铵等。阿曲库铵本身不受肾功能不全的影响而改变药效,但它的代谢产物则不然,由于肾功能衰竭可使其清除时间延长 10 倍,故大量使用时须慎重。琥珀胆碱用于肾功能不全时常应顾及两方面问题,其一是血钾浓度变化的潜在危险,其二是血浆胆碱酯酶浓度下降的影响,应根据具体病情酌选。拮抗药新斯的明对肾功能的影响了解较少,但该药约 50% 经肾脏排泄,故肾功能不全时半衰期明显延长。

四、麻醉药对肾功能的影响

麻醉是药物与机体之间相互作用的一个复杂动态过程。麻醉药物作用于机体可影响肾血流量、肾小球滤过率、肾小球旁器、肾小管及肾自主调节功能。麻醉药一般有较高的油、水分布系数,能从肺迅速消除,部分经肝生物转化,生成水溶性增高的代谢物从肾排泄。对肾功能的抑制主要是通过对循环、交感神经和内分泌系统的间接作用及对肾小管转运的直接作用。另外,个别麻醉药物的代谢产物可能有肾毒性作用。

(一) 吸入麻醉药

吸入全身麻醉药可分为挥发性及气体吸入麻醉药。目前常用挥发性吸入麻醉药为卤代烃基醚类,即含氟麻醉药。氟是代谢过程的强效抑制药,干扰髓襻升支钠-钾-氯离子的主动转运,也作用于皮质的稀释段,并增加血管扩张作用,增大髓质血流和原尿溢出,还可引起肾小管水肿和坏死。含氟麻醉药在人体的代谢程度若很高,用药后血清氟浓度上升到一定程度并持续一段时间,可造成肾损伤。另外,机体为代偿麻醉药引起的低血压而轻、中度增加肾血管阻力,致肾血流量和肾小球滤过率降低,也会影响肾功能。恩氟烷,能产生轻度肾功能抑制,但麻醉结束后很快恢复。恩氟烷麻醉时肾小球滤过率可减少 20% ~25%,肾血流量减少 23%,麻醉停止后 2 h,上述变化均恢复正常。恩氟烷麻醉后血清无机氟最高平均值为 7 ~22.2 μmol/L,均未超过肾功能损害阈值 50 ~80 μmol/L,这说明短时间恩氟烷麻醉后肾脏损伤的危险很小。异氟烷,能降低肾血流量、肾小球滤过率和尿量,与恩氟烷差别很小。异氟烷由于代谢少(0.17% ~0.25%)和排除迅速,肾功能没有或只有少许损害,且无残留。长时间麻醉后血清肌酐或尿酸不增加。地氟烷代谢程度最低(0.1%),肾毒性发生的可能极小,但不排除交叉致敏性。

(二) 静脉麻醉药

静脉麻醉药按其化学性质分为巴比妥类和非巴比妥类两大类。绝大部分经肾脏排泄(部分为原形,部分为代谢物),少量经胆系排泄。静脉麻醉药对肾脏有间接影响。通过降低血压和心排血量,激活交感神经,使肾素、血管紧张素、缩血管物质释放增多,从而,肾血流减少,降低肾小球滤过率导致少尿等。硫喷妥钠使肾小球滤过减少 20% ~30%,钠、氯排泄物受抑制,现已少用。苯二氮䓬类药特别是地西泮的半衰期较长,在体内容易蓄积,而目前常用的氯胺酮、依托咪酯、丙泊酚等对肾功能的影响很小。

(三) 肌松药及其拮抗药

琥珀胆碱是由血浆假性胆碱酯酶分解,在肾功能不全患者血浆中的假性胆碱酯酶的量也会减少,因而可能有体内蓄积,尿毒症患者肾功能不全患者应尽量避免应用琥珀胆碱。阿曲库铵和顺阿曲库铵在体内是通过霍夫曼消除,其半衰期在肾功能不全患者没有任何改变,是目前较为理想的应用于肾功能不全患者的肌松药。维库溴铵大约有30%经肾脏排泄,其半衰期在肾功能不全患者显著延长,应该慎用。罗库溴铵的半衰期在肾功能不全患者也有所延长。总之,对于由肾脏排除的肌松药,减少单次剂量并延长给药间隔时间。

肌松药的拮抗药新斯的明的50%,吡啶斯的明、依酚氯氨的70%由肾脏排除。三种胆碱酯酶抑制剂的消除均慢于肌松药的消除。

(四)局部麻醉药

局部麻醉药按化学结构可分为酯类和酰胺类。常用酯类局麻药有普鲁卡因、丁卡因和可卡因等。常用酰胺类局麻药有利多卡因、布比卡因等。局麻药对肾功能的直接影响较小,但当局麻药用于硬膜外或蛛网膜下腔麻醉时,其对肾功能的影响与平均动脉压的下降呈正相关。

(宋蕴安　张马忠)

参考文献

[1] 孙宏训.肝脏病学[M].南京:江苏科学技术出版社,1990,142-143.

[2] Soleimanpour H, Safari S, Rahmani F, et al. The role of inhalational anesthetic drugs in patients with hepatic dysfunction: a review article[J]. Anesth Pain Med, 2015, 75(1): e23409.

[3] Safari S, Motavaf M, SeyedSiamdoust SA, et al. Hepatotoxicity of halogenated inhalational anesthetics[J]. Iran Red Crescent Med L, 2014, 16(9): e20153.

[4] Achour B, Barber J, Rostami-Hodjegan A. Expression of hepatic drug metabolizing cytochrome P450 enzymes and their intercorrelations: a meta-analysis[J]. Drug MetabDispos, 2014, 42(8): 1349-1356.

[5] Chidambaran V, Ngamprasertwong P, Vinks AA, et al. Pharmacogenetics and anesthetic drugs [J]. CurrClinPharmacol, 2012, 7(2): 78-101.

[6] Martensson J, Bellomo R. Prevention of renal dysfunction in postoperative elderly patients[J]. CurrOpinCrit Care, 2014, 20(4): 451-459.

[7] Kocman IB, Jukic NB, Grkovic MT, et al. Anesthesiological approach to patients with chronic kidney disease[J]. Acta Med Croatica, 2014, 68(2): 129-134.

[8] Kalamas AG, Niemann CU. Patients with chronic kidney disease [J]. Med Clin North Am, 2013, 97(6): 1109-1122.

[9] Tsubokawa T. Pharmacokinetics of anesthesia related drugs in patients with chronic kidney disease[J]. Masui, 2013, 62(11): 1293-1303.

[10] Robertson EN, Driessen JJ, Booij LH. Pharmacokinetics and pharmacodynamics of rocuronium in patients with and without renal failure[J]. Eur J Anaesthesiol, 2005, 22(1): 4-10.

[11] 李文东,马辰.基因重组 P450 酶系在药物体外肝代谢研究中的应用[J].临床和实验医学杂志,2002,1(4):264-266.

[12] 李振洲,陈学新,陈雅儒,等.丙泊酚对大鼠肝微粒体细胞色素 P450 的影响[J].实用医学杂志,2011,27(3):393-395.

[13] 刘涛,刘克辛.药物转运体的变化对肝脏疾病的影响[J].中华医师杂志,2012,5:2982-2985.

[14] 杭燕南,王祥瑞,薛张纲,等.当代麻醉学[M].第2版.上海:上海科学技术出版社,2013.

第十一章　门脉高压症的病理生理和外科治疗

1906 年由 Gilbert 和 Villaret 首次使用"门脉高压综合征（portal hypertension syndrome）"一词，含义包括腹水、饥尿症、脾肿瘤、痔疮、胃肠出血和离肝侧支形成。目前门脉高压症（portal hypertension，PHT）被认为以门静脉压升高为特征，可引起腹水、肝性脑病、胃食管静脉曲张等并发症的，影响众多脏器系统的系统性疾病。门脉高压一般被定义为肝的静脉压差（hepatic venous pressure gradient，HVPG）>5~7 mmHg，门静脉循环中持续的压力 >7~12 mmHg，或门静脉直径 >13 mm。肝静脉压梯度则为门静脉和下腔静脉的压差。一般认为，HVPG >8~10 mmHg 或门脉压 >20 mmHg，可出现门脉高压的侧支形成。近期 HVPG≥10 mmHg 被用以定义临床显著的门脉高压（clinically significant portal hypertension，CSPH）。一般认为静脉曲张破裂出血只在 HVPG >12 mmHg 时发生。

按照血流梗阻部分可分为肝前型、肝内型、肝后型门脉高压，肝内型又可分为窦前、窦性、窦后性门脉高压。门脉高压形成的基本病理生理机制为：门脉血流阻力的增加和内脏血流的增加。对肝硬化、非硬化门脉高压器官水平、细胞分子水平病理生理机制的理解，有助于治疗模式的选择和预后的预测，以及门脉高压预防和治疗的靶向性干预。曾经作为门脉高压主要一线治疗手段的外科手术，虽然经历了自身的演化与完善，但已经让位于创伤更小的药物 + 内镜止血治疗，与 TIPS 等方法一起作为二线手段。非分流手术和分流手术对于治疗硬化性、非硬化性门脉高压症尚远未过时。对于治疗非硬化性门脉高压，手术仍占据主要地位；对于硬化性门脉高压，手术正在和非手术模式共同进化。对于肝脏基础性疾病进展至终末期的门脉高压患者，其终极治疗仍然是外科的肝脏移植。

第一节　门脉高压分类、病因与诊断

在亚洲，门脉高压主要是由于慢性病毒感染引起的终末期肝病所致，特别是乙型、丙型病毒型肝炎；在西欧和北美，酒精性肝硬化占所知门脉高压60%~70%；在北非，血吸虫病是门脉高压的常见原因。约50%诊断为代偿性肝硬化的患者，将在其后 10 年内出现门脉高压的临床表现。

一、分类和病因学

根据血流阻力的部位可将门脉高压分为肝前、肝内和肝后梗阻型，肝内型门脉高压又可分为窦前、窦性、窦后性血流阻力升高。根据肝脏基础疾病的形态学，又可将门脉高压分为硬化型和非硬化型。当没有明确病因时，称为特发性门脉高压。

（一）肝前型门脉高压

形成原因为：门静脉入肝前血流供应增加（高动力性门脉高压），或门脉主干及属支的梗阻。其具体的病因见表 11-1。此型门脉高压的主要特征为伴有肝体积减小，但肝脏形态学基本正常、肝功能无明显损害,由于门脉入肝血流减少而肝动脉灌注代偿性增加。

1. 动脉门静脉瘘(arterioporal fistulas)

肝外动脉门静脉瘘可导致门脉血流的增加,进而引起高动力性的肝前门脉高压。动脉门静脉瘘常继发于腹部创伤或医源性干预(如肝活检、胆道造影、动脉造影等),或并发于肝脏恶性肿瘤,常见于脾动脉或肠系膜血管附近。动脉门静脉瘘可无影响,也可出现食管静脉曲张、脾肿大甚至腹水,同时肝脏却无临床和实验室检查异常发现。可出现血管内膜纤维肌性增生和门脉区纤维化,继而门静脉继发性血栓。查体可闻及腹部"机器样杂音",通过多普勒超声、CT 或 MRI 检查可确诊。

2. 门静脉血栓形成(portal vein thrombosis)

为成人肝前型门脉高压的最常见原因。肝硬化所致血流减缓被认为是超过30%门静脉血栓形成的致病因素,血栓形成倾向也被认为是易患因素,其他因素包括血栓栓塞、腹部手术、创伤、妊娠、胶原性疾病、门静脉造影、真性红细胞增多症、骨髓硬化症、Budd-Chiari 综合征、原发性肝细胞癌、肝包虫囊肿等。败血症也是另一重要因素,如新生儿脐静脉感染、阑尾炎、憩室炎、胰腺炎、结肠炎等。

门静脉血栓形成的临床严重程度取决于梗阻发展的快慢和范围。由小肠出血性梗死引起的快速梗阻,可导致剧烈腹痛、呕吐、黑便、出血性休克,甚至死亡。如梗阻逐渐发生,脾肿大和门脉旁侧支可快速形成,后者作为入肝门脉分支(海绵样变)可进行部分代偿。多普勒超声可在门脉开始扩张部位见到低回声结构的新鲜血栓,门静脉造影及其他影像学检查可确诊。在疾病的晚期,肝功能异常才比较明显,可出现肝门静脉硬化。

3. Cruveilhier-Baumgarten 病

出生后脐静脉未闭,存在开放扩张的脐静脉连接左侧门静脉和体静脉循环,门静脉系统常发育不全。肝脏和其血管的发育不全可导致门脉高压。脐静脉侧支静脉通常直径 >3 mm,离肝血流流速 > 5 cm/s。其典型表现为门静脉和腹壁静脉间的大块曲张静脉(海蛇头)、剑突下持续性静脉哼鸣音(cruveilhier-baumgarten 杂音)和脾肿大。出生后闭塞的脐静脉因门脉高压而再通,称为 Cruveilhier-Baumgarten 综合征。超声能够显示腹壁下无回声管状结构。

4. 门静脉海绵样变(portal cavernous transformation)

为幼儿肝前型门脉高压的最常见原因,是原发性的门静脉血管瘤样畸形。在成人,门静脉海绵样变的致病因素主要是脓毒性疾病和创伤,前者包括阑尾炎、胰腺炎、胆囊炎等,这些因素能导致门静脉的慢性梗阻。其他潜在因素还包括骨髓增生综合征、肝肿瘤、肝硬化等。这种改变主要在肝十二指肠韧带区域形成了海绵样迂曲交织的血管结构,代替了单一的门静脉。临床表现有腹痛、呕血、脾肿大、食管静脉曲张等。超声可显示肝十二指肠韧带串珠样曲张侧支,增强 CT 或 MRI 能够明确诊断。

5. 节段性门脉高压(segmental portal hypertension)

为继发于脾静脉血栓形成的外周门静脉支血流阻力增加。此种情况下,胃底静脉曲张更为常见,同时肝功能不受影响,因而上消化道出血能被更好地耐受。脾脏增大明显,但肝静脉楔压(wedged hepatic vein pressure)正常,甚至门脉主干压也不受影响,不出现腹水。多普勒超声、CT 或 MRI 可发现脾旁曲张静脉。节段性门脉高压所致食管或胃底曲张静脉出血不适用于分流手术。

(二)肝内型门脉高压

肝内的病变所导致的门脉高压。病变容易从形态学和发病机制上进行区分,病变部位可位于肝内汇管区窦前静脉、肝窦和引流的窦后静脉。实际上一些疾病能同时影响一个或多个部位的血管,肝内型门脉高压的窦前、窦性、窦后性高压的合并存在是常见的。

1. 窦前性门脉高压（presinusoidal portal hypertension）

窦前阻塞性门脉高压为非肝实质性门脉高压的一种，由先天性或获得性管腔收缩，或汇管区门脉分支的减少引起窦前性阻塞。肝静脉楔压正常，肝功能直到基础性疾病进展到晚期才有损害。常见病因见表11-1。

表11-1　肝前型与肝内型窦前性门脉高压的病因

	肝前型门脉高压	肝内型窦前性门脉高压
先天性疾病	肝外动脉门静脉瘘	遗传性出血性毛细血管扩张症
	门静脉血栓形成	Gaucher 病
	Cruveilhier-Baumgarten 病	Wilson 病、血色素沉着症
	门静脉闭锁或发育不全	先天性肝纤维化
	门静脉海绵样变	多囊性肝病
获得性疾病	肝外动脉门静脉瘘	肝内动脉门静脉瘘
	特发性热带脾肿大	门静脉动脉瘤样扩张
	肝外门静脉血栓形成	肝内门静脉血栓形成
	门静脉海绵样变	肝门肿瘤的浸润压迫
	肝外门静脉受压	原发性胆汁性胆管炎
	脾静脉受压或血栓形成	原发性硬化性胆管炎
		硬化性肉芽肿：血吸虫病，结节病，肝结核
		毒素诱导的肝门静脉硬化：砒霜、氯乙烯单体、杀虫剂、细胞抑制剂、免疫抑制剂、氰胺等
		骨髓增殖性疾病、淋巴细胞增多症
		胶原性疾病：风湿性关节炎、系统性红斑狼疮、进行性系统性硬化等
		肝恶性肿瘤、肝腺瘤
		结节再生性增生、肝部分结节样转化
		特发性窦前阻塞

修改自《Hepatology，Textbook and Atlas》

（1）先天性窦前性阻塞

1）先天性血管异常：遗传性出血性毛细血管扩张症（hereditary hemorrhagic telangiectasia，又称Rendu-Osler-Weber 病），常染色体显性遗传病，临床特征为皮肤、黏膜、肝等内脏多发毛细血管扩张和动静脉畸形，30%～70%的患者出现肝脏动静脉畸形，可形成门静脉和其他血管的畸形连接，导致门脉压力增高。

2）先天性代谢缺陷：① Gaucher 病，常染色体隐性遗传病，因葡萄糖脑苷脂酶缺陷导致葡萄糖脑苷脂在单核吞噬细胞堆积（Gaucher 细胞），Gaucher 细胞可在肝脾肾等内脏沉积，在肝内的广泛沉积可导致肝内门脉梗阻。最常见亚型（非神经病型）的表现为肝脾肿大和骨骼畸形为特征的缓慢疾病进展。此种情况可形成窦前性阻塞，也可形成窦性阻塞；② Wilson 病，常染色体隐性遗传病，表现为神经精神症状和肝脏疾病。Wilson 病蛋白基因突变导致铜与铜蓝蛋白结合障碍，铜在组织内沉积，引起氧化性损伤，在肝脏引起慢性活动性肝炎，纤维化和硬化，引起窦前和窦性的门脉阻塞，导致肝内型门脉高压；③ 血色素沉积症（hemochromatosis），为任何引起体内铁蓄积的疾病，最常见的类型是遗传性血色素沉积症，以加速的铁肠吸收和进展性的不同组织的铁沉积为特征，在肝脏表现为早期门脉周围肝细胞铁沉积，进展期为小叶周围纤维化（窦前性阻塞）和胆管上皮、Kupffer 细胞、纤维分隔铁沉积，最终发展为肝硬化（主要为窦性阻塞）。

3）纤维囊性肝疾病：① 先天性肝纤维化（congenital hepatic fibrosis），常染色体隐性遗传病，与常染色体隐性多囊肾病相关，可出现门静脉区小叶间胆管增殖和纤维化，不改变肝小叶结构，但纤维化可引起门静脉阻力增加、导致门脉高压；② 多囊性肝病（polycystic liver diseases），常染色体显性遗传病，与常染色体显性多囊肾病共享除肾病变以外的临床特征，形成肝脏散在多发囊肿、多种血管异常，可出现纤维化和胆管增生，少数出现门脉高压。

（2）获得性窦前性阻塞

1）肝内门静脉疾病：① 门静脉血栓形成（portal thrombosis），可由细菌性胆管炎、胆管周围炎、肿瘤侵犯等引起，也可由胶原性疾病、骨髓增殖性疾病、淋巴细胞增多症等引起，并导致门脉高压；② 肝内动脉门静脉瘘（arterioportal fistulas）、门静脉动脉瘤样扩张（aneurysmal dilatation of portal vein）也可导致门脉血流量增加，甚至门脉高压。

2）原发性胆管炎：① 原发性胆汁性胆管炎（primary biliary cholangitis），为一种肝脏自体免疫疾病，表现为小胆管的缓慢进展性破坏。早期小叶间胆管、Hering 管受累，随后胆汁和其他毒素在肝内堆积损害肝组织和免疫相关损害叠加，导致瘢痕形成、纤维化和硬化（原发性胆汁性肝硬化），引起门脉高压；② 原发性硬化性胆管炎（Primary sclerosing cholangitis），是导致肝内、外胆管炎症、闭塞性纤维化的胆管疾病，可能和自体免疫和微生物生态失调有关，70%的患者合并炎性肠病（以溃疡性结肠炎最常见），能够导致肝硬化、肝功能衰竭和其他并发症。

3）硬化性肉芽肿：① 血吸虫病（schistosomiasis），是全球窦前性门脉高压的主要原因。虫卵随门脉血流进入肝脏，堵塞门静脉分支末端、窦前静脉，并引起肉芽肿性异物反应，导致门脉与门脉周围纤维化，门脉周围三角内被肉芽肿结节、瘢痕占据，并与肝腺泡轴（陶土管干纤维化）掺和。门脉压力的升高程度和引起阻塞虫卵的数量有关；② 结节病（sarcoidosis），是一种炎细胞异常聚集性疾病，能在多个脏器形成肉芽肿结节，引起门静脉窦前性阻塞。70%的患者出现肝脏肉芽肿，20%～30%肝功异常（碱性磷酸酶升高为主），5%～15%肝肿大；③ 肝结核，作为播散性结核的一部分可见于50%～80%的结核患者，多继发于肺或肠结核，多数结核肉芽肿发生在门脉分支附近，而部分结核瘤可引起门脉高压。

4）感染、免疫、药物、毒素损害引起的窦前性阻塞：这些因素首先引起静脉内皮的损害，随后引起静脉内膜炎，最终可导致门脉分支的闭塞甚至消失。闭塞性门静脉病（obliterative venopathy）加之门脉和门脉周围的纤维化、随后的窦周围硬化被称为肝门静脉硬化（hepatoportal sclerosis），或非硬化性门脉纤维化（non-cirrhotic portal fibrosis，NCPF），表现为脾肿大、脾亢和门脉高压。

5）肝肿瘤、再生结节：① 肝腺瘤（liver adenoma），一种与雌激素避孕药物使用相关的少见良性肝肿瘤。70%～80%为单发，而少数病灶为多发，常与 I 型糖原贮积病有关。组织学上以多形肝细胞增殖而无正常小叶结构为特征，常伴出血；② 结节再生性增生（nodular regenerative hyperplasia），是以肝实质广泛小再生结节形成为特征的少见疾病，自体免疫、骨髓增殖性、胶原性疾病，感染性、肿瘤性和药物等原因可导致其产生，形成弥漫的没有纤维分隔的微小结节，导致非硬化型肝内门脉高压。两者都可引起门静脉的扭曲而导致窦前性阻塞。

6）肝部分结节样转化（partial nodular transformation of the liver）：是一种病因不详的少见疾病，指出现在肝门周围（非弥漫性的）的增生肝细胞构成的非纤维化结节取代了肝实质。可合并门脉高压、门静脉血栓、腹水形成。最初报道的部分结节样转化病例根据肝静脉分支的减少、受压，考虑可能为窦后性门脉高压，后来的报道则发现在结节中央有门脉周围纤维化，也有内膜纤维弹力层增厚，以及结节对肝门血管的直接压迫，存在窦前性的压力升高。

2. 窦性门脉高压（sinusoidal portal hypertension）

肝窦阻塞是门脉高压的最常见原因，门脉高压的形成有多种致病机制：肝细胞中物质蓄积导致的肝窦压迫;长期的肝脏毒素作用及增多的胶原形成和纤维化;Disse 间隙通过受阻;血管活性物质对肝窦的影响;结节形成导致的肝窦压迫。如此,肝窦血管的收缩或减少引起门脉阻力的增加。

（1）细胞内外物质堆积

1）脂肪肝(fatty liver)：各种原因三酰甘油在肝细胞内异常聚集的疾病。脂肪肝的主要病因：过量酒精摄入、肥胖、影响脂代谢的疾病。脂肪变早期表现为肝细胞内核周小脂肪空泡,晚期增大的空泡推挤细胞核到外周。大泡性脂肪变常与酒精、糖尿病、肥胖和皮质激素有关,微小囊泡脂肪变多见于急性妊娠脂肪肝和 Reye 综合征。严重脂肪肝可合并肝脏炎症,重者可表现为肝细胞气球样变性和坏死,肝细胞死亡和炎症反应导致星状细胞活化和肝纤维化。窦周纤维化最常见,在 3 区中央肝静脉周围最显著,进展为肝硬化与脂肪沉积量、脂肪性肝炎程度等有关。

2）糖原贮积病Ⅲ型(glycogenesis type Ⅲ)：常染色体隐性遗传病,淀粉-1,6-葡糖苷酶(糖原脱支酶系的一部分)缺陷性表达导致的代谢异常疾病。以大量的异常糖原沉积在肝脏、肌肉和心脏(部分病例)为特征。肝肿大在少儿即可出现,肝病理改变进入青春期而减轻,极少数发展为成人肝硬化。肝细胞内异常糖原的沉积、细胞肥大,门脉周围纤维化。

3）神经鞘脂贮积症(sphingolipidoses)：① Gaucher 病(见本节窦前性门脉高压)；② Niemann-Pick病：为一组常染色体隐性遗传的严重代谢性疾病,该疾病导致有害数量的脂类在内脏和中枢神经系统聚集。鞘磷脂磷酸二酯酶酶活性缺乏、细胞内转运缺陷均可导致鞘磷脂和胆固醇在细胞溶酶体内贮积,尤其是在单核-巨噬细胞吞噬细胞系,受累细胞出现溶酶体膨胀、细胞增大,形成大量相对均匀的小空泡,呈现细胞质的泡沫样表现。

4）α_1-抗胰蛋白酶缺乏症(α_1-antitrypsin deficiency)：由于遗传性蛋白酶抑制剂 α_1-抗胰蛋白酶缺陷,表现为肺气肿和肝硬化的疾病。α_1-抗胰蛋白酶由肝脏合成,血液和肺中 α_1-抗胰蛋白酶活力降低,肺泡弹力蛋白和其他多种组织结构蛋白降解,过量异常 α_1-抗胰蛋白酶在肝细胞内沉积,可导致肝窦阻塞、造成肝功损害,15% 的患者可发生肝硬化和肝功能衰竭。

5）淀粉样变性(amyloidosis)：是不恰当折叠蛋白(淀粉样蛋白)引起的少见疾病,这种蛋白变得不可溶并在细胞外组织和器官中沉积,进而破坏其正常功能。淀粉样蛋白在肝脏的沉积能导致肝细胞破坏,1/3 的患者血清转氨酶和碱性磷酸酶的升高。同时肝窦周围 Disse 间隙淀粉样蛋白的沉积,会引起肝窦血管空间的减少,导致肝窦阻塞、窦性门脉高压。

（2）肝脏毒素

1）酒精性肝硬化(alcoholic cirrhosis)：酒精是最重要的肝脏毒素,15% ~20% 的慢性酗酒者会出现酒精性肝炎或硬化,酒精性肝硬化是西方国家肝硬化门脉高压的主要原因。酒精介导的门脉高压的发生机制比较复杂。长期酗酒者肝脏脂肪变很常见,肝细胞增加的脂肪蓄积使肝窦变得狭长,从而干扰肝窦微循环;慢性酒精摄入能导致促炎因子(TNF-α,IL-6 和 IL-8)的分泌、氧化性应激、脂质过氧化、乙醛毒性,并诱导炎症、凋亡、坏死和瘢痕形成,导致肝纤维化、肝硬化门脉高压。肝星形细胞激活是致病的重要因素,其能诱导肝窦周网状纤维胶原化,中央静脉周围胶原沉积、玻璃样硬化,同时门脉周围硬化,最终管道闭塞。所以,酒精性肝硬化的门静脉窦性、窦后性阻塞是合并存在的。

2）维生素 A 中毒(vitamin A intoxication)：星形细胞在维生素 A 代谢中起重要作用,并存储了机体80% 的维生素 A 类。长期和明显的维生素 A 中毒可导致肝星形细胞的激活、显著增多,引起肝窦的收缩,伴随的肝细胞脂肪变性加重了肝窦的阻塞。星形细胞可分化为成肌纤维细胞,诱导肝窦周围纤维化,形成门脉高压。但此种肝硬化的具有特征性的光滑肝脏表面,有别于其他类型的肝硬化。

（3）严重的肝实质丧失、急性肝炎

1）急性肝炎(acute hepatitis)：病变区出现显著的弥漫的肝窦和门脉的单核细胞浸润、肝细胞肿胀,嗜酸性细胞也很常见,肝细胞再生和胆汁淤积为典型表现,可见桥接性坏死。可出现次广泛性肝坏死,开始于中央区并向门脉方向进展。肝细胞坏死导致肝窦塌陷、血管空间减少是门脉高压的主要因素,肝坏死严重程度、肝窦塌陷面积分数、胶原纤维密度增加与门脉高压有关。

2)急性肝功能衰竭(acute liver failure):在无先前已知肝疾病的患者,出现肝细胞功能障碍的快速发展,特别是出现凝血障碍和精神状态改变(脑病)。提示肝脏遭受了持续严重的损害(丧失了80%~90%的肝细胞功能)。急性肝功能衰竭和继发于急性肝炎、爆发性肝炎后,大部分急性肝功能衰竭具有从中央区开始的广泛的肝细胞坏死,并向门脉支方向进展。随后肝窦塌陷、肝结构扭曲,肝窦阻塞、门脉血流阻力增加,同时急性肝功能衰竭时合并全身血管扩张、动脉压和外周阻力降低、心排血量增加,循环高动力状态也促进了门脉高压的形成。

3)疟疾(malaria):是由疟原虫引起的由蚊虫叮咬传播的传染病,典型症状包括:发热、乏力、呕吐和头痛。疟原虫单倍体子孢子入血首先进入肝脏,感染肝细胞、形成大量裂殖子,破坏肝细胞后再入血,感染红细胞。在恶性疟感染中,被感染红细胞可与毛细血管、小静脉内皮、未感染红细胞黏附,滞留在微血管形成栓堵,在肝脏则引起门静脉小支的微栓塞。微栓塞、内毒素血症、肝内胆汁淤积和微绒毛功能障碍可导致肝脏的二次损害,甚至出现肝功能障碍、肝性脑病。网状内皮细胞增生、肝细胞肿胀、严重感染的肝窦门静脉炎细胞浸润、中央区肝坏死可导致肝窦阻塞,微栓塞可引起窦前性阻塞,门脉高压尽管不是疟疾肝病的主要表现,但可以合并存在。

(4)慢性肝炎和肝硬化

1)紫癜肝病(peliosis hepatis):是一种少见的肝脏血管性疾病,特征为肝脏多发散在分布的充血的腔隙,大小数毫米到3 cm。发病机制假说为肝窦上皮损害,肝窦压力因流出道梗阻而增加,或肝细胞坏死。存在两种形态学类型,静脉扩张型:充血腔隙内衬内皮,伴中央静脉动脉瘤样扩张;实质型:腔隙无内皮附着,伴出血性肝实质坏死,均可引起肝窦阻塞。另外,肝纤维化、硬化、再生结节和肿瘤可合并存在,引起肝窦和窦前性阻塞,甚至门脉高压。

2)肝硬化(Cirrhosis)、再生结节(regenerative nodes)形成:肝硬化的常见原因包括酒精、乙型、丙型病毒性肝炎和非酒精性脂肪肝病。不管引起肝硬化的病因病理机制如何,肝硬化仍然是导致门脉高压的主要原因。肝硬化病理特征为:瘢痕组织的形成取代了正常肝实质。其形成上,肝星形细胞的激活起到了关键作用,肝实质的损害导致星形细胞的激活,引起肝窦纤维化和血流梗阻。肝实质被纤维血管的分隔隔离成多个结节,典型结节的门静脉—终末肝静脉已不存在了。肝硬化导致门脉高压的基本机制是肝窦阻塞,也存在窦前性阻塞。肝脏硬化、肝再生结节都会引起门静脉受压、窦前门静脉阻力增加。肝窦硬化又可引起邻近静脉扩张,代偿性小动脉血流增加,小动脉门静脉支的短路形成,这些都能促进门脉高压的形成。

3. 窦后性门脉高压(postsinusoidal portal hypertension)

窦后性门脉高压由于肝窦后小静脉和肝静脉的阻力增加所导致。由于致病因素的原因,窦后性门脉高压也常和其他类型门脉高压合并存在。常见病因见表11-2。

表11-2 肝内型窦后性与肝后型门脉高压的病因(按阻力增高部位)

	肝内型窦后性门脉高压	肝后型门脉高压
肝窦后	酒精性中央静脉玻璃样硬化 酒精性肝硬化 肝部分结节样转化	

续　表

	肝内型窦后性门脉高压	肝后型门脉高压
肝静脉系统	Budd-Chiari 综合征 　分支型(Stuart-Bras 综合征) 　　吡咯齐定生物碱类 　　细胞毒药物 　　免疫抑制剂 　　避孕药 　　同化激素类药 　　X 射线暴露 　　二氧化钍 　主干型(Chiari 病)	Chiari 综合征 解剖异常 肿瘤 阿米巴脓肿、肝囊肿
下腔静脉		肝腔静脉综合征(膜性梗阻) 血栓形成 解剖异常、肿瘤 肾病综合征 真性红细胞增多症
心　脏		右心功能不全 缩窄性心包炎 三尖瓣关闭不全 特发性扩张性心肌病

修改自《Hepatology，Textbook and Atlas》

　　酒精性肝中央静脉玻璃样硬化(alcoholic central hyaline sclerosis)、酒精性肝硬化：见本节窦性门脉高压。

　　肝部分结节样转化：见本节窦前性门脉高压。

　　Budd-Chiari 综合征：肝静脉梗阻导致的疾病，表现为 Chiari 三联征腹痛、腹水和肝肿大，可合并门脉高压。梗阻的发生可以是暴发性、急性或慢性的，完全或部分的。完全性梗阻预后较差，部分梗阻可导致门脉高压、肝脾肿大、腹水和食管静脉曲张。导致梗阻的原因有肝静脉先天性异常、静脉炎性疾病、局限或弥漫性肝病、肝外病变、创伤、血液学疾病(真性红细胞增多症、阵发性夜间性血红蛋白尿等)、骨髓增殖性疾病、妊娠、女性口服避孕药物或恶性肿瘤等。在原发性 Budd-Chiari 综合征患者中，约 50% 患者存在骨髓增殖性疾病，其中约 40% 有体细胞 JAK2 基因的 V617F 突变，女性患者中约 50% 有口服避孕药史。

　　Budd-Chiari 综合征合并门脉高压、梗阻位于肝内肝静脉者，在本节中归为肝内窦后性门脉高压；梗阻部位位于肝外肝静脉或肝上腔静脉者，归入肝后型门脉高压。Budd-Chiari 综合征的含义尚有争议，一般认为：梗阻如由肿瘤侵犯或压迫导致，则称为继发性 Budd-Chiari 综合征，否则称为原发性 Budd-Chiari 综合征，通常有腔内静脉病变存在，如血栓形成或下腔静脉网格。经典的 Budd-Chiari 综合征是指肝静脉血栓形成导致的梗阻。

　　Stuart-Bras 综合征，又称分支型 Budd-Chiari 综合征。自 1957 年始，用以描述小肝静脉支的梗阻，以中央静脉和小肝静脉血栓为特征。属于发生在小肝静脉支的静脉梗阻性疾病，病因主要为毒性物质和物理因素导致中央静脉和小肝静脉支的直接损伤、血栓形成。已知能够引起小肝静脉梗阻的主要原因见表 11-2。组织形态学表现为窦内皮损伤，包括 Disse 间隙红细胞聚集、内皮下水肿和细胞生成。随后出现中央静脉、小叶下静脉的细小纤维生成，最终管腔闭塞。小肝静脉支的管壁纤维化增厚、狭窄和血栓形成导致肝窦充血加重。

Chiari 病/综合征,为主干型 Budd-Chiari 综合征,也称为闭塞性肝静脉内膜炎,以大的肝静脉支的原发性静脉炎合并继发性血栓为特征。可能的原因有风湿性、类肿瘤性及免疫疾病等。形态学表现为肝脏增大,肝表面暗紫红色、边缘圆钝,静脉充血和侧枝形成提示存在门脉高压,多数患者合并腹水。病变组织肝活检组织学表现:明显的小叶中央充血、肝窦扩张、肝细胞坏死、中央静脉栓子(新鲜或已机化),提示窦后性阻塞。病程较长者,可见肝实质萎缩和结节转化。

(三)肝后型门脉高压

肝后型门脉高压约占门脉高压的 5%,梗阻部位位于肝外肝静脉、肝上腔静脉或右心。肝外的因素阻碍了肝静脉的静脉血流出,出现肝实质性门脉高压同时合并股静脉压升高。肝脏表现与 Budd-Chiari 综合征的主干型类似。肝后型门脉高压的常见原因见表11-2,表中按梗阻部位由肝外肝静脉、下腔静脉、心脏依次列举。

(1)肝外肝静脉梗阻 解剖异常、Chiari 病(见本节窦后性门脉高压相关内容),以及肿瘤/肿块/囊肿压迫(也可归为继发性 Budd-Chiari 综合征)。

(2)下腔静脉梗阻 ① 肝腔静脉综合征(hepatic vena cava syndrome),又称为下腔静脉的膜性梗阻(membranous obstruction of inferior vena cava),是肝静脉流出道梗阻的最常见类型,多来自亚洲和非洲的报道,是伴有肝段腔静脉较厚的局限性狭窄或梗阻的慢性病程,特征为起病隐匿,可长期无症状,反复进行加重,有腔静脉间侧支形成。也可被归入 Budd-Chiari 综合征,但与经典的 Budd-Chiari 综合征的急性或亚急性病程或暴发性肝功能衰竭不同。其曾被认为是先天性血管畸形导致的,但其多发生于卫生条件差的人群,累及包括儿童的所有年龄组和性别,可能与细菌感染诱发的血栓性静脉炎有关;② 下腔静脉血栓形成(thrombosis of vena cava),可由盆腔静脉血栓发展而来,也可因为血栓形成倾向因素存在而直接发生。

(3)心脏原因 ① 右心室功能不全(right ventricular insufficiency),是肝后型门脉高压中最常见的原因,中心静脉压升高传递到肝静脉,导致小叶中央充血、肝窦扩张,导致门脉压力升高。慢性的右心功能不全,可导致肝静脉压持续偏高,可出现中央静脉间的淤血路径形成,小叶中央充血带肝细胞玻璃样变性,充血性纤维化形成;② 缩窄性心包炎(constrictive pericarditis),可引起显著的肝后型门脉高压、早期出现腹水;严重的三尖瓣关闭不全(tricuspid valve incompetence),也可导致门脉高压、腹水。此两种情况,病情严重者可出现心源性肝硬化、再生结节形成。

二、诊断

门脉高压症常是一系列肝脏疾病的伴随表现,可以存在多年而无症状,也可以导致严重并发症、甚至死亡。诊断必须明确:是否存在门脉高压,门脉高压的基础病因及严重程度,门脉高压病因是否得到有效的治疗。

(1)临床表现 病史往往能对门脉高压的诊断、门脉高压相关病因的明确提供证据。门脉高压早期症状、体征不明显,进展期可表现为蜘蛛痣、腹壁静脉曲张、肝肿大或萎缩、脾肿大、腹水等。

(2)实验室检查 对诊断门脉高压价值有限,阳性结果多为非特异性,需与其他检查结果结合评价。血小板、白细胞减少提示脾功能亢进,可能合并门脉高压;低血红蛋白提示可能持续失血;对考虑门脉高压诊断的患者,大便隐血试验应常规检查;血氨升高提示存在明显的分流;胆碱酯酶对评价肝功能和疾病预后有一定帮助。

（3）超声 腹部 B 超及多普勒彩超是影像诊断的首选工具。可显示肝硬化大结节、肝脏肿块、门脉通畅情况、腹水和脾肿大；门脉直径 >13 mm、脾静脉直径 >10 mm 提示可能存在门脉高压。彩色多普勒可显示离肝血流、门-休静脉侧支、脐静脉再通、和门脉海绵样变；冠状静脉直径 >6 mm，提示存在食管静脉曲张；离肝血流速度 >15 cm/s 提示较高的曲张静脉出血风险；吸气相向肝、呼气相离肝的波动血流提示门脉高压症。

超声瞬时弹力成像（transient elastography，TE）是较新的无创性组织弹性超声测量技术，通过测量肝脏硬度来定量肝纤维化。对于病毒相关的慢性肝病患者，2015 年共识会议（Baveno VI）推荐临床显著的门脉高压（CSPH）的诊断标准：TE 肝硬度 ≥20 ~ 25 kPa（至少 2 次不同日的禁食下检测，除外丙氨酸氨基转移酶增高）（证据水平 2b，推荐级别 B）。

（4）CT、MRI 和血管成像 CT 和 MRI 可显示腹部实质性脏器和管道，在肥胖和肠胀气的患者较超声成像更有优势。CT 或 MRI 的血管成像技术已经能够显示门脉系统血管形态、血栓、侧支血管，也能显示动脉异常、肝动脉血流量，以及肝静脉、腔静脉形态等；单纯诊断性的直接或间接的放射造影血管成像能显示门静脉系统及侧支，因有创较少采用；随着放射介入的经颈静脉肝内门-体分流（transjugular intrahepatic portosystemic shunt，TIPS）治疗门脉高压的广泛开展，介入血管造影成像发挥了重要的作用。

（5）消化内镜 胃镜是对食管、胃底、甚至十二指肠静脉曲张和门脉高压性胃病进行检查、分级、预后评价的首选方法，并可对曲张静脉进行预防性和治疗性处理。曲张静脉红色征提示出血倾向，黏膜黑褐色斑点提示黏膜内出血。结肠镜还可以发现肛管直肠曲张静脉、糜烂性结肠炎。胶囊内镜可发现门脉高压的小肠病变。超声内镜能显示消化道壁内外曲张静脉，并可对奇静脉、冠状静脉进行直径测量，甚至进行多普勒检查。

（6）腹腔镜 能够对门脉高压进行早期检测，发现腹膜、小肠和胃的细小曲张静脉。诊断性腹腔镜已被无创检查取代，在需要进行肝硬化诊断、肝表浅局限性病变活检是仍是有效手段。

（7）门脉压的有创测量 肝静脉压力梯度（hepatic vein pressure gradient，HVPG）尽管不是临床常规检查，但对预测曲张静脉出血有重要价值，多次检查对指导药物治疗有帮助。HVPG 的测量可经肘静脉或颈静脉向肝静脉置入测量导管，测量自由肝静脉压（free hepatic vein pressure，FHVP，反映腹内压，正常 3 ~ 11 mmHg），将导管插入肝静脉分支或对气囊加压阻断肝静脉血流可测得肝静脉楔压（wedged hepatic vein pressure，WHVP，反映门静脉压，正常 7 ~ 12 mmHg），两者之差即 HVPG，相当于肝窦门脉压。HVPG >8 ~ 10 mmHg 提示门脉高压的侧支形成，HVPG >12 mmHg 提示曲张静脉出血的高风险，HVPG 可作为曲张静脉出血患者的生存期的重要预后因素。在肝内窦性门脉高压患者，WHVP 即反映门脉压。肝前型或肝内窦前性门脉高压患者，WHVP 应正常。肝后门脉高压患者，FHVP 偏高。

三、鉴别诊断

主要是对肝硬化、门脉高压症的众多病因的鉴别，硬化性和非硬化性门脉高压的鉴别，以及脾肿大、腹水、上消化道出血等并发症病因学的鉴别。

四、治疗选择

门脉高压症的基础病因必须得以明确，并争取有效消除。门脉高压症与其并发症的治疗选择是建立在药物、内镜、血管介入和外科的治疗原则之上。药物治疗、TIPS 和外科分流都可以单独降低门脉压力；内镜曲张静脉套扎（endoscopic variceal band ligation，EVBL）、硬化剂注射（endoscopic injection sclerotherapy，EIS）、气囊封堵逆行经静脉闭塞（balloon-occluded retrograde transvenous obliteration，BRTO）、外科去血管化（断流）手术都可以有效控制曲张静脉出血、消除曲张静脉，但这些方法不能降低门脉系统压力。肝移植是其他有效治疗方法穷尽后的最后手段。

静脉曲张出血的初次出血前预防（pre-primary prophylaxis），新定义为：预防无食管胃静脉曲张肝硬化患者的静脉曲张形成。目前尚无有效结论，唯一的临床试验对照非选择性 β 受体阻滞剂噻吗洛尔（timolol）与安慰剂，静脉曲张形成或出血并无差别，且不良反应更多。也没有研究支持手术有效。

食管曲张静脉初次出血预防（primary prophylaxis），考虑到治疗花费、不良反应，非选择性 β 阻滞剂仍是的一线治疗。与 β 阻滞剂相比，近年的一个 Cochrane 分析纳入了 19 个 RCT，发现了 EVBL 的轻微优势，但在充分随机化或全文的亚组分析中未得到确认。EVBL 用于初次出血预防效果与 β 阻滞剂至少是相当的，现推荐给有药物治疗禁忌、β 阻滞剂严重不良反应、无法耐受的患者。这两种治疗方法目前是被广泛接受的、唯一被推荐的方法。有出血风险（红色征、直径 >5 mm）的食管静脉曲张患者，2 年内出血风险为 30% ~ 35%，应接受预防性治疗。20 世纪 60 ~ 80 年代报道的对肝硬化门脉高压的预防性门腔分流手术尽管能减少初次出血，但会加速肝功失代偿、增加肝功能衰竭。而基本同时期，来自日本的报道 Sugiura 手术能够有效预防肝硬化静脉曲张的初次出血，Inokuchi 在 1990 报道的肝硬化静脉曲张预防性治疗 RCT 中手术组（去血管化 + 横断手术为主，部分为选择性分流）的效果优于非手术组。但并未得到后来研究的广泛支持。对非硬化门脉高压静脉曲张的初次出血预防，并没有 RCT 研究比较手术和其他方法。胃曲张静脉初次出血预防，近期的研究推荐对大的静脉曲张（ >2 cm）和高风险胃静脉曲张（GOV2，食管与胃底连续的静脉曲张和 IGV1，孤立的胃底静脉曲张）进行初次出血预防，氰基丙烯酸盐 EIS 效果优于 β 阻滞剂。

急性食管曲张静脉出血治疗，目前初始治疗为缩血管药物、抗生素、内镜止血（套扎比硬化剂的并发症和死亡率均更有优势）的联合应用；气囊填塞（balloon tamponade）、全覆膜自膨式金属支架放置均可应用于药物和内镜难治性出血，但只是确定性治疗方法前的过渡手段；TIPS 适用于药物和内镜不能充分控制的顽固性出血和复发性出血。外科手术也适用于此类患者，尤其是 TIPS 由于技术和解剖原因不可行或已经失败，但这个手术作为补救治疗的教条也正被挑战。通常对 Child A 级肝硬化或非硬化门脉高压患者选择外科分流，对不可分流患者、部分 B 和 C 级硬化患者选择去血管化手术。当地能够获得的上述方法的专门技术在治疗选择上也很重要。治疗急性胃曲张静脉出血，尽管缺少对照研究，缩血管药物仍被建议使用；内镜止血作为一线诊断和治疗的方法，首选氰基丙烯酸盐 EIS（再出血率比 EVBL 低；TIPS 和远侧脾肾分流被考虑用于急性难治性、反复出血、或内镜止血失败者；BRTO 在控制胃曲张静脉出血上也具有良好效果，且再出血率较低、较 TIPS 创伤小，可适用于肝功储备较差、伴有肝性脑病、存在胃肾分流的胃出血患者，但可能引起门脉压的升高、非胃静脉曲张加重。

食管曲张静脉再出血预防（secondary prophylaxis），非选择性 β 阻滞剂单独或联合硝酸盐、EVBL 均有效；尽管没有药物和 EVBL 两者联合应用优于单一方法的一致结果，目前合理的意见是：对能耐受药物的患者两者联合应用，对药物禁忌或无法耐受者采用单一 EVBL；TIPS 也能有效预防再出血，但肝性脑病的发生较内镜治疗高；非限制性（全分流）、限制性外科分流（部分分流）、选择性分流均能有效预防再出血，分流通畅率比传统的 TIPS 高；外科分流、TIPS 均比内镜再出血率略低，但肝性脑病发生率高。对于预防胃曲张静脉再出血，鉴于纳入的胃静脉曲张类型差异较大、胃静脉曲张出血研究相对少见,以下研究结果需谨慎推论:一项胃曲张静脉再出血的研究显示,非选择性 β 阻滞剂或硝酸盐不能减低再出血风险、改善总体生存;普萘洛尔与氰基丙烯酸盐 EIS 的对照研究也未显示改善再出血和死亡的差别,且后者的并发症更多;一项 RCT 对比氰基丙烯酸盐 EIS 和 TIPS,TIPS 预防再出血效果更好,但两者死亡率无差别。对于胃静脉曲张 GOV2 和 IGV1 的再次出血预防,氰基丙烯酸盐 EIS 比 β 阻滞剂预防再出血、改善生存效果更好。外科分流对非硬化门脉高压的食管胃静脉曲张、门脉高压性胃病、异位静脉曲张等再出血预防具有良好效果,且由于肝功储备较好而脑病发生率低。近期亚太肝脏研究会共识推荐外科分流(近端脾肾)用于非硬化性门脉纤维化患者。

(一)药物治疗

降低门脉压力应用最广泛的药物是非选择性 β 受体阻滞剂,其作用机制是通过 $β_1$ 受体阻滞降低心排血量、$β_2$ 受体阻滞增加内脏血管张力而减少门静脉血流、降低门脉压。普萘洛尔(propranolol)是首个临床应用的 β 受体阻滞剂至今已 30 余年,能够使 2/3 的患者门静脉压减低约 50%,并对预防糜烂性胃病有效。纳多洛尔(nadolol)也是较早用于曲张静脉的初次出血预防。近些年,卡维地洛(carvedilol,非心脏选择性、血管扩张性 β 阻滞剂,并具有轻度抗 $α_1$ 肾上腺素活性)的研究显示,和普萘洛尔,或纳多洛尔 + 硝酸盐一样,卡维地洛能有效减低 HVPG;并且作为曲张静脉的初次出血预防,能和 EVBL 一样有效。

可乐定(clonidine,$α_2$ 肾上腺素能激动剂)、哌唑嗪(prazosin,$α_1$ 肾上腺素能拮抗剂)、吗多明(molsidomine,硝基血管扩张剂)、硝酸异山梨酯(isosorbide dinitrate,硝基血管扩张剂)、螺内酯(spironolactone,醛固酮拮抗剂)等也能够有效减低门静脉压。β 阻滞剂和这些药物的联合应用,可能能增强降低门脉压的效果。

急性曲张静脉出血的药物治疗目的是降低门脉压,并减少内脏血流。加压素(vasopressin,抗利尿激素,神经垂体激素,垂体后叶素)可引起全身血管收缩、肠系膜和心肌缺血,常与硝酸盐类合用改善其不良反应。特利加压素(terlipressin,加压素类似物)半衰期更长、不良反应较小,控制出血的效果优于加压素和生长抑素。生长抑素(somatostatin,肽类激素,调节内分系统影响神经传递、细胞增殖)能够抑制胃肠激素释放、减少小肠血流。奥曲肽(octreotide,生长抑素类似物)半衰期更长。特利加压素和奥曲肽的合用效果并未优于单用特利加压素。

(二)内镜治疗

内镜曲张静脉套扎(endoscopic variceal band ligation,EVBL)是通过连接于内镜头端的套扎器,通过负压吸引的方式吸入曲张静脉,推送橡皮环套扎静脉基底部,促使静脉形成血栓和瘢痕化。鉴于该方法的有效和安全性,EVBL 首先取代了 EIS、作为食管曲张静脉急性出血治疗和预防再出血方法,随后又被用作食管曲张静脉的初次出血预防。内镜硬化剂注射(endoscopic injection sclerotherapy,EIS)常用的硬化剂有乙氧硬化醇(ethoxysclerol)和氰基丙烯酸盐(cyanoacrylate)胶。前者被注射到曲张静脉周围,引起局部炎症反应和瘢痕化,导致静脉血栓形成和闭塞;后者被直接注射到曲张静脉中,造成即时的血管闭塞。一个小样本研究报道,氰基丙烯酸盐 EIS 用于胃静脉曲张的初次出血预防,安全有效。在胃曲张静脉急性出血时,氰基丙烯酸盐 EIS 已作为内镜止血的首选。其在预防再次出血中的效果尚待进一步研究。

(三)血管/放射介入治疗

经颈静脉肝内门-体分流(transjugular intrahepatic portosystemic shunt,TIPS):是通过血管内放射

介入的方法在肝静脉/腔静脉和门静脉之间放置一个可膨式管状支架,建立一个短路通道,实现功能性的门腔侧侧分流、降低门-体压力梯度。TIPS 材料技术的一个进步是聚四氟乙烯(polytetrafluoroethylene, PTFE)覆膜支架的引入,覆膜支架比裸支架的分流功能障碍更少,但治疗后 2 年肝性脑病发生率是否减少尚结论不一。一个多中心针对食管静脉曲张出血且高治疗风险人群(Child B 伴活动性出血,Child C < 14 分)的研究显示,早期 TIPS(PTFE 覆膜支架 < 72 h)的应用,与药物联合 EVBL 相比,能降低再出血率和 1 年死亡率。

气囊封堵逆行经静脉闭塞(balloon-occluded retrograde transvenous obliteration, BRTO):自 20 世纪 80 年代以来逐步发展流行,基本原理是经颈静脉或股静脉通过左肾静脉进入门-体间的胃肾分流支,进行气囊封堵、分流侧支及曲张静脉的硬化及栓塞处理,实现消除胃曲张静脉、控制出血。目前使用的主要硬化剂有 5% 乙醇胺油酸酯(ethanolamine oleate)、3% 十四烷钠硫酸盐(sodium tetradecyl sulfate)。BRTO 的非传统路径还包括经腔静脉、经膈静脉、经贲门周围、经回结肠静脉、经生殖腺静脉、经肾包膜静脉、经 TIPS 等。经皮经肝闭塞(percutaneous transhepatic obliteration, PTO)开始于 20 世纪 70 年代,现被用作 BRTO 的二线选择或辅助方法,使用气囊者也被称为气囊封堵顺行经静脉闭塞(balloon-occluded antegrade transvenous obliteration, BATO)。BRTO 最大的优点在于能够保持肝功能、降低肝性脑病发生。一项研究显示 BRTO 一过性改善肝功能 6~12 个月,近 3 年肝功才回归基线水平。

第二节 门脉高压症的病理生理

门脉高压症形成的病理生理学机制比较复杂,许多机制尚不清楚。简单而言其形成原发于门脉血流阻力的增加,继发于内脏血流的增加。门脉高压相应的常见病因包括门静脉血栓形成、肝脏蓄积性疾病、肝硬化、肝静脉血栓形成、血吸虫病等,相关病因导致门脉高压的简要病理生理机制已在前一节详述。在肝窦性门脉高压,血管反应性(血管收缩和舒张)的变化在门脉高压的病理生理改变中起到了核心的作用,导致了门脉阻力增加、内脏高动力循环和侧支循环形成。相应的血管收缩因子的高反应性和产生过多,以及血管扩张因子的低反应性和产生受损是血管张力升高的主要机制。近些年来,肝星形细胞的激活在窦性门脉高压形成上的重要作用被逐步认识。充分理解门脉高压症的病理生理,对更好地预防和治疗门脉高压及其并发症具有重要意义。

一、门脉高压症的转归和并发症

(一)脾肿大(splenomegaly)

门脉高压、血流淤滞常引起脾肿大,可导致红细胞、白细胞和血小板一种或多种减少(脾功能亢进),通常不引起临床症状。正常大小的脾脏并不能排除门脉高压症,门脉高压的严重程度与脾大小也不完全成比例。脾脏的形态学变化包括包膜增厚、硬度增加、表面暗血性渗出;脾血窦为主的纤维增生,脾窦扩张、内衬增厚的上皮,网状内皮系统增生。常出现邻近脾小结小动脉的出血和脾梗塞,长期门脉高压有时可导致 Gamna-Gandy 小结节形成(微出血造成的含铁血黄素和钙沉积,及成纤维细胞反应)。非创伤性影像技术的发展(如超声瞬时弹力成像和声辐射力脉冲成像),已将脾脏硬度测量作为衡量门脉高压的一个指标,可对静脉曲张、腹水等进行预测。门脉高压诱导的脾肿大的机制尚未被充分认识,有大鼠门静脉结扎模型研究显示,脾脏纤维化和血管生成与脾肿大相伴随,雷帕霉素

（rapamycin）能够减轻脾肿大、脾脏的纤维化和血管生成。

（二）门-体侧支

门-体静脉侧支（portosystemic collaterals）形成反映了门脉血管受压力诱导的晚期改变。早期门静脉小分支出现扩张，随后发展为迂曲静脉，血管容量代偿性增加；门脉高压长期持续作用，薄壁的门脉血管无法承受升高的门静脉压，与体循环静脉形成吻合侧支，最终形成曲张静脉和广泛的侧支循环。另外，在高压的作用下，门静脉本身也能形成不同程度的扩张，原先连接门静脉和腔静脉的静脉支也被扩张或再通。形成静脉曲张的同时，多伴有血管的纤维化和弹性增加。静脉曲张的形成部位可在食管、胃底、小肠、腹膜后、前腹壁、肺、脾、肾等区域。最终，门脉高压血流经侧支静脉流入上腔、下腔静脉。自发侧支循环的形成是门脉高压长期作用的结果，并不能降低门脉压。侧支循环的存在却为介入方法止血（如 BRTO）提供了潜在的路径。

1. 食管胃静脉曲张

门静脉离肝血流经胃冠状静脉进入食管周围静脉丛，可形成膈顶和胃底的静脉曲张；有侧支通过胃短静脉连接脾脏，血流可经由食管下段黏膜下静脉丛，通过吻合侧支，食管下 1/3 段静脉血流可进入奇静脉和半奇静脉；食管中 1/3 段因血流淤滞可形成曲张静脉丛，吻合侧支可连接贲门周围静脉、肋间静脉、上纵隔静脉和膈静脉。这些侧支血管引导血流进入奇静脉和半奇静脉，最终流入上腔静脉。食管上 1/3 段由于奇静脉引流和压力平衡的结果，较少形成静脉曲张。食管静脉曲张的多少、位置和严重程度可决定门脉高压患者的寿命的长短。门脉高压患者约 80% 可检出食管静脉曲张，约90% 位于食管下中段，5%～10% 的患者同时合并有胃静脉曲张。检测评价食管胃静脉曲张的形态严重程度的首选方法是胃镜，主要描述曲张静脉的长度、直径、数量、颜色及黏膜改变（如红色征）等。常用的 Paquet 分级（Grade Ⅰ～Ⅳ）用于食管静脉曲张，Sarin 分类（Gastrooesophageal varices，GOV‐1,2 和 Isolated gastric varices，IGV‐1,2）用于胃静脉曲张的部位分型，日本门脉高压协会分级（Form，F1～3；GVs，Lg-c,f,cf.）用于食、管胃静脉曲张；其中 Paquet Grade Ⅲ，Ⅳ 或日本分级 F3 表示大曲张静脉。食管胃静脉曲张出血是门脉高压患者消化道出血的最主要部位，也是影响门脉高压症患者生存期的主要并发症之一。

2. 肛管直肠静脉曲张

非门脉高压情况下，痔静脉丛的血液经单一的直肠上静脉进入肠系膜下静脉、门静脉，经双侧直肠中静脉和直肠下静脉进入髂静脉、下腔静脉；直肠可存在扩张和脱出的静脉团，形成痔疮，与门静脉没有联系。门脉高压时，在直肠、肛管、肛门外部区域可形成肛管直肠静脉曲张，同时也可合并寻常的痔疮。40%～80% 的门脉高压患者可出现肛管直肠静脉曲张，其发生取决于门脉高压的程度和病程长短。7%～14% 的患者发生静脉曲张出血，有时出现大量出血。

3. 肠管静脉曲张

消化道中除了食管中下段、胃底是常见的门脉高压静脉曲张部位外，其他部位偶尔也能出现静脉曲张：十二指肠、小肠、结肠（横结肠少见）、胆囊，甚至肠吻合口、肠造口附近等。通常在肠系膜上静脉、下静脉和汇入下腔静脉的小静脉支之间形成静脉曲张侧支。如果内镜检查不能发现结肠静脉曲张，可考虑内脏血管造影检查，其敏感度可达约 95%。

4. 腹壁静脉曲张

在门脉高压的作用下，明显的静脉侧支可在肠系膜静脉和腹前壁之间形成，可自发形成，也可由于手术后的腹腔粘连。圆韧带内的脐静脉再通、并与腹前壁的腹壁上静脉形成侧支吻合，即为 Cruveilhier-Baumgarten 综合征。少数情况下，在脐周可形成辐射状、蓝色、扭曲的血管，有时可呈轻度隆起或结节状的曲张静脉,由脐部向腹壁蔓延,即海蛇头(caput medusae)。

5. 脾肾及腹膜后静脉曲张

约5%的门脉高压症患者存在脾肾静脉曲张或分流,门脉血由胃短静脉进入脾静脉,再经侧支进入左肾静脉。这个自发形成的脾肾分流通道已成为经典 BRTO 治疗胃曲张静脉出血的标准路径。部分患者的结肠静脉与下腔静脉间也会形成侧支吻合,形成腹膜后静脉曲张。

6. Retzius 静脉、Sappey 静脉

Retzius 静脉位于腹壁的侧面,在胃肠道腹膜后部分和腹壁静脉之间形成生理性沟通。在门脉高压情况下,Retzius 静脉能作为肠管系膜区门静脉支和下腔静脉分支之间的桥梁,成为门脉高压侧支循环的一部分。Sappey 静脉,是附属门静脉系统的附脐静脉,作为细小静脉支沟通腹前壁和肝门、下腹部和髂静脉。在门脉高压的情况下,附脐静脉扩张,可作为侧支引流门脉血流进入腹壁下静脉、下腔静脉。

7. 胆道静脉曲张

是指在肝外胆道和胆囊壁内和(或)周围匍行游走的曲张静脉丛,可由超声内镜、增强 CT 或 MRI 检测到。多见于门脉高压,尤其是肝外门静脉梗阻,可以是门静脉海绵样变的一部分。

(三)肝淋巴囊肿

在门脉高压症,尤其是肝内型门脉高压的情况下,门脉压力可通过肝淋巴液形成的方式代偿。肝淋巴液流速因而增加,甚至可达将近 7 ml/min,是正常水平的 8 倍。肝淋巴压力可达 18 cm H_2O,比正常高约 6 cmH_2O,这种情况下在肝表面可形成扩张的淋巴管、甚至肝淋巴囊肿(hepatic lymphocysts),富含白蛋白的淋巴液可直接渗入或经由破裂囊肿渗入腹腔,这种途径的蛋白渗漏是门脉高压腹水蛋白的主要来源之一。另外,淋巴系统在腹水和水肿形成上作用重大,有报道淋巴管生成与门脉高压相关,但具体机制尚待探索。

(四)门脉高压血管病变

在门脉高压的患者,消化内镜检查经常能发现黏膜的糜烂性改变,这种病变与门脉高压的严重程度有关,属于糜烂性血管病变。在胃部称为门脉高压性胃病,发生于 20% ~30% 的门脉高压患者,病理证实存在由于小血管扩张和黏膜下动静脉分流引起的黏膜充血改变,内镜下以胃底略为常见,呈现小多边形的马赛克样样式(或蛇皮样改变),伴白黄色凹陷边缘,红色征提示高出血风险。可出现大量瘀斑病灶伴点状鲜红色出血。约 10% 的肝硬化门脉高压患者存在溃疡出血,但其中 20% ~25% 出血是由门脉高压性胃病造成的。同样的病变也在结肠被内镜检查发现,称为门脉高压性结肠病。这种糜烂性血管病变造成的出血需要采用局部止血、药物或分流等方法。

(五)门脉胆道病

门脉胆道病(portal biliopathy)自 20 世纪 90 年代初被首次描述,目前指在门脉高压患者中出现的与门脉高压有关的胆道异常,多出现于肝外门脉高压患者。胆总管的静脉引流是通过胆管旁静脉丛和胆管周静脉丛,正常情况下静脉直径不超过 1 mm。门脉高压导致了这些细小静脉支的开放和扩张,甚至形成静脉曲张。鉴于胆管壁的结构,曲张的静脉可以突入胆管腔内,也可以引起胆管增厚管腔狭窄,引起胆管部分梗阻。尽管大部分患者没有症状,但约 20% 的患者出现胆道症状,包括腹痛、瘙痒、黄疸及发热等胆道梗阻和感染表现,部分患者形成胆石、复发性胆管炎,甚至继发性胆汁性肝硬化。CT 或 MRI 的胆道成像、血管成像在评估此病时应是首选。无症状的患者无需特殊治疗,有症状患者的治疗策略为解决主要临床症状和并发症,通过内镜括约肌切开、取石、支架放置,必要时考虑TIPS、外科门-体分流、胆肠吻合等。

(六) 其他病理生理改变

1. 肝性脑病(hepatic encephalopathy)

是慢性或急性肝病的神经精神表现,以心理活动、智力和认知异常、伴有情感和行为的紊乱为特征。其可能的致病机制包括氨中毒、细菌感染和毒素、γ氨基丁酸神经递质、神经炎症、氧化和亚硝化应激、血脑屏障改变、中枢神经系统细胞坏死等学说。在肝硬化门脉高压的患者,门脉高压侧支循环引起了肝脏对外源性肝原和内源性毒素解毒功能的削弱,进而带来潜在的、最终可能发生的肝性脑病,以及毒素介导的肝损害,甚至肝功不全。

2. 肝肾综合征(hepatorenal syndrome)

是由于肾血流减少的功能性肾功能衰竭的独特形式,发生在组织学正常的肾脏,是肝硬化、腹水患者进展期肝疾病的严重并发症。外周动脉扩张学说导致肝肾综合征被广泛接受:动脉血容量减少、代偿性神经激素血管收缩系统被激活(如肾素-血管紧张素-醛固酮系统,交感神经系统,精氨酸加压素等)导致水钠潴留、肾脑外周血管床收缩,肾局部血管扩张因子不足以对抗进而出现肾血管收缩、肾血流量明显减少,出现肾小球滤过率减低、发展为肾功能衰竭。

3. 门肺高压(portopulmonary hypertension)和肝肺综合征(hepatopulmonary syndrome)

门肺高压是门脉高压和肺动脉高压的联合体,可以合并或不合并肝脏疾病,硬化性或非硬化性门脉高压都可以出现肺动脉高压。可能的机制包括高血流动力状态增强了剪应力、诱导了肺内皮功能障碍;肝硬化的炎性状态参与了肺血管重塑;内脏源性血管调节物质通过门-体侧支抵达肺循环并造成损伤、血管收缩和细胞增殖。肝肺综合征被定义为:肺内血管扩张和慢性肝病或门脉高压患者的低氧血症。肝肺综合征可能存在着血管活性物质的失衡而倾向于血管扩张,肺低氧血管收缩也可能被抑制,导致了血管扩张。肺内血管扩张可导致右向左分流,引起肺泡-动脉氧分压梯度的增加和低氧血症。

4. 网状内皮系统(reticular endothelial system, RES)增生

门脉高压侧支循环的发生诱导了RES功能的紊乱。其中,对激活的凝血物质、凝血抑制物质和纤溶物质的清除能力受到削弱;肝内血管结构的改变导致了门脉微循环的紊乱,并可触发血管内凝血。RES活性的增强导致了高γ球蛋白血症,并抑制了白蛋白合成。清除能力减弱导致了内毒素学症、生物膜损害、肝细胞代谢过程的扰乱、血管活性物质的产生、溶血,以及凝血障碍等。

5. 肠道菌群移位(gut bacterial translocation)

肠道微生物群和细菌移位对一系列疾病的发生具有重要意义。由于肠道和肝解剖上邻近,且通过门脉血管相连,肝脏持续暴露在肠道微生物产物之下。肝硬化门脉高压背景下,有报道腹水的形成与细菌移位密切相关,门脉压的升高可能影响肠肝轴、加重肝纤维化或硬化、门脉高压。因而,肠道微生物群在门脉高压的形成和维持上可能具有重要作用,可能通过影响肝脏细胞因子、趋化因子的产生加重门脉高压。

二、肝硬化门脉高压的病理生理机制

肝硬化门脉高压多是由酒精、乙型、丙型病毒性肝炎和非酒精性脂肪肝病、胆道疾病等原因造成的合并有肝硬化的门脉高压。肝硬化门脉高压的主要原因是肝内血管阻力的增加,而肝内血管阻力增加是纤维化或硬化、血管增生等肝脏广泛结构性改变和血管张力增高的结果。在肝硬化门脉高压的形成过程中，侧支血管的形成和内脏动脉扩张引起了肝外进入门脉循环的血流量增加，最终形成高动脉循环综合征，辅助了门脉高压的形成和维持，促进了胃食管静脉曲张和腹水等并发症的发生。

（一）肝内循环改变

肝硬化门脉高压的肝内阻力增高可能由血流动力学的可逆部分，和与纤维化/硬化相关的不可逆部分构成。较早的肝硬化大鼠离体肝脏研究显示，扩血管药物可以降低近15%的门静脉灌注血管阻力，占阻力增高的近28%。肝内血管的改变和再生结节对门静脉、肝静脉的压迫被认为是血管阻力增高的主要原因，肝血管内皮细胞与其对血管结构和功能的旁分泌调节被认为是重要驱动因素，因而，窦内皮细胞和肝星形细胞的相互作用对血管阻力增高至关重要。

1. 内皮细胞功能障碍

肝窦内皮细胞（liver sinusoidal endothelial cell, LSEC）位于保护肝脏免于损伤的一线，具有多种功能，涉及血液清除、血管张力、免疫、肝细胞生长、血管生成和肝窦重塑等。其中，LSEC 的肝内循环调节功能可通过旁分泌调节分子作用于邻近的肝星形细胞（hepatic stellate cell, HSC），包括经典的一氧化氮（nitric oxide, NO）和内皮缩血管肽（endothelin）。LSEC 功能障碍可导致血管舒缩调节损害（主要表现为收缩）、炎症反应、纤维化，以及肝再生受损，这些均能促进肝硬化和门脉高压的形成。

（1）血管扩张物质减少　NO 是目前已知最有效的血管扩张分子，在肝硬化情况下其产生及生物利用显著减少，促进了肝内血管阻力的增高。在肝硬化背景下，内皮 NO 合成酶（endothelial NO synthase, eNOS）的抑制因子表达上调（如 Caveolin-1），激活的 RhoA/Rho 激酶通路负性调节 eNOS 活性，NO 合成因而减少。肝硬化下，NO 调节血管扩张的机制也存在缺陷。同时，硬化时由细菌内毒素、病毒、酒精、药物等因素引起的氧化应激加重。NO 与产生的超氧化物反应生成超氧亚硝酸盐，NO 的生物利用减弱有利于血管收缩。采用促进肝循环中 NO 获得的治疗可能对治疗门脉高压有效，如硝基衍生物、他汀类药物、肝选择性 NO 供体等。另外，抗氧化剂分子能够改善肝内血管阻力和门脉高压，如维生素 C、维生素 E、超氧化物歧化酶、乙酰半胱氨酸等。

（2）血管收缩物质增多　在肝硬化背景下，LSEC 合成 Endothelin-1 增多，并激活 HSC，其本身也能通过自分泌方式合成 Endothelin-1。Endothelin-1 不仅能够诱导 HSC 增殖、收缩、导致肝窦血管收缩，也能增加胞外基质合成，参与引起肝内血管阻力增高。另外，类花生烯酸也能引起血管收缩、肝窦张力增高，这类物质包括环氧化酶衍生的前列腺素、血栓烷 A2（thromboxane A2, TXA2）和脂氧化酶衍生的白三烯类（leukotrienes, LTs）。LSEC 的环氧化酶-1 和环氧化酶-2 在肝硬化时被上调，因而前列腺素 H_2 和 TXA2 产生增多，可引起血管收缩、肝内血管阻力增高。环氧化酶-2 还涉及肝内纤维形成和血管生成的调节。半胱氨酰白三烯类具有较强的血管收缩、增殖、促纤维形成的作用，在肝硬化时也产生增多。抑制其受体能降低门脉灌注压，提示其具有增加肝内血管阻力的作用。

2. 肝星形细胞激活

HSC 是肝窦周围的外膜细胞样细胞，散在分布在 LSEC 和肝细胞之间。作为对肝损伤的反应，HSC 被激活，以增殖、迁移和胶原沉积能力增强为特征，通过这些改变强化 LSEC 对肝窦结构和功能的调节。HSC 并可转分化成肌纤维细胞，后者开始表达多种炎症促进和纤维化基因，引起炎症反应和纤维化。更为重要的是，HSC 本身在激活状态能够收缩。在肝硬化时，活化的 HSC 在新生肝窦血管周围聚集增多，可引起肝内血管阻力增高。因而，可收缩表型的激活的 HSC 在门脉高压的形成中扮演了举足轻重的作用。另外，激活的 HSC 对血管扩张物质（如 NO）反应减弱，而在肝硬化中表达增加的血管收缩物质 Endothelin-1，却能加强 HSC 的收缩。如此，在硬化肝脏 Endothelin-1 产生增加和 NO 产生减少,通过激活的 HSC,增加了门脉血流的肝内阻力、促进门脉高压的形成。除了 HSC 以外,有报道门脉(周围)成纤维细胞和其他间充质细胞也能够激活转分化为成肌纤维细胞,小胆管上皮也能通过上皮间充质转化(epithelial mesenchymal transactivation, EMT)转变为成肌纤维细胞,在胆汁性肝硬化中可能起到重要作用。近期,肽类激素松弛素(relaxin),能够特异性激活肝内 NO 通路,且减少产纤维表型 HSC 的激活,在肝硬化模型中 relaxin 能够诱导门脉压显著下降,且不引起低血压。这些结果进一步验证了导致肝内血管阻力增高、门脉高压的相关机制,相应的环节和通路也成为治疗干预的靶点。

3. 肝脏血管生成和重塑

在门脉高压的肝内循环改变中,血管生成起到了重要的作用。在硬化肝脏形态学上,纤维分隔和再生结节周围存在数量增多的血管。激活的 HSC 和(或)门脉成肌纤维细胞等其他成肌纤维细胞,促进了硬化肝脏的血管生成。激活的 HSC 通过释放血管生成因子活化 LESC,如血管生成素(angiopoietin)、血管内皮生长因子(vascular endothelial growth factor, VEGF)等。肝硬化时,套入式(又称分裂式)血管生成的不规则血流模式,可能导致肝内血管阻力的增加。在其过程中,在毛细血管的管腔内两对侧壁向内形成柱状凸起并相互连接、融合、分隔,最终分裂形成两个新的毛细血管。有报道 Notch 1 敲除小鼠能形成套入式血管生成、结节再生性增生和门脉高压,其 LSEC 表现出内皮窗的减少,提示:Notch 1 可能与肝硬化病理型血管生成、门脉高压相关。

肝硬化中血管生成也伴随着肝窦的重塑改变,包括包绕内皮细胞管的 HSC 团的增大和 LSEC 的表型变化,后者以窗口丧失、基底膜形成等去分化表现为特征。另一个显著的血管结构变化是出现瘢痕血管,即在致密的硬化瘢痕中可见穿行的血管。肝硬化门脉高压的血管改变也提供了潜在的干预靶标,针对血管舒张调节,针对和纤维化密切相关的血管生成和肝窦血管重塑。

肝硬化肝内循环改变病理生理机制的进展也引领了潜在的药物治疗方向,肝特异性 NO 供体、刺激肝内 NO 生成的他汀类、Endothelin 途径阻滞剂、血管紧张肽(angiotensin)途径阻滞剂、TGF - β 途径阻滞剂、受体酪氨酸激酶抑制剂等已经出现。这些治疗方法的主要靶标是 HSC 的收缩、增殖、迁移、活化,LSEC 的活化或产生血管扩张物质。

(二)肝外循环改变(changes of Extrahepatic Circulation)

肝硬化门脉高压的肝外循环改变的主要病理生理特征是侧支血管形成、内脏和体循环动脉扩张。伴随门脉高压的形成发展,门-体侧支也同时形成,门脉系统血流经侧支分流,同时内脏及体循环动脉扩张血流增多,自内脏的门脉流入血流增多,以代偿经侧支的血流流失。肝硬化门脉高压的主要原因是肝内血管阻力增加,门静脉血流增多辅助了门脉高压的形成和维持。一些血管活性物质被激活并导致了内脏血管扩张,受损的对缩血管物质的反应也起了辅助作用,侧支循环的开放加重了内脏的重复灌注。内脏体循环动脉扩张导致了高动力循环综合征(hyperdynamic circulation syndrome)的出现,以增加的心排血量和心率、降低的体循环血管阻力和动脉压为特征。以下对此主要特征的形成机制进行探讨。

1. 侧支血管形成机制

门-体侧支的形成是对门脉压升高的反应,本节前述部分已对侧支形成血流动力学和解剖学方面进行了讨论,其形成机制主要通过已经存在血管的开放和血管生成。门脉压力的升高被认为首先在肠道微循环血管床被检测到,如表现为该处 VEGF 和 eNOS 的上调,随后反映在内脏循环的动脉上。血管床能够产生多种血管生成因子,如 VEGF 和胎盘生长因子(placental growth factor, PlGF),这些因子能促进门-体侧支血管的形成。肝硬化和门脉高压的实验模型研究显示,使用抗血管生成等治疗,门-体侧支形成能够减少 9% ~ 52%,治疗的方法包括抗 VEGFR2、抗 VEGF/抗 PDGF、抗 PlGF、Apelin

拮抗剂、Sorafenib 和大麻素受体 2 激动剂。应该注意的是,单纯抗血管生成治疗能够减少侧支形成,但并非一定降低门脉压,因为门脉血流增加并未被明显改变。

2. 内脏和体循环动脉血管扩张机制

(1)血管扩张　在门脉高压背景中,NO 仍是动脉的内脏和体循环中最重要血管扩张分子。在肝硬化或非肝硬化门脉高压实验模型中,诱导产生的其他血管扩张分子包括 CO、前列环素(prostacyclin,PGIs)、内源性大麻素类似物、内皮源性超极化因子(endothelium-derived hyperpolarizing factor,EDHF)。EDHF 的化学成分尚不清楚,可能是花生四烯酸代谢产物、K^+、缝隙连接组分或过氧化氢。门脉压力升高能够触发 eNOS 活化,NO 产生增多。门脉高压程度的不同决定了血管床变化的范围不同。轻度增高首先反映在肠道微循环且 VEGF 产生增多、随后 eNOS 水平升高;门脉压进一步升高到一定水平,内脏循环的动脉出现扩张,如肠系膜动脉。与门脉压增高伴随的血流增加造成了循环应力和剪切应力,这些机械力可能导致了 eNOS 激活、NO 产生,体循环动脉扩张也随后形成。

(2)低收缩性　内脏和体循环动脉对血管收缩物质的收缩反应降低是门脉高压的另一特征。这一现象的发生主要是因为循环中存在过量的血管扩张分子(如 NO)、动脉过度的扩张,平滑肌和神经元产生的其他血管活性分子也起到了部分作用。这些分子包括增多的血管扩张物质内源性大麻素类似物,减少的血管收缩物质神经肽 Y、Urotensin II、Angiotensin、缓激肽等。

(3)神经因子、动脉结构的改变　神经因子被推测涉及高动力循环综合征的形成,特别是通过交感神经系统。有研究报道门脉高压大鼠肠系膜动脉的交感神经出现萎缩/退行性变,因此导致了动脉的血管扩张和(或)低收缩性。在大鼠肝硬化模型中,存在内脏和体循环的动脉血管壁变薄。动脉壁的结构变薄起因于门脉高压的高动力循环改变,但也可能帮助维持动脉的扩张状态、加重门脉高压。神经因子在减弱动脉收缩反应,以及动脉血管变薄的分子机制仍待深入研究。

三、非硬化门脉高压的病理生理机制

非硬化门脉高压(non-cirrhotic portal hypertension,NCPH)也是一组不同病因引起的门脉高压症,没有或尚未形成肝硬化,HVPG 接近正常。其常见疾病包括血吸虫病、非硬化性门脉纤维化(non-cirrhotic portal fibrosis,NCPF)、先天性肝纤维化、结节再生性增生、肝外门静脉梗阻(extra-hepatic portal venous obstruction,EHPVO)等。其中 NCPF 和 EHPVO 研究较多,分别属于肝内窦前性门脉高压和肝前型门脉高压,两者均为有门脉高压的表现,但无明显肝实质功能障碍的证据。

(一)非硬化性门脉纤维化

非硬化性门脉纤维化(portal hypertensive vasculopathy)又称特发性门脉高压(idiopathic portal hypertension,IPH)、肝门脉硬化(hepatoportal sclerosis)、闭塞性静脉病(obliterative venopathy)。多见于年轻成人或中年女性,特征为门脉高压、中度脾肿大、有/无脾亢、肝功良好、肝静脉和门静脉通畅。诊断标准除前述特征外,还包括肝活检排除肝硬化,排除任何已知的可导致硬化或非硬化门脉高压的慢性肝疾病,及排除可导致非硬化门脉高压的其他已知病因疾病。据亚太肝脏研究会共识,10% ~30%的全球静脉曲张出血是由 NCPF 引起。病因尚不清楚,可能与感染、免疫、药物、毒素等因素有关。NCPF 门脉高压决定因素是肝内窦前性梗阻为特征的肝内门静脉阻力增加,和脾及门静脉血流增加。

1. 肝内循环改变

特征性的静脉硬化、纤维弹性组织增生、门脉周围和肝窦周围纤维化、终末门静脉支减少、门脉支异常血管、不同程度的实质萎缩,而肝小叶结构完好。门静脉主干扩张、壁增厚硬化,可伴有中型和小门静脉支血栓。NCPF 的兔动物模型已经建立,经门静脉、胃脾静脉留置导管或经肌内注射的方法,输入牛白蛋白、兔脾脏提取物(免疫基础的 NCPF 模型),或灭活的大肠埃希菌或其抗原(感染基础的 NCPF 模型),能够产生门脉高压、脾肿大,出现低平均动脉压,肝功能和组织学正常。有研究显示 NCPF 模型组肝脏免疫组化 CD34、α - SMA、CK7、eNOS、可诱导 NO 合成酶(inducible NO synthase,iNOS)、血红素氧化酶(heme oxygenase, HO)过表达,eNOS 和 HO 的 mRNA 和蛋白表达增加,对去氧肾上腺素的血管收缩、对乙酰胆碱的血管舒张均受损,提示存在内皮细胞功能障碍。与肝硬化门脉高压 HSC 被激活不同,有研究提出 NCPF 门脉高压中存在内皮细胞间充质转化(endothelial mesenchymal transition, EndMT)假说。门静脉支内皮细胞获得了成肌纤维细胞的特征,表达血管内皮细胞标志 CD34 减少,表达间质细胞标志 S100A4、α - SMA、COL1A1 和 pSmad2 增多。转化生长因子 β1 可能是 EndMT 有效的诱导分子。随后,这些细胞合成 I 型胶原、并在细胞外沉积形成纤维化,引起闭塞性门静脉病和窦前性门脉压力升高。

2. 肝外循环改变

NCPF 肝外循环改变与肝硬化门脉高压的肝外循环改变类似。主要病理生理特征为侧支血管形成、内脏血流增多。NCPF 的动物模型表现出脾肿大、平均动脉压降低;脾窦内皮细胞的 eNOS 和 iNOS 表达增加,脾窦扩张,脾静脉进入血流增加,高动力循环维持和加重门脉高压。临床患者脾脏增大比其他原因的门脉高压更加明显。

(二)肝外门静脉梗阻

被认为是一种肝脏血管疾病,以肝外门静脉梗阻为特征,有/无合并肝内门脉分支、脾静脉或肠系膜上静脉的梗阻,引起门脉高压及其并发症,但肝功能保存完好,多见于儿童期发病。在发展中国家,EHPVO 是门脉高压和儿童上消化道出血的主要原因之一。在西方,非硬化非恶性肿瘤门静脉血栓(EHPVO 的一种)是成人门脉高压的第 2 位原因。EHPVO 的原因按解剖分可分为管腔内、管壁内和血管外因素,按性质可分为促血栓状态(先天性或获得性)和局部因素(创伤、损伤、炎症反应、肿瘤等)。促血栓状态因素中,在儿童亚甲基四氢叶酸还原酶(methylene tetrahydrofolate reductase,MTHFR)缺乏、凝血酶原基因突变最常见;在成人则为原发性骨髓增殖性疾病(myeloproliferative disease, MPD,伴/不伴 JAK2 突变)。在非硬化非恶性肿瘤门静脉血栓患者,口服避孕药是明确的高危因素。

肝内外循环改变:EHPVO 导致肝前型门脉压力升高,肝内循环门静脉血流减少,肝动脉血流代偿增加,肝小叶结构通常无明显改变,可见轻度门脉周围纤维化;肝外循环改变也是以侧支血管(包括向肝侧支和离肝侧支)形成、内脏血流增多为特征。EHPVO 的急性门静脉血栓初发是常无症状,血栓逐渐机化。一般认为:多发的向肝血流的侧支血管,可在 6～20 日在门静脉周围形成,3 周形成海绵状血管瘤。门静脉海绵样变即是由粗细不同的血管簇代替了门静脉,在肝十二指肠韧带结缔组织内形成并抵达肝门。在这些侧支血管跨过门静脉的肝前梗阻,终止于肝内门静脉的中型分支,以此代偿门脉血流的减少,但对降低内脏血管床升高的压力是不够的。因而,离肝血流的侧支血管也会形成,通常在门-体交通静脉形成,可形成静脉曲张。内脏血流增多的病理生理机制与 NCPF 类似。

第三节　门脉高压症的外科治疗

自 20 世纪开始,门脉高压症的外科治疗在现代外科领域扮演了引领者的角色,大量外科术式(分流术式和去血管化术式)风起云涌、不断进化,但同时也不断受到非手术治疗的挑战,如放射介入的经颈静脉分流(TIPS)、气囊逆行经静脉闭塞(BRTO)、内镜介入的硬化剂注射(EIS)、套扎(EVBL)等。由于在前瞻性临床试验中不敌这些创伤更小的方法,门脉高压治疗策略的进化已经不再选择外科作为一线的治疗方法。在选择患者进行外科治疗时,由于门脉高压多作为肝硬化或进展期纤维化的结果,手术仍然意味着术后并发症的高风险,充分完善的术前评估仍至关重要。外科术式的选择需在内科、介入和外科多学科的综合策略框架之下,只有肝移植仍保留了终末期肝病首选治疗的传统地位,而移植后也还有门脉高压并发症的可能。

一、门脉高压症外科治疗的演化

1877 年 Eck 首先报道了门静脉结扎狗的门腔静脉侧侧分流(Eck fistula),1893 年 Pavlov 证明全门静脉转流可导致肝功能衰竭和脑病。Banti 普及了脾切除术,同时 Morison 和 Talma 尝试了网膜固定术(促进形成侧支)。1903 年,Vidal 首先声明完成了人门腔侧侧分流术,不久门腔端侧分流也被报道。1935 年,Watson 尝试了脾动脉结扎。1939 年 Crafoord 和 Frenchkner 引入了食管镜硬化剂注射,治疗门脉高压症的更小创伤方法开始了发展。在 1945 年 Whipple 重新介绍了门-体分流术(portasystemic shunts)(近端脾肾静脉端端分流和脾腔静脉端侧分流)。随后其他分流术式也纷纷出现,如脾肾端侧分流和肠系膜腔静脉分流。1947 年 Phemister 和 Humphreys 报道对脾切除后出血患者尝试了曲张静脉区切除(胃和食管),1949 年 Boerema 报道尝试了食管切开多处曲张静脉缝扎 + 静脉硬化剂注射,同年 Tanner 尝试了胃左静脉及主支离断 + 贲门下胃横断。

1950 年 Walker 尝试了食管末端全层横断、1959 年又报道了食管黏膜横断(黏膜及黏膜下层)。1964 年 Hassab 报道了食管胃去血管化 + 脾切除术(Hassab 手术),而后来的研究认为不联合横断手术的去血管化是不充分的。20 世纪 60 年代末出现了间置移植物的门-体分流术,这些非选择性分流手术都具有较低的再出血率,但以肝性脑病和肝功能衰竭的增加为代价。Orloff 团队仍坚持采用门腔分流术(portacaval shunts)治疗急性肝硬化食管静脉曲张出血,并报道了优越的结果,显示了其技术的纯熟,但并未得到其他团队结果的支持。1967 年,Warren 等报道了选择性远端脾肾分流(distal splenorenal shunt,DSRS,又称 Warren 手术或选择性分流),选择性对食管胃和脾脏区域减压、控制出血,同时维持了肠道静脉的高压、保存了肠系膜静脉的入肝血流。也有报道在酗酒患者门由于门脉高压区与分流区侧支间的形成,选择性分流会变成全分流。

20 世纪 70 年代,随着软式内镜的应用 EIS 更加精细化,且在治疗静脉曲张出血上取得了良好效果。1973 年 Sugiura 和 Futagawa 报道了胸腹联合切口,食管胃结合部横断再吻合 + 食管胃旁去血管化 + 脾切除 + 幽门成形术手术(Sugiura 手术),Sugiura 手术在日本治疗非酒精性肝硬化门脉高压效果满意,但其他地区结果并不一致;经腹、使用环形吻合器等改良 Sugiura 随后出现,再后来,保留脾脏的去血管化 + 食管横断,同期不联合食管横断的去血管化手术也被报道能取得类似效果。20 世纪 80 年代,药物降低门脉高压开始引入,门脉高压的最终外科处理——肝移植成了临床现实。同一时期,DSRS 与 EIS 的一些对照研究显示,二组患者生存结果相似,但 DSRS 的再出血率更低,因而形成了 EIS 一线治疗出血,失败后手术补救的概念。食管横断和 EIS 的对照试验显示,死亡率相似,早期再出血率 EIS 更高。食管横断不能预防晚期再出血。吻合器食管横断和门腔全分流的 RCT 显示死亡率无差别,出血控制分流术式更好。

20 世纪 90 年代内镜治疗改良为 EVBL,同时代放射介入 TIPS 开始用于门脉高压的解除。这一时期,小直径 H 移植物门-体分流(部分分流,保存了更多的入肝血流)研究获得了比大直径降低的肝性脑病发生率,且出血控制率和分流通畅率良好。同时期,DSRS 与脾切除 + 食管胃去血管化的比较研究显示,在治疗血吸虫门脉高压出血上,DSRS 的长期生存率更高(90% *vs* 75%);在治疗慢性肝炎肝硬化(Child A/B)曲张静脉出血上,作者归纳对于高级别肝炎活动度患者脾切除 + 胃左静脉结扎 + 再出血内镜治疗的长期生存效果优于 DSRS 和脾切除 + 去血管化,对于低级别活动度患者 DSRS 和非分流手术均可选择。DSRS 与肝移植的比较研究显示,总体上肝移植长期效果更好,部分高度选择的患者 DSRS 也有较好的效果。20 世纪 90 年代晚期,DSRS 与 TIPS 在 Child-Pugh A 级患者的对比研究显示了类似的结果,两者也均适合作为肝移植的过渡治疗。这一时期,食管胃去血管化 + 食管横断在西方被作为不适合做 DSRS、TIPS 和肝移植的 Child A 或 B 患者的补救治疗。

近 10 年,EVBL 和循证医学药物治疗的广泛应用,已使外科手术作为门脉高压出血的二线治疗选择,手术和非手术治疗的 RCT 研究显示了相似的治疗结果。2005 年,Rosemurgy 等报道了 8 mm H 移植物门腔分流(HGPCS)与 TIPS 治疗内镜失败/不适合的静脉曲张/门脉高压性胃病出血患者(各 66 例)的 RCT 的 10 年随访结果,显示在 Child A/B 级和 MELD < 13 的患者,HGPCS 长期生存优于 TIPS,HGPCS 后分流失败比 TIPS 更少;在 Child C 级患者,长期生存两组相似,30 d 死亡率均较高(20% 和 15%)。2006 年一个 34 年的回顾报道了 DSRS 的良好效果,5 年、10 年和 20 年内生存率分别为 58.9%、34.4% 和 12.5%,再出血率 12%、肝性脑病率 13.4%。同年,DIVERT 试验对比了 DSRS 或 TIPS 治疗 Child A/B 级难治性静脉曲张出血患者,再出血(5.5% *vs.* 10.5%)、肝性脑病和生存情况无统计差别,尽管 TIPS 并发血栓、狭窄、再介入干预率更高(11% *vs.* 82%)。2006 年一个 Cochrane 回顾纳入了 22 个试验 1400 余例患者,将外科全分流、DSRS 和 TIPS 与内镜止血(EIS 和(或)EVBL)进行了对比,分流治疗再出血率更低,但急慢性肝性脑病更高,长期生存率无差别,分流治疗的梗阻率分别为全分流 3.1%、DSRS 7.8%、TIPS 59%。2006 年,Johnson 等报道了 52 例 Child A/B 级肝硬化和非硬化门脉高压患者静脉曲张出血内镜治疗失败的患者,接受了食管胃去血管化联合吻合器食管横断 *vs* 无横断的对照研究,显示两者术后死亡率相似,食管横断组并发症更高(57.1% *vs* 21/0%,*P* < 0.05),再出血率、曲张静脉残留率、复发率相似。引起了去血管化手术的基本要素的再讨论,食管横断逐渐不再作为去血管化手术的必须要素。坚持采用门腔分流术的 Orloff 团队,2014 年在治疗非选择性肝硬化急性食管静脉曲张出血患者(1/3 为 Child C 级)的两个 RCP 研究中报道,急诊门腔分流术的再出血持续控制率(97% *vs.* 20%;100% *vs.* 20%)优于 EIS 或 TIPS 组,中位 5 年生存期是 EIS 或 TIPS 的 5 倍。

一般来说,在门脉高压静脉曲张出血的治疗上,一线治疗已让位于药物和内镜止血(EVBL)。预防再出血,Child A 或 B 级的患者可选择选择性分流(DSRS)、扩大的去血管化治疗(有/无联合食管横断)、部分分流术等。一线治疗无效或反复出血者,Child A 或 B 患者可选择全分流(门腔分流)。对于 Child C 级患者,出血一线治疗失败后可选择 TIPS,作为最终肝移植的过渡治疗。考虑到可能的肝移植,肠腔分流、DSRS 和 TIPS 在技术上对肝移植操作影响较小。手术方式的选择应该建立在多学科综合策略决策的基础之上,适合患者个体化病情,考虑所在中心能够获得专业技术。

二、门脉高压患者围术期处理

尽管肝脏病学、重症医学、放射学、介入学、麻醉学、外科学,以及常规手术和移植技术不断取进展,能够使门脉高压患者术前准备优化,并使术后风险降低。由于门脉高压多作为肝硬化或进展期纤维化的结果,门脉高压症患者的手术仍然意味着术后并发症的高风险。门脉高压患者的手术评估涉及医学的多个方面,仍然充满挑战。

（一）门脉高压症麻醉和手术相关的病理生理改变

肝脏负责合成多数血清蛋白、代谢多种营养物质和药物、解毒毒素和过滤门静脉血。门脉高压患者的肝功能障碍能显著损害一种或全部的这些功能。应特别注意的是，细胞色素 P450 相关代谢的改变、血浆结合蛋白的减少和胆汁分泌的减少，能够引起多种药物作用持续时间的延长。因而，阿片类物质（如吗啡和羟考酮）、苯二氮䓬类物质（如咪达唑仑和地西泮）应该避免使用，以减少中枢神经系统抑制和肝性脑病的发生风险。但芬太尼、奥沙西泮和替马西泮的代谢不受肝功障碍的影响。在健康患者，使用神经肌肉阻滞剂和挥发性麻醉剂的麻醉诱导可在前 30 min 内使肝脏血流减少将近 36%，但随后会改善。氟烷能够导致严重的肝炎，并且和恩氟烷一样能造成肝动脉血流减少。异氟烷、地氟烷和七氟烷因在肝脏代谢最少而适合使用。尽管丙泊酚广泛经肝代谢，其并不显著影响肝血流量，不需要在肝硬化患者做剂量调整。与之相反，脊髓麻醉或硬膜外麻醉可能会降低平均动脉压，显著增加肝硬化和门脉高压患者的出血风险。

肝硬化和门脉高压导致了高动力循环和内脏血管扩张，随后交感神经和神经激素轴激活以保持动脉灌注压。这种脆弱代偿的内环境很容易被血流动力学的波动所打破，如术中经常发生的麻醉诱导、出血、低血压和血管活性药物的使用。腹水、肝性胸水、肝肺综合征和门肺高压还可以引起低氧，间歇正压通气、腔镜手术的气腹，甚至腹部脏器的牵拉均可能会引起肝血流的减少。这些因素可导致肝脏缺血，并增加肝脏失代偿的风险。

（二）术前肝脏疾病、门脉高压症评估

对于门脉高压患者，肝脏功能障碍和基础疾病的严重程度的评估，门脉高压的病因、程度、并发症、和既往治疗的评估必不可少。肝功能的评价包括酶学检查、凝血指标、Child-Pugh 评分、MELD（model for end-stage liver disease）评分等。尽管导致门脉高压的病因众多，其中一些非硬化门脉高压患者，以及部分肝硬化门脉高压患者确实肝功能仅有轻度异常或正常，但如果患者转氨酶或碱性磷酸酶水平超过正常上限的 3 倍，或者总胆红素水平偏高，手术应该推迟直到完成全面的检查评估。无症状的此类生化异常患者，仍有 6% ~34% 的机会存在未诊断的肝硬化、具有增高的手术并发症风险。

对于国内常见的乙肝后肝硬化、门脉高压患者，还需要对乙肝病毒感染状况态进行评价。2015 年 WHO 指南推荐的抗乙肝病毒一线治疗人群：有慢性乙肝和代偿/失代偿肝硬化临床证据的所有成人、青少年和儿童，无论 ALT 水平、HBeAg 状态或 HBV DNA 水平；有慢性乙肝无肝硬化临床证据的成人，年龄超过 30 岁，且 ALT 持续异常，且 HBV DNA >20 000 IU/mL，无论 HBeAg 状态。推荐的一线抗病毒治疗药物为：12 岁及以上，推荐恩替卡韦或替诺福韦，2 ~11 岁，推荐恩替卡韦；对确定或怀疑对拉米夫定、恩替卡韦、阿德福韦或替比夫定抗病毒治疗耐药的患者，推荐的二线治疗药物为替诺福韦。除了基础肝病评估意外，仍需除外合并肝癌。对于血吸虫性肝硬化门脉高压患者，通常肝功能储备良好，血吸虫病本身病程、治疗也需评价，因为门脉高压的程度和阻塞虫卵的数量有关。对于酒精性肝硬化的门脉高压患者应该术前先充分戒酒，以免出现围术期戒断症状。对于慢性丙肝伴门脉高压的患者，肝硬化的诊断除了活检、影像学（包括超声瞬时弹力成像）以外，临床实验室检查指标的血小板计数、AST/ALT 比值、INR 也可用以预测是否合并肝硬化，具有 50% 的准确率，能够避免一半的肝活检。对于自体免疫肝炎服用泼尼松的门脉高压患者，建议给予围术期的应激剂量的氢化可的松。血色素沉着症患者应进行糖尿病、心肌病等并发症的评价。Wilson 病患者可能存在神经精神受累，后者可能会干扰患者的知情同意，把手术选择变成了患者神经症状的急切冲动，可以进行相关专科会诊评估，患者近亲属的授权委托。

（三）手术风险评估

对于考虑手术治疗的患者，在完成基础肝疾病、肝功能、门脉高压症的评价以及合并疾病的评价后，需要进行手术风险的评价，评估手术指征、手术方式、手术时机、手术并发症、死亡率、远期预后，以及手术的其他替代治疗方法。手术的需求越紧迫，充分的手术风险评估越不可能，特别是在有生命危险的情况下。所以在非急诊或择期手术的情况下，术前评估更为重要，因为有时间充分评估患者、选择合适的策略以降低相关风险，或者选择其他替代治疗方法。准确充分的手术风险评估能帮助外科决策的制定，并有助于获得患者知情同意和理解，特别是运用术后死亡率的定量预测方法。

1. 门脉高压症的手术时机

一般认为，门脉高压症患者的手术风险急诊手术大于择期手术，合并肝硬化、肝功障碍患者风险大于肝功能正常者。尤其在严重硬化、门脉高压患者出现急性反复出血等危急情况，需要实施急诊手术时。门脉高压症的非分流手术研究中，1991 年 Idezuki 报道了 532 例去血管化 + 横断手术治疗食管静脉曲张，总体死亡率 5%，分组死亡率：急诊手术 23.3%、择期手术 3.6%、预防性手术 3.9%，肝功 Child C 17.1%、Child B 2.3%、Child A 0。1977 年 Sugiura 报道的 276 例 Sugiura 手术，30 日总体死亡率 4.3%，分组死亡率：急诊手术 11.5%、择期手术 1.8%、预防性手术 5.0%。2006 年 Johnson 报道了 52 例经腹去血管化联合食管横断（14 例）、不联合食管横断（38 例），术后总体死亡率 9.6%，分组死亡率：急诊手术 31.2%（5/16）、择期手术 0（0/36）。分流手术研究中，1986 年 Sarfeh 报道了 88 例 H 移植物门腔分流术（8～20 mm 直径），90 日总体死亡率 22.7%，死亡构成：肝功 Child C 70%、Child B 30%，急诊手术 90%、择期手术 10%。2010 年 Orloff 报道了急诊门腔分流（105 例，29% 患者 Child C）和 EIS + 补救性门腔分流（50 例，20% 患者 Child C）的 RCT，30 d 死亡率前者 14%、后者 4%，但无统计差异。

2. 门脉高压症的择期手术禁忌

对于合并肝脏疾病的门脉高压症患者，在择期或半择期手术决策中应该尽量避免在如下情况进行手术，急性肝功能衰竭、急性重症肝炎、急性病毒性肝炎、急性胆管炎、急性酒精性肝炎及 ASA Ⅴ 级。前两者为非肝移植手术禁忌；急性肝损害患者手术伴随着极高的手术死亡率，因而择期手术应该推迟 3 个月以上，待患者病情好转后重新术前评估。急性肝卟啉症是少见的肝脏血色素合成异常的遗传代谢性疾病。全身麻醉可通过细胞色素介导的代谢和高脂溶性，促进卟啉生成，和手术一起可能引起危及生命的卟啉危象。尽管丙泊酚较安全，但利多卡因和依托咪酯用于卟啉症患者并不安全。

3. 手术风险预测

（1）Child-Pugh 分级　包括 3 个实验室（总胆红素、白蛋白和凝血酶原时间）和 2 个临床表现指标（肝性脑病和腹水），于 20 世纪 60～70 年代被提出最初用于预测门腔分流手术结果，随后被用于预测静脉曲张出血患者的食管横断手术。然后被用于肝硬化患者腹部手术风险的预测，成为评估围术期死亡率和并发症率的标准工具。最初预测的 Child B 和 C 级的手术死亡率分别约为 30% 和 80%，然而随着外科、麻醉、肝脏病学、非手术治疗的进步、更好的患者选择，改善的 Child B 级和 C 级手术死亡率相继被报道，Child B 和 C 级门脉高压手术的死亡率也有所降低。Child 分级也存在一些缺陷，其中明显的是各分级患者中的不均质性。

（2）MELD 评分　最初也是用来预测肝硬化患者 TIPS 后风险，现在已经广泛地用于肝移植的肝硬化候选者、急性静脉曲张出血和急性酒精性肝炎患者的预测。因为纳入了血肌酐、总胆红素、凝血酶原时间 INR 的连续评分指标，对预测短期和中期时间点的死亡率有效，其分值与肝硬化患者的手术结果相关。MELD 15～34 比 MELD < 15 的肝移植候选患者具有更高的等待死亡率（17.4% *vs* 8.8%），MELD ≥15 在许多中心已经作为肝移植的优先指标、TIPS 安全实施的上限指标。Mayo Clinic

的一个病例对照研究纳入了 772 例肝硬化患者(中位 MELD 8)接受主要消化系手术、矫形外科、心脏外科手术,多因素分析显示患者年龄 >70 岁、ASA 分级 Ⅳ 级、MELD 评分 >8 是术后 30 日、90 日及长期死亡率的预测因素。Child 评分 >7、急诊手术均不是独立预后因素(可能是 MELD 评分 >8 的混杂因素)。消化手术 A(肝胆、门-体分流、食管胃、十二指肠胰腺)与消化手术 B(小肠大肠手术)、矫形外科手术、心脏外科手术四种手术方式在术后 30 日、90 日、1 年后死亡率无统计差异。Mayo Clinic 还在其网站上提供了肝硬化患者手术死亡风险的计算,根据年龄、ASA 分级、MELD 的 3 个指标计算术后 7 日、30 日、90 日、1 年、5 年的死亡概率,为手术风险的评估提供了方便。该研究 MELD 评分 >8 以后分值与死亡率线性正相关,MELD 12 ~ 15 分的 30 日死亡率为 25.4%。Telem 等报道了在进展期肝硬化患者腹部手术风险因素的研究,多因素分析显示,ASA >3 级、急诊手术、术中输血、术中出血 >150 ml、腹水、总胆红素 >25.7 μmol/L、白蛋白 <30 g/L 是术后 30 日死亡的风险因素。对于 MELD 评分 ≥15 患者,白蛋白 ≤25 g/L *vs* >25 g/L 的死亡率为 60 *vs* 14%(*P* <0.01)。MELD 评分也存在缺陷,MELD 或改良的 MELD 评分分值不能反映肝性脑病和腹水严重程度,这种情况下的硬化患者仍需使用 Child-Pugh 评分。

（四）围术期风险控制策略

1. 术前策略

对于择期和半择期(手术必须实施以挽救患者生命,但不必立即实施)手术,首先要完成肝脏疾病类型、急慢性、严重程度等评估,选择轻度肝疾病患者手术,对接近绝对禁忌的情况应选择非手术或推迟手术,如急性肝功能衰竭、急性重症肝炎、急性肝损害等情况。对严重的合并疾病也必须进行评估,特别是会增加心血管风险的合并症。彻底的病史回顾明确有无先前的肝脏失代偿情况,这可能警示麻醉和手术后失代偿再次出现,并纳入手术决策、围术期处理的考虑。既往腹水病史者,术后利尿剂使用条件应该降低;合并肝性脑病者,应计划减少镇静、止痛药物使用,监测排便情况,慎用非甾体类解热镇痛剂。中重度营养不良门脉高压患者,如果口服或肠内营养不足,或禁食超过 72 h,择期手术前肠外营养支持应该考虑。如有肝功失代偿的早期表现,相应评估头等重要。出现腹水者,应行诊断性腹穿评价有无自发性细菌性腹膜炎;中重度腹水者行腹水引流 + 静脉白蛋白置换可有助于减轻腹内压增高引起的通气受限,后者可影响麻醉诱导。利尿剂耐受的腹水、MELD 评分 >15 患者肝移植前可考虑行 TIPS 进行过渡,钠摄入最好每日 2 g。存在肝性脑病者,推荐使用口服乳果糖至排便 2 ~ 4 次/日,并口服利福霉素。如存在低氧血症或充血性心力衰竭,应考虑肝肺综合征或门肺高压的可能,应进行动脉血气等相关检查,病情严重者可能为门脉高压手术或肝移植的禁忌。应对患者的药物治疗情况进行评价,以避免肝毒性、肾毒性药物的使用。苯二氮䓬类和麻醉药应避免使用,或慎用。应纠正电解质和酸碱紊乱,以避免诱发肝性脑病和心律失常发作。

对于门脉高压症的患者,术前腹部增强 CT 或 MRI 检查必不可少。应对肝脏实质有无萎缩、结节,肝占位性质,肝动脉和门静脉、肝静脉系统解剖、血栓、通畅情况、脾脏大小等进行评价,血流方向、状态可以多普勒彩超评价。这些对断流、分流手术的选择、设计,对肝移植的术中外科策略、血管重建,对降低外科术后或移植后血管并发症等风险至关重要。

门脉高压患者的肝功能评价是重要的环节之一。应注意血清总胆红素、白蛋白、INR、血肌酐、血小板、Child 评分、MELD 或改良的 MELD 评分。一般来说,如果存在 Child C 级肝硬化或 MELD 评分 >12 或其他原因的分流或非分流手术高风险,可考虑非手术替代治疗或肝移植。对凝血状况的评价也是必不可少。可以常规皮下或静滴维生素 K 每日 10 mg,连续 3 日以纠正维生素 K 缺乏对 INR、Child 评分和 MELD 评分的影响。新鲜冰冻血浆在无出血证据时不必输注纠正凝血异常,非移植手术前

INR > 1.5 时可考虑给予。采用限制性复苏策略,纠正贫血是维持血红蛋白在 70 g/L 以上即可,避免升高门静脉压。血小板 $< 50 \times 10^9$/L 时才给予输注,且应在手术前。

2. 术中策略

见本书肝功能障碍患者手术麻醉章节。

3. 术后策略

如果门脉高压患者术后口服或肠内营养不足,应给与早期肠外营养支持。术后引流管如无感染证据,应放置不超过 5 ~ 7 日,以减少感染。术后切口漏腹水或裂开者,可行腹水穿刺抽液或引流,联合短期的高浓度白蛋白输注、利尿。排放腹水应注意保持体液平衡,避免有效循环血量减少。其他减少肝硬化门脉高压术后并发症的方法与术前处理类似(见围术期处理篇相关章节)。乙肝患者的抗病毒治疗应在术后立即恢复,丙肝患者抗病毒治疗通常在术后暂停。

三、门脉高压症常用手术方式

自 1903 年 Vidal 将门腔侧侧分流应用于门脉高压症患者以来,外科术式向非分流术式、分流术式两大方向发展演化,20 世纪 80 年代肝移植也引入了治疗门脉高压伴终末期肝病。随着新的放射介入、内镜介入等非手术方法的到来和精细化,外科手术的地位和作用将会不断被重新定义和评价。至今,虽然外科手术基本作为二线方法治疗肝硬化性门脉高压及其并发症,但仍是非硬化性门脉高压治疗的主要选择。与本书的主题相一致,以下主要介绍常用手术方式的程序和技术,部分手术的指征选择请参考本节第一部分。

(一) 非分流手术

1. 脾切除术

对于脾静脉血栓形成导致的胃短静脉来源的胃静脉曲张出血,脾切除术是确定性治疗方法。单纯脾切除术不用于治疗门脉高压,多见于去血管化手术或食管胃横断手术联用,但不是必须。近端脾肾静脉分流手术包括脾切除,而且对治疗脾功能亢进效果确定。

2. 去血管化手术(断流手术)

(1) Hassab 手术(食管胃去血管化 + 脾切除) 是曾经最广泛采用的经腹去血管化手术,1967 年由 Hassab 报道。去血管化范围包括部分食管下段,胃上半部。有报道改良的 Hassab 手术,改动主要在去血管化的范围包括贲门周围,食管下段 5 cm,扩大到胃的近侧 2/3。

(2) 扩大食管胃去血管化(有/无联合脾切除) 食管胃去血管化的范围向上扩大至食管下段 5 ~ 7 cm,甚至 10 cm,结扎高位食管支,完成完全的门奇静脉离断。可经腹通过膈肌食管裂孔操作。范围向下包括上半部胃,或者沿右侧胃网膜血管弓向右侧更大范围。通常离断冠状静脉。

3. 联合食管胃横断的扩大去血管化手术

Sugiura 手术和改良 Sugiura 手术:初始的 Sugiura 手术包括经胸腹联合切口、食管下段、胃去血管化、脾切除、迷走神经全切断、食管下端横断吻合、幽门切开成形术。后来的改良主要在如下几个方面:经胸腹切口改良为经胸、进腹二期手术,或经腹手术;食管横断改良为环形吻合器的横断吻合;迷走神经切断改良为高选择性切断,不做幽门成形等。食管胃去血管化和食管下端横断仍作为基本元素。

(二) 门-体分流手术

门-体分流手术(portosystemic shunts)为治疗肝硬化门脉高压最常用的手术之一,具体术式见表

11－3。对于肝静脉流出道梗阻(hepatic venous outflow tract obstruction, HVOTO)门脉高压患者,急性和亚急性 HVOTO 并难治性腹水和持续的肝坏死是门-体分流术的指征,门-体分流并无证据适合肝硬化并肝静脉梗阻患者。手术方式常采用肠系膜腔静脉侧侧分流、腔静脉心房分流和肠系膜心房分流。

表11－3 门脉高压症手术类型

门-体静脉分流术	去血管化(断流)和横断手术	其 他
全分流手术	血管结扎术	脾切除术
门腔分流	食管胃切开、曲张静脉结扎	分流＋断流术
端侧、侧侧、或大直径 H 移植物吻合	冠状静脉结扎	肝移植术
近端脾肾分流	去血管化术	腹膜静脉分流术
端侧或端端吻合	胃食管去血管＋脾切除(Hassab 手术)	肠系膜-左门静脉
近端脾腔分流(端侧吻合)	贲门周围去血管	旁路术(Rex shunt)
肠腔分流	消化道横断术	
端侧、侧侧、或大直径 H 移植物吻合	胃上部横断(Tanner)	
部分分流手术	食管下段横断(Walker)	
门腔小直径(8 mm 或 10 mm)H 移植物吻合	消化道切除术	
肠腔小直径(8 mm 或 10 mm)H 移植物吻合	食管下段切除	
小口(≤15 mm)门腔侧侧分流	食管下段＋胃底切除	
冠状静脉腔静脉分流	扩大的食管胃去血管＋横断手术	
选择性分流术	Sugiura 手术(食管下端横断＋脾切除＋迷走神经全切断＋幽门成形)	
远端脾肾分流(端侧吻合,Warren 手术)	改良 Sugiura 手术(经腹手术、食管吻合器横断、高选择性迷走神经切断、或保留脾脏等)	

1. 非选择性分流术

(1)门腔静脉分流术 包括门腔侧侧、门腔端侧、门腔 H 移植物分流术。根据吻合后分流口径可分为全分流和部分分流,部分分流者应存在门静脉向肝血流。Orloff 团队的门腔侧侧、端侧分流,主要技术:侧侧吻合中将腔静脉前内侧壁与重叠部分门脉吻合,沿纵轴切除 2.0～2.5 cm 血管壁长条、再行吻合;端侧吻合中腔静脉剪开 2.0 cm,门静脉近肝门结扎,前壁长于后壁斜形离断,吻合成 45°角,门静脉呈平滑弯曲。门腔 H 移植物分流主要技术:采用带环加强的聚四氟乙烯材料人造血管,桥接门静脉和腔静脉,目前主要采用 8 mm 直径移植物,两端剪成长斜面,相互成 90°,分别于腔静脉前壁、门静脉右侧壁吻合,移植物不长于 3～5 cm;术中可联合做曲张侧支结扎。

(2)肠系膜腔静脉分流术 采用肠系膜静脉与下腔静脉进行吻合分流。最初曾用下腔静脉与肠系膜上静脉端侧吻合,后来被间置人造血管代替,手术方法类似于 H 移植物门腔分流。优点在于离肝门足够远,不影响随后可能的肝移植;缺点在于移植物相对长,容易扭折、形成血栓。

(3)近端脾肾静脉分流术 包括脾切除、近端脾静脉与左肾静脉行端侧吻合。切除脾脏后自胰腺游离脾静脉近端 3～4 cm,使其轻微弯曲与肾静脉吻合。吻合口径通常在 1 cm 以内。因而理论上近端脾肾分流也被认为是部分分流,在肝外门静脉梗阻门脉高压手术中较为常用。

2. 选择性分流(warren 手术)

又称远端脾肾分流术,最初由 Warren 在 1967 年报道。主要技术包括靠近肠系膜下静脉汇合处向远侧解剖脾静脉 4～6 cm,切开肾静脉 2.5 cm,远端脾静脉斜面与之端侧吻合,离断胃结肠、肝胃韧带,胃左动脉、冠状静脉、胃右静脉、胃网膜右动静脉结扎,保留脾胃韧带及胃短血管。

(三) 其他分流手术

1. Meso-Rex 分流

又称肠系膜左门静脉分流或旁路(mesenterico-left portal shunt/bypass,或 meso-Rex bypass)最初由 de Ville de Goyet 等于 1992 年提出治疗儿童肝移植后门静脉血栓,后来其适应证迅速扩展至肝前型门脉高压症,该类患者存在门静脉海绵样变、肝外门静脉血栓或狭窄。Meso-Rex 分流已被作为具有肝外门脉高压、正常肝脏、通畅的 Rex 隐窝患儿的首选治疗方式。2015 年门脉高压 Baveno VI 共识相关的更新为:对所有存在并发症的慢性 EHPVO 患儿应考虑 Meso-Rex 分流,且应该转诊至有经验的中心治疗。其主要技术包括建立跨过栓塞或海绵样瘤变的门静脉的旁路,在肠系膜上静脉和门静脉 Rex 隐窝(矢状部)之间间置自体静脉移植物(多获取一侧颈内静脉),分别完成 Rex 隐窝移植物吻合、移植物肠系膜上静脉吻合。隐窝吻合需先行解剖分离矢状部,纵行切开 1.2~2.0 cm,与移植物侧端倒三角形吻合;肠系膜上静脉解剖分离后纵行切开,与移植物修剪匹配的端口行侧端吻合。吻合完成后可恢复向肝门静脉血流,达到门脉高压的生理性治愈。

2. 腹膜静脉分流

用于大量难治性腹水的治疗,在外科门-体分流、TIPS 的时代现已很少使用。主要技术:应用带有被动式、压力启动、单向阀门的硅酮导管,一端通过腹部小切口置入腹膜腔,导管通过皮下隧道置入颈部,另外一端固定在颈内静脉内。但容易并发消耗性凝血病、充血性心力衰竭、感染、血栓、阻塞等并发症。

(四) 肝移植(liver transplantation)

见本书其他章节。

(易 滨)

参考文献

[1] Gilbert A, Villaret M. Contribution à l'étude du syndrome d'hypertension portale: cytologie des liquides d'ascite dans les cirrhoses[J]. Compt Rend Soc Biol, 1906, 60: 820-823.

[2] 王本茂,周岱云,胡志浩. 门脉高压//吴孟超. 肝脏外科学[M]. 2 版. 上海:上海科学技术文献出版社,2000: 474-499.

[3] de Franchis R, Baveno VI Faculty. Expanding consensus in portal hypertension: Report of the Baveno VI Consensus Workshop: Stratifying risk and individualizing care for portal hypertension[J]. J Hepatol, 2015, 63(3): 743-752.

[4] Kuntz E. Symptoms and syndromes 14 portal hypertension//Kuntz E, Huntz HD. Hepatology, Textbook and Atlas [M]. 3rd ed. Heidelberg: Springer Medizin Verlag Heidelberg, 2008: 253-257.

[5] Valla DC. Primary Budd-Chiari syndrome[J]. J Hepatol, 2009, 50(1): 195-203.

[6] Groszmann RJ, Garcia-Tsao G, Bosch J, et al. Beta-blockers to prevent gastroesophageal varices in patients with cirrhosis[J]. N Engl J Med, 2005, 353(21): 2254-2261.

[7] Gluud LL, Krag A. Banding ligation versus beta-blockers for primary prevention in oesophageal varices in adults[J]. Cochrane Database Syst Rev, 2012, 8: CD004544.

[8] Inokuchi K. Improved survival after prophylactic portal nondecompression surgery for esophageal varices: a randomized clinical trial. Cooperative Study Group of Portal Hypertension of Japan[J]. Hepatology, 1990, 12(1): 1-6.

[9] Mishra SR, Sharma BC, Kumar A, et al. Primary prophylaxis of gastric variceal bleeding comparing cyanoacrylate injection and beta-blockers: a randomized controlled trial[J]. J Hepatol, 2011, 54(6): 1161 − 1167.

[10] Bañares R, Albillos A, Rincón D, et al. Endoscopic treatment versus endoscopic plus pharmacologic treatment for acute variceal bleeding: a meta-analysis[J]. Hepatology, 2002, 35(3): 609 − 615.

[11] Tan PC, Hou MC, Lin HC, et al. A randomized trial of endoscopic treatment of acute gastric variceal hemorrhage: N − butyl − 2 − cyanoacrylate injection versus band ligation[J]. Hepatology, 2006, 43(4): 690 − 697.

[12] Saad WE, Sabri SS. Balloon-occluded Retrograde Transvenous Obliteration (BRTO): Technical Results and Outcomes [J]. Semin Intervent Radiol, 2011, 28(3): 333 − 338.

[13] Khan S, Tudur Smith C, Williamson P, et al. Portosystemic shunts versus endoscopic therapy for variceal rebleeding in patients with cirrhosis[J]. Cochrane Database Syst Rev, 2006, (4): CD000553.

[14] Lo GH, Liang HL, Chen WC, et al. A prospective, randomized controlled trial of transjugular intrahepatic portosystemic shunt versus cyanoacrylate injection in the prevention of gastric variceal rebleeding[J]. Endoscopy, 2007, 39(8): 679 − 685.

[15] Mishra SR, Chander Sharma B, Kumar A, et al. Endoscopic cyanoacrylate injection versus beta-blocker for secondary prophylaxis of gastric variceal bleed: a randomised controlled trial[J]. Gut, 2010, 59(6): 729 − 735.

[16] Sarin SK, Kumar A, Chawla YK, et al. Noncirrhotic portal fibrosis/idiopathic portal hypertension: APASL recommendations for diagnosis and treatment[J]. Hepatol Int, 2007, 1(3): 398 − 413.

[17] Tripathi D, Ferguson JW, Kochar N, et al. Randomized controlled trial of carvedilol versus variceal band ligation for the prevention of the first variceal bleed[J]. Hepatology, 2009, 50(3): 825 − 833.

[18] Shah HA, Azam Z, Rauf J, et al. Carvedilol vs. esophageal variceal band ligation in the primary prophylaxis of variceal hemorrhage: a multicentre randomized controlled trial[J]. J Hepatol, 2014, 60(4): 757 − 764.

[19] Bureau C, Pagan JC, Layrargues GP, et al. Patency of stents covered with polytetrafluoroethylene in patients treated by transjugular intrahepatic portosystemic shunts: long-term results of a randomized multicentre study[J]. Liver Int, 2007, 27(6): 742 − 747.

[20] Perarnau JM, Le Gouge A, Nicolas C, et al. Covered vs. uncovered stents for transjugular intrahepatic portosystemic shunt: a randomized controlled trial[J]. J Hepatol, 2014, 60(5): 962 − 968.

[21] García-Pagán JC, Caca K, Bureau C, et al. Early use of TIPS in patients with cirrhosis and variceal bleeding[J]. N Engl J Med, 2010, 362(25): 2370 − 2379.

[22] Kumamoto M, Toyonaga A, Inoue H, et al. Long-term results of balloon-occluded retrograde transvenous obliteration for gastric fundal varices: hepatic deterioration links to portosystemic shunt syndrome[J]. J Gastroenterol Hepatol, 2010, 25(6): 1129 − 1135.

[23] Takuma Y, Nouso K, Morimoto Y, et al. Measurement of spleen stiffness by acoustic radiation force impulse imaging identifies cirrhotic patients with esophageal varices[J]. Gastroenterology, 2013, 144(1): 92 − 101. e2.

[24] Mejias M, Garcia-Pras E, Gallego J, et al. Relevance of the mTOR signaling pathway in the pathophysiology of splenomegaly in rats with chronic portal hypertension[J]. J Hepatol, 2010, 52(4): 529 − 539.

[25] Francés R, Chiva M, Sánchez E, et al. Bacterial translocation is downregulated by anti − TNF − alpha monoclonal antibody administration in rats with cirrhosis and ascites[J]. J Hepatol, 2007, 46(5): 797 − 803.

[26] Bhathal PS, Grossman HJ. Reduction of the increased portal vascular resistance of the isolated perfused cirrhotic rat liver by vasodilators[J]. J Hepatol, 1985, 1(4): 325 − 337.

[27] García-Calderó H, Rodríguez-Vilarrupla A, Gracia-Sancho J, et al. Tempol administration, a superoxide dismutase mimetic, reduces hepatic vascular resistance and portal pressure in cirrhotic rats[J]. J Hepatol, 2011, 54(4): 660 − 665.

[28] Steib CJ, Bilzer M, op den Winkel M, et al. Treatment with the leukotriene inhibitor montelukast for 10 days attenuates portal hypertension in rat liver cirrhosis[J]. Hepatology, 2010, 51(6): 2086 − 2096.

［29］ Fallowfield JA, Hayden AL, Snowdon VK, et al. Relaxin modulates human and rat hepatic myofibroblast function and ameliorates portal hypertension in vivo［J］. Hepatology, 2014, 59(4): 1492 - 1504.

［30］ Thabut D, Shah V. Intrahepatic angiogenesis and sinusoidal remodeling in chronic liver disease: new targets for the treatment of portal hypertension? ［J］. J Hepatol, 2010, 53(5): 976 - 980.

［31］ Dill MT, Rothweiler S, Djonov V, et al. Disruption of Notch1 induces vascular remodeling, intussusceptive angiogenesis, and angiosarcomas in livers of mice［J］. Gastroenterology, 2012, 142(4): 967 - 977.

［32］ Van Steenkiste C, Geerts A, Vanheule E, et al. Role of placental growth factor in mesenteric neoangiogenesis in a mouse model of portal hypertension［J］. Gastroenterology, 2009, 137(6): 2112 - 2124.

［33］ Huang HC, Wang SS, Hsin IF, et al. Cannabinoid receptor 2 agonist ameliorates mesenteric angiogenesis and portosystemic collaterals in cirrhotic rats［J］. Hepatology, 2012, 56(1): 248 - 258.

［34］ Iwakiri Y, Groszmann RJ. The hyperdynamic circulation of chronic liver diseases: from the patient to the molecule ［J］. Hepatology, 2006, 43(2 Suppl 1): S121 - 131.

［35］ Moleda L, Trebicka J, Dietrich P, et al. Amelioration of portal hypertension and the hyperdynamic circulatory syndrome in cirrhotic rats by neuropeptide Y via pronounced splanchnic vasoaction［J］. Gut, 2011, 60(8): 1122 - 1132.

［36］ Ezkurdia N, Coll M, Raurell I, et al. Blockage of the afferent sensitive pathway prevents sympathetic atrophy and hemodynamic alterations in rat portal hypertension［J］. Liver Int, 2012, 32(8): 1295 - 1305.

［37］ Seo YS, Shah VH. The role of gut-liver axis in the pathogenesis of liver cirrhosis and portal hypertension［J］. Clin Mol Hepatol, 2012, 18(4): 337 - 346.

［38］ Iwakiri Y. Endothelial dysfunction in the regulation of cirrhosis and portal hypertension［J］. Liver Int, 2012, 32(2): 199 - 213.

［39］ Schouten JN, Garcia-Pagan JC, Valla DC, et al. Idiopathic noncirrhotic portal hypertension［J］. Hepatology, 2011, 54(3): 1071 - 1081.

［40］ Khanna R, Sarin SK. Non-cirrhotic portal hypertension-diagnosis and management［J］. J Hepatol, 2014, 60(2): 421 - 441.

［41］ Sato Y, Nakanuma Y. Role of endothelial-mesenchymal transition in idiopathic portal hypertension［J］. Histol Histopathol, 2013, 28(2): 145 - 154.

［42］ De Gaetano AM, Lafortune M, Patriquin H, et al. Cavernous transformation of the portal vein: patterns of intrahepatic and splanchnic collateral circulation detected with Doppler sonography［J］. AJR Am J Roentgenol, 1995, 165(5): 1151 - 1155.

［43］ Whipple AO. The Problem of Portal Hypertension in Relation to the Hepatosplenopathies［J］. Ann Surg, 1945, 122(4): 449 - 475.

［44］ Warren WD, Zeppa R, Fomon JJ. Selective trans-splenic decompression of gastroesophageal varices by distal splenorenal shunt［J］. Ann Surg, 1967, 166(3): 437 - 455.

［45］ Abu-Elmagd KM, Aly MA, Fathy OM, et al. Ten years of experience with patients with chronic active liver disease variceal bleeding: ablative versus selective decompressive therapy［J］. Surgery, 1993, 114(5): 868 - 881.

［46］ Rosemurgy AS, Bloomston M, Clark WC, et al. H-graft portacaval shunts versus TIPS: ten-year follow-up of a randomized trial with comparison to predicted survivals［J］. Ann Surg, 2005, 241(2): 238 - 246.

［47］ Livingstone AS, Koniaris LG, Perez EA, et al. 507 Warren-Zeppa distal splenorenal shunts: a 34 - year experience ［J］. Ann Surg, 2006, 243(6): 884 - 892; discussion 892 - 894.

［48］ Henderson JM, Boyer TD, Kutner MH, et al. Distal splenorenal shunt versus transjugular intrahepatic portal systematic shunt for variceal bleeding: a randomized trial［J］. Gastroenterology, 2006, 130(6): 1643 - 1651.

［49］ Johnson M, Rajendran S, Balachandar TG, et al. Transabdominal modified devascularization procedure with or without esophageal stapler transection-an operation adequate for effective control of a variceal bleed. Is esophageal stapler transection necessary? [J]. World J Surg, 2006, 30(8): 1507 – 1518; discussion 1519.

[50] Orloff MJ. Fifty-three years' experience with randomized clinical trials of emergency portacaval shunt for bleeding esophageal varices in Cirrhosis: 1958 – 2011[J]. JAMA Surg, 2014, 149(2): 155 – 169.

[51] Martin P. Perioperative considerations for patients with liver disease[J]. Cleve Clin J Med, 2009, 76 Suppl 4: S93 – 97.

[52] Hanje AJ, Patel T. Preoperative evaluation of patients with liver disease[J]. Nat Clin Pract Gastroenterol Hepatol, 2007, 4(5): 266 – 276.

[53] Guidelines for the Prevention, Care and Treatment of Persons with Chronic Hepatitis B Infection[J]. Geneva: World Health Organization, 2015: 36 – 47.

[54] Lok AS, Ghany MG, Goodman ZD, et al. Predicting cirrhosis in patients with hepatitis C based on standard laboratory tests: results of the HALT – C cohort[J]. Hepatology, 2005, 42(2): 282 – 292.

[55] Idezuki Y. Devascularization and transection procedures[J]. HPB Surg, 1991, 4(1): 33 – 38; discussion 39 – 47.

[56] Sugiura M, Futagawa S. Further evaluation of the Sugiura procedure in the treatment of esophageal varices[J]. Arch Surg, 1977, 112(11): 1317 – 1321.

[57] Sarfeh IJ, Rypins EB, Mason GR. A systematic appraisal of portacaval H-graft diameters. Clinical and hemodynamic perspectives [J]. Ann Surg, 1986, 204(4): 356 – 363.

[58] Orloff MJ, Isenberg JI, Wheeler HO, et al. Emergency portacaval shunt versus rescue portacaval shunt in a randomized controlled trial of emergency treatment of acutely bleeding esophageal varices in cirrhosis-part 3[J]. J Gastrointest Surg, 2010, 14(11): 1782 – 1795.

[59] Liver and Intestinal Organ Transplantation Committee: Proposal to Extend the "Share 15" Regional Distribution Policy to "Share 15 National". http://optn. transplant. hrsa. gov/governance/public-comment/public-comment-archive/# collapse48

[60] Teh SH, Nagorney DM, Stevens SR, et al. Risk factors for mortality after surgery in patients with cirrhosis [J]. Gastroenterology, 2007, 132(4): 1261 – 1269.

[61] Telem DA, Schiano T, Goldstone R, et al. Factors that predict outcome of abdominal operations in patients with advanced cirrhosis[J]. Clin Gastroenterol Hepatol, 2010, 8(5): 451 – 457, quiz e58.

[62] Bismuth H, Franco D, Hepp J. Portal-systemic shunt in hepatic cirrhosis: does the type of shunt decisively influence the clinical result? [J]. Ann Surg, 1974, 179(2): 209 – 218.

[63] di Francesco F, Grimaldi C, de Ville de Goyet J. Meso-Rex bypass-a procedure to cure prehepatic portal hypertension: the insight and the inside[J]. J Am Coll Surg, 2014, 218(2): e23 – 36.

第十二章 肝胆胰脾的功能检查

　　肝、胆、胰、脾是腹腔内相毗邻的四个脏器,各具有独特的形态结构和特殊的生理生化特征,在维持机体正常生理功能、保证人体健康等方面发挥着极其重要的作用。

　　肝脏具有双重血液供应(肝动脉和门静脉)和两条输出通道(肝静脉与胆道系统),在机体营养物质的吸收、转运及代谢产物和毒素的排泄中扮演重要角色;肝脏特殊的微细结构和亚细胞结构又使其具有独特的生化和免疫功能。当肝脏发生病变时,肝脏的各种功能均发生相应的变化。通过对肝脏物质代谢、生物转化和解毒、分泌与排泄等的实验室检查,可以帮助我们了解机体是否存在肝脏病变、肝脏的受损情况及肝脏的功能状态。

　　胆囊在腹腔内与肝脏相互连通,彼此之间相互影响。胆汁由肝细胞分泌,经胆囊浓缩,可促进脂类物质的消化吸收。胆囊及胆道疾病时会出现脂肪消化不良;胆道受阻胆汁流动不畅时,血液中经胆道排泄的酶、胆红素等的浓度会升高。

　　胰腺是人体第二大腺体,也是消化过程中起主要作用的消化腺,它由两种不同功能的腺体所组成,即胰的外分泌腺和内分泌腺。外分泌腺分泌的主要成分是胰液,含有碳酸氢钠、胰蛋白酶原、脂肪酶、淀粉酶等,主要功能是中和胃酸,消化糖、蛋白质和脂肪;胆结石可致胰液引流不畅、反流进而导致胰腺炎,胆源性胰腺炎占胰腺患者群的50%以上。内分泌腺可分泌胰岛素、胰高血糖素、生长抑素、胰多肽等参与血糖的调控和胆囊收缩等。胰岛素的功能为:① 通过提高肝脏和肌肉中的糖原合成酶活性,促进肝糖原和肌糖原的合成;② 促进葡萄糖进入肌肉和脂肪组织细胞内;③ 激活葡萄糖激酶,生成6-磷酸葡萄糖;④ 抑制糖异生。

　　脾脏作为机体最大的免疫器官,在许多疾病的发生发展中发挥着重要的作用,与肿瘤、急性胰腺炎和肝硬化门脉高压症的发生发展,以及某些造血系统疾病、遗传代谢疾病、感染性疾病等密切相关。

　　总之,人体内肝、胆、胰、脾的损伤会引发一系列的病理变化,并最终导致疾病的发生。了解肝、胆、胰、脾的正常组织结构、代谢特点、生理功能及病理变化,是正确进行肝、胆、胰、脾疾病的诊断、治疗、病情和疗效观察、预后判断的基础。

第一节 蛋白质、糖、脂等代谢及临床检测

　　肝、胆、胰、脾共同参与了机体糖类、蛋白质、脂质、激素等物质代谢的重要环节,并具有分泌、排泄等方面的功能,在维持机体正常生理功能方面发挥着极其重要的作用。人体内肝、胆、胰、脾的损伤会引发一系列的病理变化,并最终导致疾病的发生。因此,临床上通过蛋白质、糖、脂等代谢的实验室检查,来实现肝、胆、胰、脾疾病的诊断、疗效观察及预后判断。

一、蛋白质代谢检测

　　血清蛋白除了免疫球蛋白(IgG)外,几乎都是在肝脏内合成的。包括白蛋白、脂蛋白、结合珠蛋

白、转铁蛋白、铜蓝蛋白等。血浆中除了上述蛋白外,还包括纤维蛋白原。通过肝脏蛋白质的检测,可用于评价肝脏的合成与分泌功能。

（一）血清蛋白检测

1. 血清总蛋白（total protein, TP）

TP 为血清中各种蛋白质的总和,包括白蛋白（albumin, ALB）和球蛋白（globulin, GLB）。血清总蛋白的含量,可在一定程度上反映肝脏合成和储备功能。

（1）检测方法与参考区间　常用双缩脲法。参考区间与年龄有关（新生儿、婴幼儿与 60 岁以上老人稍低）,与性别无关。正常成人 TP 含量为 65 ~ 85 g/L。

（2）临床意义　TP 主要反映慢性肝损伤和肝实质细胞的储备功能。① 升高是指 TP > 80 g/L（高蛋白血症）,主要见于各种原因引起的血液浓缩,蛋白质（主要是免疫球蛋白）合成增加,肝硬化（γ球蛋白增高）,慢性感染性疾病等;② 降低是指 TP < 60 g/L（低蛋白血症）,常见于各种原因引起的血液稀释、营养不良及慢性消耗性疾病、蛋白质合成障碍、蛋白分解亢进、蛋白质丢失过多等。

2. 血清白蛋白（albumin, ALB）

白蛋白只在肝脏合成,每日 120 mg/kg,半衰期为 21 日左右。

（1）检测方法与参考区间　常用溴甲酚绿法。参考区间与年龄有关（新生儿、婴幼儿与 60 岁以上老人稍低）,与性别无关。正常成人血清白蛋白含量为 40 ~ 55 g/L。

（2）临床意义　ALB 是反映肝脏功能的重要指标。由于肝脏具有强大代偿功能,且 ALB 的半衰期较长,因此 ALB 并不是反映急性肝损伤的灵敏指标,而主要用于反映慢性肝损伤和严重肝损伤,并可反映肝实质细胞的储备功能。① 降低是指 ALB < 25 g/L（低蛋白血症）,临床较常见,常见原因及临床基本情况同 TP;② 升高常伴有 γ球蛋白增高,主要见于血液浓缩,艾迪生病（Addison's disease）。

3. 球蛋白（globulin, GLB）

球蛋白是多种蛋白质的混合物,如免疫球蛋白、其他各种糖蛋白、脂蛋白等,与机体免疫功能和血浆粘度密切相关。主要由 B-淋巴细胞和肝细胞等产生。

（1）检测方法与参考区间　① 临床上常为总蛋白减去白蛋白的计算值。参考区间与年龄有关（新生儿、婴幼儿与 60 岁以上老人稍低）,与性别无关。正常成人血清球蛋白含量为 20 ~ 30 g/L,白蛋白和球蛋白的比值（A/G）为 1.5 ~ 2.5;② 血清蛋白电泳:血清蛋白电泳将血清蛋白分为五个区带,依次为白蛋白、α_1 球蛋白、α_2 球蛋白、β 球蛋白和 γ球蛋白。其占 TP 的比例依次为:57% ~ 67%、3% ~ 4%、6% ~ 10%、7% ~ 11% 和 9% ~ 18%。α_1 球蛋白主要为糖蛋白、脂蛋白的主要成分多分布在 α_2 和 β 区,而 γ球蛋白主要为免疫球蛋白。

（2）临床意义　肝脏病变时常为 ALB 减低,GBL 增高。血清电泳图谱则因肝脏疾病类型的不同呈现不同的电泳图形。① 急、慢性肝炎:急性肝炎早期或病变较轻时,血清蛋白电泳无显著变化,病情加重后可见白蛋白、α_2、β 球蛋白减少,γ球蛋白的增高。随病情好转白蛋白、α_2 球蛋白、β 球蛋白可逐渐恢复正常,而 γ球蛋白仍维持较高水平。慢性肝炎时白蛋白、β 球蛋白降低,γ球蛋白明显增高,A/G 比值下降,并较急性肝炎时严重,其严重程度与病情发展成正比;② 急性肝功能衰竭:白蛋白降低,γ球蛋白明显增高,α_2 和 β 球蛋白显著降低;③ 肝硬化:有典型的蛋白电泳图形,白蛋白降低,α_1、α_2 和 β 球蛋白降低,γ球蛋白增加明显,并与 β 区带连接在一起而形成"$\beta-\gamma$ 桥";④ 肝癌:α_1、α_2 球蛋白增加,有时可在白蛋白与 α_1 球蛋白之间出现一条新的区带,即甲胎蛋白的区带。

4. 前白蛋白（prealbumin, PALB）

由肝细胞合成,分子量比 ALB 小,半衰期比 ALB 短（仅为 1.9 日）。

（1）检测方法与参考区间　常用免疫透射比浊法。正常成人为 170~420 mg/L，儿童约为成人水平的 1/2，青春期急剧升至成人水平。

（2）临床意义　PALB 可以较早反映肝功能损害。在急性肝炎及重型肝炎早期即可见明显降低，具有重要诊断价值，肝硬化、肝癌、梗阻性黄疸患者中亦可见降低；而升高见于 Hodgkin 疾病。此外，前白蛋白也是较理想的营养状况指标。

（二）特殊蛋白检测

1. 血清结合珠蛋白

即触珠蛋白（haptoglobin，HPT）：是肝脏合成的一种 α_2 球蛋白，具有结合游离血红蛋白的能力。血清 HPT 水平随着肝细胞受损的严重程度而下降，是非创性肝纤维化诊断模型 Fibrotest 中的一个重要权重参数。

（1）检测方法与参考区间　实验室检测多用免疫法比浊法，参考值为 0.5~2.2 g/L。参考区间可因方法的不同而不同。

（2）临床意义　HPT 降低主要见于溶血性贫血，严重肝病导致的肝损伤等。在原发性肝癌中却显著上调，可用于区分肝硬化和肝癌。

2. 血清 α_1-酸性糖蛋白（α_1-acid-glycoprotein，AAG）

是一种分子量约 4 万的糖蛋白，含糖量约为 40%，是一种急性时相蛋白。主要由肝脏合成，癌细胞也可合成。

（1）检测方法与参考区间　实验室检测多用免疫法比浊法，参考值为 0.5~1.2 g/L。参考区间可因方法的不同而不同。

（2）临床意义　AAG 升高主要见于各种急性时相反应，如感染、手术等，另外在肝细胞癌时也可见 AAG 升高，癌转移时升高更明显。降低主要见于严重肝病导致的肝细胞损伤和营养不良等疾病。

3. α_1-抗胰蛋白酶（α_1-antitrypsin，α_1-AT 或 AAT）

是具有蛋白酶抑制剂作用的一种急性时相反应蛋白，由肝细胞合成，含糖 10%~20%。

（1）检测方法与参考区间　多采用免疫比浊法，成人血清（透射浊度法）AAT 为 0.9~2.0 g/L（16.6~36.8 μmol/L）。

（2）临床意义　原发性肝癌患者血清 AAT 异常增高，可能与肝癌细胞合成分泌增多有关。肝癌合并细胞坏死和炎症时，也会导致作为急性时相反应蛋白的 AAT 浓度升高。除此之外，肺癌，消化系统恶性肿瘤患者血清中的 AAT 也会升高。

4. 血清 α_2-巨球蛋白（α_2-macroglobulin，α_2-M）

分子量为 65.2 万~80 万，是血清中分子量最大的蛋白质，由肝细胞和单核-巨噬细胞系统合成。半衰期约 5 日，具有酶抑制剂的作用。血清 α_2-M 检测对诊断肝、肾疾病等有一定意义。

（1）检测方法与参考区间　常用免疫比浊法，成人血清 α_2-M 参考值为 1.3~3.0 g/L。

（2）临床意义　α_2-M 升高多见于急慢性肝炎、肝硬化、肝癌、肾病综合征等。

5. C 反应蛋白（C-reactiveprotein，CRP）

由肝细胞合成，含 5 个多肽链亚单位，分子量为 115 000~140 000。是反映急性时相反应的灵敏指标。

（1）检测方法与参考区间　免疫比浊法或荧光免疫法。正常人血清中 CRP 浓度 <0.6 mg/L。

（2）临床意义　血浆中 CRP 浓度在急性心肌梗死、创伤、感染、外科手术、肿瘤浸润时迅速升高，可达正常水平的 2000 倍。CRP 是非特异性指标，可用于评估外科手术后的细菌性感染，及炎症性疾病的活动度。

6. 血清铜蓝蛋白(ceruloplasmin, CP)

是一种含铜的 α_2 糖蛋白,由肝脏合成,一部分由胆道排泄。

(1)检测方法与参考区间　常用免疫比浊法,正常成人参考值为 200~600 mg/L。参考区间可因性别、测试方法的不同而不同。

(2)临床意义　CP 也是一种急性时相蛋白,急慢性肝炎、感染、创伤和恶性肿瘤如肝癌等均可引起 CP 的升高。可协助肝豆状核变性(Wilson 病)的诊断,wilson 病患者血清铜蓝蛋白降低。

7. 转铁蛋白(transferrin, TRF)

是一种主要由肝细胞合成的、结合 Fe^{3+} 的糖蛋白,半衰期 8 日。TRF 的合成随着肝细胞破坏程度的增加而降低,可作为反映原发性肝癌患者肝实质损害的参考指标。

(1)检测方法与参考区间　多采用免疫比浊法。正常成人血清浓度为 2~4 g/L。参考区间可因测试方法的不同而不同。

(2)临床意义　TRF 升高见于缺铁性贫血,降低见于营养不良,溶血性贫血和恶性肿瘤。

8. 血清纤维结合蛋白(fibronectin, FN)

FN 是合成于肝细胞、内皮细胞和巨噬细胞的高分子量糖蛋白,与细胞间黏附、细胞迁移、组织修复、对抗炎症和肿瘤基因转化等有关。

(1)检测方法与参考区间　血清含量约为血浆含量的 67%,正常成人的血浆参考值为 0.3~0.4 g/L。

(2)临床意义　血清 FN 水平降低多见于多脏器衰竭、肝硬化、肝癌转移等,但临床特异性缺乏。

(三)血氨(blood ammonia, NH3)检测

血氨的主要来源是内源性和外源性氨,是蛋白质代谢产物,主要在肝脏进行代谢和解毒。肝功能严重受损时,氨无法被解毒,在中枢神经系统聚集,会引起肝性脑病。

1. 参考区间

主要采用单波长反射测试法,正常人血氨浓度为 0~54 μmol/L。参考区间可因测试方法的不同而不同。

2. 临床意义

是重要的临床急诊检测项目。① 血氨升高主要见于严重肝损伤,如肝硬化后期的肝昏迷、肝功能极度衰竭、门静脉高压急性和亚急性肝坏死和 REYE 综合征、脑炎、上消化道大出血、肝外门脉系统分流形成、肾炎及尿毒症等;② 降低主要见于低蛋白质饮食和严重贫血等。值得注意的是,由于血氨浓度较低且在标本中不稳定,静脉采血后应立即送检。

(四)凝血酶原时间检测

凝血酶原时间(prothrombin time, PT)主要用于检测血浆中纤维蛋白原含量,与凝血因子 I、II、V、VII和 X 相关,而它们均由肝脏合成,故 PT 可反映肝脏的合成功能。也是临床常用的 Child-pugh 肝功能分级中的五个参数之一。

1. 检测方法与参考区间

血液凝固法(自动凝血分析仪)。正常参考值为 10~12s。目前多采用国际标准化比值(international normalized ratio, INR),即患者与正常人 PT 的比值来表示,正常范围为 0.92~1.08。

2. 临床意义

是外源性凝血途径较为灵敏和最常用的筛查实验。① P T 延长多见于先天性的纤维蛋白原、凝

血酶原等凝血因子的缺乏,及获得性凝血因子缺乏,如严重肝病、黄疸患者等,在排除弥散性血管内凝血的情况后,可在一定程度上反映肝细胞损害的严重程度;② PT 缩短检测多见于 DIC 早期、心肌梗死等;③ INR 是口服抗凝药物(如华法林)的首选监测指标,其参考区间以 1.8 ~ 2.5 为宜。

二、糖代谢相关检测

(一) 血糖测定(glucose,GLU)

血糖是指血液中葡萄糖的浓度。肝脏是调节糖代谢的重要器官,肝脏患病时势必会影响到糖代谢。但是由于肝脏对于糖代谢的调节具有很大的代偿能力,因此轻度或中毒肝损害时,并无明显的血糖改变。

1. 检测方法与参考区间

多采用酶法进行测定。血正常人空腹血糖为 3.9 ~ 6.1 mmol/L。

2. 临床意义

血糖降低可见于严重的肝炎和肝功能衰竭、巨块或广泛浸润的原发性肝癌患者;血糖升高可见于遗传性色素性血色病或肝硬化并发糖尿病患者。严重肝病变时,由于肝功能障碍,葡萄糖无法转化为肝糖原贮存,易出现餐后高血糖。

(二) 葡萄糖耐量试验

正常人服用一定量葡萄糖后,血糖浓度暂时升高,由于刺激了胰岛分泌,促使大量葡萄糖合成肝糖原贮存,使血糖在短时间内即降至空腹水平,此现象为耐糖现象。

1. 检测方法与参考区间

临床上常用口服葡萄糖耐量试验(OGTT)来用于临床糖尿病常规诊断。正常人口服葡萄糖 1.75 g/kg 体重,空腹血糖 <6.1 mmol/L,服糖后 0.5 ~ 1 h 血糖升高达顶峰,一般为 7.8 ~ 9.0 mmol/L,2 h 后血糖恢复至正常水平 <7.8 mmol/L,3 h 后恢复至空腹水平,尿糖均为阴性。

2. 临床意义

肝硬化和部分慢性肝炎患者由于肝细胞功能受损,可有糖耐量减退情况,出现餐后高血糖。因此广泛性肝损伤时,OGTT 试验往往表现为,空腹血糖低于正常,服糖后血糖水平超过正常,2 h 后仍不能降至正常,出现尿糖阳性;3 h 后血糖恢复至空腹水平,仍低于正常。

(三) 胰岛素(insulin)

胰岛素生理作用主要是促进肝脏和外周组织摄取和利用葡萄糖产生能量,使血糖降低。

1. 检测方法与参考区间

多采用化学发光免疫分析法(chemiluminescence immunoassay, CLIA)、电化学发光免疫分析(electrochemiluminescence immunoassay, ECLIA)和放射免疫法(RIA)等进行检测。空腹胰岛素的正常范围为:CLIA 法,4.0 ~ 15.6 U/L;ECLIA 法,17.8 ~ 173.0 pmol/L;RIA 法,5 ~ 20 mU/L。

2. 临床意义

肝肾功能衰竭或排泄受阻时,可引起血清胰岛素浓度升高。

(四) C -肽(C - peptide)

是胰岛素原转变为胰岛素的过程中释放出的肽类,血清 C -肽水平主要用于反映 β 细胞的胰岛素合成和释放功能。其半衰期为 $10 \sim 11$ min,不被肝脏破坏,只在肾脏降解和代谢,更能反映 β 细胞的胰岛素合成和释放功能。

1. 检测方法与参考区间

多采用化学发光免疫分析法(chemiluminescence immunoassay, CLIA)或者、电化学发光免疫分析(electrochemiluminescence immunoassay, ECLIA)和放射免疫法(RIA)等进行检测,一般与胰岛素测定和胰岛素释放实验同时进行。空腹的正常范围为:ECLIA 法,$250.0 \sim 600.0$ pmol/L($0.78 \sim 1.89$ ng/ml);RIA 法,$0.3 \sim 0.6$ nmol/L。

2. 临床意义

胰岛 β 细胞瘤时,胰岛素与 C 肽水平均升高;肝硬化时血清 C-肽水平也升高。

(五)糖蛋白糖链合成代谢检测

血清中 50% 的蛋白为糖蛋白,糖蛋白除免疫球蛋白来源于 B-淋巴细胞外,大部分由肝细胞合成。蛋白糖基化是蛋白质具有活性的重要环节,糖蛋白糖链在蛋白质的折叠、运输和定位中也起着重要作用,它的这些功能也是其与多种疾病相关的基础。在急性或慢性炎症性疾病、自身免疫病和恶性肿瘤等疾病的发生、发展过程中,均可发现糖蛋白糖链的组成或糖基化程度的改变。血清中蛋白糖基化修饰的改变、异常糖链的产生,可以反映肝细胞功能的异常。目前检测血清糖蛋白的方法主要有二维电泳(two dimensional gel electrophoresis, 2DE)结合糖蛋白染色,凝集素亲和层析(lectin affinity chromatograph)、凝集素微阵列芯片(lectin microarray)等;糖蛋白糖链的检测方法主要有基质辅助激光解析电离飞行时间质谱(mastrix-assisted laser desorption ionization time of flight mass spectrum, MALDI-TOF MS)、高效液相色谱(high performance liquid chromatogram, HPLC)和基于 DNA 测序仪的荧光糖电泳(DNA sequencer-assisted fluorophore-assisted carbohydrate electrophoresis, DSA-FACE)。目前包括实验在内的研究发现,肝硬化中含有平分型 N-乙酰葡萄糖胺修饰的糖蛋白水平升高,而肝癌中 α-1,6-岩藻糖和 α-1,3/4-岩藻糖基化糖蛋白水平升高。

三、脂代谢相关检测

肝脏在脂代谢中的作用十分重要,包括分泌胆汁酸盐使脂类从小肠吸收,合成脂蛋白、三酰甘油,分解和代谢脂类,以及参与胆固醇和胆汁酸的代谢等。肝脏疾病状态下血清脂质代谢的改变主要有以下几个方面。

(一)血清总胆固醇(total cholesterol, TC)

TC 在血中与载脂蛋白结合,以可溶性脂蛋白形式存在,其 3/4 存在于低密度脂蛋白(LDL)中,1/4 存在于高密度脂蛋白(HDL)中。

1. 检测方法与参考区间

胆固醇氧化酶法。正常人 TC 含量为 $0 \sim 5.2$ mmol/L,健康人 TC 水平与性别、年龄、饮食、运动、吸烟等因素有关。

2. 临床意义

血清内 TC 升高主要是由于 TC 生成增高及胆汁淤积引起的 TC 排泄受阻,主要见于阻塞性黄疸、肝癌中,特别是原发性胆汁性肝硬化(PBC)患者可出现 TC 显著升高;TC 降低主要见于肝细胞严重受损时,如严重肝炎、急性肝坏死和失代偿期肝硬化患者中。

（二）血清三酰甘油（triglyceride，TG）

TG 构成脂肪组织,参与 TC、CE 合成及血栓形成。

1. 检测方法与参考区间

酶法（GPO - PAP 法）。正常人 TG 含量为 0 ~ 2.26 mmol/L。

2. 临床意义

TG 浓度增高主要见于肝内胆汁淤积,如 PBC 和肝外阻塞性黄疸。TG 浓度下降见于肝细胞功能明显减退,如急性肝功能衰竭时。

（三）高密度脂蛋白胆固醇（high density lipoprotein cholesterol，HDL - C）和低密度脂蛋白胆固醇（low density lipoprotein cholesterol，LDL - C）:

1. 检测方法与参考区间

HDL - C 采用 PEG 修饰酶法,参考范围为 0.91 ~ 1.55 mmol/L;LDL - C 采用选择性抑制法,正常人中 LDL - C < 3.12 mmol/L。

2. 临床意义

肝硬化中 TC、LDL - C、HDL - C 水平显著下降,其中 LDL - C 的下降与肝硬化严重程度相关,究其原因主要为肝硬化时载脂蛋白 ApoB - 100、ApoA1 合成减少及卵磷脂胆固醇乙酰转移酶（LCAT）活性下降,因此 LDL - C 水平可作为慢性肝病疗效及预后判断的评价指标。

（四）脂蛋白（a）[lipoprotein（a）,Lp（a）]

Lp（a）是密度介于 HDL 和 LDL 之间,并与两者重叠的一种特殊的脂蛋白。目前尚无公认的测定方法。

1. 检测方法与参考区间

目前最常用的检测方法是免疫透射比浊法,健康成人血清 Lp（a）为 < 300 mg/L。

2. 临床意义

肝脏疾病（慢性肝炎除外）中常出现 Lp（a）降低,而肝癌外的其他恶性肿瘤中常出现 Lp（a）升高。

（五）脂蛋白 - X（lipoprotein - X，Lp - X）

Lp - X 是胆汁淤积时出现的异常脂蛋白,是胆汁淤积的灵敏生化指标。Lp - X 含量与胆汁淤积程度相关。

（六）磷脂（Phospholipid，PL）

PL 并非单一化合物,而是含有磷酸基和多种脂类的一类物质的总称。在肝脏合成活跃,主要由胆汁和肠道分泌,由粪便排出。磷脂是脂肪代谢的中间产物,也是构成和维持细胞膜成分和功能的重要物质。

1. 检测方法与参考区间

化学法和酶法：1.3 ~ 3.2 mmol/L。

2. 临床意义

胆汁淤积、PBC、脂肪肝,卵磷脂胆固醇酯酰转移酶（LCAT）缺乏症患者中可检测到磷脂水平升高。

四、胆红素检测

包括血清胆红素(总胆红素、非结合胆红素和结合胆红素)、尿液胆红素和粪胆红素的检测。

(一) 血清胆红素检测

1. 血清胆红素的检测方法和参考范围

多采用全自动生化分析仪重氮法或氧化酶法测定。正常成人总胆红素(serum total bilirubin, TBil): $3.4 \sim 17.1 \, \mu mol/L$; DBil: $0.6 \sim 0.8 \, \mu mol/L$; IBil: $1.7 \sim 10.2 \, \mu mol/L$; DBil/TBil: $0.2 \sim 0.4$。

2. 血清胆红素检测的临床意义

临床上血清胆红素的检测主要用于黄疸的诊断及黄疸类型的鉴别。

(1) 黄疸的诊断 TBil 的浓度为 $17.1 \sim 34.2 \, \mu mol/L$ 为隐性黄疸; $34.3 \sim 171 \, \mu mol/L$ 为轻度黄疸; $171 \sim 342 \, \mu mol/L$ 为中度黄疸; $>342 \, \mu mol/L$ 为重度黄疸。

(2) 黄疸类型的鉴别 临床上将黄疸分为黄疸溶血性黄疸、肝细胞性黄疸和阻塞性黄疸三类。① 溶血性黄疸(肝前性黄疸):红细胞被大量破坏或红细胞缺陷,形成的游离胆红素即 IBil 过多,超过肝细胞摄取、结合与排泄的能力,造成血中 TBil 和 IBil 浓度异常增高。各种引起大量溶血的原因都可造成溶血性黄疸,如溶血性贫血、输血反应、恶性疟疾、新生儿黄疸、大面积烧伤等;② 肝细胞性黄疸(肝性黄疸):由于肝脏损伤,肝细胞被破坏,其摄取、转化和排泄胆红素的能力降低所致。此时血液中不仅 IBil 增高,由于肝细胞肿胀,坏死等导致 DBil 和尿胆原逆流入血,使血液和尿液中 DBil 和尿胆原均升高。主要见于各种肝实质性损伤,如急慢性肝炎、肝硬化、中毒性肝炎等;③ 阻塞性黄疸(肝后性黄疸):各种原因引起的胆汁排泄通道受阻,致使 DBil 逆流入血,同时胆红素肝肠循环被破坏,造成血中 TBil 和 DBil 浓度升高,尿中尿胆原减少或消失。主要见于胆道阻塞性疾病,如胆石症、胆道肿瘤、胆道闭锁、胰头癌、胆管型肝炎等。

3. δ 胆红素

是胆红素和白蛋白经非酶促反应形成的共价结合物,生理状态下,血液中不存在 δ 胆红素。实验室检测采用高效液相法,目前强生公司有可供临床诊断用的干片法检测 δ 胆红素,但对于其准确性和临床价值尚待验证。δ 胆红素只存在于结合胆红素为主的高胆红素血症中,如肝性黄疸和梗阻性黄疸患者,而溶血性黄疸 δ 胆红素升高不明显。δ 胆红素的临床作用主要在于鉴别高非结合胆红素血症和高结合胆红素血症、评价急性肝炎的恢复指标、提示梗阻的治疗效果。δ 胆红素的半衰期同白蛋白,大约 21 日,因此急性肝炎恢复期间及梗阻排除后,血清 DBil 迅速下降,TBil 也随之下降,而 δ 胆红素则在一定时间内维持不变,δ 胆红素/TBil 的比例上升。在慢性重型肝炎及肝硬化患者中,δ 胆红素含量或 δ 胆红素/TBil 比例较低,临床随访证实这类患者的预后也较差。

(二) 尿、粪胆红素检测

1. 尿、粪胆红素测定的参考范围

正常人尿胆素定性为阴性;粪胆原的正常值为 $68 \sim 473 \, \mu mol/24 \, h$。

2. 尿、粪胆红素测定的临床意义

(1) 血清胆红素检测 尿胆素阳性可用于快速诊断临床上可疑的黄疸,并可用于鉴别黄疸的类型。尿胆素阳性:可用于急性黄疸型病毒型肝炎患者快速诊断,此类患者黄疸前期即可出现尿胆素阳性。临床上有明显黄疸的患者,尿胆素阳性表示血清内结合胆红素升高,如阻塞性黄疸和肝细胞性黄疸;尿胆素阴性则表示血液内非结合胆红素升高,如溶血性黄疸。

（2）尿液尿胆原测定　尿胆原增多主要见于胆红素产生过多、肝细胞功能损害、胆道感染及细菌入侵;尿液尿胆原减少主要见于:胆红素生成减少,如胆道阻塞和再生障碍性贫血、小肠内菌群减少及肾功能不全。

（3）粪胆原测定　粪胆原也可用于鉴别黄疸类型:粪胆原低于 8.5 μmol/24 h,以阻塞性黄疸为主;粪胆原升高,反映胆红素产生增多,主要见于溶血性黄疸或旁路性高胆红素血症;如粪胆原正常,尿胆原升高则表示有肝细胞损害。

总之,我们可以根据血清胆红素、尿胆素和尿胆原以及粪胆原的测定,并结合患者的临床表现,对黄疸进行诊断和鉴别诊断(表 12-1)。

表 12-1　不同类型黄疸的胆红素代谢测定结果

黄疸类型	血清 TBil	血清 DBil	血清 IBil	尿胆素	尿胆原	粪胆原
溶血性黄疸	↑	↑	↑↑↑	(-)或弱(+)	↑↑↑	↑↑↑
肝细胞性黄疸	↑~↑↑	↑↑	↑↑	(+)	↑	正常或↓
阻塞性黄疸	↑↑~↑↑↑	↑↑↑	↑	(++)	↓或(-)	↓↓↓

五、胆汁酸检测

（一）血清胆汁酸的检测方法

血清胆汁酸浓度很低(总胆汁酸 2 μg/ml),可用气相色谱、放射免疫、高效液相层析法及酶学分析法(以 3α-羟类胆固醇脱氢酶为工具酶测定 NADH 生成量)测定血清总胆汁酸(TBA),用气相色谱、放射免疫和高效液相层析尚可对胆酸、脱氧胆酸及鹅脱氧胆酸进行分别测定,还可进行胆汁酸负荷试验及尿中硫酸结合型胆汁酸的测定。

（二）血清胆汁酸浓度的参考范围

0~10 μmol/L。

（三）血清胆汁酸检测的临床意义

（1）肝胆疾病时周围血液循环中的胆汁酸水平明显增高。急性胆炎早期和肝外阻塞性黄疸时,有些病例可增至正常值的 100 倍以上。在胆道阻塞时,患者血清中 CA 及 CDCA 浓度增加,但 CA 所占比例较高(CA/CDCA >1)。肝实质细胞损伤时,CA/CDCA <1。故 CA/CDCA 比值可作为肝胆阻塞性疾病与肝实质细胞性疾病的鉴别指标。

（2）肝胆疾病时血清胆汁酸浓度的升高与其他肝功能试验及肝组织学的变化极为吻合,在肝细胞仅有轻微坏死时,血清胆汁酸的升高常比其他检查更为灵敏。有报告统计,急性肝炎、肝硬化、原发性肝癌、急性肝炎胆汁淤滞、原发性胆汁性肝硬化,以及肝外阻塞性黄疸,其血清总胆汁酸均 100% 出现异常,上述疾病时均有血清胆汁酸含量的增高。关于血中胆汁酸异常的程度与肝胆疾病种类的关系如表 12-2 所示。

表 12 - 2　血中胆汁酸异常的程度与肝胆疾病种类的关系

血中胆汁酸轻度增加 (10～20 μmol/L)	血中胆汁酸中度增加 (20～40 μmol/L)	血中胆汁酸重度增加 (40 μmol/L 以上)
急性肝炎(恢复期)	急性肝炎(急性期)	急性肝炎(急性期)
慢性肝炎(活动/非活动期)	慢性肝炎(活动期)	
肝硬化(代偿期)	肝硬化(代偿期)	肝硬化(代偿/非代偿性)
肝癌	肝癌	肝癌
体质性黄疸(Gilbert 病 Dubin-Johnson 综合征)		胆汁淤滞性黄疸(肝内、肝外 性)重症肝炎

（3）血清中胆汁酸含量受肠道吸收的胆汁酸量与肝门静脉中的胆汁酸被肝脏摄取的摄取率所决定。由于肝损伤的存在,则经肝门静脉回肝的胆汁酸因肝细胞功能低下或侧支循环的形成,导致肝不能充分摄取胆汁酸,则胆汁酸在血中浓度增高。

近年来有用熊去氧胆酸进行的胆汁酸负荷试验,检测肝脏对胆汁酸处理的能力。经口服熊去氧胆酸 300 mg 后,用 3α -羟类固醇脱氢酶法测定血中的胆汁酸,结果发现慢性肝炎(活动型)、肝硬化及脂肪患者在负荷后血清总胆汁酸显著增高,表明这些患者清除胆汁酸的能力显著降低。有报道胆汁酸负荷试验结果异常的检出率为：肝硬化 100%,慢性肝炎活动型为 92%～100%,慢性肝炎(非活动型)为 70%～82%。

（4）还有检测尿中硫酸结合型胆汁酸的报道,胆汁酸与硫酸结合反应亦属机体防御机制之一,当胆汁淤滞使血中胆汁酸升高时,一部分胆汁酸即与硫酸相结合,从而使其极性增加,随尿排泄增多。过去测定尿中硫酸结合型胆汁酸用层析法,操作复杂,现在有硫酸酯酶与 3α -羟基类固醇脱氢酶(3α - HSD)组成的试剂盒,操作简便。结果表明,正常组为 2.0 ± 1.8 μmol/g 肌酐,在各种肝疾患时上升,急性肝炎 122.0 ± 28.6 μmol/g 肌酐;肝外性胆道阻塞 124.5 ± 67.7 μmol/g 肌酐;非代偿性肝硬化 77.8 ± 21.3 μmol/g 肌酐;肝内胆汁淤滞则为 67.2 ± 23.5 μmol/g 肌酐。这是诊断急性肝炎及肝外胆道阻塞、非代偿性肝硬化等的重要指标。

第二节　酶学检测

一、肝脏酶学检测

肝脏是人体含酶最丰富的脏器,血清酶活性变化有助于反映肝脏病理状态,是肝功能检查常用方法之一。肝病时导致血清酶活性改变的原因主要有：① 肝细胞内酶生成的亢进或降低;② 肝细胞膜通透性的改变;③ 肝细胞的变形、坏死;④ 酶排出障碍;⑤ 激活剂或抑制剂的影响。

根据酶的功能,可以把肝脏相关的酶类分为以下几类：① 反映肝细胞变性坏死的酶(逸出酶)：如 AST、ALT、乳酸脱氢酶(LDH)、腺苷脱氨酶(ADA);② 反映胆汁淤积的酶(胆道系统酶)：如碱性磷酸酶(ALP)、γ 谷氨酰转肽酶(γ - GT 或 GGT)、5′-核苷酸酶(5′- NT);③ 反映肝细胞合成功能的酶：如胆碱酯酶(ChE)、卵磷脂胆固醇酰基转移酶(LCAT);④ 反映肝纤维化的单胺氧化酶(MAO)和脯氨酰羟化酶(pH);⑤ 辅助原发性肝癌诊断的岩藻糖苷酶(AFU)、5′-核苷酸磷酸二酯酶(5′- NPD)等。

（一）反映肝细胞变性坏死的酶

1. 血清转氨酶及其同工酶

人体内血清转氨酶有 20 多种,其中丙氨酸氨基转移酶(alanine aminotransferase, ALT,即谷丙转氨酶 GPT)和门冬氨酸氨基转移酶(aspartate aminotransferase, AST,即谷草转氨酶 GOT)是诊断肝胆系统疾病中应用最广泛的酶。ALT 广泛存在于机体组织细胞内,以肝细胞含量最多,主要存在于肝实质细胞胞质内,易于释出。AST 则以心肌含量最高,其次为肝脏。AST 在肝细胞内 80% 存在于线粒体内,不易于释出,其余 20% 存在于胞质内,因此肝脏内 AST 存在两种同工酶,ASTm(线粒体型)和 ASTs(胞质型)。

（1）血清转氨酶的参考区间　多利用自动生化分析仪(连续监测法)。ALT 的正常值为男性 9 ~ 50 U/L,女性 7 ~ 40 U/L。AST 的正常值为男性 15 ~ 40 U/L,女性 13 ~ 35 U/L。

（2）血清转氨酶对肝病检测的临床意义　① ALT 在急性病毒性肝炎的早期即出现升高,1 ~ 2 周达顶峰,往往是最早出现的异常肝功能指标;② ALT 高低与临床病情轻重相关,且往往是肝炎恢复期最后降至正常的酶,是监测急性肝炎是否恢复的灵敏指标;③ AST 显著升高时,在排除心肌病变后,应考虑肝脏线粒体大量破坏及肝细胞坏死,如慢性活动性肝炎、肝硬化、胆道梗阻时 AST 的升高往往更明显;④ AST/ALT 的比值对于急慢性肝炎的诊断、鉴别诊断及判断转归有重要价值。在正常情况下,AST/ALT 的比值在肝脏中为 2.5:1,而血清中为 1.15:1。肝脏疾病时 ALT 和 AST 绝对值升高,AST/ALT 的比值也会发生改变,如急性肝炎时 <1,慢性肝炎时 >1,酒精性肝病 >2,肝硬化 >2,肝癌约半数 >3。

2. 乳酸脱氢酶(lactate dehydrogenase, LD 或 LDH)及其同工酶

LDH 在体内广泛分布而缺乏特异性,测定 LDH 总量对诊断肝病价值有限。LDH 同工酶由 H(心肌)和 M(肌肉)组成四聚体,具有 5 种同工酶。分别为 LD1(H4)、LD2(H3M)、LD3(H2M2)、LD4(HM3)和 LD5(M4),其中 1 和 2 主要来源于心肌,3 来源于肺、脾,4 和 5 主要来源于肝脏。正常人血清中 LD2 > 1 > 3 > 4 > 5。由于红细胞中含有丰富的 LDH,溶血对检测结果的真实性干扰严重。因此,抽血送检时应特别注意防止溶血。

（1）LDH 的检测方法和参考区间　速率法,LDH 的正常值为男性 135 ~ 225U/L,女性 135 ~ 214U/L。

（2）LDH 检测的临床意义　① LDH 升高,主要见于急性肝炎、慢性活动性肝炎和肝癌(尤其是转移性肝癌)。另外,急性心肌梗死(AMI)、骨骼肌损伤、胰腺炎、晚期恶性肿瘤等均可见 LDH 上升。② 血清及胸腹水中 LDH 的测定常用来鉴定胸腹水的性质,通常腹水 LDH/血清 LDH >0.4、胸水 LDH/血清 LDH >0.6 提示为渗出液,否则为漏出液。

3. 腺苷脱氨酶(adenosine deaminase, ADA)

ADA 以同工酶形式广泛存在于人体各组织中,肝细胞内 90% 存在于胞质内。肝损伤时血清酶活力上升。

（1）ADA 的检测方法和参考区间　速率法(GLDH 耦联法)。ADA 的正常值为 4 ~ 18 IU/L。

（2）ADA 检测的临床意义　① 急性肝炎时其敏感性不如 ALT,但在恢复期 ADA 的恢复迟于 ALT,可用于判断急性肝损伤及其残留病变;② ADA 持续不降可协助诊断慢性肝炎;③ 肝硬化状态下,ALT 值不太高或正常,而 ADA 多数升高,伴肝硬化的肝癌患者 ADA 显著高于不伴肝硬化者;④ 有助于黄疸的鉴别,肝细胞性黄疸 ADA 显著升高,而阻塞性黄疸则升高不明显。

4. 谷氨酸脱氢酶(glutamate dehydrogenase, GLDH 或 GDH)

主要分布于肝脏,其次为心肌和肾脏。肝脏中该酶主要分布于肝小叶中央的肝细胞线粒体中,故

可作为肝实质损害的特异性指标,反映肝小叶中央区的坏死。

（1）GLDH 的检测方法和参考区间　连续监测法(37℃)，GLDH 的正常值为男性 0~8U/L，女性 0~7U/L。

（2）GLDH 检测的临床意义　① GDH 升高，主要见于慢性肝炎和肝硬化患者。另外，由于酒精性肝损害主要发生在肝小叶中央，因此该酶对诊断酒精性肝病具有较高临床价值。② GDH 几乎正常，多见于急性肝炎、肝癌和阻塞性黄疸。

（二）反映肝细胞合成功能的酶

反映肝细胞合成功能的酶是胆碱酯酶。胆碱酯酶(cholinesterase，ChE)胆碱酯酶分为真性胆碱酯酶(乙酰胆碱酯酶，AchE)和假性胆碱酯酶(非特异性胆碱酯酶/血清胆碱酯酶，SchE)。其中假性胆碱酯酶主要由肝脏产生后分泌入血，可在血清中检测到，又称血清胆碱酯酶。因此，SchE 可用于评估肝细胞合成蛋白的能力及肝脏储备功能。

（1）ChE 检测方法和参考区间　速率法，男性 4 620~11 500 U/L；女性 3 930~10 800 U/L。

（2）ChE 检测的临床意义　肝细胞损伤时可检测到 SchE 降低。如急、慢性肝炎时，血清胆碱酯酶降低程度往往与病情严重程度相一致，若血清胆碱酯酶活性持续降低，则提示预后不良；亚急性重症肝炎、肝硬化失代偿期均可见 SchE 明显降低；肝外梗阻时 SchE 正常，伴有 PBC 时降低；原发性肝癌伴肝硬化也可见 SchE 降低。

（三）反映胆汁淤积的酶

1. 碱性磷酸酶(alkaline phosphatase，ALP)及其同工酶

ALP 由肝细胞合成分泌，自胆道排泄。

（1）ALP 检测方法和参考区间　多采用自动生化分析仪(速率法)。正常成人参考值：男性为 45~125 U/L，女性为 35~135 U/L。

（2）ALP 检测的临床意义　不同肝病时 ALP 升高的程度为胆汁淤积＞肝癌＞肝细胞损伤。临床主要应用于：① 黄疸类型的鉴别：阻塞性黄疸时显著升高，肝细胞性黄疸时正常或略升高，溶血性黄疸正常；② 原发性肝癌或转移性肝癌状态下，ALP 显著升高，而胆红素和 ALT 升高不明显；③ ALP 存在 5 种同工酶，其中 ALP1 主要来源于肝细胞，胆管上皮及肝癌细胞，ALP1 显著升高时对肝癌诊断有重要价值；ALP5 主要来源于成纤维细胞，半数的肝硬化患者 ALP5 升高。由于儿童骨骼生长发育迅速，ALP 基础水平较高。因此，ALP 不适用于儿童肝病的辅助诊断。

2. γ-谷氨酰基转肽酶(γ-glutamyl transpeptidase，γ-GT 或 GGT)

广泛分布于人体组织中，肾内最多，其次为胰和肝，在肝内主要分布于肝细胞浆和肝内胆管上皮中，正常人血清中 γ-GT 主要来自肝脏。

（1）GGT 检测方法和参考区间　多采用自动生化分析仪(速率法)。正常值为男性 10~60 U/L，女性 7~45 U/L。

（2）GGT 检测的临床意义　肝内合成增多或肝外胆道梗阻时易导致 γ-GT 升高。γ-GT 升高主要见于：原发性或转移性肝癌、阻塞性黄疸、急性肝炎、肝硬化失代偿期等。慢性肝炎及肝硬化非活动期 γ-GT 正常，病情恶化时 γ-GT 持续升高。肝癌患者中，γ-GT 升高与肿瘤大小相关，并可用于检测肿瘤复发状态，肿瘤切除后 γ-GT 可下降，复发时又会升高。

3. 5′-核苷酸酶(5′-nucleotidase，5′-NT)

是一种特殊的磷酸水解酶，广泛存在于肝脏和各种组织中。

（1）5′-NT 检测方法和参考区间　多采用自动生化分析仪（速率法,37℃）,正常成人参考值为 0～11 U/L。

（2）5′-NT 检测的临床意义 5′-NT 升高常见于肝胆系统疾病患者,如胆管癌、胆结石、阻塞性黄疸、肝癌、肝硬化、肝炎等。与 ALP 相比,5′-NT 的诊断特异性较高,不受骨骼系统疾病、妊娠等因素的影响。

（四）反映肝纤维化状态的酶

1. 单胺氧化酶（monoamine oxidase, MAO）

该酶广泛分布于肝、肾、脑等组织中,主要存在于线粒体。MAO 参与胶原形成后最后阶段架桥形成,该酶检测可反映肝纤维化的生化过程,是肝脏纤维化的诊断指标之一,但目前较少在临床应用。

（1）MAO 检测方法和参考区间　多采用自动生化分析仪（速率法,37℃）,正常人参考值为 0～3 U/L。

（2）MAO 检测的临床意义　MAO 升高常见于重症肝硬化、肝硬化伴肝癌、严重脂肪肝等。甲状腺功能亢进、糖尿病、慢性充血性心力衰竭肝淤血时亦可见升高。

2. 脯氨酸羟化酶（proline hydroxylase, PH）

是胶原维持三螺旋稳定结构的基础,是胶原合成的关键步骤,与脏器和组织纤维化的发生相关。该酶活性主要反映肝纤维化的活动情况,但目前较少在临床应用。

（1）PH 检测方法和参考区间　放射免疫法（RIA）,正常人参考值为 20.8～58.2 μg/L。各实验室应建立自己适合的参考区间。

（2）PH 检测的临床意义　主要用于肝脏纤维化的诊断、随访和预后判断。PH 活力增高常见于肝硬化及血吸虫性肝纤维化、原发性肝癌伴肝硬化、重度慢性肝炎患者可检测到。此外,PH 活力增高与肝纤维化坏死及纤维化程度平行,如慢性肝炎、肝硬化患者中的 PH 活力进行性增高,则提示肝细胞坏死和纤维化加重;如治疗后 PH 活力下降,则提示治疗有效,病情好转。

（五）协助诊断原发性肝细胞癌的酶

1. α-L-岩藻糖苷酶（α-L-fucosidase, AFU）

主要参与含岩藻糖基的各种糖脂、糖蛋白、黏多糖等大分子物质的分解代谢。广泛存在于人体各组织细胞溶酶体和体液中。

（1）AFU 检测方法和参考区间　多采用自动生化分析仪（速率法）和比色法。正常人参考值为:速率法,AFU <40 U/L;比色法,3～11 U/L。

（2）AFU 检测的临床意义　主要用于肝癌和岩藻糖苷蓄积病的诊断。AFU 增高可用于肝细胞癌和其他肝占位性病变及其他肝病的鉴别诊断。原发性肝癌患者血清中 AFU 活性不仅显著高于正常对照,也显著高于转移性肝癌、胆管细胞、恶性间皮瘤、恶性血管内皮细胞瘤、肝硬化、先天性肝囊肿和其他良性肝占位性病变,而且与 ALT 的升高和肿瘤大小无关。AFU 与甲胎蛋白（AFP）在肝癌诊断上不相关,但有互补性,尤其对甲胎蛋白（AFP）阴性和小细胞肝癌的诊断价值更大,与 AFP 联合检测可提高肝癌的早期诊断效力。且可用于肝癌术后复发的监测。但目前由于检测方法学及检测试剂质量等诸多问题,该指标的临床应用尚未达到研究中揭示的效果。

2. 5′-核苷酸磷酸二酯酶（5′-nucleotide phosphodiesterase, 5′-NPD）及其同工酶 5′-NPD 广泛存在于机体各组织中。

（1）5′-NPD 检测方法和参考区间　该酶检测采用电泳分离法,正常血清在聚丙烯酰胺电泳上可分离出 4 条活性带（Ⅰ～Ⅳ）,病理情况下出现 5′-NPD-Ⅴ带。

（2）5′- NPD 检测的临床意义　5′- NPD - V 条带对原发性肝癌诊断具有重要意义,可与 AFP 互补。其在 AFP 阴性肝癌患者中仍具有 79% 的阳性率。另外,在部分乙肝表面抗原(HBsAg)阳性的乙肝患者中也可检测到 5′- NPD - V。

虽然肝脏疾病会导致许多酶活力的变化,不同的酶可以反映肝脏功能的不同病变。但单个酶检测对肝脏疾病诊断的灵敏度和特异性仍存在缺陷,在临床实验室检查的项目选择中,要注意优化组合应用不同的酶学指标,以及肝功能试验的其他指标,综合评价肝脏病变的类型和严重程度。

二、胰、胆疾病的酶学检测

胆汁和胰液中含有淀粉酶、脂肪酶、蛋白酶和糜蛋白酶等多种蛋白酶类,主要功能是消化糖、蛋白质和脂肪。血、尿中的胰腺酶学检测,对于急性胰腺炎的早期诊断、疗效监测有重要意义。

（一）淀粉酶测定（amylase, AMY）

淀粉酶属于水解酶类,催化淀粉及糖原水解。AMY 分 α、β 两类,人体中淀粉酶属于 α 淀粉酶,又称淀粉内切酶,不仅作用于淀粉的末端,还可随机地作用于淀粉分子内部的 α - 1,4 糖苷键,降解产物为葡萄糖、麦芽糖及含有 α - 1,6 糖苷键支链的糊精。血液中 AMY 主要来自胰腺和唾液腺,由于淀粉酶的分子量(5.5 ~ 6.0 KD)较小,可以通过肾小球滤过膜出现在尿中。

（1）淀粉酶活性测定方法与参考范围　自动分析仪的酶偶联法。成人血液 AMY: 35 ~ 135 U/L。

（2）淀粉酶测定的临床意义　血清淀粉酶水平作为一种胰腺外分泌功能试验,在急性胰腺炎的诊断和鉴别诊断上具有重要意义。淀粉酶活性增高主要见于: ① 急性胰腺炎:急性胰腺炎发病后 2 ~ 12 h,血液中 AMY 开始升高,12 ~ 72 h 达高峰,可达参考范围上限的 4 ~ 6 倍或更高,一般 2 ~ 5 日可下降至参考范围;若持续升高,则提示病变有反复或出现并发症。尿液 AMY 在发病后 12 ~ 72 h 开始升高,下降比血清缓慢。因此,急性胰腺炎的后期或恢复期测定尿液 AMY 更有价值。AMY 升高的幅度与胰腺损伤程度不一定成比例,但升高越是显著,患急性胰腺炎的可能性越大。坏死性胰腺炎时,原来升高的 AMY 可出现降低;② 慢性胰腺炎:血液 AMY 中度或轻度升高,尿液 AMY 可增高或变化不大;③ 胰腺癌:癌早期即可增高,尤其是胰头癌;④ 腮腺炎:血清 AMY 升高,同工酶 S 升高,说明 AMS 来源于腮腺,同时血脂肪酶不高,可与胰腺炎鉴别;⑤ 其他:消化道溃疡穿孔、肠梗阻、胆石症、急性胆囊炎、注射吗啡等镇静剂,酒精中毒等均可见血清 AMY 增高。

淀粉酶活性降低常见于: ① 慢性胰腺炎:血液 AMY 亦可降低,显著减低表示胰组织受到严重破坏;② 胰腺癌:若癌组织引起梗阻时间过长,可导致腺体组织纤维化而引起 AMY 分泌减少。

（二）脂肪酶测定（lipase, LIP）

脂肪酶是一种分子量为 38KD、低度专一的糖蛋白,是一种水解长链脂肪酸甘油酯的酶。血清中脂肪酶主要来源于胰腺,其次为胃、小肠和肺等。脂肪酶可以由肾小球滤过并由肾小管全部回吸收,因此健康人尿中无脂肪酶。

1. 脂肪酶活性测定方法与参考范围

全自动生化分析仪(速率法): 13 ~ 60 U/L。参考区间可因方法的不同而不同。

2. 脂肪酶测定的临床意义

血脂肪酶升高主要用于急性胰腺炎的诊断及与其他原因急腹症的鉴别诊断。① 急性胰腺炎是具有时相性改变的:发作后 4 ~ 8 h 内,血清脂肪酶活性升高,24 h 达高峰,一般持续 8 ~ 14 日,其升高程度可达参考范围的 2 ~ 50 倍,而且升高比淀粉酶时间早、幅度大、持续时间长;② 非胰性急腹症 LPS 不升高,AMY 可升高。脂肪酶升高还可见于慢性胰腺炎,消化性溃疡穿孔、肠梗阻、急性胆囊炎等急腹症等,脂肪组织破坏、肝炎、肝硬化有时也可增高,但升高幅度不大。血脂肪酶降低多见于慢性胰腺炎后期,胰腺癌或结石引起胰腺导管梗阻。

第三节　摄取排泄功能检测

肝脏具有摄取、排泄和解毒功能。溴酚(磺溴酞钠,BSP)、靛青绿(ICG)排泄试验,可用于了解肝脏的摄取、排泄功能。

一、溴酚(磺溴酞钠,BSP)排泄试验

静脉注入的 BSP 与血液中的白蛋白相结合,被肝细胞摄取后在酶的催化下,与谷胱甘肽结合,随胆汁排出。

(一) BSP 检测方法和参考区间

以溴酚 1 ml 缓慢静注(1 min),45 min 后 95% 以上可以排出,滞留 2% 以下。

(二) BSP 检测的临床意义

当肝细胞摄取、结合及排泄功能障碍时,BSP 出现滞留。急、慢性肝炎及肝硬化、肝昏迷时滞留,可用以判断肝损伤程度及预后,本试验应注意过敏反应及休克。

二、靛青绿(ICG)滞留率试验

靛青绿是一种暗绿色红外线感光染料,静脉注射后迅速与白蛋白结合,在被肝细胞高效选择性的摄取后,从肝细胞排泄至胆汁中,经肠道随粪便排出体外。具有无肠肝循环、不被肝外组织吸收、排泄、亦不参与体内生物学转化等特性。ICG 排泄的快慢主要取决于功能肝细胞群的数量、肝脏组织结构的完整性,以及肝脏的血流量。因此,靛青绿滞留率试验可用于肝细胞的数量和功能检测,动态监测、评估肝功能(储备)情况。目前,日本,香港和欧美等地都已将其用于肝功能的常规检验,国内不少单位也将其列为临床常规检查项目。

(一) ICG 排泄试验的检测方法和参考区间

静脉注射后观察 ICG 的排泄率。正常人 15 min 后滞留 10% 以下(即 R15 < 10%)。

(二) ICG 排泄试验的临床意义

① 对 Child-Pugh　A 级的肝切除手术患者进行术前肝功能评估、协助确立最佳的治疗方案:R15 < 14%,可进行肝大部分切除术;14% < R15 < 20%,需通过 CT、磁共振成像等进一步确认残肝容积;R15 > 20%,不能进行肝大部分切除术;② 肝硬化患者肝切除的预后评估:术后 3 个月内,R15 >

60% 的患者死亡率约为 80%，35% < R15 < 45% 的患者死亡率仅为 15%；③ 活体肝移植受体的术前评估：ICG 清除率高于 0.15/min 的肝移植受者存活率高，ICG 清除率低于 0.15/min 的肝移植受者多数移植失败；肝移植术后 24 h 内 ICG 清除率高于 0.18/min 提示患者预后良好，2 年的存活率为 100%；低于 0.18/min 则预示移植肝的功能障碍发生率高；④ 肝癌介入治疗方面的指导作用：R15 < 20% 的患者适合做大剂量碘油栓塞化疗，R15 > 20% 应慎重选择肝动脉栓塞化疗治疗，R15 > 30% 禁忌做肝动脉栓塞化疗治疗。

第四节　肝纤维化相关标志物检测

肝脏纤维化时先后合成前胶原、原胶原和胶原，随着纤维化的形成胶原蛋白的合成逐渐增加，主要为 Ⅰ 型和 Ⅲ 型胶原。

一、Ⅲ型前胶原末端肽（procollagen‐Ⅲ‐peptide，PⅢP）

PⅢP 是肝脏纤维化时合成的，在转变成原胶原的过程中其氨基端和羧基端的肽被内切酶切下后游离在血液中，其血液中含量随胶原合成活跃度的增加而增加。PⅢP 是肝纤维化敏感的早期化学标志物，反映纤维化动态过程；也是慢性肝炎活动性、预后和免疫治疗疗效判断与监测指标。

（一）PⅢP 的检测方法和参考区间

多采用化学发光检测，正常成人的血浆参考区间为 0 ~ 15 ng/ml。不同检测方法的参考范围可能存在一定差异。儿童及青少年血清 PⅢP 水平高于成年人。

（二）PⅢP 检测的临床意义

肝硬化早期，PⅢP 升高早于光镜下形态学观察到的肝脏纤微增生；肝硬化晚期 PⅢP 降低或正常，PⅢP 升高。PⅢP 升高见于伴纤维化的原发性肝癌，也见于肝内炎症、灶性坏死及脂肪肝等。

二、Ⅳ型胶原（collagen type Ⅳ，CⅣ）

CⅣ 分布于肝窦内皮细胞下，是肝基底膜的主要成分。7S 片段是 CⅣ 氨基末端的四聚体，NC1 片段是 CⅣ 羧基末端的二聚体。血清 CⅣ、7S 及 NC1 均主要是从肝基底膜降解而来，为反映胶原降解的指标，不断增高也是肝纤维化的早期指标。

（一）CⅣ 的检测方法和参考区间

主要采用化学发光法进行测定，血清 CⅣ NC1 片段的参考区间为 0 ~ 95ng/ml。不同检测方法的参考范围可能存在一定差异。

（二）CⅣ 检测的临床意义

CⅣ、7S 及 NC1 增高见于各种肝病，慢性迁延性肝炎、慢性活动性肝炎和肝硬化时三者水平依次递增;CⅣ、7S 及 NC1 增高也见于与基底膜相关的疾病(甲状腺功能亢进、中晚期糖尿病、硬皮病等)。肝纤维化时血清 7S、NC1 水平升高与血清 PⅢP 水平升高相平行,但仍以 7S、NC1 增高更明显。

第五节　常用肿瘤标志物的实验检测

肿瘤标志物是指在恶性肿瘤的发生和增殖过程中由肿瘤细胞表达和分泌的,或由机体对肿瘤细胞反应而异常产生或升高,可反应肿瘤存在和生长的一类物质,包括蛋白质、激素、酶等,存在于患者的血液、体液、细胞或组织中。理想的标志物应具有灵敏度高、特异性好、能对肿瘤进行定位、与病情严重程度、肿瘤大小或分期有关,监测肿瘤治疗效果、复发和预测肿瘤预后等主要特点,在肿瘤筛查、诊断、鉴别诊断、预后判断和复发监测等环节有重要价值。

一、原发性肝癌(primary carcinoma of liver, PLC)的肿瘤标志物检测

原发性肝癌的 5 年存活率非常低,是我国男性第二、女性第五的死亡病因。早诊断可显著提高患者的 5 年生存率,目前临床上多采用血清生物标志物对 PLC 患者进行早期诊断,结合影像学技术如超声、CT、MRI 可以达到较好的诊断效果;近期研究发现的一些新标志物可以大大提高 PLC 患者的早期诊断。

(一) 甲胎蛋白(alpha-fetoprotein, AFP)及其异质体

甲胎蛋白是一种胚胎特异型糖蛋白,是胎儿发育早期由胎儿肝脏和卵黄囊合成。分子量 70 000,电泳时位于白蛋白和 α_1 球蛋白之间,在胎儿出生后不久其在血清中的含量即显著降低。PLC 患者血清中含有大量甲胎蛋白,为肿瘤细胞分泌。甲胎蛋白是目前应用最广、唯一公认的肝脏肿瘤标志物。

(1) AFP 的检测方法和参考区间　主要采用化学发光法进行测定。参考范围依据方法学不同可能不同,通常采用的参考范围是 AFP < 20 ng/ml。

(2) AFP 检测的临床意义　AFP 在 PLC 患者的临床诊断中的阳性率为 60% ~ 80% ,小肝癌中 AFP 的阳性率仅为 40% 左右;在约有 1/3 的 PLC 患者 AFP < 20 ng/ml 的同时,慢性肝炎及肝硬化病例中也有一定的阳性率,但其 AFP 通常小于 300 ng/ml。AFP 含量还可用来协助判断 PLC 恶变程度和预后,血清 AFP 含量较高(≥400 ng/ml)的患者往往肿瘤较大,常伴有癌细胞扩散或门静脉癌栓,存活率较低。

依据所含糖链与小扁豆凝集素(LCA)的结合特性的不同,AFP 可分为 AFP - L1(低结合活性),AFP - L2(中结合活性)和 AFP - L3(高结合活性)3 类。AFP - L1、AFP - L2 多见于良性肝病患者及孕妇血清中,而 AFP - L3 则多见于 PLC 患者血清中。大约 35% 的小肝癌(<3 cm)患者血清中可检测到 AFP - L3,AFP - L3 用来检测 PLC 的敏感性有限,但特异性较高。通常以 AFP - L3 > 10% 提示为原发性肝癌。

(二) 脱 γ 羧基凝血酶原(des-gamma-carboxyprothrombin, DCP)

脱 γ 羧基凝血酶原(DCP)是由于 Ⅱ 型拮抗药作用或缺乏维生素 K 诱导的机体内产生的一种蛋白

质分子,可促进 PLC 细胞有丝分裂。它是一种异常的凝血酶原,同时检测血清 DCP 和组织 DCP 的表达量有较高的 PLC 早期诊断价值。在日本 DCP 已经获准应用于临床肝脏肿瘤的筛查。

1. DCP 的检测方法和参考区间

化学发光酶免疫法。正常人血清 DCP < 40 mAU/ml。

2. DCP 检测的临床意义

血清中 PIVKA - Ⅱ 的含量与血清中 AFP 的含量没有明确相关性,血清 PIVKA - Ⅱ 的灵敏度和特异性更高,以 DCP:40 mAU/ml, AFP:20ng/ml 为界,对 91 例 HCC 患者监测显示 DCP 的灵敏度为 62%, AFP 的灵敏度为 47%,对 158 例肝炎、肝硬化患者的研究显示 DCP 的特异度为 93.0%,AFP 的特异度 76.6%。因此,监测血清中 PIVKA - Ⅱ 的含量具有更好的临床意义,不仅用于诊断,而且用于疗效观察和预后判断。

(三) 磷脂酰肌醇(蛋白)聚糖-3(glypican - 3,GPC3)

磷脂酰肌醇(蛋白)聚糖-3(GPC3)的表达量在 PLC 患者血清、组织中明显高于健康人群和良性肝病患者。GPC3 作为一个重要的肝癌血清生物标记分子在 PLC 诊断中可成为 AFP 指标的有效补充,联合检测将大大提高 PLC 诊断率。遗憾的是目前尚没有成熟的 GPC3 商业化试剂盒用于体液成分中 GPC3 的检测,其诊断价值有待于进一步临床大样本评估。

(四) 高尔基体糖蛋白-73(Golgi protein - 73, GP73)

GP73 是一种常驻高尔基体 Ⅱ 型跨膜糖蛋白,在人多种组织的上皮细胞中都有表达。在正常人肝脏中,几乎不表达;PLC 患者肝细胞 GP73 表达量明显上调,患者血清的 GP73 含量也显著增高,血清 GP73 在 PLC 早期阶段的阳性率为 69% 左右,目前国内已经有 FDA 批准的国产 ELISA 试剂,但其临床应用价值尚有待于进一步评价、认识。

二、胆癌、胰腺癌相关的肿瘤标志物检测

胆癌是发生在胆部的恶性肿瘤,常见的有胆管癌、胆囊癌和肝外胆管癌三种,原发性胆管癌较少见,肝外胆管癌亦不多见,发病率均低于胆囊癌。胆癌多预后不理想,其中胆管癌预后是极差的。

胰腺癌在消化道恶性肿瘤中的发病率相对较低,但其恶性程度高、发展较快、预后差。胰腺癌主要分为胰头癌、胰体尾部癌、胰腺囊腺癌等,其中胰头癌最为常见。到目前为止,仍缺乏有效的胰腺癌早期诊断标志物。临床上应用的胰腺癌诊断标志物仍存在灵敏度和特异度都不高的缺点,待胰头癌最主要的临床表现黄疸出现时,大部分患者已是中晚期,这也是胰腺癌预后差的原因之一。

目前临床常用的肿瘤标志物包括以下几种。

(一) 糖链抗原 19 - 9(carbohydrate antigen 19 - 9, CA19 - 9)

又称胃肠癌相关抗原。目前认为检测血清 CA19 - 9 可作为胰腺癌,胆道癌等恶性肿瘤的辅助诊断指标,对监测病情变化和复发有较大价值。

1. CA19 - 9 的检测方法和参考区间

主要采用化学发光免疫分析法,也可采用放射免疫分析法、ELISA 法,血清 < 39 U/ml。不同检测方法的参考范围可能存在一定差异。

2. CA19 - 9 检测的临床意义

① 胰腺癌、胆囊癌、胆管壶腹癌时,血清 CA19 - 9 水平明显升高,在诊断胰腺癌时敏感度可达 70% ~95% ,特异性为 72% ~90% ,是重要的辅助诊断指标;② 胃肠癌阳性率约为 50% ,肝癌的阳性率约为 51% ;③ 急性胰腺炎、胆囊炎、胆汁淤积性胆管炎、肝炎、肝硬化等疾病,CA 19 - 9 也有不同程度的升高,需注意与恶性肿瘤鉴别。

(二) 亮氨酸氨基肽酶(Leucine amiopepridease, LAP)

LAP 是一种蛋白水解酶,广泛存在于人体组织中,以肝、胆管、胰内含量很丰富。肝、胆管和胰腺疾病是血清 LAP 升高。

1. LAP 的检测方法和参考区间

不同检测方法测定结果可能有一定差异。比色法: 27 ~50 U/L;连续检测法: 11 ~30 U/L。

2. LAP 检测的临床意义

LAP 明显增高主要见于胰腺癌、原发性胆汁淤积性肝癌、胆道癌、肝内胆汁淤积、阻塞性黄疸等。中度增高见于急性肝炎、脂肪肝;轻度升高见于慢性肝炎、肝硬化等。此外,妊娠 2 个月开始 LAP 增高,分娩后恢复正常。

(三) 癌胚抗原(carcinoembryonic antigen, CEA)

是一种结构复杂的可溶性糖蛋白,分子量约为 180 000,主要存在于胎儿的肝脏、胃肠管和胰腺,出生后明显下降。CEA 是一种广谱肿瘤标志物,虽然不能作为诊断某种恶性肿瘤的特异性指标,但在恶性肿瘤的鉴别诊断,病情监测,疗效评价等方面有重要价值。

1. CEA 的检测方法和参考区间

主流采用化学发光免疫分析法,血清 <10μg/L。不同检测方法的参考范围可能存在一定差异。

2. CEA 检测的临床意义

① 血清 CEA 升高主要见于胰腺癌、结直肠癌、乳腺癌、胃癌、肺癌等,其他恶性肿瘤也有不同程度的阳性率;② 血清 CEA 连续随访检测,可用于恶性肿瘤手术后的疗效观察及预后判断,也可用于对化疗患者的疗效观察。一般情况下,病情好转时血清 CEA 浓度下降,病情恶化时升高。

第六节 实验诊断的质量控制

实验诊断是以实验检查结果为基础,并结合临床相关信息,对疾病进行预测或诊断、指导治疗、检测疗效、判断预后等。因此,保证实验检查结果的准确是进行合理、正确诊断的必要前提。影响检测结果质量的因素主要来自标本分析前、分析中和分析后的三个主要过程,只有监测好这三个过程中各环节的误差,才能保证最后实验检测结果的可靠性。

一、分析前质量控制

分析前质量控制是全程质量控制中的重要环节,研究发现近 70% 的误差发生率是由于分析前原因造成的。影响肝、胆、胰、脾功能检测的分析前因素主要包括来自患者的准备和标本的采集过程。

（一）患者的准备

如果患者准备不当,肝功能检测项目的检测结果可能毫无参考价值,甚至造成误诊、误治。如一顿标准餐后,可使三酰甘油升高50%,血糖升高150%。因此,必须坚持空腹采血,一般在禁食12 h后清晨空腹采血;过度饥饿可使血糖、蛋白质偏低,胆红素、某些氨基酸升高;运动也可造成ALT、AST、肌酸肌酶一过性升高。药物的干扰也是不可忽视的一个重要潜在因素。药物可能干扰分析物或干扰分析本身。药物对检验结果的影响是多方面的,包括生物学、物理学、化学、药理学和酶学等方面,往往导致实验室检测结果与临床体征不符。为了最大限度地避免和减少药物干扰检测,取样应尽量避开血药浓度高峰期,必要时停药后检测,停药时间长短视药物半衰期而定。因此,医务工作者有责任将所测项目的准备要点、注意事项等用有效的方法告知患者,保证检验标本的合格、真实。

（二）标本的采集过程

标本的采集过程是保证标本质量的关键环节。对标本质量影响的因素包采集时间、采集有价值的标本、采集与收集标本的容器、标本量,以及抗凝剂的合理应用、标本的传送等。因此,所有的标本采集者和运送者都必须接受分析前质量控制的有关培训,熟练掌握相关知识,确保采集标本符合检测要求。

二、分析中质量控制

很多因素会影响分析中的质量,如分析仪器、试剂的质量、操作者的责任性和技术娴熟度等。通过室内质控和室间质量评估,可有效地控制分析中的质量。

三、分析后质量控制

通过严格的分析前质量控制和分析中质量控制产生的检验结果,仍然可能由于结果的传递和解释而产生误差。全程质量控制并采用优质的实验室信息(LIS)系统管理可减少错误的发生,提高实验室报告的可靠性。结合临床对于检测结果合理诠释也是分析后质量控制的重要内容。

总之,全面质量管理是获得准确结果的重要保证,而分析前质量控制是一个涉及面广、牵涉人多、易被人们忽视、但又非常关键的环节,必须认真对待,确保检验结果的准确性。只有监测好以上三个过程中各环节,才能保证最后实验室结果的真实性、可靠性。

（衣常红　高春芳）

参考文献

[1] 王鸿利.实验诊断学[M].北京:人民出版社,2006:154 - 267.

[2] 王鸿利,尚红,王兰兰.实验诊断学[M].北京:人民卫生出版社,2010:175 - 198.

[3] 王吉耀.内科学[M].第2版.北京:人民卫生出版社,2011.

[4] 万学红,卢雪峰主编.诊断学[M].第8版.北京:人民卫生出版社,2013.

[5] 尚红,王兰兰主编.实验诊断学[M].第3版.北京:人民卫生出版社,2015:173 - 193.

[6] Eugene R. Schiff, wills C. Maddrey, Michael F. Sorrell. Schiff's Diseases of the Liver[M]. Chichester, West Sussex, UK:Wiley-Blackwell, 2011.

[7] Wang Hongli. Textbook of Laboratory Diagnostics[M]. Beijing: People's Medical Publishing house, 2007.

第十三章　肝胆胰脾的超声影像学检查

第一节　肝胆胰脾超声影像学检查前的准备

一、超声仪器的准备

成人一般选择 3.5 ~ 5 MHz 凸阵探头,婴幼儿宜选择 5 MHz 以上高频探头。根据患者体型和检查要求对超声仪器进行相应的调试,以达到最佳显像效果。

二、患者的准备

检查前禁食、禁烟 6 ~ 8 h,可以适量饮水。

三、超声检查方法

患者一般采用仰卧位、侧卧位,双手举过头顶或者抱头,这样可以打开肋骨间隙,在扫查时减少肋骨对超声束的干扰,有利于获得更好质量的图像。在相应的检查部位涂抹无毒无害,声阻抗与人体皮肤组织一致的耦合剂,探头通过耦合剂与受检者皮肤相接触。在肋间或肋缘下根据检查的需要进行相应扫查。需要时可让患者屏住呼吸,或者深呼吸。

第二节　肝脏的超声影像学检查

一、正常肝脏的超声影像学表现

(一)常规超声表现

正常肝脏(liver)呈楔形,大部分位于右季肋区,小部分位于左季肋部,个别变异者可延伸至脾窝处,即所谓獭尾肝。常使用剑突下、右肋间及肋缘下间隙来对肝脏进行多角度扫查。超声检查仪显示器上正常肝脏的包膜光滑呈线状,肝脏实质回声均匀,呈分布均一的灰色光点。肝脏内的管道通常表现为较亮或较浅的条带状或线状回声。门静脉(portal veins)及其分支因为管壁相对较厚,较易观察,呈回声较强的管状回声。门静脉主干内径成年人正常参考值范围 7 ~ 13 mm。相对而言,较细的肝静脉(hepatic veins)常观测不到管壁的回声。一般在肋缘下斜切面时可以同时显示出左、中、右三根肝静脉,并可追溯至与下腔静脉(inferior vena cava)汇合处。腹主动脉(aorta)位于肝脏的中后方,伴行于下腔静脉旁,探头固定时,可通过该管腔的搏动性来加以识别(图13-1、图13-2、图13-3、图13-4)。

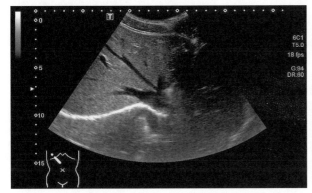

图13-1　左、中、右肝静脉

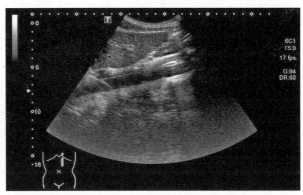

图13-2　肝左外叶

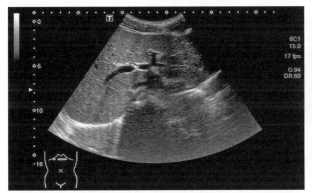

图13-3　门静脉矢状部

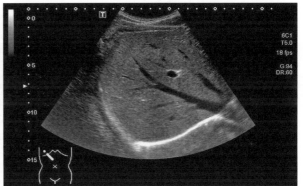

图13-4　肝右叶最大切面

（二）其他超声检查表现

　　彩色多普勒超声(color doppler)检查能够显示出肝内血流的分布和走向,红色的血流信号表示血流方向朝向探头声束的方向,蓝色的血流信号表示血流方向背离探头声束的方向。同一切面内,门静脉系统一般为红色的入肝血流信号,肝静脉系统为蓝色的离肝血流信号,肝动脉(hepatic artery)为跳跃的橘红色血流信号,但是因为肝动脉内径细小,普通人不易观测。能量多普勒超声比彩色多普勒超声而言,能够显示出更细小血管的血流情况,但是不能显示出血流方向。频谱多普勒超声能够显示血流的即时速度,门静脉血流近似于稳流,频谱多普勒呈宽幅带状的波形。肝动脉由于有搏动,频谱多普勒呈单向的波峰波谷交替出现的波形。肝静脉由于受到呼吸和右心搏动的影响,频谱多普勒呈双向的波峰波谷交替出现的波形。彩色多普勒超声和能量多普勒超声均可以用来鉴别肝内血管系统和胆管系统(图13-5、图13-6、图13-7)。

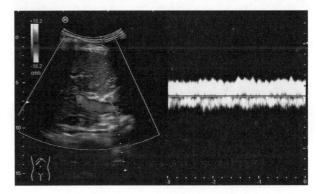

图13-5　正常门静脉血流图

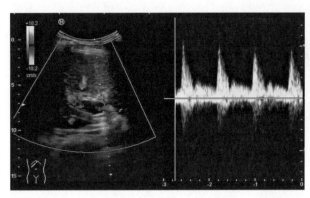

图13-6 正常肝动脉血流图

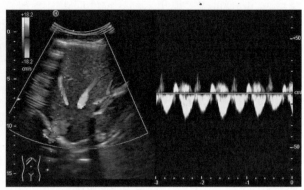

图13-7 正常肝静脉血流图

二、肝脏常见疾病在超声下的表现

(一) 非占位性病变

1. 脂肪肝(fatty liver)

常规超声下肝脏的形态可增大,变得饱满,锐角变钝,肝区回声明显增强变密集,肝内管道显示欠清晰,愈严重者,图像受脂肪的干扰愈大,甚至于在显示器下方无器官结构的图像显示,即出现了后场衰减的现象。随着脂肪肝程度的增加,后场衰减的程度也逐渐增加。酒精性肝病表现极类似于脂肪肝,有无长期大量饮酒并史,是它们之间的主要鉴别点。部分脂肪肝的患者可出现局灶性的脂肪浸润不均现象,胆囊底部或者肝门区较常见,呈斑片状的低回声区,边界较为模糊,内部回声多较均匀。在脂肪肝时彩色多普勒超声,血管内的血流信号强度会相对变弱(图13-8、图13-9)。

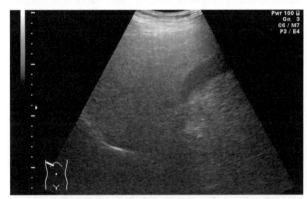

图13-8 脂肪肝伴后场明显衰减

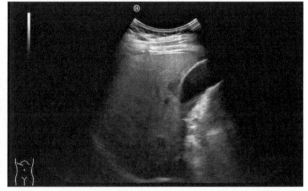

图13-9 非均质脂肪肝(胆囊旁局部脂肪未浸润)

2. 肝硬化(cirrhotic liver)

早期肝脏形态可无明显改变,随着肝脏纤维化程度的增加,中晚期时肝脏形态开始出现明显改变,较常见的为肝左叶增大、右叶缩小,或者全肝缩小。肝包膜呈细锯齿状,或者高低不平,局部呈驼峰状。肝内实质回声增强变粗,呈中粗回声,分布也变得不均匀。并可出现再生性肝硬化结节,这些结节可呈高或者低的回声,结节大小以直径1 cm以下的较为多见。偶尔可以见到大结节性肝硬化,呈高回声,结节直径最大的可达2～3 cm。结节性肝硬化是一种以全肝弥漫性分布大小不一的肝硬化结节为表现的肝硬化类型。

肝门静脉系统的管壁往往会增厚，回声会增强，当出现门静脉高压时，门静脉主干的内径可明显增宽，并超过 13 mm。而肝静脉会缩窄变细，变得不易发现。此时应用彩色多普勒进行检查，部分患者门静脉可出现红蓝相间的双向血流信号，或者蓝色的离肝血流信号。出现门静脉血栓形成时，根据栓塞程度的不同，门静脉血流信号可部分消失，或者完全消失。同时肝动脉会因为代偿了肝脏的血液供应，内径增粗，血流信号变得十分明显，易于捕捉，频谱多普勒呈高频血流信号。部分患者在门静脉血栓形成一段时间后，可因为机体的代偿功能，在栓塞处出现大量侧支静脉，使门静脉出现海绵样的改变，此时彩色多普勒显示此处的门静脉呈现出五彩或者红蓝相间的丰富点线状血流信号（图 13 - 10、图 13 - 11、图 13 - 12）。

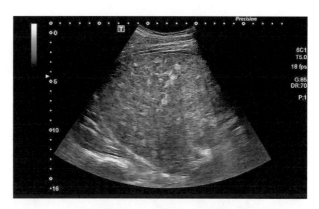

图 13 - 10　结节性肝硬化

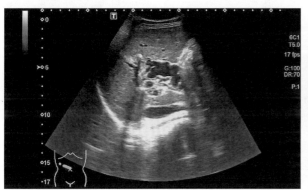

图 13 - 11　门静脉海绵样变

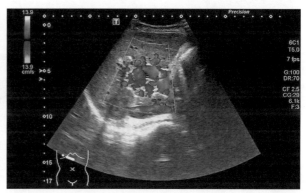

图 13 - 12　门静脉海绵样变彩色多普勒

3. 肝血吸虫病

肝血吸虫病常多见于江浙一带的鱼米水乡，经过解放初期剿灭血吸虫的运动后，目前以老年患者多见。由于血吸虫卵大量沉积堵塞在门静脉的汇管区，使感染了血吸虫的肝脏呈现出具有特征性的超声图像，常称为地图征，形容肝脏回声出现的块状不均质改变。如果未经治疗，病程也可进一步发展为血吸虫性肝硬化，此时局部块状的不均质改变更为明显，需要与原发性肝癌相鉴别（图 13 - 13）。

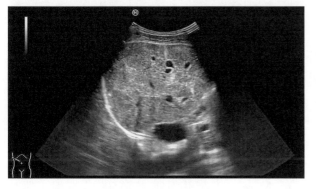

图 13 - 13　肝血吸虫病

（二）占位性病变

1. 肝囊肿（liver cyst）

肝囊肿一般认为是人体发育过程中局部的小胆管的退行性变而形成的囊性结构，内为清亮透明的组织液，是肝脏最常见的占位性良性病变。一般的囊肿在常规超声上具有非常典型的特征，但是当较小的囊肿有囊内陈旧性出血或者感染、钙化时，鉴别困难。典型的肝囊肿大多呈圆形，囊壁回声光滑,内呈无回声,后方由于囊肿壁对超声波的反射作用出现囊肿后方回声增强现象。较大的囊肿内可出现条带状的分隔回声,有时需要与肝囊腺瘤相鉴别。如肝内正常实质性回声被大小不一的类圆形无回声区替代,正常的肝脏边界显示不清,则为先天性多囊肝,常伴有多囊肾。直径在 8 cm 以上,有临床症状的单发肝囊肿,可以进行超声引导下的穿刺抽液治疗,经济便捷,优于手术治疗(图 13 - 14、图 13 - 15、图 13 - 16、图 13 - 17)。

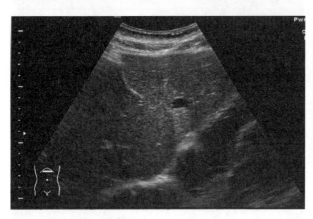

图 13 - 14　肝单发囊肿

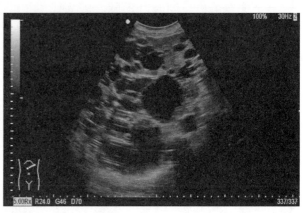

图 13 - 15　多囊肝

2. 肝血管瘤(hepatic hemangioma)

是最常见的良性肝脏实体肿瘤,典型的肝血管瘤一般呈高回声,但在有脂肪肝的患者多表现为低回声。较小者呈类圆形,较大者可煎蛋形或者不规则形。可以单发或者多发,通常边界清晰,内呈筛

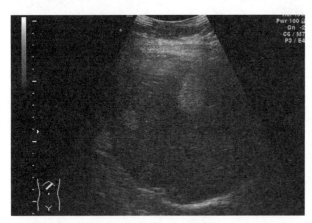

图 13 - 16　肝多发血管瘤

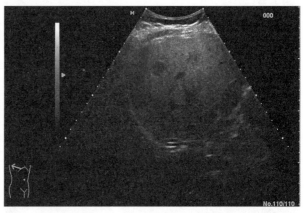

图 13 - 17　脂肪肝背景下的肝血管瘤

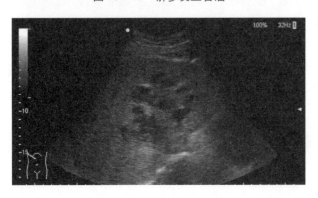

图 13 - 18　细菌性肝脓肿

网状,或蜂窝状,当边界呈较宽的稍高带状时即为花篮征,以海绵状血管瘤最为常见。由于血管瘤内主要为毛细血管,血流缓慢,彩色多普勒不能显示其中的血流情况。超声造影表现为动脉期周边结节状或环状增强,由周边向中心充填,后期持续增强,具有鉴别意义。

3. 肝脓肿(liver abscess)

分为细菌性和阿米巴性两种,国内以细菌性肝脓肿更为常见(图 13 - 18)。典型的肝脓肿形

态多不规则,边界毛糙,壁厚,呈较肝脏回声稍低的杂乱回声,无回声区内可见点絮状样回声漂浮。可以单发或者多发,多发的更为常见,多数肝脓肿的患者有明确的感染发热病史,糖尿病患者是肝脓肿的好发人群。目前肝脓肿的治疗以超声引导下穿刺治疗为主,替代了过去的手术治疗,操作安全简便。

4. 肝局灶性结节增生(focal nodular hyperplasia)

其实质并非肿瘤,而是局部肝组织增生扭曲,在超声上显示为占位性改变。部分典型的局灶性结节增生中心可见星状瘢痕样结构,较小的呈稍低回声,较大者呈等回声,或者稍高回声,无明显包膜,回声尚均匀,回声分布近似于周边正常肝组织。彩色多普勒可显示其中心有丰富的血流信号,频谱多普勒为低阻力指数血流信号(图13-19、图13-20)。

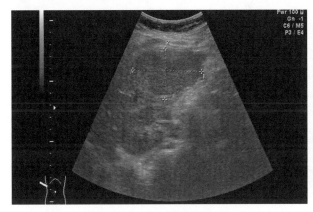

图13-19 肝局灶性结节增生

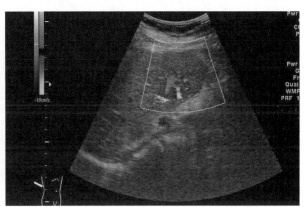

图13-20 彩色多普勒增生结节内出现丰富血流信号

5. 肝腺瘤(hepatocellular adenoma)

较少见,有文献报道以女性患者居多,与人体的代谢异常相关,部分患者同时患有代谢性疾病,并以多发常见。小的腺瘤多呈边界不清晰的低回声,较大的腺瘤回声可较高,边界可辨,中心常可出现出血坏死形成的无回声区改变。彩色多普勒在较小的腺瘤常无明显血流信号显示,在较大的腺瘤周边可以有丰富血流信号显示,但是瘤体内仍无明显血流信号显示(图13-21、图13-22)。

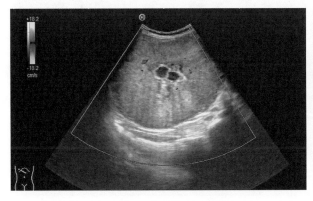

图13-21 彩色多普勒腺瘤内未见明显血流信号

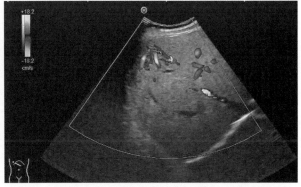

图13-22 彩色多普勒腺瘤周边出现丰富血流信号

6. 原发性肝癌(primary hepatic cancer)

原发性肝癌按组织学可分为肝细胞癌,肝内胆管细胞癌,混合型肝癌等。其中肝细胞癌是最常见的,多见于肝炎后肝硬化的中年男性患者。直径小于3 cm,称为小肝癌,多呈类圆形的低回声,边界可辨或者不清,有的周边可观察到较低环状回声即声晕,内部回声较为均匀。在结节型肝硬化的患者,常需要与较大的肝硬化结节相鉴别。直径小于5 cm,称为结节型肝癌。形状可为类圆或者椭圆,界限较为清楚,高回声的较为多见,如内部有出血坏死,可呈混杂回声。直径大于 5 cm 的肝癌,其中直径超过 10 cm 的,称为巨块型肝癌。形状多较不规则,呈多结节融合型,界限清楚的多有完整的包膜。巨块型肝癌内部容易出现出血坏死,可在肿块内部观察到无回声区,如其突出肝脏表面生长,容易引起破裂出血。这类无症状的患者多因突发的剧烈疼痛就诊而发现。肿块周围也经常会伴有散发的卫星灶。早期肝癌临床首选手术治疗,中晚期肝癌常行可行肝动脉插管化疗栓塞术(TACE),超声引导下的微创治疗是两者很好的补充治疗(图 13 − 23、图 13 − 24)。

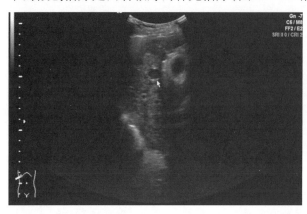 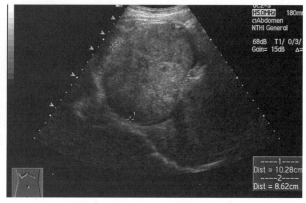

图 13 − 23　小肝癌　　　　　　　　　　　图 13 − 24　巨块型肝癌

7. 转移性肝癌(metastasis hepatic carcinoma)

肝脏是很多恶性肿瘤转移的常见部位,并且邻近器官肿瘤也可以直接侵犯肝脏。患者发病时一般多有明确的原发病史,少数以肝脏的转移灶为首发。消化道肿瘤的转移最为常见。除了极少数原本就有肝硬化的患者,绝大多数的转移癌患者,肝脏形态、质地正常。肝内布满弥漫性转移灶时,肝脏会明显肿胀变形。肝内转移灶如压迫肝内胆道系统,可以使得患者出现阻塞性黄疸的表现。典型的转移瘤呈"牛眼征"(bull's eye),有较宽的声晕,中心有时可坏死呈无回声区。多发的转移瘤形态较为一致(图 13 − 25、图 13 − 26)。

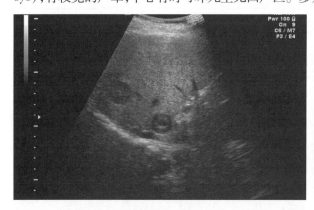 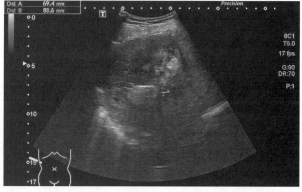

图 13 − 25　消化道肿瘤肝转移(牛眼征)　　　　图 13 − 26　手术创面及术区积液

三、术中及术后超声检查

位于肝实质内肿块的小肝癌,借助于术中超声可以准确定位,降低手术的难度,增加肝肿瘤切除手术的精度,在临床已经得到常规应用。同时还可以帮助排除术前未发现的微小肿瘤。

术后 1 周内的超声检查可以了解是否有手术区或者肝周的积液,急性的血管栓塞,患者恢复的情况等。术后 1 个月行超声检查可以早期发现肝肿瘤有否复发,及是否有门静脉的血栓形成等(图 13 − 27、图 13 − 28)。

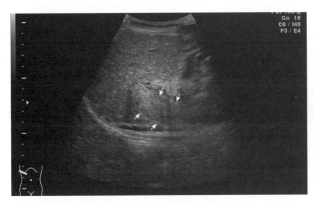

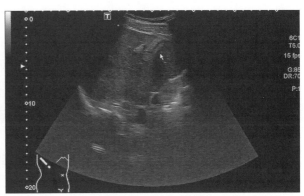

图 13-27　门静脉栓子　　　　　　　　　图 13-28　微创术后肿瘤内双边条状针道

第三节　胆道的超声影像学检查

一、正常胆道的超声影像学表现

（一）胆囊（gallbladder）

呈长梨形囊性结构,内呈无回声区,长轴不超过 9 cm,位于肝叶间裂延长线上,颈部位于门静脉主干旁。胆囊颈部可观察到螺旋瓣（heister 瓣）,膨出部分即哈氏（Hartmann）囊,是胆囊结石容易被嵌顿的部位。胆囊壁呈强回声线状,壁厚不超过 3 mm。餐后胆囊缩小,囊壁随之增厚。个别人的胆囊可于中部折叠,或者于体部出现数个隔膜样结构。体型瘦长者或者行肝脏手术后患者胆囊也可移位至右肝下缘,需仔细寻找（图 13-29、图 13-30）。

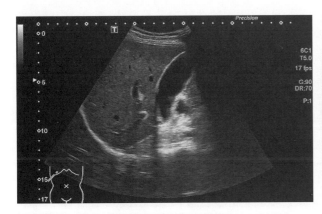

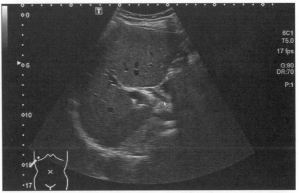

图 13-29　正常胆囊　　　　　　　　　　图 13-30　胆总管

（二）胆管系统

肝内胆管壁一般呈比门静脉管壁稍弱的中等回声,左右肝管可以显示,但需要仔细判别,二级、三级胆管正常情况下观察不到。在患者发生阻塞性黄疸时可以因为扩张而显现出来,并且随着梗阻情况的不同,扩张的情况也不同,严重地可以表现为明显增粗扭曲呈老树根状。胆总管成年人正常参考值范围为 4~6 mm,对于胆囊切除的患者,可以因为胆总管的部分代偿作用而呈现生理性增宽,但是一般不超过 10 mm。

二、胆道常见疾病在超声下的表现

(一) 胆囊疾病

1. 胆囊结石(gallbladder stone)

胆囊结石的首选检查方法是常规超声。典型的胆囊结石表现为团状的强回声,后方伴有声影,声影是由于超声波被结石反射和超声波的声衰减形成的。当患者变换体位时,结石可以由于重力作用而缓慢移动改变位置。大多数结石表现为团块状,也有少数表现为泥沙样。当胆囊内充满结石时,胆囊内的无回声区可消失,胆囊轮廓由于声影干扰,显示不全,形成特征性的"囊壁-结石-声影"三联征(WES 征),即胆囊区见一个弧形的光带,后方伴有宽大的声影(图 13-31、图 13-32)。

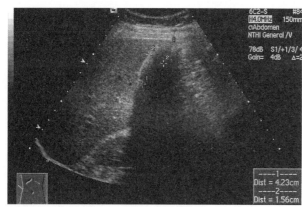

图 13-31 胆囊充满型结石

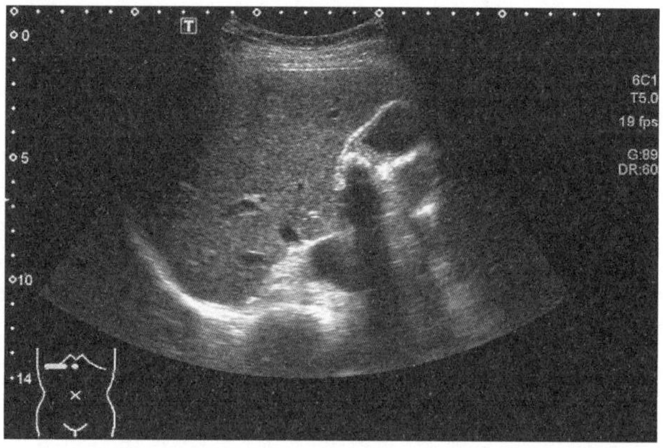

图 13-32 胆囊颈部结石

2. 胆囊息肉(gallbladder polyp)

胆囊息肉是胆固醇性息肉、炎性息肉和腺瘤样息肉的统称,以胆固醇性息肉最为多见,指胆囊内壁局部黏膜增生并隆起突向胆囊腔内的病变。呈团状或者点状的高回声,亮度一般低于胆囊结石,于胆囊壁相连处较窄或有蒂,体位改变,位置不变。单发且直径大于 1 cm 时,要考虑恶变的可能(图 13-33、图 13-34)。

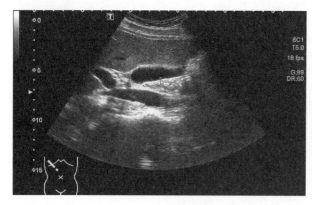

图 13-33 胆囊息肉

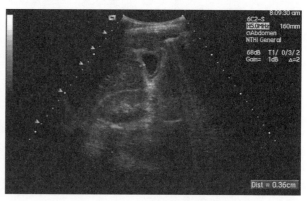

图 13-34 胆囊壁呈双边征

3. 胆囊炎(cholecystitis)

胆囊结石是导致胆囊急性或者慢性炎症最常见的原因。当急性胆囊炎时,胆囊的改变更为明显,胆囊肿大,胆囊壁变毛糙,并且增厚,甚至出现"双边征"。某些特殊的慢性胆囊炎还会使胆囊壁凹凸不平。胆囊炎症扩散时可形成胆囊周围脓肿。胆囊的慢性炎症可以造成的胆囊内胆泥(bile sludge)的沉积,胆泥可以随体位移动而改变形态,但后方不伴有声影。肝硬化的患者常伴有低蛋白血症,可以导致胆囊壁明显水肿,囊壁分离,并非由于胆囊炎症造成(图13-35、图13-36)。

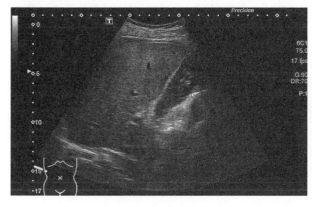

图 13-35 胆泥沉积　　　　　　　　　图 13-36 低蛋白血症胆囊

4. 胆囊腺肌增生症(gallbladder adenomyomatosis)

一般是由于胆囊慢性炎症引起的局部或者弥漫性胆囊壁过度增生。主要表现有胆囊壁局部或者弥漫性的明显毛糙增厚,病变局限时常发生于胆囊底部。有时在增厚的胆囊壁内可观察到一个或者数个小的无回声区,并常有多发的点状强回声,后方伴"彗星尾征",这是由于胆固醇结晶附着在罗-阿(Rokitansky-Aschoff)窦内而形成(图13-37、图13-38)。

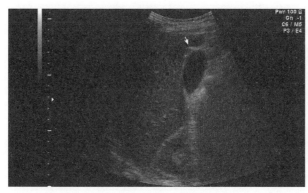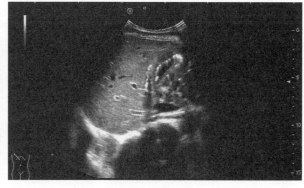

图 13-37 胆囊底部局限性腺肌增生　　　图 13-38 胆囊弥漫性腺肌增生伴彗星尾征

5. 胆囊癌(gallbladder carcinoma)

胆囊癌是恶性程度非常高的消化系统常见恶性肿瘤,早期发现不易。与胆囊结石和胆囊慢性炎症密切相关。根据超声的表现和生长方式的不同,主要分为5型:息肉型、蕈伞型、厚壁型、混合型、实块型。主要表现有胆囊壁出现混杂回声的不规则团块,基底脚宽。彩色多普勒有时可显示肿块内有清晰的血流信号,且频谱多普勒多提示肿块内血流为高速低阻动脉频谱。

胆囊癌易侵犯周围肝脏组织,被侵犯的肝组织呈低回声改变,边界较为清晰,胆囊壁的正常结构消失,与肝组织界限不清,两者互相融合。胆囊颈部的癌变常侵犯肝门部胆管,造成肝内胆管扩张,患者出现黄疸(图13-39、图13-40)。

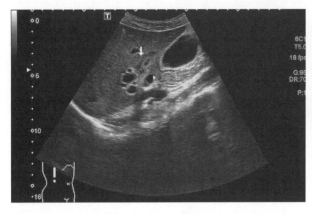
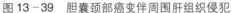

图 13-39　胆囊颈部癌变伴周围肝组织侵犯

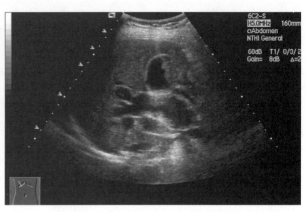

图 13-40　胆囊癌伴肝门部胆管侵犯

（二）胆道疾病

1. 胆管结石（calculus of bile duct）

胆管结石分为肝外胆管结石和肝内胆管结石两类,肝外胆管结石包括胆总管结石和肝总管结石。肝外胆管结石可以是原发,也可以是继发于胆囊结石或肝内胆管结石。胆管结石主要表现为相应节段的胆管扩张,内有大小不等,数量各异的团状或者点状强回声,后方伴有声影,有时可随体位改变而移动位置。肝内胆管结石造成的慢性炎症,可以引起局部肝脏萎缩,如果严重者甚至可以进展为肝硬化。肝内胆管结石与肝内多发钙化灶的主要区别在于结石位于胆管管腔内,并且胆管有不同程度的扩张。胆道积气常见于胆道术后,表现为可游走的点线状强回声,也需要与胆管结石相鉴别（图 13-41、图 13-42）。

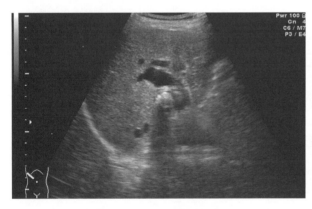

图 13-41　肝内胆管结石

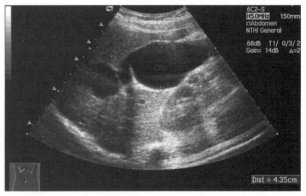

图 13-42　胆总管囊肿

2. 胆管囊肿（choledochal cyst）

胆管囊肿多为先天性改变,以儿童多见,偶尔可见继发于胆道术后。一般发生在近端胆管,最常见的为胆总管囊肿。主要变现为胆总管明显节段性扩张,呈囊状,严重时甚至可以呈球状。部分患者还可同时伴有胆总管结石。治疗方式首选手术治疗。

3. 胆管癌（cholangiocarcinoma）

胆管癌是除胆囊癌外胆道最常见的恶性肿瘤,好发于肝门部胆管。胆管癌在超声上表现主要分为两种,一种为病变部位胆管狭窄,管腔消失,呈实性改变,也可向周围肝组织浸润生长,呈稍高回声区,边界不清晰,回声尚均匀,截断处远端胆管扩张;另一种为病变处管腔扩张,内可见乳头状或结节状实性高回声团块回声,同样的远端胆管会扩张。需要与胆管癌栓相鉴别,胆管癌栓一般由于临近的肝

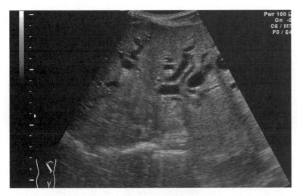

图 13-43 肝门部胆管癌(浸润生长型)　　　　图 13-44 肝门部胆管癌(乳头状)

脏肿瘤侵犯入胆管而形成,在胆管阻塞处的附近可以发现原发的肝脏肿瘤(图 13-43、图 13-44)。

第四节　胰腺的超声影像学检查

一、正常胰腺的超声影像学表现

胰腺位于腹膜后,是重要的分泌腺器官。邻近肝、胃、十二指肠等器官,以及多条重要血管。常以肠系膜上动脉和脾静脉来定位,胰腺呈头部略大的蚕形结构,回声略低,分布均匀。主胰管一般不显示,如显示呈略强的双线样回声,且内径不超过 2 mm。脂肪肝的患者,胰腺常呈高或强回声,边界也较模糊。正常胰腺形态多样,通常胰头≤25 mm、胰体≤20 mm、胰尾≤25 mm(图 13-45)。

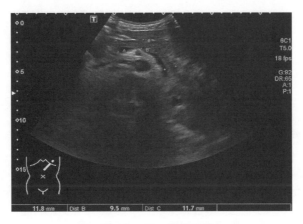

图 13-45　正常胰腺

二、胰腺常见疾病在超声下的表现

(一) 胰腺炎

1. 急性胰腺炎(acute pancreatitis)

急性胰腺炎主要表现为胰腺弥漫性肿大、增厚。根据病程进展的阶段不同,胰腺轮廓可以由清晰变得模糊,个别也可以表现为胰腺局限性肿大,多见于胰头,甚至可以呈球形。胰管可以轻度扩张。由于炎症刺激,局部胃肠道更易积气,造成胰腺显示不清晰(图13-46、图13-47)。

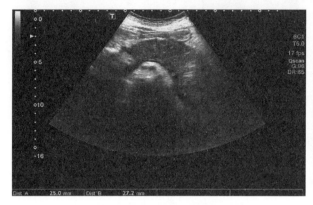

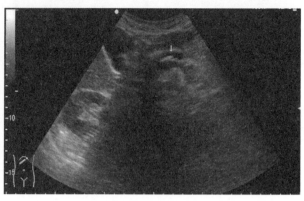

图13-46　急性胰腺炎　　　　　　　　　　　图13-47　慢性胰腺炎伴胰管结石

2. 慢性胰腺炎(chronic pancreatitis)

早期的慢性胰腺炎胰腺改变不明显,可以仅出现胰腺轻度肿大,或者局限性肿大。随病程进展,可逐步出现胰腺缩小,轮廓不清晰,边界的不光整,回声分布的不均匀,主胰管的扭曲、扩张,并可出现胰管结石。常见的还有出现胰腺假性囊肿,表现为厚壁的无回声区,边界模糊。

(二) 胰腺囊肿(pancreatic cyst)

胰腺真性囊肿表现类似于肝囊肿,多数为呈类圆形的较小无回声区,后方有回声增强效应。可以出现在胰腺的任意位置。胰腺假性囊肿(pancreatic pseudocyst)更为多见,继发于胰腺炎或者外伤后,相对单纯性性囊肿一般较大,壁厚,内可有分隔,内透声差者可见于有出血感染坏死者(图13-48、图13-49)。

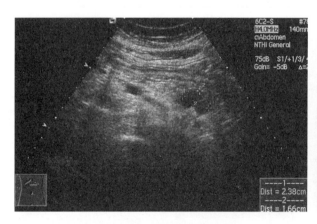

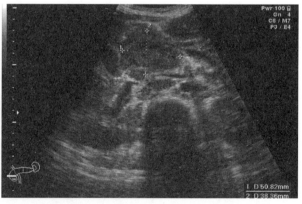

图13-48　胰尾部假性囊肿　　　　　　　　　图13-49　胰头癌伴淋巴结转移

(三) 胰腺癌(pancreatic cancer)

胰腺癌多表现为局部的肿块,有时也可以呈局段性的弥漫性增大。早期直径小于2 cm时,在超声上较难于发现。以胰头为好发部位,呈低回声或者混杂回声区,以类圆形为主,边界可辨或者不清晰,回声一般不均匀。位于胰头及胰体部的肿块还可以观察到主胰管的扩张。胰头部的肿块常常会造成胆道的压迫性阻塞,出现肝内外的胆管扩张和胆囊的增大。当出现淋巴结转移时,可以在胰腺周围观察到肿大的淋巴结;如转移到肝脏,可以在肝脏观察到转移灶。

第五节　脾脏的超声影像学检查

一、正常脾脏的超声影像学表现

脾脏位于左季肋区,形似半月形,脾门处略凹陷,脾脏的血管皆从此处进出脾脏。彩色多普勒可以显示此处有丰富的血流信号。脾脏的回声近似于肝脏回声,略为致密、细腻,回声分布均匀,除了近脾门处外,内无明显管道样结构,呈均一回声结构。部分人还可以发现有副脾,副脾一般位于脾门或者附近的位置,可以是一个或者几个,呈圆形结构,包膜光整,回声近似于脾脏(图 13 - 50、图 13 - 51)。

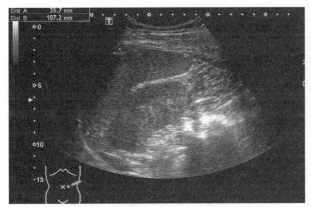

图 13 - 50　正常脾脏　　　　　　　　　　图 13 - 51　副脾

二、脾脏常见疾病在超声下的表现

(一)脾脏肿大

脾脏肿大的原因主要是感染、淤血、血液疾病,临床上以门静脉压力增高导致的淤血性肝肿大最为常见,其次是感染。国人脾脏厚度大于 4 cm,或者长度大于 12 cm 即可以认为脾脏肿大。脾脏肿大时,脾脏形态整体更为圆润,脾门静脉内径也会相应增宽,如果超过 10 mm,可怀疑有门静脉高压(图 13 - 52)。

(二)脾囊肿(splenic cyst)

脾囊肿表现为脾脏内单发或者多发的无回声区,壁薄且光滑,后方回声增强,内有时可见到絮状分隔样回声。如布满大小不等的无回声区,则考虑为多囊脾(图 13 - 53、图 13 - 54)。

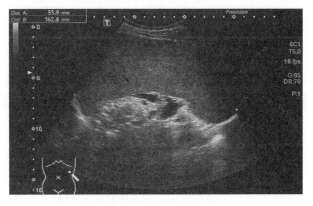

图 13 - 52　脾脏肿大

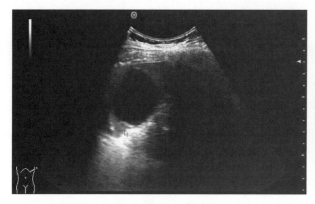

图 13-53　脾脏囊肿

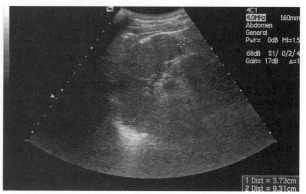

图 13-54　脾栓塞治疗后脾梗死

(三) 脾梗死 (splenic infarction)

自发性的脾梗死多由于各种病因造成的小栓子流至脾脏,致脾动脉血管梗塞形成。一部分脾肿大的患者会进行脾动脉的栓塞治疗,人为造成脾脏的部分梗死。典型的脾梗死表现为脾脏形态发生改变,局部包膜凹陷,回声分布不均匀,被梗死区回声明显增粗,可出现散在钙化点,多位于近包膜处。

(四) 脾脏实性占位

脾脏实性占位良性的最常见是脾血管瘤 (splenic hemangioma),恶性的最常见的是脾淋巴瘤 (splenic lymphoma)。脾脏血管瘤表现类似于肝血管瘤,通常呈稍高的回声区,边界清晰,内呈筛网状,多发或者单发。脾脏淋巴瘤以多发较单发更为常见,表现近似囊肿回声,呈类圆形的极低回声区,边界清晰,回声均匀,脾脏常肿大(图 13-55、图 13-56)。

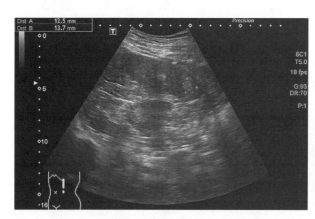

图 13-55　脾血管瘤

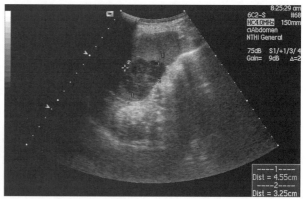

图 13-56　脾淋巴瘤

(谭碧波　郭　佳)

参考文献

[1]　周永昌,郭万学.超声医学[M].第 4 版.北京:科学技术文献出版社,2000:873-1016.

[2]　P. E. S. Palmer 编著.张青萍主译.超声诊断手册[M].北京:人民卫生出版社,2003:81-154.

[3]　周永昌,郭万学,刘明喻.腹部超声[M].北京:人民军医出版社,2010:8-118.

［4］ 徐智章,刘吉斌,施红,等.实用超声造影诊断学［M］.北京：人民军医出版社,2013：28－257.

［5］ 唐杰,温朝阳.腹部和外周血管彩色多普勒诊断学［M］.第3版.北京：人民卫生出版社,2007：373－380, 402－410.

［6］ Mike Stocksley 编著.王志斌,房世保主译.腹部超声诊断［M］.北京：人民卫生出版社,2004：20－88.

［7］ 王兴华.腹部超声造影［M］.北京：军事医学科学出版社,2010：87－107.

［8］ Rumack CM, Wilson SR, Char boneau JW, et al. Diagnostic Ultrasound［M］. 4th ed. Philadelphia：Mosby, Inc, 2011.

［9］ Claudon M, Dietrich CF, Choi BI, et al. Guidelines and Good Clinical Practice Recommendations for Contrast Enhanced Ultrasound (CEUS) in the liver-update 2012. Ultraschall in Med, 2012.

［10］ Bahner D, Blaivas M, Cohen HL, et al. American Institute of Ultrasound in Medicine. AIUM Practice Guideline for the Performance of the Foucused Assessment With Sonography for Trauma (FAST) Examination［J］. J Ultrasound Med, 2008, 27(2)：313－318.

［11］ Danila M. The ultrasound examination of the spleen［J］. Medical Ultrasonography, 2010, 12：253－254.

［12］ 森明秀.腹部超音波诊断［M］.东京：诊断と治疗社,1996.

第十四章　肝胆胰脾的放射影像学检查

第一节　检查技术

一、X线检查

（一）X线平片

由于肝胆胰脾与周围的组织缺乏天然对比，又有胃肠道内气体或食物残渣相重叠，故 X 线平片除了能显示不透 X 线的肝脾碘油沉积、胆囊阳性结石、瓷化胆囊、胰腺钙化和病理性胆囊胆道积气外，其诊断价值并不大。

摄片时，可以根据需要灵活采取立姿或卧姿，必要时加摄侧位片。摄片范围应上至膈顶，下至髂嵴，两侧包括侧腹壁。摄片条件采用较高管电压和短曝光时间，使肝脏下缘、肾影及腰大肌边缘清晰显示出来。

（二）造影 X 线检查

胆系造影用于直接显示胆道系统和胰管的解剖、生理及病理状态。所有碘过敏者均不适用造影 X 线检查。血管造影有选择性或超选择性腹部动脉造影，目前单纯以诊断为目的已很少用于肝胆胰脾疾病检查。胆系造影分以下两种。

1. **分泌性胆道造影**

即利用胆汁生成和排泄的原理使胆道显影，包括口服胆囊胆道造影、静脉胆道造影。由于其准备步骤繁琐，检查时间长，目前已基本淘汰。

2. **灌注性造影**

即采取各种途径将造影剂直接引入胆道或胰管使之显影，包括以下几种。

（1）术中胆道造影　在胆道手术过程中进行，目的在于避免不必要的胆总管切开，减少胆道残余结石，正确判断胆道解剖关系，避免胆道损伤。需准备可移动的小型 X 线机，患者仰卧手术台，在手术台与患者右上腹胆系区背部之间预置消毒巾包裹 X 线底片。造影时手术野应除去不透 X 线的器械，直接穿刺或插入胆道导管，生理盐水冲洗后注入20% ~30%泛影葡胺 20 ml，以 10 ~20 s 内注完为宜，要避免空气注入，摄片时注意控制患者呼吸。术中胆道造影对非结石性疾病，如缩窄性胆管炎、胆道蛔虫症、胆道局限性狭窄、壶腹周围癌的诊断与处理有肯定价值，方法简单，不增加患者痛苦。

（2）术后胆道"T"管造影　术中胆总管切开并放置"T"管引流者或病情重笃仅置胆囊造瘘引流管者，在引流一段时期病情缓解、准备拔管前，进行此项检查，目的在于观察胆道内有无残留结石及胆道系统的通畅情况，对于评估预后有很大帮助。检查通常使用带透视功能的 X 线机，患者应平卧，必要时取头低脚高位，在严格消毒的情况下，将 30% 泛影葡胺 10 ~20 ml 通过引流管慢慢注入胆道，在透视下见各级胆管充盈良好后再摄片。应避免气体进入胆道误为结石，注射压力及剂量不可过大，以免胆汁反流引起感染扩散或诱发胆道出血及胰腺炎,术毕尽量放出造影剂。

（3）经皮肝穿刺胆道造影(percutaneous transhepatic cholangiography,PTC) 使用带塑料管外鞘的穿刺针,在 B 型超声仪监视引导下,穿刺入肝内胆管,再注入造影剂显示肝内外胆管,主要用于梗阻性黄疸患者,以了解胆道梗阻部位、范围和原因。目前其临床价值主要在于通过穿刺导管引流胆汁起到治疗作用(percutaneous transhepatic cholangial drainage,PTCD)。禁忌证为凝血功能异常、感染、一般情况差。胆道穿刺路径有多种,可按具体条件及疾病情况选择,胆道扩张越显著,穿刺成功率越高。常用造影剂为 50% 泛影葡胺 20～40 ml,注射造影剂时应注意缓慢而持续低压,严防造影剂进入肝实质或血管。造影毕尽量放出造影剂,卧床休息 24 h,密切观察有无出血、感染征象。

（4）经内镜逆行胆胰管造影(endoscopic retrograde cholangiopancreatography,ERCP) 通过十二指肠纤维内镜直视乏特壶腹及胆胰管开口,插管注入造影剂后摄片。此项检查不受肝功和凝血功能的影响,并可直接观察胆、胰管开口情况,在梗阻性黄疸,尤其是乏特壶腹梗阻的鉴别诊断中具有极为重要的价值。禁忌证为严重的心肺或肾功能不全、急性胰腺炎或慢性胰腺炎急性发作、严重胆道感染、疑有胃肠道穿孔或主动脉瘤者等。检查前禁食、肌注低张药物,患者取左侧半俯卧位,在直视下徐徐进镜,进而插入十二指肠球部及降部,找到乏特壶腹及胆、胰管开口,分别插入导管后在透视监视下缓慢注入加温的 30% 泛影葡胺,压力勿过大,胰管显影需 2～5 ml,胆管造影需 20～50 ml。检查后还可通过插管放置引流管起到治疗作用。

二、CT 检查

即计算机体层 X 线摄影,通过测定人体一定厚度断面的 X 线透射强度,经计算机处理,求解出 X 线衰减系数(又称 CT 值)在此断面上的二维分布矩阵,再转化为人眼容易识别的灰阶图像。此方法是目前诊断肝胆胰脾疾病的最主要的影像检查技术。

（一）CT 平扫
能发现大多数病变。扫描前 30 min 空腹口服 500 ml 饮用水,扫描时患者需配合屏气保持腹壁静止不动。必要时可对图像进行冠状位、矢状位重建,以更佳检出病变和显示细节。

（二）CT 增强检查
平扫发现异常而难以诊断、其他检查提示异常而平扫未发现异常或需同时观察血管情况时,需经静脉快速团注造影剂后行增强检查。一般在团注造影剂后不同延迟时间点进行肝动脉期、门脉期和平衡期扫描,对于胰腺疾病必要时加扫动脉早期。可用于分析病灶的强化方式和强化程度及其变化,评估病灶的供血情况,从而有助于病变的定性诊断。应用后处理技术,还可整体、直观显示血管(CTA)及胆道(CTC)情况。

（三）CT 灌注(CT perfusion,CTP)
静脉团注造影剂后选择感兴趣的病变层面连续进行不同时间点的扫描,对系列扫描数据借助 CTP 后处理软件,获得各种灌注参数图,目前多用于科研。

（四）CT 能谱成像 X 线
由不同能量的光子组成,因此常规 CT 获得的是采用平均辐射能的方法计算出来的 CT 图像。利用单个 X 线球管在瞬间高低能量切换,可以得到不同能量水平的 CT 图像,即能谱成像,可以实现物质分离和物质组成分析,有利于小病灶的检出和鉴别诊断。

三、MRI 检查

磁共振成像(MRI)是利用身处于强外磁场的人体内的氢原子核(即质子^{1}H),在特定频率射频脉冲的作用下产生磁共振现象所进行的一种医学成像技术。对于肝胆胰脾疾病,通常作为超声和 CT 检查后的补充检查技术用于疾病的鉴别诊断。

(一) MRI 平扫

MRI 为多参数成像,对肝胆胰脾常规行横断位 T1 加权(T1 weighted imaging, T1WI)和 T2 加权(T2WI)成像,必要时加扫冠状位,通常需要辅以脂肪抑制技术。MR 胆胰管成像(MR cholangiopancreatography, MRCP)利用重 T2WI 序列显示含有液体的胆道系统及胰管,厚层 MRCP 用于显示胆道系统全貌而薄层有利于显示细节。梯度回波序列的同、反相位及水、脂分离 T1WI 对脂肪肝或鉴别病灶内是否存在脂肪组织具有较高价值。扩散加权成像(diffusion weighted imaging, DWI)属于特殊的 T2WI,通过测量施加扩散敏感梯度场前后组织发生的信号强度变化,来检测组织中水分子扩散状态(自由度及方向),可间接反映组织微观结构特点及其变化,对病灶的检出及鉴别诊断具有一定价值。磁共振波谱(MRS)能够检测活体组织内感兴趣区域某些代谢物的含量,目前主要用于科研。

(二) MRI 增强

对于平扫发现异常而难以诊断或其他检查提示异常而平扫未发现异常时,常需要进行造影剂增强检查。

1. 常规造影剂

常规 MRI 造影剂为钆喷酸葡胺(Gd - DTPA),静脉团注后行脂肪抑制 T1WI 多期成像,其作用与意义同 CT 多期增强检查。此外,腹部血管 MRA 检查也需要使用造影剂。

2. 肝脏特异性造影剂

主要有两类:一类为肝细胞特异性造影剂,如 Gd - EOB - DTPA 和 Gd - BOPTA,这种造影剂能被肝细胞摄取并经胆汁排泄。造影剂分子进入肝细胞后,与细胞内的蛋白质相互作用,使组织的 T1 值缩短,既可如常规造影剂一样进行多期增强扫描,注射后 40～120 min 扫描又可获得肝细胞与不具有正常肝细胞的病灶间的信号对比,还可进行排泌法 MR 胆管成像;另一类为超顺磁性氧化铁(SPIO),静脉滴注后被肝内网状内皮系统的肝巨噬细胞吞噬,使组织的 T2 值显著缩短,通过对比增强前后的 T2WI 图像,推断病灶内是否有此种细胞。

第二节　正常影像表现

一、X 线检查

肝脏在腹部平片上表现为一个密度均匀,略呈三角形的浓密阴影,位于上腹,大部偏向右侧,下缘从右侧第 9 肋软骨斜行向上至左侧第 7 或第 8 肋软骨。

PTC 或 ERCP 能够清晰显示胆管。正常胆管显影密度均匀,边缘光滑。肝内胆管呈树枝状分布,走向自然,经逐级汇合后形成左右肝管,再联合为肝总管。肝总管长 3~4 cm,内径 0.4~0.6 cm;胆囊近似梨形,依次可分为底、体、漏斗和颈四个部分,位于肝右叶下面,长 7~10 cm,宽 3~4 cm,其大小、形态、位置和张力变异较大;胆囊颈与胆囊管连接,胆囊管长 3~4 cm,宽 0.2~0.3 cm,另一端多数以锐角与肝总管相连,也有少数开口高位至肝门部甚至开口于左肝管,使肝总管很短或无。也有少许胆囊管开口很低使肝总管很长而胆总管很短;胆总管从胆囊管与肝总管的汇合处开始,是肝总管的直接延续,长 7~8 cm,上段较粗,向下逐渐变细,正常不超过 0.7 cm。胆总管分为三段,近段长 2~3 cm,在肝十二指肠韧带内,沿肝十二指肠韧带右缘内走行,位于十二指肠球部后方及上方;中段长 4~5 cm,多由胰头后方经过,亦可完全埋于胰头内;远段斜穿十二指肠降部中份的后内侧壁与胰管汇合略呈膨大,形成肝胰壶腹,又称乏特壶腹,壶腹周围及其附近有括约肌并向肠腔突出,这段胆总管管径最窄仅 1~2 mm。

ERCP 显示正常胰管起自实质内,自尾部经体部至头部逐渐增粗,边缘光滑整齐,尾部内径不超过 2 mm,头部不超过 5 mm。有时可见位置高于主胰管的副胰管。

二、CT 检查

正常肝右叶前后径为 8~10 cm,左叶厚度不超过 6 cm,肝右/左叶前后径比值 1.2~1.9,肝右/尾叶横径比值为 2~3。正常肝实质呈均匀软组织密度,CT 值 55~75 HU,其中的血管可表现圆形或条状低密度影。CT 多期增强,肝实质在动脉期强化不明显,门脉期强化开始明显,平衡期强化达到高峰。

CT 平扫,正常肝内胆管不显示。肝外胆管通常可显示,特别是薄层扫描和增强检查时,表现为小圆形或管状低密度影。胆囊通常位于肝门下方,肝右叶前内侧,横断面表现圆形或椭圆形。胆囊腔为均匀水样密度,CT 值 0~20 HU。胆囊壁光滑锐利,呈均匀薄壁软组织密度,厚度 2~3 mm。增强检查,胆囊腔无强化。

CT 横断面上,胰腺边缘光滑或呈小分叶状,密度均匀低于肝实质,可随年龄增加而有小灶性脂肪密度,增强后胰腺实质均匀强化。胰腺形似弓状,凸面向前,横跨 L1、L2 椎体前方,多数由头向尾逐渐变细,胰尾指向脾门。脾静脉沿胰体尾部后缘走行,是识别胰腺的标志。胰管位于胰腺实质内,可不显示或仅表现为细线状低密度影。

CT 显示正常脾脏位于左上腹膈面下,前后径不大于 10 cm,宽径不大于 6 cm,上下径不大于 15 cm。横断面脾脏形态近似新月,内侧缘常有切迹,其中可见大血管出入的脾门。脾脏密度略低于肝脏。增强动脉期呈不均匀明显强化,平衡期强化逐渐达到均匀(图 14-1、图 14-2)。

三、MRI 检查

同样的组织在 MRI 不同序列有不同的信号,对于腹部 MRI,可以参考背部的肌肉组织和椎管内的脑脊液。肌肉组织在 T1WI 和 T2WI 均呈中等偏低信号,由于脂肪含量低,几乎不受脂肪抑制技术影响,故定义其他组织的信号高低均以肌肉为标准。脑脊液在 T2WI 呈特征性的高信号,其他液态水含量高的组织信号强度与脑脊液相似。

正常肝实质 MRI 信号均匀,T1WI 呈中等信号,T2WI 呈较低信号,增强表现与 CT 相同。肝内较

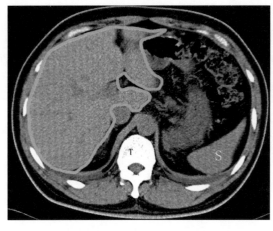 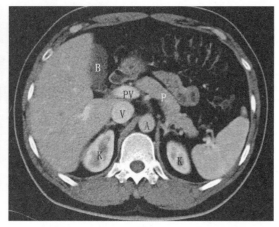

图14-1　CT平扫肝门平面,绿色线包围区域为肝 脏,同时可见脾脏(S)及胸椎(T)。

图14-2　增强CT,门脉期,胆囊平面,可见胆囊 (B),胰腺(P),腹主动脉(A),下腔静脉 (V),门静脉主干(PV)及两侧肾脏 (K)。肝实质内血管呈条状及圆形高密 度影。

粗大的门静脉、肝静脉及下腔静脉由于流空效应平扫时常为无信号的管状结构,而肝内小血管在 T2WI呈高信号的管状结构。

　　MRCP对正常肝内外胆管显示极佳,表现为边缘光滑的树枝状高信号。普通MRI检查,肝内胆管 多难以分辨,肝外胆管T1WI呈低信号,T2WI呈高信号的圆形或柱状影。MRCP多数胆囊都能清晰显 示,正常胆囊内含有胆汁,表现为均匀高信号,边缘光滑。T1WI胆囊内为低信号,部分为腹侧低信号 背侧高信号,分别代表新鲜和浓缩胆汁。

　　MRI显示正常胰腺大小、径线与CT一致。胰腺实质T1WI、T2WI信号均匀,与肝脏实质相似, 而在脂肪抑制T1WI则信号高于肝脏。其背侧的脾静脉由于流空效应无信号,有助于勾画胰腺 后缘。

　　MRI冠状位显示脾脏大小、形态及与邻近器官关系优于CT横断位。脾脏MRI信号均匀,T1WI、 T2WI信号与肾脏相似。其多期增强表现与CT相似,动脉期呈不均匀明显强化,平衡期强化逐渐达到 均匀(图14-3、图14-4)。

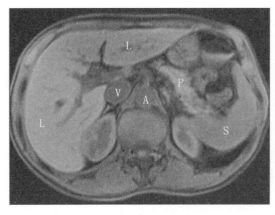 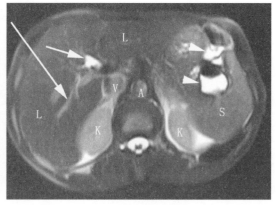

A

B

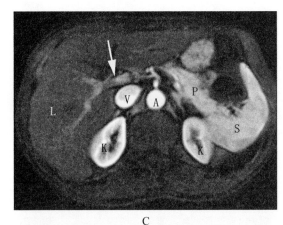

图 14 - 3 横断位 MRI,肝门平面,可见肝脏(L),胰腺(P),脾脏(S),双侧肾脏(K),主动脉(A),下腔静脉(V)

A:脂肪抑制 T1WI;B:脂肪抑制 T2WI,肝内胆管(长箭)、胆囊(短箭)及结肠(箭头)均呈高信号;C:增强 MRI 动脉期,可见门静脉主干(短箭)及其分支造影剂充盈。

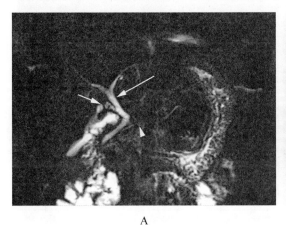
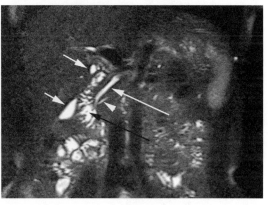

A   B

图 14 - 4　正常胆道系统 MRCP 图像

A:厚层扫描,可见左右肝管-肝总管-胆总管(长箭),胆囊-胆囊管(短箭),胰管(箭头)及胃肠道内的液体。B:薄层扫描,胆总管平面,可见胆胰管汇入十二指肠降段(黑箭)。

第三节　肝脏疾病的影像表现

一、脂肪肝

(1) CT　弥漫性脂肪肝主要表现为肝密度普遍降低,甚至低于脾及肝内血管密度,重度脂肪肝时,肝脏 CT 值可降至 10 HU 左右。局灶性脂肪肝表现为一个或数个肝叶或肝段密度降低,但增强检查显示血管无推移、包绕现象。有时肝内未被脂肪浸润的肝实质称为"肝岛",表现为片状相对高密度。

(2) MRI　一般认为其价值较 CT 为小。轻、中度脂肪肝在 T1WI 和 T2WI 常无异常表现。梯度回波序列的同、反相位 T1WI 对脂肪肝有特异性表现,表现为脂肪浸润区域反相位信号较同相位明显减低。近年有人用 MRS 测定肝组织脂肪含量。

鉴别诊断:局灶性脂肪肝需与肝肿瘤鉴别。局灶性脂肪肝无占位效应,增强扫描病灶内可见正常的血管通过,无受压、侵及表现(图14-5、图14-6)。

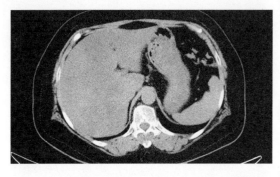

图14-5 不均质脂肪肝,CT平扫,可见大部分肝脏密度低于脾脏,右后叶残留少许正常肝组织,在低密度背景的衬托下呈相对高密度,称为"肝岛"。

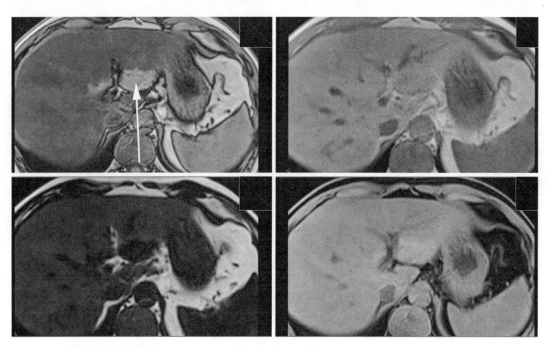

图14-6 脂肪肝及肝岛(箭),同一层面的四相位T1WI,自左上起顺时针方向:反相位、正相位(即常规T1WI)、水相(即脂肪抑制T1WI)及脂相。可见脂肪浸润区域在反相位T1WI信号低于肝岛,在脂相T1WI信号高于肝岛。

二、肝硬化

(1)CT 早期可无特异表现。中、晚期可见肝萎缩、变形或部分肝叶代偿增大,导致各肝叶大小比例失常;肝轮廓凹凸不平;肝门、肝裂增宽;肝密度不均;增强扫描,动脉期肝硬化结节可轻度强化,门脉期与其余肝实质强化一致。此外,脾大、腹水和门脉高压是肝硬化的间接征象,增强扫描及CTA可以显示增粗、扭曲的侧支循环静脉。

(2)MRI 肝脏大小形态改变与CT所见相同。肝实质MRI信号不均,再生结节可表现为T1WI略高、等或低信号,T2WI多为等或低信号。增强后各期再生结节强化与肝实质基本一致,增强MRA可更好显示扩张迂曲的侧支循环血管。

鉴别诊断:中、晚期肝硬化影像表现具有特征性,容易诊断,需要注意的是不要遗漏肝硬化中的早期癌变灶,必要时可使用肝细胞特异性造影剂以资鉴别(图14-7)。

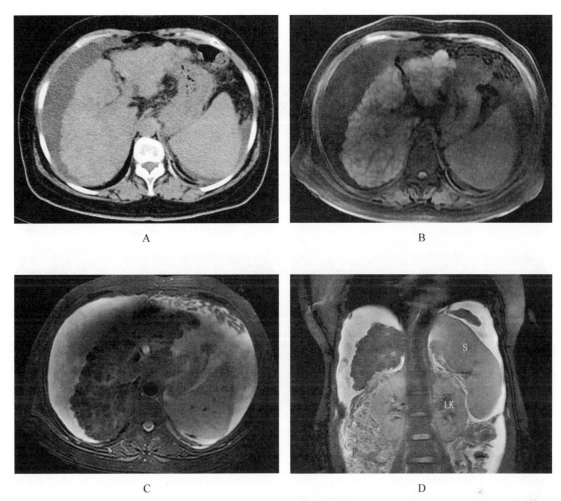

图 14 - 7　肝硬化、脾大、腹水

A：CT 平扫，可见肝脏体积缩小，肝裂增宽，肝表面呈波浪状；B：脂肪抑制 T1WI，肝脏质地呈大小不一的结节状，结节为等或稍高信号；C：脂肪抑制 T2WI，可见肝内结节呈等或稍低信号。并见腹腔内大量高信号腹水；D：冠状面 T2WI，显示脾脏（S）显著增大，下缘接近左肾（LK）下极平面。

三、肝脓肿

（1）CT　平扫可见肝实质内低密度区，脓肿壁环绕脓腔周围，密度低于肝而高于脓腔，增强后脓肿壁环形明显强化而脓腔无强化。部分病例在动脉期可见所属肝段出现一过性强化，可能是炎性刺激导致肝动脉扩张所致。急性期脓肿壁外周出现低密度环状水肿带，与强化的脓肿壁和无强化的脓腔共同构成"环征"。部分病例脓腔内可有分隔或小气泡，分隔常明显强化。

（2）MRI　脓腔在 T1WI 呈均匀或不均匀低信号，T2WI 明显高信号，最有特征性的是 DWI 明显高信号，原因是黏稠的脓液内水分子扩散显著受限，而脓肿壁相对不明显。强化表现与 CT 相同。

鉴别诊断：根据"环征"、脓腔内小气泡、动脉期肝段强化和 DWI 明显高信号的影像学表现，结合临床资料，不难做出诊断。肝囊肿虽然表现为液性占位，但壁薄无强化；肝恶性肿瘤内部有时可有液化坏死，但不黏稠，故 DWI 上信号较低（图 14 - 8）。

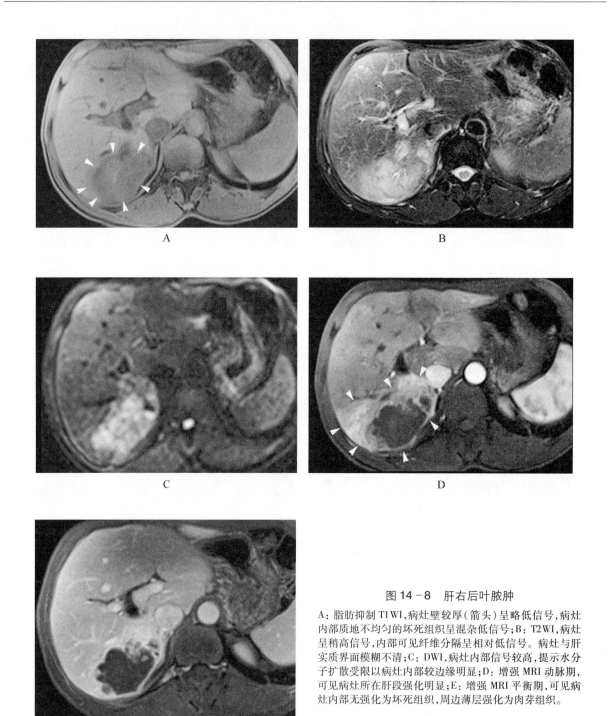

图 14-8 肝右后叶脓肿

A：脂肪抑制 T1WI，病灶壁较厚（箭头）呈略低信号，病灶内部质地不均匀的坏死组织呈混杂低信号；B：T2WI，病灶呈稍高信号，内部可见纤维分隔呈相对低信号。病灶与肝实质界面模糊不清；C：DWI，病灶内部信号较高，提示水分子扩散受限以病灶内部较边缘明显；D：增强 MRI 动脉期，可见病灶所在肝段强化明显；E：增强 MRI 平衡期，可见病灶内部无强化为坏死组织，周边薄层强化为肉芽组织。

四、肝包虫病

（1）CT　平扫显示肝内单发或多发、大小不等的囊性占位，典型表现为母囊内有大小不一、数目不等的子囊；囊壁常有环状钙化；内、外囊分离出现"双边征"或"水蛇征"。增强扫描，囊内无强化而囊壁强化。

（2）MRI　肝内囊性占位结构表现与 CT 相似，囊内 T1WI 为低信号，T2WI 因囊内富含蛋白质和细胞碎屑而表现为不均匀高信号。增强表现与 CT 相似。

鉴别诊断：无子囊的肝包虫病需与肝囊肿鉴别，后者无囊壁钙化；而肝包虫病的囊壁较肝脓肿薄且周围无水肿带，可资鉴别。

五、肝海绵状血管瘤

（1）CT　平扫表现为肝内境界清楚的低密度肿块，无特征性。诊断关键是多期增强，典型表现为动脉期病灶周边结节样强化，强化程度类似同层主动脉；门脉期和平衡期强化逐渐向病灶中心扩展，最终达到均一强化且强化始终高于肝实质；少数较大病灶中心有纤维组织或血栓形成，表现为不规则无强化区。

（2）MRI　海绵状血管瘤的血窦内充满缓慢流动的血液，故 T1WI 呈均匀低信号，T2WI 呈特征性的高信号，尤以重 T2WI 明显。多期增强的动态强化表现及过程与 CT 相同。

鉴别诊断：肝海绵状血管瘤有特征性的 T2WI 高信号，故当 CT 表现与肝细胞癌、肝转移瘤难以鉴别时，可参考其 MRI 表现（图 14-9、图 14-10）。

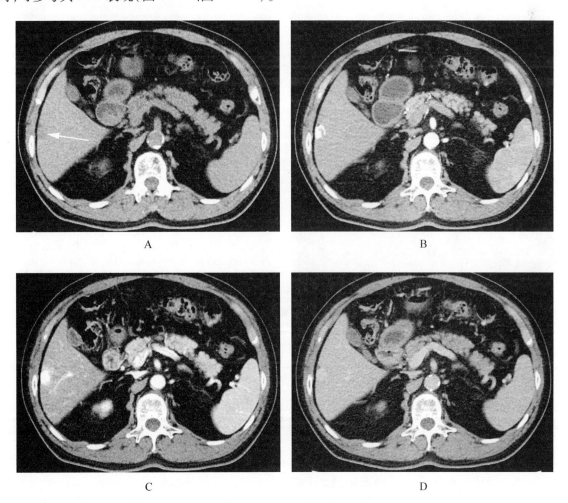

图 14-9　肝右叶下段海绵状血管瘤

A：CT 平扫，可见肝包膜下略低密度小病灶（长箭）；B：增强 CT，动脉期，可见病灶强化明显；C：增强 CT，门脉期，病灶强化仍明显；D：增强 CT，平衡期，病灶强化略高于肝实质。

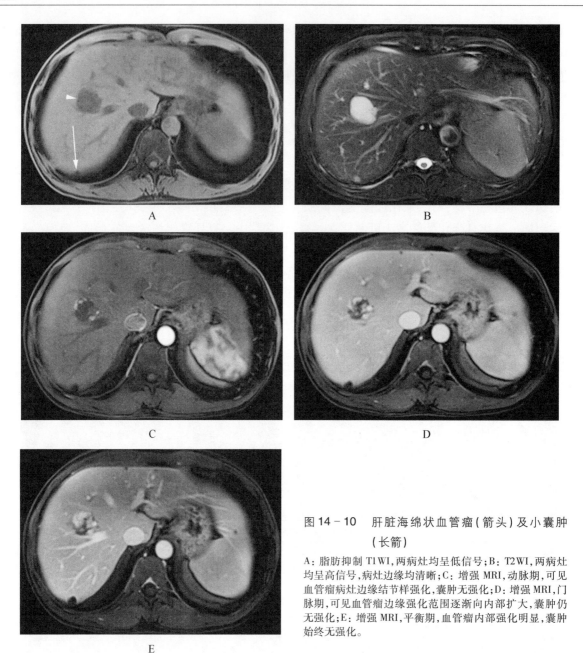

图 14 - 10　肝脏海绵状血管瘤(箭头)及小囊肿
　　　　　(长箭)

A:脂肪抑制 T1WI,两病灶均呈低信号;B:T2WI,两病灶
均呈高信号,病灶边缘均清晰;C:增强 MRI,动脉期,可见
血管瘤病灶边缘结节样强化,囊肿无强化;D:增强 MRI,门
脉期,可见血管瘤边缘强化范围逐渐向内部扩大,囊肿仍
无强化;E:增强 MRI,平衡期,血管瘤内部强化明显,囊肿
始终无强化。

六、肝细胞癌

(1) CT　平扫病灶一般低于周围肝实质密度,部分病灶周围有一层更低密度的环影(晕圈征)。
结节型边缘较清楚,巨块型和混合型边缘多模糊和部分清楚。多期增强,动脉期病灶呈高密度增强,
高于周围正常肝组织,门脉期病灶密度迅速下降,接近正常肝组织为等密度,平衡期密度继续下降,低
于肝组织呈低密度灶,即所谓"快进快出"。对于较大病灶,由于中央变性、坏死区的存在而使强化
表现不典型。肿瘤周围可见在平衡期出现强化的假包膜。门静脉系统癌栓形成率高,增强显示未
强化的癌栓与明显强化的血液间差异大,表现条状充盈缺损致门脉主干或分支血管不规则或不显
影像。少数患者有下腔静脉癌栓形成。肝门侵犯可造成肝内胆管扩张,偶见腹膜后淋巴结肿大,腹
水等。

（2）MRI　平扫 T1WI 通常为低信号，T2WI 为稍高信号，随着病灶体积增大，由于变性或缺血坏死而导致信号不均。DWI 显示病灶实质部分水分子扩散明显受限。常规造影剂增强表现与 CT 相同。肝细胞特异性造影剂增强，除动脉期、门脉期强化表现与 CT 相同，在延迟的肝特异期，由于肿瘤细胞不具备正常肝细胞的转运功能而表现为 T1WI 低信号。

鉴别诊断：较大的肝细胞癌内部可有液化坏死，但在 DWI 上水分子扩散受限最明显的是周围的实质部分，与肝脓肿中脓液扩散受限最明显不同；肝脏局灶性结节增生的 CT、MRI 表现与肝细胞癌相似，可行肝细胞特异性造影剂增强，前者在肝特异期表现为 T1WI 高信号（图 14 - 11、图 14 - 12）。

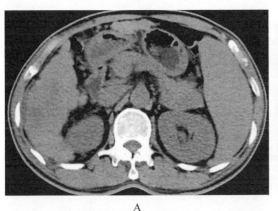

A

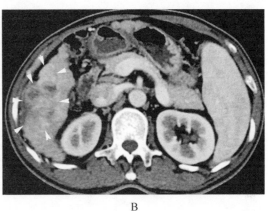

B

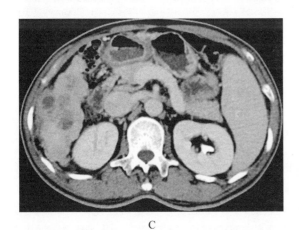

C

图 14 - 11　肝右叶下段肝癌

A：CT 平扫，可见肝硬化，脾大，肝内肿瘤病灶不明显；B：增强 CT，动脉期，可见病灶呈轻度不均匀强化（箭头所指示区域）；C：增强 CT，平衡期，可见病变区域密度不同程度低于肝实质，其中密度稍低部分为肿瘤组织，更低部分为坏死组织。

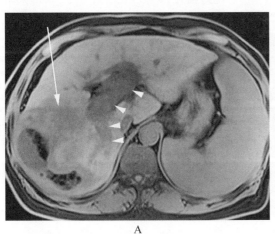

A

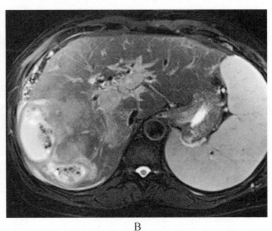

B

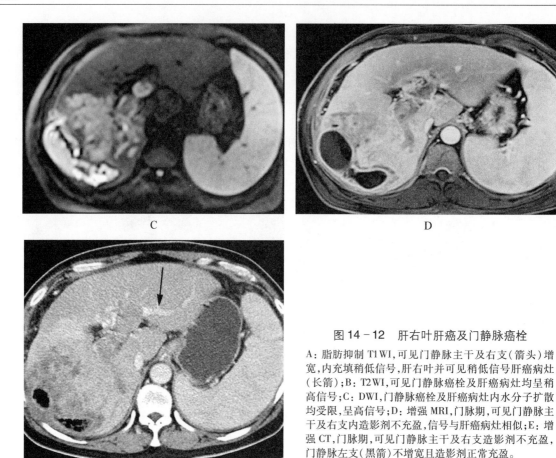

图 14-12　肝右叶肝癌及门静脉癌栓

A：脂肪抑制 T1WI，可见门静脉主干及右支（箭头）增宽，内充填稍低信号，肝右叶并可见稍低信号肝癌病灶（长箭）；B：T2WI，可见门静脉癌栓及肝癌病灶均呈稍高信号；C：DWI，门静脉癌栓及肝癌病灶内水分子扩散均受限，呈高信号；D：增强 MRI，门脉期，可见门静脉主干及右支内造影剂不充盈，信号与肝癌病灶相似；E：增强 CT，门脉期，可见门静脉主干及右支造影剂不充盈，门静脉左支（黑箭）不增宽且造影剂正常充盈。

七、肝转移瘤

（1）CT　平扫典型表现为肝内多发大小不等的低密度病灶，多在低密度病变内存在更低密度区域，从而显示为同心圆状或等高线状双重轮廓为其特征。边界多为模糊不清。少数如宫颈癌、食管癌等肝转移性肿瘤内部几乎全部坏死、液化，表现为囊性密度，壁较厚或有不规则强化。大肠癌、卵巢癌等的肝转移性肿瘤也可合并有钙化，表现为点状、斑块状、羽毛状之高密度灶。增强检查，肿瘤强化，境界清楚，中央密度多低于周围部，肿瘤边缘可显示环形不规则强化，部分可见"牛眼征"，即病灶中心为低密度，边缘为高密度强化，最外层密度又低于肝实质。

（2）MRI　平扫与增强表现与 CT 相似。多数转移瘤呈 T1WI 低信号、T2WI 稍高信号。黑色素瘤转移可呈 T1WI 高信号。

鉴别诊断：根据原发肿瘤病史及典型"牛眼征"，不难做出诊断。单发富血供的转移瘤有时与肝细胞癌表现相似，但前者环形强化更明显；中央坏死和边缘强化也是肝脓肿的常见征象，有时与转移瘤难以鉴别，但前者 DWI 上脓腔信号明显高于转移瘤的坏死区，且动脉期有肝段一过性强化（图 14-13）。

八、肝囊肿

（1）CT　平扫显示为肝实质内单发或多发类圆形、境界清晰锐利、密度均匀的水样低密度影，CT

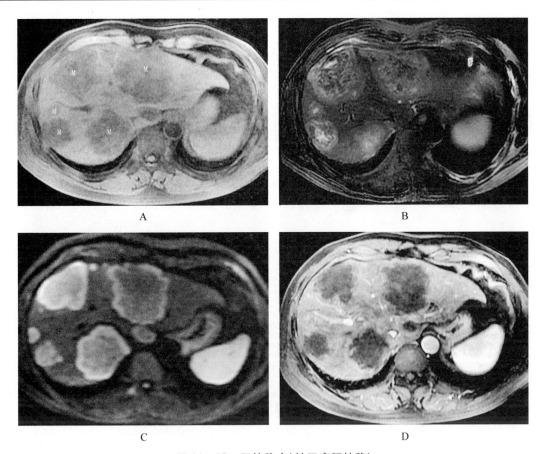

图 14 - 13 肝转移瘤(结肠癌肝转移)

A:脂肪抑制 T1WI,转移瘤(M)表现为肝脏内大小不一的稍低信号病灶,边缘呈波浪状;B:T2WI,转移瘤内部为高、低混杂信号,边缘可见呈稍高信号的厚壁;C:DWI,显示水分子扩散受限的部分位于病灶边缘;D:增强 MRI,动脉期,肿瘤边缘强化,内部无强化。

值 0~20 HU,增强扫描无强化。囊壁一般不显示,亦无强化。

(2)MRI 形态与 CT 类似,T1WI 呈低信号,T2WI 明显高信号,DWI 随扩散系数增加,信号显著减低。

第四节　胆道系统疾病的影像表现

一、胆石症与胆囊炎

(1)X 线 平片可显示胆囊内含钙较高的结石而不能显示含钙低的结石,表现为右上腹大小不等、边缘高密度而中央低密度的环形、菱形、多角形致密影,聚集成堆时呈石榴籽状,侧位片位于脊柱影前方。瓷化胆囊患者 X 线平片右上腹可见大块斑片状致密影,或薄片状弧形、密度不均匀影,或呈椭圆状或球形高密度影。胆管内结石平片不易显示,PTC 或 ERCP 可显示胆管内结石所致的充盈缺损。

(2)CT 胆系结石在平扫可见肝内、外胆管或胆囊内单发或多发、圆形、多边形或泥沙状高密度影。急性胆囊炎时胆囊增大,胆囊壁弥漫增厚超过 3 mm,周围脂肪间隙密度增高,代表胆囊壁水肿及渗出性改变,增强后胆囊壁呈分层状强化,周围可见浆膜下渗出带无强化呈环形低密度。慢性胆囊炎胆囊缩小,胆囊壁增厚,可见钙化,增强扫描呈均匀强化。

（3）MRI　MRCP可整体直观显示胆道系统内低信号结石的部位、大小、形态、数目,表现为高信号胆汁衬托下的单发或多发,圆形、多边形或泥沙状的低信号充盈缺损,周围有时可见高信号胆汁环绕。肝内、外胆管结石引起的上游胆管扩张也可以通过MRCP直观显示。胆囊炎的MRI表现与CT类似,增厚的胆囊壁水肿层呈T1WI低信号、T2WI高信号。

鉴别诊断:CT诊断胆管结石简单可靠,部分含钙低的结石CT诊断困难,MRCP有助于鉴别。胆囊炎与胆囊癌的区别,主要在于前者囊壁均匀增厚而后者增厚不均匀(图14-14、图14-15)。

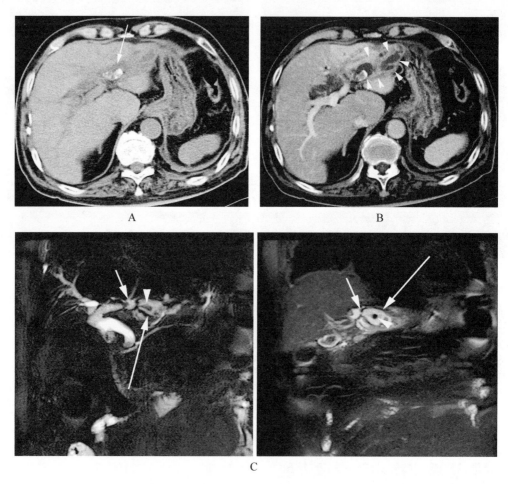

图14-14　左肝内胆管结石合并胆管炎

A:CT平扫,可见左肝管内高密度结石,继发左肝内胆管扩张(长箭)表现为结石周围及肝左外叶宽阔的条状低密度影;B:增强CT,动脉期,可见无强化的扩张的肝内胆管。胆管壁(箭头)强化明显并增厚,表明炎症反应明显,所在肝段较其余肝实质强化明显,亦提示局部炎症;C:厚层(左)及薄层(右)MRCP,显示左肝管主干狭窄(短箭),其上游肝内胆管(长箭)扩张,结石(箭头)呈低信号位于扩张的胆管中央。

二、胆囊癌

（1）CT　胆囊癌的CT影像改变可分三种类型:① 厚壁型:胆囊壁局限或弥漫不规则增厚;② 结节型:乳头状结节从胆囊壁突入腔内;③ 实变型:因胆囊壁被肿瘤广泛浸润增厚,加之腔内癌块充填形成实质性肿块。在增强扫描时一般均可见到病变组织有丰富的血供。如果肿瘤侵犯肝脏或有相关的淋巴结转移,多能在CT影像显示。

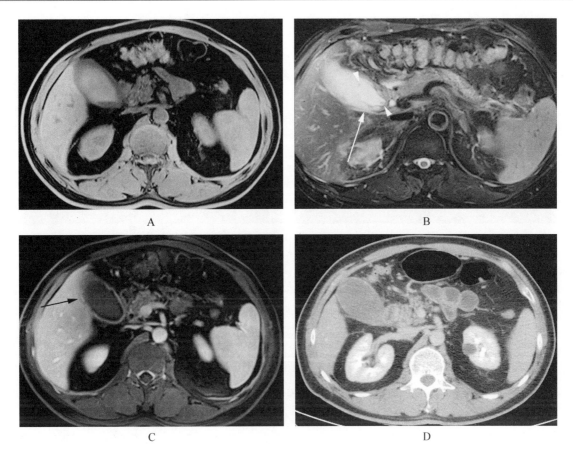

图 14-15　胆囊炎，胆囊泥沙结石

A：脂肪抑制 T1WI，可见胆囊壁显著增厚，胆囊内胆汁浓缩，呈高信号；B：T2WI，可见胆囊壁水肿增厚，呈低-高-低信号"夹心饼干"样，以长箭指示区域为显著。胆囊内可见小颗粒状低信号，为泥沙样结石（箭头）；C：增强 MRI，平衡期，可见胆囊壁均匀强化，与肝实质有明确分界（黑箭）；D：增强 CT，平衡期，可见胆囊壁强化，周围少许纤维条索。

（2）MRI　胆囊癌 MRI 表现与 CT 所见相似，T1WI 和 T2WI 上均显示胆囊壁增厚和（或）胆囊内实性肿块，DWI 显示肿块内水分子扩散受限呈高信号。若 T2WI 上胆囊周围的肝实质有不规则高信号带，提示肿瘤已侵犯肝脏。也可同时显示淋巴结转移和胆系扩张。

鉴别诊断：厚壁型胆囊癌需与胆囊炎鉴别，胆囊壁增厚明显不规则、淋巴结肿大均提示胆囊癌（图 14-16）。

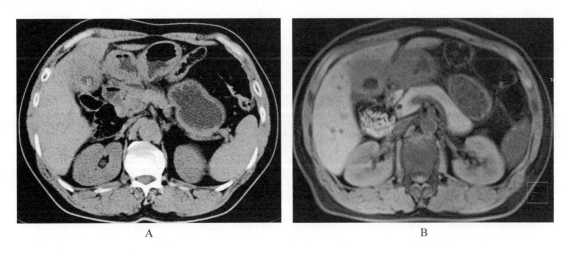

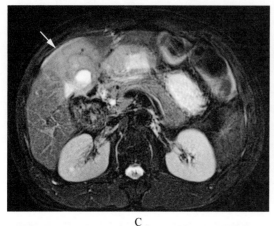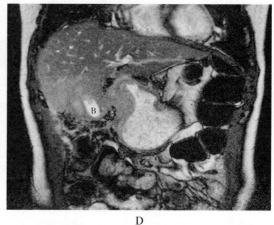

C   D

图 14 - 16　胆囊癌

A：CT 平扫,可见胆囊(B)囊腔缩小,囊壁增厚;B：脂肪抑制 T1WI,可见胆囊壁呈稍低信号,胆囊前壁厚度远大于后壁;C：
T2WI,可见胆囊壁呈稍高信号,与肝脏分界不清,肝实质受累并局部肝包膜下积液(短箭);D：冠状位 T2WI,亦显示胆囊壁
不均匀增厚,并侵犯肝实质。

三、胆管癌

（1）CT　肝内外胆管显著扩张要考虑到胆管癌的可能性。可见胆管明显扩张,胆囊增大,扩张的胆管突然中断,断端形态不规则,有时可见胆管壁不规则环形增厚,管腔向心性狭窄,若发生在肝门区,可仅见扩张的左右肝管未联合。少数胆管癌可向肝门或肝实质侵犯,形成结节或肿块。增强扫描,仔细观察可发现梗阻点胆管于动脉期即可发生较显著的环状或结节状强化。薄层扫描和冠状面重建图像有利于显示局部胆管壁增厚和腔内外软组织肿块。

（2）MRI　MRCP 在显示胆管扩张的范围、程度及确认梗阻点方面具有极高价值,可见到胆管明显扩张,尤以末梢胆管为著,呈所谓"软藤征"。冠状位辅以横断位平扫,可见梗阻点胆管突然狭窄,有时可见胆管内或胆管外不规则软组织肿块,呈 T1WI 低信号、T2WI 稍高信号。增强扫描表现与 CT 类似。

（3）PTC 和 ERCP　通常在 CT 或 MRI 检查明确后用于介入治疗。

鉴别诊断：胆总管末端的低密度结石有时易与胆管癌混淆,冠状面图像显示结石在梗阻点上常呈"茶杯口样"充盈缺损,充盈缺损周围环绕胆汁;而肿瘤在梗阻点表现为向心性或偏心性狭窄,可见充盈缺损的中央或偏侧的胆汁影。胆管局部的炎性狭窄可引起上游胆管扩张,但程度较轻,梗阻点胆管逐渐变细呈"鼠尾状"(图 14 - 17、图 14 - 18)。

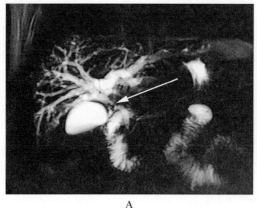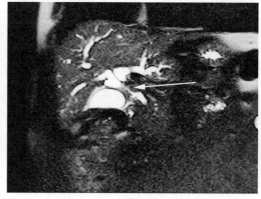

A   B

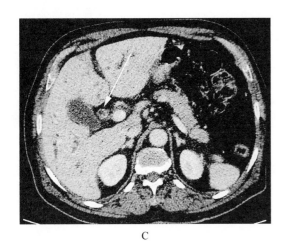

C

图 14－17　胆管癌

A：厚层 MRCP，显示肝内胆管显著扩张，肝总管轻度扩张，梗阻点（长箭）位于胆囊管汇合处以上；B：薄层 MRCP，清晰显示梗阻段（长箭）长度及管径；C：增强 CT，平衡期，可见梗阻段胆管（长箭）环形强化并增厚。

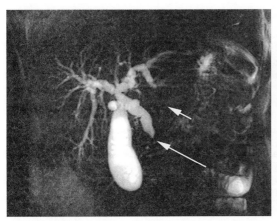

A

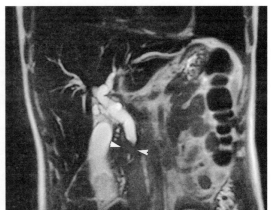

B

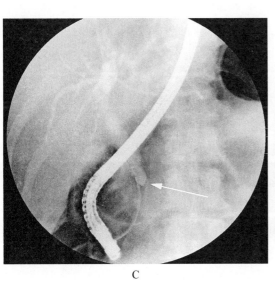

C

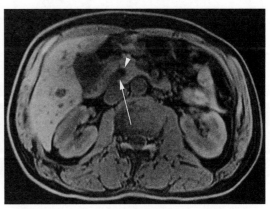

D

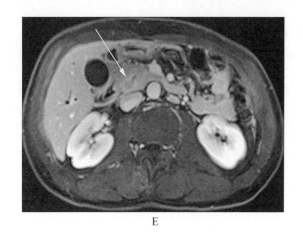

E

图 14 - 18　胆管癌

A：厚层 MRCP，显示肝内外胆管显著扩张，胆总管下段偏心性狭窄（长箭），胰管（短箭）不扩张；B：薄层 MRCP，显示胆总管下段右侧壁结节（箭头）；C：ERCP 显示肝内外胆管扩张，胆总管下段梗阻；D：脂肪抑制 T1WI，显示胆总管右侧壁稍低信号结节（长箭）突入胆总管管腔（箭头）；E：增强 MRI，平衡期，显示壁结节边缘强化，结节内部强化不明显。

第五节　胰腺疾病的影像表现

一、急性胰腺炎

（一）急性水肿型胰腺炎

（1）CT　平扫可有胰腺局限或弥漫性肿大，胰腺与胰周脂肪的界线因胰周渗出而模糊，肾前筋膜增厚。增强扫描可见胰周渗出更加明显。

（2）MRI　很少用于检查急性水肿型胰腺炎。平扫可见胰腺肿胀，脂肪抑制 T1WI 信号减低，由正常的高于肝脏变为等于肝脏。

（二）急性出血坏死性胰腺炎

（1）CT　平扫显示胰周渗出更加明显，常见胰腺实质密度不均，坏死灶呈略低密度而出血呈高密度。增强后，显示胰腺强化不均，坏死灶无强化。胰周炎性渗出可扩展至小网膜、脾周、胃周、升、降结肠周围间隙、肠系膜以及盆腔，CT 检查均可显示相应部位的脂肪组织密度增高或呈水样密度。胰腺假性囊肿表现为边界清楚的囊状低密度区。

（2）MRI　平扫胰腺信号不均匀，出血灶在 T1WI 和 T2WI 均为高信号。假性囊肿为边界清楚、壁厚的不规则 T1WI 低信号、T2WI 高信号灶。

鉴别诊断：轻型急性水肿型胰腺炎，影像学检查可无明确异常所见，此时诊断需依据临床资料而非影像学结果（图 14 - 19、图 14 - 20、图 14 - 21）。

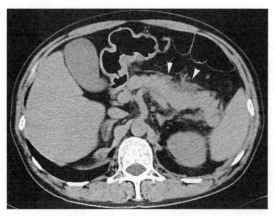

图 14 - 19　急性胰腺炎

CT 平扫，可见胰腺肿胀，胰周少许液体渗出（箭头），与周围的脂肪分界模糊。

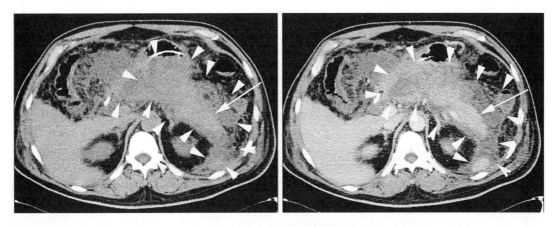

图 14-20　急性坏死性胰腺炎

CT 平扫(左)及增强(右)，显示胰腺广泛肿胀破坏，仅残留少许正常组织(长箭)，胰腺周围大范围水肿(箭头)，水肿区内更低密度为坏死及液化。

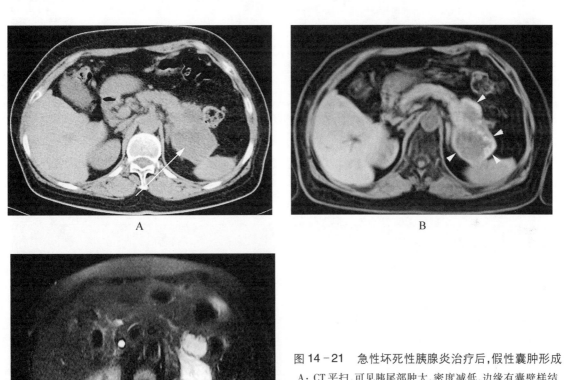

图 14-21　急性坏死性胰腺炎治疗后，假性囊肿形成

A：CT 平扫，可见胰尾部肿大，密度减低，边缘有囊壁样结构，与周围脂肪分界清楚；B：脂肪抑制 T1WI，可见胰尾表面大片低信号病灶，病灶边缘有厚薄不均的囊壁样结构(箭头)；C：T2WI，可见胰尾部病灶呈混杂高信号，提示含有较多液体成分及少许组织碎屑。

二、慢性胰腺炎

（1）ERCP　主要表现为胰管的不规则狭窄、扩张和胰管内结石。

（2）CT　平扫胰腺可弥漫或局限增大或萎缩，胰管内径粗细不均，呈串珠状或管状扩张，常有钙化和结石,呈不规则和斑点状致密影,沿胰管分布或位于胰腺实质内,合并假性囊肿的表现与急性出血坏死性胰腺炎相似。

(3)MRI 由于胰腺纤维化,脂肪抑制 T1WI 和 T2WI 信号均减低,可为弥漫或局限性。MRCP 可清楚显示扩张的胰管和假性囊肿。钙化和胰管结石在 MRI 无信号,需结合 CT 才能明确。

鉴别诊断:慢性胰腺炎伴有胰头局限肿大者有时与胰腺癌鉴别困难,一般发现钙化和假性囊肿提示慢性炎症可能大,DWI 可显示胰腺癌肿瘤组织内水分子扩散受限(图 14 - 22)。

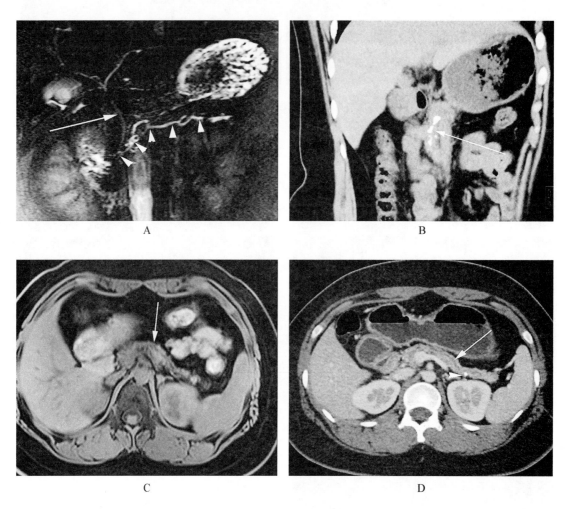

图 14 - 22 慢性胰腺炎

A:厚层 MRCP,显示胰管(箭头)全程轻度扩张,管径超过肝内外胆管(长箭);B:CT 平扫,冠状位重建,显示胰头部沿胰管分布的钙化灶(长箭);C:脂肪抑制 T1WI,胰腺(长箭)实质萎缩,且信号下降略低于肝实质;D:增强 CT,门脉期,低密度胰管(长箭)在高密度胰腺背景中清楚显示,提示胰管扩张。胰尾部并可见钙化灶(箭头)。

三、胰腺癌

(1)CT 胰腺癌肿块较小者不易发现,较大者表现为胰腺局部增大,少数肿块内有低密度坏死灶。胰腺癌为乏血供肿瘤,动脉期强化程度低于正常胰腺,平衡期强化程度逐渐达到正常胰腺水平。胰腺癌常引起上游胰管扩张,特别是胰头部肿瘤同时引起胰管和胆总管扩张,形成"双管征"。胰腺癌向胰外侵犯,累及胰周血管,增强扫描可显示血管被包绕、狭窄甚至中断。

（2）MRI　常用于胰腺癌的鉴别诊断。脂肪抑制 T1WI 可见胰腺内低信号肿块,多期增强扫描表现与 CT 类似。早期肿瘤肿块不明显,MRCP 可显示扩张的胰管和胆管,仔细观察梗阻点 MRI 平扫、DWI 和多期增强影像表现,有利于得出正确结论。

鉴别诊断:中老年无明确诱因反复发作胰腺炎,应警惕胰头癌的可能,增强 CT 或 MRI 即使不能发现明确病灶,也应定期随访复查(图 14 - 23、图 14 - 24)。

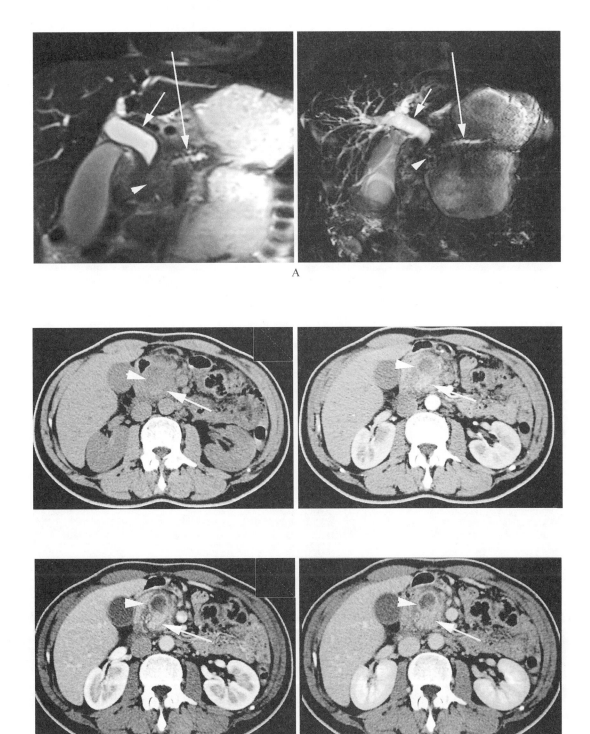

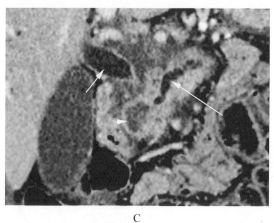

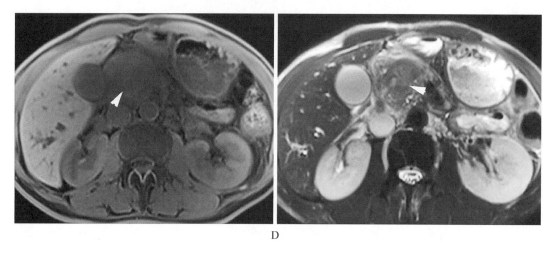

图 14 - 23　胰头部胰腺癌

A：薄层（左）及厚层（右）MRCP 显示胆总管（短箭）及胰管（长箭）扩张，即"双管征"，胆胰管于胰头处（箭头）截断；B：CT 平扫（左上）及多期增强扫描均显示胰头稍低密度肿块（箭头），密度及强化程度均低于正常胰腺组织（短箭）；C：CT 增强，平衡期，冠状位重建，可见扩张的胆总管（短箭）、胰管（长箭）及肿瘤组织（箭头）。肿瘤内部弱强化的实性组织，密度仍高于胆汁及胰液；D：脂肪抑制 T1WI（左）及 T2WI（右），病灶分别呈低信号及稍高信号。

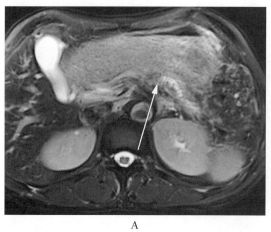

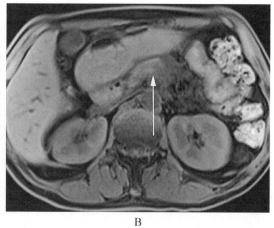

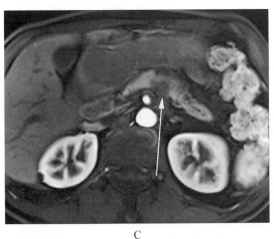
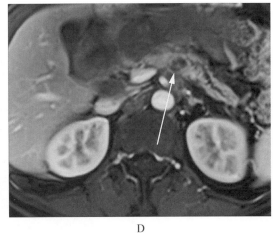

C   D

图 14-24　胰体部胰腺癌

A：T2WI，可见胰尾部胰管扩张，于胰体部截断（长箭）；B：脂肪抑制 T1WI，可见截断处（长箭）信号低于正常胰腺；C：增强 MRI，动脉期，截断处可见小病灶（长箭），强化弱于正常胰腺；D：增强 MRI，平衡期，病灶（长箭）仍为弱强化。

四、胰腺神经内分泌肿瘤

（1）CT　平扫缺乏特异性，可见胰腺内低密度肿块。多期增强，病灶早期强化明显，呈境界清楚的高密度结节，至平衡期病灶强化程度仍较高。

（2）MRI　平扫可见胰腺实质内软组织肿块，T1WI 呈稍低信号，T2WI 呈稍高信号。无功能的神经内分泌肿瘤由于症状不显著，故发现较晚，肿块体积往往大于功能性肿瘤。增强表现与 CT 相似。

鉴别诊断：胰腺内显著强化的软组织肿块结合内分泌功能指标有助于做出诊断（图 14-25）。

五、胰腺实性假乳头状瘤

（1）CT　平扫常表现为胰腺实质内境界清晰的低密度肿块，可有部分囊变和壁结节。多期增强扫描，动脉期可见少许明显强化区，门静脉期和平衡期呈渐进性强化并逐渐填充。

（2）MRI　平扫可见胰腺实质内 T1WI 稍低信号、T2WI 稍高信号肿块，多期增强扫描特点与 CT 相似。

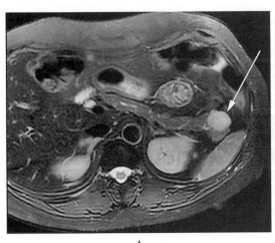
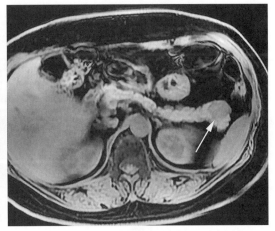

A   B

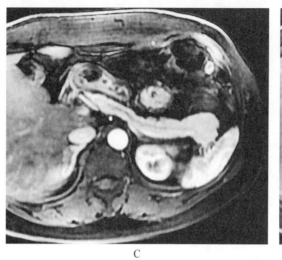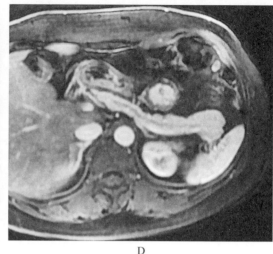

C　　　　　　　　　　　　　　　　D

图14-25　胰尾部神经内分泌瘤

A：T2WI，可见胰尾部较高信号病灶（长箭）；B：脂肪抑制T1WI，病灶（长箭）相对正常胰腺呈低信号；C：增强MRI，动脉期，病灶明显强化，信号与正常胰腺相似；D：增强MRI，平衡期，病灶仍明显强化。

鉴别诊断：CT平扫易误诊为囊肿，测量病灶CT值可发现密度高于液体，MRI检查有助于揭示实性病灶的本质（图14-26）。

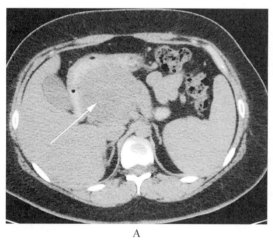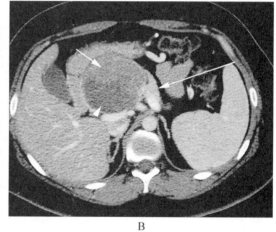

A　　　　　　　　　　　　　　　　B

图14-26　胰头部实性假乳头状瘤

A：CT平扫，可见胰头部巨大肿块（长箭）；B：增强CT，平衡期，可见病灶部分无强化（箭头），部分轻度强化（短箭）。注意胰体尾部（长箭）胰管无扩张。

六、胰腺浆液性囊腺瘤和黏液性囊腺瘤（癌）

（1）CT　平扫可见病灶呈边缘光滑的类圆形水样低密度灶。浆液性囊腺瘤内可有分隔；黏液性囊腺瘤和囊腺癌的壁厚薄不均，有时可见乳头状结节突入腔内，恶性者囊壁和分隔常较厚。增强扫描，囊壁和分隔、壁结节可见强化。

（2）MRI　囊内容物呈液体特征性的T2WI高信号，在其衬托下，囊壁及囊内分隔、壁结节呈相对低信号。增强表现与CT相似。

　　鉴别诊断：需与胰腺假性囊肿和真性囊肿鉴别：假性囊肿有明确病史,形态不规则,周围可见渗出及筋膜增厚;真性囊肿的壁菲薄,无强化(图14－27)。

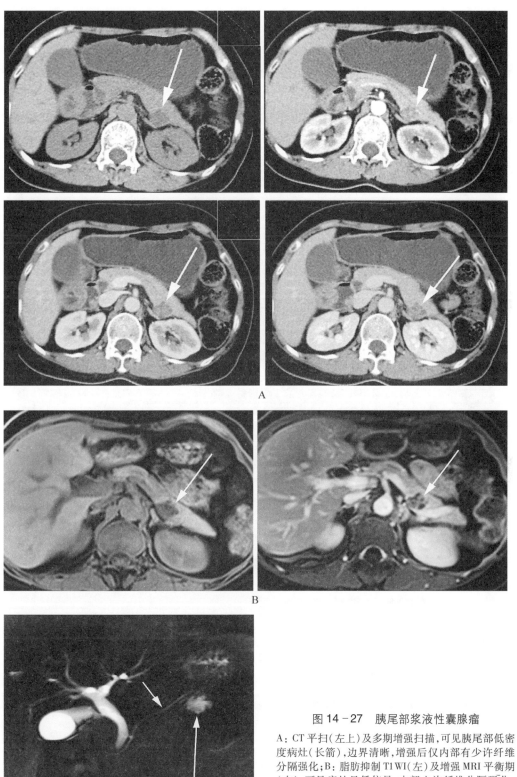

A

B

C

图14－27　胰尾部浆液性囊腺瘤

A：CT平扫(左上)及多期增强扫描,可见胰尾部低密度病灶(长箭),边界清晰,增强后仅内部有少许纤维分隔强化;B：脂肪抑制T1WI(左)及增强MRI平衡期(右),可见病灶呈低信号,内部少许纤维分隔强化;C：厚层MRCP,显示病灶(长箭)为含液体的囊性灶,且与胰管(短箭)不相通。

七、胰腺导管内乳头状黏液肿瘤

（1）CT　胰腺实质内单发或多发小囊性病灶,伴胰管扩张且与胰管相交通。若不能找到明确的与胰管相通的证据,诊断较困难。

（2）MRI　是诊断的主要手段。主要表现为分叶状或葡萄串样囊性病变,由较小囊性病变聚合而成,且有交通,也可融合而呈单一大囊样肿块。MRCP 多方位重建,可更形象显示囊性病变的特征,并可见囊性病变与胰管相交通,并可见分支胰管和(或)主胰管扩张。如肿瘤内出现 >10 mm 的实性结节、主胰管扩张 >10 mm、弥漫性或多中心起源、壁内钙化及糖尿病临床症状,应高度警惕恶性胰腺导管内乳头状黏液肿瘤。

鉴别诊断：黏液性囊性肿瘤囊内也可见壁结节及分隔,但其多位于体尾部,中年女性好发,多为单一大囊或几个大囊组成圆形或卵圆形肿块,不伴胰管扩张,与胰管不相通(图 14 - 28)。

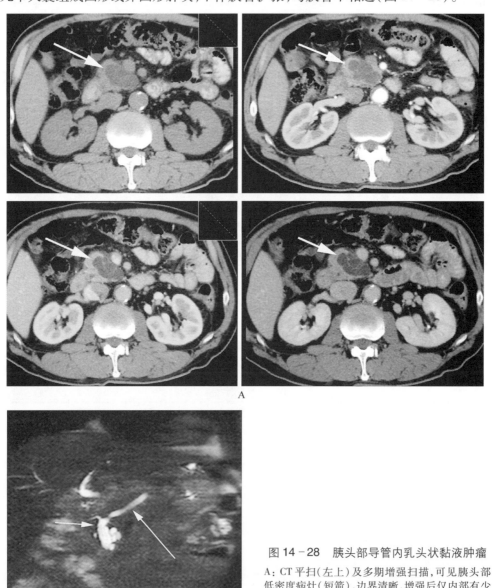

A

B

图 14 - 28　胰头部导管内乳头状黏液肿瘤

A：CT 平扫(左上)及多期增强扫描,可见胰头部低密度病灶(短箭),边界清晰,增强后仅内部有少许纤维分隔强化；B：薄层 MRCP,可见病灶(短箭)为含液体的囊性灶,且与胰管(长箭)相通。

第六节　脾脏疾病的影像表现

一、脾淋巴瘤

（1）CT　平扫可仅显示脾增大，也可显示脾内局灶性低密度灶或不伴脾肿大。增强扫描，病灶呈轻度不均匀强化，与正常强化脾实质分界清楚。有时还可见邻近淋巴结增大和全身淋巴瘤表现。

（2）MRI　平扫可发现脾内单个或多个大小不等的混杂信号结节，边界不清，也可仅表现为脾弥漫性肿大。增强扫描，脾内肿块轻度强化，程度较正常脾低，典型者呈"地图样"分布，可伴有脾周或其他部位淋巴结增大。

鉴别诊断：影像学诊断较困难，需结合全身淋巴瘤病史。当无明确病史时，确诊依赖于PET。

二、脾脓肿

（1）CT　平扫可见脾内类圆形低密度区，有时脓肿内有气体影。增强扫描，脓肿壁呈环形强化，脓肿中心不强化。

（2）MRI　平扫可见脓腔呈T1WI低信号、T2WI高信号，DWI可见脓腔内水分子扩散受限，病灶周围可见水肿带，呈T2WI稍高信号。增强表现与CT类似。

三、脾海绵状血管瘤

（1）CT　平扫可见脾内类圆形、边界清楚的低密度或等密度肿块，偶有少许钙化。增强扫描与肝海绵状血管瘤类似，动脉期边缘强化，随时间推迟，强化向中心扩大。

（2）MRI　与肝海绵状血管瘤类似，T1WI为低信号，T2WI为高信号，增强扫描呈由边缘向中心逐渐强化（图14-29）。

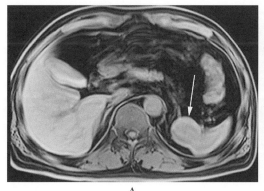 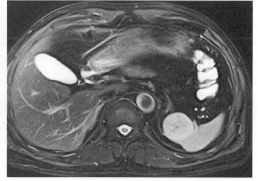

A　　　　　　　　　　　　　　　　　B

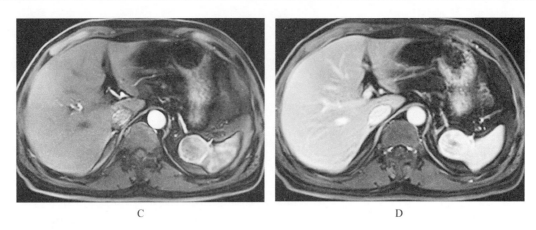

图 14 - 29　脾海绵状血管瘤

A：脂肪抑制 T1WI，可见脾脏结节突出表面（短箭）；B：T2WI，可见病灶病灶呈较高信号，边缘清晰；C：增强 MRI，动脉期，病灶强化略低于正常脾脏，边缘包膜样强化；D：增强 MRI，平衡期，病灶由外向内逐渐强化。

四、脾梗死

（1）CT　平扫典型表现为尖端指向脾门，边界清楚的楔形低密度区，增强扫描低密度区无强化，与周围正常脾实质对比更清楚。

（2）MRI　急性和亚急性梗死区在 T1WI 和 T2WI 分别为低信号和稍高信号，慢性梗死则均为低信号。增强扫描无强化（图 14 - 30）。

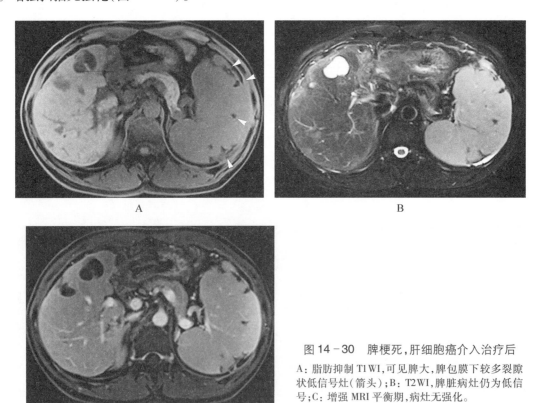

图 14 - 30　脾梗死，肝细胞癌介入治疗后

A：脂肪抑制 T1WI，可见脾大，脾包膜下较多裂隙状低信号灶（箭头）；B：T2WI，脾脏病灶仍为低信号；C：增强 MRI 平衡期，病灶无强化。

（汪　剑）

参考文献

［ 1 ］　杨正汉,冯逢,王霄英.磁共振成像技术指南［M］.北京：人民军医出版社,2010.

［ 2 ］　李松年,唐光健,秦乃珊.现代全身 CT 诊断学［M］.第 2 版.北京：中国医药科技出版社,2007.

［ 3 ］　曾蒙苏.腹部影像诊断必读［M］.北京：人民军医出版社,2007.

［ 4 ］　Joo I, Kim AY. Radiology Illustrated：Hepatobiliary and Pancreatic Radiology［M］. New York：Springer, 2014.

［ 5 ］　卢延,张雪哲.胰胆 CT 和 MRI［M］.北京：人民卫生出版社,2002.

［ 6 ］　Eastman, George W. Getting started in clinical radiology：from image to diagnosis［M］. New York：Thieme, 2006.

临床麻醉篇

肝胆麻醉和
围术期处理

第十五章　肝功能障碍患者肝脏手术麻醉

肝脏手术是肝脏肿瘤患者唯一有效的治疗手段,不论患者是否存在基础肝脏损害,肝大部切除术已成为常规术式。外科手术技术的进步,以及对危重病患者治疗手段的提高大大改善了手术的预后。虽然,肝脏手术的适应证和肝切除范围的扩大,而在过去的20年里肝切除术围术期死亡率则显著降低,如果术前合适选择患者,甚至可以获得零死亡率。肝大部分切除术(≥3个肝段)可在健康肝脏患者身上安全进行,但极大多数肝脏肿瘤患者均存在基础性肝疾病如肝硬化或脂肪肝,这样就大大增加了这种手术方式的风险,也增加了麻醉及围术期管理的难度。

肝脏具有极其复杂的生理生化功能,肝功能障碍患者的病理生理变化是全身性和多方面的。肝脏患者麻醉除了要充分了解其不同的病理损害阶段,并进行恰如其分的术前肝储备功能的估价和针对病情进行必要的术前准备外,麻醉医师最需要了解的是两个方面的问题:① 肝功能障碍时麻醉药物体内过程的改变;② 麻醉药物及麻醉操作对肝脏功能的影响。只有这样才能选择最佳麻醉方案和实施最适宜的麻醉方法,做到最恰当的术中和术后管理。

第一节　术前肝功能的评估

肝脏的功能十分复杂,虽然检查肝功能的试验很多,但事实上不能反映全部肝功能。对某一患者来说,需要做哪些试验,应当有针对性地进行合理选择。

肝功能试验的临床价值:① 协助诊断各种肝病,了解其肝损害程度、转归和预后;② 辅助鉴别黄疸的性质和病因;③ 测知全身性疾病对肝脏的侵犯或影响;④ 了解各种工业毒品、药物、物理因素对肝脏的损害;⑤ 判断各种中西药物、针灸等对肝病的疗效;⑥ 肝胆系患者术前估价肝功能是术前准备的重要部分。

现有肝功能试验的不足:① 肝脏有较丰富的储备功能和代偿能力;② 肝脏的功能是多方面的,每一种肝功能试验只能反映某一侧面;③ 肝功能试验大都是非特异性的,其他非肝脏疾病亦可引起异常反应;④ 肝功能试验的结果可受操作方法、仪器、试剂、pH、温度,以及操作者的责任和技术熟练程度等多种因素的影响。

因此,肝功能试验的解释必须与临床密切结合,如片面地或孤立地根据肝功能试验作出诊断,常可能造成错误或偏差。

一、病史和体格检查

对肝功能障碍患者进行完整的术前检查对于手术成功至关重要。和许多其他术前评估类似,疑有肝功能障碍时,需进行彻底的病史询问和体格检查。所有可能提示肝功能不全的病史和症状都应仔细询问。症状包括疲乏、恶心、呕吐(尤其是呕血或者咖啡色物质)、瘙痒、黄疸、任何凝血问题或者出血体质、腹胀、行为或精神状态改变。社会史也应问及以判断是否有肝炎发生的危险因素如滥交、文身、吸烟、酗酒或吸毒。从家族史和疾病史也可以发现一些导致肝脏疾病的病因如血色病、Wilson病、α_1 抗胰蛋白酶缺乏及输血史等。将现在与既往的用药列表，从中找出所有可能有肝脏毒不良反应的药物。肝脏疾病的许多体征可以在体检中发现如腹胀和腹水、精神性失用和扑翼样震颤、黄疸和巩膜黄染、蜘蛛痣、脐周海蛇头征、肝脾肿大、外周水肿等。尽管这些症状和体征可以提示肝脏疾病，但它们不一定完全特异。

二、实验室血液学检查

恰当的实验室检查可以帮助确诊肝疾病及评估严重程度。最重要的检测是全血细胞计数，可以判断是否贫血或血小板减少。在手术中尤其是预计出血很多的大手术时，这些值可以评估患者形成血凝块和止血的能力，以及在必须输血前患者所能承受的失血量。凝血检查也很重要包括PT/INR、PTT 等，可以预计术中出血情况，也可以评估术前留置深静脉导管的出血风险，PT 是评估当前的肝功能和肝合成能力的最准确指标。电解质检测也很有必要，因为电解质紊乱会导致一系列不良后果包括心律失常、凝血缺陷、加重血流动力学不稳定性、加重肝性脑病等等。这对于肝肾综合征患者尤其重要，在纠正电解质紊乱时需极其谨慎以免使体液电解质状态恶化。肝功能测试可以帮助判断目前肝细胞损伤的程度，但其指标并不具特异性。白蛋白水平和胆红素水平被应用于 Child 分级中，转氨酶的水平也可以提示某些肝功能衰竭的病因（如 AST：ALT > 2∶1 提示酒精性肝炎）。

（一）蛋白质代谢的试验

肝脏是人体新陈代谢最重要的脏器，它几乎参与各方面的蛋白质代谢，肝能合成大部分血浆蛋白、酶蛋白及凝血因子，血浆蛋白与肝内蛋白经常处于动态平衡状态，检测血浆蛋白可以作为观察肝功能的一种试验。

血浆蛋白的测定临床上常用的有化学法和电泳法两大类，前者可测出总蛋白、白蛋白和球蛋白的量，后者可将球蛋白区分为 α、β、γ 几种。大多数肝病患者，血浆蛋白均可有一定程度的量和质的改变。

正常成人血清白蛋白为 35 ~ 55 g/L，前白蛋白 280 ~ 350 mg/L，球蛋白为 20 ~ 30 g/L，白/球蛋白比例 1.5 ~ 2.5∶1，若将血清作蛋白电泳，则白蛋白占 54% ~ 61%，α_1 球蛋白 4% ~ 6%，α_2 球蛋白 7% ~ 9%，β 球蛋白 10% ~ 13%，γ 球蛋白 17% ~ 22%。

肝病患者测定血清总蛋白，主要用于判断机体的营养状态，因为病毒性肝炎早期，白蛋白降低与球蛋白升高相等，总蛋白正常，而营养不良者白蛋白与球蛋白均降低。有人报道肝硬化患者如总蛋白量在 60 g/L 以下，5 年生存率低于 20%；在 60 g/L 以上者 5 年生存率为 54.8%。

肝病时，血清白蛋白发生改变比较慢，有人报道即使白蛋白产生完全停止，8 日后血内白蛋白浓度仅降低 25%，因此白蛋白测定不能反映急性期肝病的情况，测定白蛋白的主要价值在于观察肝实质的贮备功能及追踪治疗效果，治疗后白蛋白回升是治疗有效的最好指标。

肝胆疾病时 γ 球蛋白增多主要由于：肝内炎症反应，在组织学上有浆细胞浸润；自身免疫反应，自身抗体形成过多；肠道内吸收过多的抗原，刺激形成过多的抗体；血浆白蛋白降低，γ 球蛋白相对增加。

（二）胆红素代谢的试验

正常人血清内总胆红素浓度为 3.4 ~ 18.8 μmol/L（0.2 ~ 1.1 mg/dl）。血清总胆红素测定的价值在于了解有无黄疸、黄疸的程度及动态演变，肝胆疾病中胆红素浓度明显升高反映有严重的肝细胞损害。如同时测定1分钟胆红素(正常值0~3.4 μmol/L)有助于判断：① 在非结合胆红素升高的疾病时,1分钟胆红素基本正常,1分钟胆红素与总胆红素比值为20%以下;② 血清1分钟胆红素增高,大于6.8 μmol/L而总胆红素正常,可见于病毒性肝炎黄疸前期或无黄疸型肝炎、代偿性肝硬化、胆道部分阻塞或肝癌;③ 肝细胞性黄疸1分钟胆红素占总红素的40%~60%,阻塞性黄疸1分钟胆红素占总胆红素的60%以上。

各种试验中,血浆蛋白,特别是白蛋白含量,是比较敏感的数据,白蛋白降低越多,肝脏损害越严重。胆红素的代谢在肝损害时影响也很明显。一般都主张采用此两种试验,结合临床表现,作为术前估计肝损害的程度(表15-1)。

表15-1 肝损害程度的估计

	轻 度 损 害	中 度 损 害	重 度 损 害
血清胆红素	<34.2 μmol/L*	34.2~51.3 μmol/L	>51.3 μmol/L
血清白蛋白	>35 g/L	30~35 g/L	<30 g/L
腹水	无	易控制	不易控制
神经症状	无	轻度	昏迷前期
营养状态	好	尚好	差,消瘦
手术危险性	小	中	大

* μmol/L×0.058 47 = mg/dl

当估计患者的手术危险性时,有人还用记分法来估计,其中应用最广泛的是 Child-Turcotte-Pugh (CTP)分级。当患者得5~6分时,手术危险性小(相当于轻度肝损害),8分或9分为中等(相当于中度肝损害),而10~15分则危险性大(相当于重度损害组)。评分越高预后越差(对应的3月内死亡率分别为4%、14%和51%)。此方法自1964年问世以来一直广泛应用于评估肝功能不全的程度和手术风险,但其主要缺点是有两项指标是主观性的(肝性脑病和腹水的程度)。随着终末期肝病的患病率升高、器官移植可行性的增加,CTP分级在评估供肝分配时的不足之处愈加明显,其评价指标的轻度异常和重度异常之间窗口较窄,而且只将严重程度分为三级略显不足。因此,2002年在美国,另一项评分系统被应用于移植手术的紧急评定,即终末期肝病模型评分(Model for End-stage Liver Disease, MELD)。该评分使用3项实验室指标(血清胆红素、血肌酐和国际标准化比值INR)来评估疾病的严重程度和需要接受移植的迫切程度。MELD评分在评估移植需要上似乎比CTP评分更准确,MELD = $3.8 \times \log[$总胆红素$(\mu mol/L)] + 11.2 \times \log(INR) + 9.6 \times \log[$肌酐$(\mu mol/L)]$,其使用的第一年,等待肝移植的患者死亡率下降了11%。尽管CTP和MELD是评估有严重疾病、进行大手术的患者肝功能不全程度的最主要方法,但很少应用于那些疾病不甚严重或者仅进行简单、低风险处理的患者,一些低风险患者一般采取酶学检查就足够了。

凝血检查是更具价值的肝功能评测指标,主要有PT/INR和PTT。除了von Willebrand因子外,其他所有凝血因子均由肝脏合成,因此当肝功能不全时,除了纤维蛋白原和Ⅶ因子,其他因子都将下降,表现为凝血试验异常。尤其因为Ⅶ半衰期很短(4~6 h),使得PT成为检测肝功能的有效手段。但必须注意排除其他可能导致凝血异常的因素,Ⅱ、Ⅶ、Ⅸ和Ⅹ因子的合成均依赖于维生素K,因此当营养不良或肠吸收障碍时这些指标值可能下降。

(三) 肝脏和酶

肝脏是人体的重要代谢器官,含酶特别丰富,其酶蛋白占肝脏总蛋白的2/3左右。在病理情况下肝脏的酶含量常有改变,并且可反映在血液内酶浓度的变化,临床上可根据血清内酶活力的增高或减少来了解肝脏病变的性质和程度(表15-2),辅助诊断肝胆系疾病。

表15-2　肝胆疾病时血清内酶类的改变

1. 反映肝细胞损害为主的酶类:
   (1) 肝细胞损害时酶活力增高

   　丙氨酸转氨酶、天冬氨酸转氨酶、异柠檬酸脱氢酶、乳酸脱氢酶、山梨醇脱氢酶、谷氨酸脱氢酶、鸟氨酸氨基甲酰转氨酶、精氨琥珀酸裂解酶、精氨酸酶醛缩酶、1-磷酸果糖醛缩酶、鸟嘌呤酶。奎宁氧化酶、葡萄糖醛酸苷酶

   (2) 肝细胞损害时酶活力降低

   　胆碱酯酶,卵磷酯胆固醇转酰基酶

2. 反映胆汁淤积为主的酶类:胆汁淤积(或肝内占位)时酶活力增高:

   　碱性磷酸酶、5'-核苷酸酶、γ-谷氨酰转氨酶、亮氨酸氨肽酶

3. 反映肝内纤维组织增生的酶

   　单胺氧化酶、葡氨酸羟化酶

(四) 定量肝功能试验

肝脏的生化功能测定在肝病的诊断中具有重要的地位。但是,目前临床上常用的肝功能试验,仅是筛选性的,定性的或半定量的,一般只能测知肝脏有无疾病,以及对于推断肝脏病变的性质有一定的价值。然而,这些肝功能试验并不能定量地反映肝细胞损害的程度,也不能反映有功能肝细胞总数或反映肝血流的减少或分流情况,近年来根据肝脏对药物、染料、半乳糖或色氨酸清除的原理,设计了几种肝脏清除功能试验,可以较定量地估计肝细胞或吞噬细胞损害的程度。

1. 染料排泄试验

肝脏是人体的重要排泄器官之一,许多内源性物质如胆汁酸、胆红素、胆固醇等,以及外源性物质如药物、毒物、染料等,在肝内进行适当代谢后,可以由肝细胞排泄至胆汁。在肝细胞损害时,上述物质的排泄功能减退,据此原理,外源性地给予人工色素(染料),来测定肝脏排泄能力的改变,可作为有价值的肝功能试验之一。

(1) 磺溴酞钠(BSP)　几乎完全由肝脏清除和排泄,其他组织处理 BSP 的能力很小。由此可见,BSP 在血液内的清除受到有效肝血流量、肝细胞功能(摄取、结合和排泄功能)和胆道系统畅通的程度这几种因素的影响。BSP 试验是一种比较灵敏的功能试验,可间接地推测有效肝细胞总数,了解肝脏的储备功能。临床上常用的是 BSP 排泄试验(每千克体重注射 5 mg),测定 30 min 或 45 min 时的滞留率。正常值为静注 BSP 5 mg/kg,45 min 的滞留率为 0~6%,如超过 8% 有临床意义。

(2) 吲哚氰绿试验　吲哚氰绿(ICG)是一种阴离子染料,在血浆中与白蛋白及 α-脂蛋白结合,能迅速被肝脏摄取而清除,在肝内不与其他物质结合,以胆汁排泄。ICG 为肝脏高摄取物质,其清除率可反映有效肝血流量。一般采用静脉注射 0.5 mg/kg,于 10 min 时测定滞留率,正常值为 7.83 + 4.31%,正常上限为 12.2%。如给予较大剂量(5 mg/kg)可增加本试验的灵敏度,并可反映有功能的肝细胞数。ICG 试验的临床应用价值大致与 BSP 试验相同,但较之更安全更灵敏。

2. 药物代谢

肝脏是进行药物代谢最重要的器官,近年来根据肝脏清除药物的原理,设计了几种肝脏功能试验,可以较定量估计肝脏损害的程度和有功能肝细胞的总数。

肝脏对药物的清除率(Cl_H)即单位时间内有多少量血浆所含的药物被肝脏所清除,它主要取决于

流经肝脏的血流量（Q）与肝脏的内在清除力（Cl_1）即单位时间内肝脏本身代谢药物的能力。

$$Cl_H = \frac{Q \cdot Cl_1}{Q + Cl_1}$$

肝内在清除力很高时，即 $Cl_1 > Q$，公式内分母之 Q 可略而不计，该公式可简化为：$Cl_H = Q$，肝脏的清除率基本上反映药物进入肝脏的速度，血流的变化即对清除产生较大的影响。相反，肝内在清除力很低时，即 $Q > Cl_1$，公式中分母之 Cl_1 可略而不计，该公式即简化为 $Cl_H = Cl_1$，肝脏的清除基本上与肝血流无关。

根据上述原理，一些高摄取率的物质被用于测定肝血流量，如吲哚氰绿、利多卡因、硝酸甘油等，而摄取率低的物质如氨基比林、安替比林、半乳糖、咖啡因等，则用于定量测定肝细胞的代谢功能。

单乙基二甲苯甘氨酸（MEGX）为利多卡因的代谢产物，MEGX 试验正是基于利多卡因向 MEGX 的转变，反映肝血流和肝细胞代谢活性。方法：2 min 内静注利多卡因 1 mg/kg，注药前 15 min 抽血查 MEGX 浓度。Ollerich 等报道正常人 MEGX 浓度范围平均为 72 μg/L。死亡组 MEGX 平均浓度为 23 μg/L，差异非常显著。由于 MEGX 试验具有灵敏、准确、快速、定量、重现性好、特异性高等优点，被认为明显优于 ICG 试验及咖啡因清除试验和 Child 分级。故该试验已广泛应用于肝移植领域，预测肝病及其他危重患者的预后、围术期评价肝功能、评估内脏血流、指导利多卡因的个体化用药。

3. 其他肝功能试验

除了上述重要的肝功能试验外，还有反映肝脏糖代谢功能改变的葡萄糖耐量试验、半乳糖耐量试验等；反映肝脏脂肪代谢功能的血清胆固醇和胆固醇酯、三酰甘油、脂蛋白电泳等；反映肝脏解毒功能的马尿酸试验、百浪多息试验等；反映其他代谢功能的血清胆汁酸、各种凝血因子、血清甲状腺激素、血清维生素 B_{12}、维生素 A、血清铜和铁的测定；反映肝脏血流动力学改变的肝脏血流量测定、肝静脉和脾内压测定等。基于微粒体和细胞溶质功能的氨基比林呼吸试验、半乳糖消除能力。Redealli 等人进行的一项前瞻性研究表明，半乳糖消除能力 <4.0 mg/（min·kg）这一指标强烈提示 HCC 和肝硬化患者肝手术后并发症风险。还有基于功能性造影的 99m‐Tc 标记的半乳糖人血清白蛋白闪烁显像等。

以上这些试验的局限性主要在于其结果随肝脏血流量和其他影响肝功能的因素的改变而变化，这使得这些方法的准确度受到质疑。举例来说，Herold 等人发现，评估慢性肝脏疾病患者的肝脏代谢能力时，使用乳糖消除能力或氨基比林呼吸试验与 ICG 试验相比其结果不同。目前，没有一种功能性试验能独立地决定残存功能程度和手术切除范围。因此，许多研究机构所使用的评估慢性肝炎，或肝硬化患者残余肝功能的一般方法包括临床评估并存的其他疾病，包括血小板计数和凝血功能测试的血液学检查、ICG 测试、影像学测量肝脏体积，以及 Child-Pugh 肝功能分级。

现在临床使用的肝功能试验种类繁多，每一个试验都从一个侧面反映肝脏某一方面的功能，要全面地了解肝脏的功能状况，必须进行多因素的综合分析。一般先做几种筛选试验，然后再作进一步行肝功能试验，再配合影像及病理病原学诊断进行综合判断，近年来定量肝功能试验，如染料排泄试验及药物代谢试验的发展，可以较定量地估计肝损害的程度及有功能肝细胞的总数。

三、进一步系统性检查

对于重度肝功能衰竭患者，或者准备进行危险大的临床处置时，进一步的系统性检查可以提供保证。最简单的就是心电图，对于循环高动力状态的肝功能衰竭患者，或者已发展为系统性功能不全的患者(如肝肺综合征),心电图检查可以发现室性肥大和(或)右心劳损,也可以发现心律失常、电解质紊乱等问题。此外,对于放置肺动脉导管的患者,可以借此排除左或右束支传导阻滞。

老年患者冠状动脉疾病较正常人多见,一些导致其肝功能衰竭的病因同样会促使心肌病的发生(如酒精中毒、血色病等)。对于这种病例,在进行大的处置前最好进行超声心动图检查其心功能。踏车试验或者药物激发试验(多巴胺丁酚)可以评估心功能、心脏储备、心肌氧供、肺内分流程度,以及肺动脉-门静脉高压(PPH)等。

对于通气困难或者需要慢性氧疗的患者,进一步的检查可以确定是否存在肝肺综合征、肺内分流以及严重程度。最简单的检查是动脉血气分析,可以判断低氧血症和高碳酸血症的程度,也可以评估肾脏的酸碱平衡调节能力。一些更复杂和侵入性的检查可以直接评估肺功能,例如气泡对比超声心动图可以直接显示肺内分流,该检查还可以鉴别继发于肝功能衰竭的肺内分流和 V/Q 失调。肺内分流时气泡在 3 次心跳时间内即可从右心循环进入左心循环,而轻度的 V/Q 失调时气泡可以被肺泡吸收而不抵达左心循环。但是,气泡对比超声心动图并不能显示分流的严重程度。另一项检查是 V/Q 扫描,可以显示出由于 HPV 功能下降而"有血无气"的区域。肺血管成像可以显示继发于心排血量增高的肺血管扩张和肺高血流量。其实这些侵入性检查很少在围术期应用,因为动脉血气分析已经可以提供足够的信息。

严重的门脉高压是公认的肝切除术禁忌证。为了排除这一情况,术前准备必须通过血小板计数、影像学检查脾脏,以及内镜检查是否存在食管静脉曲张而评估门脉高压的程度。食管静脉曲张Ⅲ级的患者术前必须经过内镜治疗。对于严重的病例,若不行曲张静脉结扎,其进行大手术的死亡率可能会很高,因为当患者多器官系统存在功能不全时,上消化道出血很难代偿。一些作者建议全面测量门脉压力梯度以更准确地选择患者。Bruix 等人证实,门脉压力梯度大于 10 mmHg 与并发症发病率增加和术后生存率降低有关。另外,对于同时存在高胆红素的患者,术后死亡率也会增加。因此,许多机构都在术前全面测量门脉压力梯度以更好的筛选伴有肝硬化的肝肿瘤患者。其他学者则建议推迟或避免对转氨酶高的病毒相关性肝硬化患者进行肝脏切除术,以减少术后死亡率。

影响肝脏再生的另一重要因素为胆汁淤积。对于这种特殊情况,大多数作者赞成术前对手术后保留的那一半肝脏行经皮胆汁引流。然而,不同医生对决定每一特定患者行肝切除术的范围的治疗经验受许多因素影响,包括基础性肝疾病的类型和病因、肝损害的范围和位置等。并存的其他疾病会引发或加重围术期并发症,因此术前达到 ASA 分级 Ⅰ-Ⅱ级是明智的,如此可以降低风险。另外,一些与肝硬化状态有关的因素可通过手术解除以防止远期并发症。例如,一些作者建议在肝切除术中施行脾切除术,以减少严重脾功能亢进患者的术后并发症。

无论肝脏手术还是肝病患者的非肝脏手术,由于肝功能状态都会直接或间接地影响极大多数麻醉药分布代谢与排泄。另外,许多麻醉药也会直接或间接地影响肝脏各方面的功能,甚至还会造成肝损害,所以麻醉前、麻醉中、麻醉后肝功能的动态监测尤其重要。

四、外科风险的评估

肝切除术是一项大级别手术,同时会造成较大的上腹部损伤。一般来说,肝切除范围越大则手术的损伤越大、越容易出血,钳夹血管时间越长,越容易引起肝功能衰竭。如果肿瘤位于大血管附近则更为复杂,可能造成更严重的肝组织血供障碍。因此,肝切除术手术本身的性质就非常严重。

外科医生在术前评估时应首先确认疾病是否已经扩散到肝脏以外。虽然有时肝外只存在单一转移灶也可以进行姑息性手术,但由于总体预后很差,这类患者中接受手术治疗的数量不会太多。外科医生还应考虑转移灶的血供情况,手术是否可在避免损失过多肝血供前提下进行,从而增加需切除的肝范围。最多可切除80%的肝脏,但其肝功能衰竭和其他并发症风险很高。在动物模型中,肝极大部分切除(超过90%)后会导致因门静脉压增高所致的肝窦直径缩小,这是由于大量血流试图通过一个非常小的肝脏。当前的影像学方法可检测出直径为0.5~1 cm的腹膜转移灶,因此,偶尔会发现患者存在比最初预想更为广泛的转移。如果大手术前仍不确定肿瘤转移情况,可事先进行腹腔镜检查。

由肝移植的资料证据提示,供体移植物体积必须≥0.8%受体总体重,才能减少急性肝功能衰竭的风险。然而,患有慢性疾病的肝脏的再生能力与正常肝脏不同。因此,外科医生在决定剩余有功能肝实质大小时必须十分谨慎,以避免术后肝功能衰竭。Makuuchi等人提出,术前正确进行门静脉栓塞术(portal vein embolization,PVE)是增加未来剩余肝体积的有效尝试。Azulay等人证实,预计未来残余肝实质≤40%是PVE的指征,对此类患者进行PVE可使其符合切除标准。如果PVE后肝脏没有再生,大多数学者赞成禁忌进行肝大部分切除术以避免严重的术后肝功能衰竭。如今,大多数作者建议对健康肝脏术后残余肝≥25%~30%、受损肝脏术后残余肝≥40%的患者施行PVE。一些东方国家广泛使用ICG试验评估肝硬化患者,他们建议当非肿瘤性实质的切除量≥40%肝脏总切除量,且ICG结果为10%~20%时进行PVE。

患者进入手术室前可能接受过化疗以缩小肿瘤,这更常见于肿瘤位置靠近重要血管的病例。有人提出化疗可能会使肝再生受损,尤其是在肝脏经受了一段时间缺血后更易出现。然而,尽管化疗可能延迟肝脏再生,但并不妨碍术中使用钳夹法阻断肝血供。在以奥沙利铂为基础的化疗后患者常见并发症为周围神经炎。这一点应予以记录,以避免与硬膜外阻滞的潜在不良反应相混淆。

第二节　肝脏手术患者的麻醉

一、术前准备

术前准备取决于手术方式和患者的整体情况,上述两因素结合考虑以达到术前最佳状态。严重肝功能衰竭的患者进行相对简单的临床处理时,仅需要一条运行良好的外周静脉通路即可。凝血障碍患者行大手术时需要深静脉通路,但要输入FFP和(或)血小板,以减免置管操作时可能的严重出血风险。之前存在低血压的患者需建立有创动脉压监测以保证手术期间的器官灌注。通气困难的患者(如肝肺综合征)需检查动脉血气以保证足够的氧合和通气。对于可能大出血的手术,需监测患者电解质、血红蛋白/血容量水平以指导输血治疗和电解质补充。

外科医生对肝脏进行操作时常需要测量中心静脉压。CVP升高会导致肝静脉和肝血窦充血,这是肝切除术时出血的主要原因。研究显示控制CVP在较低水平(2~5 mmHg)可以显著减少术中出血。对轻到重度肝功能衰竭患者进行局部肝切除术时,标准的7F三腔管可以监测CVP、输血及用药(如使用硝酸甘油降低CVP等)。进行肝大部切除或预计出血较多的非肝脏手术时,需要更粗的中心静脉导管以备快速输液或输入多种血制品。

严重肝功能衰竭并发肝肺综合征或者肺动脉-门静脉高压的患者,或者预计行门静脉或下腔静脉阻断(如肝移植时),术中前后负荷可能有显著波动,这时就需要肺动脉导管(PA)来进一步监测血流动力学。PA可以更详细的评估静脉血容量和大血管阻断时的心血管反应,也可用于心内给药。

经食管超声心动图(TEE)与 PA 联合使用,可用于术中评估心肺功能状态,对于进行大血管阻断或者血流动力学波动显著的情况尤其适用。TEE 也可以用于严重肝功能衰竭并发肺动脉高压或心排血量过高的患者,以预估术中心功能不全或心力衰竭。然而这一监测对未经治疗的严重食管静脉曲张患者并不可行,因其可能导致上消化道出血。

除了侵入性的监测外,术前准备还包括维持合适的室温(25~30℃)、预防低体温的保暖垫等。在大手术时术野暴露范围大,体热流失严重导致患者低体温,对于存在凝血障碍的患者,低体温将阻碍凝血酶的作用,削弱机体形成血凝块,增加了术中失血。因而维持患者正常体温显得很重要。

肝脏是人体内最大的实质性脏器,它有非常重要和复杂的生理功能。肝病及其本身的继发病,如门静脉高压症等需手术治疗时,特别是广泛肝切除术合并有肝硬化或需剖胸的患者,手术较复杂,创伤大,出血也多,术前必须有良好的准备,要安排足够时间改善患者的全身情况和肝功能。即使是急症手术,在病情允许的条件下,亦应力争准备得完善一些。肝功能不全的患者进行手术治疗,通常有两种情况:一是患有与肝病无关的一些疾病,如急性阑尾炎、创伤、胃肠道穿孔等,如一时难以进行较好的术前准备,应尽量采用对肝无害的麻醉药和麻醉方法,其次是肝脏疾病本身的继发病需行手术治疗,则应积极进行以"保肝"为主的术前准备,包括:① 加强营养,给予高蛋白质、高碳水化合物,低脂肪饮食,口服多种维生素。因胃纳差,进食少者,必要时可经静脉途径补充,以求改善肝功能。糖的补充,不仅供给热量,还可增加糖原贮备,有利于防止糖原异生和减少体内蛋白质的消耗;② 改善凝血功能。如维生素 K_3 口服,紧急情况下可以静脉注射维生素 K_1,其作用时间快,效果好,是多种凝血因子的必需原料;③ 血浆蛋白低者,尤应予以足够重视,如总蛋白低于 45 g/L,白蛋白低于 25 g/L 或白、球蛋白比例倒置,术前准备要积极,必要时应输给适量血浆或白蛋白;④ 贫血患者,必要时可多次少量输血,争取血红蛋白高于 100 g/L,红细胞在 3×10^{12}/L(300 万/mm³)以上,血清总蛋白 60 g/L,白蛋白在 30 g/L 以上;⑤ 对有腹水的患者,应采用中西医结合治疗,待腹水消退后稳定 2 周再进行手术治疗。必要时于术前 24~48 h 内行腹腔穿刺,放出适量的腹水,以改善呼吸功能,但量不宜过多,要根据患者具体情况。一般一次量不超过 3 000 ml 为原则;⑥ 术前 1~2 日,给予广谱抗生素,以抑制肠道细菌,减少术后感染;⑦ 根据手术切除范围,备好术中用血。因镇静、镇痛药均经肝脏代谢降解,麻醉前用药量宜小。咪达唑仑或氟哌利多等均可使用。对个别情况差或处于肝性脑病前期的患者,术前仅给阿托品或东莨菪碱。

二、肝脏手术的麻醉实施

选用麻醉药和麻醉方法需要了解:① 所患肝脏疾病;② 肝脏在药物解毒中的作用;③ 药物对肝脏的影响。麻醉医师必需亲自了解肝病类型,肝细胞损害程度以及其他可使手术复杂的因素,特别是那些促进出血的因素存在。不同的麻醉方法各有其优缺点,选用时应根据手术的类型,结合患者肝功能不全等具体情况作全面考虑。药物的选用应选择直接对肝脏和血流的影响较小的药物,要了解施行麻醉的技术和术中对患者的管理往往比个别药物的选择尤为重要,如术前用药、术中供氧、补充血容量、纠正酸中毒、维持循环稳定等。

肝功能障碍患者全身麻醉诱导和维持的用药选择受许多因素影响。最主要的是长期高心排血量造成血管扩张,可能导致相对的低血压。麻醉药物的选择和剂量需考虑维持血压、温度和保护器官持续灌注,因为肝、肾等器官功能不全时即使血压轻微下降也会造成不良影响。此外,某些药物可能会诱发或者加重肝性脑病,应禁用。也应避免麻醉药物对肝脏造成进一步的损害。

相比正常人群,肝功能障碍患者对许多药物的代谢、清除能力下降,此外,血清白蛋白水平下降、全身性体液转移(如腹水)会改变许多药物的分布容积,从而对不同药物的作用产生复杂而难以预测的影响,但有些基本的改变是共通的。

阿片类药物如吗啡和哌替啶是完全经肝脏代谢的药物,其血浆半衰期将延长,对于肝功能衰竭患者,这些药的使用频率应较正常减少 1.5~2 倍。芬太尼也完全经肝代谢但受肝脏影响较小,但长时程输注的影响尚不得知。瑞芬太尼是一种短而强效的麻醉药,其被血中或组织中酯酶分解,不受肝功能障碍的影响,可以持续输注,这一特性使得瑞芬太尼可以应用于肝移植等手术。总体而言,肝脏疾病患者对阿片类药物的耐受性良好,但仍应注意避免使用过量导致心排血量下降和低血压。

在催眠、诱导药物中,硫喷妥钠的清除模式相对固定,其内在高脂溶性使其可以通过再分布而结束麻醉效应。美索比妥、氯胺酮和依托咪酯都完全靠肝代谢,在单次注射后其清除率并不改变,但由于分布体积扩大,相比对照组,他们的半衰期延长。类似的,丙泊酚在持续泵注时其清除率也无变化,但用于肝功能障碍患者时,其消除半衰期和作用消失的时间将延长。丙泊酚应谨慎使用因为在注射初会导致血压下降。苯二氮䓬类药物如咪达唑仑应用于肝功能障碍患者时其清除率下降,因此小剂量使用能带来较持久的抗焦虑和遗忘作用,而且对血流动力学影响较小,可以作为诱导药的组成之一,但若存在肝性脑病时应禁用,因为其进一步刺激中枢 GABA 受体,会加重肝性脑病。

神经肌肉阻断药中,琥珀胆碱和米库氯铵对肝硬化患者作用时间显著延长,主要原因是突触间隙胆碱酯酶减少所致。维库溴铵和罗库溴铵经肝代谢或经肝原型排除,肝硬化时清除时间减慢、作用时间延长(除外酒精性肝硬化,因为此时清除时间不变)。阿曲库铵和顺阿曲库铵不依赖肝肾代谢,很少受肝功能障碍的影响。因此,肝功能衰竭患者可以选用,而顺阿曲库铵的无组胺释放作用更受青睐。

肝脏疾病患者或行肝段切除术时,使用挥发性麻醉药维持全身麻醉时有很多选择。总的而言,大多数挥发性麻醉药可减少门静脉血流(portal blood flow, PBF)进而导致全肝血流(total hepatic blood flow, THBF)减少,但肝动脉血流(hepatic artery blood flow, HABF)会反应性增加。过去一直选择异氟烷,因为动物试验和人类志愿者研究都发现,使用异氟烷全身麻醉时肝动脉血流增加可以维持肝实质的正常灌注。氟烷是个例外,其破坏这一代偿性反应轴,使门静脉血流和肝动脉血流同时下降,肝灌注减少,加剧了肝损害。所以氟烷禁用于肝脏疾病患者。新型挥发性麻醉药如七氟烷代谢方式的独特性不产生肝毒性产物、极低代谢率的地氟烷比异氟烷更受欢迎,但除了考虑肝保护作用,还应结合其他因素对这三种药物进行选择

肝功能障碍患者在手术过程中,常常难以维持正常血压以保证器官灌注,因此可以使用心血管活性药物。正性肌力作用药物如 β 激动剂、多巴胺丁酚或磷酸二酯酶抑制剂米力农,收效甚微,因为这些患者本就心排血量过度增加、动脉扩张严重。这种情况下,纯 α 激动剂去氧肾上腺素对升高平均动脉压作用明显,因此常用于肝脏手术中。然而,去氧肾上腺素带来的血管收缩可导致器官终末血管血流下降,使这些组织的氧供不足。为尽量避免这种情况发生,可以检测混合静脉血氧饱和度、血气分析、血清乳酸水平。其他外周血管张力药物如去甲肾上腺素、垂体加压素等也可以使用,但同样应注意其内在的风险。

除小型的肝脏或胆道手术(hepatobilary, HPB)手术可在硬膜外阻滞麻醉下进行外。几乎所有HPB 手术都应在全身麻醉下进行,并应使用气管插管和机械通气,2 小时以内的手术也可进行喉罩通气。吸入气体中一般不含有氧化亚氮,因为氧化亚氮具有引起肠胀气的不良反应。近年来,七氟烷或地氟烷全凭吸入、丙泊酚全凭静脉或者静吸复合麻醉已广泛应用于长时间的各种手术,使全身麻醉的选择更加灵活,适应范围也显著扩大。吸入麻醉有麻醉深度调节方便、麻醉作用全面、全身血流动力学控制平稳等优点。丙泊酚全凭静脉其最突出的优点在于此法诱导快,麻醉过程平稳,无手术室空气污染之虑,苏醒也较快,是一种较好的麻醉方法。丙泊酚是快速、短效静脉麻醉药,除催眠性能外,适当深度可达短

时间镇静,丙泊酚非但无明显肝损害作用,由于其为一外源性抗氧化剂,据报道对肝缺血再灌注损害还有一定的保护作用,故用该药作为肝脏手术全凭静脉麻醉的主药尤为合适,术中辅助应用麻醉性镇痛药及肌松药定能达到术中满意的止痛肌松效果。丙泊酚用量为全身麻醉诱导 1 ~ 2 mg/kg 静脉注射,麻醉维持 50 ~ 150 μg/(kg·min) 静脉滴注,镇静 25 ~ 75 μg/(kg·min) 静脉滴注。主要值得重视的问题是对心血管的抑制,尤其是在初次应用时,对年老体弱者更应注意减量和缓慢静注。

近年来第二军医大学第三附属医院(东方肝胆外科医院)较多采用持续硬膜外阻滞复合气管内吸入全身麻醉于肝胆手术的麻醉。在 T8 ~ T9 行硬膜外穿刺,向上置管于 3.5 cm,先用 2% 利多卡因 5 ml 作为试验剂量,再在短时间内加入 0.5% 布比卡因 8 ~ 12 ml,以后每间隔 1 ~ 1.5 h 加 0.5% 布比卡因 5 ~ 8 ml。硬膜外阻滞成功后即在静注咪达唑仑 3 ~ 5 mg、舒芬太尼 25 ~ 30μg、丙泊酚 1.5 ~ 2 mg/kg 及罗库溴铵 50 mg 后行气管内插管,术中以地氟烷或七氟烷维持麻醉。这种麻醉方法我们认为有以下优点:① 硬膜外阻滞的肌松作用相当好,术中几乎不加肌松药;② 避免单纯硬膜外阻滞麻醉过浅出现肌松作用差及明显的牵拉反应或由于硬膜外阻滞阻滞过深引起的明显呼吸抑制;③ 避免单纯全身麻醉术中使用较多肌松药引起延迟性呼吸抑制及麻醉终止时患者因伤口疼痛引起的躁动;④ 方便术后止痛,利于患者恢复。所以我们认为此种方法为非常安全又具有很好肌松及止痛效果的理想麻醉方法。但在具体应用中应注意:① 年老体弱及年幼儿童布比卡因必须减量或降低浓度;② 因布比卡因心脏毒性大,冠心病、心肌炎及心律失常者慎用;③ 布比卡因主要在肝脏代谢,肝功能差的患者用药间隔时间须延长;④ 尤其应加强血流动力学的监测,防止低血压及心率减慢;⑤ 凝血功能差的患者避免硬膜外穿刺。

对患者的术中监测项目取决于患者术前的一般状态和拟行手术的大小,还包括预计失血量的多少。除常规心电图、无创血压、氧饱和度和呼末 CO_2 外,有创动脉血压监测可用于反复采集血液样本或监测可能发生的血流动力学的急剧变动(例如阻断腔静脉时)。中心静脉通路可用于输注药物和控制中心静脉压(central venous pressure, CVP),后者与血液保护相关。我们发现在使用低中心静脉压技术时,同时使用一些无创监测技术(例如食管超声多普勒和通过 Flo - Trac 导管的 Vigileo 监测每搏量变异度(SVV)等指标)可有效帮助在防止发生明显低容量的前提下将补液量最佳化。间断血液生化监测对 HPB 手术尤其有指导意义,可迅速发现贫血、凝血障碍、代谢异常和呼吸功能障碍。血栓弹力图(TEG)也有重要作用,可指导对凝血功能异常有针对性地进行纠正。TEG 还可减少 HPB 术中的输血。

三、术中麻醉管理

虽然行肝叶切除的患者大都存在肝硬化的基础,但临床肝功能检验一般均在正常范围,就术前凝血状态、肝代谢功能以及麻醉药物与其他药物的药代动力学状态也接近正常。因此,术中管理的重点主要是维持血流动力学的稳定、尽可能维持有效的肝血流以保持较好的肝氧供耗比、保护支持肝脏的代谢。

(一)保持肝脏血流量
肝脏血流量可在三种不同水平上发生改变:
1. 全身水平
心排血量的减少、血流再分布至重要器官,以及其他血管床血管阻力的改变可引起肝脏血流量的减少。与术中麻醉管理关系更为密切的情况是,当 CVP 升高超过门静脉的临界闭合压(接近 3 ~ 5 mmHg)时,肝脏血流量会显著减少。在血液保护策略中避免 CVP 过度升高也具有重要意义,但这也可能引起血管内总体血容量减少的风险。

2. 局部水平

肝脏血流量局部性改变可由激素、代谢和神经因素等引起。术中操作对局部肝血流量的主要影响在于手术应激和局部麻醉对肝脏区域自主神经的作用。然而，肝脏血流量可通过肝脏"动脉缓冲"反应来进行一定程度的自我调节。当门静脉血流量减少时，肝动脉血流量会增加以维持入肝血流量，即使是发生严重肝硬化的肝脏也可有这种缓冲反应。目前尚未完全明确有关这一反应的机制，但已知其与肝脏腺苷清除有关。然而，这一血流量代偿机制并不是双向的，也就是说在肝动脉血流量减少时，门静脉并不会反过来增加肝血流量。因此，当肝动脉压下降时，肝脏血流量也会随之下降。吸入麻醉药可不同程度地抑制肝动脉缓冲反应，但一般认为异氟烷和地氟烷的抑制程度小于氟烷。在试验条件下，人工气腹也会影响这一反应。大多数情况下的氧供量是大于需求量的，血流量轻度减少并不会造成很大的影响。然而，在某些情况下（例如脓毒血症和肝脏储备功能下降，包括脂肪肝），氧供量与血流量的依赖关系较大，此时摄氧量增加，对氧供的需求量增加。

3. 微循环水平

微循环血管的改变受多种激素影响控制，包括一氧化氮、内皮素和代谢产生的一氧化碳，后者主要由肝脏血管内皮细胞产生。文献提示，必须维持血管收缩因子和血管舒张因子间的重要平衡，以维持微循环水平上血流量稳定。在实验研究中，所有吸入麻醉药都会引起微循环血管收缩，因而可能减少血流量。人们使用了多种药物来特异性促进肝脏血管扩张，例如多培沙明、前列环素和 ET-1 受体拮抗剂。然而，所有这些药物对于肝脏保护的临床意义都未得到验证。事实上，仅作用于单一调节通路不太可能具有对微循环血流量的保护作用，保护的目的在于试图重新建立新的血管活性因子间的平衡，而不是影响特定的反应通路。

（二）对现存肝细胞功能的保护

谷胱甘肽是重要的细胞内抗氧化剂，是维持正常肝细胞功能所必需，在肝脏疾病时细胞内谷胱甘肽的储备量通常会减少。N-乙酰半胱氨酸（NAC）是一种外源性谷胱甘肽，可能有助于维持现存肝细胞功能及防止再灌注损伤。发生胆管炎这种局部感染也会导致肝功能障碍，因此术中预防性使用抗生素是非常重要的。过量使用以淀粉为基础的胶体溶液可能具有削弱 Kupffer 细胞活性的有害作用，从而增加患者发生感染的风险。当肝储备功能严重减弱时，可能需要外源性给予凝血因子（例如 FFP）。

在尽可能完整切除病变组织时以损失最小肝体积的肝组织来达到将术中肝损伤最小化的目的，与此同时还要减少对残余肝组织的损伤，尤其是残余肝存在肝硬化时则更为重要。减少肝损伤可保证较好的术后肝功能，利于术后肝组织再生。

对残余肝组织的损伤主要与缺血再灌注损伤引起的组织损伤有关。缺血预处理是手术操作的步骤之一，人为造成先短期缺血以增强组织对随后可能发生的长时间缺血的耐受性，防止造成肝细胞损伤。缺血预处理的方法存在很大争议，但术中使用的方法一般是在切肝前夹闭肝动脉和门静脉 10 min 开放 10 min。某些麻醉药（包括异氟烷和瑞芬太尼等）可能具有药理学上的预处理效果。不同的是，长时间持续性的肝缺血会最终引起肝细胞死亡，而短期缺血则可能具有保护长期缺血引起的肝损伤的作用。正常肝脏可以耐受较长时间的缺血（即 60～90 min）。然而，即使缺血期未出现肝细胞死亡，再灌注损伤也是肝脏手术过程中造成肝损伤的主要原因之一。再灌注损伤具有多种相关联的作用机制，再灌注时释放的短效氧自由基催化后续剧烈的炎性细胞因子反应，后者在加重局部肝损伤的同时也会对远处器官造成影响。有人提出使用自由基清除剂（例如 NAC）是可能防止再灌注损伤的一种治疗手段，但尚无临床依据。

（三）术中的血液保护与管理

围术期大量失血是手术潜在的即刻并发症，并且大量失血会增加围术期并发症发病率。如存在结直肠转移灶，大量失血会缩短患者术后的无瘤生存期。因此，改善麻醉和手术技术以减少失血是非常重要的。

1. 手术技术

手术分离技术的进步有助于控制术中失血。Cavitron 超声刀是一种声学振动器，通过产生盐水介导的空化力来促进对肝实质的破坏，并与热力作用联合。超声刀减少肝切除术的失血是非常有效的。也可使用水刀和超声切割刀。使用这些技术分离肝脏时不会损伤大血管，可将大血管分别结扎或夹闭。控制已分离的肝表面的残余出血可使用氩离子凝血器或纤维蛋白胶喷射器。

手术对血液保护意义最大的操作在于阻断供应肝脏的血管。暂时性肝门阻断（Pringle 法）是在肝门处阻断入肝血流，而全肝血流阻断除了阻断肝门外还阻断膈下腹主动脉、肝上下腔静脉、和肝下下腔静脉。如阻断时间过长可能因肝缺血而对正常肝组织造成不良影响。尽管一般认为阻断 60 min 以内对无肝硬化患者是安全的，术后短期内仍可出现肝功能不全和肝性脑病。肝硬化患者，阻断 30 min（可能延长至 60 min），对于疾病早期的患者来说也是安全的。间歇性阻断是指单次阻断 10～20 min，每次阻断间隔时间为 5 min，当需要长时间阻断时使用这种方法可能更为安全。因为那些血管阻断时间延长的患者术后并发症发病率会增高，住院时间增长。近年来为了尽可能避免缺血损伤，很多医院选择肝段或半肝血流阻断用于单一或多个肝段切除术。全肝血流阻断虽可减少出血，但会显著增加术前和术后并发症发病率（高达 50%）和死亡率（高达 10%）。全肝血流阻断这一技术的使用应限于以下病例：肿瘤靠近或累及肝后下腔静脉，肿瘤位于肝静脉和下腔静脉交汇处。大约有 10% 的患者不能耐受阻断下腔静脉对血流动力学的影响，这类患者可能需要建立静脉-静脉旁路。

另外，为了控制出血外科还采取了一些新的术式，如原位低温液体灌注以及离体肝切除术等，这些可能更适合于肝实质分离困难的病例。目标在于提供无血区域并保护低温细胞，进而延长分离时间并使分离操作更为精确。这些技术中许多都来源于肝移植术。原位低温液体灌注技术夹闭门脉三联管结构和下腔静脉（inferior vena cava，IVC），通过向门静脉或肝动脉灌注保存液以获取低温。同时在肝上和肝下阻断 IVC（必要时也包括右肾上腺静脉），在低位血管钳上方切开肝下 IVC。使用冷的肝脏保存液灌注，应在 IVC 端主动回抽静脉流出的灌注液，以防止机体过度降温。术中持续性慢灌注或每隔 30 min 重复灌注以维持肝脏降温。离体肝切除术是在整体移除肝脏后离体切除肿瘤组织，再将残余肝脏植入体内。这一技术有助于所有 3 条肝静脉受累和门脉三联管结构也受累的情况。可使用假体移植物替代 IVC。

2. 麻醉技术

麻醉技术的进步是肝脏手术成功的一部分，最初的进步为使用低中心静脉压麻醉下行肝切除术，后又采取了一系列血液保护措施使需要输血患者的基本比例由 40% 降为 20% 左右。

（1）降低中心静脉压（CVP）　在肝切除术期间降低 CVP 可通过减轻肝静脉内淤血程度而显著减少术中失血。在全身麻醉基础上联合使用硬膜外阻滞和静脉内给予硝酸甘油可扩张血管，据报道这种方法可将 CVP 降至 5 cmH$_2$O 以下。这一技术的特征之一是要持续限制液体入量直到手术结束，因而可能造成术中低血容量，继而减少肾脏和肝脏等内脏器官的血流量。尤其是左室或右室功能不良的患者。如体循环期间环动脉压发生轻微下降，使用血管收缩剂可能会与低血容量状态协同加重对肠道灌注的影响。许多麻醉医师使用增强心肌收缩药或血管收缩剂来维持低 CVP 下的器官灌注，如小剂量多巴酚丁胺 2～5 μg/（kg·min）、去甲肾上腺素 0.05 μg/（kg·min）。由于多巴酚丁胺在扩张心肌血管的同时具有正性变时作用，在使用时要注意防止心率增加过多。有时使用硝酸甘油或利尿剂来降低 CVP，也可能增加术后器官衰竭的风险。然而，在已报道的使用低 CVP 技术的病例中，急性肾功能衰竭或器官衰竭的发病率似乎并没有增加。低 CVP 技术的另一个并发症为空气栓塞，一组病例报道 150 例患者中有 4 例存在可疑的小型空气栓子，还有 1 例患者因空气栓塞量大而引起显著血流动力学改变。必须密切监测患者呼末 CO_2 的突然变化，并且在电灼肝血管时应小心谨慎。低 CVP 时突然的出血会迅速引起严重的低血容量血症。这就是必须具备迅速输入加温液体和血液功能的重要意义，使用快速输液器可防止不慎注入空气。但还应强调不要补液过度，因其可导致 CVP 升高进而妨碍外科医生在恢复灌注后的再控制出血的能力。另外，观察外科医生的操作过程非常重要，因为外科医生和其助手可能会用手、拉钩、纱布等压迫到下腔静脉，可能严重减少静脉回流。

（2）治疗凝血功能障碍　与肝疾病相关的凝血功能障碍会显著增加围术期出血风险。肝脏能产生所有凝血因子（除血管性血友病因子即 von Willebrand factor，vWF 因子外），还产生许多凝血抑制剂、纤溶蛋白及其抑制剂等。凝血和纤溶过程中多种活化因子的障碍都与肝功能异常相关。另外，肝疾病患者因肝硬化和脾功能亢进引起的血小板异常和血小板减少也很常见。肝疾病患者可发生低凝状态、纤溶亢进、弥散性血管内凝血（DIC）和与蛋白 C 和蛋白 S 缺乏有关的高凝状态等各种凝血功能异常。因此，在术中应监测凝血功能，比较有价值的是 Sonoclot 和 TEG 的监测，均能及时监测凝血和纤溶的全过程，能明确诊断高凝状态或由于凝血因子、血小板缺乏还是纤溶亢进导致的低凝渗血，从而进行更有针对性的治疗。在急性大量渗血难于控制时，可应用 20～80 μg/kg 重组活化凝血因子Ⅶ（rFⅦa）。

（3）防止低体温　肝脏与骨骼肌是机体的主要产热的器官，肝脏手术过程中，一方面由于使用大量肌松药使骨骼肌产热减少；另一方面术前就有肝损害的基础，加上术中肝门阻断引起的肝脏缺血再灌注损伤，肝脏产热也大幅下降。在产热减少的同时，由于：① 腹部创面及暴露体表散热增加；② 低温液体的静脉输入及腹腔冲洗；③ 肝移植时冷保存器官的植入；④ 麻醉状态下基础代谢下降等诸多原因均可导致术中低体温的发生。术中低体温可导致术中低心排、低血压、凝血障碍及术后苏醒延迟等一系列问题的发生。即使是轻度低温也可加重失血，尽管低温状态下血小板计数并未改变，但是低温可损伤血小板功能。需注意的是，由于凝血功能的实验室检查是在 37℃ 的条件下进行的，所以，有时虽已发生了凝血障碍但检验结果仍可是正常的（除非针对患者体温进行调整）。术前和术后应进行中心体温监测（经食管或直肠），并且应着重注意对患者及其所有输入液体的保温，调节适当的手术室温度、覆盖体表暴露部位、使用温气毯机和恒温水毯的保温设备。尽可能维持正常体温。

（4）自体输血　尽管我们尽最大努力来减少失血，在肝切除术期间仍然经常需要输血。不论是术前预存式自体输血还是术中使用血细胞回输仪的方式，自体输血都是补充失血量的一种安全有效的方法，并且在非恶性疾病患者中得到广泛使用。由于恶性疾病患者不论使用哪种自体输血方式都存在肿瘤细胞污染血制品的风险，虽然有关于使用血细胞回输仪对肝细胞癌患者进行自体输血与术后肿瘤复发无关的报告，但医生一般不愿对肿瘤患者使用自体输血，有的医院采用的方法是在肿瘤所在区域血供被阻断后再开始用血细胞回输仪采集自体血。

（四）术中血流动力学维护及液体管理

由于肝叶切除术中血流动力学及液体平衡往往波动显著，所以对这些患者应有较充分的术前准备和良好的术中监测。动脉置管监测动脉压和采集动脉血样，中心静脉压、肺动脉压、心排血量、尿量监测对血容量和心功能评估均是有益的，同时体温和神经肌肉阻滞程度也应监测。心前区多普勒可监测有无空气栓塞。

大号静脉穿刺针是必要的，中心静脉置管以备大量输血、输液及 CVP 监测。另外，应备好快速输液系统，准备充足的血源包括新鲜冰冻血浆、血小板和冷沉淀物。血红蛋白 > 100 g/L 时不必输血；血

红蛋白 <70 g/L 应考虑输入浓缩红细胞;血红蛋白为 70~100 g/L 时,根据患者代偿能力、一般情况和其他脏器质性病变而决定是否输血。急性大出血如出血量 >30% 血容量,可输入全血。一般来说失血 ≤1 000 ml 可用胶体晶体液补充血容量,不必输血。失血达到 1 000~5 000 ml 可输洗涤红细胞(PRC)。失血 ≥5 000 ml 在输洗涤红细胞(PRC)的同时还应输入适量的新鲜冰冻血浆(FFP)和失血 ≥8 000 ml 还应加输血小板(Plts)。

术中血流动力学稳定主要靠血管中有效血容量来维持。血容量受术中失血和大血管阻断与放松的影响。术中失血量是不定的,有时失血量可能达血容量的 20 倍之多,尤其在有高度血管化的肿瘤如巨大海绵状血管瘤的患者或以前有腹部手术史的患者,有人研究快速阻断门静脉和肝动脉,由于全身血管阻力增加,虽然心充盈压和心排血量在一定程度上有所下降,但动脉压仍升高。即使血管阻断持续 1 h,阻断放松后,血流动力学仍迅速恢复正常,并不出现心血管受抑制的表现。

术中液体的管理包括输注晶体液、胶体液(白蛋白或羟乙基淀粉及胶原等)和血制品。当急性失血时,晶体液能快速有效地储存血管内容量和补充组织间液缺失。但晶体液过多会导致周围性水肿而致伤口愈合及营养物质运输不良和出现肺水肿。胶体液在避免低蛋白血症发生的周围性水肿中效果较好。尽管输注白蛋白可显著增加淋巴回流而很好地防止肺水肿,但当这种机制失代偿或毛细血管膜通透性发生改变,导致液体渗透至肺间质从而不可避免地发生肺水肿。由于 Starling 机制中许多其他因素如毛细血管通透性、静水压、肺间质胶体渗透压都不确定或由于大量出血和液体潴留发生显著变化,从而使病情判断进一步复杂。怎样维持足够的胶体渗透压和肺动脉楔压,以防止肺水肿尚无定论。在液体潴留的早期,肺和外周毛细血管通透性可能并不发生改变。但当脓毒血症等并发症发生时,会出现弥漫性毛细血管渗漏。因此,在早期可输注白蛋白以降低周围性水肿和肺水肿的程度,同时避免发生长期术后低蛋白血症。

大量输血可发生低钙血症,而导致心肌抑制是输注大量含枸橼酸盐的一个主要问题。在肝功能正常时,输血速度不超过 30 ml/(kg·h),维持足够的循环容量下,钙离子可在正常范围内。即使无肝功能不全的患者,输血速度超过 30 ml/(kg·h)时,也会发生低钙血症。但当输血减慢时,钙离子水平在 10 min 内即可恢复正常。而当患者清除枸橼酸盐能力不全时(肝功能差、低温、尿量少),与肝功能不全患者一样,易于发生枸橼酸盐中毒。由于肝灌注和肝功能在围手术期会显著下降,输血速度也可能长时间超过 30 ml/(kg·min),术中应经常监测钙离子水平,应适当补充氯化钙或葡萄糖酸钙。

大量输血的另一个严重的并发症是凝血功能的改变,大多是稀释性血小板减少。凝血改变的程度取决于术前血小板的数量、失血量和血小板的功能。临床上显著的血小板减少症见于输血量达血容量的 1.5 倍以上的患者。常输注血小板以维持血小板数量在 50×10^9/L 以上,但实验室测定血小板数量需时较长,并且不可能反映血小板的功能。血栓弹力图(TEG)已应用于肝脏移植手术及其他较大手术,包括肝切除中用以快速分析整体凝血功能。这项技术还能可靠地指导是否需要输注血小板、凝血因子(新鲜冰冻血浆和冷沉淀物)或 α-氨基己酸等干预治疗。

肝脏疾病尤其是终末期肝病的患者,通常都处在体液异常状态,包括血浆渗透压降低、外周水肿、腹水生成等。许多患者还存在体液相关的电解质紊乱,包括稀释性低血钠和低血钾,其从尿中病理性流失。手术期间会发生大量的体液转移,包括腹水引流、腹腔开放的体液蒸发和大量出血等。尽管许多患者在病房通过限制水钠摄入以减轻疾病进展,但在手术室里,应首先保证足够的血容量和尿量以避免术中肾功能衰竭。对于疾病严重或进行长时间手术的患者,应优先考虑使用胶体。胶体(如白蛋白、羟乙基淀粉)可减少钠的分布、使液体在血管内驻留时间延长(尽管数据显示白蛋白在血管内驻留时间仅比晶体稍长)。血管外渗透压降低可减少水肿形成和术后腹水。对于严重凝血障碍的患者,首选新鲜冰冻血浆作为术中维持性液体。维持血管内容量很重要,使尿量在 0.5 ml/(kg·min),除非之前已存在肾功能不全,遇此情况应谨慎补液防治超负荷。

(五) 术中气栓诊断与治疗

气栓可导致严重的残疾甚至死亡。气栓的发生几乎涉及所有的临床各个专业的操作过程,因此,应引起医生的足够重视。大多数的气栓是空气栓塞,临床中使用的其他类型的气体,如二氧化碳、一氧化氮、氮气等,也可造成气栓。根据气栓进入的机制和最终发生栓塞的部位,气栓通常可分为两大类:静脉气栓和动脉气栓。

当气体进入体静脉系统,则发生静脉气栓。气体可以通过肺动脉进入肺内,影响气体交换,引起肺动脉高压、右心室劳损,最终导致心力衰竭。气体进入静脉系统的前提是非塌陷的静脉管道破裂,并且,这些静脉内的压力低于大气压。肝脏外科手术中常见的是通过肝静脉系统和下腔静脉进入气体。

大多数的静脉气栓表现为隐匿的静脉气栓症,即一定量的气泡如串珠样进入静脉系统。当气体进入量较大或快速进入静脉时,气栓进入肺循环,引起右心室劳损。肺动脉压力升高,右心室流出道阻力增大,从而导致肺静脉血流量减少。后者引起左心室前负荷降低,导致心排血量的减少,最终引起心血管系统衰竭。临床多表现为心动过速,有时也可表现为心动过缓。当大量气体(> 50 ml)快速进入静脉,会引起急性肺心病,甚至心脏骤停。肺动脉阻力的改变和通气血流比失调会造成肺内右向左分流,引起肺泡内通气无效腔增多,导致低氧血症和高碳酸血症。

临床医生可以通过临床表现诊断静脉气栓。当气体出现在心腔和大血管内,会产生所谓的"水车轮样"声音,听诊可以在心前区或食管旁听诊区听到。呼气末二氧化碳分压($ETCO_2$)降低,往往提示由于肺动脉栓塞引起的通气血流的失调。多普勒超声检查对于监测心腔内气体比较敏感,常常被应用在神经外科手术过程、患者坐位的操作,以及其他可能发生气栓的操作过程中。而诊断心腔气栓的最敏感、最准确的是食管超声心动图,但其实施过程需要专业的培训。

当怀疑静脉气栓时,应该首先采取措施避免更多气体再进入循环。部分患者需要儿茶酚胺类药物治疗,必要时需要进行心肺复苏。充分的氧合非常重要,可以通过吸入纯氧提高吸入气体的氧浓度。充足的氧有利于气泡内的氮气释放出来,从而减小气栓的体积。扩容及快速复苏可以提高静脉压力,阻止气体进一步进入静脉循环。

部分学者认为可以通过中心静脉导管(多腔的导管优于单腔)或肺动脉导管尝试从右心房内吸除气体。当导管能进入合适的右心房位置时可能能够吸出约50%的气体,这往往取决于导管放置的部位和患者体位,多数情况下不一定成功。高压氧不是一线的治疗方法,对严重的患者可能有一定疗效。尤其是出现神经系统症状时,可以考虑采用高压氧治疗。发生气栓的治疗包括:① 麻醉医师术前充分评估患者病情,做好必要的准备;② 根据手术情况即时补充血容量;③ 气栓发生后应迅速停用氧化亚氮(可以增加气栓的容积),使用激素;④ 调整患者的体位:头低足高左侧卧位;⑤ 机械通气加用 PEEP 可以减小气栓的容积促进气栓的弥散;⑥ 适当使用血管活性药物,维持血流动力学稳定,防止肾脏等重要脏器的损害;⑦ 即时血气分析,根据结果纠正内环境失衡;⑧ 预防性使用抗生素,防止术后感染;⑨ 术中即应该注意肾功能的保护,预防肾功能衰竭。

(六) 调节水电酸碱平衡,保障机体内环境的稳定

肝功能与电解质代谢具有密切关系。肝功能障碍时常发生:

1. 低钾血症

又可引起碱中毒,在诱发肝性脑病和肝性肾功能不全中均具有一定作用。低钾血症常常由以下原因引起:① 肝细胞对醛固酮灭活减弱;② 腹水形成致有效循环血量减少,反射性醛固酮分泌增加;

③术前利尿剂应用;④输注葡萄糖使钾离子转移到细胞内。所以术前应针对低血钾的原因给予纠正,对防止术中肝昏迷的发生很重要。

2. 低钠血症

比低钾血症更属于病情危重的表现。急性肝功能不全患者发生持续性低血钠时,一般并非是由于失钠所致,而是机体濒于死亡的表现,常预示患者预后险恶。水潴留是形成稀释性低钠血症的主要原因。水潴留往往与肝病时有效循环血量减少引起抗利尿激素分泌过多或与抗利尿激素灭活减少有关。

3. 低磷血症和低钙血症

Darnis 等在 120 例急性重症肝炎伴昏迷的患者中,发现入院时 77% 患者血游离钙降低,29% 有低磷血症。虽然每日补钙和磷,但血钙和磷还是进行性下降,提示 25 -羟维生素 D3 和 1,25 -二羟维生素 D3 缺乏。他们还发现降钙素的升高与肝细胞功能障碍的加重相平行,所以肝功能不全时降钙素灭活减少是钙磷代谢紊乱的主要原因。当磷缺乏过甚时,糖酵解所需的磷也逐渐不足,必然使大脑细胞不能很好地利用葡萄糖。但是,低磷血症是否可能引起肝昏迷,或是否为肝昏迷不得清醒和恢复的原因,有待阐明。

（七）维持肾功能

接受肝脏手术的患者出现肾功能障碍的原因是多方面的。如前所述,胆红素过高引起的黄疸可能通过多种原因损伤肾功能,包括改变血管收缩和血管舒张间的平衡、增加患者对肾毒性药物的易感性等。前列腺素抑制剂(例如 NASIDs)可能减少肾脏血流量和肾小球率过滤(glomerular filtration rate, GFR),并且与接受肝脏手术的患者关系尤为密切,因此有人提出对于此类患者最好不使用对乙酰氨基酚作为辅助镇痛药。术中对肾功能的保护措施还包括使用多巴胺、甘露醇以及襻利尿剂,这些方法均在 HPB 手术中使用以保护肾脏血管,但在前瞻性临床试验中没有证实任何一种方法具有改善术后肾功能的作用。也有报道提出其中一些治疗方法可能反而存在有害作用(例如多巴胺的使用)。

（八）使用不经肝脏代谢的药物

许多麻醉药物的充分代谢并不依赖于肝脏的功能。由于隐性肝疾病的发病率逐渐增加,在肝脏手术期间使用这些不依赖肝功能代谢的麻醉药是比较合理的。顺阿曲库铵似乎是肝功能障碍患者首选的非去极化肌松药,因为该药通过 Hofmann 降解。瑞芬太尼是术中较好的镇痛药,因为其代谢不依赖肝功能,并且其剂量容易控制。然而,由于瑞芬太尼作用时间短暂,术中使用瑞芬太尼镇痛时必须考虑进行相关的术后镇痛。

总之,无论肝脏病患者的肝脏手术或肝病患者的非肝脏手术在麻醉与围手术期管理中遵循如下原则:① 作好充分的术前准备,尽一切可能纠正机体的内环境紊乱;② 术中减少一切不必要的用药,以减轻肝脏的解毒负担;③ 选用对肝脏血流代谢等影响最小的麻醉药;④ 术中力求血流动力学平稳,减轻肝脏的缺血再灌注损伤;⑤ 围术期除加强生理监测外,更应注意动态监测生化及凝血功能;⑥ 保肝治疗应始终贯穿于术前、术中及术后。

第三节 肝脏手术患者术后并发症及其管理

由于缺乏报道术后并发症的统一定义,对肝硬化患者行肝脏手术后的并发症发病率和死亡率做对比分析受到了很大限制。另外,许多研究在包含肝硬化的同时也涉及其他肝脏问题,例如肝纤维化、胆汁淤积或肝炎。并且,尚没有对于术后并发症的严重程度的描述,其死亡原因也无报道(表15-3)。

表 15-3 已报道的肝硬化患者接受肝切除术后的预后情况

作 者	年 份	病例数	肝硬化 (%)	总并发症 (%)	肝功能衰竭 (%)	30 日死亡率 (%)
Midorikawa 等	1999	173	65	67.6	0[&]	0
Fong 等	1999	154	64.9	45	5	4.5
Torzilli 等	1999	107	59.8	26.2	NA	0
Belghiti	2000	253	94.5	NA	NA	9.5
Takano 等	2000	300	90[$]	26[*]	NA	4
Zhou 等	2001	1 000	88.8	NA	0.5	1.5
Poon 等	2002	206	100	34.9	4.4	5.3[#]
Grazi 等	2003	443	69.5	37	NA	5.9[#]
The 等	2005	82	100	NA	11	16

NA:不详;$:数据组里包含肝硬化及其他肝脏疾病患者;*:指主要并发症;&:指同时具有持续性黄疸(总胆红素浓度 >51.3 μmol/L)以及肝性脑病的肝功能不全;#医院死亡率,定义为与肝切除术相同的住院期间内的任何死亡。

肝脏手术的进步、外科新技术的引入,以及先进的肝脏切除技术等,使得术后死亡率显著降低了10%～32%。数据显示,目前死亡率 <8%。虽然术后肝功能衰竭发生率也降低到 <5%,但是不同的外科医生评估肝功能衰竭的标准不同。

许多肝脏外科医生提倡使用常规开腹手术方法作为这类患者减少出血并发症的外科治疗方案。然而,一些作者建议在可行时使用腹腔镜途径可以减少相关的并发症。目前没有证据表明对肝硬化患者行肝脏手术后进行充分引流对患者有益,并且引流也会引起感染、腹壁并发症,并会延长住院时间。

术后处理应包括以下几方面:① 肝脏手术后除按腹部大手术麻醉后处理外,应密切观察患者的心、肺、肾、肝情况以及其他病情变化,注意血压、脉率、呼吸、体温、心电图、血液生化和尿的变化。术后 2～3 日内禁食,胃肠减压,以防止肠胀气,增加肝细胞的供氧量;② 继续使用广谱抗生素以防感染;③ 术后每日给以 200～250 g 葡萄糖,即静脉输给 10% 葡萄糖液 2 000 ml 和 5% 葡萄糖盐水 500～1 000 ml,每 100 g 葡萄糖加入维生素 C 500 mg 和胰岛素 16～20 U,必要时补充适量氯化钾。根据液体出入量与血液生化的变化,调整水、电解质与酸碱平衡;④ 每日肌内或静脉注射维生素 K_3 20～40 mg,以改善凝血机制。每日还应给予维生素 B_1 100 mg;⑤ 对切除半肝以上或合并肝硬化者,除术后积极加强保肝治疗外,在术后 2 周内应给予适量的血浆或白蛋白,特别是术后 5～7 日内,每日除输给大量葡萄糖和维生素外,还应补给 200～300 ml 血浆或 5～10 g 白蛋白,以后根据情况补给。除血浆或白蛋白外,最好还应补给少量新鲜血。术后 24 h 内给氧气吸入。此外,对这类患者在术后 3～5 日内,每日给予氢化可的松 100～200 mg,这样既有利于肝脏修复和再生,也有利于患者恢复;⑥ 保持腹腔引流通畅。肝切除后,手术创面和肝断面往往有少量渗出,腹腔引流处可能有血性液体(或染有胆汁)积存。因此,应常规采用双套管负压持续吸引或间断冲洗吸引,此法不仅可以将腹腔内积液完全吸出,而且可以观察术后有无出血、胆瘘或感染等,以便及时发现和处理。引流管一般可在术后 3～5 日内拔除,经胸手术后,胸腔引流管一般可在术后 24～48 h 拔除,但拔出前应检查胸腔内是否有积液,如果积液量多时,应设法将其完全排净后再拔除引流管;⑦ 对有出血倾向或渗出多时,应密切观察病情变化,并给予大量维生素 K 及其他出血药物。对有可能发生肝昏迷的患者还必须给去氨药物;

⑧ 术后鼓励和帮助患者咳嗽,防止肺部并发症。鼓励患者早期活动,促使血脉流通,加快康复;⑨ 为防止应急性胃黏膜损伤,一般常规使用法莫替丁 20 mg,每日 1 次;⑩ 术后 8 ~ 10 日拆除皮肤切口缝线;⑪术后定期复查肝功能,并对出院患者进行定期随访。肝癌患者于术后还要进行抗癌治疗。

肝硬化患者进行较小手术后的管理与其他患者区别不大。相比其他患者,其术后可能有轻微的通气困难和低氧饱和。尿量可能轻微减少因为术后常有短暂的肾功能下降(此类患者中约有 1/3 会发生)。术后镇痛需谨慎因为阿片类药物如吗啡起作用时间会延长。肝功能衰竭患者行大而复杂的手术后,术后首要注意便是通气。患者术后延迟拔管并不少见,因为这类患者常有肺水肿形成。术中大量输血的患者,术后 1 ~ 3 日内可能出现输血相关的急性肺损伤(transfusion-related acute lung injury, TRALI),使原本就有肺内分流的患者其通气变得更加困难和复杂。常规的容量控制通气可能不足以维持氧合并可能导致肺泡内高峰压。呼气末正压(PEEP)若大于 8 mmHg 会阻碍来自肝脏的静脉血回流,导致肝脏充血、出血甚至移植失败。这时应该使用压力控制通气并允许一定范围内的高碳酸血症(60 ~ 70 mmHg)以防止肺泡气压伤或容量伤。此外,可以使用 NO 疗法以扩张血管,使那些有通气的肺泡其血流量增加,但此疗法的功效尚存争议。

肝脏大手术后的镇痛治疗很重要,因为腹痛会妨碍患者充分通气和深呼吸,炎症因子也会延缓伤口的愈合和机体恢复。椎管内麻醉(特别是硬膜外阻滞麻醉)已成功应用于肝功能衰竭患者并且效果良好,但是患者的凝血问题可能会影响置管操作和持续给药。此时,患者自控镇痛可以发挥最大效益,即使是对阿片类药物代谢功能下降的患者也不用担心意外过量用药。

接受肝大部分切除患者术后可能立即出现的问题包括第三间隙液体大量转移、持续存在的凝血功能障碍和活动性出血、出现肝功能衰竭或加重(伴肝性脑病)、肾功能损伤,以及胆漏。术后第一个 12 ~ 24 h 应将患者转入重症监护室,继续有创血流动力学监测,并密切监测肾功能。应权衡各种镇痛方式的利与弊,针对不同患者个体化选择最佳的术后镇痛方式。由于此类患者存在肾功能损伤和凝血功能障碍的风险,应尽量避免使用非甾体抗炎药。阿片类药物经肝脏代谢和肾脏排泄,对于部分有发生脑病倾向的患者来说,具有潜在蓄积风险,可能引起大脑抑制作用。从有利于大手术术后恢复和较大外科切口的镇痛角度来看,硬膜外镇痛技术可能是术后镇痛的较好选择。

对于肝切除术后发生急性肝功能衰竭的患者,应尝试支持治疗,为残余肝再生争取足够的时间。治疗主要包括气道管理、适度水化、需要时给予强心药和利尿药、治疗凝血功能障碍和急性出血、口服肠道净化剂、肠内营养(这时患者处于高代谢状态,不宜继续使用低蛋白饮食),以及考虑进行 N - 乙酰半胱氨酸(NAC)灌注。使用 NAC 有利于防治对乙酰氨基酚止痛带来的肝损害,对其他原因造成的急性肝功能衰竭也具有保护作用。这种方法可能改善全身和大脑血流动力学从而减少脑并发症的发病率和患者死亡率。其作用与对肝脏再生的刺激或肝保护无关,而是通过改善全身氧供和氧摄取实现的。后来的研究提出 NAC 对微循环的作用更为重要。

另外,人们也尝试研究一些特异性治疗手段。除了肝移植外,现在所使用的治疗体系可分为人工肝脏法和透析法(包括血浆置换)。人工肝法包括体外肝脏灌流和混合法,后者是将猪肝细胞与人肝细胞相结合的一种方法。可将白蛋白透析结合常规透析或血液滤过技术,例如分子吸附再循环系统(molecular adsorbent recirculation system, MARS),现提倡用这种方法去除急性肝功能衰竭和慢性肝功能衰竭急性发作患者体内的水溶性毒素和与白蛋白结合的毒素。尽管使用这些治疗手段后,急性肝功能衰竭患者的生化指标和临床症状会有所改善,但有关这些方法对降低患者死亡率的效果尚缺乏明确依据。最近一篇综述系统性回顾了 528 篇有关肝脏支持系统的文献,仅有 2 篇文献中的方法属于随机对照试验。总的来说,与常规治疗相比,支持系统并没有体现出具有降低急性肝功能衰竭患者死亡率的作用。

　　总之,无论肝脏病患者的肝脏手术或肝病患者的非肝脏手术在麻醉与围术期管理中应遵循如下原则:① 作好充分的术前准备,尽一切可能纠正机体的内环境紊乱;② 术中减少一切不必要的用药,以减轻肝脏的解毒负担;③ 选用对肝脏血流代谢等影响最小的麻醉药;④ 术中力求血流动力学平稳,减轻肝脏的缺血再灌注损伤;⑤ 围术期除加强生理监测外,更应注意动态监测生化及凝血功能;⑥ 保肝治疗应贯穿于术前、术中及术后始终。

(杨立群　俞卫锋)

参考文献

[1] Steadman RH. Anesthesia for liver transplant surgery[J]. Anesthesiol Clin Nor th Am, 2004, 22: 687 – 711.

[2] Farnsworth N, Fagan SP, Berger DH, et al. Child-Turcotte-Pugh versus MELD score as a predictor of outcome after elective and emergent surgery in cirrhotic patients[J]. Am J Surg, 2004, 188: 580 – 583.

[3] Zein NN. The epidemiology and natural history of hepatitis C virus infection[J]. Cleve Clin J Med, 2003, 70(surppl 4): S2 – S6.

[4] Ruscito BJ, Harrison NL. Hemoglobin metabolites mimic benzodiazepines and are possible mediators of hepatic encephalopathy[J]. Blood, 2003, 102: 1525 – 1528.

[5] Redai I, Emond J, Brentjens T. Anesthetic considerations during liver surgery[J]. Surg Clin Nor th Am, 2004, 84: 401 – 411.

[6] Finfer S, Bellomo R, Boyce N, et al. A comparison of albumin and saline for fluid resuscitation in the intensive care unit[J]. N Engl J Med, 2004, 350: 2247 – 2256.

[7] Toy P, Popovsky MA, Abraham E, et al. Transfusion-related acute lung injury: definition and review[J]. Crit Care Med, 2005, 33: 721 – 726.

[8] Delva E, Camus Y, Nordlinger B, et al. Vascular occlusions for liver resections. Operative management and tolerance to hepatic ischemia: 142 cases[J]. Ann Surg, 2009: 211 – 218.

[9] Yoon YS, Han HS, Cho JY, et al. Totally laparoscopic central bisectionectomy for hepatocellular carcinoma[J]. J Laparoendosc Adv Surg Tech A, 2009, 19: 653 – 656.

[10] van Gulik T. Open versus laparoscopic resection for liver tumours[J]. HPB (Oxford), 2009, 11: 465 – 468.

[11] Clavien P, Petrowsky H, DeOliveira M, et al. Strategies for safer liver surgery and partial liver transplantation[J]. N Engl J Med, 2007, 356: 1545 – 1559.

[12] Jayaraman S, Khakhar A, Yang H, et al. The association between central venous pressure, pneumoperitoneum, and venous carbon dioxide embolism in laparoscopic hepatectomy[J]. Surg Endosc, 2009, 23: 2369 – 2373.

[13] Cho A, Yamamoto H, Nagata M, et al. Safe and feasible in flow occlusion in laparoscopic liver resection[J]. Surg Endosc, 2009, 23: 906 – 908.

[14] Gary H, Mills. Anaesthesia and the perioperative management of hepatic resection[J]. Trends in Anaesthesia and Critical Care, 2011, 1: 147 – 152.

[15] Peter J, Lodge. Hemostasis in liver resection surgery[J]. Semin Hematol, 2004, 41 (suppl): 70 – 75.

[16] Yves Ozier, John R, Klinck. Anesthetic management of hepatic transplantation [J]. Current Opinion in Anaesthesiology, 2008, 21: 391 – 400.

第十六章　肝功能障碍患者非肝脏手术麻醉

肝脏为人体内最大的实质性器官,是人体生物化学反应的重要场所,参与人体各类生命活动,被称为"人体的综合化工厂",几乎所有的血浆蛋白以及凝血因子均在肝内合成。肝脏可储备和供应能量,同时也是胆红素代谢和胆汁分泌的器官。因此,肝脏在代谢、胆汁生成、解毒、凝血、免疫、热量产生及水电解质调节中都起到了非常重要的作用。当较严重的各种致肝损伤因素作急剧或长期、反复作用于肝脏后,可引起肝细胞变性、坏死、纤维化及肝硬化等结构改变,同时可导致肝功能发生不同程度障碍,患者会出现黄疸、出血、继发感染、肾功能障碍、顽固性腹水及肝性脑病等一系列临床综合征,这种综合征称为肝功能障碍(hepatic dysfunction)。肝功能障碍患者往往出现低蛋白血症、凝血功能障碍、激素灭活障碍、糖耐量异常等,从而导致异常出血、水钠潴留、组织间液蓄积,并常发肝肾综合征、肝肺综合征等多脏器损害。手术和麻醉则会进一步加重肝脏的损害:术中失血、缺氧、输血、麻醉药物的应用、肝门阻断造成的缺血再灌注损伤、肝脏切除术后残肝代偿功能不全等,均可造成肝功能的进一步损害。因此,肝功能障碍患者进行非肝脏手术时,要充分考虑到肝功能障碍引起的病理生理变化及手术本身可能对肝功能的影响,认真做好术前准备,以保证顺利完成麻醉及手术。

第一节　肝功能障碍的病因和病理生理变化

一、肝功能障碍的病因

(一) 生物性因素

目前发现了 7 种病毒与病毒性肝炎相关,即甲型肝炎病毒(HAV)、乙型肝炎病毒(HBV)、丙型肝炎病毒(HCV)、丁型肝炎病毒(HDV)、戊型肝炎病毒(HEV)、己型肝炎病毒(HFV)、庚型肝炎病毒(HGV)。其中乙型肝炎病毒(HBV)是导致病毒性肝炎最常见的病毒,当前前五种病毒已明确的能引起肝炎,其特点见表 16-1。一般认为,T 细胞介导的细胞免疫反应是引起病毒性肝细胞损伤的主要因素。此外某些细菌、寄生虫(阿米巴滋养体、肝吸虫、血吸虫)的感染也可造成不同程度的肝损害。

(二) 理化性因素

某些金属与类金属及其化合物、卤烃类、芳香族氨基化合物、芳香族硝基化合物等往往破坏肝细胞酶系统,引起物质代谢和能量生成障碍,可导致肝细胞变性坏死。药物所致肝损害一般分为过敏性肝损害和中毒性肝损害,可以引起肝细胞毒损害和肝内胆汁淤积。

表 16 - 1　五种肝炎病毒的主要特点

	HAV	HBV	HCV	HDV	HEV
家　族	细小核糖 核酸病毒族	类乙型肝 炎病毒族	B 族虫 媒病毒	预防 用疫苗	杯状病毒科/ α 超家族
形　状	十二面体	球状	球状	球状	十二面体
基因型	单链 RNA	部分双链 DNA	单链 RNA	单链 RNA	单链 RNA
抗　体	Anti－HAV, IgG,IgM	Anti－HSs,HBe, HBc,IgG,IgM	Anti－HCV	Anti－HDV	Anti－HEV
传播途径	经口	经血、性、母婴	经血、性、母婴	经血	经口

（三）遗传性因素

遗传因素可以引起遗传性酶缺陷而导致物质代谢紊乱而致病,主要见于儿童。如肝豆状核变性导致过量铜沉积在肝脏,导致肝功能障碍、肝硬化。原发性血色病时,含铁血黄素在肝内沉积也可导致肝损害。

（四）免疫性因素

肝脏细胞分泌很多炎症性细胞因子。原发性胆汁性肝硬化、慢性活动性肝炎等可以激活以 T 淋巴细胞为介导的细胞免疫功能,进而导致肝脏细胞受损。

（五）营养性因素

食物中的黄曲霉素和亚硝酸盐及误食毒蕈等也可损伤肝脏细胞。

二、肝功能障碍的病理生理变化及临床表现

肝细胞受损后,肝脏各种功能受到影响,体内发生一系列重要变化,主要表现为物质代谢障碍、凝血与纤溶系统障碍、胆汁分泌排泄障碍、免疫功能及生物转化功能障碍、水电解质紊乱及酸碱失衡,以及组织器官功能障碍。

（一）物质代谢障碍

大量肝细胞坏死导致糖原合成、储存能力降低,糖代谢的相关酶活性下降,所以肝功能障碍的患者易发生低血糖,糖耐量降低,血中乳酸和丙酮酸增多。但由于肝功能障碍使胰高血糖素灭活减少而维持较高浓度时,血糖可相对升高。同时,由于有效肝细胞总数减少,肝脏合成白蛋白的功能降低,血浆白蛋白降低。从胃肠道吸收的一些抗原性物质不经肝细胞处理,直接经过侧支循环进入体循环,刺激免疫系统合成球蛋白增多,导致血浆白蛋白/球蛋白比值降低甚至倒置。低蛋白血症影响麻醉药的体内代谢过程,血中与血浆蛋白结合的药物浓度相对减少,游离药物浓度增多,从而增强药物的作用。肝功能障碍时,血浆芳香族氨基酸升高使其通过血脑屏障进入大脑而使脑内假性神经递质增多,尿素合成减少导致血氨增加,抑制性神经递质的清除减少,是肝昏迷的主要原因。肝功能障碍患者肝糖原减少,脂肪动员增加,进入肝脏的脂肪酸增多,同时肝脏合成极低密度脂肪酸的能力下降,肝内三酰甘油不能及时释出,堆积于肝细胞内,易于形成脂肪肝。肝功能障碍时由于维生素 A、维生素 K、维生素 D 的吸收储存及转化异常而使体内缺乏,患者可出现夜盲症、出血倾

向及骨质疏松等变化。

（二）凝血与纤溶系统障碍

体内凝血与抗凝物质主要在肝脏合成,肝功能受损的患者都有一些凝血功能的改变。最常见的是血浆Ⅱ、Ⅴ、Ⅶ、Ⅹ因子减少,Ⅰ因子通常也减少,纤维蛋白的降解产物浓度则不增加,但纤维蛋白原的消耗常见增加。偶尔在外科分流手术后可发生弥散性血管内凝血(DIC)。肝功能障碍患者由于凝血因子合成减少导致凝血酶原时间及部分凝血活酶时间的延长。Ⅱ、Ⅶ、Ⅸ、Ⅹ因子的合成依赖维生素K的存在,而Ⅰ和Ⅴ因子则不需要。Ⅷ因子并不在肝脏合成,所以在肝硬化患者还可能升高。Ⅰ因子合成障碍贯穿始终,所以凝血酶原时间的变化往往能反映肝功能障碍的程度。凝血因子合成减少,因出血、内皮损伤等消耗增多,体内类肝素物质、纤维蛋白降解产物等抗凝物质增多,原发性纤维蛋白溶解作用增强,血小板在脾中滞留并破坏增加,血小板量减少、功能障碍,易出现鼻出血,牙龈、黏膜、浆膜出血及皮下瘀斑等。

（三）胆汁分泌排泄障碍

肝细胞受损,胆红素在肝细胞内滞留并反流入血,血中胆红素浓度升高,出现皮肤、巩膜黄染、瘙痒等黄疸症状。由于胆汁向肠道内分泌减少可使脂类吸收障碍,患者可出现厌油腻食物、脂肪泻等临床表现。

（四）免疫功能及生物转化功能障碍

肝脏是人体免疫防御的重要器官。肝脏内存在Kupffer细胞,在吞噬、清除来自肠道的病毒、细菌及其毒素,以及提呈抗原、T细胞增生等免疫应答过程中均有重要作用。肝功能受损时肝的屏障功能降低,肠道细菌移位入血,发生细菌感染及菌血症,甚至肠源性内毒素血症。肝脏解毒能力降低,药物代谢消除时间延长,毒性物质在血液中堆积可诱发肝性脑病。许多激素在发挥其调节作用之后,主要是在肝脏内被分解转化,从而降低或失去其活性,此种过程称为激素的灭活。灭活过程对于激素作用的时间长短及强度具有调控作用。肝功能障碍时,由于对激素灭活能力减弱,必然会对机体产生一系列的影响,如雌激素灭活减少可出现蜘蛛状血管痣(主要分布于上腔静脉引流区域,以面部、颈部、上胸部多见)和肝掌(患者手掌大、小鱼际、指尖、手掌基部的鲜红色改变,加压后褪色,但掌心缺如),男性可出现睾丸萎缩、乳腺发育等,女性可出现月经不调、不孕等。

（五）水电解质紊乱及酸碱失衡

肝功能障碍的患者可出现腹水,导致体内有效循环血量减少,肾素-血管紧张素-醛固酮系统被激活。同时肝功能受损可导致醛固酮灭活减弱,经肾脏排钾增加,同时由于进食减少钾摄入减少,可出现低钾血症,后者又可导致代谢性碱中毒。低钠血症的出现是病情危重的表现。肝功能衰竭时有效循环血量减少引起抗利尿激素分泌过多,同时抗利尿激素灭活减少,引起水潴留,是形成稀释性低钠血症的主要原因。肝功能障碍常合并低氧血症、贫血等。

（六）脏器功能障碍

肝功能障碍时,除了引起各种复杂的代谢紊乱外,还可导致多器官功能障碍,其中中枢神经系统的肝性脑病和泌尿系统的肝肾综合征是肝功能衰竭的危重临床表现。

第二节 围术期处理

一、术前访视及麻醉风险评估

(一)麻醉前访视的重要性

所有麻醉和手术创伤都会影响患者的生理状态,而合并的外科和内科疾病也会有各自不同的病理生理改变,患者精神状态如焦虑、恐惧等也会干扰其内环境的稳定。麻醉和手术的风险程度,除了与疾病的严重程度、手术创伤大小、失血多少等因素有关外,很大程度上还取决于术前的准备是否充分、麻醉整个过程中处理是否恰当。对肝功能障碍的患者,获得有关病史、体检、实验室检查、特殊检查和精神状态的资料,指导患者熟悉有关的麻醉问题,解决其心理焦虑,确定围术期监测必须的设备和手段,以便在麻醉前对患者全身情况和重要器官的生理功能做出充分细致的估计,并尽可能加以维护和纠正,制定最适合患者的个体化的麻醉方案,这样不仅提高手术和麻醉的安全性,而且有利于患者的预后和恢复。

(二)麻醉前访视的内容

1. 获得有关病史、体格检查、实验室检查、特殊检查、患者精神状况的资料,以及拟行手术的情况,判断气管插管的难易程度,必要时就麻醉和手术的风险与手术医生及患者取得共识。

2. 指导患者配合麻醉,回答相关问题,解除患者的焦虑和恐惧。告知患者麻醉前注意事项以及有关麻醉、围术期治疗,以及疼痛处理的事项,以减轻患者的焦虑,促进恢复。完成相关文书的填写。

(三)麻醉风险的评估

1. 全身状况的评估

一般采用美国麻醉医师协会(ASA)的分级标准,ASA分级Ⅰ、Ⅱ级患者对麻醉的耐受力一般均好,麻醉过程平稳;Ⅲ级患者对接受麻醉存在一定危险,麻醉前尽可能做好充分准备,积极预防并发症;Ⅳ、Ⅴ级患者的麻醉危险性极大,更需要充分细致的麻醉前准备。

2. 肝功能评估

可采用 Child 推荐的肝功能分级标准加以分析,见表 16-2。

表 16-2 肝功能 Child-Pugh 分级标准

指 标	异常程度计分		
	1	2	3
腹 水	无	轻、易控制	中度及以上、难控制
肝性脑病分级	无	1~2	3~4
血清胆红素(μmol/L)	<34.2	34.2~51.3	>51.3
血清白蛋白(g/L)	>35	28~35	<28
凝血酶原延长时间(s)	1~4	4~6	>6

按该表累积计分,A 级 5~6 分,B 级 7~9 分,C 级为 10~15 分。A 级肝功能有较强代偿能力,手术危险度小;B 级肝功能有一定的代偿能力,手术危险度中度;C 级肝功能失代偿,手术危险度大,预后差。

急性肝炎患者术中、术后极易出现凝血机制障碍,除紧急抢救手术外,应禁忌施行手术;慢性肝病患者手术的最大问题之一是凝血机制异常,术前须重视并予以纠正。轻度肝功能障碍的患者对麻醉和手术耐受力较强;中度肝功能障碍和濒于失代偿时,麻醉和手术的耐受力显著减退,术前需要经过较长时间的严格准备,方允许择期手术;重度肝功能障碍手术危险性极高,应禁忌施行手术。

二、麻醉前准备

肝功能障碍及其本身的继发病,如门静脉高压症、脾脏增大等需手术治疗时,特别是广泛肝切除术合并有肝硬化需行其他大手术的患者,手术复杂,创伤较大,出血也多,术前必须有良好的准备,要安排足够时间改善患者的全身情况和肝功能。即使是急症手术,在病情允许的条件下,亦应力争准备完善,维护和纠正重要器官的生理功能,以及内环境的稳态,增强患者对麻醉和手术的耐受力。

(一)常规准备

完善必要的检查,了解重要器官功能状态;嘱咐患者戒烟 6~8 周,减少气管内的分泌物,练习咳嗽、咳痰等以加强肺功能锻炼;确定术前使用的某些药物是否需要继续使用或者调整剂量,如抗高血压药、胰岛素等,一般使用至术前,但应调整剂量,而抗凝药一般需要停用;常规排空胃,一般而言,成人麻醉术前禁食 12 h,禁饮 4 h,如末次进食为脂肪含量很低的食物也应至少禁食 8 h,对于大于 36 个月的小儿应禁食 8 h,禁饮 2 h,对于小于 36 个月的幼儿应禁奶和固体食物 6 h,禁饮 2 h;术前根据患者情况适当使用抗胆碱药和镇静药,以抑制迷走神经及减轻患者的精神紧张;术前常规备血。

(二)特殊准备

肝功能障碍的患者营养状况一般较差,术前应加强营养,适当补充白蛋白等改善营养状况,根据患者贫血程度适当输血;术前给予高蛋白质、高碳水化合物、低脂肪饮食,口服多种维生素,因胃纳差进食少者,必要时可经静脉途径补充,以求改善肝功能。糖的补充不仅可以供给热量,而且还可以增加糖原贮备,这样有利于减少糖原异生和体内蛋白质的消耗;肝功能障碍患者常伴有凝血功能障碍,应适当补充维生素 K 及凝血酶原复合物;肝功能障碍患者对缺血缺氧的耐受能力减弱,术前使用乌司他丁可有效减轻肝脏的缺血再灌注损伤;腹水是肝硬化患者心血管功能恶化的重要并发症之一,伴随着腹内压升高,膈肌上抬使胸内压亦升高,跨心壁压力梯度下降,液体大量积聚,使得回心血量及心排出量降低。放腹水可降低腹内压从而改善总体的心血管功能,因此,可采取利尿、补钾、限水等措施减少腹水,必要时可放腹水,但应在密切监测心血管指标的基础上缓慢进行。同时,有研究表明,适当补充谷胱甘肽可减轻黄疸患者的氧化应激反应,并提高其血管的低反应性,有助于增强心血管系统的代偿能力。

三、麻醉选择及术中管理

(一)麻醉药物选择

肝功能障碍患者对麻醉药物代谢率降低,同时低蛋白血症可导致血浆中游离态的药物增加,腹水和水钠潴留可使药物分布容积增大,阻塞性黄疸使药物经胆道系统排泄减少,导致麻醉药物作用时间延长,因此应慎重选择药物的种类和剂量。麻醉药物的选择应遵循的原则是:肝毒性小或无,不经肝脏代谢消除,麻醉作用时间短、苏醒快,也可多种方式复合麻醉以减少麻醉药物剂量。吸入麻醉药如异氟烷、七氟烷对肝肾功能影响较小,而且有研究表明乳化的异氟烷可以减轻缺氧对Kupffer细胞的损伤,因此可以选择与静脉麻醉药物复合应用。麻醉性镇痛药芬太尼、舒芬太尼、阿芬太尼等均经肝脏代谢,可导致肝功能障碍患者术后痛阈升高及苏醒延迟。瑞芬太尼因其具有独特的药代、药效动力学特点,超短时效、镇痛作用强,对肝脏影响较小,可作为优选。肝功能障碍的患者对肌松药常有异常反应,主要表现为对肌松药的拮抗性增强和肌松作用延长,如应用罗库溴铵的黄疸患者手术中肌松持续时间明显延长。因此,肌松药应选择对肝功能影响较小的顺阿曲库铵较为合适。

(二)麻醉方式选择

麻醉方式的选择应根据手术的类型、患者的全身情况,以及肝功能的代偿状况等全面考虑。由于麻醉药物均不同程度地在肝脏完成分解代谢,所以肝功能损害的患者的麻醉只要满足手术要求,应尽可能选择简单、对肝脏功能和循环干扰小的麻醉方法。

1. 局部小手术、不合并凝血功能障碍患者的手术,尽可能选择局部麻醉或区域神经阻滞麻醉,复合小剂量短效镇静药,可以减少交感神经兴奋引起的肝血流下降。对不合并凝血功能障碍的患者中、下腹部、肛门会阴部和下肢手术,可选择连续硬膜外阻滞或蛛网膜下腔阻滞。上腹部手术,采用静脉吸入麻醉复合硬膜外阻滞更佳。因为硬膜外阻滞不仅能提供良好的镇痛和肌松作用,减少全身麻醉用药量,而且在无血压下降的情况下,对肝脏功能无明显影响,但在凝血功能障碍时应慎重使用,以免并发硬膜外血肿。

2. 对于全身情况较差以及颅脑、脊柱、心胸等手术或不宜选择硬膜外阻滞的腹部手术应选全身麻醉。全身麻醉气管插管可以控制呼吸、确保氧供、便于呼吸管理,以及减少内脏牵拉反应等。复合麻醉可以减少镇痛药和肌松药的用量,减少苏醒延迟的发生率。

(三)麻醉中管理

术中充分吸氧,及时纠正低血压,无论选择什么麻醉方式术中均应避免缺氧和低血压,维持有效循环血量,避免肝脏缺氧致进一步损害;术中减少一切不必要的用药,减轻肝脏的解毒负担;及时开放静脉通路,注意补充胶体液,并根据术前检查给予白蛋白、血浆、冷沉淀或红细胞,以维持足够的血容量和平稳的血压;及时处理大量出血,必要时补充凝血因子;加强术中监测,监测项目包括心电图、血氧饱和度、心率、血压、呼吸末二氧化碳等,观察手术过程中尿量、体温、血糖变化以及电解质、酸碱平衡和凝血功能;相对复杂的大手术,最好使用有创血压监测,动脉置管可测实时动脉压,及时反映血流动力学状态,也便于血气、血糖、电解质、酸碱状态监测,中心静脉置管可测中心静脉压和快速给药、指导补液;漂浮导管置管监测肺动脉压可以指导液体治疗和血管活性药物使用。

四、术后恢复及随访

全身麻醉手术结束后,仍应密切观察患者的病情,监测生命体征,保证充足的氧供,掌握好拔管时机;对相对复杂的手术,术后可能会发生肺水肿,应尽量保留气管内插管;注意对尿量、体温、血糖、电解质、酸碱状态和凝血功能等监测,根据监测结果及时纠正内环境的紊乱;观察黄疸、腹腔积液情况变化,继续保肝治疗,加强营养支持,保证热量和能量供给;应用广谱抗生素预防感染;术后给予适当镇痛,既要减轻患者疼痛引起的不适感,也要注意镇痛药物的呼吸抑制作用;对有出血倾向或渗血多时,应密切观察病情变化,并给予适量维生素K及其他止血药物;术后鼓励和帮助患者咳嗽,防止肺部并发症,鼓励患者早期活动,促使血脉流通,加快康复;定期复查肝功能,及时随访患者恢复情况。

总之,肝功能障碍患者非肝脏手术的麻醉与围术期处理应遵循如下原则:① 做好术前访视、风险评估和充分的术前准备,尽一切可能维护肝功能、纠正机体的内环境紊乱;② 术中减少一切不必要的用药,以减轻肝脏的解毒负担;③ 选用对肝脏血流、代谢等影响最小的麻醉药;④ 术中力求血流动力学平稳,减轻肝脏的缺血再灌注损伤;⑤ 围术期除加强生理监测外,更应注意动态监测生化及凝血功能;⑥ 保肝治疗应贯穿于术前、术中及术后始终。

(孔二亮　吴飞翔　俞卫锋)

参考文献

[1] Hayashi H, Beppu T, Okabe H, et al. Functional assessment versus conventional volumetric assessment in the prediction of operative outcomes after major hepatectomy[J]. Surgery, Jan 2015, 157(1): 20 – 26.

[2] Szelkowski LA, Puri NK, Singh R, et al. Current trends in preoperative, intraoperative, and postoperative care of the adult cardiac surgery patient[J]. Current problems in surgery, Jan 2015, 52(1): 531 – 569.

[3] Tong Y, Tang Z, Yang T, et al. Ulinastatin preconditioning attenuates inflammatory reaction of hepatic ischemia reperfusion injury in rats via high mobility group box 1 (HMGB1) inhibition[J]. International journal of medical sciences, 2014, 11(4): 337 – 343.

[4] Chen J, Wu F, Long Y, et al. Glutathione Supplementation Attenuates Oxidative Stress and Improves Vascular Hyporesponsiveness in Experimental Obstructive Jaundice[J]. Oxidative medicine and cellular longevity, 2015, 2015: 486148.

[5] Tao KM, Yang LQ, Liu YT, et al. Volatile anesthetics might be more beneficial than propofol for postoperative liver function in cirrhotic patients receiving hepatectomy[J]. Medical hypotheses, Dec 2010, 75(6): 555 – 557.

[6] Song JC, Zhang MZ, Wu QC, et al. Sevoflurane has no adverse effects on renal function in cirrhotic patients: a comparison with propofol[J]. Acta anaesthesiologica Scandinavica, Aug 2013, 57(7): 896 – 902.

[7] Wang Z, Lv H, Song S, et al. Emulsified isoflurane preconditioning protects isolated rat Kupffer cells against hypoxia/reoxygenation-induced injury[J]. International journal of medical sciences, 2013, 10(3): 286 – 291.

[8] Lv X, Yang L, Tao K, et al. Isoflurane preconditioning at clinically relevant doses induce protective effects of heme oxygenase – 1 on hepatic ischemia reperfusion in rats[J]. BMC gastroenterology, 2011, 11: 31.

[9] Wu J, Huang SQ, Chen QL, et al. The influence of the severity of chronic virus-related liver disease on propofol requirements during propofol-remifentanil anesthesia[J]. Yonsei medical journal, Jan 1 2013, 54(1): 231 – 237.

[10] Kim JW, Kim JD, Yu SB, et al. Comparison of hepatic and renal function between inhalation anesthesia with sevoflurane and remifentanil and total intravenous anesthesia with propofol and remifentanil for thyroidectomy[J]. Korean journal of anesthesiology, Feb 2013, 64(2): 112 – 116.

[11] Wang ZM, Zhang P, Lin MJ, et al. Influence of obstructive jaundice on pharmacodynamics of rocuronium[J]. PloS one, 2013, 8(10): e78052.

[12] Wang Z, Bao Y, Lu Z, et al. Is neuromuscular relaxation of rocuronium prolonged in patients with obstructive jaundice? [J]. Medical hypotheses, Jan 2011, 76(1): 100 – 101.

[13] Rahimzadeh P, Safari S, Faiz SH, et al. Anesthesia for patients with liver disease[J]. Hepatitis monthly, Jul 2014,

14(7): e19881.

[14] Wang L, Yu WF. Obstructive jaundice and perioperative management[J]. Acta anaesthesiologica Taiwanica: official journal of the Taiwan Society of Anesthesiologists, Mar 2014, 52(1): 22 - 29.

[15] Deleuran T, Vilstrup H, Overgaard S, et al. Cirrhosis patients have increased risk of complications after hip or knee arthroplasty[J]. Acta orthopaedica, Feb 2015, 86(1): 108 - 113.

[16] 郭曲练,姚尚龙. 临床麻醉学[M]. 第 3 版. 北京: 人民卫生出版社,2011.

第十七章　肝血管瘤手术的麻醉

　　肝血管瘤是肝脏最常见的良性肿瘤,占肝脏切除肿瘤的 11% ~ 14% 。第二军医大学第三附属医院(东方肝胆外科医院)自 1960 ~ 1997 年共收治 1 120 例肝血管瘤,男女之比为 1∶1.27;年龄在 13 ~ 68 岁,其中以 30 ~ 60 岁居多,占 88%;其中单发 770 例,多发 350 例。

　　肝血管瘤的临床表现取决于肿瘤大小、部位、生长速度、全身情况及肝功能损害程度。肿瘤小时可无任何症状,多因体检时偶然发现。大于 4 cm 的血管瘤 40% 出现症状,最常见的症状为肝区持续性胀痛或刺痛。大于 10 cm 时常出现上腹胀等症状,尤其是位于肝左叶及右叶脏面的血管瘤压迫消化道从而引起上腹饱胀,进食后症状更明显;如压迫下腔静脉则会引起下肢水肿、腹水等症状。

　　肝血管瘤的治疗方式也一样取决于肿瘤的大小、部位、生长速度和患者的年龄及全身状况等。一般来说,小于 5 cm 的血管瘤,无任何临床症状者可暂不处理,定期行 B 超等检查,如果发现瘤体生长速度较快或增大明显,可考虑手术治疗。大于 10 cm 以上的血管瘤,多伴有疼痛和压迫症状,应及早手术。直径在 5 ~ 10 cm 的血管瘤,可则根据肿瘤及患者具体情况决定。如果患者年龄大于 50 岁,或伴有重要脏器疾病,可定期观察。

　　肝血管瘤的治疗分为非手术治疗和手术治疗两类,非手术治疗包括肝动脉插管栓塞术、门静脉插管栓塞术和瘤体内硬化剂注射术等。手术治疗包括肝血管瘤切除术、血管瘤缝扎术、肝动脉结扎术、血管瘤微波固化术及血管瘤冷冻术等;其中肝血管瘤切除术是最有效、最彻底的治疗方法。

第一节　术前评估和术前准备

一、麻醉前评估

　　麻醉前评估是通过综合多方面的信息,包括患者过去史、现病史、访视结果、体格检查、辅助检查等,发现或鉴别可能影响麻醉方案和操作的疾病或异常情况,评估麻醉和手术风险,并与患者和家属做好沟通,从而为患者制订相应的、合适的麻醉计划以及备选方案,最终确保患者围术期安全。

　　麻醉前评估的目的包括减轻患者的术前紧张情绪,预知潜在的并发症并制定合适的麻醉方案,最大程度的降低患者围术期并发症的发生率和死亡率。

　　评估的内容包括个人史、过去史、现病史、体格检查、辅助检查、麻醉手术史以及过敏史等内容,同时还需要了解拟行手术的情况。主要包括如下内容。

(一) 心血管系统
心血管疾病,尤其是高血压、缺血性心脏病、先天性心脏病和瓣膜性心脏病是临床麻醉中常见的疾病,同时也是围术期并发症的主要原因。

对于高血压患者,应了解患病的时间、服用何种药物控制血压、目前血压控制情况等。目前认为降压药在手术当日晨应继续服用;长期服用利血平的患者,由于儿茶酚胺类物质耗竭从而导致机体对麻黄碱和多巴胺缺乏反应,术中低血压难以纠正,因此应于术前1周停用。如果患者收缩压大于180 mmHg或者舒张压大于110 mmHg且应用镇静药物后血压仍未改善的,应考虑暂停手术。

缺血性心脏病的特点是心脏氧供需失衡,其原因包括冠状动脉痉挛或粥样硬化、严重的低血压或高血压、心动过速以及贫血等,而最为常见的原因则是冠状动脉粥样硬化,简称冠心病。对于冠心病患者,应详细询问诊断的时间和依据、近期是否有心绞痛、诱发因素、伴随症状和缓解方法。慢性稳定性心绞痛和冠状动脉搭桥史并不会增加围术期的风险。但是对于不稳定性心绞痛患者,如疼痛的程度加重、频率增加、持续时间延长以及休息时发作,应该考虑暂停手术,先行心内科治疗。

近年来越来越多的老年人常规服用阿司匹林抗凝,对于此类患者宜停用阿司匹林5~10日后再行血管瘤切除术。行冠状动脉放置金属裸支架的患者,建议在支架术后6周后手术;放置药物洗脱支架的患者,建议支架术后12个月再行血管瘤手术。

(二) 呼吸系统

术前应了解患者是否有上呼吸道感染,是否有吸烟史及哮喘病史等。上呼吸道感染如伴有脓性分泌物、咳大量痰、体温高于38℃或者下呼吸道受累的患者应延期手术。

气道评估是麻醉前评估的重要部分,也是全身麻醉的永恒话题。对于困难气道尚没有一个统一的概念,一般来说是指一位受训的麻醉医师所面临的患者表现的面罩通气困难和(或)气管插管困难的临床情况。气道评估的目的是评估为患者行面罩通气和直视下气管插管是否容易。因此,麻醉医师访视时应客观并尽量准确的评估气管行管的难易程度,并做好困难气道的处理预案。

(三) 外科情况

对于肝血管瘤患者,术前访视还应了解血管瘤的大小,以及与重要血管的位置,必要时应与外科医生进行交流,对于术中可能发生的意外情况,包括气体栓塞和大出血等有所准备。瘤体压迫肝静脉,尤其是右肝静脉或中肝静脉时术中易发生气体栓塞(图17-1),压迫腔静脉则手术易导致大出血(图17-2)。

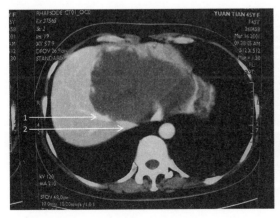
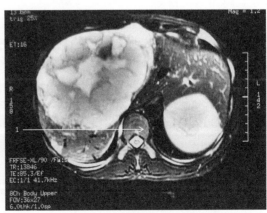

图17-1 瘤体压迫右肝静脉和门静脉 　　　　图17-2 瘤体压迫下腔静脉
1 右肝静脉;2 门静脉。　　　　　　　　　　1 下腔静脉。

二、麻醉前准备

肝血管瘤患者需行手术治疗的多数是肿瘤较大或者是贴近重要血管,因此单纯硬膜外阻滞常不能满足手术要求,以全身麻醉或者是全身麻醉复合硬膜外麻醉为首选。

对于瘤体贴近腔静脉或肝静脉的患者,考虑术中发生大出血可能性较大的患者,首先应常规在上肢建立两条静脉通路,并准备好加温和加压输血装置;其次应与外科医生和输血科/血库联系,确保术中用血。

三、术中监测

术中除常规监测心电图、脉搏血氧饱和度和心率以外,呼气末二氧化碳监测也是必要项目。呼气末二氧化碳不仅是判断气管导管位置的金标准,更是术中空气栓塞的早期诊断依据。

此外,还应采用有创动脉测压和中心静脉压监测。对于血管瘤靠近下腔静脉或肝静脉,术中发生大出血可能性较大的患者,建议采用 FloTrac 传感器,持续监测每搏量变异指数(stroke volume variation, SVV)和心排血量,有助于指导围术期液体管理和选择合适的血管活性药物。

第二节　围麻醉期处理

一、麻醉诱导

巨大血管瘤可能由于腹部膨隆导致横膈上抬影响呼吸,可考虑行清醒镇静气管内插管。

二、麻醉维持

因为氧化亚氮会引起含气空腔体积增大,肝血管瘤患者,尤其是预计术中发生空气栓塞可能性较大时,不宜应用氧化亚氮。

大多数肝血管瘤患者的肝功能不会受到影响,因此常用的吸入或静脉麻醉药均可用于麻醉维持,包括异氟烷、七氟烷或丙泊酚均可选用。肌肉松弛药以不依赖肝肾功能的顺阿曲库铵为首选,其他如罗库溴铵、维库溴铵等也可以选用。对于少数肝功能受损的血管瘤患者,建议采用七氟烷和顺阿曲库铵维持麻醉。

第三节　常见并发症的处理

一、大出血处理

大量出血是指紧急输血量超过患者血容量的 1 倍半以上,或者 1 h 内输血量相当于患者血容量的

1/2,常导致各种并发症。包括凝血障碍、酸中毒、高钾血症等。

（一）凝血障碍

大量输血时由于稀释性血小板减少、凝血因子缺乏以及原发性纤维蛋白溶解等原因导致凝血障碍，从而发生出血倾向。临床表现为手术野渗血、静脉穿刺点渗血、血尿、瘀点和瘀斑。大量输血引起的凝血障碍应根据凝血成分缺乏情况进行补充，常规包括新鲜冰冻血浆、凝血酶原复合物、血小板和新鲜全血等，必要时可直接补充凝血Ⅶ因子。

（二）酸中毒

贮存 3 周的库血为酸性，pH 约为 6.6。大出血时输入大量库血会引起代谢性酸中毒。如果输血后组织灌注良好，酸性代谢产物将很快代谢；但是存在长期的低血压时，大量代谢产物蓄积，导致代谢性酸中毒进一步加重。一般建议输库血 1 000 ml 以上时需常规行血气分析，根据具体结果补充碳酸氢钠。

（三）高钾血症

库血保存 7 日后，血钾为 12 mmol/L，21 日可达 25 ~ 30 mmol/L。大量输入库血后，极易引起高血钾。高血钾可加重低血钙对心肌的抑制，引起心律失常，甚至发生心跳骤停。对于高血钾患者，尤其是显著的高血钾，可缓慢静推 5 ~ 10 ml 10% 葡萄糖酸钙或者 3 ~ 5 ml 10% 氯化钙以拮抗高血钾导致的心脏毒性作用，钙剂具有起效快的特点，同时其作用时间短。如果同时合并代谢性酸中毒，则可以静滴 5% 碳酸氢钠，促进钾离子向细胞内转移，起效时间约 15 min。β 受体激动剂同样具有促进钾离子向细胞内转移的作用，尤其适用于大量输血引起的急性高血钾。泵注小剂量的肾上腺素不仅能快速降低血钾浓度，还能发挥正性肌力作用。静脉输注极化液（30 ~ 50 g 葡萄糖中加入 10 U 胰岛素）能促进细胞对钾离子的摄取，降低血钾浓度，达到峰作用所需时间较久，约 1 h。

（四）低温

成人输注 200 ml 冰冻红细胞或 1 000 ml 室温晶体液，体温平均约降低 0.25℃，因此大量输入冷藏库血后会引起体温下降。低体温会对机体产生诸多的影响：抑制心肌收缩力，降低心排血量，影响心内的传导系统，导致心肌缺血和心律失常；内脏血流减少，肝脏功能降低，肾血流及肾小球滤过率减少，导致药物代谢减慢，作用时间延长，苏醒延迟；低体温还会影响凝血功能，一方面可使循环血中血小板数目减少，血小板黏附、聚集能力下降，降低凝血因子活性，导致出血时间延长；另一方面，激活纤维蛋白溶解作用系统，使凝血酶原时间延长。

大出血时避免低体温以预防为主，治疗为辅。主要采用充气式加温毯经体表加温，以及采用输液加温装置经液体加温。

二、气体栓塞

血管瘤瘤体靠近下腔静脉或肝静脉时，手术过程中可能会损伤肝静脉，导致空气栓塞。其早期临床表现为呼气末二氧化碳下降，如进气量较多或持续进气，则很快出现氧饱和度下降，血压下降以及心率增快。气栓的发生与空气进入的量和速度密切相关，因肺能一定程度上清除静脉内气泡，故缓慢进入的少量空气一般无临床意义；中等量的气体主要滞留在肺循环中，最终会被吸收。当进入气体的量超过肺清除的速度时,肺动脉压显著升高,随着右室后负荷增加,心排血量下降。氧化亚氮能弥散到气泡内并增加其体积,会显著加重哪怕是少量空气的不良反应。有实验证明,接受氧化亚氮麻醉的动物,导致死亡的空气的量是不接受氧化亚氮动物的1/3至1/2。

　　静脉空气栓塞是一种严重的、可能危及生命的并发症,如果短时间内大量气体进入静脉,导致心腔堵塞,影响血液流出,可发生急性心血管功能衰竭。如果血管瘤位于第二肝门区,与肝静脉关系比较密切,在分离或切除过程中,主干静脉撕裂或破损,以及小的肝静脉分支破损均可能使破口成为潜在的进气口。当心室舒张期肝后腔静脉处于负压时,空气经破口进入静脉,导致空气栓塞(图17-3)。或者是下腔静脉血流速度快,若肝静脉与腔静脉汇接处在术中受瘤体压迫或术者压迫,或术者过度牵拉肝脏,使汇接处下腔静脉段狭窄,狭窄段两侧腔静脉压力差增大,经过汇接处下腔静脉的血流速度比平时更快,从而在此产生负压,通过创面上的肝静脉破口将空气吸入到体内。

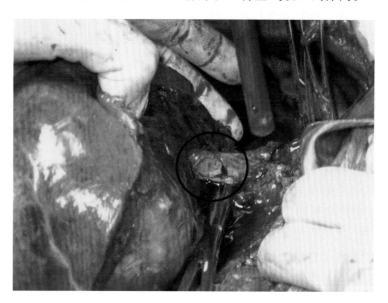

图17-3　静脉破口

　　一旦怀疑气体栓塞首先要第一时间与外科医生沟通,询问是否有肝静脉或其他小静脉破损,明确后应尽快采用湿盐纱或手盖住静脉破损处;然后调整体位,将患者调成左低右高位以及头低脚高位,尽量使进入的气体留在右心系统,避免大量气体短时间内进入左心冠状动脉开口处,以免阻塞冠状动脉导致心脏停搏;改为纯氧,调整呼吸参数,一般是增加呼吸频率,减少潮气量,通过肺的运动挤压心脏将大气泡震荡为小气泡;如氧饱和度下降明显,可改为手控辅助通气;给予血管活性药物支持循环功能。如果进气量较多,可在初步明确诊断后经中心静脉抽吸空气,但是多数情况下已经无法抽出气体。上海东方肝胆外科医院发生的近百例空气栓塞经麻醉医师和外科医生的通力配合以及积极抢救,均成功救治。

(王振猛　孙玉明)

【特此感谢第二军医大学第三附属医院(东方肝胆外科医院)傅思源副教授提供本章照片】

参考文献

[1]　杨甲梅.实用肝胆外科学[M].上海:上海人民出版社,2009,161-168.

[2]　庄心良,曾因明,陈伯銮.现代麻醉学[M].第3版.北京:人民卫生出版社,2004,767-801.

[3] John Butterworth, David C. Mackey, John Wasnick. Morgan & Mikhail's clinical anesthesiology[M]. 5th edition. Published by Cambridge University Press, 2013. 1183 – 1185.

[4] Richard A Jaffe. Anesthesiologist's manual of surgical procedures[M]. 5th edition. Published by Cambridge University Press, 2014, Chapter 7. 5.

[5] Sihler KC and Napolitano LM. Complications of massive transfusion[J]. Chest, 2010, 137(1): 209 – 220.

[6] Hatano Y, Murakawa M, Segawa H, et al. Venous air embolism during hepatic resection[J]. Anesthesiology, 1990, 73(6): 1282 – 1285.

第十八章　小儿肝脏肿瘤手术的麻醉

　　小儿原发性肝脏肿瘤占小儿肿瘤总体发生率的 1% ~4% ,居第 10 位。其中 60% 的肝脏肿瘤为恶性肿瘤,而良性肿瘤约占 40% 。Greenberg 报道 656 例小儿肝脏肿瘤病例统计分析,肝母细胞瘤占 34.6% ,肝细胞腺癌占 22.5% ,肉瘤为 6.8% ,而良性肿瘤共和占 36% ,其中以血管瘤为主,占 18% 。在全部小儿恶性实体肿瘤中,发生于肝脏的恶性肿瘤者居第三或第四位,仅次于神经母细胞瘤及肾母细胞瘤,与恶性畸胎瘤发生率相当。尽管小儿肝脏肿瘤并不常见,但随着感染性疾病的死亡率下降和先天性畸形治愈率的提高,小儿恶性实体肿瘤已成为儿童的主要病死原因,故小儿肝脏肿瘤的诊断和治疗也愈来愈受到重视。

第一节　小儿肝脏肿瘤概述

一、小儿肝脏肿瘤的分类

（一）根据肿瘤性质分类

　　小儿肝脏肿瘤按性质可分为恶性与良性肝脏肿瘤。常见的肝脏恶性肿瘤按发病率高低可分为肝母细胞瘤、肝细胞癌、恶性肝脏间叶瘤和横纹肌肉瘤;常见的肝脏良性肿瘤按发病率高低可分为血管瘤、肝脏错构瘤、肝细胞腺瘤等。

（二）根据组织学来源分类

　　小儿肝脏肿瘤根据组织学来源可分为上皮性肿瘤、非上皮性肿瘤、错构瘤、转移性肿瘤和瘤样病变。上皮性良性肿瘤包括肝细胞腺瘤、胆管腺瘤及胆管囊腺瘤,而上皮恶性肿瘤包括肝母细胞瘤、肝细胞癌、胆管细胞癌等。瘤样病变包括局灶性结节性肝增生、结节性再生性肝增生腺瘤样肝增生等(表 18 - 1)。

二、小儿肝脏肿瘤的诊断

（一）发病年龄

　　小儿肝脏肿瘤的好发年龄在某些类型的肿瘤中显得尤为突出。例如肝母细胞瘤多见于婴幼儿,尤以出生后 1 ~2 年发病最多见,3 岁以下占 85% ~90% ,而肝细胞癌一般都在 5 岁以后发病,又如婴儿型血管内皮瘤 90% 发生在 6 个月以内。

（二）临床表现

肝脏肿瘤的临床表现并没有显著的特异性。常见的症状有腹胀、肝区痛、发热、食欲不振、贫血、

表 18 - 1　小儿肝脏肿瘤和瘤样病变分类

	良性肿瘤和瘤样病变	恶　性　肿　瘤
上皮性	肝细胞腺瘤 肝内胆管瘤 肝内胆管囊腺瘤	肝母细胞瘤 肝细胞癌 胆管细胞癌 纤维板层型癌
非上皮性	血管瘤 血管内皮瘤 海绵状血管瘤 淋巴管瘤 上皮样血管内皮瘤 肝脏畸胎瘤 脂肪瘤 纤维瘤	血管肉瘤 未分化肉瘤 胚细胞性肿瘤 恶性肝脏畸胎瘤
瘤样病变	局灶性结节性肝增生 结节性再生性肝增生 腺瘤样肝增生 炎性假瘤	
错构瘤	间叶性错构瘤 胆管错构瘤 混合性错构瘤	
转移性肿瘤		各种转移性肿瘤

体重减轻、黄疸等,对于尚未学会言语表达的婴幼儿有时仅仅是父母发现小儿腹部膨隆或触及腹部包块而就诊。

（三）实验室检查

血清甲胎蛋白(AFP)测定对于鉴别良恶性肿瘤和术后随访也有一定指导意义。肝细胞癌患者血清中谷氨酰转肽酶、碱性磷酸酶等也高于正常,但缺乏特异性,仅作为辅助诊断。

（四）影像学检查

影像学检查除了辅助诊断外,还可以指导治疗方案。目前肝脏肿瘤常用的检查方法有 B 超检查、CT、MRI、血管造影、放射性核素扫描等。

（五）经皮肝脏穿刺活检

肝脏穿刺活检是利用穿刺器材的负压吸引原理,从肝脏中取出长约 1 cm 且非常纤细的肝组织行光学及电子显微镜检查以明确病理诊断。

三、小儿肝脏肿瘤的治疗

包括：① 肿瘤切除术：目前手术完整地切除肿瘤仍是大部分的肝脏肿瘤尤其是恶性肿瘤最重要、最有效的治疗手段;② 肝移植术：随着人体组织器官移植技术的进步,有一部分不能手术切除的肝脏恶性肿瘤也可考虑行肝移植手术;③ 化疗:可分为术前和术后化疗两种情况。术后化疗配合综合治疗是小儿肝脏恶性肿瘤治疗的一部分。术前化疗是指有一部分无法一期手术的患儿通过化疗、肝动脉栓塞化疗使癌肿缩小变不可手术为可手术;④ 放射治疗:肝脏细胞癌、肝恶性间叶瘤不能手术的病例可考虑放疗,肝海绵状血管瘤也可用放射治疗达到使肿瘤体积缩小的目的。

第二节 小儿肝脏肿瘤手术的麻醉前准备

一、术前访视与评估

(一)详阅病历、询问病史

麻醉医师应仔细翻阅病历和询问现病史,了解患儿的姓名、性别、年龄、体重等,并评估患儿的体重是否与年龄相符。在麻醉前除了了解肝脏疾病相关问题外,还必须全面了解其他器官系统功能状况,并存疾病、既往麻醉手术史、出生状况、过敏史和家族麻醉手术史等,尤其关注患儿呼吸功能状况,如是否存在哮喘、肺炎病史以及近期有无上呼吸道感染等。

(二)体格检查

体格检查应针对与麻醉实施密切相关的系统进行。首先观察患儿的发育情况,有无脱水、水肿、贫血、发绀等。然后着重检查呼吸、心血管系统:观察是否有颈短、过度肥胖、有无胸廓畸形、呼吸频率、扁桃体大小等,应仔细听诊心肺,两肺是否有啰音,心脏是否存在杂音等。对疑有心血管功能异常者,应暂缓手术,结合心电图、心脏彩超等明确诊断后方可考虑手术。婴幼儿往往外周静脉较细,而麻醉前开放外周静脉至关重要,应检查外周静脉情况,近期反复输液者若有静脉置管可关照床位护理人员将其带入手术室,方便手术室内诱导麻醉。

(三)实验室及影像学检查

根据患儿疾病和合并症作相应检查。应详细检查肝功能情况,包括血清蛋白、胆红素、凝血功能及各项酶学检测,存在低蛋白血症、贫血及凝血功能不良者,应静脉补充白蛋白、输血、术前 3 日肌注维生素 K_1 等,使白蛋白不低于 30 g/L,血红蛋白不低于 8 g/L。小儿相对成人而言系统病史比较简单,如果一般情况较好的单纯肝脏肿瘤患者,血常规、肝肾功能、心电图和胸部 X 线检查即可。

(四)了解手术方案

麻醉医师不仅要精通麻醉专业知识,还应掌握手术方案、切除肿瘤大小和性质、切口大小、所累及脏器、手术难易程度、估计手术时间等,这样才能更好地驾驭手术麻醉。

(五)胃肠道准备

禁食禁饮要个体化,尤其在婴幼儿和新生儿。一方面麻醉医师向家长仔细交代禁食禁饮的确切时间、可以吃和饮用的食品和饮料的种类以及进食(饮)的量,尽可能安排小儿手术放在第一台,对于接台者或预定的手术次序意外推迟预计超过 2 h 者应及时给予患儿适量的水或清饮料(如糖水,同时还可补充能量,以免出现低血糖)。小儿禁食时间见表18-2。

表18-2　儿童患者禁食时间

年　龄	禁食时间(h)	
	牛奶和固体食物	清　液　体
<6个月	4	2
6~3岁	6	3
>3岁	8	3

二、麻醉仪器、药品和人员准备

(一)仪器及保暖设备的准备

可供小儿用麻醉机及常规监测心率、无创血压、心电图、经皮脉搏血氧饱和度(SpO_2)和呼气末CO_2。肝脏肿瘤手术期间循环波动大,甚至可能发生大出血,应常规监测有创动脉压,中心静脉压。小儿体温中枢尚未发育完善,且腹腔脏器长时间暴露,应监测体温,同时准备保暖设施,尤其是婴幼儿,包括室温适当、保证各种保温装置(如加热灯、变温毯、暖风机等)处于良好功能状态。

(二)气道处理相关器具准备

肝脏肿瘤手术首选全身麻醉。诱导前应准备合适的面罩、喉镜片、气管导管(除预选导管外还应准备大和小一号的导管)、导管管芯、合适的小儿吸痰管、注气针筒以及听诊器等。肝脏肿瘤较大时腹内压增高,甚至影响胃排空,负压吸引准备非常重要。同时准备困难气道时的应急器具,如合适尺寸的喉罩、口咽或鼻咽通气道。另外,准备小儿简易呼吸囊以便术后运送,也可在麻醉机意外故障时临时使用。

(三)抢救药品和麻醉药品及麻醉人员安排

常规准备阿托品、去氧肾上腺素并稀释到合适的浓度。麻醉药品包括全身麻醉使用的镇静、镇痛药和肌肉松弛药物或者椎管内麻醉使用的局部麻醉药。鉴于小儿麻醉本身的特殊性以及肝脏肿瘤手术的风险性,应配备具有一定小儿麻醉经验的麻醉医师完成这样的手术麻醉。

(四)减轻患儿心理创伤的准备

麻醉医师在术前评估过程中应与患儿和家长建立良好的关系,开始营造一个轻松、温馨、亲切、有安全感的外部环境,也可以在手术室门口准备一些玩具,供小儿玩耍的场地和器材,甚至可以考虑让家长进入手术室配合麻醉医师给患儿实施麻醉诱导等。

(五)术前用药

小儿肝脏肿瘤手术是否需要术前用药主要根据患儿年龄、心理状况、行为自控能力等决定,应强调个体化原则。一般而言,10个月内的患儿无需术前用药;10个月至4岁建议术前用药,大于4岁患儿麻醉医师应在术前与孩子和家长进行良好沟通评估,以决定是否需术前用药。术前给药方法首选口服用药,常常最易被患儿所接受。口服给药的优点是无痛、较易实施、抗焦虑作用快、不良反应少,可制成适合于小儿的各种剂型,如各种口味的棒棒糖或糖浆,常常在进手术室前半小时口服,给药后应密切观察患儿变化,尤其呼吸状况和有无缺氧。如采用氯胺酮,应同时使用阿托品等抗胆碱类药。而直肠给药途径比较适合于不会或不愿口服药液的婴幼儿。此途径给药对患儿刺激较小,但药物吸收较慢导致起效慢,或由于粪便等影响药物吸收而使起效时间难以预料,作用消除也慢,发生呼吸抑制机会少。需注意给药后常常出现药液外漏,可能影响药效。常用的是咪达唑仑 0.2~0.3 mg/kg、氯胺酮 3~5 mg/kg。

第三节　小儿肝脏肿瘤手术的麻醉方法

小儿肝脏肿瘤手术最常用的麻醉方法是气管内插管全身麻醉,也可以全身麻醉复合硬膜外阻滞或骶管阻滞,后两者作为全身麻醉的辅助手段,可完善镇痛、减少全身麻醉药物用量尤其是阿片类镇痛药的使用,从而减少对肝功能的不利影响,同时还可用于术后镇痛,使患者术后苏醒迅速、恢复快。由于肝脏肿瘤手术期间发生的出血、低温、肝功能损害等可能导致凝血功能障碍,选择椎管内麻醉复合全身麻醉仍需慎重。小儿肝脏肿瘤手术选择气管内插管全身麻醉仍不失为一种经典的、安全的麻醉方式。

一、全身麻醉诱导

麻醉诱导按全身麻醉药进入人体内途径不同,可分为吸入诱导和静脉诱导两大类,前者主要用于不愿意配合建立静脉通道的患儿,而后者主要用于饱胃或配合开放静脉的患儿。由于患儿不配合,使用吸入诱导方法前可能需要通过口服、肌内注射、直肠灌注或滴鼻等途径给予适量镇静药,以辅助吸入诱导的实施。

（一）吸入诱导

吸入诱导是小儿麻醉中最常用方法,具有起效快,无痛苦且易被接受等优点。一般均通过面罩吸入。

1. 吸入诱导患儿的选择

新生儿和婴儿常可直接抱入手术室,因此常常采用吸入诱导的方法,随后再开放静脉。不合作、哭闹的幼儿在术前用药辅助下一般也可进行吸入诱导。合作的大小儿一般采取静脉麻醉诱导。

2. 吸入诱导药物的选择

目前国内外常用的吸入麻醉药物有七氟烷、地氟烷、异氟烷、氧化亚氮等,而最适用于小儿吸入诱导的是七氟烷。地氟烷是临床常用吸入麻醉药中血气分配系数最低的,诱导和苏醒比七氟烷更快,但其具有强烈的气道刺激性且清醒诱导时易致气道痉挛,故并不适合小儿清醒时的麻醉诱导。与异氟烷相比,七氟烷诱导和苏醒过程更舒适、快速,无难闻或孩子厌恶的气味,也无气道刺激性,更易精确控制,术中生命体征稳定,复合用药安全范围广。因此,七氟烷仍是目前首选的小儿吸入诱导麻醉药。

3. 七氟烷吸入诱导方法

七氟烷的吸入诱导常采用高浓度高流量的方法,在诱导前,先在麻醉机的呼吸环路中预充高浓度的吸入麻醉药。具体操作步骤如下：① 麻醉机设置于手控模式,关闭新鲜气流,排空手控呼吸囊,关闭逸气阀,封闭呼吸回路输出口;② 将装有七氟烷的蒸发器调至 6%~8%（建议新生儿用 2%~

3%),新鲜气流量3~6 L/min;③ 持续充气直到呼吸囊充盈,再次挤瘪呼吸囊,待呼吸囊再度充盈时,回路内吸入麻醉药浓度将得到明显的提升;④ 放开呼吸回路开口,轻轻挤压呼吸囊,螺纹管吸入支也充满高浓度七氟烷,然后接面罩开始诱导。诱导方法可分为如下几种。

（1）潮气量法诱导　即小儿自然呼吸状态下吸入麻醉药。本方法适合于所有年龄的小儿,尤其适用于不知道合作或者不合作的婴幼儿。具体方法如下:① 吸入麻醉药预充回路后,连接合适的面罩(下至颏部上达鼻梁),盖于患儿口鼻处,让患儿平静呼吸,不合作患儿注意固定其头部;② 患儿意识消失后,将七氟烷的蒸发器调至2%~4%(视麻醉深度而定,新生儿可调至1%~2%),以便维持自主呼吸,必要时辅助呼吸,降低新鲜气流至1~2 L/min,以维持合适的麻醉深度并减少麻醉药浪费和手术室环境的污染。

（2）改良单次最大深呼吸吸入诱导法(肺活量法)　此法比较适用于特别希望在面罩吸入麻醉状态下尽快入睡的能合作的儿童(5~10岁的儿童),如能合作5岁以下小儿也能施行。麻醉实施前应指导孩子学会最大深吸气,屏气和最大呼气,然后再锻炼小儿在面罩(不连接螺纹管)下学会最大深吸气和最大呼气。麻醉诱导前预充呼吸回路,指导孩子最大深吸气后最大深呼气并屏住,此时麻醉医师将连接已经预充七氟烷的面罩盖于患儿口鼻处并密闭之,嘱咐其用力吸气并屏气,当患儿控制不住时再呼气,可能此时患儿意识已经消失,否则令患儿再深吸气、屏气和呼气,绝大多数患儿在2次循环呼吸后意识消失。此诱导法患儿一般在30~45 s入睡,类同于静脉麻醉药物的起效时间。

（3）浓度递增法　适用于合作的小儿或不能一下子耐受高浓度吸入麻醉药的危重患儿。方法:① 麻醉机为手动模式,置逸气阀于完全开放位,新鲜气流3~5 L/min;② 开启七氟烷蒸发器,起始刻度为0.5%,患者每呼吸3次后增加吸入浓度0.5%(如果希望加快速度每次可增加1%~1.5%),直至达到6%。如果在递增法诱导期间,患儿躁动明显,可立即将吸入浓度提高到6%~8%,新鲜气流量增至5~6 L/min,即改为潮气量法。

4. 一些辅助诱导方法

由于小儿年龄和生理上的特殊性,上述吸入诱导方法并不一定能安全、顺利地实施,下列辅助方法提供参考。

（1）分散患儿注意力　1~3岁的幼儿常常不合作,但又无法进行解释和沟通,在诱导期间可以转移患儿注意力,鼓励其像吹气球或吹生日蜡烛一样吹麻醉皮囊。使用画有孩子喜欢的某种食物或卡通图案的皮囊、面罩或在面罩上涂孩子喜欢的某种气味的香精,可用泡泡糖味或草莓味香水或者无色香味唇膏涂抹在面罩内层以消除面罩固有的塑料气味,可以增加孩子的对面罩的接受程度。

（2）怀抱诱导法　当患儿不愿意躺在手术台上,且尝试多次失败时不可强制患儿躺下实施吸入麻醉,否则适得其反。麻醉医师(或家长)可怀抱患儿进行吸入诱导,让孩子感觉有依靠、有安全感,孩子会比较顺从、合作。

（3）面罩不接触或不用面罩法　有些小儿拒绝接受面罩或不愿面罩接近脸部。可将双手在面罩周围围成"杯状"罩于患儿口鼻部,使患儿口鼻周围的吸入麻醉药浓度较高,而面罩不直接接触患儿皮肤,这是面罩不接触诱导法。也可不用面罩而以手握住环路中的弯接头,手握成杯子形状,靠在小儿下巴。婴幼儿如拒绝面罩时可用人工奶嘴让其吸吮,再用面罩渐靠近其口鼻处进行吸入诱导。

（二）静脉诱导

静脉诱导通常应用于年龄较大,能合作进行静脉开放的孩子、要求作静脉穿刺置管的(许多患儿均有静脉被穿刺的经历故可接受性较好)、诱导前已预置静脉套管针的、有潜在心血管功能不稳定的、因饱胃需进行快速诱导等情况。

静脉诱导的关键是建立静脉通道。小儿静脉穿刺不易,故一旦穿刺成功后应仔细妥善固定,以免术中移位或不慎拔出。相对吸入诱导而言,随后的静脉诱导要简单得多,用药选择与成年人没有太大差异,主要是剂量的差别,按照体重计算用量即可。日前常用的静脉诱导药有丙泊酚、依托咪酯、氯胺酮等。丙泊酚是最常用的小儿静脉麻醉药,诱导剂量一般在 2 ~ 3 mg/kg。依托咪酯对循环影响小,尤其适用于有心脏疾病或循环功能不稳定的患儿,剂量推荐 0.2 ~ 0.3 mg/kg。氯胺酮对循环功能不稳定的小儿非常有用,尤其处于低血容量、不能承受外周循环阻力下降的小儿,如患有主动脉瓣狭窄或某些先心病(如法洛四联症)可利用氯胺酮来维持肺循环和体循环血流阻力的稳定性,常用诱导剂量 2 mg/kg。

总之,小儿麻醉诱导不仅需要麻醉医师丰富的临床经验,而且需要麻醉医师细心、耐心的品质,并具备良好的沟通技巧,结合患儿的年龄、心理特点拟定诱导计划,并本着无痛、尽可能减轻患儿心理创伤的原则,灵活运用或者联合应用多种方法使小儿能尽快、安全、平稳地入睡。

二、诱导后插管

(一) 气管导管尺寸的选择

1 岁以上小儿气管导管型号的选择可应用下列公式大致计算:气管导管口径(ID)(>1 周岁) = 年龄/4 +4.0,插管前还需准备大一号、小一号气管导管各一根,根据实际情况选择。

(二) 插管深度

插管深度的计算可根据以下公式大致估计:气管内插管深度(cm) = 年龄/2 +12。1 周岁以内或超过 10 周岁的儿童不能完全按以上公式计算,因个体差异较大,临床上可根据气管导管套囊进入声门或使导管头端的第二条黑线处于声门处即可。插管成功后,通过听诊双肺呼吸音、观察呼吸末 CO_2 波形、观察气道压力波形等确定气管导管是否在气管内,同时可间接判断深浅是否适宜。需注意头颈的曲伸可使气管导管顶端在气管内位置发生偏移,婴儿头颈完全曲伸可使导管移动 1 ~ 3 cm。仔细确定并充分考虑到头部位置发生变化对导管位置的影响,每次体位发生变化时均应及时听诊双肺,检查通气情况,故在小儿麻醉手术中需经常反复听诊,必要时可考虑床边胸片确定气管导管位置。

(三) 吸入诱导麻醉的插管

患儿吸入诱导后,麻醉医师必须尽快建立静脉通道,以方便使用肌松药插管。一般情况下,小儿肝脏肿瘤手术在外周静脉开放后诱导插管,再行颈内静脉穿刺,以便大出血时输血输液,同时监测中心静脉压。但遇到极个别小儿外周静脉穿刺困难时也可考虑直接深静脉穿刺置管。需注意的是静脉穿刺最好选择上肢静脉、颈内静脉或锁骨下静脉,避免股静脉和下肢静脉穿刺,以防术中阻断下腔静脉时血栓形成。仅在上肢静脉穿刺困难时,下肢外周静脉穿刺作为全身麻醉诱导时临时使用。由于患儿意识已经消失,开放静脉后可给予(或不给)少量镇静药如咪达唑仑 0.1 mg/kg,适量镇痛、肌松药后即可插管。

三、术中管理

(一) 术中监测

肝脏肿瘤手术术中出血过多、手术操作如牵拉肝脏使下腔静脉扭曲或梗阻引起回心血量减少、下腔静脉破裂导致气栓等时常导致血流动力学剧烈变化,故除心电图、SpO_2,$P_{ET}CO_2$ 等常规监测外,还应实施有创动脉血压、中心静脉压监测并术中密切关注手术步骤。另外,肝脏手术暴露范围广,耗时长极易引起低体温,体温监测非常重要,应积极采取保温措施。除了上述监测外,同时应注意监测患儿尿量、血红蛋白、血气电解质(包括血糖)等,及时纠正水电解质紊乱和酸碱失衡。

(二)液体治疗

术中液体治疗是维持患儿循环稳定和有效灌注的一个重要措施。麻醉手术期间的液体治疗针对以下五个方面:

1. 术前机体的液体缺失

术前禁食缺失量的计算方法是:每小时维持量×禁饮小时数。每小时维持量按 4-2-1 法则计算。以体重 23 kg 的小儿禁食 10 小时为例,估计液体缺失量为 630 ml。计算如下:第一个 10 kg:4 ml/kg,则 4 ml/kg × 10 kg = 40 ml;第二个 10 kg(10~20 kg):2 ml/kg,则 2 ml/kg × 10 kg = 20 ml;超过 20 kg:1 ml/kg,则 1 ml/kg × 3 kg = 3 ml,所以每小时所需液体量为 40 + 20 + 3 = 63 ml,63 × 10 = 630 ml。一般在手术开始后第 1 h 内输 1/2 量,其余均分于后 2 h 内。

2. 麻醉药导致的血管扩张

由于麻醉药本身可引起一定范围或某种程度的血管扩张和心功能抑制,故在麻醉前应进行适当的补充以弥补麻醉导致的相对性容量不足。一般在麻醉诱导开始补充,5~7ml/kg,以晶体液为主。

3. 手术期间的生理需要量

在手术室的时间×每小时维持量,每小时维持量按前所述的 4-2-1 法则计算。

4. 手术出血

术中额外损失的量如出血、腹水等应得到相应的补充,以维持正常的血容量。液体治疗时失血量与晶体输液量比例为 1:3,而胶体则为 1:1。

5. 第三间隙液量的缺失

在手术过程中有部分功能性细胞外液转移为非功能性细胞外液,亦即第三间隙液量,导致有效循环容量减少。第三间隙液量与创伤程度、组织暴露程度和持续时间有关。小手术 1 ml/(kg·h),而肝脏肿瘤切除手术可达 15~20 ml/(kg·h)。在围术期这部分液体可根据血流动力学监测指标、皮肤弹性、婴儿囟门是否下陷或饱满、手术时间、肠壁水肿程度等酌情输注。

6. 液体选择

术中输液通常选用乳酸钠复方氯化钠溶液,适用于大多数患儿。研究已证实,尽管术前禁食,由于对麻醉和手术的应激反应使血糖升高,故多数患儿的血糖水平仍属正常,即使延长禁食时间,术前发生低血糖的风险也很低。因此,对于一般手术而言,大多数患儿没必要在围术期使用含糖液。但对于肝脏肿瘤患者而言,手术可能影响肝糖原贮备,术中应监测血糖,并根据实际情况决定是否需要输注含糖液体。新生儿和早产儿由于糖原贮备不足,容易因禁食而导致血糖下降,此外长时间手术也必须顾及热量的补充,故对于这些小儿应考虑输注 5% 葡萄糖液。

(三)输血治疗

小儿肝脏肿瘤手术出血量多,往往需要输血。因此麻醉医生必须对患儿的术前血红蛋白、估计血容量、可允许出血量、术中丢失量有一个准确的评估。

1. 小儿血容量的估计

小儿估计血容量(estimated blood volume,EBV)和年龄、体重密切相关(表18-3)。

表 18－3　按年龄或体重估计循环血容量

年　龄	估计血容量（ml/kg）	年　龄	估计血容量（ml/kg）
未成熟儿	90～100	＞3 个月小儿	70～80
足月儿~3 个月	80～90	肥胖小儿	65～75

2. 可允许出血量

小儿术中是否需要输血，目前认为可接受的 Hct 是 25%～30%，对于接受大手术的患儿可以要求血细胞比容较高一些，故一般将其定在 30%。最大允许失血量（maximal allowable blood Loss，MABL）$=\dfrac{EBV \times (患者~Hct-30)}{患者~Hct}$。如果失血量小于 1/3 MABL，可用乳酸钠林格液补充；如果失血量大于 1/3 MABL 可用胶体液，最好是 5% 白蛋白；如果失血量大于 MABL，要用红细胞悬液，输注量约为 $\dfrac{超过~ABL~量 \times 预计~Hct}{RBC~的~Hct}$。

3. 术中失血量的估算

术中应尽量精确估算失血量。临床常有以下几种估计失血量的方法：① 称量法：预先称得每块纱布的重量，称得血纱布重量后，扣除原血纱布重量按 1 g≈1 ml，即能测得失血量。该法测得的数据较精确，能用于各种手术，但在实际操作过程中，对盐水纱布上的血量测定往往受到限制；② 估计法：预先测得"湿透"（指纱布吸满液体，但提起纱布不见有液体滴下）每一块各类纱布所需的液量，术中根据各种纱布上所含血液予以估计，该法操作方便，不受干湿限制（湿纱布上的血量应酌情减量），但估计误差较大。最后再对吸引瓶中的血液、消毒巾、敷料上的血液统计在内就是总失血量。但实际临床上很难精确计算出血量，而小儿失血量估算的精确度又严于成年人，故建议有条件的单位可利用血气中的血红蛋白动态变化来估算出血量以指导输血。

（四）术中麻醉维持

全身麻醉的维持，简单地说就是镇静、镇痛和肌松。即复合静脉或吸入麻醉药、麻醉性镇痛药，以及肌松药以达到意识消失、遗忘、镇痛、肌松、生理稳定、抑制应激反应等良好的麻醉状态。小儿肝脏肿瘤手术，一般选择吸入麻醉取其方便且可控性好。静脉复合吸入维持麻醉也是一种不错的选择，两种镇静药物可取长补短，减少麻醉药用量和不良反应。鉴于手术时间偏长，镇痛药常采用泵注，推荐芬太尼 1～2 μg/（kg·h）或瑞芬太尼 0.1～0.5 μg/（kg·min）持续泵注，肌松药选择顺阿曲库铵 1～2 μg/（kg·min）或罗库溴铵 9～12 μg/（kg·min）泵注。近几年，靶控输注（TCI）也逐渐在小儿麻醉中开始应用，如靶控输注丙泊酚、芬太尼等维持麻醉。但须注意的是丙泊酚的靶控浓度（血浆）高于成人，可能是由于小儿的中央室分布容积和清除率高于成人，另外个体差异较大，不同小儿对同样刺激需要静脉麻醉药浓度可能不同。因此，仍需根据临床麻醉深度和外科状况作相应调整。TCI 应用于小儿还需要更多研究为临床提供参考。

四、术后镇痛

婴幼儿的术后镇痛一度被怀疑或忽视，但随着研究的不断进展，观念也不断更新。目前对于小儿的镇痛共识就是不能剥夺他们无痛的权利，因此对于肝脏肿瘤手术这种类型的创伤，理应给予镇痛治疗。有研究建议，轻度疼痛首选口服镇痛药如 NSAIDS 类药，而像肝脏肿瘤手术这种中重度疼痛应使用静脉或区域镇痛,且往往需要阿片类药物或联合 NSAIDS 类药。故罗列了一些镇痛方案,仅供参考,临床实际应用还应遵循个体化原则。

(一) 静脉镇痛

可以选择静脉持续输注阿片类药物、PCIA(患者自控静脉镇痛)和 NCA(护士控制镇痛)三种方式。

1. 静脉持续输注阿片类药

阿片类药物用于 6 个月以下婴儿,作用时间长,副反应多,应慎用或不用。6 个月以上小儿单次静注阿片类药物一个负荷剂量,随后静脉持续滴注(用微泵调节)可提供良好的镇痛。用药期间严密观察意识反应和呼吸情况,一旦发现患儿嗜睡,应减慢滴注速率。剂量推荐见表 18-4。

表 18-4　阿片类药连续静脉输注剂量推荐

药　物	与吗啡的效价比	给药方式	单次剂量(μg/kg)	静脉连续输注[μg/(kg·h)]
吗　啡	1	静脉	15~50	10~30
芬太尼	50~100	静脉	0.5~1	0.3~0.8
舒芬太尼	700~1 000	静脉	0.05~0.1	0.02~0.05

2. 患者自控静脉镇痛(PCIA)

6 岁以上能合作的小儿,可用患者自控镇痛(patient control analgesia,PCA)装置给药。它是在一定背景输注的基础上,患儿根据疼痛程度按照医生事先设定剂量自行追加一定剂量的药物。应用前要详细解释,教会患儿根据需要而应用此仪器按钮,必要时应教会家长协助小儿使用。研究显示其镇痛效果优于肌内注射或单纯持续静脉输注,也在一定程度上减少了过度镇静的发生,患儿和家长的满意度更高。小儿自控静脉镇痛(PCIA)推荐方案见表 18-5。

表 18-5　PCIA 的推荐方案

药　物	负荷剂量(μg/kg)	单次冲击剂量(μg/kg)	锁定时间(min)	持续背景输注[μg/(kg·h)]
吗　啡	50	10~20	10~15	0~20
芬太尼	0.5	0.1~0.2	10~15	0.3~0.8
舒芬太尼	0.05	0.01~0.02	10~15	0.02~0.05
曲马多	0.5 mg/kg	100~200	10~15	100~250

3. 护士控制镇痛(nurse Controlled Analgesia,NCA)

对于年龄小于 6 岁或不能合作的患儿,可以采取护士或家长控制镇痛的方法。使用 NCA 时,须更严密监护患儿,防止过度镇静和呼吸抑制的发生。

(二) 硬膜外镇痛

肝脏肿瘤手术全身麻醉复合硬膜外或骶管阻滞,很重要的一个目的就是术后镇痛。通过骶管或硬膜外导管持续给药,采用自控方式、家长控制或者护士控制方式持续镇痛。目前最常用的配伍是局麻药中加入阿片类药物,不仅可达到协同镇痛的作用,还可降低这两类药物的不良反应,减少运动阻滞的发生。PCEA 所使用的传统经典局麻药是布比卡因,建议用量为:负荷剂量 1.0~2.5 mg/kg,维持剂量新生儿 0.20~0.25 mg/(kg·h),年长儿 0.2~0.4 mg/(kg·h)。相对布比卡因而言,罗哌卡因具有神经毒性和心脏毒性低的优点,且感觉和运动分离阻滞,故在临床上的应用有逐渐增多的趋势,建议用量为 0.15 ~ 0.2 mg/(kg·h)。若联合阿片类药物推荐罗哌卡因和芬太尼,罗哌卡因剂量 0.1 ~ 0.15 mg/(kg·h),芬太尼的持续剂量为 0.1 ~ 0.2 μg/(kg·h)。

(朱　辉　张马忠)

参考文献

[1] 董蒨. 小儿肝胆外科学[M]. 北京:人民卫生出版社,2004,225 - 272.

[2] 杭燕南,王祥瑞,薛张纲,等. 当代麻醉学[M]. 第 2 版. 上海:上海科学技术出版社,2013,835 - 863.

[3] 庄心良,曾因明,陈伯銮. 现代麻醉学[M]. 第 3 版. 北京:人民卫生出版社,2003,1413 - 1440.

[4] [美]米勒(Miller,R. D.)原著;邓小明,曾因明主译. 米勒麻醉学[M]. 第 7 版. 北京:北京大学医学出版社,2011,2593 - 2597.

[5] Greenberg M,Filler R M, hepatic turmors. In Principle and Practice of Pediatric Oncology. Edited by Pizzo P A, Poplack D G Lippicott-Raven Publishers, Philadelphia ,New York,1997, 717 - 732.

[6] Staikou C, Tsaroucha A,Vakas P,et al. Maternal and umbilical cord oxygencontent and acid-base balance in relation to general, epidural or subarachnoid anesthesia for term elective cesarean section[J]. Clin Exp Obstet Gynecol,2013;40(3): 367 - 71.

[7] Motoyama EK, Davis PJ, et al. Smith's Anesthesia for Infants and Children [M]. 7th edition. St Louis, Mosby Elsevier, 2006.

[8] Monitto CL,Greenberg RS,Kost—Byerly S,et al. The safety and efficacy of parent-nurse-controlled analgesia in patients less than six years of age[J]. Anesth Analg,2000,91(3): 573 - 579.

[9] American Academy of Pediatrics and Ameican Pain Society:The assessment and management of acute pain in infants, children, and adolescents. Pediatrics, 108: 793,2001.

第十九章　肝包虫病手术的麻醉

肝包虫囊肿多见于牧区,我国内蒙古、西北、四川西部、西藏等地区较常见。本病又称肝棘球蚴病,由细粒棘球绦虫的蚴侵入肝脏所致。犬绦虫寄生在狗的小肠内,随粪便排出的虫卵常粘附在狗、羊的毛上,人吞食被虫卵污染的食物后,即被感染。虫卵经肠内消化液作用,蚴脱壳而出,穿过肠黏膜,进入门静脉系统,大部分被阻留于肝脏内。蚴在体内经 3 周,便发育为包虫囊。包虫囊肿在肝内逐渐长大,依所在部位引起邻近脏器的压迫症状,并可发生感染。肝包虫囊肿手术治疗的手术死亡率一般为 2% ~4% ,术后复发率为 5% ~12% 不等,多由于第一次手术时遗漏深藏的小囊肿或手术时种植所致。

第一节　病因及病理生理

一、病因

人感染包虫病的主要原因是接触狗,或处理狗、狼、狐皮而误食虫卵引起,虫卵在人的胃、十二指肠内孵化,放出六钩蚴,此幼虫循门静脉至肝,便发育为包虫囊,发生肝包虫病。包虫囊肿在肝内逐渐长大,依所在部位引起邻近脏器的压迫症状,并可发生感染,破裂播散及空腔脏器阻塞等并发症。

二、病理生理

人或其他中间宿主接触并吞食此蚴污染的水或食物即可被感染,经胃或上部小肠的消化,六勾蚴即脱壳而出,穿过胃肠壁进入门静脉,多数停留在肝,少数逸出至肺和其他脏器。进入肝内的棘球蚴,先发育为小的空囊,即初期的包虫囊肿,其中不含头节;随着囊体逐渐增大,形成包虫囊肿,亦即内囊。内囊又可分为内、外两层,外层为多层的角皮层,有弹性,如粉皮样,呈白色半透明;内层为生发层,很薄,实际上是包虫的本体。能产生很多头节和生发囊。生发囊脱落后,形成与母囊结构相同的子囊;子囊又可产生孙囊。头节绝大部分附着于囊壁或沉积在囊底形成"包虫囊沙"。在包虫囊肿生长过程中,由于人体组织的防卫反应,在其周围形成一层纤维性包膜,称为外囊;其厚度为 3 ~5 mm,可发生钙化。包虫囊肿多为单发性,约有 1/4 为多发性。囊肿生长缓慢,小者如葡萄大小,大者囊内容积可达 20 000 ml。包虫囊液透明,呈弱碱性,含有大量头节和子囊,以及少量无机盐和蛋白质。少量囊液渗至囊壁外,为人体吸收而致敏,如囊肿破入体腔,大量囊液被吸收,可产生过敏性反应或休克,甚至造成死亡。囊内生发层、子囊和头节除因营养不足可变质死亡外,也可由于囊壁发生破隙引起。胆液内侵或合并感染后而失去生机,使囊液和生发层变成黄色胶样体,甚至发生钙化。囊肿亦可继发细菌感染。当有包虫感染的羊、牛或其他中间宿主的内脏被犬、狐或狼所食,此寄生虫即完成其生活周期。

第二节　临床表现及诊断

一、临床表现

患者常具有多年病史、病程呈渐进性发展。就诊年龄以 20～40 岁为最多。初期症状不明显，可于偶然中发现上腹包块开始引起注意。发展至一定阶段时，可出现上腹部胀满感，轻微疼痛或压迫邻近器官所引起的相应症状。如肿块压迫胃肠道时，可有上腹不适、食欲减退、恶心、呕吐和腹胀等。位于肝顶部的囊肿可使膈肌向上抬高，压迫肺而影响呼吸；位于肝下部的囊肿可压迫胆道，引起阻塞性黄疸，压迫门静脉可产生腹水。更常见的情况是患者因各种并发症而就诊。如因过敏反应而有皮肤瘙痒，荨麻疹，呼吸困难、咳嗽、发绀、呕吐、腹痛。囊肿的继发性感染是很常见的症状。

临床表现潜伏期长达 5～30 年，不少病例，症状常不明显，偶因右上腹出现肿块，或在尸检时始被发现。包虫囊可小如葡萄，大至囊内容达 20 000 ml。当包虫囊增大到一定程度时，可有① 压迫症状：如肝顶部囊肿使膈上升、挤压肺而影响呼吸；肝后囊肿压迫下腔静脉或门静脉，导致下肢水肿、腹水、脾肿大；肝下囊肿推压胃肠道，发生饱胀，恶心、呕吐等；② 囊肿溃破：溃入胆管，因破碎囊膜或子囊阻塞胆道，合并感染，可反复出现寒热、绞痛，黄疸，有时大便里检出染黄的囊膜及子囊；破入腹腔，除发生腹膜炎外，由于囊液内所含毒白蛋白，常致过敏、重者休克；破入胸腔；发生胸膜炎，进而破入支气管，则咳出含有胆汁的囊液，并形成支气管瘘；③ 体检发现：肝区多能扪及圆形、光滑、弹性强的囊性肿物。当囊腔大于 10 cm，因子囊互相撞击或碰撞囊壁，常有震颤感，称为包囊性震颤。若囊腔钙化，则可触及质地坚硬的实质性肿块。

二、诊断

1. 临床表现

（1）囊性包虫病　有牧区生活史或有与犬密切接触史。早期一般无症状，尔后右上腹逐渐发现生长缓慢的肿块，有饱胀感，肝区不适、隐痛。肝脏肿大，触之囊性感，囊肿压迫胆总管时可有黄疸，压迫门静脉或腔静脉则可出现腹水，下肢浮肿。胃肠道受压可表现有消化不良等症状。囊肿破入腹腔则产生剧烈腹痛和过敏性休克。并发支气管瘘时，痰中带粉皮样物。

（2）泡性包虫病　生长较快，肝区可有刺痛、胀痛，甚至剧痛。肝脏明显肿大，肝区触及较硬的肿块，表面不平。晚期常伴有消瘦、黄疸、腹水、发热等。

2. 包虫囊液皮内试验(卡松尼试验)

为特异性免疫反应。其方法是将无感染的包虫囊液滤去头节，高压灭菌后作为原液。一般用 1:1000、1:100、1:10 的等渗盐水稀释液 0.1 ml，由低浓度开始，在前臂屈侧作皮内试验。15 分钟后观察结果，局部出现红色丘疹，红晕直径 >1 cm 为阳性。若阳性反应在 6～24 h 后出现，则为延迟反应，仍有诊断价值。本试验阳性率为 75%～95%，但有假阳性。

第三节　治疗

手术治疗仍为主要手段。手术的原则是清除内囊,防止囊液外溢,消灭外囊残腔,预防感染。具体手术方法依包囊大小,有无胆瘘和感染或钙化决定。

一、内囊摘除术

临床上最常用的方法。适用于无感染的病例。切口一般选择在上腹包块隆起较显著处。术中注入甲醛溶液,浓度不宜过高,以免吸收中毒和外囊内壁呈硬化性改变或坏死。囊液吸净后,外囊切口做内翻缝合,以消灭残腔。完整内囊摘除术是肝包虫最理想的手术方法,适应证选择严格,要求有良好的麻醉。随着肝外科的进展及对肝包虫病病理生理学知识的增加,对手术不仅切除寄生虫外生囊,同时一并切除因寄生虫囊肿引起的囊周肝实质病变区,即清除或减少在塌陷封闭囊腔过程中的障碍。内囊摘除外囊内翻缝合或内囊摘除外囊内翻缝合加置管引流术,此法是应用多年,各地采用最多的一种术式,约占肝包虫手术患者的96%,疗效确切。

二、外囊敞开术

术式突破肝包虫病以前治疗的一些禁区。外囊敞开术的适应证是:① 完全内囊摘除和穿刺内囊摘除的单纯性包虫病;② 内囊变性坏死或内囊退化以及囊壁钙化的肝包虫病;③ 合并轻度感染坏死而无全身症状的肝包虫病;④ 合并胆漏经缝合修补仅有少量胆汁渗出的肝包虫病。

此术式适应证广泛,术后远、近期疗效好,无残腔形成。但一定要按无瘤原则进行,选好用好局部化疗药,选好适应证。

三、袋形缝合术

适用于已有感染的囊肿。在彻底清除内囊和囊腔内容物后,将外囊囊壁全层缝合于切口周围腹壁,腔内用纱布填塞引流。此种手术后常形成感染窦道,经久不愈。

四、肝切除术

本法能完整切除包虫,治疗效果最佳。从现代肝外科学的角度来看,切除寄生虫感染的肝脏(标准切除或广泛切除)是理想的方法。肝包虫病行肝切除术仅适用于囊周切除术不能清除已无法恢复正常的病变肝组织,包括囊肿已破坏整肝段、叶或半肝;在肝叶或肝段中有大量多发性包囊,相互重叠使包囊间的正常肝实质的功能难以保留;肝实质内的包虫囊突破某些肝段或肝区的胆管,造成无法控制的胆漏;在肝实质中有包囊胆管瘘管。特别是对肝上、肝门部、中央型门静脉间包囊的手术难度较高。对以下情况可考虑作肝叶或肝部分切除术:① 局限于肝左外叶或右半肝,体积巨大、单一、囊壁坚厚或钙化不易塌陷,而病侧肝组织已萎缩;② 局限于肝的一叶的多发性囊肿;③ 引流后囊腔经久不愈,以至遗留瘘管;④ 囊肿感染后形成厚壁的慢性脓肿;⑤ 局限的肝泡状棘球蚴病者。

五、腹腔镜摘除术

腹腔镜手术治疗肝包虫病是一种微创有效方法,术对象的选择指征是:肝包虫囊腔直径最好小于 10 cm。因腹腔镜肝包虫囊肿内囊摘除术对手术适应证要求严格,对手术技术水平要求高。手术指征:患者肝包虫病发作,一般情况良好,无并发症。术中如用电视腹腔镜无法完成手术时,应果断中转开腹手术,是确保患者安全的重要措施。

六、肝移植治疗

由于肝泡型包虫病临床发现多在中晚期,能达到根治性切除病灶的病例不到 30%,大部分患者有肝门、下腔静脉的侵犯无法切除,严重影响了患者的生活质量和生存率,多数患者在 5 年内死亡。通过采用"背驮式"原位肝脏移植手术和先转流后游离肝周同种原位肝移植等技术,可成功治疗肝泡型包虫病,并且晚期肝包虫病是肝移植的良好指征。肝脏移植的成功为晚期肝包虫病的治疗提供了治疗机会。

七、其他术式

外囊-空肠- Roux-Y 吻合内引流术、包虫囊肿切除术、肝叶、肝部分切除术、大网膜填塞外囊腔等术式只适用于特殊类型的患者。

第四节　麻醉管理

一、术前准备

肝包虫病患者应进行充分的术前准备,注意预防感冒,避免剧烈咳嗽,以免囊肿突然破裂;对于囊肿合并化脓感染的患者,术前应给予抗生素及支持治疗,必要时行体位引流,减少感染及分泌物。肝包虫病患者常有不同程度的肝功能损害,同时外科手术又可加重肝功能的损害。因此,要积极进行以保肝为主的术前准备,包括:① 加强营养支持,予以高蛋白质、碳水化合物及低脂饮食,对于进食少者,必要时予以静脉营养支持,增加糖原贮备,可利于减少围术期糖原异生和体内蛋白质的消耗;② 改善凝血功能。如术前口服维生素 K_3 口服液,必要时可静脉注射维生素 K_1;③ 纠正低蛋白血症及贫血。术前准备也应包括全身其他脏器的检查,了解有无合并肝及其他脏器的包虫囊肿病。

二、麻醉选择

肝包虫病手术麻醉选择应根据手术方式,以及患者肝功能等具体情况进行评估和考虑。药物应选择直接对肝脏毒性和血流的影响较小的药物,要了解实施的麻醉方法及术中对患者的管理,还包括术前用药、术中供氧、补充血容量、纠正酸碱平衡及维持循环稳定等。

1. 连续硬膜外阻滞

适于袋形缝合术、外囊敞开术及内囊摘除术,但不适用于肝叶切除或术中出血较多的手术。另外,凝血功能障碍的患者可能出现硬膜外血肿,禁用。

2. 全身麻醉

(1) 吸入麻醉 目前观点认为吸入全身麻醉药用于肝脏手术或肝病非肝脏手术不应列为禁忌:临床使用异氟烷及七氟烷等在体内代谢极低,肝毒性小。对于有活动性肝炎及严重肝功能衰竭患者,禁用氟烷。

(2) 静脉麻醉 具有诱导快,麻醉过程平稳,无手术室空气污染之虑,苏醒快。丙泊酚无明显肝损害作用,由于其为一外源性抗氧化剂,据报道其对肝缺血再灌注损害具有一定的保护作用,因此适用于肝包虫病手术全身麻醉。丙泊酚的用量为全身麻醉诱导时 $1 \sim 2$ mg/kg 静脉注射,麻醉维持为 $3 \sim 9$ mg/(kg·h) 静脉泵注,使用时应注意其对心血管的抑制作用,尤其是初次使用时,对于年老体弱者需适当减量且缓慢推注。

3. 硬膜外阻滞复合全身麻醉

选用 T8 ~ T9 行硬膜外穿刺,先用 2% 利多卡因 5 ml 作为试验剂量,再在短时间内加入 25 mg 罗哌卡因,之后每隔 $1 \sim 1.5$ h 给予 25 mg 罗哌卡因。硬膜外麻醉成功后予以静脉注射咪达唑仑 2 mg,舒芬太尼 20 μg,罗库溴铵 50 mg 后行气管插管,术中以七氟烷或异氟烷维持麻醉。此种方法主要有以下几个优点:① 避免单纯硬膜外阻滞过浅出现肌松差及明显的牵拉反应或由于硬膜外阻滞麻醉平面过广引起的明显呼吸抑制;② 避免单纯全身麻醉术中使用较多的肌松药引起延迟性呼吸抑制及麻醉结束时,患者因伤口疼痛引起的躁动;③ 利于术后止痛,有利术后恢复。

三、术中管理

肝包虫病手术术中管理主要焦点是维持血流动力学的稳定、尽可能维持有效的肝血流以保持肝氧供耗比、保护支持肝脏的代谢,更重要的是预防术中囊液破溃入腹腔引起过敏性休克。

肝包虫病手术中由于吸除囊液,尤其是肝叶切除病例中,因体液丢失以及出血较多,术中血流动力学以及液体平衡往往出现较大波动,对于此类患者应进行充分的术前准备和术中监测。术中监测除常规麻醉监测外还应包括持续有创动脉血压、中心静脉压、尿量等,条件允许时可行 Vigileo 监测心排量、脉搏每搏变异率等指导术中补液量。术中输液主要包括晶体液、胶体液及血制品。晶体液快速补充循环丢失量,但由于其渗透压较低,输注过多时可导致周围性水肿,严重者可出现肺水肿。胶体液如羟乙基淀粉由于渗透压较高,在急性出血较多时,快速输注可有效维持循环稳定,但需要考虑患者术前肾功能情况,大量输注对肾功能产生损害。对于术前存在低蛋白血症或白蛋白较低患者,以及术中囊液丢失较多,术中需补充白蛋白,可降低周围性水肿和预防或减轻肺水肿。如术中出血较多需大量输血时,应注意适时补充钙剂,同时还应注意输血后凝血功能的改变。术中补液时需进行加温处理,防止术中大量补液导致体温丢失。

文献报道过敏性休克发生率高达 4.6%,是肝包虫囊肿手术麻醉中最严重的并发症,可出现支气管痉挛、呼吸停止、心跳停止等紧急情况。因此,从麻醉开始就应时刻严密观察,全身麻醉下过敏性休克的早期表现主要是心率增快、气道压力明显增高、局部皮肤潮红、球结膜充血,而血压的下降往往出现于上述表现之后,麻醉中应时刻观察心率及气道压力的变化,以及皮肤的改变,尤其是在囊肿穿刺吸引囊液、摘除时更应注意。术前静脉注射地塞米松 10 mg 取得较好效果。完整内囊摘除有分破内囊导致囊液外溢的可能,手术中的隔离、吸引和冲洗等操作非常重要,如果囊液流入腹腔,含有大量头节的囊液可致腹腔内广泛种植播散,先用高渗盐水(3%～20%)浸泡可减少腹腔内广泛种植播散的可能。有过敏性休克征兆,立即静脉给肾上腺素、氢化可的松(100 mg)、异丙嗪、葡萄糖酸钙或氯化钙、维生素 C,尽早气管插管,给 5% 碳酸氢钠及胶体液扩容,用血管收缩药,如去氧肾上腺素或去甲肾上腺素维持血压。

(陈前波　陆智杰)

参考文献

[1]　Jin S, Fu Q, Wuyun G, et al. Management of post-hepatectomy complications[J]. World J Gastroenterol, 2013, 19(44): 7983 - 7991.

[2]　Gomez I Gavara C, López-Andújar R, Belda Ibáñez T, et al. Review of the treatment of liver hydatid cysts[J]. World J Gastroenterol, 2015, 21(1): 124 - 131.

[3]　Symeonidis N, Pavlidis T, Baltatzis M, et al. Complicated liver echinococcosis: 30 years of experience from an endemic area[J]. Scand J Surg, 2013, 102(3): 171 - 177.

[4]　Garcea G, Rajesh A, Dennison AR. Surgical management of cystic lesions in the liver[J]. ANZ J Surg, 2013, 83(7 - 8): E3 - E20.

[5]　庄心良,曾因明,陈伯銮. 现代麻醉学[M]. 第 3 版. 北京: 人民卫生出版社, 2008.

第二十章　肝脏微创手术的麻醉

　　近二十多年来兴起的微创治疗,大大丰富了肝脏肿瘤、创伤、囊肿等肝外科疾病的治疗手段。与传统手术相比,微创治疗的优势不言而喻,纵观肝癌的外科治疗历史,从规则肝切除到小肝癌局部根治切除,无不贯穿着减少创伤这一主题,直至微创手术的兴起。

　　微创肝脏切除术(minimally invasive liver resection,MILR)主要包括以下三种手术方式:完整腹腔镜肝脏切除术(pure laparoscopic liver resection,PLLR)、手助式腹腔镜肝脏切除术(hand – assisted laparoscopic liver resection,HALLR)和机器人肝脏切除术(robotic liver resection,RLR)。

　　在肝脏微创手术中,通过改变患者的手术体位为术者创造一个较好的手术视野和手术空间,常规采用投高较低分腿位作为基本体位。头高脚低位可以使小肠自然下垂,避免遮挡手术区域,分腿位可以给手术台上的手术医师提供更多的操作空间。头侧抬高大约 30°~45°,抬高不足可能导致小肠下垂不够,无法暴露手术区域,抬高过多可能导致胃过度下垂,遮挡手术区域。

　　肝脏是右上腹体积最大的脏器,对于不同部位的肝脏手术,体位还需要进一步变动获得更加的手术暴露区域。在右肝病灶的手术中,需要将患者右侧抬高 30°~45°,便于肝脏的顺时针翻转和暴露,而在肝脏后背侧(Ⅶ、Ⅷ段)甚至需要患者左侧卧位,使得肝脏可以充分游离,也便于下腔静脉的解剖。肝脏微创手术的麻醉骨理中应注意上述特点。

第一节　肝脏微创手术麻醉前准备

　　肝脏微创手术类别多,广义的微创治疗包括经皮或术中射频消融、微波治疗、冷冻治疗、经皮瘤内乙醇注射等;狭义的微创治疗主要指腹腔镜下肝切除术,腹腔镜肝切除具有创伤小、疼痛轻、术后恢复快等优点。肝脏微创手术的患者一般较年轻,身体状况较好。随着技术的进步和广泛开展,以及由于微创手术具有术后并发症少、住院时间短、术后恢复较快等优点,使得微创手术越来越多的应用于老年和一般状况欠佳的患者。因此,充分的麻醉前准备非常重要。

一、麻醉前访视

　　麻醉前应仔细访视患者,了解患者精神状态、合作程度,以及疾病的性质、手术范围。腹腔镜手术患者的术前评估主要应判断患者对人工气腹的耐受性。人工气腹的相对禁忌证包括颅内高压、低血容量、脑室腹腔分流术后等。

　　此外,必须对患者全身状况,如呼吸、循环系统功能、水电解质及酸碱平衡状况等,做一客观评估。如心脏病患者行腹腔镜手术应考虑腹内压增高和体位要求对血流动力学的影响,一般缺血性心脏病的影响程度比对充血性或瓣膜性心脏病轻。虽然手术中的影响腹腔镜手术大于开腹手术,但术后影响以腹腔镜手术为轻,所以应综合考虑。腹内压增高对肾血流不利,肾功能不全的患者应加强血流动力学管理,并避免应用有肾毒性的麻醉药物。由于术后影响轻,呼吸功能不全的患者应用腹腔镜手术更具优势,但术中管理困难加大。

术前访视为麻醉医师和患者提供一个沟通麻醉相关问题的机会,可缓解患者的焦虑情绪,根据所了解的患者具体病情,充分作好麻醉前准备,并将患者各器官功能尽可能调整到最佳状况,选择适当的麻醉方法及麻醉药物,设计合理的麻醉方案。

二、麻醉前准备

肝脏是人体内最大的脏器,在人体许多代谢和合成过程中有非常重要和复杂的生理功能。麻醉前必须有良好的准备,有足够的时间来改善患者的全身状态,重要器官的功能情况,特别是肝功能。麻醉前准备包括:① 改善全身状态和肝功能:加强营养,高蛋白质、高碳水化合物、高维生素、低脂肪饮食,纠正低蛋白血症。改善患者全身状态和肝功能,采取保肝措施。做好术前肝储备功能的预测,判断肝功能不全的程度、肝病是处于急性期或慢性活动期、黄疸的性质与程度、有无出凝血异常等;② 改善凝血功能、纠正低血浆蛋白、纠正贫血;③ 维持内环境稳定、抗感染;④ 备血:根据手术范围备好术中用血;⑤ 术前用药:一般镇静、镇痛药均经肝脏代谢降解,麻醉前用药量宜小。术前用药应选择快速起效和恢复的药物以适应于腹腔镜手术术后恢复快的特点,术前应用非甾类抗炎药对减少术后疼痛和镇痛药的应用有好处,可乐定等能减轻术中应激反应。

第二节 肝脏不同种类微创手术的麻醉特点

一、腹腔镜下肝切除术的麻醉特点

1993 年,Wayand 等报道了腹腔镜肝癌局部切除术,肝脏恶性肿瘤微创治疗开始起步,近二十余年的经验积累使得腹腔镜肝切除术有了长足的进步。与开腹手术给患者带来的巨大手术创伤和漫长的术后康复过程相比,微创手术的优势显而易见。由于肝癌手术不涉及淋巴结清扫,而在腹腔镜下进行肝脏切除术手术时间短、创伤轻,给免疫、应激系统带来的打击较小,患者术后恢复快。目前腔镜手术可用于肝良性肿瘤、肝内胆管结石、肝囊肿切除、活体肝移植供体肝脏的切取等,肝脏腹腔镜和微创手术范围的不断扩大改变了肝脏疾病,尤其是肝脏良性和恶性肿瘤的诊断和治疗模式。

腹腔镜手术时麻醉所遇到的主要问题是人工气腹和特殊体位对患者的病理生理造成的干扰,常使麻醉处理复杂化,一般情况好的患者能够较好耐受人工气腹和特殊体位变动,而危重患者对于由此而引起的呼吸和循环干扰的适应力就较差。某些腹腔镜手术持续时间难以预计,有时内脏损伤未能及时发现,失血量较难估计等也增加麻醉处理的难度。

(一)人工气腹对生理功能的影响

腔镜手术的解剖创伤尽管微小,但是在施行这种微创手术的同时,需要形成 CO_2 气腹。因此,在围术期造成的病理生理改变不同于开腹手术,有其特殊性。

1. CO_2 的影响

急性高 CO_2 血症可引起强烈的脑血管扩张。当 $PaCO_2$ 在 $20 \sim 60$ mmHg 波动时,脑血流与其呈线性关系,$PaCO_2$ 每改变 1 mmHg,脑血流相应增减 $4\% \sim 7\%$ 或 $2 \sim 3$ ml/($100g \cdot min$)。当 $PaCO_2$ 从 40 mmHg 上升到 60 mmHg 时,脑血流可迅速增加 1 倍,脑血容量也增加 1 倍,这对颅内压有严重影响。

CO_2 对呼吸系统的影响主要是兴奋呼吸中枢,导致呼吸频率加快,通气量增加。在人体 $PaCO_2$ 的升高,使心排血量升高,外周阻力轻度下降,血压上升。当 $PaCO_2$ 过高时,pH 极度下降,心血管对儿茶酚胺的敏感性降低,心排血量减少,血压随之下降,这是危险的征象。急性高 CO_2 可发生心律失常。高碳酸血症时,儿茶酚胺、肾上腺素、去甲肾上腺素升高,代偿 CO_2 对生命系统的抑制作用。

2. 腹内压(IAP)增高对心血管系统的影响

气腹压力超过 10 mmHg 者可影响循环功能,表现为心排血量下降、高血压、体循环和肺循环血管张力升高,其影响程度与压力高低有关。

3. 腹内压(IAP)增高对肝脏循环的影响

气腹减少肝血流量的作用是肯定的。主要是腹内压增高压迫静脉所致。即使在可接受的 IAP 范围内,MAP 正常也可使肝灌流减少,由于动脉血流同时减少,提示 IAP 的机械压迫作用并非影响肝灌流的唯一因素。

增高 IAP 压迫静脉流出道,可使毛细血管内压力升高,为防止液体外渗,经肌源性自调机制引起脏器小动脉平滑肌收缩,管腔变狭,压力上升。此外,腹膜伸展及下腔静脉回心血量降低均可刺激体内儿茶酚胺及血管加压素等释放,使肠系膜及肝脏等腹内器官系统收缩,肝动脉血供减少。

高碳酸血症是否影响肝血流与时间有关。有作者报道 3 h 的 CO_2 气腹(15 mmHg)期间观察到肠系膜上动脉及门静脉血流随高碳酸血症时间的延长而进行性下降。

（二）特殊体位的影响

对呼吸的影响主要是头低位加重对膈肌的挤压,使肺容量减少,功能残气量进一步下降,气道压力上升,严重时可干扰到肺内气体交换。对循环功能的影响主要是头高位减少回心血量;头低位增加颅内压和眼内压等;截石位要防止腿部血流不畅和血栓形成。

二、达芬奇机器人肝脏手术的麻醉特点

达芬奇机器人手术是微创手术革命性的进步,应用其进行腹腔手术的麻醉原理同腹腔镜麻醉,需 CO_2 气腹,但是其麻醉时间、手术时间以及 CO_2 气腹时间均延长,其对酸碱平衡变化的影响较大,术中应根据血气分析的指标及时调整机体的酸碱平衡在一个相对稳定的状态。

三、肝肿瘤的射频消融术麻醉特点

超声引导多极射频消融(RFA)主要用于肝实体肿瘤的局部微创治疗,是近十年来兴起的一种介入导向治疗方法。其具有治疗效果确切、创伤小的优点,适宜一般情况差、合并症多、对麻醉和手术耐受力低的老年人。局麻手术时几乎所有患者都会产生不同程度的焦虑和恐惧,不能很好配合,影响手术操作的顺利进行。

第三节　肝脏微创手术的麻醉方法选择

选用麻醉药和方法需要了解：所患肝脏疾病；肝脏在药物解毒中的作用；药物对肝脏的影响。麻醉医师必须亲自了解肝病类型，肝细胞损害程度以及其他可使手术复杂的因素，特别是存在哪些促进出血的因素。

不同的麻醉方法各有其优缺点，选用时应根据手术的类型，结合患者肝功能不全等具体情况作全面考虑。药物的选用应选择直接对肝脏毒性和血流的影响较小的药物，要了解施给麻醉药的技术和术中对患者的管理往往比个别药物的选择更为重要，如术前用药、术中供氧、补充血容量、纠正酸中毒、维持循环稳定等。

一、腹腔镜肝切除术和达芬奇机器人肝切除术的麻醉选择

（一）全身麻醉

腹腔镜手术选用气管内插管控制呼吸的全身麻醉最为常用和安全。气管插管可有效防止气腹后胃液反流误吸，并可控制呼吸，通过呼吸参数的调节避免出现二氧化碳蓄积和高气道压对气道的损伤和血流动力学影响。

（二）全身麻醉联合硬膜外麻醉

全身麻醉气管插管与硬膜外阻滞复合，能有效控制呼吸，消除气腹的不适，获得满意的肌松效果，减少全身麻醉药与肌松药的应用，术毕苏醒快，术后利用硬膜外导管给药，有利于术后镇痛。对肝功能差的患者还有利于维持有效的肝血流，减轻气腹对肝功能的影响。

二、肝肿瘤射频消融术的麻醉选择

虽然 RFA 具有安全微创等诸多优点，但在局麻下很难进行，需要在"有监测的麻醉看护"的条件下完成，即使用适量的麻醉性镇痛药物，做到清醒镇静/镇痛，监测并及时处理危重患者。这样可以提高患者的舒适度和耐受性，保留患者简单的语言交流和合作能力，维持呼吸道通畅，可以对医生的指令如"屏气、吐气"做出正确的反应，老年患者患有并发症的比例高，治疗过程中尤其要严密监护。

第四节　肝脏微创手术的麻醉管理

一、腹腔镜肝切除术的麻醉实施与管理

（一）麻醉实施

麻醉期间应密切监测患者生命体征，除基础的生命体征监测，如心电图、脉搏血氧饱和度、体温和

呼吸功能监测,还需实施特殊监测,如呼气末二氧化碳、有创动脉压、中心静脉压监测等。

麻醉的诱导和维持原则与一般手术的全身麻醉相同。由于腹腔镜手术的特殊性,在全身麻醉诱导期施行的人工辅助通气容易导致气体大量进入胃内,致使胃肠胀气,从而将极大增加手术操作误伤胃肠的风险,同时严重影响手术视野,故诱导时应尽量避免。

(二)麻醉药物的选择

药物的选择和应用对腹腔镜下肝脏切除手术的麻醉也尤为重要,对心血管功能较差的患者应避免应用直接抑制心肌的麻醉药,选择扩血管为主的麻醉药如异氟烷或七氟烷更为有利。氧化亚氮的应用虽有顾虑,应避免使用,但尚未发现氧化亚氮直接影响预后的证据。丙泊酚的快速清醒特点和较少的术后不良反应使其应用较多。瑞芬太尼是一种新型的 μ 受体激动剂,具有强效镇痛作用,主要经血液和组织中非特异性酯酶水解代谢,且不依赖于肝肾功能,起效快,消除快,且无蓄积作用;顺阿曲库铵作为一种理想的中时效肌松药,起效迅速、恢复快、代谢不依赖肝肾功能以及代谢产物无肌松作用。良好的肌松有助于提供更大的手术空间,但尚无证据表明必须加大肌肉松弛药用量以提供比一般开腹手术更深度肌松。

(三)术中管理

腹腔镜下肝脏切除难度高,手术风险大,术中正确及时的麻醉管理尤为重要。肝脏是实质性脏器,血运十分丰富,腹腔镜下不易行肝门血流阻断,肝脏切面出血难以控制。因此,其风险要比开腹切肝高,合适正确的麻醉方式和麻醉管理为手术的顺利进行,以及术后恢复和并发症的预防起到了重要作用。术中有效控制出血成为手术的关键,由于手术条件的限制,术中可能出现短时间内大量出血的可能,在术中密切观察出血情况,及时补液补血,宜维持血细胞比容 $>25\%$,血红蛋白 >80 g/L,尽可能维持患者的有效循环血容量,为手术的顺利进行提供安全保障;有多个研究报道提示在肝脏切除期间采用 LCVP 麻醉技术来减少术中的出血,机制为 CVP 下降后下腔静脉压随之下降,肝内静脉压力和血流量下降,根据泊肃叶定律,降低患者 CVP,能明显减少肝脏切除时的出血量。

对于腹腔镜肝脏切除手术,如何在手术中减少 CO_2 气腹对人体的影响是麻醉的关键。在手术期间保持呼吸道通畅和良好的肌肉松弛效果,减轻手术操作对呼吸和循环系统的影响,适当的过度通气可保证组织良好的氧合并避免高碳酸血症的发生。术中严密监测,科学合理的用药,定时进行血气分析和电解质测定,观察并及早发现 $PaCO_2$ 升高或降低,给予及时处理,避免发生不必要的不良后果,发现高碳酸血症后及时调整呼吸通气量和呼吸频率,以加快体内 CO_2 的排出。

在术中掌握好麻醉深度,尽量避免因麻醉相对过浅而出现血流动力学的大幅度波动;同时防止注气最初阶段发生 CO_2 气栓以及术毕出现 CO_2 排出综合征。

二、超声引导下肝肿瘤射频消融术的麻醉实施与管理

采取丙泊酚输注全凭静脉麻醉的方法。要达到清醒安静又无痛,需选择正确的麻醉药物,仔细滴定恰当的剂量,防止不足和过量。舒芬太尼和瑞芬太尼具有起效快、作用时间短、镇痛效果强等优点,咪达唑仑最大优点是镇静遗忘作用强,是消除患者术中记忆的理想药物,丙泊酚的显著特点是超短效,停药后几分钟就可以完全清醒,容易控制麻醉深度。这些药物联合使用,能够满足超声引导射频消融治疗的要求。起效快的药物往往不良反应的发生也快,如低血压、心动过缓、呼吸抑制等,老年人循环系统呈衰老性改变,呼吸系统储备功能明显降低,治疗中更易发生,要引起重视,应少量缓慢给药。

第五节　肝脏微创手术的麻醉后处理

一、术中并发症的处理

（一）呼吸并发症

要防止缺氧和二氧化碳蓄积，随时注意肺扩张情况。呼吸循环尚未稳定前，不宜过早拔去气管导管。要及时采取保肝、保肾等措施。

（二）出血

因为术中出血多，术前应充分作好输血准备。输血要及时，必要时多路输血，但应尽量避免短时间快速输入大量库存冷血。切除肿瘤时要注意搬动肝脏可引起对下腔静脉的压迫或扭折，以及肝脏切面大量渗血所致的严重低血压。在切除肝叶前应适量补还失血量，使能于血压较好的情况下切肝，并密切注意血压变化。需要大量输血时，宜用新鲜血否则应注意防止酸中毒，及时加给适量的碳酸氢钠。同时补充钙剂。

（三）气栓

肝静脉进入下腔静脉处一旦撕裂不但引起大出血且可发生气栓，故应随时听心音。当大量气泡进入右心，心前区还可听到"水沸音"，$P_{ET}CO_2$突然降低，应立即通知术者检查处理，缝合裂口，同时做好各种抢救准备，积极进行抢救。

二、术后早期并发症的预防和处理

肝脏微创手术的后并发症的发生和术前患者的全身情况及手术类型相关。手术后应使腹腔气体充分排出，对于有皮下气肿的患者，应注意皮下气体的赶出，有利于患者的苏醒和维持患者生命体征的稳定。手术对循环和呼吸的干扰可持续至术后，包括外周阻力升高、循环高动力状态、高碳酸血症和低氧血症，需常规吸氧，待患者清醒、循环稳定、呼吸完全恢复、血气分析结果正常后方可送回病房。应密切观察患者的心、肺、肾、肝情况以及其他病情变化，注意血压、脉率、呼吸、体温、心电图、血液生化和尿的变化。术后 2～3 日内禁食，胃肠减压，以防止肠胀气，增加肝细胞的供氧量。

三、术后镇痛

肝脏微创手术的术后疼痛程度较传统开放手术轻，术后适当给予镇痛药，但应尽量避免使用对肝脏有损害的药物（如巴比妥类或冬眠药物等）。如应用硬膜外 PCA 镇痛更为理想。对有出血倾向或渗血多时，应密切观察病情变化，并给予大量维生素 K 及其他止血药物。对有可能发生肝昏迷的患者还必须给去氨药物。

（顾新宇　苏殿三）

参考文献

［1］ 翁山耕,张斌.腹腔镜技术在肝胆外科中应用的新进展[J].微创医学,2011,6(5)：389－391.

［2］ 佘守章,许立新,于布为,等.微创外科麻醉学[M].北京：人民卫生出版社,2008,(5)：12－48.

［3］ 庄心良,曾因明,陈伯銮.现代麻醉学[M].第3版.北京：人民卫生出版 社,2003：1655.

［4］ Hassan Soleimanpour,Saeid Safari,Farzad Rahmani,et al. Intravenous hypnotic regimens in patients with liver disease；a review article[J]. Anesth Pain Med,2015, 5(1)：e23923.

［5］ Jayaraman S,Davies W,Christopher M,et al. Getting started with robotics in general　with cholecystectomy：the Canadian experience[J]. Can J Surg, 2009, 52(5)：374－378.

［6］ 隋波,马玉恒,田雷,等.达芬奇机器人肝胆胰胃手术100例麻醉总结[J].解放军医学杂志,2010,35(7)：899－900.

［7］ 顾磊,詹茜,邓侠兴,等."达芬奇"机器人在肝胆胰手术中的应用(单中心报道)[J].外科理论与实践,2013,18(3)：275－280.

［8］ 曹铭辉,纪风涛,梁建军,等.腹腔镜肝切除术中麻醉通气策略的探讨[J/CD].中华腔镜外科杂志：电子版,2010,3(3)：247－250.

［9］ 陈小非,任利远,郭建荣.腹腔镜下肝切除手术的麻醉处理[J].现代实用医学, 2011,23(9)：1034－1036.

［10］ 宋杰,王黎洲,李兴,等.静脉麻醉在肝动脉化疗栓塞后射频消融术中的应用[J].中国老年学杂志,2013,12(33)：6158－6160.

第二十一章　成人肝移植麻醉

肝脏移植对于治疗诸多终末期肝病,是一种非常成功和有效的手术。随着手术技巧、供体器官获取保存、免疫抑制和麻醉与围术期管理技术上的改善,患者存活率大幅提高。目前全世界肝移植最长成活已超过 30 年,截止 2011 年 10 月,我国累计施行肝移植手术约 20 900 例,术后疗效已接近国际先进水平。全国有 80 家医院开展肝移植手术,其中规模较大的有 20 余家。肝移植 1 年生存率达 80% 以上,5 年生成率为 50% 左右。多数需要移植手术的疾病是终末期慢性肝病、急性暴发性肝衰竭、早期恶性肝肿瘤和某些肝代谢疾病如肝豆状核变性和 α_1-抗胰蛋白酶缺陷。手术禁忌证包括急性肝外感染和肝外恶性肿瘤。移植术用于治疗病毒性肝炎、酒精性肝病和肝肿瘤仍然是有争议的。目前我国肝移植存在的主要问题包括:供肝的来源和供体质量,手术适应证和时机、手术方式和围术期管理水平。其中缺乏合适的供体是限制移植规模的主要因素,因此越来越多的边缘供体被采用。肝移植手术中,考验麻醉医师和手术人员的关键环节是要将供者器官的冷缺血时间降到最低。

对待肝移植病人的管理,团队合作是手术成功的重要因素,实施肝脏移植手术麻醉医师的任务十分繁重,需要对每一例移植患者高度重视,术前应尽可能全面仔细评估患者,术中及时发现并妥善处理各种问题,力争在术毕时使患者达到最佳的生理状态。此外,外科医生、肝脏专家、肺病专家、心脏病专家、肾病专家和麻醉医师之间良好的沟通为优化治疗团队的建立和手术成功提供了保障。

第一节　肝移植受体麻醉的术前评估

肝脏移植患者术前情况差别很大,跨度可以从 ASA Ⅰ级(如某些肿瘤患者)至 ASA Ⅴ级(如急性重症肝炎、肝昏迷伴多脏器衰竭患者)。肝移植受体的麻醉管理可涉及患有多器官系统功能障碍的极度衰弱患者。突发状况下可能会出现生理学和药理学的变化、严重的凝血紊乱、脑病、心肌病、呼吸衰竭、大量腹水和胸腔积液、肾功能障碍和严重血电解质紊乱。而且由于供肝原因,受体选择后至送达手术的时间较短,留给麻醉医师的术前评估时间有限。因此,麻醉医师在接到受体确认的通知后应尽快到达病房访视患者以获得患者的一般情况资料,并重点检查相关脏器功能,进行围术期风险评估。

一、中枢神经系统

肝硬化和不同程度的脑病有关。发现 84% 的慢性肝衰竭患者患有轻度脑病。肝性脑病是指由肝功能严重障碍所致,以代谢紊乱为主要特征的中枢神经系统功能失调综合征。有肝功能障碍的患者,出现神经、精神症状,在排除其他大脑疾病后,就可诊断为肝性脑病。依据临床表现的严重程度肝性脑病可以分为 4 期(表 21-1)。肝性脑病的发病机制与脑内 γ-氨基丁酸(GABA)神经传递增加有关。这种 GABA 的神经传递可由苯二氮䓬类药物如地西泮诱发并发生肝昏迷,拮抗药物氟马西尼可改善肝性脑病患者的精神状态。

表 21 - 1　肝性脑病分期

分　期	临　床　表　现
1 期	行为改变,睡眠障碍,书写改变,语言不清
2 期	嗜睡,定向障碍,躁动,肌力增强,阵挛
3 期	浅睡但可唤醒,明显神志不清,语言障碍,反射亢进,缩瞳
4 期	昏迷,瞳孔散大,反射减弱或消失,对疼痛刺激无反应

　　突发肝衰竭的患者会出现重度昏迷、严重脑水肿和颅内压的明显升高。随着脑病的恶化,患者变得迟钝,应及早保护气道和维持氧合。极小的血流动力学改变可能造成脑灌注压的极大变化。麻醉管理要求保证颅内压小于 20 mmHg,脑灌注压超过 50 mmHg,平均动脉压大于 60 mmHg。采用持续的静脉-静脉血液透析能预防容量超负荷和中心静脉压力过高;其他的保护大脑的措施还包括渗透利尿剂和巴比妥酸盐麻醉剂。

二、肝功能评估

　　术前受体的肝功能状况仍然需要进行评估,尽管病肝即将移除。目前国际上普遍应用的改良的 Child-Pugh 肝功能分级法,根据评分高低依次分为 A(5 ~ 6 分)、B(7 ~ 9 分)和 C(10 ~ 15 分)三级(表 21 - 2),评分越高表示肝脏损害越严重。但更为客观的评估为终末期肝病模型评分法(MELD,model for end stage liver disease),该评分来反映肝硬化患者肝脏疾病严重程度。MELD 计算计算公式为: $9.6 \times Log$(肌酐 $\mu mol/L$) $+ 3.8 \times Log$(胆红素 $\mu mol/L$) $+ 11.2 \times Log$(INR) $+ 6.4 \times$(病因:胆汁性和酒精性肝硬变为 0;其他肝硬变为 1)。其数值范围从 6 ~ 40,超过 40 与 40 同等对待。MELD 评分在美国逐步已取代 Child Pugh 评分,用于成人肝移植供肝分配标准,根据 MELD 分数大小来预测等待肝脏移植的患者在未来 3 个月内对移植肝脏需要的紧迫程度。

表 21 - 2　改良 Child - Pugh 评分

变　量	分　值		
	1	2	3
脑　病	没有	1 级或 2 级	3 级或 4 级
腹　水	无	轻到中度	重度
白蛋白(g/L)	>35	28 ~ 35	<28
凝血酶原时间延长秒数(> 对照)	1 ~ 4 s	4 ~ 6 s	6 s
胆红素($\mu mol/L$)	<2	2 ~ 3	>3
如为原发性胆汁性肝硬化	<4	4 ~ 10	>10

三、心血管系统

　　肝脏移植受体术前的心功能评估可以参考普通手术患者的术前心功能评估方法。终末期肝硬化的典型心血管表现为心排血量过高伴随体循环阻力(SVR)过低。此外,严重的心肌病也可能与肝硬化有关,而由于长期使用 β 受体阻断剂可使该受体功能下降,因此可出现对 β 肾上腺素受体激动剂的反应减弱。酒精性心肌病可能使酒精中毒患者的心肌病进一步恶化。

由于肝移植术的普及,许多中心正在放宽接受肝移植的年龄上限。冠状动脉疾病患病率随年龄增长,研究证实在年龄大于 50 岁的肝移植患者中,有近 16% 的患者患有严重的冠状动脉疾病。在接受肝移植患者中,患冠状动脉疾病的比普通人要多,因此,对特别危重的肝移植候选人应密切检查其冠状动脉疾病,必要时行冠状动脉造影。心血管系统的监测应包括动脉压和中心静脉压。肺动脉导管的作用是有争议的,经食管超声心动图(TEE)综合评估了左、右室功能以及容量状况。在患有肺动脉高压的肝移植患者中,TEE 能提供关于右室功能的很重要的信息。

四、呼吸系统

据报道约 47% 的终末期肝病患者伴有肝肺综合征(HPS),而其中约 2 成患者有低氧症状。诊断依据包括肺泡氧分压(PaO_2)少于 70 mmHg 或动脉肺泡氧分压梯度大于 20 mmHg。肝病患者中还存在许多低氧的原因,包括缺氧性肺血管收缩不良、胸膜腔积液和大量腹水所致的肺不张、肺炎、低氧性肺血管收缩反应降低、成年呼吸窘迫综合征、肺泡通气不足和弥散异常等。大量胸腔积液在肝脏移植患者中并不常见,胸水是肝源性的,常位于右侧,患者多不合并心肺疾病,而可能与腹水有关。术前评估主要是要排除引起胸水的其他原因如感染等,少量胸水常不需要处理,胸水量较多致患者胸闷和呼吸困难时可进行胸腔穿刺放置引流管,患者症状可立即得到明显改善。慢性阻塞性肺疾患(COPD)患者可通过术前进行支气管扩张剂治疗,而吸烟的患者术前必须戒烟,时间最好达 2 周以上以减少术后肺部感染的发生,后者是增加肝脏移植术后并发症发生率和死亡率的一个主要因素。

五、泌尿系统

急性肾衰竭是终末期肝病患者常见的并发症,12% ~67% 的急性肝功能衰竭患者会发生肾衰竭。对受体肾脏功能的评估主要是为了了解有无肾功能不全、24 h 尿量和利尿药使用情况,有助于预测机体对再灌注后利尿药应用的反应。绝大部分术前肾功能正常、对利尿剂反应良好的患者于新肝期均可获得足够的尿量,小部分肾功能不全、全身情况差且尿量偏少或已在持续肾脏替代治疗的患者手术前应该考虑(继续)应用持续肾脏替代治疗,便于术中液体管理,术后也应该根据术中情况考虑是否继续应用。

第二节　肝移植手术的麻醉管理

一、麻醉前准备

受体麻醉实施前需充分镇静,可采用短效苯二氮䓬类药如咪达唑仑口服或静注;使用质子泵抑制剂如奥美拉唑来抑制胃酸分泌。充分的麻醉前准备是保证手术能顺利进行的前提,所有的抢救药物、麻醉诱导和用于保温的水毯等设备也应该事先在手术床放置好。患者入手术室后首先给予开放外周静脉,外周静脉条件好的患者可以使用 16 G 的套管针,开放两路(或以上)上肢静脉,最好先行桡动脉穿刺并在吸空气下做动脉血气分析和常规实验室检查,而后予吸氧。术中除需常规检测心电(ECG)、有创血压(IABP)、脉搏血氧饱和度(SpO_2)、中心静脉压(CVP)、体温(鼻咽温或肛温)、动脉血气分析及血糖、尿量等外,必要时可插入 Swan-Ganz 导管监测 CO、PCWP、SVR、PVR、S_VO_2 等参数,或采用 PICCO、FlowTrac 等新一代血流动力学监测,麻醉深度监测如脑电双频指数(BIS),经食管超声心动图(TEE)等高级监测。

肝脏移植术中加强监测十分重要,因为麻醉医师需要根据各种监测结果及时调控患者的生理功能状态及内环境的稳定。上述监测有助于当患者出现紧急或意外情况帮助麻醉医师快速准确判断病情和及时处理。输血管道加温系统有助于维持术中正常体温,手术分离困难出血多或大量输注血液制品时应考虑使用。适当的血液制品的准备,包括浓缩红细胞、新鲜血浆和血小板等应在术前与血库联系并准备好。尤其入室时患者的血红蛋白水平低于 100 g/L 者应事先准备少量红细胞悬液。实验室检查项目包括血常规、肝肾功能和凝血功能,在无肝前期、无肝期和新肝期至少检测 1 次。有明显凝血功能障碍的患者需行血栓弹力图(TEG)及有关其他特殊凝血功能测定。

二、麻醉选择

肝移植麻醉的前提是安全有效,因此也需从镇静、镇痛和肌松三方面考虑。麻醉方法一般选用全身麻醉或硬膜外阻滞复合全身麻醉,后者因潜在的硬膜外血肿的发生尚有待商榷。可使用镇静药中的咪达唑仑、依托咪酯和丙泊酚,镇痛药中的芬太尼和舒芬太尼,以及非去极化类肌松药,而麻醉维持多在非去极化类肌松药的基础上以吸入麻醉药或辅以阿片类镇痛药为主。丙泊酚 TCI 技术维持麻醉在肝移植中也不乏报道。

快通道麻醉在 20 世纪 90 年代开始应用于肝脏移植患者并逐渐被许多国际上的大型移植中心所接受。该法中咪达唑仑和芬太尼的应用趋于减少,不经肝脏代谢的瑞芬太尼和顺阿曲库铵的应用增多。有学者建议采用七氟烷(可也用地氟烷)吸入、瑞芬太尼和顺阿曲库铵维持的麻醉方法,可以达到术毕时患者的快速清醒和拔管,这也是目前国际上采用的主流肝移植快通道的麻醉方法。

三、麻醉诱导和维持

(一)麻醉诱导

大多数终末期肝病患者合并有不同程度腹水,如果手术当日进食则又增加误吸的风险,因此,许多麻醉医师推荐采用快速序贯诱导麻醉,并在诱导和气管插管期间按压环状软骨。丙泊酚或依托咪酯均可使患者意识快速丧失,小剂量芬太尼静注加上瑞芬太尼持续泵注,同时合用罗库溴铵可以获得满意的插管条件。终末期肝病患者外周血管阻力低,快速静注丙泊酚可引起明显的低血压,而依托咪酯的循环抑制轻,是较好的诱导用药选择。在麻醉深度监测如 BIS 监测指引下给药,则可以保证患者意识快速消失的同时在整个诱导期间维持合适的麻醉深度,最大程度减轻药物对循环的抑制作用,是目前麻醉医师认可的精确全身麻醉诱导方法。

(二)麻醉维持

绝大多数以静吸复合麻醉为主。在静吸复合麻醉中丙泊酚的用量较常规手术小,文献报道一般为 2 mg/(kg·h)。在研究肝脏移植术中丙泊酚的血药浓度中,尽管存在丙泊酚的肝外代谢,无肝期丙泊酚的浓度依旧升高,加上部分患者容量置换大。因此,肝脏移植时丙泊酚的血药浓度无法用现有的药代模型所预测,可能是丙泊酚全凭静脉麻醉至今仍很少在肝脏移植中应用的原因。随着 BIS 监测在肝脏移植围术期应用的增加和经验的积累,BIS 监测下丙泊酚全凭静脉麻醉也已成功应用于此类患者,使得患者能在手术室内快速清醒和拔管。BIS 监测并维持在 40～60,反馈调整丙泊酚的输注用量,合并应用瑞芬太尼和顺阿曲库铵,但是,在没有 BIS 监测条件时,不建议使用丙泊酚全凭静脉麻醉,因为手术中的麻醉深度以及术毕时患者的苏醒无法掌握,建议采用七氟烷吸入、瑞芬太尼和顺阿曲库铵泵注维持的麻醉方法,可以达到术毕时患者的快速清醒和拔管,这也是目前国际上采用的主流肝脏移植快通道的麻醉方法。

三、术中麻醉管理

肝脏移植手术一般可分为三个阶段,即无肝前期(病肝分离期)、无肝期和新肝期。无肝期以受体门静脉阻断,病肝血供停止为开始,以门静脉开放,新肝再灌注作为结束。针对手术各个阶段的特点,麻醉管理的侧重点有所不同,但共同点都在于维持机体呼吸循环和内环境的稳定。整个肝移植中最显著的循环改变莫过于短时间大量的出血,因此快速扩容是常规的处理方法,开放充足的静脉通路在麻醉中是不可缺少的先决条件。建议成人应使用 14G 套针开放 1～2 条外周静脉。麻醉诱导后置双腔、三腔或 Swan-Ganz 导管鞘以满足需求。

(一) 无肝前期的处理

手术开始至门静脉阻断前称为无肝前期或病肝分离期,此时需注意三个方面:① 麻醉深度调节;② 放腹水的影响;③ 术中出血。因为手术刺激在不同阶段的差异,如切皮和腹腔探查刺激较大,应加深麻醉。麻醉诱导后患者有可能出现低血压,但也应维持足够的麻醉深度,以避免手术开始后,尤其是进腹腔后麻醉深度不足引起机体的过度应激反应。大量腹水的患者有可能在快速放腹水时出现低血压,需及时补充容量或使用血管活性药。大部分患者在放完腹水后肺部氧合通常明显改善。在这一阶段,肝脏将被完全游离,包括肝动脉和部分肝静脉分支离断,门静脉和肝后段下腔静脉解剖直至可以钳夹阻断。因分离侧支血管,此时应注意术中大出血的可能,及早纠正低血容量状态,包括限制晶体液输入,应用白蛋白、血制品以及凝血因子,补足血容量并尽可能维持白蛋白在正常水平、血红蛋白在 80 g/L 以上,以及较好的机体凝血功能。目前国内外较推荐采用低中心静脉压技术(LCVP)以减少肝静脉回流而致的出血。可应用扩血管药将 CVP 控制在 3～5 cmH$_2$O,此时应注意 LCVP 技术的前提是前述的具备快速扩容条件,以便在大量失血的情况下能够及时有效维持血容量。但也有学者认为肝脏移植患者的手术是接受全肝切除,低中心静脉压技术并不适合肝脏移植患者;同时,低中心静脉压技术对降低门静脉系统压力的作用有限,低中心静脉压技术增加大出血时的血流动力学不稳定性,围术期风险增加,且有文献报道低中心静脉压增加肝脏移植患者术后肾衰竭的发生率。因此,不推荐在肝脏移植患者中实施该技术,相反地,建议在无肝前期适当补充血容量至相对高容量状态,有利于整个手术期间的血流动力学稳定。病肝分离期还应维持中心体温不低于 36℃,可采用的保温措施包括使用水温毯,输液加温管道和热风机等。

(二) 无肝期的处理

是指从门静脉阻断至重新开放,新肝血流再灌注前的手术时期。手术方式分为经典原位肝脏移植和背驮式肝脏移植,前者需完全阻断下腔静脉,而后者可不阻断或部分阻断下腔静脉。下腔静脉阻断时心脏回心血量骤减,心排血量下降 50% 左右,需要预先适度扩容结合血管活性药物支持以维持血流动力学的稳定。国外很多中心采用体外静脉-静脉转流技术(venvenous bypass, VVB)来应对无肝期下腔被阻断对全身循环和肾灌注的影响,但同时也带来凝血紊乱及血液成分破坏等不利影响。因此,国内大多数肝移植中心不常采用 VVB 技术,这就给麻醉医师提出了更高的要求。

无肝期供肝血管重建的顺序依次为肝上下腔静脉,门静脉和肝动脉,在少部分情况极差的患者,肝动脉也可以在门静脉开放后重建。在维持循环稳定后,麻醉医师应再次对患者的血容量状态、血气电解质和凝血功能等进行重新评估,尤其是血钾浓度应尽量维持在 4.0 mmol/L 以下,根据血气结果应用碳酸氢钠纠正酸中毒,并至少在门静脉开放前 10 min 左右复查 1 次血气和电解质。在门静脉开放前数分钟准备好各种药物,包括去氧肾上腺素、肾上腺素、钙剂和降压药,调高血管活性药的泵注速率或单次静注以提升血压至较高值。在临床实践中常建议术者在开放门静脉前,先将淤滞于门静脉系统的血液经下腔静脉放出 200 ml 左右,这样做的目的是减轻这部分淤滞的血液快速通过肝脏进入体循环而致的高血钾和酸中毒。此外,此部分血液淤滞于门脉系统常产生微血栓,对移植肝功能的恢复不利。无肝期由于缺乏肝脏产热,即使有保温措施往往也不能有效维持正常体温,体温可快速下降2℃以上,在瘦弱患者以及快速输入大量低于体温的液体和血制品时更明显,下降幅度甚至可能超过4℃,须充分引起重视。

(三) 新肝期的处理

当门静脉、腔静脉吻合完毕供肝血流恢复即进入新肝期。新肝期的最初 5 min 内许多患者会出现短暂低血压和再灌注综合征(PRS),定义为移植肝再灌注即刻就可出现血流动力学的显著变化,包括动脉压下降、心动过缓、室性和室上性心律失常,严重者引起心跳骤停。文献报道再灌注后综合征发生率可高达 30%,如果再灌注前机体处于相对较高的容量状态,则再灌注后综合征发生率较低。目前对移植肝再灌注后低血压仍没有明确的解释,PRS 可能的常见原因为血液再分布、酸中毒、低钙血症和低温等。该阶段使用血管活性药物可能会出现短暂的不敏感的现象,预防再灌注综合征的处理要点包括:① 无肝期结束前尽量纠正低钙及高钾血症;② 防止血容量过低;③ 尽量减少无肝期时间;④ 供肝血流恢复前弃去门脉系统淤积的部分血液;⑤ 如出现明显低血压,即予用血管活性药物,如肾上腺素静注;⑥ 过度通气,降低 $PaCO_2$。

移植肝再灌注后血流动力学恢复稳定,新肝期剩余部分时间所发生的问题基本是可预期的,处理也相对简单。在这一阶段,机体仍处于高排低阻状态,有时仍需要持续应用血管活性药物维持血压,以保证机体良好的灌注。注意调整机体酸碱平衡和内环境稳定,及时输注红细胞悬液保证血红蛋白浓度在 80~100 g/L 以上,根据实验室检查结果和临床出凝血情况及时补充各种凝血物质、血浆和血小板以维持良好的凝血功能,密切监测血糖变化,及时应用胰岛素的同时防止低血钾的发生。在腹腔冲洗和手术临近结束时给予一定剂量的强效镇痛药如芬太尼,同时在合适时机停止肌松药的使用,为术毕后患者的苏醒和拔管做准备。

第三节　成人肝移植患者术后 ICU 处理

肝移植后患者一般转移到 ICU 进行术后继续加强监护。常规监护生命体征、液体平衡、凝血和肝功能,患者需要行机械通气直到完全从麻醉状态清醒过来才能拔管。术后早期原发性的移植物功能失常主要是由于受到缺血再灌注损伤或者急性排斥,表现为凝血紊乱,肝性脑病和血清转氨酶水平显著提高。应先通过多普勒超声波检查法以确保肝动脉通畅。如果检查不到动脉血液流动,患者必须立刻进行剖腹探察和重建肝脏动脉。如果这种情况能够及早处理,移植物可以有补救的机会,患者不需要进行再一次移植。

肝肾综合征患者在成功地进行肝移植后应该表现肾脏功能的合理恢复。此时应当根据患者肾脏功能仔细考虑使用抗排异药物如 FK 506 的剂量。肝脏移植后死亡的主要原因是感染,抗生素和抗真菌药物的合理应用非常重要。败血症和重新移植是成年人呼吸窘迫综合征形成的主要危险因素,如发生全身感染和移植物功能的丧失,多器官功能障碍也是导致死亡的一个重要原因。

手术后出血可能是因外科出血或围术期凝血紊乱而致。尽早预防是保证避免大量的血凝块滞留腹腔,从而导致进一步的血凝障碍或病灶感染或纤溶蛋白溶解。移植后的患者部分可能发生高血压,需要通过 α 受体阻滞剂,钙通道阻断剂,血管紧张素转换酶抑制剂和利尿剂。在手术后的早期因为存在某种程度的出血倾向使得脑血管出血的发病危险增高。

手术后的止痛也是一项重要的术后处理,考虑到新的移植物的功能没有健全,不能给予过量的止痛药物治疗。止痛药应该保持低剂量,直到通过评估肝脏的功能恢复到一定程度。患者自控的止痛即 PCA,可根据患者需求提供小剂量的止痛药从而确保安全。

第四节　肝脏移植术中特殊问题的思考

一、凝血功能的维持

人体正常的凝血功能由凝血系统和纤溶系统构成并处于平衡状态,慢性终末期肝病患者术前通常有凝血功能异常,且凝血异常问题常见于肝移植手术各期,在新肝期尤为突出。肝移植术中凝血功能的变化经历了一个动态的、复杂的过程,凝血异常可能导致术中及术后难以控制的出血和大量输血且呈恶性循环,凝血功能的维护是决定肝移植成败的一个关键问题。无肝前期凝血系统的问题以原有存在或稀释性的凝血病为主,常表现为凝血因子 Ⅱ、Ⅴ、Ⅶ、Ⅸ 不足,纤维蛋白原缺乏且激活凝血物质能力下降,因此肝移植术前即应积极纠正治疗凝血因子不足。无肝期肝脏完全缺乏产生和清除各种凝血相关因子的作用,因此凝血因子迅速减少,可能发生血管内凝血,血小板计数下降(部分由于稀释和门静脉阻断后脾中血小板积聚),这种低凝状态导致手术出血。新肝期供肝再灌注伴随严重凝血病和纤溶,主要变化是低凝状态,凝血酶原时间(PT)、激活部分凝血酶原时间(APTT)、凝血酶时间(TT)延长、凝血因子 Ⅱ、Ⅴ、Ⅶ、Ⅸ 等普遍减少,组织纤溶酶原激活剂突然增高、血小板数量减少、功能障碍,优球蛋白溶解时间缩短,纤维蛋白降解产物中度增加,这些变化可以由多种原因引起,如稀释、出血、肝脏保护液、组织因子释放、氧自由基、白细胞介质、血小板活化因子、蛋白酶释放。另外,低温、低钙血症和酸中毒也是产生凝血病的原因。肝移植术中积极维持凝血应采取综合措施,包括维持体温,补充钙离子,根据凝血检查结果输入促凝和抗纤溶因子。常用的补充含凝血成分的血制品包括:① 新鲜冰冻血浆(FFP);② 冷沉淀;③ 血小板。血小板低于 $30 \times 10^9 / L$ 的患者需输入血小板,以进一步改善止血功能。钙离子在凝血过程中起重要作用,术中应加强监测血钙浓度,尤其是离子钙浓度,及时补充。由于低温可以加重凝血功能的障碍,故整个围术期应使用温毯,加温输血仪等保温措施,尽量维持患者的体温不低于 36 ℃。肝脏移植期间应用小剂量抗纤溶剂,可安全地控制纤溶并减少血制品的输入。无肝期后期和新肝期的早期,纤溶酶原激活因子的血浆浓度增加而纤溶酶原激活抑制因子的浓度降低;而蛋白C中和了纤溶酶原激活物抑制因子,上述因素抑制了内源性凝血途径,这在促纤溶过程中可能是个重要因素,与术中凝血因子Ⅱ、Ⅶ、Ⅸ、Ⅹ、Ⅺ、Ⅻ血浆浓度逐渐降低相对应的是Ⅷ因子浓度急剧下降。因此,在无肝后期及新肝期需予富含凝血因子的新鲜冰冻血浆、含有纤维蛋白原与Ⅷ因子的冷沉淀及凝血酶原复合物等。

术中定期监测凝血系统有助于血流动力学的处理和适时、有效地输入血制品。由于凝血系统的变化是复杂和难以预期的,到目前为止肝脏移植术中除常规监测凝血酶原时间(PT)、国际标准化比值(INR)、活化部分凝血酶原时间(APTT)、纤维蛋白原浓度和血小板计数外,有条件的中心还使用血栓弹力图仪(TEG)和Sonoclot凝血和血小板功能分析仪。

二、围术期体液管理

肝移植围术期体液管理是重要环节,肝移植围术期体液治疗应有针对性,分别处理才可能达到较为有效治疗效果。针对前述该类患者人体的体液变化特点,麻醉手术期间的液体治疗应考虑以下五部分:① 围术期每日生理需要量;② 手术前禁食缺失量;③ 额外体液再分布需要量或第三间隙补充;④ 麻醉药物导致血管扩张补充量;⑤ 手术期间失血量。FlowTrac是目前监测血容量的有效方法之一。围术期失血和血管扩张主要考虑三方面:① 红细胞丢失以及对症处理;② 凝血因子丢失以及对症处理;③ 血容量减少以及对症处理。肝移植在病肝分离阶段和新肝期初期都可能有明显失血。维持正常组织的氧供和氧耗就需要维持血管内一定的红细胞浓度(血红蛋白)。目前多数学者认为肝移植围术期血红蛋白应维持在 70～80 g/L 以上,而在心肌缺血、冠状血管疾病和危重症患者血红蛋白应维持在 100 g/L 或血细胞比容 30% 以上。因此肝移植围术期应及时监测动脉血气或血红蛋白,及时了解血红蛋白和血细胞比容变化,针对性补充浓缩红细胞(PREC)或全血,避免滥用血液制品。笔者认为一般情况尚可的移植患者可以耐受的最低血细胞比容可以到 23%～24%,此时在基本保证机体携氧的前提下,可以减少吻合口血栓形成的概率。由于麻醉方法、麻醉药物作用以及手术操作等因素,肝移植围术期血容量需要及时监测和有针对性补充。这部分血容量补充主要参考胶体液。术中若患者的血浆白蛋白低于 25 g/L,则考虑输入白蛋白,手术当日白蛋白输入量可为 2 g/kg。低蛋白血症患者采用血浆容量治疗也是较为有利的处理。

三、电解质和酸碱平衡

肝脏移植患者术前低钠比较常见,严重低钠血症常发生于危重患者,提示可能预后不良。但围术期应避免快速纠正低钠血症,以免发生神经系统并发症,减少碳酸氢钠输入量和给予 5% 葡萄糖可能有益。血钾的异常变化是很常见的,使用利尿剂导致的钾丢失、呼吸性或代谢性碱中毒、高血糖、高醛固酮血症和外源性激素都与低钾血症有关。一般无肝前期和无肝期血钾浓度较稳定。肝脏移植术中外源性血钾的两个主要来源是输注的红细胞和新肝再灌注后肝脏保存液的流入。如果术中发生高钾血症,即使在无肝期,联用葡萄糖和胰岛素也能有效地降低血钾浓度。因为血钾在移植肝再灌注时可能快速增加,一般不需要对轻度低钾血症进行治疗。再灌注后即刻,心电图可表现为暂时性T波高尖,同时伴有心律失常,但血钾一般在再灌注后 10 min 内下降至正常。在大部分患者,可以通过常规应用氯化钙和碳酸氢钠来拮抗再灌注后的高血钾。随后,由于胰岛素的作用和肌肉组织以及新肝对钾的摄取等原因,血钾呈下降趋势,低钾血症也经常发生,尤其在使用较大剂量的胰岛素的患者,新肝期需及时补钾。

肝脏移植术中普遍存在离子钙下降。在肝脏移植患者,肝脏对枸橼酸盐的代谢减弱或缺乏,输注枸橼酸盐保存的库血后,枸橼酸可快速结合血中游离钙,围术期血中游离钙浓度的降低与血中枸橼酸浓度的升高直接相关,低钙血症可引起明显的心肌抑制。给予钙剂可以通过纠正低钙血症从而提高心排血量,但应避免给钙剂过量,以减少高钙对新肝产生损害。

危重患者伴有严重肝疾病者出现高乳酸血症时,不仅应考虑肝脏乳酸代谢功能障碍,而应考虑还与组织的低灌注有关。术中代谢性酸中毒可能因快速输血、同时伴有肾功能障碍、组织灌注不足、移植肝的再灌注、肝脏代谢乳酸、枸橼酸和其他酸性物质功能下降而加重。研究显示,血清乳酸浓度与外科手术时间和无肝期持续时间无关,但与输血量、血管收缩药的使用有关,提示组织低灌注是高乳酸血症的主要原因。

推荐应用碳酸氢钠治疗术中代谢性酸中毒,以维持正常的血碳酸水平。然而,移植肝再灌注后可发生代谢性碱中毒并持续至术后。高醛固酮血症、过度通气、鼻胃管引流、碳酸氢钠和利尿剂,以及皮质激素的使用、移植肝发挥功能后枸橼酸盐的代谢等因素可能与碱中毒有关。但也有学者认为,术后代谢性碱中毒与术中碳酸氢钠的使用无关。此外,术后代谢性碱中毒的发生间接提供了移植肝具有良好代谢功能的证据。相反地,新肝期持续存在的高乳酸血症可能与移植肝未发挥功能有关。

肝脏移植术中糖代谢仍然不是十分清楚。由于肝糖原储备下降,糖异生减少,严重肝功能不全的患者易出现低血糖。然而,在无肝前期和无肝期,患者的血糖浓度仍较稳定或轻度增加。再灌注后血糖浓度快速上升并可持续数小时,可能与许多因素有关,包括麻醉和外科手术应激反应、低温减少糖利用、输库存血制品、大剂量激素的应用、再灌注后残余肝脏保存液进入体循环,以及供肝保存过程中缺血损伤的肝细胞内糖的释放。可通过给予胰岛素来控制血糖浓度的持续升高,新肝期一般将血糖浓度稳定在 10 mmol/L 水平即可,同时应注意防治严重低钾血症的发生。

四、术中体温的变化

肝脏移植手术耗时长且步骤复杂,术中液体出入量多,因此,患者术中低体温很常见。低温(<34℃)减缓氧传输,加剧代谢性酸中毒、低钙、高钾和凝血异常,还可引起心血管抑制和心律失常。低温还导致内脏血流减少,肾浓缩功能下降。在无肝前期和新肝期,患者中心温度下降常发生于大量出血和随后输入大量冷的液体时。无肝期主要是由于吻合移植肝血管时,腹腔内大量使用碎冰屑。尽管使用多种措施包括保温毯、加热所有输入的液体和提高室内温度等,患者的体温仍可能下降,尤其是大出血和在无肝期时。我们观察到,绝大多数的患者在无肝期体温下降 1 ~ 2 ℃属于正常现象,因此需事先做好准备,防止新肝开放时体温过低。在新肝期后期,患者中心温度可逐渐恢复正常水平,目前认为新肝期体温回升也是供肝功能良好的一个有力证据,若体温持续不升,应注意移植物功能和急性排异反应的可能。

五、肝脏移植术后早拔管

肝脏移植术后早拔管是一个肝脏移植中心整个移植团队综合实力的体现,也是我国肝脏移植技术与世界水平接轨所必须要做的一项工作。

尽管文献报道国外开展肝脏移植术后早拔管已有约 20 年历史,真正开展这项工作的肝脏移植中心并不很多,截止 2011 年 11 月,根据文献数量统计了实施术后早拔管的肝脏移植中心分布情况,分别分布在美国、意大利、土耳其、德国、英国、巴西、比利时、文莱、波兰、伊朗和印度。

　　肝脏移植术后早拔管也经历了类似于心脏术后早拔管的过程。自 20 世纪 90 年代开始,肝脏移植术后究竟多少时间为早拔管,一些学者接受肝脏移植术后数小时拔除气管导管为早拔管(early extubation),而另一些学者直接在手术室内给患者拔除气管导管。目前为止,对早拔管并没有一个明确的定义,在狭义上一般指在手术结束后 1 h 内拔管,现在文献中使用更多的、更被认可接受的是在手术室内拔管(immediate postoperative extubation, IPE)。IPE 也广泛应用于小儿肝脏移植患者,甚至在某些移植中心的实施已成为常规。

　　近年来,IPE 的成功率不断增加。从一开始的 20% ~ 50% 逐渐上升至超过 50%,目前在有些中心成人肝脏移植术后 IPE 比例已达到约 80%,小儿超过 90%。就某一特定的肝脏移植中心而言,IPE 值也呈逐年上升趋势,表明了"学习曲线"或"经验曲线"在 IPE 中的作用。

　　肝移植术后 IPE 并不需要设定特殊的条件。尽管国外的麻醉医师在一开始实施 IPE 时采取了相当谨慎的态度,有选择性的在小部分情况良好的患者中实施 IPE,但截至目前,在积累了大量的临床经验基础上,肝移植术后 IPE 的文献报道和参与的移植中心越来越多,2009 年 3 月开始,浙江大学第一附属医院开展了肝脏移植术后早拔管的工作,手术室内早拔管成功率接近 90%,达到国外文献报道的最好水平,积累了丰富的临床经验。

　　早拔管指征按患者临床具体情况而定,且大部分中心的麻醉医师尚无对此类患者设定专门的早拔管条件,除非患者处于肝昏迷状态。理论上,肝脏移植术后早拔管有许多优点,如减少患者术后对镇静和镇痛药物的需要、降低肺部并发症的发生率、改善移植肝的静脉回流从而加快肝功能的恢复等,但都仍然有待确认。另外,研究表明,早拔管可以减少术后 ICU 停留时间,降低医疗费用和提高医疗资源的利用。医疗费用的降低可能是早拔管的最突出的优点。在 2011 年《Liver transplatation》杂志发表的文章中,Rando 把肝脏移植术后早拔管的工作评为"推荐"等级。

　　肝脏移植术后早拔管也同样存在风险。主要包括术后呼吸功能不全和再插管。轻中度的呼吸功能不全可以通过物理方法或无创通气的方法来治疗,而严重呼吸功能不全和术后出血需二次手术的患者则需要再插管。研究表明,早拔管患者的再插管率并不高于延迟通气的患者。由于引起早拔管后再插管的主要原因是术后出血,因此拔管前预测患者是否需要再插管是十分困难的。

　　总之,目前的证据表明,在大部分肝脏移植患者实施术后早拔管是安全可行的,同时可以减少患者的医疗费用。在对患者实施早拔管时,应该由有经验的麻醉医师进行仔细评估,达到标准后才能早期拔管,以避免拔管后不必要的再插管。

(杨立群)

参考文献

[1]　Carton EG, Rettke SR, Plevak DJ, et al. Perioperative care of the liver transplant patient: Part 1[J]. AnesthAnalg, 1994, 78: 120 - 133.

[2]　Carton EG, Plevak DJ, Kranner KW, et al. Perioperative care of the liver transplant patient: Part 1 [J]. AnesthAnalg, 1994, 78: 382 - 399.

[3]　Hannaman MJ, Hevesi ZG. Anesthesia care for liver transplantation[J]. Transpl Rev, 2011, 25: 36 - 43.

[4]　Rossaint R, Slama K, Jaeger M, et al. Fluid restriction and early extubation for successful liver transplantation[J]. Transplant Proc, 1990, 22: 1533 - 1534.

[5]　Mandell MS, Hang Y. Pro: early extubation after liver transplantation[J]. J Cardiothorac Vasc Anesth, 2007, 21: 753 - 755.

[6]　Steadman R. Con: immediate extubation for liver transplantation [J]. J Cardiothorac Vasc Anesth , 2007, 21:

756 - 757.

[7] Della Rocca G, De Flaviis A, Costa MG, et al. Liver transplant quality and safety plan in anesthesia and intensive care medicine[J]. Transplant Proc, 2010,42: 2229 - 2232.

[8] Alper I, Ulukaya S. Anesthetic management in pediatric liver transplantation: a comparison of deceased or live donor liver transplantations[J]. J Anesth, 2010,24: 399 - 406.

[9] Schroeder RA, Collins BH, Tuttle-Newhall E, et al. Intraoperative fluid management during orthotopic liver transplantation[J]. J Cardiothorac Vasc Anesth, 2004,18: 438 - 441.

[10] 黑子清. 肝脏移植麻醉学[M]. 广州: 中山大学出版社, 2006.

[11] Rando K, Niemann CU, Taura P, et al. Optimizing cost-effectiveness in perioperative care for liver transplantation: A model for low-to medium-income countries[J]. Liver Transpl ,2011,17: 1247 - 1278.

[12] Stock PG, Payne WD. Liver transplantation[J]. Crit Care Clin ,1990,6: 911 - 926.

[13] Raj D, Abreo K, Zibari G. Metabolic alkalosis after orthotopic liver transplantation[J]. Am J Transplant, 2003 ,3 (12): 1566 - 9.

[14] Mandell MS, Campsen J, Zimmerman M, et al. The clinical value of early extubation[J]. CurrOpin Organ Transplant, 2009,14: 297 - 302.

[15] Schumann R, Hudcova J, Bonney I, et al. Availability of anesthetic effect monitoring: utilization, intraoperative management and time to extubation in liver transplantation[J]. Transplant Proc ,2010,42: 4564 - 4566.

[16] Wang CH, Chen CL, Cheng KW, et al. Bispectral index monitoring in healthy, cirrhotic, and end-stage liver disease patients undergoing hepatic operation[J]. Transplant Proc , 2008 , 40: 2489 - 2491.

[17] Schumann R, Hudcova J, Bonney I, et al. Availability of anesthetic effect monitoring: utilization, intraoperative management and time to extubation in liver transplantation[J]. Transplant Proc, 2010 ,42(10): 4564 - 6.

[18] 杭燕南,王祥瑞,薛张纲,等. [M]当代麻醉学. 第 2 版. 上海: 上海科学技术出版社,2013.

第二十二章　小儿肝移植麻醉

小儿肝移植现已成为治疗儿童终末期肝病的一种有效方法。与成人肝移植相比小儿肝移植有其自身的特点：① 手术适应证不同，小儿多为先天性终末性肝病；② 供体来源相对缺少以及等待器官时的高死亡率，术前危险性高；③ 已形成减体积、原位劈肝，以及亲属活体供肝移植等特殊手术方式以适应小儿的体型特点和扩大供体来源；而近年来亲属活体供肝移植已成为主流的手术方式；④ 术后并发症多与特定的手术方式相关，且术后易形成免疫抑制性并发症；⑤ 原发病对小儿受体的远期存活影响较成人小，远期预后相对较好。

第一节　小儿肝移植的历史及现状

一般而言，15 岁以下的肝移植称小儿肝移植，小儿肝移植已成为一种终末期肝病的有效治疗手段。Staizl 教授于 1967 年为 1 岁肝细胞瘤女童行第 1 例肝移植；1970 年 Starzl 又为先天性胆道闭锁伴肝门癌患儿行肝移植获得成功。1979 年 Shumakov 和 Galperin 首先开展部分肝移植；而 1981 年法国学者 Bismuth 实施了儿童减体积肝移植，从此儿童得以分享成人供肝，扩大了儿童供肝来源。到 1988 年 Pichlmayr 开展劈裂式肝移植，将一个供肝同时提供给 2 位受体，更扩大了儿童肝源。而 1989 年报道了母亲的肝左外叶移植给其子，从而开启活体肝移植的新篇章。经历了早年艰难的探索，在过去的 20 余年中，由于在供体的获取和保存、外科技术、术前处理及免疫抑制领域取得了重大的发展，肝移植在儿童和成人中均得到广泛的开展。1996 年美国 4 062 例肝移中，仅 514 例（12%）的患者在 18 岁以下；但至 2014 年，全美的儿童肝移植已达到 14 000 余例，近 5 年每年完成超过 1 500 例。在 3 个月及 24 个月的儿童中移植生存率分别为 76% 和 63%。虽然尸体器官利用率在过去的几年没提高，但是减体积肝移植术和亲属活体供肝移植术的采用增加了婴儿和儿童可用的器官数目。

我国儿童肝移植始于 1978 年，由哈尔滨医科大学附属第二医院和山东省人民医院完成。存活最长为 264 日。我国是先天性肝脏疾病和胆道畸形的高发国家，相当部分患儿发展成为终末期肝病，其中常见病因胆道闭锁占 46%，其次为肝脏代谢性疾病。胆道闭锁导致胆汁性肝硬化是婴幼儿常见的终末期肝病病因之一，平均生存仅 19 个月。研究报道患儿接受外科干预后病死率仍高达 50%。而肝移植可以有效改善患儿预后，已经成为小儿终末期肝病最有效的治疗方法。肝移植术是治疗小儿终末期肝脏疾病的有效手段，近年来以上海交通大学医学院附属仁济医院和天津第一中心医院为代表的国内移植中心大力开展婴幼儿亲体部分肝移植（living related partial liver transplantation，LRLT），解决了供体肝来源问题，降低了等待肝移植中的病死率，同时也显示了良好的效果。随着多学科协作水平的提高、供肝保存技术的改进以及免疫抑制剂的应用，亲体部分肝移植术患儿的生存率已显著提高，5 年生存率可提高至 70% ~ 90%。上海交通大学医学院附属仁济医院至 2015 年 11 月，已累计完成儿童部分肝移植超过 500 例，患者 1 年存活率已达 87%，5 年存活率超过 80%，远期预后不仅优于成人,也全面超越了同期欧美其他移植中心报道的例数和围术期存活水平。尽管如此,肝衰竭相关的病理生理改变、小儿体液代谢特点、肝移植手术复杂性、移植肝功能的恢复等多因素导致的患儿在围术期出现液体容量、循环不稳定及内环境适应性变化等,仍然制约着儿童肝移植的发展。提高儿童肝移植麻醉和围术期的综合管理水平,依旧是我们刻不容缓的任务。

第二节 小儿肝移植的适应证

小儿肝移植的常见适应证见表 22 - 1,主要包括:① 进行性的亚急性或原发性肝脏疾病,如胆道闭锁;② 肝代谢性疾病;③ 急性肝衰竭;④ 肝肿瘤;⑤ 肝移植失败需再次行移植的患者。

最常见的病因是胆道闭锁,超过一半的已行肝移植术的患儿是由于先天性胆道闭锁导致慢性胆汁淤积。大多数患者在婴儿期早起就已行胆肠吻合术,但是即使那些术后胆汁通畅的婴儿也常常发生继发性进行性肝衰竭,导致肝硬化,继发性高血压和营养不良。并发症包括凝血病、食管血管曲张、脾功能亢进伴脾大、血小板减少症、腹水和生长障碍。患有肝脏代谢性疾病的儿童是第 2 大准备行肝移植的群体。其中,α_1-抗胰蛋白酶缺乏症(alpha$_1$-antitrypsin deficiency)最多,其次是铬氨酸血症(tyrosinemia)和肝豆状核变性(Wilson 病)。代谢疾病导致的隐源性肝硬化和胆道发育不良较常见,这些功能紊乱经常出现类似胆道闭锁的临床症状。

肝移植也适合那些只有肝外表现的肝代谢紊乱患者。例如草酸盐血症和原发的高草酸盐尿症是肝代谢紊乱疾病,表现为因草酸盐沉积在肾小管而导致的肾衰竭,这些儿童通常肝脏合成功能正常和没有门脉高压。纯合子的高胆固醇血症和尿素循环酶缺乏症是这一类代谢性疾病的例子。肝脏代谢疾病包括蛋白 C、蛋白 S 和抗凝血酶 Ⅲ 缺乏导致的门静脉血栓形成,门脉高压和肺内分流而致的低氧血症也是肝移植的适应证。

暴发性肝衰竭(fulminant hepatic failure, FHF)最初定义为出现肝脏疾病症状的 8 周内发生肝性脑病。它分成两个亚群:① 急性肝衰竭(FHF),在 2 周内从发生黄疸发展到肝性脑病;② 亚暴发性肝衰竭(sub fulminant hepatic failure, SFHF),在 2 周到 3 个月内从发生黄疸发展到肝性脑病。儿童 FHF 和 SFHF 最常见的原因是病毒性肝炎。大部分的病例是由于甲、乙、丙型肝炎病毒引起的,由疱疹病毒和其他因素引起的较为罕见;药物和中毒导致的 FHF 仅次于病毒,包括对乙酰氧基酚、氯化烃类和伞形毒菌;以及由异烟肼、2 -丙戊酸钠盐等药物引起的特异质反应导致 FHF。

肝移植也同样适合于患有肝脏肿瘤的儿童,包括肝细胞癌和少见的肝母细胞瘤。婴儿肝血管瘤是儿童期最常见的适合行移植手术的良性肿瘤,该肿瘤可导致巨大的腹部膨胀、充血性心力衰竭和呼吸窘迫症等。此外,移植失败也是再肝移植的一个适应证(表 22 - 1)。

表 22 - 1 小儿肝移植适应证

胆汁淤积性肝病:			
先天性胆道闭锁	肝内胆管发育不良	综合征型(Alagille 综合征)	非综合征型
硬化性胆囊炎	家族性胆汁淤积症		
暴发性肝功能衰竭:			
病毒性(甲、乙肝炎)	中毒性	代谢性	药物性
代谢性疾病:			
抗胰蛋白酶缺乏症	Wilson 病	高酪氨酸血症	尿素循环异常

家族性高胆固醇血症	选择性脂沉积病	糖原沉积症	新生儿铁沉积症
Crigler-Najjar 综合征	胆汁性代谢异常	高草酸盐尿症	
慢性活动性肝炎、肝硬化：			
自身免疫性疾病	特发性新生儿肝炎	慢性乙肝或丙肝	隐源性肝硬化
肿瘤：			
肝母细胞瘤	肝血管内皮瘤肝肉瘤	肝细胞癌	
其他：			
Budd-Chiari 综合征	肝外伤	囊性纤维化	Caroli 病
全肠外营养继发性肝硬化	肝脏移植失败		

第三节　小儿终末期肝病的临床表现

　　儿童肝衰竭相关的临床特征由原发肝脏疾病的病因和肝细胞坏死纤维化的程度决定。影响手术期间处理的因素包括肝脏代谢和合成功能障碍、心排血量的改变、肝血流量的下降和门脉高压症等。这些紊乱导致心肺、神经系统、血液系统、消化系统和肾脏的损害及代谢的改变（表 22 - 2）。

表 22 - 2　患儿晚期肝脏疾病的临床表现

肺部：低氧血症 肺容量减少 胸腔积液 肺水肿
心血管：肺高压/栓塞 心排血量减少/全身血管阻力减少 心包积液
神经系统：肝性脑病 脑水肿/颅内压升高
血液系统：贫血 血小板减少症 凝血病
胃肠道：曲张静脉出血（食管、胃）维生素 K 缺乏症/营养不良　脾功亢进　胆管炎
肾：肝-肾综合征 肾前性氮质血症
免疫系统：低丙种球蛋血症 感染机会升高
代谢：酸碱代谢紊乱 电解质失衡

一、肺功能障碍

　　腹水、胸腔积液和肝脾肿大引起肝衰竭患儿肺容积的减少。通过异常的肺小动脉右向左的肺内分流和低血氧肺血管收缩可导致严重的低氧血症。肺扩散容积的减少进一步加重了低氧血症。肺水肿可由低蛋白血症及静脉输液引起，导致氧合和通气减少，为改善氧供可能需要行机械通气。

二、心血管功能紊乱

　　慢性肝功能衰竭可伴有高排低阻的情况。这种状态跟交感神经亢进、血管活性物质缺乏、动-静脉分流和组织缺氧相关。内源性血管扩张性物质的浓度增加，包括胰高血糖素、血管活性肠肽和铁蛋白。动静脉分流和耗氧量的减少导致了混合静脉血血氧饱和度的增加及动静脉氧分压差的降低。肺、肌肉和皮肤的血流增加，而肝和肾脏的血流减少。

心肌病也是导致儿童心排血量减少的一个少见原因。右心室衰竭可继发于肺动脉高压,肺动脉高压的成因依次为:肺栓塞、高循环容量和使用缩血管药物。有心脏病表现的患者,应进行更详尽的心血管评估,包括心脏彩超检查等。

三、神经系统功能紊乱

肝性脑病是肝衰竭晚期严重致命的并发症。病因包括毒素的蓄积,如氨、GABA 和其他的神经激动物质。肝脏疾病终末期脑代谢和血脑屏障也出现失调。肝性脑病可以表现为嗜睡到昏迷。经肝代谢的中枢神经系统抑制药应忌用或者小剂量。血钠浓度应该严密检测,因为利尿药物治疗导致的低钠血症,会加重脑水肿。限制蛋白质的摄入量为 0.5~1.0 g/(kg·d),并可以给予新霉素和乳果糖减少血氨的浓度。消化道出血可应用质子泵抑制剂,如果有指征可使用硬化剂治疗食管静脉曲张。血透治疗对渐进性的高氨血症有好处,而氟马西尼可拮抗 GABA 受体,可以暂时改善肝性脑病的症状。Ⅲ级的渐进性脑病的患者应该施行气管插管机械辅助呼吸。Ⅳ期脑病的患者可发展成细胞毒素性和血管源性脑水肿,进而形成颅内压(ICP)升高。颅内压升高是暴发性肝衰竭患者一个主要高死亡率的原因。在这些患者应该主张颅内压监测和应用利尿药和(或)巴比妥酸盐治疗。ICP 监测不仅指导治疗有用,而且是严重脑水肿是否适合做肝移植的指征。在肝衰竭的患者身上放置 ICP 监测仪的风险是颅内出血。这种风险可以通过放置硬膜外导管而不是硬膜下导管来减少,非侵入性的监测经颅多普勒也有报道。也可应用脑干诱发电位和脑 CT 扫描及脑 MRI。

四、凝血系统功能障碍

凝血障碍因肝脏合成功能降低而产生,晚期肝病的患儿可能出现贫血和血小板减少症。贫血的成因有营养不良和出血;血小板减少症可能与脾亢有关。这两个症状可能因为增加血容量血浆稀释而加重。维生素 K 依赖的凝血因子 Ⅱ、Ⅶ、Ⅸ和 Ⅹ 缺乏可导致严重的出血。凝血因子的缺乏可能是由于肝脏合成功能的减弱,以及因为胃肠道胆汁盐不足和抗生素治疗引起的维生素 K 吸收不良。肠外给予维生素 K 不一定能完全纠正凝血障碍。严重的抗凝血酶Ⅲ及抗凝血的蛋白 C 和蛋白 S 缺乏也可能导致血管内血栓形成。

五、胃肠功能的紊乱

门脉高压的患者可能发展成脾功能亢进。而相关的血小板减少症可能有致命的出血倾向,尤其伴随着凝血功能障碍和食管胃底静脉曲张。门脉高压的患者同时有发生自发性腹膜炎的风险,胆管炎也有发生,尤其在那些接受过胆肠吻合术的儿童。另外,慢性营养不良和低蛋白血症也因为削弱了免疫系统功能而导致多种感染。

六、肾脏功能紊乱

肝肾综合征,特征表现为肾血流减少,肾小球滤过率和尿量的减少以及低钠血症,在婴儿和小儿不多见。肾功能障碍可能继发于药物中毒或者因出血而致的低血容量或是利尿剂的使用。

七、蛋白合成减少

准备接受肝移植术的婴儿和儿童的肝脏合成功能会发生明显的障碍。通常肝病患者的白蛋白和血浆胆碱酯酶浓度是减少的。这些蛋白的浓度可能是由于合成减少同时血容量增加而降低。例如血中 α_1-酸性糖蛋白(AAG,一种急性期反应产物及血浆药物载体)的浓度的增加或减少均依赖于肝脏的合成。

血浆白蛋白的浓度由其合成的速度与分布和降解的速度来共同决定。在肝硬化患者,白蛋白合成可能降低、正常或者升高。肝脏疾病合并营养不良者也可导致低蛋白血症,在有腹水的情况下,血浆白蛋白和腹水的白蛋白会逐渐达到平衡,将进一步降低血浆白蛋白浓度。白蛋白血浆半衰期约为21天,因此血浆白蛋白浓度不能反映目前的白蛋白合成情况。低蛋白血症可导致低血浆胶体渗透压,进而出现低血容量、组织水肿、腹水和胸腔积液的倾向。肝脏合成功能紊乱同样可导致血浆胆碱酯酶浓度的降低,但由于这种酶通常是过剩的。因此,即使严重肝功能异常的患者,使用琥珀胆碱之后产生的神经肌肉阻滞作用只会轻度延长。

八、代谢功能紊乱

肝脏正常的合成功能如糖异生和氨的生物转化的中断,可引起低血糖和高氨血症。正常肝脏能够储存足够的糖原以在 $12\sim24\,h$ 内稳定血糖的浓度。在糖原储备消耗尽的时候,则通过糖原异生作用来产生血糖。肝病患者由于肝脏糖原储备的减少和糖原异生作用的减弱,可以出现严重的低血糖症。因肝脏降解胰岛素能力下降而导致的高胰岛素血症会加重低血糖症。因此,此类患儿特别是已经接受高浓度葡萄糖输入的,即使短暂的中断葡萄糖的输入,也会导致威胁生命的低血糖的发生。在患儿运转输送及术中必须持续给予静注葡萄糖,在手术中也应经常检测血糖浓度。

氨由氨基酸及其他器官的胺类经脱氨基作用生成并在肝脏转化成尿素。因此在晚期肝病患者血尿素氮的水平可能比较低,而氨的浓度会显著升高。由食管胃底静脉曲张和凝血功能障碍引起的胃肠道出血可造成严重的高血氨症,这是因为在肠腔内的血块经过细菌脱氨基作用后会产生大量的氨,可以通过胃肠道给予新霉素或乳果糖来减少氨的产生,这两种药物可以阻止细菌的生长。氨本身是一种神经毒素,它在血里的浓度与肝性脑病密切相关。其他与肝性脑病相关的神经毒素包括神经递质5-羟色胺、谷酰胺、门冬氨酸,以及假性神经递质与GABA受体相互作用的物质。

第四节　小儿肝移植麻醉与围术期处理

一、术前评估

术前详细充分了解患儿终末期肝病的严重程度非常重要。可首先通过肝功能评估即改良的

Child-Pugh 肝功能分级法,根据评分高低依次分为 A(5~6 分)、B(7~9 分)和 C(10~15 分)3 级(见第十五章)。其次,针对患儿肝病严重程度及移植需求的迫切性国际上目前普遍采用儿童终末期肝病模型(PELD,Pediatric end-stage liver disease)评分:PELD Score = 0.480 × Loge(bilirubin mg/dl) + 1.857 × Loge(INR) − 0.687 × Loge(albumin g/dl) + 0.436,PELD 值越高风险越大。

很多终末期肝病患儿会并发肝性脑病,后者是指由肝功能严重障碍所致,以代谢紊乱为主要特征的中枢神经系统功能失调综合征,其分期见表 22-3。

表 22-3 肝性脑病分期

分　　期	临　床　表　现
1 期	行为改变,睡眠障碍,书写改变,语言不清
2 期	嗜睡,定向障碍,躁动,肌力增强,阵挛
3 期	浅睡但可唤醒,明显神志不清,语言障碍,反射亢进,缩瞳
4 期	昏迷,瞳孔散大,反射减弱或消失,对疼痛刺激无反应

约 47% 的终末期肝病患者伴有肝肺综合征(HPS),其中约 2 成患者有低氧症状。诊断依据包括肺泡氧分压(P_AO_2)低于 70 mmHg 或动脉肺泡氧分压梯度大于 20 mmHg。低氧的原因包括缺氧性肺血管收缩反应欠佳、胸膜腔积液和大量腹水所致的肺不张、肺炎、成年呼吸窘迫综合征、肺泡通气不足和弥散异常等,术前应结合血气、肺功能及彩超结果判断患儿是否存在 HPS 和肺动脉高压。另外,12%~67% 的急性肝功能衰竭患者会发生肾衰竭,即发生肝肾综合征。因此,术前需密切注意肌酐是否大于 133 μmol/L(1.5 mg·dl)。

除上述项目外,肝移植患儿特殊评估项目包括:① 肺分流的程度,由动静脉分流引起低氧血症的患者,应该通过吸氧后的反应来量化评估分流的程度,严重的病例可检测通气/血流比;② 超声心动图可以排除存在心脏内分流的情况,尤其是心房或心室间隔缺陷。在有潜在的先天性心脏病的患儿,比如 Alagille's 综合征(肝内胆管发育不良综合征)可存在肺动脉狭窄;③ 心脏导管的检查,有利于保证量化肺动脉高压和右心室的病变;④ 肾功能和代谢状态,还需评估包括钠、钾、血糖和酸碱平衡;⑤ 在怀疑合并严重的脑病时,脑水肿和脑出血的患者应该在移植前做 CT 扫描或者简单的经颅多普勒,且这些情况可能不适宜做肝移植。

充分的术前准备是保证患儿肝移植手术成功的重要环节,术前充分调整好心脏功能和水电解质、酸碱平衡,对症处理各种合并症。术前合并症的治疗:肺感染和严重凝血功能紊乱必须得到纠正;腹腔积液得到控制,凝血时间趋于正常;如果病情允许,术前 3 日可以通过肠外营养给予维生素 K,其可以在 2~3 日内改善凝血异常。患儿术前营养状态比较差,根据患儿的病情合理安排饮食,可给予肠内和肠外营养以维持适当的能量摄入,纠正贫血和低蛋白血症。另外,术前应访谈患者父母和(或)法定监护人,以便讨论计划的进程和伴随的风险程度,包括术中相关的动静脉穿刺置管,神经系统的损伤,血制品使用和外科手术本身的风险。

二、麻醉准备

做好麻醉和手术前准备是保证手术能顺利进行的前提条件(表 22-4)。婴儿和儿童有低体温的倾向,需特别注意防止麻醉诱导和维持期间发生低体温。液体加温和环境保温装置必须常备。

表22－4 小儿肝移植常规术前准备

常用设备：
血气分析仪，多通道注射泵，输液加温器，保温垫，儿童 PiCCO。其中体温监测可用鼻咽温或 PiCCO 自带的连续血温，有条件时尚需考虑床边凝血功能监测（iSTAT、Sonoclot 和 TEG），预计出血量大的非肿瘤患儿可自体血回输。
血制品：
压积红细胞、新鲜冰冻血浆（FFP）和血小板若干单位，常用止血制剂包括纤维蛋白原和凝血酶原复合物。
麻醉治疗用药：
肾上腺素，去甲肾上腺素，阿托品，多巴胺，去氧肾上腺素，硝酸甘油，艾司洛尔，氯化钙，碳酸氢钠，胰岛素，乙肝免疫球蛋白，甲泼尼龙等。常用药物稀释比例：肾上腺素 1 mg/20 ml，去甲肾上腺素 2～4 mg/60 ml，多巴胺 60 mg/60 ml，去氧肾上腺素 10 mg/100 ml，硝酸甘油 5 mg/20 ml，胰岛素 40 u/ml。
常用液体：
5% 葡萄糖液、10% 葡萄糖液、乳酸钠林格液等，一般情况下不考虑羟乙基淀粉和明胶类而建议使用白蛋白提高胶体渗透压。
输液管道：
双上肢 G18－24 静脉通路连接加温设备。监测治疗管道包括儿童 PiCCO，IABP，血温。其中双腔中心静脉导管置入右颈内静脉，必须保证 1 路双腔中心静脉在内的 3 路上腔静脉通路；桡动脉采用 G22/24 导管用于监测 IABP 和采血气，无法建立桡动脉时可选足背动脉或股动脉 PiCCO 备用 IABP。
小儿保温：
室温调节在 21～23℃ 范围，手术台面保温垫；四肢用棉垫裹好，有条件则考虑体表覆盖热风毯（Bear-Hug）。输血输液均需加热后输入，同时加强体温监测如鼻咽温和血温。

三、术中监测和液体治疗

鉴于移植手术极为复杂精细，一般时间较长且对患儿循环功能扰乱较大，另一方面，患儿术前基本情况一般较差，肝脏和肝外各脏器累及病变较多。因此，小儿肝移植麻醉必须加强基本和特殊监测，目前强调围术期加强多系统监测（表 22－5），尽可能多的信息提供给麻醉与手术医生，有助于更准确判断患儿术中情况和合理处理。术中血一般通过桡动脉/股动脉采得，以下时间点可考虑做血气分析以指导内环境调整：手术前；I 期 60 min；I 期末；II 期末；III 期 15 min；III 期 60 min；III 期 120 min 及术毕。

表22－5 小儿肝移植术者的多系统监测

心血管：ECG，IABP，CVP，PAP，CI 及其计算值（DO_2、VO_2）。
呼吸：血气，SaO_2，$P_{ET}CO_2$。
肾功能：每小时尿量，必要时可急送检验科查 Cr 和 BUN。
体温：鼻咽温、股动脉血温（PiCCO）。
血生化：动脉血气、Na^+、K^+、Ca^{2+}，血糖和乳酸。
出凝血监测常规监测：Hb，PLT，PT（INR），APTT，Fib，D－Dimer，FDP's，部分上述值可通过床边 iSTAT 模块测得。高级凝血功能监测包括 Sonoclot 分析仪和 TEG。

患儿术中输血输液仍强调以 4－2－1 原则补充基础和累计损失量。考虑以胶体为主，晶胶比 1:1.5～1:2 较适宜。胶体首选 20% 的白蛋白，胶体液应按照血容量的需求补充，有条件的严格以 CVP 和 SVV 等指标的变化指导输液。术中水电解质和酸碱纠正的目标和措施见表 22－6。晶体液可以 1～1.5 ml/（kg·h）的速度恒速输入，同时注意尿量，一般不宜过量输注，以防止术后肺水过多和组织间隙滞留而引起拔管延迟，血浆尤其是新鲜冰冻血浆（FFP）则适用于凝血因子低下或大量失血后的出凝血障碍患儿，较少单独用于纠正低血容量的状况。小儿肝移植成分输血指征和目标详见表 22－7。

表22-6　小儿肝移植电解质和酸碱平衡纠正目标

电解质	指　征	目　标
血钠(Na$^+$)	Na$^+$距离正常范围(135~145 mmol/L)波动>5 mmol/L,予高渗盐或5% GS 纠正低、高血钠 公式:钠盐量(mmol)=(血钠正常值mmol/L-血钠测得值mmol/L)×体重(kg)×0.6(女性为0.5); 17 mmol Na+=1 g NaCl	Na$^+$距离正常范围(135~145 mmol/L)波动<±5 mmol/L
血钙(Ca^{2+})	Ca^{2+}<1.0 mmol/L 建议:CaCl$_2$ 0.5~1 g 无肝期常规泵注 1 h 内给完	Ca^{2+}>1.0 mmol/L
血钾(K$^+$)	低钾:公式补钾量(mmol)=[钾正常值-测定值(mmol/L)]×0.6×体重(kg) 补钾:0.15%~0.3% KCl 静滴;首次补钾先给半量,13.4 mmol=1 gKCl 高钾:25%葡萄糖液 50 ml,胰岛素 4 u 快速静滴,或 5% NaHCO$_3$ 50 ml	K$^+$:3.5~5.5 mmol/L
酸碱(Ph)	纠酸经验公式: 5% NaHCO$_3$ ml=BE(负值)×体重(kg)×0.3	pH:7.35~7.45; BE:-3~3

表22-7　小儿肝移植输血指征及目标

成分输血	指　征	目　标
红细胞(RBC)	Hct<28% 结合 MAP 低于术前30%且输液不能纠正 【估计血容量:EBV 75~80 ml/kg (6~12 个月);70 ml/kg (>12 个月); 可接受出血量:ABL=EBV*(Hct 基础-Hct 最低)/Hct 基础 出血量>ABL 则输 RBC;如>1/3 ABL 可输入白蛋白	满足携氧,Hct 不低于24%,MAP 稳定
新鲜冰冻血浆(FFP)	输 FFP 指征: ① 在没有单一的凝血因子成分可提供的情况下用于纠正已知的凝血因子缺乏 ② 纠正伴有 APTT 和 PT 升高(>1.5 倍的对照值或 INR>1.8—2)的微血管出血 ③ 纠正继发于大量输血(超过1倍全身血量)的凝血因子缺乏症患者,伴有微血管出血或 PT 和 APTT 不能及时测得	① 剂量 10~15 ml/kg 以达到凝血因子正常值30% ② FFP 不应用于补充血容量或提高白蛋白
冷沉淀	补充凝血因子Ⅷ、vWF、纤维蛋白原、因子ⅩⅢ	10 kg 体重输注 1~1.5 u
纤维蛋白原(Fbg)	正常 1.5~3.5 g/L,若 Fbg:<1 g/L,且肝动脉吻合毕	0.05~0.1 g/kg 静滴至 Fbg>1 g/L,
凝血酶原复合物	补充凝血因子Ⅱ,Ⅶ,Ⅸ,Ⅹ,肝功能障碍时上述因子合成减少,PT 延长>1.5 倍对照	10~20 u/kg
血小板(PLT)	Plt:<30×10^9/L,高于此值一般不用输注,儿童患者根据年龄和病情将(10 单位)的血小板分 2~4 次输注	Plt>30×10^9/L; Plt Function>1

四、麻醉诱导

在手术开始前进行常规麻醉诱导,并做好监测和动、静脉导管置入。患儿进入手术室新环境往往警觉和不合作,可以在麻醉诱导前通过多种方法给予镇静剂。原则短效镇静药为主。可考虑口服咪达唑仑 0.25 ~ 0.5 mg/kg;大龄不合作加服 3 mg/kg 氯胺酮糖浆;同时也应充分建立与患儿或家属的合作关系。麻醉诱导目前一般采用七氟烷吸入潮气量法,尤适合于不合作无法建立静脉的患儿,为最常见。具体步骤为:① 麻醉机回路七氟烷预充:手控模式→关闭新鲜气流→排空气囊→关闭回路出口→七氟烷 6% ~ 8% + 新鲜气流 4 ~ 6 L/min,逸气阀压力 20 cmH$_2$O→气囊充盈后排空 2 次→放开回路出口→轻压气囊提高回路七氟烷浓度→接面罩;② 七氟烷和新鲜气流维持上述,面罩覆盖患儿,如不合作固定头部;③ 患儿意识消失后七氟烷 3% ~ 4%,新鲜气流 1 ~ 2 L/min,调整逸气阀为自主呼吸模式;④ 对误吸风险大的患儿,注意不要加压。待患儿失去意识,不在挣扎后即建立静脉通路。一般选择上肢 22 ~ 24 G 静脉留置针,全身静脉条件不佳者,尝试 3 次未成功,选择上腔中心静脉或超声下行 CVP 或 PICC 穿刺置管。

诱导用药可选咪达唑仑 0.1 ~ 0.2 mg/kg,芬太尼 10 ~ 15 μg/kg,罗库溴铵 1 ~ 1.5 mg/kg,1 ~ 1.5 min 后插管,妥善固定。对于较大患儿,尚可加用丙泊酚 2 mg/kg 加深加快麻醉诱导。气管内插管的导管选择:ID = 4 + 年龄/4,因患儿往往偏小,需备:小 0.5 和 1 号的导管;导管深度:12 + 年龄/2 或 ID ×3,务必喉镜下观察结合听诊以及 PAW、ETCO$_2$ 监测准确判断导管位置和深度并妥善固定。气囊可轻度充气,且每隔 2 h 检查充盈度。若有静脉通道,则静脉注射上述药物进行诱导,也有良好的效果。理论上所有的患儿都有胃排空延迟、胃内压增高而致的胃反流风险。因此,在麻醉诱导期间,环状软骨施压手法可在所有的病例实施,并且不宜过度加压通气。经鼻插管可导致出血,尤其在有凝血障碍和(或)血小板减少症的情况下。而且患儿在围术期可能需要长时间机械通气,免疫抑制剂的使用而增加经鼻插管的鼻窦感染。因此,目前常规考虑选择适当的导管经口插管完成手术。气管导管应该放置离隆突 2 cm 以防止导管前端进入右侧主支气管,但术中可能因为上腹部收缩或放置相对腹部较大的移植物肝,而导致的隆突向头端移位而造成的气管导管移位的情况,因此,麻醉医师应在术中经常检查导管位置,尤其是发现气道压和氧合异常时。诱导和穿刺等操作完成后,患儿的四肢和头部要包裹好减少散热。同时,患儿身体下方可以放置水床垫子,以方便麻醉医师术中通过水床调节患儿体温。有条件的单位,经食管超声 TEE 可以用在肝移植过程中的心血管功能的监测,测量用的 9 mm 或者更小直径的探头,可以安全应用在体重 12 ~ 15 kg 的儿童身上。经食管超声为心室充盈和收缩功能提供实时的监测。这些信息对静脉输液和应用心肌变力性药物有指导作用。另外,TEE 也可观察切开腔静脉或肝再灌注过程心腔的空气和微血栓情况,肺部空气栓塞或血栓可导致急性右心室和右心房高压,并影响脑动脉循环,出现严重的神经系统并发症。经食管超声还可以发现由于低心排引起的低血压。食管超声监测早期发现不良现象便于早期诊断和治疗。但 TEE 对于目前肝移植患儿尤其是胆道闭锁的患儿,因其平均年龄小于 1 岁,无法找到合适的探头而很难实施。

五、麻醉的维持

小儿肝移植术中最常见的麻醉维持为吸入麻醉,但部分稍大患儿再复合丙泊酚也无禁忌。吸入麻醉药异氟烷、七氟烷等因为极少的代谢和肝肾毒性小而最为常用,与氟烷不同,异氟烷可更好地保护肝动脉自动调节和氧供。阿片药芬太尼也可用于麻醉诱导与维持,苯二氮䓬类可以在吸入麻醉药因低血压受限的情况下使用。非去极化肌松药常用于术中维持肌松,而顺阿曲库铵因不依赖肝脏代谢,又不会引起低血压,故常用于术中维持肌松。当然也可选择使用其他非去极化肌松药。机械通气维持用氧气和空气混合,避免用 N$_2$O,以减少术中肠胀气和形成静脉空气栓塞。患儿术中常采用压力控制通气(PCV),呼吸末正压通气(PEEP)的维持 3 ~ 5 mmHg 以利于克服死腔。呼吸时间、流量和吸气压力应正确调控,以保证血氧分压≥100 mmHg 的前提下而 FiO_2 降到尽可能低。但在低血压低灌注或者血管重建的时为保证组织的氧供,可以用纯氧通气。抗生素如静脉注射第二代头孢菌素或广谱半合成青霉素常规用于减少肠球菌和革兰阴性菌感染的机会。

六、术中处理

外科进程可以描述为经典的 3 步曲:无肝前期(病肝剥离期)、无肝期和新肝期(再灌注期)。在肝移植期间低动脉压常见。相关的因素包括电解质、酸碱紊乱、低体温、低血容量和外科手术压迫门腔血管。在无肝前期,腹水流失,液体蒸发和血液丢失普遍。严重门脉高压的患者经常有大量的腹水从切开的腹膜处流失。这些患者容易有长时间的腹部切口渗血,因为内脏静脉压增高和脾功能亢进导致的低血小板血症。之前手术如胆肠吻合术所致的粘连会增加出血,因此需要时要用输血或其他液体代替。但是要避免过度的输液,因为会导致腹部器官水肿。

(一)无肝前期

在无肝前期,腹水流失,液体蒸发和血液丢失普遍。严重门脉高压的患者经常有大量的腹水从切开的腹膜处流失。这些患者容易有长时间的腹部切口渗血,因为内脏静脉压增高和脾功能亢进导致的低血小板血症。之前手术如胆肠吻合术所致的粘连会增加出血,因此需要时要用输血或其他液体代替。但是要避免过度的输液,因为会导致腹部器官水肿。此期的处理原则是充分纠正低血容量和内环境,尽可能为进入无肝期创造条件。需注意应用适度血管活性药和正性肌力药,快速补充血容量,维持患儿 MAP 不低于 50 mmHg,CVP 6 ~ 12 cmH_2O,同时维持适当的尿量不低于 1 ml/(kg·h)。每丢失 1 000 ml 腹水可补白蛋白 10 ~ 20 g。必要时输入新鲜全血,补充血浆,标准见前表。如存在出凝血功能障碍,可根据 iSTAT,Sonoclot 凝血和 TEG 分析补充凝血酶原复合物和纤维蛋白原。对于术前存在肝肾综合征患儿,可在充分肾灌注的基础上予以襻利尿药复合前列腺素 E(PGE)持续泵注,目标维持尿量 1 ml/(kg·h)。进入无肝期前,有必要尽量纠正电解质紊乱和酸碱平衡。此期呼吸管理推荐采用压力控制通气(PCV),吸入氧浓度 40% ~ 60%,维持氧供的基础上,减低潮气量和 PAW_{peak},但开腹后因膈肌下降复位,需根据 $ETco_2$ 调整 PCV 压力参数。一般情况下,若患儿的血浆白蛋白低于 25 g/L,输入白蛋白或胶体是较为有利的。

(二)无肝期

如无肝期静脉输入大量的液体,可在随后的开放下腔静脉和门静脉或"再灌注"时造成高血管循环容量,最终导致右心房和肝静脉压力升高,结果致移植肝淤血。所以,此期的处理原则为适度扩容并合理应用血管活性药,防止出无肝期容量过负荷。应降低麻醉深度,静脉麻醉为主。为维持循环稳定,具体可根据血流动力学监测的情况使用血管活性药物(去氧肾上腺素、去甲肾上腺素、多巴酚丁胺或肾上腺素)。稳定后控制 CVP 低于 5 cmH_2O,可纯氧通气并可补充红细胞和血浆并补充凝血酶原复合物和纤维蛋白原。同时补充碳酸氢钠和钙离子并纠正电解质。输入钙以维持血浆游离钙浓度正常,目的拮抗高钾血症和有利于更好的心排量。尽可能维持尿量并加强保温。在无肝期每隔 15 ~ 30 min 应该测血气、血钾和游离钙浓度。在再灌注后心电改变早期应输碳酸氢钠以中和血浆 pH;如果血浆钾离子浓度高于 5 mmol/L,在再灌注之前应通过过度通气和(或)输碳酸氢钠纠正;如果血液偏碱而血钾仍高于 5 mmol/L,可以给予呋塞米 0.5 ~ 1 mg/kg,虽然效果会因为下腔静脉夹闭和灌注压下降而降低,仍推荐使用。静脉注射葡萄糖并可溶性胰岛素可以更快速地降低血浆钾离子的浓度,有利于预防再灌注综合征。

（三）新肝期

此阶段当移植肝再灌注后，尤其是门静脉开放时，立即发生低血压的风险会很高。循环紊乱包括低动脉压、心动过缓、室性心律失常和心脏停搏，这些改变是由于移植肝脏含有的高钾、低 pH 和低温的液体快速注入体循环而激发。另外，若这些液体中含有空气和(或)微小血栓，到达后心脏可促使发生急性肺动脉高压。上述表现及所谓的"再灌注综合征"。此时应保持冷静，争分夺秒，积极处理。以下措施有利于迅速纠正再灌注综合征：① 缓解肺动脉高压：开放前硝酸甘油 5 μg/(kg·min)或 PGE₁ 5 ~ 10 ng/(kg·min)；② 尽快复温，使得血温大于35℃。同时与外科密切配合，可要求外科医师通过手法控制减慢门静脉开放速度；③ 提高血红蛋白含量80 ~ 100 g/L；④ 控制心率大于 90 次/min，防止心率过慢；⑤ 开放后过度通气，降低体内 CO_2 含量，提高吸入氧浓度；⑥ 及时纠正酸中毒和电解质紊乱如低血钾；⑦ 开放前给予利多卡因预防支气管痉挛和室性心律失常；⑧ 持续泵注氯化钙或有利于出无肝期心血管稳定。

稳定度过腔静脉和门脉开放后，即正式进入新肝期，此时最主要的处理原则为进一步改善内环境，充分维持重要脏器功能。从再灌注到手术结束，静脉输液的目的包括维持心排量、红细胞比容保持25% ~ 30%以及适当的凝血功能。在能够维持适当的心脏充盈和心排血量的前提下应尽量减少液体的输入量，应控制静脉压低于 5 cmH_2O，过量输入液体可能会导致肠水肿，增加腹内压和影响外科关腹。因此，保持充分灌注基础上静脉注射利尿剂呋塞米有利于维持尿量，又可以减少水肿。此期尚需根据体温回升、术野渗血情况，胆汁生成量及乳酸水平等综合评价新移植物的功能，必要时尚应注意肝脏位置对循环的影响。同时有针对性地加强脑和肺和肾脏保护措施。

第五节 小儿肝移植术中输血管理

在整个小儿手术过程，凝血功能的改变随时可能发生，所以应监测 PT、INR、PTT、血小板计数、凝血因子浓度和 TEG。使用血制品例如浓缩红细胞、新鲜冰冻血浆、冷沉淀和血小板的标准各中心存在差异。儿童与成人一样，大量输血与稀释性凝血障碍、酸中毒和低体温相关。快速的大量输血最常见的并发症是急性枸橼酸中毒，尤其无肝期因为输入的枸橼酸不能被代谢。由于库血枸橼酸螯合了血里的游离钙和镁离子，导致心肌收缩力下降和低血压，严重时尚可导致心肌发生肌电机械分离。因为新鲜冰冻血浆(FFP)来源于全血的上清液，含有大部分采血时加入的枸橼酸。因此 FFP 不应用在扩容，而只在纠正凝血因子缺乏时才使用。在因大量出血而需被迫快速输入血浆的时候，必须经常补充钙以防止低钙血症。

严重的高血钾症是给患儿输大量库存红细胞的后果，尤其是陈旧库血。有报道小儿肝移植的病例中，术中死亡与大量输血而致的高钾血症相关。经过电离辐射灭菌的红细胞其上清液里的钾浓度会增高 2 ~ 3 倍。而更加常见的问题是输贮存较长的压缩红细胞。库血的时间越长，上清液里的钾浓度越高，若婴儿输大量储存超过两星期的库血，可引起相关的严重的高血钾症。因此，需保证为行肝移植术的患儿提供未经辐射灭菌的尽可能新鲜的血。

肝移植患儿发生低血小板血症是因为术前脾功能亢进、血小板消耗或者是术中稀释性低血小板血症。然而在术中输血小板，尤其是在优质供体的前提下，再灌注期间有增加肝动脉血栓的倾向。纤维蛋白原在暴发性肝衰竭的儿童中通常是被耗竭的,可导致 PT 延长。如果发现外科出血太多,应监测纤维蛋白原浓度,必要时用冷沉淀来纠正。

手术结束后,患儿需转送儿科或专科 ICU 进行持续的 ECG、动脉血压和氧饱和度监测。通过留置气管导管维持机械通气,必要时泵注多巴胺或其他血管活性药物维持预期的平均动脉压。进行相关术后的重症监测治疗。

总之,亲体肝移植术是治疗儿童终末期肝疾患和肝功能衰竭的有效手段,充分的术前准备是保证患儿肝移植手术成功的重要环节,术中保温、维持稳定的血流动力学、新肝期开放前及开放后血流动力学的调整、及时调整血气和电解质、改善凝血功能、保证重要器官的灌注和精湛的手术技术等均是保证手术成功的关键。多学科团队合作是顺利开展这一高难度治疗的基本保证。

(杨立群)

参考文献

[1] Zhou J, Shen Z, He Y, et al. The current status of pediatric liver transplantation in Mainland China[J]. Pediatric transplantation, 2010,14(5): 575 - 582.

[2] 黑子清. 肝脏移植麻醉学[M]. 广州:中山大学出版社,2006.

[3] Ventura KA. Ethical considerations in live liver donation to children[J]. Prog Transplant, 2010,20(2): 186 - 190.

[4] Uribe M, Alba A, Hunter B, et al. Liver transplantation in children weighing less than 10 kg: Chilean experience [J]. Transplant Proc, 2013,45(10): 3731 - 3733.

[5] Talisetti A, Hurwitz M, Sarwal M, et al. Analysis of clinical variables associated with tolerance in pediatric liver transplant recipients[J]. Pediatric transplantation, 2010,14(8): 976 - 979.

[6] Sundaram SS, Alonso EM, Zeitler P, et al. Obesity after pediatric liver transplantation: prevalence and risk factors [J]. Journal of pediatric gastroenterology and nutrition, 2012,55(6): 657 - 662.

[7] Sullivan KM, Radosevich DM, Lake JR. Health-related quality of life: two decades after liver transplantation[J]. Liver Transpl, 2014,20(6): 649 - 654.

[8] Sommovilla J, Doyle MM, Vachharajani N, et al. Hepatic venous outflow obstruction in pediatric liver transplantation: technical considerations in prevention, diagnosis, and management[J]. Pediatric transplantation, 2014 ,18(5): 497 - 502.

[9] Shen Z. The Liver Transplant Program at Tianjin First Center Hospital[J]. Clinical transplants, 2011,203 - 211.

[10] 李刚莲,易斌,崔剑,等. 小儿围麻醉期低体温的临床观察与分析[J]. 重庆医学,2010, 39(22): 3087 - 3089.

[11] Mohammad S, Grimberg A, Rand E, et al. Long-term linear growth and puberty in pediatric liver transplant recipients [J]. The Journal of pediatrics, 2013 ,163(5): 1354 - 1360 e1 - 7.

[12] Meyers RL, Tiao GM, Dunn SP, et al. Liver transplantation in the management of unresectable hepatoblastoma in children[J]. Front Biosci , 2012,4: 1293 - 1302.

[13] Lu BR, Zhang S, Narkewicz MR, et al. Evaluation of the liver injury unit scoring system to predict survival in a multinational study of pediatric acute liver failure[J]. The Journal of pediatrics, 2013,162(5): 1010 - 1016 e1 - 4.

[14] 王峤,刘懿禾,孙雁,等. 胆道闭锁婴幼儿肝移植围术期液体管理[J]. 中华小儿外科杂志, 2012, 33(7): 516 - 519.

[15] Liem RI, Anand R, Yin W, et al. Risk factors for chronic anemia in pediatric orthotopic liver transplantation: analysis of data from the SPLIT registry[J]. Pediatric transplantation, 2012,16(2): 137 - 143.

[16] Kim WR, Stock PG, Smith JM, et al. OPTN/SRTR 2011 Annual Data Report: liver[J]. Am J Transplant, 2013,13 Suppl 1: 73 - 102.

[17] Kamath BM, Olthoff KM. Liver transplantation in children: update 2010[J]. Pediatric clinics of North America, 2010,57(2): 401 −414.

[18] Byun J, Yi NJ, Lee JM, et al. Long term outcomes of pediatric liver transplantation according to age[J]. Journal of Korean medical science, 2014,29(3): 320 −327.

第二十三章 肝移植术后早期处理

肝移植术后早期处理对肝移植成功和移植肝脏的功能恢复起到十分重要的作用。主要处理内容包括肝移植术后肝功能的评估、呼吸和循环管理、术后镇痛、中枢神径并发症防治、术后免疫抑制治疗、术后营养支持与液体治疗及常见并发症的处理。

第一节 肝移植术后肝功能的评估

一、肝移植术后肝功能的评估

在临床症状方面,患者的精神状态和肾功能均能反映移植肝的功能。而逐渐加重的脑部疾病、尿量较少、不断恶化的代谢性酸中毒,以及低血压则提示可能有肝衰竭发生。肝移植术后的影像学诊断与有创性检查相比,更广泛的使用于早期发现术后并发症和评价肝功能。手术后立即实施的肝功能监测更多反映了患者在手术室内输入血液及凝血因子的情况,而移植后 12 h 再进行的监测才更能反映新移植肝的功能。凝血酶原时间和国际标准化比值是反映新移植肝合成功能的良好指标,因为凝血因子Ⅶ的生物半衰期只有 4~6 h,如果没有充足的新的凝血因子Ⅶ被合成出来,那么血浆的凝血功能将迅速下降。血清转氨酶水平可以反映机体损伤程度,通常在肝移植后 24 h 达到顶峰,然后在术后最初的几日内每 24 h 会下降大约 30%。当该酶水平降至 2 000 U/L 以下时就表示肝损伤已降至最小,与此相反,如果迅速上升或高于 10 000 U/L 时则意味着存在严重的器官损伤,并且难以恢复。在一项研究中表明,如果肝移植术后血清天冬氨酸转氨酶水平高于 5 000 U/L 时,出现严重肝功能障碍的概率为 41%,而如果 AST 水平低于 5 000 U/L 时这一概率仅为 10%。凝血酶原时间和丙氨酸氨基转移酶水平或许具有相似的预测价值。持续存在的乳酸酸中毒、低血糖、高血钾,以及逐渐加重的高胆红素血症和低凝血酶原血症都是肝移植术后早期肝功能衰竭的重要指标。如果没有一个具有正常功能的肝脏,那么诱发多器官功能衰竭将不可避免。最后的结果好坏或许和某一器官并无直接联系,但是却和牵涉的器官数量直接相关。因此在一些患者中,移植肝衰竭或许更具有潜在危害性,尤其是对那些术前终末期肝病模型评分较低的患者而言,危害性更大。对于早期移植肝衰竭的评估并没有通用的指标,但根据诸多研究结果总结,理应包括以下几项指标:① 术后 7 日内胆红素浓度≥171 μmol/L;② 术后 7 日内国际标准化比值≥1.6;③ 术后 7 日内丙氨酸转氨酶或天冬氨酸转氨酶 >2 000 IU/L。

二、小肝综合征(small for size syndrome,SFSS)

当移植肝重量与供者全肝之比小于 40% 或者与受者全肝之比小于 0.8% 时,该移植肝就被称为小体积肝。在肝移植中,供肝体积一般只占成人所需肝体积的 30%~50%,如果移植肝的体积过小而不足以满足受体的正常功能需求,便会产生 SFSS。SFSS 会诱发一系列临床症状,例如胆汁淤积、凝血时间延长、腹水、肝门部高压和肝性脑病等,这些疾病往往还和肾衰竭、呼吸衰竭相关联。患有 SFSS 病人的移植肝活体组织病理往往显示有胆汁淤积、局部组织再生和伴有组织缺血的局部组织凋亡现象。引起这一现象的因素是多方面的,包括移植肝的大小和功能、患者 MELD 评分高低、术前患者的自身状况、肝脏捐献者的年龄、肝脂肪变严重程度、移植肝受损伤程度、移植肝的再生情况等。其中肝移植术后早期再灌注所引起的肝门部高压和微循环血流动力学紊乱是引起 SFSS 的关键因素。Ben-Haim 等报道称 SFSS 的总体发生率在 12.5% 左右,然而 Child 分级为 B 或 C 级的患者 SFSS 发生率高达 83%。术后患有 SFSS 的患者中有大约 50% 的患者将因脓毒症或其他并发症而在移植后的 4~6 周内死亡。因此,预防 SFSS 的发生是肝移植后的关键工作。

及时有效地阻止 SFSS 的发生对于提高肝移植手术成功率和延长患者生存时间至关重要。目前临床常用的有效干预措施主要如下:① 增加移植肝体积:肝左叶用于肝移植所能提供的体积一般小于全肝的 35%,尾状叶一般小于 9%,联合两者用于肝移植将增加移植肝的体积。此外,适当将肝左叶范围拓展,左至 Glisson 根部右前侧,右至左右肝叶分界线以右 1 cm 处,这样获得的肝左叶供肝体积将增加 8%~9%;② 肝门部血流调节:通过减少肝门部血流输入量和纠正肝门部血流紊乱能够明显减少移植肝的损伤,并促进移植肝的再生。通过门静脉分流术、肾静脉分流术和脾切除术,不仅可以有效降低门静脉高压,还可以增加肝脏动脉血供,从而促进肝脏再生。Ogura 等也通过研究进一步证实了脾切除术对于提高肝移植手术愈后的有效性:通过使用脾切除术控制门静脉高压,即使在增加小体积肝的肝移植手术(从 7.8% 上升到 23.9%)的情况下,患者的 1 年生存率仍明显升高(从 76.2% 上升到 87.9%)。然而,脾切除术也增加了感染并发症的发生,术中输血量也会有所增加。脾动脉栓塞术与脾切除术相比,出血较少而且缩短手术时间,同时还降低了门静脉血栓及败血症并发症的发生率;③ 肝静脉血回流阻塞的治疗:肝静脉血回流受阻极易引起移植肝功能不全,建立通畅的肝静脉血回流通道有利于肝功能的快速恢复;④ 良好的术后管理:合理的早期营养治疗和全面术后护理是促进移植肝功能恢复的重要条件。

第二节　肝移植术后呼吸管理

肝移植患者常伴有胸膜腔积液和大量腹水所致的肺不张、肺炎、低氧性肺血管收缩反应降低、成人呼吸窘迫综合征、肺泡通气不足和弥散异常等,有 20% 左右患者术前存在低氧血症。因此,术后呼吸管理对防治呼吸道并发症具有重要意义。

一、肝移植术后早拔管

肝脏移植术后早拔管也经历了类似于心脏术后早拔管的过程。目前为止,对早拔管并没有一个明确的定义,在狭义上一般指在手术结束后 1 h 内拔管。近年来,手术室内拔管的成功率不断增加,逐渐上升至超过 50%。

理论上,肝脏移植术后早拔管有许多优点,如减少患者术后对镇静和镇痛药物的需要、降低肺部并发症的发生率、改善移植肝的静脉回流从而加快肝功能的恢复等,但都仍然有待确认。另外,研究表明,早拔管可以减少术后 ICU 停留时间,降低医疗费用和提高医疗资源的利用。

肝脏移植术后早拔管也同样存在风险。主要包括术后呼吸功能不全和再插管。轻中度的呼吸功能不全可以通过物理方法或无创通气的方法来治疗,而严重呼吸功能不全和术后出血需二次手术的患者则需要再插管。研究表明,早拔管患者的再插管率并不高于延迟通气的患者。由于引起早拔管后再插管的主要原因是术后出血。在对患者实施早拔管时,应该由有经验的麻醉医师进行仔细评估,严格掌握拔管指征,以避免拔管后不必要的再插管。

二、加强呼吸管理

（一）术后低氧血症的处理

1. 加强术后护理

肝移植为腹部大手术后易发生肺不张,应鼓励患者深吸气、拍背助咳、雾化吸入、加强吸痰、静脉或口服使用化痰药、解除支气管梗阻。

2. 氧疗

在保证气道通畅的情况下,氧疗是纠正低氧血症的有效治疗措施,可以减少呼吸做功,增加心血管系统氧供。应当选择正确的氧疗方法,了解机体对氧的摄取与代谢、氧在体内的分布,同时也应注意氧可能产生的毒性作用。

3. 气管插管

若上述措施无效,可行气管插管辅助通气和呼吸支持。

4. 气管切开

神志昏迷或呼吸困难严重的患者,必要时行气管切开术,加强引流痰液。

5. 加强术后镇痛

不用或少用具有呼吸抑制的镇静镇痛药。可行硬膜外或神经阻滞镇痛。

（二）呼吸功能不全预防及处理

1. 加强监测

加强血氧饱和度和呼末二氧化碳监测。

2. 吸氧

高碳酸血症患者,吸氧后会减少了缺氧的刺激,易引起呼吸抑制。且高浓度吸氧（>75%）不宜超过数小时,以免增加发生氧中毒。

3. 避免肺水肿

静脉输液（尤为晶体液）不宜过多,毛细血管通透性增高及水、盐过多,常致肺水肿。

4. 支气管扩张剂

对阻塞性通气功能损害的患者,应给予支气管扩张剂。

5. 分泌物的排除

用各种方法不能有效地排除呼吸道内存留的分泌物时,在清醒局麻下,用纤维支气管镜或气管内插管吸痰。

6. 减少气管切开

气管内插管管理得当,可明显减少气管切开的机会。

7. 无创面罩通气

清醒和气道分泌物较少患者可用无创面罩通气支持呼吸。

第三节　肝移植术后镇痛

一、肝移植术后疼痛特点

　　研究报道肝移植术后的疼痛要小于其他腹部疾病手术后疼痛。因此,术后阿片类镇痛药的使用也相应减少。支持这一观点的理由: ① 严重终末期肝病患者通常只需要低于正常剂量的镇痛即可; ② 在无肝期没有镇痛药被代谢排出,因此减少了镇痛药的需求; ③ 如果肝移植后出现移植肝无功能或肝功能延迟恢复,则相应的镇痛需求也会下降; ④ 一定程度的肾功能不全会延长镇痛药物的作用时间; ⑤ 肝血流的降低,药物代谢相关酶酶活力的下降,以及血浆中药物结合蛋白数量的减少等因素都在不同方面增加了镇痛药的药效,进而导致术后镇痛药使用剂量下降; ⑥ 肝移植术后所需镇痛药减少与内源神经肽的分泌也有一定关联。在患有肝胆疾病的患者体内,具有中枢及外周镇痛效果的内源神经肽水平上升是一大特征性表现。Donovan 等研究证明,其中一种能够调节疼痛的内源性神经肽甲硫啡肽在肝移植患者体内明显升高。但也有不同观点认为肝移植后应该早期镇痛: ① 肝移植手术的"奔驰切口"是外科最大的手术切口之一,对机体损伤巨大,所带来的疼痛也自然会明显增加; ② 手术时间长,腹部切口使用外科拉钩,会明显增加术后患者的疼痛感; ③ 终末期肝病患者机体的高动力循环特点会加快镇痛药的清除; ④ 大量血液的丢失会同时导致大量血液内镇痛药的丢失; ⑤ 当移植肝正常工作后,机体对镇痛药的代谢会相应加快; ⑥ 相关研究证实了免疫抑制治疗对肝移植后疼痛的影响。例如一项对环孢素的研究表明,环孢素能够阻断甲硫啡肽的疼痛调节作用,导致术后镇痛需求增加。

　　虽然目前对于肝移植术后镇痛究竟是要增加还是降低仍存有争议,不过大多数研究及临床实践更倾向于减少镇痛药的观点。然而充足的镇痛治疗对于促进患者康复和减少术后并发症仍是必须的。早期充足的镇痛有利于调节和促进患者呼吸功能的恢复,而术后延长对呼吸机的使用只会增加术后并发症的发生率。尽早拔管将有利于减少镇静药的使用,增加肝脏血流量,从而加速肝功能恢复。足量的术后镇痛不仅有利于尽快拔管,减少避免插管反应的发生,而且还有利于那些拔管后呼吸不足患者尽早接受非侵袭性呼吸训练和治疗。因此,最优化的术后疼痛治疗对于加快器官功能恢复,缩短患者在 ICU 治疗时间,以及提高肝移植手术成功率均至关重要,在为不同患者制定镇痛方案时,一定要充分考虑多方面因素后再拟定出最有效而不良反应最少的镇痛方案。

　　上海交通大学医学院附属仁济医院近年成人和小儿肝移植病例不断增多,因为术中应用了术后有镇痛作用大剂量的甲泼尼龙,严重终末期肝病患者在术后机械通气和呼吸支持的时间较长,同时应用镇静药,这类患者很少应用镇痛药。而早期拔管、年龄较轻及新肝功能恢复快而好的患者,可单次静注芬太尼或舒芬太尼,必要时可用 PCIA。

二、肝移植术后镇痛方法

　　肝移植术后镇痛通常使用静脉患者自控镇痛(patient-controlled analgesia,PCA)方法。PCA 方法所用镇痛药种类繁多,主要有芬太尼类、吗啡、曲马多和羟考酮等。除PCA方法外,硬膜外镇痛和腹横肌平面阻滞方法也有一定应用。在最近一项前瞻性研究中,40例肝移植患者随机使用局部麻醉或鞘内吗啡注射联合静脉芬太尼注射进行镇痛,研究者发现联合鞘内吗啡注射及静脉芬太尼注射的镇痛方法明显优于单独使用局部麻醉方法,不过局部麻醉患者的肠道恢复更快。还有研究发现,通过伤口引流管进行局部麻醉联合PCA治疗的镇痛方法具有更好的镇痛效果,并且相关并发症发生率也有所下降。

对于接受肝移植的患者实施硬膜外镇痛仍有争议,硬膜外穿刺引发血肿的概率将增加。因此,硬膜外镇痛的方法在肝移植术后镇痛中一直未受推崇。此外,局部麻醉也由于镇痛效果欠佳、受患者肝功能限制,以及复杂代谢通路的存在而很少被用于肝移植术后镇痛。

三、肝移植术后镇痛药物

(一)吗啡

吗啡的镇痛效果优良,主要通过肝脏被清除失活,而且清除率和肝脏血流量大小有关。在终末期肝病中,吗啡的肝内外代谢均有所减少。Moretti等将40 μg/kg负荷剂量、20 μg/kg单次剂量、4 h极限剂量30 mg的PCA装置用于原位肝移植患者及肝切除患者的术后镇痛。研究结果显示,肝移植患者的吗啡使用量明显低于肝切除患者。此外,肝脏酶活性的改变、肝门血流量的减少、手术应激导致的儿茶酚胺大量释放,以及肾素-血管紧张素系统的激活均会降低吗啡的代谢与清除,从而增加血浆中吗啡的浓度。与之类似,术后肾功能不全、血流动力学紊乱和大量使用免疫抑制剂也会减少吗啡代谢排出而延长作用时间。

在使用吗啡镇痛时,一定要严密监测患者呼吸功能。所需的监测还包括有血氧饱和度监测、镇静深度监测、胸廓活动度测量、频繁动脉血气监测等。吗啡与芬太尼的联用已经成为最常用的肝移植术后镇痛方案。然而,吗啡的多种短期不良反应,如恶心、呕吐、镇静、便秘、尿潴留、呼吸抑制及恶化肝性脑病等,目前极少使用。

(二)芬太尼类

常用的芬太尼类主要有芬太尼、舒芬太尼和瑞芬太尼。由于芬太尼类比吗啡脂溶性高,所以起效更快、更易突破血脑屏障、半衰期也更短。芬太尼类镇痛药的镇痛效果要明显大于吗啡,其中芬太尼的镇痛效果是吗啡的100~300倍,瑞芬太尼的镇痛效果与芬太尼相当,舒芬太尼的镇痛效果是芬太尼的5~10倍。

芬太尼为阿片受体激动剂,属强效麻醉性镇痛药,药理作用与吗啡类似,镇痛作用产生快,但持续时间较短,静脉注射后1 min起效,4 min达高峰,维持作用30 min。肌内注射后约7 min起效,维持1~2 h。芬太尼呼吸抑制作用较吗啡弱,而且不会引起机体组胺的释放,因此更适合于血流动力学紊乱或支气管痉挛的患者。虽然芬太尼主要通过肝脏代谢,但是只需极少部分肝功能即可完成代谢,因此在使用时不必减少使用剂量。长时间使用芬太尼会有部分药物潴留在脂肪组织中,这些剂量芬太尼会在停药之后逐渐动员入血,从而导致镇静延长。与其他镇痛药相似,芬太尼也会引起剂量相关性呼吸抑制和尿潴留等不良反应,应予以重视。

舒芬太尼为芬太尼的衍生物,是目前镇痛效果最强的阿片类镇痛药。其亲脂性约为芬太尼的两倍,更易通过血脑屏障,与血浆蛋白结合率较芬太尼高,而分布容积则较芬太尼小,虽然其消除半衰期较芬太尼短,但由于与阿片受体的亲和力较芬太尼强,因而不仅镇痛强度更大,而且作用持续时间也更长(约为芬太尼的2倍)。舒芬太尼的肝脏摄取率在70%~90%,并在肝内经受广泛的生物转化,形成N-去烃基和O-去甲基的代谢物经肾脏排出,平均清除半衰期在2~4 h。已经有研究证实,与芬太尼相比舒芬太尼对呼吸的抑制更短暂,而镇痛更持久。不过长时间静注而引起的过度镇静、呼吸频率下降和嗜睡等不良反应。

近年来随着肝移植麻醉实践的改变,瑞芬太尼的使用逐渐增多。虽然瑞芬太尼的使用利于快速回复和早期拔管,但是要注意计划好短效镇痛与长效镇痛之间的转换。瑞芬太尼具有更好的耐受性,心动过缓和低血压等不良反应也较少出现。对自主呼吸患者而言,极低剂量(<0.1 μg/kg)瑞芬太尼的持续输注也能提供有效而安全的镇痛。瑞芬太尼的使用一般不会导致蓄积,代谢与排出也不依赖机体肝肾功能,而是完全通过血浆及组织非特异酯酶代谢。

(三)曲马多

曲马多是一种弱阿片受体激动剂和去甲肾上腺素再摄取抑制剂,主要由肝脏细胞色素P450代谢失活。虽然曲马多对许多腹部外科手术后严重疼痛的镇痛效果欠佳,但是在肝移植术后镇痛中却效果良好,无论是反复多次快速推注还是持续静注都能达到满意的镇痛效果。曲马多不易引起耐受,所以在长时程治疗中没必要增加剂量来维持镇痛效果。大剂量曲马多的使用也可能引起恶心呕吐等类似于阿片类镇痛药不良反应,但与吗啡等药物不同,曲马多极少引起呼吸抑制,而且镇静效果温和,因此适合作为肝移植术后镇痛的一线药物。由于曲马多通过肝脏内的代谢酶类作用才能转化为具有镇痛效果的物质,故在严重肝功能不全情况下其镇痛效果会有所减弱。

(四)非甾体抗炎药(nonsteroidal anti-inflammatory drugs,NSAIDs)

在术后镇痛治疗中,NSAIDs的使用可以减少阿片类药物的剂量,同时降低阿片类药物不良反应的发生率。不过,由于耐受性较差和难以避免的严重不良反应的存在,NSAIDs并不被推荐用于肝移植术后镇痛。几乎所有NSAIDs均会造成不同程度的肝肾损伤,以及抗血小板功能、诱发胃溃疡、损伤心血管系统等不良反应。因此,要减少将此类药物用于肝移植术后患者的镇痛。

第四节 肝移植术后早期护理

拟行肝移植术患者,其病情多为终末期,机体内环境极差,加之手术操作复杂、时间长、创面大,手术风险较高,同时在整个围术期治疗中侵入性操作也较多,使肝移植术后并发症的发生概率增高,不但直接影响手术效果,而且使术后器官功能的改善与恢复迟滞,也进一步增加了专科护理的难度。护理模式的选取是护理质量提高的前提,更是患者获得较好疗效的基础。因此,医护人员要在常规护理手段的基础上,进一步规范护理程序,实践中根据每位患者的实际情况调整护理行为,及时发现潜在危险因素,尽量达到系统化、细节化的处理。岑瑞玲等认为,围术期系统干预的加强,对并发症的发生起到了有效预防的作用,降低了肝移植术后风险,术后恢复得到加快。

一、全面系统护理

其中全面系统的护理干预措施主要有:① 全面评估和准备:在做好各种术前检查、备血、皮肤及肠道准备的基础上,重点加强肝脏功能、体内水钠潴留及综合营养状态的评估,正确估计肝脏损害、凝血功能障碍、体内胸腹水(或水肿)及营养不良的发生程度,为术后建立针对性护理支持提供佐证。同时着重加强对呼吸道的管理,指导患者行束腹深胸式呼吸运动训练,教会缩唇深呼吸、有效咳嗽、咳痰的方法。所有患者均强化口腔准备,彻底保持口腔清洁,以预防真菌感染或插管时将定植菌带入呼吸道;② 严密术后监护:术后病情监护对移植患者有重要意义,在做好常规血流动力学监测、完善各项生化指标检测的同时,重点加强呼吸频率、体温、切口、引流液及整体耐受性的观察,重视腹腔、肝功及循环系统指证,及时了解移植肝功能恢复和机体代偿反应能力。为维持术后正常循环血量,尽快实现液体负平衡,因而要加强尿量和CVP变化的动态观察,准确评估围术期容量和循环状况;③ 加强管道护理:肝移植术后各种管道应用较多,腹腔引流管就含肝左、肝右、温氏孔引流管等,其他诸如中心静脉管、气管导管、胃管、T管、导尿管等,均是术后治疗与监测不可或缺的环节,护理人员要熟悉各项管道的性能和应用参数,妥善予固定、校正、清洗、消毒、更换、拔除等操作,严格执行无菌过程控制并提高舒适性。肝移植术后用药复杂,其中免疫抑制剂的应用是管理重点;④ 加强用药护理:用药管理主要包括结合患者情况进行不间断的个体化用药宣教,使其在对相关药代动力学原理有所了解的基础上掌握用药规程,真正提高规范用药的依从性;针对某些药物特性,为实现理想药效浓度,加强床旁跟踪管理;用药期间,密切观察疗效和不良反应,及时进行血药浓度监测并作出合理调整;预防感染,加强病室环境的控制,严格通风、灭菌和空气净化。及时发现患者的肺部感染和泌尿系统感染并予以治疗。

二、神经系统护理

在神经系统的护理中,由于麻醉药的使用,肝移植术后早期难以对患者的神经系统功能作出正确评估。因此想通过意识状态来判断患者新移植肝功能时一定要考虑镇静药的影响。此外,早期移植肝无功能往往会引起脑水肿,导致颅内压升高,因此颅内压监测有时也是所必须的。

三、呼吸系统护理

在呼吸系统护理中,一定要注意肺水肿、胸腔积液、CO_2生成增加、气道阻塞、呼吸抑制等情况的存在,同时又要尽量减少患者对呼吸机的依赖,尽早拔管。一些电解质紊乱的出现会导致呼吸肌功能障碍和拔管延迟,例如低磷血症、低钙血症、低镁血症和低钾血症,应予以重视。最后,肺部感染或全身性感染往往是引起肝移植术后早期呼吸功能不全的重要原因。因此,控制感染在呼吸系统护理中便显得尤为关键。

四、心血管系统护理

在心血管系统护理中,侵入及非侵入性血压监测和中心静脉压监测必不可少,当有术后高血压出现时要及时用降压药降压,当有术后低血压出现时,或许预示着移植肝功能不全、腹部出血及严重感染。因此,要及时查明病因并进行相应处理。

五、消化系统护理

在消化系统护理中,要注意胃溃疡和十二指肠溃疡的出现,当怀疑有溃疡出血时,应及早使用胃肠镜检查予以确认。当确有出血发生时要谨慎使用抗凝药和抗血小板药物,以防恶化溃疡出血。在血液护理中,由于术后早期腹内出血较为普遍,因此血清胆红素水平监测、血红蛋白含量监测和腹部液体引流观察非常重要。

六、感染护理

在感染护理中,要根据临床症状和实验室检验结果尽早确定病原体,然后进行积极的抗感染治疗。在免疫排斥护理中,急性细胞排斥反应几乎见于70%的病例,其最终诊断只能依靠移植肝活组织检查。在确诊之后,要及时开展抗免疫排斥治疗(例如持续3日使用20 mg/kg剂量的甲泼尼龙口服),并适当调整免疫抑制药物的使用。

总之,护理人员对肝移植患者术后加强系统护理干预,有利于术后早期并发症的预防控制和康复进程的加速,能够达到提高外科护理质量的目的。

第五节　术后认知功能障碍

一、术后认知功能障碍(postoperative cognitive dysfunction,POCD) 发生的危险因素

有关原位肝移植术后POCD的发生率及危险因素的研究较为缺乏,其中一些研究报道称与其他外科手术相比,肝移植术后POCD的发生率更高(44%),并且在伴有POCD的情况下,患者术后24 h内血清C反应蛋白和β淀粉样蛋白水平显著增加。现已证实,肝移植术后出现POCD的患者往往术前就有严重的肝脏疾病,而MLDS得分一般也在25分左右。POCD引起的症状主要有短期或长期记忆能力下降、情绪紊乱、意识模糊和生物节律失调等,诊断主要依靠术前及术后的神经心理学测试。对于肝移植患者而言,术前精神状态简易速检表得分较低、术后水电解质紊乱、全身炎症反应和感染均会诱导POCD的发生。此外,术前肝性脑病的存在是引起术后POCD的重要因素。慢性酒精中毒和HCV感染也是引起术后POCD的主要因素。Arria等研究发现,典型嗜酒患者肝移植术后更易发生POCD,这或许和长期慢性酒精中毒导致大脑损伤有关。除了患者自身原因之外,捐献者自身特点也会影响术后认知功能。例如一项研究发现,尸肝肝移植比活体肝移植更容易发生POCD(发生率分别为20.4%和26.7%),这或许是因为活体供肝质量更高。

在外科手术方面,肝移植术中对脑部血流的改变及缺血再灌注往往造成中枢神经系统损伤,大量失血和气体栓塞也极易引起大脑局部缺血损伤,另外可能还有严重脑出血的发生等,这些损伤往往便是诱发术后POCD产生的主要原因。因此术前及时纠正凝血障碍,术中避免脑部血供不足,术后严格控制血压过高对于减少中枢神经系统损伤至关重要。

术后免疫抑制治疗也是诱发POCD的重要原因之一,因为诸如环孢素和他克莫司等免疫抑制剂均有一定神经系统毒性,而且免疫抑制剂的使用也增加了感染的概率。在术后免疫抑制治疗和术后认知功能保护之间找到平衡,一定要充分考虑各自利弊,以期达到利益最大化。

在麻醉方面,许多麻醉药品都会影响术后POCD的发生。动物模型研究已发现气体麻醉或许会通过影响β淀粉蛋白合成而影响患者的认知功能。麻醉药还可以抑制中枢神经递质的释放而影响认

知功能,例如乙酰胆碱、多巴胺和去甲肾上腺素,尤其在老年患者中这一抑制会更为明显。然而,目前有关麻醉药对记忆和认知功能的作用机制研究尚未完全明确。

二、术后 POCD 的评估和治疗

术后 POCD 的判定只有通过术前及术后的神经心理学测试(见第四十章)。在评估患者的认知功能时,临床医生还要充分考虑年龄、性别、受教育水平和职业等因素。术前的神经心理学测验时间选择很重要,一般在术前 1 日或手术当日进行,不过对于患有肝硬化的患者,测试时间要尽可能接近手术开始前,以排除多种复杂因素的干扰。当然不可避免的,手术当日患者的紧张焦虑情绪势必会对测试造成一定影响。至于术后认知功能的监测,则需要持续动态的测试,以便于及早发现潜在风险。

目前对术后 POCD 并没有有效地治疗策略,最好的治疗方法便是尽量避免 POCD 的发生,对于诱发 POCD 发生的危险因素要尽量减少或避免。例如,术中适度地麻醉深度和充足的脑部氧供、提高供肝质量、尽量保证充足的脑部供血和避免术后高血压、术前积极治疗肝性脑病、严格控制术前病毒性肝炎和术后感染,以及早发现并纠正水电解质紊乱等,均有利于减少术后 POCD 的发生率。

第六节　术后免疫抑制治疗

一、免疫抑制与肝脏

免疫抑制治疗在器官移植中的应用是外科移植革命性的进步之一,它使得器官移植成功率有了一次大的飞跃。然而,随着代谢性疾病在人群中的发病率不断攀升,免疫抑制治疗所引发的不良反应给接受器官移植的患者带来了新的挑战。实际上,免疫抑制治疗引发的并发症已经成为导致肝移植失败的重要因素之一,减少免疫抑制治疗也逐渐成为公认的新观点。

根据生理学的观点,肝脏是最先接触通过吸收进入体内的外来物质的器官,因此在免疫功能方面有着独特的地位。肝脏内含有大量的免疫细胞来行使其作为门脉循环第一道障碍的功能,此外它还合成了免疫系统中 80% ~ 90% 的补体物质和病原识别受体。每 24 h 内门脉循环中就有多达 10^8 个淋巴细胞由肝脏通过,这些细胞可以经由毛细血管进入肝脏,并可能协助 T 细胞激活。这些特点都证明了肝脏在免疫系统中的特殊地位。但是,肝脏又是器官移植中最易产生免疫耐受的器官。在一些动物模型研究中发现,有大约 20% 接受肝移植的实验猪在不接受免疫抑制治疗的情况下也能正常存活。了解肝脏在免疫功能中的两面性对于合理开展术后免疫抑制治疗意义重大。

目前免疫抑制剂主要作用的信号通路有:① 钙调磷酸酶介导的核内因子激活 T 细胞的信号通路;② B7/CD28 协同刺激信号介导的作用于 T 细胞受体;③ 主要组织相容性复合体的信号通路。以 IL-2 作为 CD25 配体的通过 JAK3 和 PI-3K 衔接蛋白来控制细胞周期的信号通路。免疫抑制剂可以根据是否减少免疫细胞分为免疫细胞削减型和非削减型两种,前者主要破坏免疫细胞,后者主要抑制免疫细胞增殖。非削减型抑制剂主要有环孢素、他克莫司、伊维莫司、西罗莫司、雷帕霉素和麦考酚酸莫酯。削减型抑制剂主要有莫罗单抗、巴利昔单抗、那伐珠单抗、利妥昔单抗。

免疫抑制治疗或许会诱发多种术后并发症,尤其是在伴有慢性病毒性肝炎感染的患者中甚至还会促使恶性肿瘤的发生,例如淋巴组织增生病、皮肤癌、鳞状细胞癌、Kaposi 肉瘤等。Baccarani 等研究发现,在 330 名伴有慢性病毒性肝炎感染并接受免疫抑制治疗的肝移植患者中,有 42 名罹患肿瘤(占总人数的 12.8%)。为了减少恶性肿瘤的发生,目前免疫抑制治疗的方案都侧重于减少钙调磷酸酶抑制剂(CNIs)的使用,例如环孢素和他克莫司;同时增加 mTOR 类药物(例如伊维莫司和西罗莫司)和麦考酚酸莫酯的使用。

二、急性细胞排斥反应(acute cellular rejection,ACR)

ACR 的发生在肝移植术后患者中非常普遍,在一项纳入 762 例患者的研究中发现,早期 ACR 的发生率为 64%。Uemura 等人在一项纳入 1 604 例患者的调查中发现,肝移植 6 个月后 ACR 的发病率为 19%。许多因素都与 ACR 的产生相关,例如器官冷缺血时间的长短、组织水肿的发生、组织相容性白细胞抗原配型不符、移植后胆管纤维硬化、移植后淋巴增生障碍等。ACR 具有三个明显的组织学特征:① 肝细胞三联管炎症反应;② 非化脓性胆管损伤;③ 静脉内皮炎。其中静脉内皮炎是最具诊断意义的病理改变。在临床上主要根据肝功能检测来诊断是否有 ACR 的产生,不过这些检测不仅敏感性低,而且特异性不足,很难用于 ACR 的诊断,最终的诊断金标准仍是病理组织活检。ACR 的治疗主要包括大剂量糖皮质激素治疗和应用免疫抑制剂。

三、不同类型肝移植术后免疫抑制治疗

(一)丙型肝炎(HCV)患者肝移植术后免疫抑制方案

目前对 HCV 肝移植术后的复发尚无有效治疗方法,免疫抑制是加速 HCV 复发,以及缩短复发性 HCV 自然病程的主要机制之一。因此,通过免疫抑制剂调整将 HCV 复发率降至最低,减少移植物失功尤为关键。一般认为环孢素在抑制 HCV 复发方面稍优于他克莫司,但是他克莫司可以提高 HCV 患者的移植物存活率和患者生存率。Irish 等对近 8 000 例 HCV 肝移植患者进行回顾性研究发现,在患者病死率、由 HCV 复发导致的移植物失功、急性排斥反应发生率等方面环孢素高于他克莫司。一般研究倾向于免激素免疫抑制方案,认为可以降低移植术后 HCV 复发率,但这一结论并不是绝对正确的,也有相关研究认为免激素方案在抑制 HCV 复发方面并无优势。对于 HCV 患者来说,最佳免疫抑制剂方案尚存在争议,但是维持低水平的免疫抑制强度,避免重复发生细胞排斥反应,并积极实施治疗可以减慢复发性 HCV 的纤维化进程。

(二)肝癌肝移植术后免疫抑制方案

肝癌复发是影响患者长期存活的主要障碍,除了肿瘤本身的生物学特性决定复发以外,肝移植术后的免疫抑制也是导致肿瘤复发的重要原因,由于术后使用免疫抑制剂导致机体免疫力下降,对肿瘤的监视和抑制作用减弱,甚至造成对肿瘤细胞"免疫耐受",直接导致肿瘤复发。传统的肝癌肝移植术后免疫抑制方案是以 CNIs 药物为基础的三联方案:他克莫司或环孢素 + 麦考酚酸莫酯 + 激素三联用药。随着对肝癌肝移植术后复发机制研究的不断深入,免疫抑制剂应用策略也发生了改变,主要包括:① 降低 CNIs 药物剂量。② 早期激素撤离方案与无激素方案。有研究表明,早期撤离激素对预防移植肝肿瘤复发有显著作用,相比于移植术后激素维持方案,肿瘤复发率可明显降低。但目前尚无大规模研究或循证医学结论,亦无统一的具体方案。③ 西罗莫司替代治疗。虽然西罗莫司免疫抑制强度并无优势,但是它具有抗肿瘤新生血管形成的作用,国外已经开始用其来替代或减少 CNIs 药物。

（三）肾功能损害时的免疫抑制方案

肝硬化患者中急性肾功能损害的发生率约为 20%，而由于无肝期造成的损害及免疫抑制剂 CNIs 的肾毒性作用，导致肾功能损害进一步加剧。对此类患者需要减少甚至替换 CNIs 用药。肾功能损害如果继续进展，或需要将 CNIs 转换为西罗莫司。

（四）自发性可控性耐受（SOT）与免疫抑制剂的减量、撤除

肝移植术后长期免疫抑制存在神经毒性、代谢紊乱、机会性感染以及肿瘤复发等风险。因此，逐渐停用免疫抑制剂、实现 SOT 是免疫抑制策略的最高目标。与其他移植器官相比，移植肝需要的免疫抑制强度较弱，因此更容易实现免疫耐受。在肝移植术后相对稳定的患者，有计划地撤除免疫抑制剂可有 20% 的患者实现 SOT，在儿童肝移植患者中该比例更高。目前面临的问题是如何诱导稳定而持久的免疫耐受，以及如何确定已形成的免疫耐受。实现 SOT 主要通过两个途径：一是患者偶然达到 SOT，完全停用免疫抑制剂；二是通过有计划、有目的的诱导治疗，或输注供者造血细胞，以致撤除或停用免疫抑制剂，这将不可避免地增加排斥反应的风险。因为肝功能及免疫抑制剂浓度监测等常规手段并不能敏感地反映移植肝实质损害，因此 Banff 移植肝病理协作组提出，应重新重视移植肝病理活检，因为活检有助于：① 在撤除或减少免疫抑制剂之前，准确评估移植肝的潜在损害；② 在免疫抑制剂撤除期间，出现肝功能异常时，准确鉴别排斥反应；③ 合理减少免疫抑制剂用量，以致达到操控性免疫耐受。

第七节　术后营养支持与液体治疗

一、肝移植术后营养治疗

尽管现代肝移植术后营养治疗发展迅速，患者在移植后出现营养不良的比例仍居高不下，这主要与多种因素导致机体能量负平衡有关，例如锌缺乏和高血糖导致的厌食，腹水、味觉改变、频繁的有创检查、胃肠出血、限制性饮食、机体代谢紊乱和炎症反应引起的进食减少和蛋白质丢失。此外，早期肝脏蛋白质合成功能的不足以及物质代谢功能的受损也在一定程度上加重了术后营养不良。对于终末期肝病患者而言，在肝移植手术前往往便存在严重的营养不良，这便为术后营养不良的发生埋下了隐患。因此，就目前情况而言，术后营养不良的发生率依然很高。许多研究表明，营养不良会导致患者 ICU 治疗时间延长，感染率增加和手术死亡率上升。不过最近一项随机对照临床试验结果却认为，营养治疗并不能明显减少术后并发症的发生。这或许和营养不良诊断分类标准不同有关，不过我们依然强烈建议将营养治疗作为肝移植术后治疗的重要组成部分之一。

终末期肝病患者绝大多数存在不同程度的营养不良和代谢紊乱，例如肝糖原储备减少，糖耐量异常，血浆氨基酸谱比例失调，蛋白合成减少、分解加强，三酰甘油合成增加而脂蛋白合成减少等。这不仅影响肝移植术后恢复，而且还会引起机械通气时间延长、拔管延迟、吻合口和（或）伤口愈合不良、免疫功能低下、肠黏膜屏障破坏、增加感染发生的风险等。因此，在肝移植术后早期开始适当的营养支持治疗是十分必要的。需要指出的是，由于终末期肝病患者糖耐量、糖异生异常，肝移植术后存在胰岛素抵抗，而且术后生长激素、大量皮质激素的使用进一步干扰糖代谢，血糖不容易控制，需在严密监测血糖的情况下调整血糖浓度，同时注意维持水电解质和酸碱平衡。

肝移植术后能量供给参考为每日 125～146 kJ/kg 或根据基础能量消耗×活动系数×1.25。蛋白质则按每日 1～1.5 g/kg 供给。适当增加支链氨基酸可达到节氮目的,同时还可减少肝脂肪变。虽然术后机体胰岛素、胰高血糖素、肾上腺素等激素水平升高,并出现胰岛素抵抗现象,血糖多偏高,但是碳水化合物仍是肝移植患者主要的供能物质,应占总能量的 50%～55%。此外,应适当增加脂肪,特别是中链脂肪酸的供给量,能量供给应占总能量的 30%～35%。值得注意的是,术后机体处于应激状态,同时临床又应用大剂量的糖皮质激素,此时不宜给予过多的碳水化合物。

在供给途径方面,由于应激期肠道功能尚未恢复,所以必须给予肠外营养代谢支持,提供适量的营养底物以维持细胞代谢的需要,防止供给的底物过多而增加器官负荷,损害脏器功能。进入代谢合成期后,分解激素水平降低,机体对葡萄糖、脂肪乳的利用增加,可供给较多营养满足机体的营养需要。此时的供给途径可以是肠内营养,也可以是肠内＋肠外营养,肠道功能恢复后,及早经口进食。对于衰弱且不能自主进食的患者,可采用管饲要素饮食、匀浆饮食,一旦能经口进食则鼓励经口进食。术前就存在严重营养不良或消化道功能不全及各种原因不能进行肠内营养时,可采用肠外营养,但应加强临床监测,尽量缩短肠外营养时间,以避免肠黏膜萎缩、肠内细菌移位、胆汁淤积症。

二、肝移植术后液体治疗

肝移植患者经受肝移植的大创伤手术后,常伴有明显的全身性炎症反应综合征。此时,全身毛细血管通透性增加,血管内液体和血浆蛋白质渗出至组织间隙,导致血容量降低。终末期肝病患者肝移植术前、术中及术后早期血流动力学特点为高排低阻,即外周动脉阻力下降、血浆胶体渗透压低、毛细血管通透性增加、组织间隙及第三间隙液体聚集,导致有效循环血量不足,易引起肾前性肾灌注不足、尿量减少、血清肌酐上升。另一方面,术后患者需应用大剂量肾上腺皮质激素预防排斥反应,势必会引起水、钠潴留,全身各种脏器存在一定程度的水肿。肝移植手术创伤大、出血量多,其液体出入量通常为绝对正平衡,术后 1～2 日需要补充较多液体,液体出入量亦可能为正平衡。另外,术后随着全身情况的好转,外周血管张力恢复、通透性恢复正常、血浆胶体渗透压提高、细胞外液逐渐再吸收、第三间隙的水分回吸收,若此时心血管系统和肾功能难以代偿,可能出现高血容量和肺水肿。因此术后早期对于有效循环血量不足的患者,不应一味给予大量液体扩容,在补液的同时应结合应用血管活性药物,提高外周循环阻力,保证有效循环血量及肾灌注。

肝移植术后若输入过多液体会造成肺水肿、胃肠组织水肿、降低凝血功能、延缓切口愈合等不良后果,但限制液体输注的策略是一把双刃剑,若严格限制补液量,导致循环血量不足,可能会引起血流动力学不稳定及组织灌注和血氧供应降低;组织低灌注若持续不改善,会导致氧供不足、血管收缩、微血管障碍及组织损伤,其结果是造成器官功能受损。基于血流动力学指标为指导的个体化围术期液体目标导向治疗已成为高危患者围术期液体治疗的重点。由于等渗氯化钠溶液或林格液输入量仅有25% 留在血管里,容易进一步加重引起组织水肿。因此,补液应以胶体液为主,如白蛋白、新鲜冰冻血浆及羟乙基淀粉溶液等。

肝移植术后患者早期出现液体负平衡不仅利于心肺功能、胃肠道功能的恢复、切口和吻合口的愈合,而且还可降低器官功能不全的发生率和病死率。但是,由于肝移植围术期特殊的病理生理改变,患者术前欠缺量、术中出血量和第三间隙转移的液体总量均很难准确估计。如何掌握术后的液体输入量并达到负平衡,需要良好的监测来帮助评估肝移植围术期容量和循环状况。简单的项目包括患者舌部的湿润程度、皮肤弹性、血压、尿量、血糖、中心静脉压测定、血红蛋白、血细胞比容及血气分析等,对危重或合并严重心脏疾病、肺动脉高压的患者,还应利用置入的 Swan-Ganz 导管测定肺动脉楔压等血流动力学参数。

第八节 术后早期并发症及防治

一、早期移植肝功能不全(primary graft dysfunction,PGD)

目前对于 PGD、早期肝功能不足(initial poor function,IPF)和早期移植肝无功(primary nonfunction,PNF)三者之间并没有明确的定义和区分,不过普遍认为 PGD 包含 IPF 和 PNF,它们只是代表了 PGD 的不同阶段。IPF 是可逆的,而 PNF 是不可逆的,处于该期的移植肝往往产生肝细胞坏死、转氨酶迅速升高、胆汁合成障碍、肝脏相关凝血因子严重缺乏、高乳酸血症、肝血流动力学紊乱和急性肾衰竭、急性呼吸衰竭等严重症状。有关 IPF 的诊断标准并无统一,但是比较常用的主要有以下几项:① 丙氨酸转氨酶或天冬氨酸转氨酶水平 >2 000 IU/L;② 凝血酶原时间 >16 s 或国际标准化比值 ≥1.6;③ 术后凝血因子支持 >2 日或 5 日;④ 胆红素水平 ≥171 μmol/L。同样的,对于 PNF 的诊断标准也较为繁杂,其中较为公认的几项主要有:① 移植肝功能无法维持机体正常生;② 7 日内急需肝脏二次移植,否则机体将面临死亡的风险;③ 持续恶化的全身状况,包括不可逆转的代谢紊乱、严重低血糖、严重凝血功能紊乱、多器官衰竭、血流动力学不稳定等。

导致 PGD 发生的危险因素与捐献者、手术过程和肝移植患者均有关联。对捐献者而言,年龄越小,肝脏疾病越少则供肝质量越高,术后发生 PGD 的概率就越低。冷缺血时间和暖缺血时间越短,移植肝本身损伤越小则越利于降低 PGD 发生率。最后,肝移植患者年龄和术前健康状况也会有所影响。

目前关于 PGD 并无有效治疗方法,尤其是对 PNF 而言,只有二次肝移植能够真正起到治愈效果。许多研究也不断地尝试不同治疗方法,并取得了一定成效:① 前列腺素:已经证实持续静注前列腺素 I₂能够改善肝脏合成与外排的功能;② 一氧化氮:患者持续吸入一氧化氮能够明显改善肝脏功能,降低血清转氨酶水平,增加凝血因子的合成;③ 提高肝脏血液灌注:可以明显增加胆汁合成,改善门脉系统血流状态,减少局部缺血再灌注损伤;④ 分子吸附再循环装置(molecular adsorbent recirculating system):可以吸附去除血液中的有毒物质;⑤ 其他:人重组可溶性血栓调节蛋白及骨髓间质干细胞的使用也有一定作用;⑥ 再移植:这是对于早期 PNF 最有效的治疗方法。

二、胆道并发症

胆道并发症是肝移植术后的常见问题,发生率 5.8% ~27.9%,是目前导致肝移植失败的主要原因之一,常需要再次手术处理。胆道并发症包括胆瘘、胆管狭窄、胆道感染、胆泥形成和结石。胆瘘可再分为吻合口瘘、T 管引出处瘘、拔 T 管后瘘。胆管狭窄包括吻合口狭窄和非吻合口狭窄。胆管出血比较少见。Nemec 等报道胆总管端端吻合置 T 管者并发症发生率为 44.8%,胆总管空肠吻合为57.1%,胆总管端端吻合无 T 管者发生最少,占 16.4%。引起肝移植术后胆道并发症的原因众多,有时并非单一因素所致,主要有缺血性损伤、保存性损伤、免疫性损伤、感染、胆管重建方式、ABO 血型不符及胆管神经破坏致 Oddi 括约肌功能失调。另外可能与患者的原发疾病有关,如受体原发性硬化性胆管炎。

胆道并发症的临床表现多种多样,主要表现为胆管炎和胆道梗阻的症状和体征,如发热、黄疸、肝酶谱升高,如有胆瘘可出现腹膜炎。当怀疑出现胆道并发症时首先要证明肝动脉是否通畅,其次要进行肝组织穿刺活检来鉴别排斥反应。辅助检查有多普勒超声、CT 和 MRI。最直接、可靠的方法是胆管造影,如 ERCP、PTC 或经 T 管造影,可明确胆道并发症的类型、部位及程度。

在发生胆道并发症后,要首先排除肝动脉、门静脉等血管原因造成的胆道并发症。超声检查能动态、实时、定量地提供动脉、门静脉及腔静脉的信息,对早期诊断肝动脉栓塞或门静脉血栓形成大有帮助。必要时,也可行 DSA 检查。随后要对已发生的胆道并发症及时进行处理:① 内镜逆行胰胆管造影(ERCP):可作为胆道并发症非手术治疗第一步,因为经 ERCP 胆管介入治疗术后胆管狭窄的成功率为 80% ~ 100%,可确切治疗 70% ~ 90% 的胆管狭窄;② 经皮肝穿胆管造影(PTC):对于 ERCP 失败或有胆肠吻合病例可考虑用该治疗;③ 再吻合手术治疗:即 Roux-en-Y 胆总管空肠重新吻合治疗胆道并发症。该方法用于治疗胆瘘、胆管狭窄、胆管结石及胆泥形成。在 ERCP 和 PTC 效果不佳时,胆总管空肠重新吻合治疗是解除胆管梗阻的一种有效方法;④ 再次肝移植:这是最后的选择。早期肝动脉血栓形成所致的胆道并发症,多数需要再次肝移植。上海市器官移植临床医学中心报道,在其中心开展的 26 例再移植中,大多为肝内胆管广泛性缺血损害,1 年生存率为 90.5%。对于不可逆的胆道并发症,尤其是缺血性胆管病变应尽早进行再次肝移植。

三、心血管并发症

(一) 术后心功能不全与心力衰竭

在肝硬化患者肝移植术后死亡病因中,心功能不全是最主要的死因,占总死亡率的 50%。由于肝移植手术较大,且近 50% 的患者术前有肝硬化并伴大量腹水,因而术中失血、腹水丢失及输血、补液量均较大,术后补液也较多。因此,术后容易发生心功能不全或心力衰竭。当然,患者术前心功能状况也对术后心功能不全及心力衰竭的出现影响深远,较为重要的一些疾病主要如下:① 冠心病:Plotkin 等报道称,在 1 ~ 3 年内死亡率超 50% 的肝移植患者人群中,有 2/3 的患者被证实患有冠心病。不过最近一项多中心人群研究的结果却显示,肝移植患者存活率与其是否患有冠心病之间没有必然联系;② 影响心脏功能的全身性疾病:例如酒精性心肌病、心肌淀粉样变、铁超载性心肌病;③ 肺动脉高压:术前肺动脉压在 35 ~ 50 mmHg 的患者在术后的死亡率将达到 50%;④ 肝肺综合征;⑤ 心包疾病。

肝移植术后患者发生的心力衰竭主要是急性充血性左心衰竭,因此处理方法主要为让患者立即采取坐位或半卧位,给予氧气吸入,静脉应用毛花苷丙、吗啡、呋塞米、硝普钠、氨茶碱等处理,带呼吸机患者及时吸痰;注重晶体液及胶体液补液的最比;白蛋白及血浆类胶体的输注速度严格控制;脂肪乳剂及静脉高营养应用静脉泵控匀速输入,防止单位时间内液体输注过多造成心脏前负荷过大;在应用硝普钠输注时应用微量注射泵,并根据有创动脉压进行及时调整,防止低血压的发生;并实时监测中心静脉压及尿比重。

(二) 肝动脉血栓形成与肝动脉栓塞

肝动脉血栓形成是移植术后最常见的动脉并发症,发生率为 3% ~ 26%,通常发生于术后 2 个月内,多见于肝动脉吻合处及附近。而肝动脉栓塞是肝移植术后最常见的血管并发症,成人发生率为 1.6% ~ 8%,儿童则高达 2.7% ~ 20%,是肝移植术中最严重的并发症,也是造成肝移植术后患者死亡的重要原因,常需急诊再次肝移植以挽救患者生命。常见病因主要包括吻合技术不当、肝流出道不畅、排斥反应导致的肝血流阻力增加、冷缺血时间过长、供肝血管变异等。临床表现主要有四种类型,分别是暴发性肝坏死和脓毒血症、反复菌血症伴肝脓肿、严重胆道并发症、无症状型。临床诊断首选彩色多普勒超声动态检查,此外还可以运用肝动脉造影、PET 三维血管成像和 MRI 等手段进行诊断。

其中肝动脉造影是肝动脉栓塞最准确的诊断方法。一旦诊断确立,应立即行肝动脉取栓和重新吻合术,不主张溶栓或介入治疗,以免发生不可逆肝功能损害而需要再次移植。若手术失败或伴有肝坏死的患者,应积极护肝、抗感染治疗,必要时可应用人工肝支持系统,以维持肝脏功能,直至获取供肝进行再次肝移植。

(三)肝静脉血栓形成

肝静脉血栓形成发生率小于1%,是较少见的并发症。肝静脉栓塞与交流障碍多与肝上下腔静脉吻合口成角、扭曲及狭窄有关。当术中发生时流出道立即受阻,表现为肝淤血、肝脏质地变韧。当术后发生时则表现为大量腹水和严重肝功能损害。治疗方面,若肝功能轻度受损,可行介入治疗摘除血栓或扩张流出道;若肝功能受损严重,应考虑再次肝移植。

(四)门静脉狭窄及血栓形成

门静脉狭窄及血栓形成常发生在术后早期,较为少见。导致门静脉狭窄的因素主要是供肝门静脉较长,吻合后发生成角扭曲、狭窄,严重时出现血栓形成。临床表现主要为大量腹水和肝功能损害,诊断主要靠多普勒超声。门静脉狭窄一旦诊断明确后应立即手术重新吻合,如果有血栓形成可进行手术取栓。如果上述治疗无效而肝功能持续恶化,则要考虑再次肝移植。

(五)术后高血压

高血压是肝移植术后常见的并发症,主要原因包括:① 术前患者既往有高血压史;② 术后疼痛、通气不足引起的血压升高;③ 术前长期应用 β 受体阻滞剂降低门静脉压力,术后停用可引起血压反跳;④ 术后常规应用糖皮质激素可导致水钠潴留,引起血压升高;⑤ 术后液体负荷过重,尤其合并肾功能不全时,亦可导致血压升高;⑥ 环孢素及 FK506 导致高血压的机制可能是改变了血管的反应性,导致血管收缩及破坏肾小球的滤过。治疗主要依靠严密监测血压、定时使用降压药、限制液体输入并改善肾功能、有效充足的镇痛等。

四、肺部并发症

肝移植术后肺部并发症可以分为感染性并发症和非感染性并发症,感染性并发症主要为肺炎,非感染性主要为肺水肿、肺不张、胸腔积液、急性呼吸窘迫综合征(acute respiratory distress syndrome, ARDS)和急性呼吸衰竭等。其中胸腔积液发生率为 32% ~47%,肺不张为 5% ~29%,肺水肿为 4% ~47%,ARDS 为 0.8% ~42%,肺炎为 5% ~38%。

肺部并发症的治疗策略可以分为术前、术中和术后三部分,其中术前策略主要为肺部疾病康复性训练;术中策略主要有减少手术创伤、减少手术时间、减少术中血液丢失等;术后策略主要有早期拔管、肺扩张训练、深呼吸训练、及时的支气管分泌物清洁、胸部震动与敲打、充足的术后镇痛、最佳的血流动力学管理和液体治疗、合适的术后营养支持、积极治疗肺部感染,以及早发现 ARDS 并给予必要干预等。

ARDS 是术后导致呼吸功能衰竭的重要原因之一,在一项报道中指出,术后患有 ARDS 的患者死亡率高达 80% ~100%。一旦术后出现 ARDS,则需要更充足和有效的治疗来改善极度恶化的呼吸功能,主要包括液体输入限制、应用合适 PEEP 的呼吸支持、纠正酸碱紊乱和低氧血症等。

五、术后感染

统计研究表明,肝移植术后感染的发生率高达37%～66%,是导致肝移植患者死亡的重要原因之一。其中主要为细菌感染,且大多为多药耐药菌,Kawecki 等报道,肝移植术后感染的病原菌中,革兰阳性球菌占61%,革兰阴性杆菌占34%。解放军总医院肝胆外科曾报道,肝移植患者术后感染的病原菌多为条件致病菌和多重耐药菌,这或许主要与患者自身免疫力低下和免疫抑制药物的应用有关。在病原菌分布方面,最常见的细菌是铜绿假单胞菌和葡萄球菌,最常见的真菌是白色假丝酵母菌和曲霉菌。在感染部位分布方面,主要是肺部、血液和腹腔。大部分的术后感染都是内源性感染,主要由口咽部、胃部和肠道常驻菌群失调引起。

根据意大利肝脏研究协会最新的会议共识,术后感染危险因素主要包括四大类别:① 患者因素:主要有年龄、MELD 评分 >30、营养不良、急性肝衰竭、术前感染、结核病、>48 h 的 ICU 治疗;② 供肝者因素:主要有捐献者自身感染和过长时间的 ICU 治疗;③ 外科因素:主要有胆总管空肠吻合术、>12 h 的手术时长、再次移植、输血超过 3 000 ml;④ 术后因素:主要有机械通气、免疫抑制治疗类型、早期移植肝无功、早期血管并发症、早期胆道并发症、移植后硬化性胆管炎。

为了预防术后细菌感染的发生,术后可以使用第三代头孢联合氨苄西林或者哌拉西林联合他唑巴坦,使用时间不超过 48 h。如果要预防肺孢子虫和弓形虫感染,则可使用复方新诺明。

术后感染的诊断主要依靠患者的临床症状和培养结果来确定。术后感染的患者往往出现全身或局部感染症状,例如发热 >38℃、呼吸困难、低氧血症、血痰、白细胞 $>12 \times 10^9/L$ 等。此时在给予经验性抗菌药物治疗的同时,应行体液的细菌及真菌培养,同时结合胸腹部影像学检查的结果综合判断。如果是细菌感染,则根据药敏性试验结果选择相应抗生素治疗;如果是真菌感染,则应及早使用伏立康唑、氟康唑和棘白菌素类抗真菌药;如果是巨细胞病毒感染,则应使用阿昔洛韦或更昔洛韦治疗。

免疫抑制治疗对于术后感染的影响是无法消除的,但是合适的治疗方案能显著减少术后感染的发生率。魏晓晨等通过回顾性研究后发现,用白细胞介素-2 受体抗体或抗胸腺细胞球蛋白代替激素的免疫治疗方案能有效减少术后感染发生率,而且无激素的免疫治疗方案能有效减少术后巨细胞病毒感染率。因此,建议临床使用的免疫抑制方案应为他克莫司 + 环孢素 A(或麦考酚酸莫酯)+ 白细胞介素-α 受体抗体/抗胸腺细胞球蛋白。

六、术后原发病复发

(一)肝癌复发

据中国肝移植注册系统数据显示,1980～2011 年肝癌肝移植手术 8 874 例,其中 31.68% 的患者死于移植术后肝癌的复发和转移,明显高于国外文献报道的肝癌移植术后复发率 10%～20%。肝癌肝移植术后复发转移具有以下特点:① 肝移植手术切除了病肝,复发的移植肝无肝硬化等基础病变;② 移植术前循环中播散并潜伏的微小转移灶或术中经挤压等作用进入循环的癌细胞是复发转移的来源;③ 免疫抑制状态是术后肿瘤复发转移的高危因素之一,并导致肿瘤迅速发展;④ 移植后 1～2 年内为复发转移的高危时间;⑤ 复发部位以肝内复发和肺部转移多见,其他部位为骨、肾上腺、腹腔淋巴结等。

肝癌复发的治疗手段多样化,与非移植术后复发的肝癌治疗大体相同。总体而言,进展期肝癌的各种治疗手段均适用于肝癌肝移植术后复发的肝癌,但疗效较差,多数患者在发现复发转移 2 年内死亡。治疗手段主要包括手术切除、局部消融治疗、经皮穿刺肝动脉化疗栓塞、局部放射治疗、肝动脉放疗栓塞、系统性化疗、分子靶向治疗和生物治疗等。但是,目前国内外均无统一的治疗指南可循,如何选择治疗手段各移植中心仍有较大差异。对高复发风险的患者需加强监测,早期发现复发灶并给予以手术为主的综合治疗对改善预后极为重要。

(二) HBV 复发

在乙肝免疫球蛋白联合核苷类似物治疗广泛应用之后,肝移植术后 HBV 的复发率已降至 10% 以下。目前对于术后 HBV 复发较为肯定的危险因素是乙肝 e 抗原阳性、HBV 核酸高水平和 HBV YMDD 变异。

肝移植术后采取有效预防方案是降低术后乙肝复发的关键,目前预防乙肝复发的策略为:① 术前口服抗病毒药物,尽量降低病毒载量;② 术中无肝期给予大剂量乙肝免疫球蛋白来中和循环中的乙肝表面抗原,并封闭肝细胞表面的乙肝表面抗原受体;③ 术后采取 1~2 种抗病毒药物长期治疗。

(三) HCV 复发

肝移植术后 HCV 复发十分普遍,再感染一旦发生,肝脏损伤的进展较非移植患者明显增快,10% ~50% 的受者 5 年内可进展为肝硬化。丙型肝炎患者移植术后总体的预后较其他适应证者差。影响移植术后 HCV 再感染的因素众多,包括供体的年龄、移植前后受者的血清 HCV RNA 载量、HCV RNA 基因型、机体免疫状态、种族、性别以及免疫抑制剂的使用等。此外,供肝的缺血时间、巨细胞病毒、人类免疫缺陷病毒等其他病毒的重叠感染,也是影响 HCV 再感染和感染后病情严重程度的重要因素。

移植后丙肝治疗依据开始治疗的时间不同而分为 2 种基本方案。第一种方案:抢先治疗(肝移植后 8 周内)和早期治疗(肝移植后 2 ~6 个月),即在移植后 HCV RNA 阳性患者中,无组织学复发和纤维化进展时提前给予抗病毒治疗。第二种方案:延迟治疗(肝移植后出现明确肝损伤时),即移植术后肝脏有一定程度组织学改变,出现明确肝损伤须要抗病毒治疗时施治。2009 年美国肝病研究学会的推荐是第二种治疗方案,不过临床上这两种方案均可应用,关键是根据患者的实际情况。国内标准治疗方案是聚乙二醇干扰素联合利巴韦林,研究显示长效干扰素和利巴韦林两者的联合治疗的有效性较高,并未发现小剂量长效干扰素会增加排斥反应的风险,因此,这更凸显小剂量长效干扰素的优势。此外,随着新型抗病毒药物如蛋白酶抑制剂、聚合酶或其他非结构蛋白抑制剂的出现,HCV 感染治疗进入又一新时代。

(四) 术后急性肾损伤(acute Kidney injury,AKI)

肝移植术后早期 AKI 是肝移植术后常见且严重的并发症,其发生率在 8. 3% ~87% ,与肝移植患者术后晚期终末期肾病及术后死亡率密切相关,是影响肝移植受者近期、远期生存的重要因素。但随着移植配型和手术技术的提高、新型免疫抑制剂的出现和免疫抑制方案的调整、术前和围术期对 AKI 的有效预防措施等,肝移植 AKI 发病率显著下降。目前国际先进移植中心肝移植后 AKI 发病率已减少到 28% 。影响术后 AKI 发生的危险因素众多,可分为术前、术中及术后三大类:① 术前危险因素:主要有终末期肝病、糖尿病、高血压、败血症、水电解质紊乱、利尿剂或升压药使用不当、肝肾综合征、循环容量不足等;② 术中危险因素:主要有围术期低血压、术中大量失血、大量输入血液制品等;③ 术后危险因素:主要有血容量不足、ARDS、术后感染、药物使用不当、原发性肝无功、血栓形成等。

术后 AKI 临床表现为进行性少尿和无尿、水肿、高血压、心力衰竭、肺水肿、腹水等,实验室检查可有血肌酐和血尿素氮(blood urea nitrogen,BUN) 水平增高、电解质紊乱、酸碱平衡失调等现象。如果肝移植术后持续少尿,同时血肌酐和 BUN 进行性升高,则应该考虑本病的发生。较为公认的诊断标准是:术前肾功能正常而术后血肌酐 >132 μmol/L 或血尿素氮 >18 mmol/L;术前肾功能异常而术后血肌酐或 BUN 增加 50% 以上;尿量减少而需肾替代治疗。

对于术后 AKI 的治疗措施主要如下：① 去除病因：及时发现并纠正水电解质平衡紊乱、血糖增高、高血压；及时有效控制严重感染、ARDS、持续性腹水等；及时发现并有效治疗消化道出血；及时纠正低血压，合理使用利尿剂和血管活性药物；减少使用有肾毒性的免疫抑制药物；② 改善肾血流循环：合用钙通道阻滞剂和小剂量多巴胺以改善肾灌注，赖氨酸加压素可改善和保护肾功能，乌司地丁可能减轻肝移植术后 AKI；③ 血液净化治疗：根据患者自身情况进行血液透析治疗，去除过多的血肌酐和 BUN，并同时纠正高血钾症和酸中毒。④ 换用肾毒性较小的药物：避免使用肾毒性大的抗生素和免疫抑制剂等药物。⑤ 肾移植：对于确认肾损害不可逆且伴有严重心肺疾病的患者，可考虑尽早进行肾移植治疗。

七、术后黄疸

导致术后黄疸的原因复杂多样，主要可分为肝源性、胆源性、血管源性和其他因素。

（一）肝源性
1. 移植肝功能不全或移植肝无功

如果早期出现移植肝功能不全或无功能，以致无法行使正常肝脏的转化功能，则便会出现术后黄疸。黄疸的严重程度与移植肝功能密切相关，移植肝结合胆红素并排除的能力越低，患者黄疸症状就越严重。治疗方法主要为改善移植肝功能或再次肝移植。

2. 急性细胞排斥反应（ACR）

ACR 的发生率高达 50% ~ 70%，常发生于术后 5 ~ 60 日内。其中胆管上皮细胞和血管内皮细胞是排斥反应常见的靶细胞，因此在术后发生 ACR 时往往伴发术后黄疸，临床表现主要为发热、皮肤巩膜黄染、肝区胀痛、转氨酶与胆红素升高等。诊断主要依靠肝脏活组织病理检查，治疗方法同 ACR 的治疗。

3. 病毒感染

肝移植术后乙肝丙肝的复发均可导致术后黄疸的发生。乙肝患者肝移植后残存于肝外细胞的 HBV 是术后 HBV 再感染的病源；而丙肝患者肝移植后几乎均会再次感染。此外，肝移植后巨细胞病毒感染也可能诱发术后黄疸。治疗措施主要为抗病毒治疗。

4. 慢性排斥反应

慢性排斥反应发生率为 2% ~ 5%，在术后几周至几年内均可发生。其损伤对象主要是胆管，会引起血清胆红素及转氨酶持续升高，进而产生黄疸症状。治疗主要依靠免疫抑制治疗。

5. 细菌及真菌感染

感染对移植肝的损伤会引起肝功能下降，进而导致黄疸症状的出现。

6. 药物性肝损伤

术后使用的免疫抑制剂、抗生素、静脉高营养治疗、生长抑素等药物均会对肝脏造成损伤，导致黄疸发生。治疗主要通过减少相关药物的使用，或者调整用药方案，待黄疸有所控制时再继续使用。

（二）胆源性
1. 肝内小胆管狭窄

胆管狭窄引起胆汁外排不畅，胆道内胆泥淤积、结石形成，进而导致黄疸的发生。该类型发病缓慢，往往在术后数月出现，内科及介入治疗效果不佳，必要时需外科取石或再次移植。

2. 肝外吻合口狭窄

胆总管过度剥离、吻合欠佳、使用可吸收缝线、T 管放置不适均会引起肝外吻合口狭窄。当怀疑黄疸病因为肝外吻合口狭窄时,可行床旁 B 超检查吻合口情况,或者使用 ERCP 来进一步明确诊断,确诊后可通过行球囊扩张、鼻胆管引流、放置支架、再次手术等给予纠正。

3. 肝外非吻合口狭窄

该种情况的发生率约为 9.6%,与胆道缺血损伤、肝动脉栓塞有密切关系。此外 ABO 血型不符、冷缺血时间过长、自身免疫性肝炎、巨细胞病毒感染也有一定影响。

4. Oddi 括约肌功能失调

隐匿性黄疸和转氨酶升高多为此因,发生率约为 5%,可能和供受体胆管神经损伤有关。并发 Oddi 括约肌功能失调是暂时性的,一般不超过 3 个月。

(三) 血管源性

术后血管并发症往往会引起不同程度的高胆红素血症。只要血管并发症能得到有效解决,黄疸症状便能随即消退。

(四) 其他因素

患者术前胆红素水平就较高的,术后消退也较为缓慢;术中若长时间肠道淤血,致产生的大量肠源性毒素入肝引起肝损害;大量输血及术后腹腔积血均可致红细胞破坏过多而出现胆红素升高;继发于多器官系统功能的损害也是高胆红素血症的原因之一。

(汪晓强　俞卫锋)

参考文献

[1] S. Chinnakotla, J. F. Trotter. Liver Anesthesiology and Critical Care Medicine [M]. New York: Springer Science + Business Media, 2012: 389 – 392.

[2] Milan Z. Analgesia after liver transplantation [J]. World J Hepatol, 2015, 7(21): 2331 – 2335.

[3] Chang JH, Lee I, Choi MG, et al. Current diagnosis and treatment of benign biliary strictures after living donor liver transplantation [J]. World J Gastroenterol, 2016, 22(4): 1593 – 1606.

[4] Watt KD. Keys to long-term care of the liver transplant recipient [J]. Nat Rev Gastroenterol Hepatol, 2015, 12(11): 639 – 648.

[5] Ferrarese A, Zanetto A, Gambato M, et al. Liver transplantation for viral hepatitis in 2015 [J]. World J Gastroenterol, 2016, 22(4): 1570 – 1581.

[6] Memeo R, Piardi T, Sangiuolo F, et al. Management of biliary complications after liver transplantation [J]. World J Hepatol, 2015, 7(29): 2890 – 2895.

[7] Jiménez-Pérez M, González-Grande R, Mostazo Torres J, et al. Management of hepatitis B virus infection after liver transplantation [J]. World J Gastroenterol, 2015, 21(42): 12083 – 12090.

[8] Ascha MS, Ascha ML, Hanouneh IA. Management of immunosuppressant agents following liver transplantation: Less is more [J]. World J Hepatol, 2016, 8(3): 148 – 161.

[9] Anastácio LR, Davisson Correia MI. Nutrition therapy: Integral part of liver transplant care [J]. World J Gastroenterol, 2016, 22(4): 1513 – 1522.

[10] Hammad A, Kaido T, Uemoto S. Perioperative nutritional therapy in liver transplantation [J]. Surg Today, 2015, 45(3): 271 – 283.

[11] Herzer K, Strassburg CP, Braun F, et al. Selection and use of immunosuppressive therapies after liver transplantation: Current German practice [J]. Clin Transplant, 2016, doi: 10.1111/ctr.12708. [Epub ahead of print]

[12] Perumpail RB, Hahambis TA, Aggarwal A, et al. Treatment strategies for chronic hepatitis C prior to and following liver transplantation[J]. World J Hepatol, 2016, 8(1): 69 - 73.

[13] Piardi T, Lhuaire M, Bruno O, et al. Vascular complications following liver transplantation: A literature review of advances in 2015[J]. World J Hepatol, 2016, 8(1): 36 - 57.

[14] 岑瑞玲. 系统干预对肝移植术后患者并发症和康复进程的影响[J]. 内蒙古医学杂志, 2016, 48(1): 118 - 120.

[15] 邓永林, 沈中阳. 不同类型肝移植术后免疫抑制方案应用策略[J]. 中国中西医结合急救杂志, 2014, 21(3): 194 - 197.

[16] 陈应富, 刘晓, 许峰, 等. 儿童活体肝移植术后血栓的防治措施探讨[J]。重庆医科大学学报, 2015, 40(1): 136 - 139.

[17] 程艳爽, 吕少诚, 万涛, 等. 肝移植患者术后感染病原菌分布及耐药性分析[J]. 中华医院感染学杂志, 2013, 23(9): 2221 - 2223.

[18] 邹洁, 沈鸣雁. 肝移植术后并发肝动脉血栓与胆漏患儿的护理[J]. 中华护理杂志, 2015, 50(4): 502 - 504.

[19] 魏晓晨, 朱立勤, 王春革. 激素对肝移植患者术后感染影响的 Meta 分析[J]. 中国医院药学杂志, 2014, 34(9): 735 - 742.

[20] 王春革, 魏晓晨, 朱立勤. 抗病毒药物预防肝移植术后巨细胞病毒病疗效及安全性的 Meta 分析[J]. 中国医院药学杂志, 2014, 34(11): 908 - 915.

[21] 林立敏, 卢克鹏, 刘倩, 等. 霉酚酸酯在肝移植术后免疫抑制治疗中有效性和安全性的系统评价[J]. 中国医院药学杂志, 2015, 35(1): 44 - 50.

[22] Coilly A, Roche B, Duclos-Vallée JC, et al. Management of post transplant hepatitis C in the direct antiviral agents era [J]. Hepatol Int, 2015, 9(2): 192 - 201.

[23] Nacoti M, Corbella D, Fazzi F, et al. Coagulopathy and transfusion therapy in pediatric liver transplantation[J]. World J Gastroenterol, 2016, 22(6): 2005 - 2023.

[24] Low G, Jaremko JL, Lomas DJ. Extravascular complications following abdominal organ transplantation[J]. Clin Radiol, 2015, 70(8): 898 - 908.

[25] Feltracco P, Carollo C, Barbieri S, et al. Pain control after liver transplantation surgery[J]. Transplant Proc, 2014, 46(7): 2300 - 2307.

[26] Aceto P, Perilli V, Lai C, et al. Postoperative cognitive dysfunction after liver transplantation[J]. Gen Hosp Psychiatry, 2015, 37(2): 109 - 115.

[27] Fagiuoli S, Colli A, Bruno R, et al. Management of infections pre-and post-liver transplantation: report of an AISF consensus conference[J]. J Hepatol, 2014, 60(5): 1075 - 1089.

[28] Fauconnet P, Klopfenstein CE, Schiffer E. Hepatopulmonary syndrome: the anaesthetic considerations [J]. Eur J Anaesthesiol, 2013, 30(12): 721 - 730.

[29] De Gasperi A, Feltracco P, Ceravola E. Pulmonary complications in patients receiving a solid-organ transplant[J]. Curr Opin Crit Care, 2014, 20(4): 411 - 419.

[30] Hovaguimian F, Schläpfer M, Beck-Schimmer B. Organ protection in allograft recipients: anesthetic strategies to reduce postoperative morbidity and mortality[J]. Curr Opin Organ Transplant, 2014, 19(2): 121 - 130.

[31] Tannuri U, Tannuri AC. Postoperative care in pediatric liver transplantation[J]. Clinics (Sao Paulo), 2014, 69 Suppl 1: 42 - 46.

[32] Watt KD. Keys to long-term care of the liver transplant recipient[J]. Nat Rev Gastroenterol Hepatol, 2015, 12(11): 639 - 648.

[33] Jeong SM. Postreperfusion syndrome during liver transplantation[J]. Korean J Anesthesiol, 2015, 68(6): 527 - 539.

[34] Nayyar D, Man HS, Granton J, et al. Defining and characterizing severe hypoxemia after liver transplantation in hepatopulmonary syndrome[J]. Liver Transpl, 2014, 20(2): 182 - 190.

[35] Kamran Hejazi Kenari S, Mirzakhani H, Eslami M, et al. Current state of the art in management of vascular

complications after pediatric liver transplantation[J]. Pediatr Transplant,2015,19(1): 18 - 26.

[36] Oliver M,Ortiz CC,Ortiz J. Challenging hepatitis C-infected liver transplant patients[J]. Hepat Med,2016,18(8): 1 - 8.

[37] Feltracco P,Carollo C,Barbieri S. Early respiratory complications after liver transplantation[J]. World J Gastroenterol, 2013,19(48): 9271 - 9281.

[38] Zhang Y, Shi ZL, Yang X, et al. Targeting of circulating hepatocellular carcinoma cells to prevent postoperative recurrence and metastasis[J]. World J Gastroenterol,2014,20(1): 142 - 147.

[39] Vasuri F,Malvi D,Gruppioni E,et al. Histopathological evaluation of recurrent hepatitis C after liver transplantation: a review[J]. World J Gastroenterol,2014,20(11): 2810 - 2824.

[40] Feltracco P,Barbieri S, Cillo U, et al. Perioperative thrombotic complications in liver transplantation [J]. World J Gastroenterol,2015,21(26): 8004 - 8013.

[41] Ma L, Lu Q, Luo Y. Vascular complications after adult living donor liver transplantation: Evaluation with ultrasonography[J]. World J Gastroenterol,2016,22(4): 1617 - 1626.

[42] Sood S,Testro AG. Immune monitoring post liver transplant[J]. World J Transplant,2014,4(1): 30 - 39.

[43] Sampaio MS,Martin P,Bunnapradist S. Renal dysfunction in end-stage liver disease and post-liver transplant[J]. Clin Liver Dis,2014,18(3): 543 - 560.

[44] Zaky A,Bendjelid K. Appraising cardiac dysfunction in liver transplantation: an ongoing challenge[J]. Liver Int,2015, 35(1): 12 - 29.

[45] Chen XB, Xu MQ. Primary graft dysfunction after liver transplantation [J]. Hepatobiliary Pancreat Dis Int, 2014, 13(2): 125 - 137.

[46] Hasse JM. Early postoperative tube feeding in liver transplantation[J]. Nutr Clin Pract,2014,29(2): 222 - 228.

[47] Derle E,Kibaro lu S,Öcal R,et al. Neurologic complications after liver transplant: experience at a single center[J]. Exp Clin Transplant,2015,13 Suppl 1: 327 - 330.

[48] 高银杰,张敏,刘振文,等.肝移植后乙肝炎复发的危险因素及预后分析[J].实用肝脏病杂志,2013,l6(1): 46 - 49.

[49] 龚海峰,陈佑江,文明波.肝移植后血管并发症[J].器官移植内科学杂志,2009, 4(3): 152 - 154.

[50] 张敏,刘振文.肝移植后的丙型肝炎复发及对策[J].传染病信息,2012,25(2): 121 - 125.

[51] 钟林,彭志海.肝移植后胆道并发症防治的几点体会.中国普外基础与临床杂志,2009,16(3): 177 - 179.

[52] 陈规划,易慧敏,杨扬.肝移植病人的液体治疗[J].中国实用外科杂志,2010, 30(6): 469 - 470.

[53] 易述红,杨扬,陈规划.肝癌肝移植术后复发转移的综合防治策略——第六届羊城肝脏移植高峰论坛会议纪要 [J].器官移植,2014,5(3): 194 - 196.

[54] 沈中阳,宋红丽,王饶饶.防治肝移植术后病毒 肝炎复发的现状与展望[J].实用器官移植电子杂志,2015, 3(4): 193 - 196.

[55] 张英才,姜楠,杨扬.肝移植术后丙型病毒性肝炎复发的影响因素、监测与治疗[J].器官移植,2011,2(1): 50 - 54.

[56] 王连江,邓永林,陈佳宁,等.肝移植术后肺部并发症分析[J].中华普通外科杂志,2011,26(2): 134 - 136.

[57] 彭志海,邢同海.肝移植术后几种常见并发症的预防和处理[J].腹部外科,2008, 21(5): 278 - 280.

[58] 朱焕兵,张剑.肝移植术后神经系统并发症的诊治进展[J].器官移植,2014, 5(1): 45 - 48.

[59] 中国医师协会临床营养培训项目办公室.肝移植营养治疗策略[J].中国社区医师,2013,29(548): 25.

[60] 卢实春,王鑫.加强肝移植围手术期的液体治疗[J].器官移植,2013,4(5): 250 - 255.

[61] 吕毅.肝移植手册[M].北京:科学出版社,2008:196 - 201.

[62] 王天龙,刘进,熊利泽,等.摩根临床麻醉学[M].北京:北京大学出版社,2015:518 - 525.

[63] 邓小明,姚尚龙,于布为,等.现代麻醉学[M].北京:人民卫生出版社,2014:1436 - 1445.

第二十四章 黄疸患者麻醉

根据引起淤胆的解剖部位胆汁淤积性黄疸可分为肝内胆汁淤积性、肝外阻塞性和肝内阻塞性黄疸三种。肝内胆汁淤积性黄疸主要以内科治疗为主,而肝内、外胆管阻塞性黄疸则一般需通过手术以解除胆道阻塞,使胆汁正常排泄入肠道,外科范围讨论的多是阻塞性黄疸。

第一节 黄疸分类及临床症状

一、胆汁淤积性黄疸的病因

(一)肝内胆汁淤积性黄疸
常见于病毒性肝炎、药物性黄疸、原发性胆汁性肝硬化和妊娠期复发性黄疸等。

(二)肝外胆管阻塞性黄疸
引起胆总管内阻塞的有胆石症、胆道蛔虫、癌肿浸润、手术后胆管狭窄;胆管外阻塞的有胰头癌、壶腹周围癌、肝癌或胆总管周围淋巴结癌肿转移等。

(三)肝内胆管阻塞性黄疸
包括肝内泥沙样结石、原发性肝癌侵犯肝内胆管或形成癌栓、华支睾吸虫病等。

二、阻塞性黄疸的临床症状

(一)特异性症状
黄疸、深褐色小便、白陶土样大便。

(二)非特异性症状
1. 瘙痒

在恶性肿瘤造成的梗阻或肝内胆汁淤积时此症状尤为严重;而结石造成的梗阻往往瘙痒的症状较少见,并且不会持续很长时间。

2. 发热

发热本身并无特异性,但通常此类患者在发热的同时伴随右上腹可疑疼痛,此时应高度怀疑胆道疾病。例如胆总管结石,胆管因阻塞而受细菌感染,胆管压力升高,感染的胆汁进入血液循环,临床就表现为脓毒血症。相反,恶性肿瘤造成的胆管梗阻,胆汁通常没受到污染,因此这类患者较少出现发热。

3. 疼痛

胆囊炎、胰腺炎、胆管炎患者通常疼痛明显,而无痛性黄疸往往提示恶性梗阻(常为胰头癌)。

第二节 阻塞性黄疸患者的病理生理

阻塞性黄疸对机体病理生理的影响可以归纳为三大方面:① 结合胆红素进入血液循环,影响多个脏器功能,如肾脏、免疫系统等;② 内脏胆汁缺乏,影响脂肪的吸收,影响脂溶性维生素 A、维生素 D、维生素 E、维生素 K 的吸收,而维生素 K 的缺乏可直接影响凝血因子的合成。此外,胆汁的缺乏可减少 T 淋巴细胞和 B 淋巴细胞,从而减少免疫球蛋白 A 的数量,使黏膜完整性受损,易受细菌病毒的侵袭,例如肠道黏膜功能受损后,内毒素入血引起的脓毒血症;③ 肝内胆汁淤积造成的肝功能的损害,这可能与肝糖原和一氧化氮生成增加有关。

一、阻塞性黄疸的血流动力学的变化

(一)阻塞性黄疸患者体液分布特点及原因分析

动物实验研究表明,胆总管结扎后,兔子血浆和细胞外液量减少。1992 年相关人体实验报道,用放射性核素稀释方法测定显示,阻塞性黄疸患者细胞外液量显著减少。Francisco 等研究发现阻塞性黄疸患者机体总水量、细胞外液虽较对照组均明显下降,细胞内水量两组之间没有明显的区别,而良、恶性阻塞性黄疸患者之间体液分布亦无明显差别。

阻塞性黄疸导致机体水平衡破坏与患者营养不良,体重减轻对机体水钠平衡的影响有关。患者钠离子水平降低,这与机体摄取不足、胃肠道丢失有关。另外,调节钠离子水平的激素心房纳肽(ANP)和醛固酮亦起着重要作用。Gallardo 等研究发现,阻塞性黄疸患者 ANP、醛固酮的浓度均升高。阻塞性黄疸患者的 ANP 浓度增加不是由于循环血量增加刺激引起,而是由于阻塞性黄疸时心脏功能减弱所致。Martinez - Rodennas 等研究发现循环中的胆汁是 ANP 升高的主要因素。

(二)阻塞性黄疸对心脏的损害作用

1. 阻塞性黄疸对心脏功能的影响

为排除胆道压力上升和肝功能障碍等因素对心功能的影响,Green 等人采用胆总管-腔静脉吻合法制成梗阻性黄疸模型来探讨阻塞性黄疸对心脏功能的影响,结果发现术后 2 周时:① 左心室射血时间(LVET)缩短、射血前期(PEP)延长、PEP/LVET 上升;② 左心室最大压力变化(DP/DT)下降,表明左心室功能受到抑制。该模型心脏失去了对哇巴因的反应力,Green 等认为胆汁酸盐与洋地黄结构相似,这可能是胆汁酸盐与心肌膜上的洋地黄受体竞争的结果。上海交通大学医学院附属仁济医院对 18 例中度以上的梗阻性黄疸患者采用平衡法放射性核素心室造影对他们的左心室收缩功能进行了对比研究,结果证实:① 梗阻性黄疸严重损害了患者的左心室收缩功能以及局部室壁运动功能减弱。这种损害可能是梗阻性黄疸患者围术期易发心脏合并症的原因之一;② 梗阻性黄疸的程度与左心室收缩功能损害呈正相关。

2. 阻塞性黄疸对心肌形态学的影响

结扎大鼠胆总管 1 周就可见心肌中有灶状坏死以及炎性细胞浸润,心肌间质小血管扩张。2 周时

心肌明显水肿,心内膜及心瓣膜下出现灶状炎性细胞浸润。仅结扎了3日超微结构就可见心肌纤维变性、出现髓鞘样小体。我们近期研究结果也发现大鼠胆总管1周可见心肌水肿、炎性细胞浸润,以及亚细胞结构改变,2周时除上述改变外尚可见心内膜下有较多灶状坏死。

3. 阻塞性黄疸心脏损害的机制

(1)自主神经系统受损 阻塞性黄疸时,患者心率减慢、心脏指数下降可能是由于胆汁血症导致迷走神经张力增高的缘故。还有人认为,肺对胺类物质摄取和代谢增加,造成心脏和末梢血管的交感物质浓度减低。阻塞性黄疸时由于胆红素引起心肌对交感物质反应减弱,从而导致心肌收缩减弱,阻塞性黄疸时心肌线粒体功能受到损害,心脏功能受到抑制,容易发生低血压和休克,故以往有人将黄疸患者的心脏称为"黄疸心脏"。Ma 等到研究发现肝硬化损害心脏功能是通过抑制腺苷酸还化酶上游β肾上腺受体信号通道实现的,而阻塞性黄疸时胆红素能抑制腺苷酸还化酶活性,这可能是黄疸患者心肌收缩力减弱的一个原因。Gaskari 等认为胆汁淤积可以明显地降低肾上腺素对心脏的正性作用,这种作用是 NO 依赖性的,黄疸时,肝脏合成 iNOS(诱导型一氧化氮合成酶)显著增加。

(2)胆红素和胆汁酸的细胞毒性作用 胆红素能降低组织匀浆的呼吸商,抑制哺乳动物组织培养基中 NADH 氧化作用。并通过分解线粒体破坏氧化磷酸化作用。近年研究证实低浓度的胆汁酸(0.05~0.25 mmol/l)即能损害细胞的线粒体结构和功能。其毒理为:胆汁酸进入细胞后抑制线粒体的氧化磷酸化,使细胞内的 ATP 合成减少,钙泵失活、细胞膜对钙的通透性增加、细胞内钙的超载并激活蛋白水解酶引起蛋白质、DNA 和 RNA 分解,细胞功能失常。总之,胆红素与胆汁酸通过损害心肌细胞的新陈代谢、膜的完整性和一系列转运功能以及干扰肌浆网对钙的摄取和释放,损害心肌对正性肌力的收缩反应。

(3)脂质过氧化对心肌的影响 阻塞性黄疸时心肌脂质过氧化损伤心肌的机制包括氧自由基生成增加和机体清除氧自由基能力的下降两个方面。氧自由基的生成增加主要有下列因素引起:① 高胆汁酸盐和高胆红素血症诱发;② 内毒素血症致心肌缺氧,黄嘌呤脱氢酶转变为黄嘌呤氧化酶并将电子传递给分子氧、生成氧自由基。内毒素还能激活单核-巨噬细胞及多形粒细胞,通过一系列的反应最后以还原型辅酶Ⅱ和氧为底物在辅酶Ⅱ氧化酶作用下产生大量的氧自由基。梗阻性黄疸时氧自由基清除能力的下降主要表现为机体内超氧化物歧化酶(SOD)活力明显下降,而丙二醛(MDA)含量明显增高。氧自由基通过生成过氧化脂质引起细胞外钙离子内流、失活膜 Na-K-ATP 酶、破坏线粒体使之功能障碍,以及改变磷脂酶活性使组织中花生四烯酸在相应酶系统作用下生成前列腺素与血栓素造成微循环障碍,从而损害心肌。

(4)细胞因子的作用

1)肿瘤坏死因子(TNF):阻塞性黄疸时 TNF 增加主要有内毒素血症引发。TNF 对心脏损害考虑原因如下:① 诱导产生氧自由基;② 诱导产生溶酶体酶引起细胞自溶、消化基底膜,激活激肽系统,形成心肌抑制因子(MDF),引起心肌收缩力下降与血流动力学障碍;③ 诱导合成内皮源性舒张因子(EDRF)等,使血管扩张、持续性低血压,冠状动脉血供减少、心肌缺血缺氧。

2)一氧化氮(NO):阻塞性黄疸时内毒素激活血管平滑肌细胞和巨噬细胞,产生大量的 NO,破坏了血管舒缩间的平衡引起持续性的血管扩张、血压下降和冠状动脉供血不足。

(5)心肌细胞钙稳态失调 阻塞性黄疸时由于心肌缺血缺氧、ATP 合成减少、ATP 依赖性钙泵功能失调,加上生物膜脂质过氧化损伤,致使细胞质中游离钙超载。钙超载导致心肌损伤可能与以下因素有关:① 进入线粒体内的 Ca^{2+} 与含磷酸根的化合物结合形成磷酸钙,干扰了系统内的氧化磷酸化,使能量代谢障碍,ATP 合成减少;② 激活磷脂酶促进膜磷脂水解,造成细胞膜及亚细胞膜受损;③ 肌原纤维挛缩、断裂,生物膜机械损伤,细胞骨架破坏;④ 使钙敏蛋白水解酶活性增高,促使黄嘌呤脱氢酶转变为黄嘌呤氧化酶,结果氧自由基生成增加心肌受损。

(6) 内毒素的损害作用 内毒素是肠道内革兰阴性细菌细胞壁的一种脂多糖,正常情况下肠道内的胆汁酸盐、SIgA 等能抑制内毒素的产生并维持肠黏膜屏障的完整性、减少内毒素的吸收。肝脏的 Kupffer 细胞也能将进入门静脉系统的内毒素清除。但是在梗阻性黄疸情况下由于肠黏膜屏障功能障碍和 Kupffer 细胞吞噬消化和清除功能的下降等导致内毒素血症。Padillo 等研究认为,长时间的胆道梗阻,机体内毒素水平升高,并伴随着急性期炎症反应及细胞因子的升高。

内毒素和细胞因子可以通过下列途径损害心脏:① 直接或间接的损害心肌线粒体、肌浆网、肌膜和收缩蛋白。心肌细胞膜受到损害,使 ATP 的产生和利用异常,续而发生心肌坏死和心功能衰竭;② 内毒素导致微循环障碍损害心肌。通过各种机制使儿茶酚胺、5HT、心肌抑制因子(MDF)的释放增多,结果小动脉和小静脉痉挛性收缩,毛细血管扩张、淤血、通透性增高,心肌收缩力下降;③ 内毒素引起的血管活性物质释放并改变肾素-血管紧张素-醛固酮轴,使血流动力学变化,从而损害心肌;④ 内毒素作用于单核细胞系统,诱导细胞产生活性自由基,以及释放溶酶体酶等方式使心肌细胞受损。

4. 阻塞性黄疸对血管的影响

Dabagh 等发现,大鼠在行胆管结扎术后血浆中的去甲肾上腺素(NE)、肾上腺素(E)浓度均升高,这表明阻塞性黄疸时交感神经的活性增强。阻塞性黄疸对 α 受体的数量及亲和力正常组及假手术组没有改变,说明阻塞性黄疸患者血管对儿茶酚胺的反应性是降低的。胆盐能够抑制血管平滑肌钠钾离子进入细胞,促进钙离子进入细胞,从而改变钠钾 ATP 酶的活性,影响血管的平滑肌的功能。Ljubuncic 等发现血管的舒张活性与胆盐的脂溶性有关。脂溶性胆盐所表现出血管活性最强,它是一种非选择性的血管舒张物质。胆盐致血管的舒张的可能机制有:① α_1 受体拮抗剂作用;② 在不减少细胞膜胆固醇及脂质的情况下,血管平滑肌细胞膜的通透性降低,增加脂质过氧化的程度。这两种作用是不依赖于内皮细胞源性血管舒张的因子的释放,或是刺激膜表面的胆盐结合处引起的。Bornzo 等亦证明,脂溶性胆盐诱导的血管舒张效应是通过增加脂质过氧化作用介导。Chisaki 等则研究证实,肝胆疾病患者血浆中升高的鹅脱氧胆酸可以诱导内皮细胞源性的 NO 的产生,这在阻塞性黄疸患者血流动力学异常中起重要作用。Utkan 等发现增加内源性 NO 的产生或释放与实验性阻塞性黄疸所致的血管对血管收缩物质反应性降低有关,此效应与梗阻时间的长短有关。除胆盐及内源的 NO 对血管平滑肌产生影响外,阻塞性黄疸时内毒素及一些细胞因子如白细胞介素、TNF 都直接或间接影响血管平滑肌功能。内毒素的有效成分是细菌脂多糖,可刺激 iNOS 的表达,使 NO 合成和释放增加。TNF 对肝硬化门静脉高压高动力循环状态起重要作用,它的主要机制是通过刺激 NO 的产生来介导,也可能是通过一种依赖于 NO 的机制来调节血管反应的。在 CBDL 动物和梗阻性黄疸的患者中发现了 PGE_2 的增高,PGE_2 是一种强烈的扩血管物质,能引起血压的下降。

5. 阻塞性黄疸患者血流动力学的转归

阻塞性黄疸患者血流动力学改变与其容易发生休克和肾衰竭有很密切的关系。如何减轻血流动力学的改变,使其恢复正常对于临床上处理阻塞性黄疸患者休克和肾衰竭有积极的指导意义。Padillo 等刊发现,阻塞性黄疸患者在行内引流术后 4 日血浆 ANP 浓度下降,心脏输出量增加。阻塞性黄疸所致的门静脉高动力循环在行胆肠吻合术后在很大程度上有所好转。Kanda 等亦发现经皮肝穿刺胆道外引流后,阻塞性黄疸患者门静脉血流较前改善,而门静脉血流速度的恢复程度与血浆胆红素浓度下降的程度有关。

除手术解除胆道梗阻可改善血流动力学外,一些药物亦可以改善阻塞性黄疸患者的血流动力学。如口服考来烯胺可通过限制胃肠道内毒素的吸收,从而增加心排血量,防止 BDL 术后血压下降。另外,它还可以增加脾血流量,防止 BDL 大鼠肾血流显下降。吲哚美辛可通过抑制氧合作用从而抑制

PGE_2的合成而改善阻塞性黄疸患者的血流动力学。纳曲酮可以通过防止 NO 的过量产生,或是保护肝脏而使患者的心动过缓得到改善。Kigawa 等给 CBDL 7 日后犬静脉注射 N 一乙酰半胱氨酸后,其门静脉血流和肝脏微循环血量均升高。

6. 阻塞性黄疸的血流动力学研究意义

通过研究阻塞性黄疸患者的血流动力学改变及其发生的机制,能更好地认识阻塞性黄疸患者的病情变化规律并在临床上做好针对性的处理,从而减少或避免阻塞性黄疸患者术后休克和肾衰竭的发生。纠正紊乱的血流动力学可以采取以下措施:① 及时解除明道的梗阻,一般认为 2 周以内的梗阻血流动力学恢复较快,超过 4 周的阻塞性黄疸,其门静脉血流动力学恢复较慢;② 充分补充水电解质,维持其平衡;③ 限制内毒素的吸收如口服考来烯胺,对抗细胞因子的作用如适当应用糖皮质激素;④ 用药物如消炎痛抑制 PGE_2 的合成;⑤ 选择合适有效的血管活性药物及合理的给药途径如经动脉给药消除肺通道因素。

综上所述,阻塞性黄疸对心血管系统功能的影响主要包括降低外周血管阻力、抑制心肌的收缩、利尿,以及促尿钠排泄作用导致的容量缺失,产生这些作用的原因既有高胆汁血症对循环系统的直接作用,也有肝功能损害本身对循环系统的影响。另外,阻塞性黄疸引起的一些特殊的病理生理也对心血管系统有着重要的影响,如内源性阿片肽和 NO 过度产生、血浆中 ANP 和 BNP 含量的升高等。由于大多数阻塞性黄疸患者的急性肾衰竭发生在手术以后,特别是在术中经历了低血压、出血、内毒素血症和麻醉等对循环系统有抑制作用的不良事件。因此,围术期严密监控血流动力学改变,维持循环系统的稳定是预防和治疗术后急性肾衰竭的关键。

(三) 阻塞性黄疸对肝脏血流动力学的影响

Kands 等用实时超声流记仪对 CBDL 犬的肝动脉血流(HAF)和门静脉血流(PVF)进行测定,HAF值较梗阻前明显升高($P < 0.01$),门静脉血流 PVF 显著下降($P < 0.01$),总肝血流在梗阻开始后 2 h内增加($P < 0.01$),2 h 之后就开始逐步下降,2 周后,总肝血流较梗阻前下降,但无显著意义。Kulibaba 等引用多普勒超声发现阻塞性黄疸患者的肠系膜上动脉和门静脉的血流是显著降低的,肝动脉的血流代偿性的增加。

阻塞性黄疸时肝脏的微循环亦发生障碍。在内毒素产生早期,肝脏的循环灌注显著减少,这可能与血管收缩物质释放致使肝脏血管阻力增加有关。而后期胆道的梗阻加重了肝脏微血管对内毒素的炎症反应使肝脏发生微循环障碍。

二、黄疸对中枢神经系统的影响

瘙痒和疲劳是肝脏胆汁淤积性疾病最常见的并发症或精神表现,近年来,在对胆汁淤积性黄疸的研究中,有学者发现瘙痒和疲劳的产生与中枢神经系统内下丘脑-垂体-肾上腺皮质轴、内源性阿片肽以及 5 -羟色胺等系统的神经传导异常密切相关。

(一) 疲劳

1. 临床表现

疲劳是一种主观感受,也是一个复杂的症状,可分为中枢性疲劳(指继发于中枢神经系统神经传导通路的异常)和外周性疲劳(指继发于外周神经肌肉功能的异常),中枢性疲劳还常常伴有抑郁和焦虑等精神异常。前者通常表现为一种持续性的疲惫感,不能够完成日常的工作,而且在机体生理和

(或)心理活动时,由于能量贮备与利用间的失衡,会产生能力不足的主观心理感受。

在许多疾病状态下,机体会表现出疲劳、倦怠、嗜睡、厌食、淡漠、缺乏社会兴趣以及注意力难以集中等非特异性的症状,通常被认为继发于原发疾病。但是胆汁淤积性黄疸患者所表现出的疲劳症状却常常是其主要症状,而且其疲劳程度评分(fatigue severity score, FSS)要明显高于其他慢性疾病,这似乎提示疲劳可能是胆汁淤积性黄疸的特异性症状。

据统计大约86%以上的胆汁淤积性黄疸患者有疲劳表现,特别是在患者尚未出现明显的黄疸体征和肝脏衰竭时,疲劳常常是患者最主要的临床表现(>50%)。疲劳是影响胆汁淤积性黄疸患者生活质量的主要因素,不但对患者的精神状态有负面作用(如躯体化、强迫症、抑郁症和焦虑等),而且其理解力和认知力也下降。这种疲劳还常伴随着抑郁症的发生,无明显的季节性,发病率高达45%,显著高于无疲劳症状的患者(18%)。与无疲劳症状的患者相比,具有疲劳表现患者的睡眠质量也显著下降,但是根据多睡眠描计器对睡眠的发生、持续时间、效率,以及慢波恢复性睡眠所占的百分率等多项客观监测指标,发现睡眠障碍并不是造成疲劳的原因。

2. 疲劳的中枢发生机制

目前的研究显示,胆汁淤积性黄疸患者的疲劳症状与疾病的严重程度(指根据临床表现、生化和组织病理学指标,如血清胆红素、血浆白蛋白、凝血酶原时间、氨基比林呼吸试验和病理学分级等,对原发疾病严重程度的估计)无明显的相关性,而且疲劳与原发疾病的持续时间、对熊脱氧胆酸治疗的反应性、年龄以及性别也无关联,这些现象提示肝脏原发疾病可能并不是疲劳产生的直接原因。疲劳的症状通常会在相当长的一段时间内(>6个月)保持稳定。这种疲劳很少能够通过休息得以缓解,与机体活动也没有关系。胆汁淤积性黄疸患者疲劳症状的产生可能是多因素的,但是与外周神经肌肉功能的异常无关(胆汁淤积性黄疸患者的肌电图是正常的),而很可能与中枢神经系内神经递质的异常密切相关。

目前的研究显示,可能与以下神经递质系统的改变有关:

(1) 下丘脑-垂体-肾上腺皮质轴(HPA) HPA是重要的神经内分泌系统,在机体的应激反应中起着重要的作用,许多应激反应的生理生化改变、精神状态以及行为学变化与该系统的兴奋有关,是机体在受到内外环境有害性刺激时自我适应和保护机制的一个重要组成部分。近年来的研究表明,胆汁淤积性黄疸患者的下丘脑-垂体-肾上腺皮质轴的神经内分泌功能,特别是下丘脑室旁核CRH生成和释放的减少可能是患者疲劳症状产生的一个重要原因:① Burak等将活动度(locomotor activity)作为反映胆汁淤积性黄疸大鼠动物模型疲劳程度的行为学指标(活动度可反映动物的好奇和紧张程度,以及对周围环境的兴趣和探寻能力,可作为反映疲劳的替代指标),结果发现黄疸大鼠的活动度明显低于正常大鼠。但是当给予黄疸大鼠脑室注射CRH后,黄疸大鼠活动度增加的幅度要明显高于正常组,而且这种活动度的增加可以被CRH受体拮抗剂阻断。需要指出的是,黄疸大鼠这种活动度的下降应该不是疾病引起的非特异性改变,因为实验是在结扎胆总管10日后进行的,此时黄疸大鼠与假手术组大鼠相比,在食物和水的摄取以及体重的增加方面无明显差异。进一步研究发现,CRH-Ⅰ型受体的表达增加,很可能是CRH分泌减少,相应受体数目继发性上调的结果。CRH-Ⅰ型受体主要参与HPA系统对机体的情绪、活动度,以及与焦虑相关行为的调控。CRH对于HPA轴正常机能的调控起着至关重要的作用;② 临床实验显示,当给胆汁淤积性黄疸患者注射外源性的CRH时,其ACTH的分泌量显著增加;③ Swain等通过研究结扎胆总管后的胆汁淤积性黄疸大鼠模型发现,黄疸大鼠血中糖皮质激素的水平显著高于正常大鼠,而促肾上腺皮质激素(ACTH)的水平却与正常大鼠相似。由于正常情况下下丘脑-垂体-肾上腺皮质轴具有负反馈调节机制,即糖皮质激素水平升高时,ACTH的水平应下降。因此,提示黄疸大鼠的HPA轴存在功能缺陷。Swain等进一步应用地塞米松抑制实验发现,黄疸大鼠与正常大鼠对口服地塞米松具有相同的反应性,即服用地塞米松 15 日后血中糖皮质激素都明显下降,由于外源性糖皮质激素是通过作用于垂体的糖皮质激素受体来抑制 HPA 轴的功能,因此这些结果也提示黄疸大鼠 HPA 轴的功能缺陷是发生在下丘脑水平的;④ 在束缚应激和注射白细胞介素-1β(IL-1β)或内毒素的刺激时,黄疸大鼠下丘脑室旁核内神经元激活的标记物 FOS(c-fos 基因的表达产物)的表达减少,这也提示对于免疫或精神刺激应激原的刺激时,下丘脑的神经元兴奋性降低。因此,多方面的实验证据表明,下丘脑室旁核 CRH 生成和释放的减少可能是 HPA 轴功能减退的关键。

胆汁淤积性黄疸引起下丘脑 CRH 和 CRH-Ⅰ型受体改变的机制还不清楚。一般情况下,慢性的生理或心理应激原应该引起中枢 CRH 水平的升高,但是在与免疫激活有关的慢性疾病中,CRH 的反应却是相反的,即 CRH 的释放量减少。因此,这些现象提示免疫系统的激活参与了胆汁淤积性黄疸引起的 CRH 的改变。值得注意的是,在由免疫介导的关节炎的动物模型中,CRH 的减少并没有伴随着 CRH-Ⅰ型受体数目的增多,相比之下,注射内毒素所引起的全身免疫反应会导致下丘脑 CRH-Ⅰ型受体数目增加,并且可能是通过诱导第二信使分子(IL-6)引起 CRH 改变的。而有资料表明,黄疸大鼠血浆中的内毒素和 IL-6 是增高的。根据以上的研究推测,肝脏内胆汁淤积造成血浆中内毒素和 IL-6 增高,进而引起下丘脑 CRH 和 CRH-Ⅰ型受体的变化。

(2) 5-羟色胺(5-HT)及其受体的改变　中枢神经系统的 5-羟色胺的作用非常广泛,通过作用于其受体参与许多生理功能的产生与调节,如体温调节、睡眠、摄食、痛觉调制、精神活动和 HPA 轴功能的调节等。5-HT 受体目前发现有 $5-HT_1 \sim 5-HT_7$ 种亚型,其中 $5-HT_{1A}$ 型受体主要分布在与情感控制、下丘脑功能调节,以及皮质功能整合有关的脑区。有资料表明中枢 5-羟色胺及其受体的功能改变参与了抑郁症的发生,而黄疸患者除了疲劳等精神症状外,也常常伴发抑郁症。因此,人们推测胆汁淤积性黄疸患者中枢神经系统的 5-羟色胺及其受体功能可能发生了改变。

为了验证这种推测,Swain 和 Maric 通过"游泳实验"(即以大鼠在水中漂浮和游动的时间比来定量大鼠应激状态下的活动度,可反映大鼠的疲劳程度),比较了四氯化碳引起的急性肝炎模型、胆汁淤积性黄疸大鼠模型与正常大鼠之间的差异,结果黄疸大鼠的活动度反应性要明显低于正常组,急性肝炎组则无明显改变;当给予 $5-HT_{1A}$ 受体激动剂 LY293 284 后,正常大鼠的各项行为学指标无改变,而黄疸大鼠的漂浮时间缩短,游动时间增加,即疲劳程度有所改善。鉴于 $5-HT_{1A}$ 受体还参与体温和摄食的调节,Kelly W 等通过给予黄疸大鼠 $5-HT_{1A}$ 受体激动剂 LY293 284 观察其体温和摄食的变化,以检测中枢系统 5-HT 的功能,结果发现与正常大鼠相比,黄疸大鼠对药物更为敏感,表现为体温明显下降,摄食明显增加。进一步通过放射配基结合实验还发现,其中脑 $5-HT_{1A}$ 受体的最大结合容量(Bmax)显著增加,而亲和力(Kd)和 mRNA 水平无明显改变。另外,还有研究显示 $5-HT_3$ 受体拮抗剂可缓解慢性肝病患者的疲劳症状。

因此,黄疸大鼠中枢神经系统的 5-HT 及其受体可能在不同的水平都发生了改变,但是目前的研究资料还只研究了个别的 5-HT 受体,远远不能够说明整个中枢 5-HT 系统的改变以及其在中枢神经系统病理生理改变中的作用,并且动物行为学实验的设计是否能真正反映或替代人的精神状态还值得商榷,这种神经递质的改变是否是胆汁淤积性黄疸患者特异性的改变,以及引起这种改变的原因也不清楚,有待于进一步的研究。

(3) 中枢神经系统内 NO 的改变　一氧化氮(nitric oxide)是一种自由基性质的气体,由 L-精氨酸经一氧化氮合酶(NOS)催化生成,它参与血管舒缩状态的调节、免疫功能的调制以及神经信息的传递,是一种重要的神经递质。有报道显示下丘脑的 NO 可参与 HPA 轴功能的调控和激活,并增强 IL-1β 和 IL-2 所诱导的下丘脑 CRH 和精氨酸加压素的释放。而由于胆汁淤积性黄疸可降低 HPA 轴对应激、内毒素和 IL-1β 等刺激的反应性下降,Swain 等推测胆汁淤积性黄疸 HPA 轴的功能缺陷可能也有一氧化氮合酶(NOS)的合成以及 NO 的释放障碍等因素的参与。通过检测 NO 的生成底物 NADPH-黄素酶以及 NOSmRNA 的水平,Swain 发现与对照组相比,胆汁淤积性黄疸大鼠下丘脑 NOS 蛋白水平确实下降,而 NOS mRNA 的表达升高。这提示胆汁淤积性黄疸大鼠 NOS 的合成可能存在转录后的缺陷或者 NOS 的稳定性下降,从而在一定程度上影响了 HPA 轴的正常功能。

(二)瘙痒

1. 临床表现

绝大部分胆汁淤积性黄疸患者有皮肤瘙痒症状,常发生于黄疸出现前,一般集中于手掌和足底,也可遍及全身,抓挠不能缓解,而且皮肤无病理性损害或改变,表皮的脱落以及痒疹通常是患者抓挠后产生的。

瘙痒的程度有较轻的,可以忍受的;也有严重影响生活,引起睡眠障碍,甚至产生自杀倾向。每个患者瘙痒的程度在 1 日当中是不相同的,呈周期性变化,一般是下午达到峰值。性别似乎对瘙痒也有一定的影响,女性患者的发生率高于男性患者。在怀孕期间、激素替代治疗时、月经期前以及冬季,瘙痒会加重。但是胆汁淤积的程度与瘙痒的发生率,以及严重程度并未发现有明显的关联,而且瘙痒自发性的缓解并不意味着胆汁淤积减轻,或是肝细胞功能改善,部分患者的瘙痒症状消失,但胆汁淤积和肝功能衰竭依然存在。

2. 瘙痒的中枢发生机制

很长一段时间以来,人们一直认为,胆汁淤积性瘙痒的原因是由于胆汁分泌不畅导致某些物质在体内积聚,这种物质通过作用于皮肤内的神经末梢,产生瘙痒的感觉。因此确定这种物质到底是什么,以及是否能够引起与瘙痒有关的神经生理改变是问题的关键,但是人们所设想的一些致痒物质(如胆汁酸)都没能够产生预想中的作用。由于一些神经或精神疾病可伴有瘙痒症状,而无皮肤损害的表现,人们自然联想到胆汁淤积性瘙痒可能也与中枢神经系统有关,但并非是神经或精神疾病的结果。

(1)阿片类神经肽传导/调节系统的改变　近年来,许多研究提示,内源性阿片肽可能参与了胆汁淤积性瘙痒的发生,主要有五个方面的证据表明胆汁淤积患者或动物模型的内源性阿片肽是升高的:① 当给予胆汁淤积性肝硬化患者口服小剂量(5 mg)阿片受体拮抗剂——雷米封时,会产生类似戒断症状的、不愉快的反应,这种反应是暂时的,虽然患者仍在服药,但一般在 2~3 日内这种反应消失,而健康对照组则无这种反应;② 急性胆汁淤积大鼠(结扎胆管)的抗伤害感受阈值明显高于正常大鼠,而且这种抗伤害感受作用能够被阿片受体拮抗剂(纳洛酮)翻转,相比之下,急性肝坏死的大鼠模型则没有类似的抗伤害表现;③ (TOTAL 是什么意思)急性胆汁淤积大鼠血浆内源性阿片肽含量升高,慢性胆汁淤积患者血浆内源性阿片肽含量也升高;④ 急性胆汁淤积大鼠脑皮质、海马、尾状核等脑区的 μ 受体表达下调,可能是体内阿片受体激动剂——内源性阿片肽增多的继发性改变;⑤ 将伴有瘙痒的胆汁性肝硬化(PBC)患者的血浆注入猴子的脊髓背角,可引起猴子的搔抓反应,而且这种反应可被纳洛酮拮抗,而不伴有瘙痒的胆汁性肝硬化患者的血浆则没有这种作用。

内源性阿片肽升高的原因还不清楚。有研究显示,过多的内源性阿片肽可能来自肝脏。在胆汁淤积大鼠的肝脏中,不仅内源性阿片肽(前体为前脑啡肽)的浓度明显高于正常大鼠,而且还检测到了正常肝脏所没有的,编码前脑啡肽原(ppENK)的 mRNA。在人类胆汁淤积的肝脏中,甲硫脑啡肽的表达也显著升高,另外,部分胆汁淤积性黄疸患者瘙痒症状的消失常常预示着肝脏功能的衰竭也间接提示内源性阿片肽的合成主要来源于肝脏。由于有资料显示,前脑啡肽可能参与大鼠出生后早期阶段脑和肝脏等器官的发育,因此 Bergasa 等推测,在肝脏再生结节中高表达的脑啡肽可能参与了胆管上皮细胞和肝细胞的增生,对胆汁淤积性黄疸肝组织再生和修复的调节起着重要的作用。

(2)中枢神经系统5-羟色胺(5-HT)的改变　中枢神经系统内各种神经递质系统之间存在着广泛的、复杂的相互联系,在下丘脑5-HT释放的增加会引起阿片肽水平的升高,而这种作用能够被5-HT受体拮抗剂逆转。有资料显示5-HT₃受体拮抗剂(Ondansetron)能够改善内源性阿片肽增多所致的瘙痒症状。因此,5-羟色胺(5-HT)神经传导的异常可能继发于内源性阿片肽神经传导的改变,并且参与了胆汁淤积性瘙痒的产生。目前关于此方面的研究还不多。

综上所述,人们很早就认识到肝脏功能与脑功能之间有着特殊的关系,肝性脑病是人们研究最多、最深入的一个方面。近年来的研究表明,阻塞性黄疸、慢性胆汁淤积,以及胆汁性肝硬化等肝胆疾患常见的并发症或精神表现,如瘙痒、疲劳和抑郁症等也与中枢神经系统内一些神经递质的传导异常密切相关,使我们对肝脏功能与脑功能之间的紧密联系有了更进一步的认识。因此,在对胆汁淤积性黄疸患者进行相关的临床治疗时,应当充分考虑中枢神经内系统部分神经递质传导功能异常所带来的影响。

三、阻塞性黄疸对肾功能的影响

人们很早就注意到阻塞性黄疸患者手术后经常容易伴发低血压和肾衰竭,随着对这一现象相关基础和临床研究的深入,肝脏与肾脏之间的关系也有了更进一步的认识。1911年,Clairmont和Haberer首次报道了5例手术后发生肾衰竭的阻塞性黄疸患者,这5例患者均死于急性肾衰竭。1930年,Helwig和Schutz把胆管手术后发生肾衰竭的现象定义为"肝肾综合征"(这与目前使用的肝肾综合征的概念是不一样的)。在这些最初的观察报道之后,又有大量关于此方面的临床研究发表,都强调了阻塞性黄疸与术后肾衰竭之间的重要关联。阻塞性黄疸患者术后发生肾衰竭的为8%～10%,总的死亡率为16%～18%,其中因肾衰竭导致的死亡大概占70%～80%。值得注意的是,尽管围术期的管理取得了进步,但这些数据并没有大的改观。阻塞性黄疸患者术后急性肾衰竭的发生率似乎与黄疸的程度直接相关。因此,采用相似的手术方式,阻塞性黄疸患者的肾衰竭发生率要高于非黄疸患者,在2358例非黄疸患者的胃肠道手术中,只有3例死于肾衰竭(其中不乏休克以及手术范围较大的患者),而在103例黄疸患者中,肾衰竭发生率则达到了6.8%。其他学者也发现了这一关联,Dawson测定了15例黄疸患者术前和术后的肌酐清除率,并与非黄疸患者进行了比较,发现虽然对照组的肌酐清除率也有下降(10/12),但黄疸患者的肌酐清除率下降更显著,并且与胆红素的水平直接相关。Evans报道在9例黄疸患者的肌酐清除率由术前平均的85 ml/min下降到55 ml/min,也提示术前的胆红素水平与术后肌酐清除率的降低有着直接的关系。

近30年来,大量的研究工作主要着重于以下几个方面:① 阻塞性黄疸对肾功能究竟有着怎样的作用? ② 阻塞性黄疸导致肾衰竭的机制是什么?是高胆汁血症本身有肾毒性,还是心血管系统的功能改变所致(肾前性肾衰竭)? ③ 除去损害肝功能而导致的肾功能损害外,胆血症本身对肾功能是否有损害; ④ 如果胆血症对肾功能确有损害作用,那么是哪一个成分在起作用呢?胆汁酸,胆红素还是胆固醇。目前,多数学者认为,循环系统正常功能的损害,特别是在手术和麻醉应激、出血、内毒素血症等不良事件发生的情况时,循环系统代偿功能的下降可能是导致肾衰竭的主要原因。

1/3的阻塞性黄疸患者术前就存在肾功能的减退(肌酐清除率60～70 ml/min),更为常见的是这类患者术后迅速出现少尿和无尿,这可能与严重的内毒素血症、出血、容量不足导致的低血压有关。而急性胆管炎患者更容易发生急性肾衰竭(ARF),往往还伴随感染性休克。血尿素氮是高并发症、高死亡率的独立危险因素,预后较差。阻塞性黄疸患者围术期的肾衰竭发生率是8%,而其中60%～70%表现为肾小球滤过率(GFR)下降,而一旦发生肾衰竭,死亡率高达50%。有研究显示,死亡率与血清胆红素水平有关,胆红素 >342 μmol/L 时,死亡率达85%,而胆红素 <171 μmol/L 时,死亡率仅为33%。

肾功能障碍的几个因素:① 外周血管阻力下降,肾血管阻力增加;② 肾血流分布的改变(外周向中心);③ 胆汁酸、胆红素直接的肾毒性作用;④ 术前使用有肾毒性的药物,如氨基糖苷类抗生素。

四、阻塞性黄疸对胃肠功能的影响

黄疸患者胃肠吸收功能较差,对脂肪的吸收较差,营养不良很常见;肝肠循环的受损容易导致脂溶性维生素的缺乏,维生素 A 缺乏导致夜盲症;维生素 D 缺乏和胆汁淤积会导致肝损;儿童缺乏维生素 E 易出现神经肌肉系统疾病;维生素 K 缺乏影响机体的凝血系统。另外,据报道胃出血的发生率在7%左右。

五、阻塞性黄疸对凝血功能的影响

纤维蛋白原、多数凝血因子和前激肽释放酶都由肝脏合成,所以肝脏疾病常引起机体出凝血功能的异常。值得注意的是,其不但影响凝血系统,还影响纤溶系统,所以,阻塞性黄疸患者需同时注意出血和血栓两方面的问题。此外,维生素 K 的吸收障碍使出凝血功能进一步受损。

黄疸患者 PT 延长时,在术前可通过维生素 K 或新鲜冰冻血浆来纠正 PT 至正常值,但患者凝血功能却很难恢复正常,术中仍需额外的输血,其原因目前还不清楚。在某些患者会出现轻度的血管内凝血,血浆 FDP 升高,这种类似 DIC 的症状可能与血液中内毒素水平升高和凝血酶活性增加有关。黄疸时血小板功能也会受损,与胆汁酸浓度升高有关。

六、阻塞性黄疸对免疫功能的影响

黄疸患者术后有高并发症、高死亡率的特点,这与其免疫功能受损、内毒素血症有关。这类患者术后肠道屏障功能下降,肠黏膜渗透性增加,细菌、内毒素从空腔脏器进入淋巴系统、血循环、肝脏;同时肝脏(kupffer)细胞清除力下降;炎症前因子释放;胆红素升高使机体消除细菌的能力下降,以上原因导致内毒素血症和肾衰竭。

七、其他

黄疸患者术后伤口的愈合功能往往较差,可能与高胆红素血症、营养状况、恶性肿瘤程度等有关。低蛋白血症会影响那些有高蛋白结合率的麻醉药的药理作用。胆汁酸减少肾小管对血钠和水的重吸收,尿量减少,低钠高钾,导致低血压和肾衰竭。

第三节　阻塞性黄疸患者围麻醉期管理

围术期管理应着重注意以下几个方面,术前胆道引流、抗感染、营养支持、凝血功能逆转,心血管评估,围术期补液,稳定的血流动力学。

一、术前评估与准备

总体判断,阻塞性黄疸患者术前判断预后的三个独立危险因素:红细胞比容<30%,间接胆红素>200 μmol/L,恶性肿瘤。如果以上三个危险因素有两个的话,那么术后死亡率高达30%以上。

（一）实验室检查

1. 肝功能

表现为血清结合胆红素和碱性磷酸酶水平明显升高,转氨酶水平与肝损程度相关,血蛋白往往降低,凝血酶原时间延长。

2. 其他

腹部超声、CT、磁共振成像、内镜下逆行胰胆管造影术（ERCP）等可明确诊断。

（二）术前准备

1. 纠正贫血和低蛋白血症

争取血红蛋白高于120 g/L,红细胞大于3×10^{12}/L,血清总蛋白高于60 g/L,白蛋白在30 g/L以上。

2. 纠正凝血功能用维生素K

通常术前3日开始使用,每日肌注10 mg,可使PT恢复正常,无效时可用新鲜冰冻血浆。

3. 早期对脓毒血症或内毒素血症进行治疗

在尽早解除胆道梗阻的基础上,合理使用抗生素;积极的液体治疗;可考虑使用有抗内毒素作用的乳糖;尽早恢复肠内营养,保护肠道菌群功能。内毒素血症、急性肾衰竭、急性肝功能衰竭三者之间存在密切关系。

4. 预防肾功能障碍

防止低血容量;避免使用有肾毒性的药物,如氨基糖苷类抗生素、非甾类解热镇痛药;每日监测液体出入量、肾功能、电解质;提倡早期给予20%甘露醇治疗,不建议使用小剂量多巴胺。

5. 增加营养

未解除梗阻前,阻塞性黄疸患者营养状况很难纠正,最好通过肠内途径补充营养,给予高蛋白质、高碳水化合物、低脂肪饮食,增加糖原储备。如果肠内营养不允许,应考虑鼻空肠管饲。如果肠内营养效果不佳,同时严重营养不良存在,定义为最近减肥>10%～15%或实际的身体体重<理想体重的90%,肠外营养可术前5～7日开始,术后继续使用。

二、术中麻醉管理

（一）麻醉方法与监测

首选全身麻醉,即使PT正常,椎管内麻醉仍需谨慎。监护:留置导尿,监测每小时尿量、中心静脉压、肺动脉压、心排血量监测有利于血容量和心功能评估。体温监测和神经肌肉阻滞可避免药物作用时间的延长。

（二）麻醉药物选择

阻塞性黄疸患者术前已有不同程度的肝功能损伤,对药物的代谢和消除必然会有一定程度的影响,而术中要考虑手术或麻醉可能带来的进一步肝脏损害,如肝门阻断、低血压引起的肝脏血流的减少、麻醉药物的肝脏毒性等。阻塞性黄疸患者儿茶酚胺及其他神经递质功能受损,加上麻醉对交感神经的抑制,对低血容量或大出血的耐受性较差。而高胆红素血症对中枢神经系统兴奋性递质谷氨酸的损害作用,会影响作用于中枢神经系统的麻醉药物的药理作用。所以,与常人相比,阻塞性黄疸患者的药代学与药效学应该有所差异。

1. 静脉麻醉药

肝脏合成功能受损,血浆结合蛋白减少,影响药物与蛋白的结合,血浆中游离的药物浓度增加,对高蛋白结合率的药物影响较大,如丙泊酚(蛋白结合率98%)。肝脏代谢解毒功能受损,延长药物在体内的半衰期。阻塞性黄疸本身对丙泊酚的药代动力学没有影响,一项相关研究表明,阻塞性黄疸与非阻塞性黄疸患者相比,丙泊酚稳态分布容积、平均分布容积、中央室容积、总体清除率、$t_{1/2\alpha}$,$t_{1/2\beta}$,$t_{1/2\gamma}$都没有差别,这可能与丙泊酚的肝外代谢有关。在药效动力学方面,Song 等研究了以 BIS 值和平均动脉压(MAP)为麻醉深度衡量标准,总胆红素从 7.8 ~ 362.7 μmol/L 的阻塞性黄疸患者对丙泊酚的敏感性和血流动力学的变化,发现阻塞性黄疸患者丙泊酚的药效学不受血浆总胆红素水平的影响,这可能与丙泊酚还作用于除 GABA 以外的受体有关,如甘氨酸等。使用依托咪酯达到 BIS 值 50 时的麻醉深度,阻塞性黄疸患者的用量显著减少(150 ±46 μg/kg vs 206 ±74 μg/kg),平均减少 56 μg/kg(95%可信区间:16 ~ 96 μg/kg),而且依托咪酯用量和胆红素水平呈负相关,这可能与胆汁增强 γ -氨基丁酸突触传递有关。

2. 吸入麻醉药

氟烷有明显的肝毒性;氟烷和恩氟烷可减少肝动脉血流,而与异氟烷相比,七氟烷和地氟烷对肝脏血流和代谢的影响似乎更小。阻塞性黄疸患者对异氟烷较敏感,容易造成低血压和心动过缓。一项在婴儿阻塞性黄疸患者的研究表明,与非阻塞性黄疸患儿相比,阻塞性黄疸可以减少七氟烷的 MAC苏醒值(1.00 ±0.15% vs 1.40 ±0.21%),但不影响 $MAC_{气管插管}$(MAC$_{EI}$)(3.40 ±0.21% vs 3.43 ±0.18%)。另一项对成人阻塞性黄疸患者的研究发现,阻塞性黄疸患者地氟烷的 $MAC_{苏醒}$(MACawake)要比没有阻塞性黄疸的患者明显降低(1.78 ±0.19% vs 2.17 ±0.25%),且 MACawake 与血浆总胆红素浓度呈负相关。

3. 阿片类镇痛药

与常人相比,阻塞性黄疸患者的镇痛药大约可以减少50%,这可能与胆汁淤积造成内源性脑啡肽增加有关。Tao 等研究发现,阻塞性黄疸患者对电刺激的痛阈是明显增加的(1.7 ±0.3 mA/1.1 ±0.1 mA),而术后吗啡的使用量可减少约一半。所有阿片类镇痛药都可引起胆道括约肌痉挛、胆道压力的升高,这种效应吗啡大约可持续两小时。

4. 肌肉松弛药

罗库溴铵主要由胆汁排除,一小部分经肾排除。一项在肝移植时所记录的数据显示,罗库溴铵的用量并没有明显减少;另一项研究中,在肝脏或肾脏功能障碍时,罗库溴铵的消除也未受明显影响,提示罗库溴铵可能有其他的代谢途径。但在临床实际工作中我们往往发现肌肉松弛剂作用时间延长,Zhang 等研究发现,罗库溴铵在阻塞性黄疸患者起效时间无区别,但 T_1 恢复至 25% 时间、肌松恢复指数、TOF 恢复至 70% 的时间明显延长,同时测得给药后 60 min、90 min、120 min 的罗库溴铵血浆浓度值阻塞性黄疸患者也更高,这项提示阻塞性黄疸患者肌松作用时间的确是延长的,其机制可能与胆汁排泄途径障碍、游离胆红素和血浆蛋白竞争有关。所以,阻塞性黄疸患者术后应注意肌松药的残余作用,应常规进行肌松监测和使用拮抗剂。

（三）术中管理

1. 心血管功能

注意术前心血管功能评估,合理的围术期补液,保持稳定的血流动力学,防止休克和急性肾衰竭发生。

阻塞性黄疸对心血管系统功能的影响主要包括降低外周血管阻力、抑制心肌的收缩、利尿,以及促尿钠排泄作用导致的容量缺失,产生这些作用的原因既有高胆汁血症对循环系统的直接作用,也有肝功能损害本身对循环系统的影响,另外,阻塞性黄疸引起的一些特殊的病理生理也对心血管系统有着重要的影响,如内源性阿片肽和 NO 过度产生、血浆中 ANP 和 BNP 含量的升高等。由于大多数阻塞性黄疸患者的急性肾衰竭发生在手术以后,特别是在术中经历了低血压、出血、内毒素血症和麻醉等对循环系统有抑制作用的不良事件。因此,围术期严密监控血流动力学改变,维持循环系统的稳定是预防和治疗术后急性肾衰竭的关键。

通过研究阻塞性黄疸患者的血流动力学改变及其发生的机制,能更好地认识阻塞性黄疸患者的病情变化规律并在临床上做好针对性的处理,从而减少或避免阻塞性黄疸患者围术期休克和肾功能衰竭的发生。纠正紊乱的血流动力学可以采取以下措施:① 及时解除明道的梗阻,一般认为 2 周以内的梗阻血流动力学恢复较快,超过 4 周的阻塞性黄疸,其门静脉血流动力学恢复较慢;② 充分补充水电解质,维持其平衡;③ 限制内毒素的吸收如口服考来烯胺,对抗细胞因子的作用如适当应用糖皮质激素;④ 用药物如消炎痛抑制 PGE2 的合成;⑤ 选择合适有效的血管活性药物,如多巴酚丁胺及合理的给药途径,如经动脉给药消除肺通道因素;⑥ 使用白蛋白减少血浆中游离的胆红素。

2. 肾功能

引起肾功能障碍的几个因素包括:① 外周血管阻力下降,肾血管阻力增加;② 肾血流分布的改变(外周向中心);③ 胆汁酸、胆红素直接的肾毒性作用;④ 术前使用有肾毒性的药物,如氨基糖苷类抗生素。术前的胆红素水平与术后肌酐清除率的降低有着直接的关系。麻醉管理的关键仍是稳定的血流动力学,保持足够的肾灌注,成人尿量维持 >50 ml/h。

3. 凝血功能

患者如果术前存在肝损、凝血酶原时间延长、甚至活动性出血,则提示病情严重。此时使用维生素 K 可逆转凝血功能,常用剂量为肌注 10 mg,必要时可使用新鲜冰冻血浆补充凝血因子。需注意的是,PT 时间即使正常,术中出血仍可能较多,血制品的制备不可忽视。极少数患者会出现高凝状态,可能与血液中内毒素水平升高和凝血酶活性增加有关。黄疸时血小板功能也会受损,与胆汁酸浓度升高有关。

三、术后

包括足够的容量,维持尿量,必要时使用呋塞米和或甘露醇。充分的镇痛,避免使用 NSAID 类药物,可以使用小剂量的阿片类药镇痛。

（唐　炜　宋建钢　俞卫锋）

参考文献

［1］　Gaskari SA, Mani AR, Ejtemaei — Mehr S, et al. De endogenous opioids contribute tothe bradycardia of rats with obstructive cholestasis ［J］. Fundazn Clin Pharmacol, 2002, 16(4): 273 - 279.

[2] Arriero MM, Lopez —Farre A, Fryeiro O, et al. Expression of inducible nitric oxide syn-thase in the liver of bile duct — ligated Wis-tar rats with, modulation by lyYnphomononu-clear cells [J]. Surgery, 2001, 129 (3): 255 – 266.

[3] Padillo FJ, Andicoberry B, Muntane J. Cytokines and acute — phase response mark-ers derangements in patients with obstruc-tive jaundice [J]. Hepatogastroenterology, 2001, 48(38). 378 – 381.

[4] Ljubuncic P, Said O, Ehrlich Y, et al. On thein vitro vasoactivity of bile acids[J]. Br J Pharmacol, 2000, l31 (3): 387 – 398.

[5] BomZon A, Ljubuncic P. Urndeoxy-cholic acid and in vitro vasoactivity of hy-drophObic bile acids[J]. Dig Ins Sci, 2001 ,46(9): 2017 – 2024.

[6] Chisake K, Nakajima T. Enhancementof endohelial nitric oxide production bychenodeoxycboli acids in Patients with hepa-tobiliary diseases [J]. Japan Heart J, 2001 ,42(3): 339 – 353.

[7] Uktan ZN, Utkan T. Effects of exPerimen-taI obstructive jaundice on contractiIe re-sponses of dog isolated bbo vessels: roIe ofendothelium and duration of bile duct liga-tbo[J]. Clin Exp Pharmacol Physiol, 2000,27(5 – 6): 339 – 344.

[8] Secchi A, Ortanderl JM, Schnidt W, et al. Effect of endotoxemia on hepatic portal and sinusoidal blood flow in rats [J]. Surg Res,2000, 89(1): 26 – 30.

[9] Ito Y, Machen NW, Urbaschek R, et al. Biliary obstruction exacerbates the hepaticmicrovascular in inflammtory response toendotoxin[J]. Shock, 2000, 14(6): 599 – 604.

[10] Padilio J, Puente J, Gomez M, et al. Im-proved cardic function in Patients with ob-structive jaundice after internal biliarydrainage[J]. Ann Surg, 2001 ,234 (5): 652 – 656.

[11] Kigawa G, Nakano H, Medigoal N, et aI. Improvement of portal flow and hepaticmirocierculatory tissue now with N — acetyI-cystein in dogs with obstructive jaundiceproduced by bile duct ligation [J]. Eur J Surs, 2000, 166 (1): 78 – 84.

[12] Swain MG. Fatigue in chronic disease[J]. Clin Sci, 2000,99: 1 – 8.

[13] Prince MI, James OF, Holland NP, et al. Validation of a fatigue impact score in primary biliary cirrhosis: towards a standard for clinical and trial use[J]. J Hepatol,2000,32: 368 – 373.

[14] Witt-Sullivan H, Heathcote J, Cauch K, et al. The demography of primary biliary cirrhosis in Ontario[J]. Can. Hepatol, 1990,12: 98 – 105.

[15] Huet PM, Deslauriers J, Tran A, et al. Impact of fatigue on the quality of life of patients with primary biliary cirrhosis [J]. Am J Gastroenterol, 2000,95: 760 – 767.

[16] Prince MI, James OF, Holland NP, et al. Validation of a fatigue impact score in primary biliary cirrhosis: towards a standard for clinical and trial use[J]. J Hepatol, 2000,32: 368 – 373.

[17] Huet PM, Deslauriers J, Tran A, et al. Impact of fatigue on the quality of life of patients with primary biliary cirrhosis [J]. Am J Gastroenterol, 2000,95: 760 – 767.

[18] Swain MG. Fatigue in chronic disease[J]. Clin Sci, 2000,99: 1 – 8.

[19] Burak KW, Le T, Swain MG. Increased sensitivity to the locomotor-activating effects of corticotropin-releasing hormone in cholestatic rats[J]. Gastroenterology, 2002,122: 681 – 688.

[20] Aguilera G. Regulation of pituitary corticotrophin releasing hormone receptors[J]. Peptides, 2001 ,22: 769 – 774.

[21] Chappell PB, Smith MA, Kilts CD, et al. Alterations in corticotrophin-releasing factor-like immunoreactivity in discrete rat brain regions after acute and chronic stress[J]. J Neurosci, 1986 ,6: 2908 – 2914.

[22] Jessop DS, Harbuz MS, Lightman SL. CRH in chronic inflammatory stress[J]. Peptides,2001 ,22: 803 – 807.

[23] Swain MG, Maric M. Improvement in cholestasis-associated fatigue with a serotonin receptor agonist using a novel rat model of fatigue assessment[J]. Hepatology, 1997,25: 291 – 294.

[24] Burak KW, Le T, Swain MG. Increased midbrain $5 - HT_{1A}$ receptor number and responsiveness in cholestatic rats[J]. Brain Res, 2001, 892: 376 – 9.

[25] Younossi ZM, Kiwi ML, Boparai N, et al. Cholestatic liver diseases and health-related quality of life [J]. Am J Gastroenterol, 2000, 95: 497 − 502.

[26] Heathcote J. Update of primary biliary cirrhosis [J]. Can J Gastroenterol, 2000, 31: 1005 − 1013.

[27] Jones EA, Bergasa NV. The pruritus of cholestasis. From bile acids to opiate agonists [J]. Hepatology, 1990, 11: 884 − 887.

[28] Bergasa NV, Liaus S, Homel P, et al. Hepatic Met-enkephalin immunoreactivity is enhanced in primary biliary cirrhosis [J]. Liver, 2002, 22: 107 − 113.

[29] Song JC, Sun YM, Zhang MZ, et al. Propofol pharmacokinetics in patients with obstructive jaundice [J]. Curr Drug Deliv, 2009, 6(3): 317 − 320.

[30] Song JC, Zhang MZ, Lu ZJ, et al. The effects of obstructive jaundice on the pharmacodynamics of propofol: does the sensitivity of intravenous anesthetics change among icteric patients? [J]. Acta Anaesthesiol Scand, 2009, 53(10): 1329 − 1335.

[31] Song JC, Sun YM, Zhang MZ, et al. The etomidate requirement is decreased in patients with obstructive jaundice [J]. Anesth Analg, 2011, 113(5): 1028 − 1032.

[32] Yang LQ, Song JC, Irwin MG, et al. A clinical prospective comparison of anesthetics sensitivity and hemodynamic effect among patients with or without obstructive jaundice [J]. Acta Anaesthesiol Scand, 2010, 54: 871 − 877.

[33] Chen SQ, Ye HR, Chen YJ, et al. MAC(EI) and MAC(awake) of sevoflurane in infants with obstructive jaundice [J]. Paediatr Anaesth, 2014, 24(3): 282 − 289.

[34] Song JG, Cao YF, Yang LQ, et al. Awakening concentration of desflurane is decreased in patients with obstructive jaundice [J]. Anesthesiology, 2005, 102(3): 562 − 565.

[35] Tao KM, Tao Y, Chen CY, et al. Proteinase-activated receptor 1 contributed to up-regulation of enkephalin in keratinocytes of patients with obstructive jaundice [J]. Anesthesiology, 2014, 121(1): 127 − 139.

[36] Wang ZM, Zhang P, Lin MJ, et al. Influence of obstructive jaundice on pharmacodynamics of rocuronium [J]. Plos One, 2013, 8: e78052.

第二十五章　复杂多次胆道手术麻醉

胆道外科手术是临床最常见的手术之一,胆道系统疾病多数为胆囊、肝总管和胆总管等炎症、结石、肿瘤、畸形等,由于胆道解剖变异多、病程复杂多变、胆道手术并发症多等原因,临床上某些患者手术效果不尽人意,可因术后发生并发症、胆道结石残留或复发、胆管狭窄等因素而不得不再次或多次施行手术。此类患者病情差异和年龄跨度大、复杂多变、意外发生率高,麻醉处理难度与风险较大。因此,术前需充分评估与处理,麻醉处理需根据病情差异、手术变化及时调整,确保患者安全。

第一节　复杂多次胆道手术特征

一、胆道解剖生理概要

胆道起于毛细胆管,其终末端与胰管汇合,开口于十二指肠乳头,外有 Oddi 括约肌围绕。肝内胆管起自毛细胆管,汇集成小叶间胆管,肝段、肝叶胆管及肝内部分的左右肝管。左、右肝管出肝后,在肝门部汇合形成肝总管。左肝管细长,长 2.5~4 cm,与肝总管间形成约 90°的夹角;右肝管粗短,长 1~3 cm。6%~10%的人有副肝管,1%左右的人可无肝总管,胆道手术这些解剖变异带来诸多问题。肝总管与胆囊管汇合形成胆总管,长 7~9 cm,直径 0.4~0.8 cm。胆总管分为四段:① 十二指肠上段:经肝十二指肠韧带右缘下行,肝动脉位于其左侧,门静脉位于两者后方。临床上胆总管探查、引流常在这个部位施行;② 十二指肠后段:行经十二指肠第一段后方。其后方为下腔静脉,左侧有门静脉和胃十二指肠动脉;③ 胰腺段:在胰头后方的胆管沟内或实质内下行;④ 十二指肠壁内段:行至十二指肠降部中段,斜行进入肠管后内侧壁,长 1.5~2 cm。80%~90%人的胆总管与主胰管在肠壁内汇合,膨大形成胆胰壶腹,亦称为乏特(Vater)壶腹。壶腹周围有括约肌(称为 Oddi 括约肌),末端通常开口于十二指肠大乳头。另有 15%~20%的胆总管与主胰管分别开口于十二指肠。

胆囊呈梨形,位于肝的胆囊窝内。分为底、体、颈三部。底部为盲端,向左上方延伸为体部,体部向前上弯曲变窄形成胆囊颈,三者间无明显界限。颈上部呈囊性扩大,称为 Hartmann 袋,胆囊结石常滞留于此处。胆囊管由胆囊颈延伸而成,长 2~3 cm,直径 0.2~0.4 cm。胆囊起始部内壁黏膜形成螺旋状皱襞,称为 Heister 瓣。

胆囊管、肝总管、肝下缘所构成的三角区称为胆囊三角(Calot 三角)。胆囊动脉、肝右动脉、副右肝管在此区穿过,是胆道手术极易发生误伤的区域。胆囊淋巴结位于胆囊管与肝总管相汇处夹角的上方,可作为手术寻找胆囊动脉和胆管的重要标志。

胆管有丰富的血液供应,主要来自胃十二指肠动脉、肝总动脉和肝右动脉,这些动脉的分支在胆总管周围相互吻合成丛状。

胆道系统分布着丰富的神经纤维,主要来自腹腔丛发出的迷走神经和交感神经。术中过度牵拉胆囊致迷走神经受激惹,可诱发胆心反射;严重者可产生胆心综合征,甚至发生心跳骤停,需高度重视。

胆道系统具有分泌、贮存、浓缩与输送胆汁的功能,对胆汁排放入十二指肠起着重要的调节作用。胆汁分泌受神经内分泌的调节。迷走神经兴奋,胆汁分泌增加,交感神经兴奋胆汁分泌减少。促胰液素、胃泌素、胰高糖素、肠血管活性肽等可促进胆汁分泌;生长抑素、胰多肽等则抑制胆汁分泌。胆汁分泌还受药物和食物的影响。最强的促进胆汁分泌的是促胰液素。

二、常见复杂多次胆道手术的病理生理特征

肿瘤、感染、梗阻、寄生虫病、先天性畸形如胆道闭锁、胆总管囊肿等都可以在胆道系统发生。此外,胆道系统还有其特有的常见疾病,即胆石症。胆道的各种疾病常互为因果,例如感染可促使胆石形成,胆石又终将造成急性或慢性炎症。胆道的梗阻使胆汁淤滞,不但影响肝脏功能,而且常导致继发感染。胆石的慢性刺激有可能和癌的发生有关。由于局部解剖复杂,以及和肝脏的关系密切,胆系疾病的治疗较困难,且有一定的复发率和死亡率。胆汁不能正常分泌、排出会导致诸多病理生理改变,影响围术期处理。

(一)阻塞性黄疸

由于胆道系统疾病导致胆汁不能正常分泌、排入肠道导致不同程度的阻塞性黄疸,产生一系列病理生理变化。复杂胆道手术或需再次手术患者常有阻塞性黄疸。在肝外阻塞性黄疸的病例中,90%以上是由胆管结石、胆管癌以及壶腹周围癌等病变所致。引起梗阻性黄疸的疾病大体分两类即良性疾病和恶性疾病。良性疾病以胆道结石为最常见,其次还有胆道炎症性狭窄(如十二指肠乳头狭窄、急慢性胆管炎等),胆道良性肿瘤(如胆总管囊肿等)。恶性疾病包括各种发生于胆总管部位的原发和转移癌,常见的有胆管癌、胰头癌、十二指肠乳头癌等。恶性肿瘤的病变一般都呈慢性过程,为无痛性黄疸,不引起患者重视,往往就医很晚。

由于胆汁不能正常排出,淤积肝脏,损害肝脏功能。肝脏功能受损,导致一系列病理生理变化,主要有代谢、消化、解毒、免疫、凝血等功能受损。代谢方面出现糖原贮备下降、蛋白质合成减少、脂代谢紊乱、维生素代谢异常、激素灭活能力降低,尤其人体一些重要蛋白质合成减少,对围术期患者产生严重影响。维生素 K 合成减少将导致凝血功能障碍。胆汁生成和排泄障碍导致高胆红素血症,除了影响消化吸收功能外进一步损害肝功能。肝脏是人体最大解毒器官,肝功能受损导致人体代谢过程中所产生的一些有害废物及外来的毒物、毒素、药物的代谢和分解产物不能解毒,危害全身。肝脏是最大的网状内皮细胞吞噬系统,它能通过吞噬、隔离和消除入侵和内生的各种抗原。肝功能受损必将影响机体免疫能力。人体几乎所有的凝血因子都由肝脏制造,肝脏在人体凝血和抗凝两个系统的动态平衡中起着重要的调节作用。肝功破坏的严重程度常与凝血障碍的程度相平行,随着梗阻性黄疸加重,凝血功能不断恶化。肝脏参与人体血容量的调节,热量的产生和水、电解质的调节。如肝脏损害时对钠、钾、铁、磷等电解质调节失衡,常见的是水钠在体内潴留,引起水肿、腹水等。

(二)手术相关问题

复杂胆道或多次手术常存在以下手术相关问题,影响围术期处理。

1. 残石

肝外胆管结石手术后残石率已由 20 年前的 17%,下降至现今的 7%。而肝内胆管结石的术后残

石率则比肝外胆管结石术后残石率显著增高。目前肝内胆管结石的术后残石率高达23%左右。导致胆管残余结石的原因各不相同,如胆道先天或后天性变异、手术取石器械不完善、术者技能限制、患者手术时病情危重等,都可能造成术后胆管残石存在。在这些可能的原因中,胆道解剖的变异最为多见,由于胆道解剖的变异术前诊断较为困难,给术中确诊和选择正确和合理的手术方式带来麻烦。

后天性的胆道解剖变异导致胆管残余结石亦十分常见,最多见的原因为反复的胆道炎症。这种状况一旦发生,处理更为棘手。在后天性的肝外胆道变异可见于反复的胆管结石或炎症发作、多次胆道手术或右上腹胆管周围脏器肿瘤性病变及炎症性病变(如胰腺炎症及肿大等)。

在后天性肝内胆管变异现象中,仍以胆管炎症所致的胆管狭窄为最常见,处理正确与否与胆道残石乃至再发结石均在极其密切的关系。肝内胆管结石病例中1/3患者合并胆管狭窄,而再次胆道手术患者合并胆管狭窄约40%,3次以上胆道手术合并胆管狭窄2/3多。同样,肝内胆管狭窄是肝内胆管结石残留、复发和手术的重要原因之一。

2. 胆管炎性狭窄

又称为胆管良性狭窄。胆管内径变细影响胆汁通畅排出,称为胆管狭窄。胆管炎性狭窄多见于胆总管下端及左、右肝管。发病原因与反复的胆道感染,也和自然排石或多次胆道手术探查等有关。临床表现主要是反复发作的胆管炎,合并胆结石者其症状与胆管结石合并胆管炎相同。狭窄的近侧胆管多扩张,常伴存胆结石。治疗原则是及时解除狭窄,使胆管畅通引流。对治疗方法的选择取决于胆管狭窄的部位、范围和程度。

3. 胆囊和胆道穿孔

是胆道疾病的严重并发症,常须紧急手术。穿孔部位多见于胆囊底部或颈部、胆总管或肝总管。病因多由于胆囊或胆总管梗阻、合并感染、内压升高、血运障碍、黏膜溃疡、结石压迫等因素。如穿孔过程较急则表现为急性胆汁性腹膜炎;如穿孔过程缓慢,被周围组织包裹则形成膈下脓肿(如胆囊周围脓肿)。个别与邻近器官(如十二指肠、胃、结肠)穿通形成内瘘。及时正确处理胆道疾病是预防胆道穿孔的关键。一旦穿孔发生,须急诊手术,切除胆囊,修补胆管及瘘口,胆道引流,冲洗并引流腹腔。加强抗感染治疗,控制毒素吸收,减轻全身炎症反应。术后合理应用抗生素。

4. 胆道出血

由于损伤或感染等原因导致肝内、外血管与胆管之间形成病理性内瘘,血液经胆管流入十二指肠,称为胆道出血。胆道出血在上消化道出血中居第五位。病因:① 胆道感染或结石是造成胆道出血的首位原因;② 损伤致胆道出血见于肝暴力伤或锐器伤,术中取石损伤胆管壁可发生术中胆道出血,肝胆管U形管引流也可造成胆道出血;③ 其他原因,如肝动脉瘤、肝癌等。肝内胆管与肝动脉和门静脉分支密切伴行是造成胆道出血的解剖基础。肝锐器伤、PTBD及U形管引流时,均可能造成肝内血管分支与胆管分支穿通发生胆道出血。由于胆道蛔虫或胆结石诱发的胆管炎,可并发肝内多发小脓肿或局限性脓肿,脓肿多发生在肝汇管区,腐蚀门静脉分支或肝动脉分支造成出血,尤其门静脉分支壁薄,易发生出血。胆道出血的临床表现与出血量及速度有关。患者多有外伤、胆管结石感染、蛔虫、肿瘤或肝胆手术史。

5. 胆瘘

各种原因引起胆道系统穿破形成异常通道,导致胆汁通过非正常途径流出。如流入肠道为胆内瘘,如流向体外或腹腔称为胆外瘘,常须手术治疗。原因多数为医源性损伤,如胆囊切除术、胆总管探查术、肝切除术、肝移植术等。临床表现引流管或伤口引流出胆汁,易并发感染,引起膈下脓肿、肝下脓肿或弥漫性腹膜炎。胆内瘘可反复出现胆管炎,出现发热、腹痛、黄疸等。

6. 肝门部胆管癌

肝门部胆管癌患者的外科手术治疗的范围包括小的微创手术,如诊断性腹腔镜,到大的手术如肝移植。这些患者的麻醉管理并不仅仅与手术的复杂性有关,还常与伴随的疾病相关。术前患者往往存在黄疸、感染、凝血功能和肝肾功能障碍,需要充分麻醉前准备,要求术中合理使用麻醉药并注意大出血的处理及术后并发症防治。

第二节　复杂多次胆道手术麻醉处理

胆道常因炎症、结石、肿瘤、畸形等病变接受外科手术时,由于外科未能解决问题、外科并发症、新疾病等患者不得不接受多次手术。另由于胆道病变位置特殊,尤其肝内胆管疾病,手术复杂、难度大。再次手术常因疾病进展引起重要脏器功能受损、手术难度增加、麻醉手术风险骤升,尤其是围术期麻醉处理有许多特殊考虑。

一、麻醉前评估与准备

1. 麻醉前详细了解全身状况

疾病的轻重缓急,重要脏器受损程度,手术部位与手术时间长短等。了解术前合并症与胆道疾病的相关性。是否存在严重感染、胆道梗阻、黄疸及严重程度、肝功能是否受损严重程度等。仔细评估凝血功能。是否存在饮食问题、禁食情况,是否存在营养问题、低蛋白血症,营养支持情况及效果等。

2. 麻醉手术史

再次手术患者麻醉前宜详细了解之前麻醉手术情况,包括手术时间、种类、麻醉方式、围术期特殊情况、是否发生麻醉手术并发症,本次手术解决问题等,特别了解之前手术难易程度。必要时查看麻醉、手术记录,术后恢复过程及与本次手术关系等。

3. 麻醉前准备

(1)重点检查心、肺、肝、肾功能。对并存疾病特别是高血压病、冠心病、肺部感染、肝功能损害、糖尿病等应给予全面的内科治疗。

(2)胆囊、胆道疾病多伴有感染,胆道梗阻多有阻塞性黄疸及肝功能损害,麻醉前都要给予消炎、利胆和保肝治疗。阻塞性黄疸可导致胆盐、胆固醇代谢异常,维生素 K 吸收障碍,致使维生素 K 参与合成的凝血因子减少,发生出凝血异常,凝血酶原时间延长。麻醉前应给维生素 K 治疗,使凝血酶原时间恢复正常。

(3)阻塞性黄疸患者,术前应加强保肝治疗,术中术后应加强肝肾功能维护,预防肝肾综合征的发生。

(4)阻塞性黄疸患者,自主神经功能失调,表现为迷走神经张力增高,心动过缓。麻醉手术时更易发生心律失常和低血压,麻醉前应常规给予阿托品。

(5)胆囊、胆道疾病患者常有水、电解质,酸碱平衡紊乱,营养不良,贫血,低蛋白血症等继发性病理生理改变,麻醉前均应作全面纠正。

4. 确定麻醉方案

麻醉方法选择通常根据患者病情、手术方案、麻醉设备条件与麻醉医生的业务技术水等综合考虑来选择适当的麻醉方法。

复杂多次胆道手术首选全身麻醉或全身麻醉复合椎管内麻醉,很少单独选择椎管内麻醉。椎管内麻醉抑制内脏牵拉反应作用差,时有肌肉松弛不良影响手术野的暴露;硬膜外阻滞还有一定的失败率,有时需术中改全身麻醉。阻滞平面过高,如达上胸段可抑制呼吸功能,尤其是复合麻醉性镇静药、镇痛药时更易发生。局麻药毒性反应也是椎管内麻醉尤其是硬膜外阻滞的风险所在,因而近年来已较少单独使用。全身麻醉复合硬膜外阻滞能扬长避短,是很好的麻醉选择。椎管内麻醉痛觉阻滞完善,对呼吸、循环、肝、肾功能影响小;持续硬膜外阻滞作用不受手术时间限制,并可用于术后镇痛。椎管内麻醉能够有效地抑制麻醉本身和手术带来的前后负荷,减少术后肺部的并发症。另外,椎管内麻醉在达到胸腰水平抑制交感神经后,促进胃肠蠕动,缩短术后肠麻痹的时间,减少术后肠梗阻的发生率,有利于肠道功能的尽早恢复。

二、麻醉与监测

(一)麻醉基本原则

全身麻醉诱导可用快速诱导气管插管,也可置入喉罩,但宜应用双管型喉罩,术中置入胃管。麻醉维持可采用吸入全身麻醉、全凭静脉麻醉或静吸复合全身麻醉。拟行全身麻醉复合椎管内麻醉时在麻醉诱导前置入硬膜外导管,全身麻醉诱导后手术前椎管内用药。全身麻醉具有诱导迅速,能保护气道和保证足够通气,给氧充分,容易控制麻醉深度与麻醉持续时间,肌松满意等优点。另外,全身麻醉药物可能带来一定的不良血流动力学变化,尤其对于高龄及危重患者,应选用合适的麻醉药物,加强围术期的血流动力学监护。

(二)加强围术期监测

复杂胆道与多次手术患者术前常有多种合并症、情况差、术前处理不完善、术中变化多等因素,加强围术期监测对处理有重要意义。除了常规监测心电图、心率、血压、脉搏血氧饱和度、呼气末气 CO_2 等外有创动脉压、中心静脉压、体温均需监测。失血多或术前有凝血功能障碍的患者需监测凝血状态。对患者的术中监测项目取决于患者术前的一般状态和拟行手术的大小,还包括预计失血量的多少。除常规心电图、无创血压、氧饱和度和呼气末 CO_2 外,有创动脉监测可用于反复采集血液样本或监测可能发生的血流动力学的急剧变动(例如阻断腔静脉时)。中心静脉通路可用于输注药物和控制中心静脉压,后者与血液保护相关。使用一些无创监测技术(例如,食管超声多普勒和通过 FLOTrac 导管行 VigiLeo 监测)可有效帮助在防止发生明显低容量的前提下将补液量最佳化。间断血液生化监测对术中出血量大、有显著血流动力学波动患者有重要意义,可迅速发现贫血、凝血障碍、代谢异常和呼吸功能障碍。血栓弹性描记图(TEG)也有重要作用,可指导对凝血功能异常进行有针对性的纠正。TEG 还可减少术中的输血。

(三)麻醉处理

全身麻醉用药要充分考虑患者术前重要脏器功能,对于复杂多次胆道手术患者肝功能状态对麻醉用药有重要影响。

在催眠、诱导药物中,依托咪酯完全依靠肝代谢,在单次注射后其清除率并不改变,但由于分布体积扩大,半衰期延长。丙泊酚在持续泵注时其清除率也无变化,但作用于肝功能障碍患者时,其消除半衰期和作用停止的时间将延长但有限。病情危重或存在低血容量患者丙泊酚应谨慎使用,因为在注射初始会导致血压下降。苯二氮䓬类药物如咪达唑仑应用于肝功能障碍患者时其清除率下降。因此,小剂量使用能带来较持久的抗焦虑和遗忘作用,而且它们对血流动力学影响较小,可以作为诱导药的组成之一。

麻醉性镇痛药中吗啡、哌替啶等这些完全经肝脏代谢的药物其血浆半衰期将延长,因此对于肝功能受损患者,这些药的使用剂量应较正常减少一半甚至更少。芬太尼也完全经肝代谢但受肝脏影响较小,不过长时程输注时药代动力学个体差异较大。瑞芬太尼是一种短而强效的麻醉性镇痛药,其被血中或组织中酯酶分解,不受肝功能障碍的影响,可以持续输入,这一特性使得瑞芬太尼可以应用于任何时手术。总体而言,复杂胆道手术患者对阿片类药物的耐受性良好,但仍应注意避免使用过量导致心排量下降和低血压。

神经肌肉阻断药中,琥珀胆碱和米库氯胺对肝功能受损患者作用时间显著延长,主要原因是突触间隙胆碱酯酶减少所致。维库溴铵和罗库溴铵经肝代谢或经肝原型排除,肝功能受损时清除时间减慢、作用时间延长。阿曲库铵和顺阿曲库铵不依赖肝肾代谢,很少受肝功能障碍的影响。因此两者成为肝功能受损患者的良好选择,而顺阿曲库铵的无组胺释放作用更受青睐。

大多挥发性麻醉药可减少门静脉血流进而导致全肝血流减少,但肝动脉血流会反应性增加。异氟烷全身麻醉时肝动脉血流增加可以维持肝实质的正常灌注。氟烷是个例外,其破坏这一代偿性反应轴,使门静脉血流和肝动脉血流同时下降,肝灌注减少,加剧了肝损害。所以氟烷不再用于肝胆疾病患者。新型挥发性麻醉药如七氟烷代谢方式独特,不产生肝毒性产物、极低代谢率的地氟烷比异氟烷更受欢迎,但除了考虑肝保护作用,还应结合其他因素对这三种药物进行选择。胆道手术一般不用吸入麻醉药氧化亚氮,因为氧化亚氮具有引起肠胀气的不良反应。

近年来,七氟烷或地氟烷全凭吸入、丙泊酚全凭静脉或者静吸复合麻醉已广泛应用于长时间的各种手术,使全身麻醉的选择更加灵活适应范围也显著扩大。吸入麻醉有麻醉深度调节方便、麻醉作用全面、全身血流动力学控制平稳等优点。丙泊酚全凭静脉麻醉最突出的优点在于诱导快,麻醉过程平稳,无手术室空气污染之虑,苏醒也较快,是一种较好的麻醉方法。丙泊酚是新的快速、短效静脉麻醉药,除催眠性能外,适当深度短时间可达镇痛,丙泊酚非但无明显肝损害作用,由于其为一外源性抗氧化剂,据报道其对肝缺血再灌注损害还有一定的保护作用,故用该药作为肝脏手术全凭静脉麻醉的主药尤为合适,术中辅助应用麻醉性镇痛药及肌松药定能达到术中满意的止痛肌松效果。丙泊酚用量为全身麻醉诱导 $1 \sim 2$ mg/kg 静脉注射,麻醉维持每分钟 $50 \sim 150$ μg/kg 静脉滴注,镇静每分钟 $25 \sim 75$ μg/kg 静脉滴注。主要值得重视的问题是对心血管的抑制,尤其是在初次应用时,对年老体弱者更应注意减量和缓慢静注。近年,丙泊酚靶控输注(TCI)取得长足进步,为临床提供精确麻醉有效方法。闭环靶控输注有更好血流动力学结果,用药量减少,麻醉更为平稳。

复杂胆道和多次胆道手术可以在持续硬膜外阻滞复合气管内或喉罩吸入全身麻醉下完成。在胸 $8 \sim 9$ 或 $9 \sim 10$ 间隙行硬膜外穿刺,向上置管于 3.5 cm,先用 2% 利多卡因 $3 \sim 5$ ml 作为试验剂量,再在短时间内加入 0.5% 布比卡因 $8 \sim 12$ ml,以后每间隔 $1 \sim 1.5$ h 加 0.5% 布比卡因 $5 \sim 8$ ml。硬膜外麻醉成功后即在静注咪达唑仑 $3 \sim 5$ mg、舒芬太尼 $25 \sim 30$ μg、丙泊酚 $1.5 \sim 2$ mg/kg 及罗库溴铵 $0.6 \sim 0.9$ mg/kg 后行气管内插管,术中以地氟烷或七氟烷维持麻醉。这种麻醉方法有以下优点:① 因布比卡因浓度较高肌松作用相当好,术中几乎不加肌松药;② 避免单纯硬膜外阻滞过浅出现肌松差及明显的牵拉反应或由于硬膜外阻滞过深引起的明显呼吸抑制;③ 避免单纯全身麻醉术中使用较多肌松药引起延迟性呼吸抑制及麻醉终止时患者因伤口疼痛引起的躁动;④ 方便术后镇痛,利于患者恢复。此种方法为非常安全又具有很好肌松及止痛效果的理想麻醉方法。但在具体作用中应注意:① 年老体弱患者布比卡因必须减量或降低浓度;② 因布比卡因心脏毒性大,冠心病、心肌炎及心律失常者慎用;③ 布比卡因主要在肝脏代谢,肝功能差的患者用药间隔时间须延长;④ 尤其应加强血流动力学的监测,防止低血压及心率减慢;⑤ 凝血差的患者避免硬膜外穿刺。

三、术中管理

（一）麻醉管理

胆囊、胆道部位迷走神经分布密集,且有膈神经分支参与,在游离胆囊床、胆囊颈和探查胆总管时,可发生胆-心反射和迷走-迷走反射。可引起反射性冠状动脉痉挛,心肌缺血导致心律失常,血压下降。应采取预防措施,如局部神经封闭,静注阿托品或氟芬合剂等。吗啡可引起胆总管括约肌和十二指肠乳头部痉挛,而促使胆道内压上升达 300 mmH$_2$O 或更高,持续 15～30 min,且不能被阿托品解除,故麻醉前应禁用。阿托品可使胆囊、胆总管括约肌松弛,宜及时使用。全身麻醉可保证充足的通气和氧供;麻醉中严密监测 SpO$_2$,呼吸,体温以及有创动脉血压、中心静脉压等血流动力学指标,及时发现血流动力学变化及其他并发症,输入血浆代用品、血浆和全血以恢复有效循环血量以及适当使用血管活性药物,纠正休克,监测血气电解质及时纠正水电解质酸碱平衡紊乱及低钙血症;注意呼吸管理、维护肝功能,防治 ARDS 和循环衰竭,对少尿,无尿患者经过快速输液无效者,应使用利尿剂等措施,防治肾功能不全。另外做好围术期体温监测和注意保温。

（二）术中血流动力学及液体管理

复杂胆道与多次手术患者手术难度较大,手术区域有重要血管,再次手术患者,手术区粘连、解剖变异等,大量出血难免,凝血功能差的患者易出现大量渗血。由于术前血容量可能已存在严重失衡,黄疸患者循环功能存在严重异常,术前有严重感染或已有感染性休克的患者血流动力学更为复杂。复杂胆道手术术中常有血流动力学及液体平衡显著波动,所以对这些患者应有较充分的术前准备和良好的术中监测。动脉置管可用来监测动脉压和采集动脉血样,中心静脉压、心排血量、尿量监测对血容量和心功能评估均是有益的,均需常规监测。

麻醉前需置入大号静脉穿刺针,麻醉前或后需中心静脉置管以备大量输血输液及 CVP 监测。另外,应备好快速输液系统,准备充足的血源包括新鲜冰冻血等、血小板和冷沉淀物。血红蛋白＞100 g/L 不必输血。血红蛋白＜70 g/L 应考虑输入浓缩红细胞。血红蛋白为 70～100 g/L 根据患者代偿能力、一般情况和其他脏器器质性病变而决定是否输血。急性大出血如出血量＞30% 血容量,可输入全血。一般来说失血≤1 000 ml 可用胶体晶体液补充血容量,不必输血。失血达到 1 000～5 000 ml 可输洗涤红细胞(PRC)。失血≥5 000 ml 在输洗涤红细胞的同时还应输入适量的新鲜冰冻血浆(FFP)和失血≥8 000 ml 还应加输血小板。

术中血流动力学稳定主要靠有效血容量来维持。血容量受术中失血和大血管阻断与放松的影响。术中失血量有时估计困难,有时失血量可能达血容量的数倍之多,尤其多次胆道手术史的患者。

有些患者在手术过程中,常常难以维持正常血压以保证器官灌注,常需使用心血管活性药物。正性心力作用药物如 β 受体激动剂、多巴胺丁酚或磷酸二酯酶抑制剂米力农,收益甚微,因为这些患者本就心排血量过度增加、动脉扩张严重。这种情况下,纯 α 激动剂苯肾上腺素对平均动脉压作用明显,因此常用于胆道手术中。然而,苯肾上腺素带来的血管收缩可导致器官终末血管血流下降,使这些组织的氧供不足。为尽量避免这种情况发生,可以检测混合静脉血氧饱和度、血气分析、血清乳酸水平。其他外周血管张力药物如去甲肾上腺素、垂体加压素等也可以使用,但同样应注意其潜在的风险。

术中液体的管理包括输注晶体液、胶体液(白蛋白或羟乙基淀粉等)和血制品。当急性失血时,晶体液能快速有效地储存血管内容量和补充组织间液缺失,且价格较胶体低廉。但晶体液输注过多会导致周围性水肿而致伤口愈合及营养物质运输不良和出现肺水肿。胶体液在避免低蛋白血症发生的周围性水肿中更常用。尽管输注白蛋白可显著增加淋巴回流而很好地防止肺水肿,但当这种机制失代偿或毛细血管膜通透性发生改变,导致液体渗透至肺间质从而不可避免地发生肺水肿。由于Starling机制中许多其他因素,如毛细血管通透性、静水压、肺间质胶体渗透压都不确定或由于大量出血和液体潴留发生显著变化,从而使病情判断进一步复杂。怎样维持足够的胶体渗透压和肺小动脉压,以防止肺水肿尚无定论。在液体潴留的早期,肺和外围毛细血管通透性可能并不发生改变。但当脓毒血症等并发症发生时,会出现弥漫性毛细血管渗漏。因此,在早期可输注白蛋白以降低周围性水肿和肺水肿的程度,同时避免发生长期术后低蛋白血症。

大量输血可导致其他病理生理改变。由于低钙血症而导致心肌抑制是输注大量含枸橼酸盐的一个主要问题。在肝功能正常时,输血速度不超过 30 ml/(kg·h),维持足够的循环容量下,钙离子可在正常范围内。即使无肝功能不全的患者,输血速度超过 30 ml/(kg·h)时,也会发生低钙血症。但当输血减慢时,钙离子水平在 10 min 内即可恢复正常。但当患者清除枸橼酸盐能力不全时(肝功能差、低温、尿量少),与肝功能不全患者一样,易于发生枸橼酸盐中毒。由于肝灌注和肝功能在围术期会显著下降、输血速度也会长时间超过 30 ml/(kg·min),术中应经常监测钙离子水平,并适当补充氯化钙或葡萄糖酸钙。

大量输血的另一个严重的并发症是凝血功能的改变,大多以稀释性血小板减少为原因。凝血改变的程度取决于术前血小板的数量、失血量和血小板的功能。临床上显著的血小板减少症见于输血量达血容量的 1.5 倍以上的患者。常输注血小板以维持血小板数量在 50×10^9/L 以上,但实验室测定血小板数量需时较长,限制了它的使用,并且不可能反映血小板的功能。如前述血栓弹力图(TEG)已应用于肝脏移植手术,以及其他较大手术包括肝切除中用以快速分析整体凝血功能。这项技术还能可靠地指导是否需要输注血小板、凝血因子(新鲜冰冻血浆和冷沉淀物)或 α-氨基己酸等干预治疗。

(三)术中的血液保护与管理

围术期大量失血是复杂胆道和多次胆道手术潜在的手术并发症,并且大量失血会增加围术期并发症发病率。因此,改善麻醉和手术技术以减少失血是非常重要的。

凝血功能障碍会显著增加围术期出血风险。肝脏是产生所有凝血因子(除 von Willebrands 因子外)的场所,还产生许多凝血抑制剂、纤溶蛋白及其抑制剂等。凝血和纤溶过程中多种活化因子的障碍都与肝功能异常相关。围术期可发生低凝状态、纤溶亢进、弥散性血管内凝血(DIC)和与蛋白 C 和蛋白 S 缺乏有关的高凝状态等各种凝血功能异常。因此,在术中应监测凝血功能,比较有价值的是 Sonoclot 和 TEG 的监测,因为它们均能及时监测凝血和纤溶的全过程,能明确诊断高凝状态或由于凝血因子、血小板缺乏还是纤溶亢进导致的低凝渗血,从而进行更有针对性的治疗。在急性大量渗血难于控制时,可应用重组活化凝血因子Ⅶ(rFⅦa)20~80 μg/kg。

(四)防止低体温

肝脏与骨骼肌是机体的主要产热的器官,复杂胆道和多次胆道手术过程中,一方面由于使用大量的肌松剂使骨骼肌产热减少,另一方面术前存在一定程度肝功能损害,肝脏产热也大幅下降。在产热减少的同时,由于:① 腹部创面及暴露体表散热增加;② 低温液体的静脉输入及腹腔冲洗;③ 麻醉状态下基础代谢下降等诸多原因均可导致术中低体温的发生。术中低体温可导致术中低心排、低血压、凝血障碍及术后苏醒延迟等一系列问题的发生。即使是轻度低温也可加重失血,尽管低温状态下血小板计数并未改变,但是低温可损伤血小板功能。需注意的是,由于凝血功能的实验室检查是在37℃的条件下进行的,所以,有时虽已发生了凝血障碍但检验结果仍可是正常的(除非针对患者体温进行调整)。术前和术后应进行体温监测(经食管或直肠),并且应着重注意对患者及其所有输入液体的保温,调节适当的手术室温度、覆盖体表暴露部位、使用温气毯机和恒温水毯的保温设备。通过输注温热液体以减少术中低体温在快速输血中是有益的,术中应备加热器和快速输血装置。

(五) 黄疸患者的特殊考虑

梗阻性黄疸不仅表现为胆红素升高引起的皮肤巩膜黄染,而且是一组表现极其复杂的特殊临床症候群。由于胆红素对其他脏器的直接毒性作用、淤胆对肝脏的直接损害、低血容量低灌注,以及黄疸伴随的内毒素血症等原因可导致脑、心、肝、肾等重要器官功能的下降。麻醉过程中突出的问题就是患者对麻醉药的敏感性增高和血流动力学的波动。所以研究黄疸患者对麻醉药敏感性及心血管稳定性影响的规律与机制对做好这类患者的麻醉有非常重要的意义。

近年来的研究表明,阻塞性黄疸、慢性胆汁淤积,以及胆汁性肝硬化等肝胆疾患常见的并发症或精神表现,如瘙痒、疲劳和抑郁症等也与中枢神经系统内一些神经递质的传导异常密切相关。因此,在对胆汁淤积性黄疸患者进行相关的临床治疗时,应当充分考虑中枢神经系统部分神经递质传导功能异常所带来的影响。而目前对于吸入麻醉药作用机制的研究显示,吸入麻醉药主要是通过干扰中枢神经系统内突触前神经递质的合成、释放和重摄取,或影响突触后膜上离子通道或膜受体的正常功能,从而改变了正常的神经冲动传导,并产生全身麻醉作用。因此,胆汁淤积患者脑内中枢神经递质的改变很可能会影响患者对吸入麻醉药的敏感性。阻塞性黄疸患者的地氟烷 MAC-awake 显著低于非黄疸患者,而且黄疸患者的 MAC-awake 与血浆总胆红素有显著性的负性相关关系。脑内可见神经细胞的萎缩、坏死和噬神经元现象,并且损害的范围随着黄疸时间的延长而扩大。这一系列改变可能是麻醉敏感性增高的神经病理基础。另外,还发现过深的丙泊酚麻醉对黄疸患者心功能的影响远大于普通患者。据于上述原因,麻醉过程中应注意监测麻醉深度,维持适当的麻醉深度,避免长时间过深麻醉。最好采用硬膜外复合全身麻醉,避免单一麻醉药过量造成的中枢与循环的抑制。由于该类患者内源性阿片肽水平高痛阈升高,术中及术后镇痛时应减少阿片类药物的用量。

阻塞性黄疸对心血管系统功能的影响主要包括降低外周血管阻力、抑制心肌的收缩、利尿,以及促尿钠排泄作用导致的容量缺失,对缩血管药物不敏感而对扩血管药物特别敏感,自主神经功能下降,交感下降大于迷走功能下降表现为迷走处于优势的临床表现。产生这些作用的原因既有高胆汁血症对循环系统的直接作用,也有肝功能损害本身对循环系统的影响。另外,阻塞性黄疸引起的一些特殊的病理生理也对心血管系统有着重要的影响,如内源性阿片肽和 NO 过度产生、血浆中 ANP 和 BNP 含量的升高等。

总之,复杂胆道和多次胆道手术在麻醉与围术期管理中遵循如下原则:① 做好充分术前准备,尽一切可能纠正机体的内环境紊乱;② 术中减少一切不必要的用药;③ 选用受肝胆功能影响最小的麻醉药;④ 术中力求血流动力学平稳;⑤ 围术期除加强生理监测外,更应注意动态监测生化及凝血功能。

四、术后并发症及其处理

术后处理应包括以下几方面:① 复杂胆道手术后除按腹部大手术麻醉后处理外,应密切观察患者的心、肺、肾、肝情况以及其他病情变化,注意血压、脉率、呼吸、体温、心电图、血液生化和尿的变化。

术后 2～3 日内禁食,胃肠减压,以防止肠胀气;② 继续使用广谱抗生素以防感染;③ 术后营养支持,每日给以合适的葡萄糖,脂肪乳剂,避免负氮平衡。给予适量维生素、胰岛素,补充适量氯化钾。根据液体出入量与血液生化的变化,调整水、电解质与酸碱平衡;④ 每日肌内或静脉注射维生素 K_3 20～40 mg,以改善凝血机制;⑤ 对术前或术后肝功能受损患者,在术后 2 周内应给予适量的血浆或白蛋白,特别是术后 5～7 日内,每天除输给大量葡萄糖和维生素外,还应补给 200～300 ml 血浆或 5～10 g 白蛋白,以后根据情况补给。除血浆或白蛋白外,最好还应补给少量新鲜血;⑥ 保持腹腔引流通畅。胆道手术后,手术创面往往有少量渗出,腹腔引流处可能有血性液体(或染有胆汁)积存。因此,应常规采用双套管负压持续吸引或间断冲洗吸引,此法不仅可以将腹腔内积液完全吸出,而且可以观察术后有无出血、胆瘘或感染等,以便及时发现,及时处理。引流管一般可在术后 3～5 日内拔除;⑦ 对有出血倾向或渗出多时,应密切观察病情变化,并给予大量维生素 K 及其他出血药物;⑧ 术后鼓励和帮助患者咳嗽,防止肺部并发症。鼓励患者早期活动,促使血脉流通,加快康复;⑨ 为防止应急性胃黏膜损伤,一般常规使用法莫替丁 20 mg,每日 1 次;⑩ 关注肾功能变化,密切观察尿量,及时纠正肾脏低灌注、低血容量。胆道大手术后尿量可能轻微减少因为术后常有短暂的肾功能下降(此类患者中约有 1/3 会发生)。肾功能已经下降患者术后许多用药的药效学、药代学发生显著变化,需恰当评估,减少影响。如术后镇痛阿片类药物如吗啡起作用时间会延长。

在行大而复杂胆道的手术后,术后首要重视呼吸系统功能恢复状态。术中大量输血的患者,术后 1～3 日内可能出现输血相关的急性肺损伤(transfusion-related acutelung injury,TRALI),使原本就有肺内分流的患者其通气变得更加困难和复杂。常规的容量控制通气可能不足以维持氧合并可能导致肺泡内高峰压。呼气末正压(PEEP)若大于 8 mmHg 会阻碍来自肝脏的静脉血回流,导致肝脏充血。这时应该使用压力控制通气并允许一定范围内的高碳酸血症(60 mmHg 左右),以防止肺泡气压伤或容量伤。

胆道大手术后的镇痛治疗对预后十分重要,因为腹痛会妨碍患者充分通气和深呼吸,炎症因子也会延缓伤口的愈合和机体恢复。硬膜外镇痛效果良好,在硬膜外阻滞复合全身麻醉后应充分利用其优势。但是患者的凝血问题可能会影响置管操作和持续给药。此时,患者自控镇痛可以发挥最大效益,即使是对阿片类药物代谢功能下降的患者也不用担心意外过量用药。

接受胆道大手术患者术后可能立即出现的问题包括第三间隙液体大量转移、持续存在的凝血功能障碍和活动性出血、肝功能受损加重、肾功能损伤,以及胆漏。术后第一个 12～24 h 应将患者转入重症监护室,继续有创血流动力学监测,并密切监测肾功能。应权衡各种镇痛方式的利与弊,针对不同患者个体化选择最佳的术后镇痛方式。由于此类患者存在肾功能损伤和凝血功能障碍的风险,应尽量避免使用非甾体抗炎药。阿片类药物经肝脏代谢和肾脏排泄,对于部分有发生脑病倾向的患者来说,具有潜在蓄积风险,可能引起大脑抑制作用。从有利于大手术术后恢复和利于较大外科切口的镇痛角度来看,硬膜外镇痛技术可能是术后镇痛的较好选择。

(陈 杰)

参考文献

[1] 邓小明,姚尚龙,于布为,等. 现代麻醉学[M]. 第 4 版. 北京:人民卫生出版社,2014,1357－1369.

[2] 杭燕南,王祥瑞,薛张纲,等. 当代麻醉学[M]. 第 2 版. 上海:上海科学技术出版社,2013,582－591.

[3] 郑树森主编. 外科学[M]. 第 2 版. 北京:人民卫生出版社,2011,537－570.

[4] Miller RD, Eriksson LI, Fleisher LA, et al. Miller's Anesthesia[M]. 7 th ed. Philadephia, Churchill Livingstone Inc.

2009，2135 – 2153.

［5］ 黄兴跃.胆道再次手术125例治疗分析［J］.中国普通外科杂志,2009,18(2)：202 – 204.

［6］ 王广义,王蒙,吕国悦.多镜联合治疗肝内外胆管结石［J］.中华消化外科杂志,2011,10(3)：179 – 181.

［7］ 吴金术,彭创,毛先海,等.683例胆管损伤的外科治疗［J］.中华消化外科杂志,2011,10(2)：107 – 109.

［8］ 黄志强.未来的胆道外科：往东还是往西？［J］.腹部外科,2008,21(2)：68.

［9］ 胡宗强,王婷,李文,等.胆道外科手术决策的疑惑与思考［J］.医学与哲学：临床决策论坛版,2010,31(8)：
3 – 4.

第二十六章 胰十二指肠手术麻醉

胰腺是位于腹膜后的一个狭长的器官,胰腺病变的表现往往比较深而隐蔽。十二指肠介于胃和空肠之间,呈 C 形环绕胰腺头部,是小肠中最为固定的部分。由于消化性溃疡的药物治疗取得了非常显著的疗效,目前十二指肠溃疡手术治疗患者大量减少,因此,外科干预主要是针对十二指肠溃疡产生的并发症,包括溃疡穿孔和大出血。胰腺疾病包括急慢性胰腺炎、胰腺囊肿、胰腺癌和壶腹周围癌。胰十二指肠切除术是治疗胰头、十二指肠、胆总管下段和壶腹部周围肿瘤这类疾病主要的手术方式。随着计算机终端系统的发展,达芬奇机器人手术也应用于胰十二指肠切除术,利用机器人系统图像的稳定性和精细的器械,可以完成小管道吻合等难度较高的动作,是微创手术的进步。

第一节 胰十二指肠疾病和手术特点

胰腺是位于腹膜后的一个狭长的器官,分为胰头、颈、体、尾 4 部分,胰头较为膨大,被 C 形十二指肠包绕,因此胰腺病变的表现往往比较深而隐蔽。胰腺具有外分泌和内分泌两种功能。胰腺的外分泌为胰液,主要成分为各种消化酶,包括胰蛋白酶、糜蛋白酶、胰淀粉酶、胰脂肪酶等。胰腺的内分泌来源于胰岛,分泌胰岛素、胰高糖素、生长抑素及胃泌素、血管活性肠肽等。

一、胰腺炎和胰腺假性囊肿

(一) 急性胰腺炎
按临床病情分为轻型和重型,后者占 10% ~ 20% ,病情凶险,多为出血坏死性胰腺炎,常涉及全身多个脏器,严重者发生休克和严重代谢障碍,死亡率高达 10% ~30% 。最常用的手术方式是坏死组织清除加引流术。

(二) 胰腺假性囊肿
多继发于急慢性胰腺炎和胰腺损伤。其形成原因是胰液外溢积聚在网膜囊内,刺激周围组织和器官的浆膜形成纤维包膜,囊内壁无上皮细胞。囊肿多位于胰体尾部。常用手术方式有:① 内引流术;② 外引流术;③ 假性囊肿切除术。

(三) 慢性胰腺炎
慢性胰腺炎是由多种原因所致的胰腺弥漫性或局限性炎症。由于炎症持续不断地发展,导致腺体发生了一系列复杂、不可逆的损害,并在临床上表现出进行性的内、外分泌功能减退及多种临床症状。病因有酒精性、特发性、胆石性等。国内的慢性胰腺炎以胆石性最为常见,另外,急性胰腺炎引起的继发性胰腺结构破坏亦可导致慢性胰腺炎。常见的症状有腹痛、发热、黄疸、恶心、呕吐、消瘦、腹泻、腹部肿块等。

二、胰腺内分泌肿瘤

胰腺内分泌肿瘤是一种很少见的疾病,胰腺内分泌肿瘤主要来自胰岛。胰岛内有多种细胞具有分泌不同激素的功能,由这些细胞发展而形成的肿瘤称为胰腺内分泌肿瘤。功能性内分泌肿瘤根据其产生的主要激素而命名,包括胰岛素瘤、胃泌素瘤、胰高血糖素瘤、生长抑素瘤等。胰岛素瘤最为常见,是因胰腺肿瘤或增生造成的胰岛 β 细胞分泌胰岛素过多,引起以低血糖症为主的一系列临床症状。一般胰岛素瘤体积较小,多为单发,多为无功能性。胰岛素瘤也可能是多发性内分泌腺瘤病的一部分。首发症状是低血糖症的表现,常有头疼、视物模糊、健忘、思维不连贯。还可能发作癫痫、共济失调、言语及自主运动障碍,最为严重的表现是昏迷。应激发生的低血糖导致儿茶酚胺的释放,引起大汗、虚脱、心悸、震颤、恐惧和焦虑。Whipple 三联症概括了胰岛素瘤的临床表现和诊断要点,包括空腹或运动后出现低血糖症状;症状发生时血糖低于 2.8 mmol/L;进食或静脉推注葡萄糖可迅速缓解症状。胰岛素瘤的根治性治疗方法是手术切除肿瘤。

三、胰腺癌

发病率占全身癌肿的 1% ~4%,胰腺癌是一种发病隐匿、发展迅速、疗效和预后极差的消化道恶性肿瘤。胰头癌占胰腺癌的 70% ~80%,常见淋巴转移和癌浸润,血行转移可致肝、肺、骨、脑等。我国近年的发病率有上升趋势,其病因不清,临床上表现为上腹胀痛或绞痛、食欲不振、恶心呕吐等消化道症状。癌肿可引起胆管堵塞,86% 患者可出现黄疸,是胰头癌重要体征,同时还可有体重减轻、乏力、发热、胆囊及肝脏肿大等,进展期或晚期癌常有胰腺后方胰外神经丛的神经浸润,引起顽固的腰背痛。

该病早期诊断困难,手术切除率低,预后很差。胰十二指肠切除术是治疗胰头、十二指肠、胆总管下段和壶腹部周围肿瘤这类疾病比较有效的手术方式。该手术是一种复杂、创伤大、手术时间长的腹部手术,切除范围较广,包括部分胰腺、邻近的十二指肠、胆管下端、部分胃及空肠上端,并且重建消化道复杂,需作胆总管、胰管、胃与空肠的吻合。手术方式包括胰头十二指肠切除术、扩大胰头十二指肠切除术、保留幽门的胰十二指肠切除术、全胰腺切除术等。

四、十二指肠疾病

十二指肠介于胃和空肠之间,呈 C 形环绕胰腺头部,是小肠中最为固定的部分。

(一) 十二指肠穿孔

急性穿孔是十二指肠溃疡的常见并发症,穿孔多发生在球部前壁,酸性的胃内容物进入腹腔,引起化学性腹膜炎。腹膜受到刺激产生剧烈腹痛和渗出。6~8 h 后细菌开始繁殖,逐渐形成化脓性腹膜炎。大量液体丢失和细菌毒素吸收,可造成休克。手术方式以穿孔缝合术为主要术式,术后仍需正规的抗溃疡药物治疗。十二指肠穿孔多数发病急、病情重、饱胃患者比例大,继发感染性休克或出血性休克者多,尤其是老年患者,一般情况较差,多有营养不良、脱水、血液浓缩、贫血、低蛋白血症、电解质紊乱酸碱失衡和心脑肺肾等重要脏器功能损害。麻醉前准备时间紧,难以做到全面检查和充分准备。麻醉危险性、意外发生率及术后并发症均高于择期手术。

（二）十二指肠溃疡

溃疡基底因炎症腐蚀到血管，导致血管破裂出血，通常多为动脉性出血。十二指肠溃疡出血多位于球部后壁。临床表现与出血量及速度相关。量少者可仅有黑便。量大且速度快者，可伴呕血头晕、眼前发黑、心慌、乏力，更甚者出现晕厥和休克症状。约10%胃十二指肠溃疡出血患者非手术治疗无效而需行手术，手术方式包括：① 出血部位的贯穿缝扎术；② 胃大部切除术。

第二节　胰十二指肠疾病主要临床表现

一、腹痛

（一）慢性胰腺炎腹痛

腹痛是慢性胰腺炎最突出的症状，90%以上的患者有程度不等的腹痛。初为间歇性，后转为持续性腹痛，性质可为隐痛、钝痛、钻痛甚至剧痛，多位于中上腹可偏左或偏右，可放射至后背、两肋部。患者取坐位，膝屈曲位时疼痛可有所缓解；躺下或进食时疼痛加剧。腹痛的发病机制可能主要与胰管梗阻与狭窄等原因所致的胰管内高压有关，其次是胰腺本身的炎症（合并急性胰腺炎或病灶周围炎等）、胰腺缺血、假性囊肿以及合并的神经炎症也可以引起疼痛。

（二）胰腺癌的疼痛特点

仔细询问病史表现为上腹隐痛和说不清的不适感，时轻时重，时有时无，一般夜间更明显。随病情进展，症状逐渐加重。疼痛的部位与肿瘤的部位有关，在中上腹部或左季肋部，疼痛可向前胸背及肩胛区放射，疼痛多以右或左上腹最为剧烈。胰体胰尾癌疼痛则在上腹部或左上腹为明显，胰头癌疼痛部位多在右上腹而且向背部或右肩放射，因此常被怀疑为胆囊疾病。疼痛的性质般开始时为钝痛或隐痛，酷似胃病样疼痛但无节律。随着病情的发展可呈阵发性绞痛，或持续性隐痛，伴有进行性加剧的钝痛。与进食排便排气无明显关系。常被怀疑为变异性心绞痛或腰椎疾病。随着病情的发展，癌压迫和侵蚀周围组织和器官时，可出现相应部位的疼痛且程度有所加重。夜间或仰卧位时疼痛加重，坐位略微前倾位卷曲位时疼痛减轻，这种体位性疼痛几乎是胰腺癌的特有症状。所以，当中老年人出现这种体位性腹痛，并经过对症治疗无效时，应及时想到发生胰腺癌的可能。研究认为疼痛的发生主要与胰腺癌的嗜神经特性有关，肿瘤浸润穿透被膜累及供应腹膜的体神经或压迫内脏神经，刺激外周疼痛受体或损伤附近的神经纤维导致疼痛。胰腺癌通常累及神经周围间隙，导致周围神经水肿，从而出现烧灼感及某些感觉迟钝和感觉异常等表现。

二、黄疸

黄疸是胰头癌最主要的临床表现，多数是由于胰头癌压迫或浸润胆总管所致，呈进行性加重。黄疸出现的早晚和肿瘤的位置密切相关，肿瘤距胆总管越近，黄疸出现越早。胆道梗阻越完全，黄疸越深。多数患者出现黄疸时已是中晚期。伴皮肤瘙痒,可有出血倾向。小便深黄,大便陶土色。患者因饮食减少、消化不良、睡眠不足和肿瘤消耗等造成消瘦、乏力、体重下降,晚期出现恶病质。

三、营养不良

反映机体代谢活动的匮乏与低下,低蛋白、慢性贫血是重要方面。主要是由于:持续性疼痛,精神及精力的消耗;摄入量不足;消化吸收障碍;慢性失血等。造成长时间的负氮平衡,从而耐力、抵抗力、免疫力下降,易发生术后并发症如感染、伤口愈合不良、应激反应减弱等。而且,以上因素易引起血管床收缩、内生水增加,而血容量及电解质减少、低钠、低钾、间质水肿等一些病理状态。

第三节　胰十二指肠手术麻醉

一、胰岛素瘤手术麻醉管理

(一)麻醉前准备

胰腺具有外分泌和内分泌两种功能,胰腺发生病变必定导致相应的生理功能改变及内环境紊乱。因此,需要接受良好的麻醉前准备,尽可能使并存的病理生理变化得到纠正后再行麻醉和手术,以增加安全性。胰腺疾病的病因及病理生理较为复杂,术前必须明确诊断并拟定麻醉方案。如慢性胰腺炎,患者由于胰腺功能低下,近 40% 患者出现糖尿病,又因外分泌功能不全,机体缺乏必需的胰酶而导致严重的营养不良,术前均需给予营养支持及控制血糖。胰头癌及壶腹癌压迫胆管可出现黄疸,迷走张力增高导致心动过缓并增强内脏牵拉反射,必要时可先行经皮,经肝胆道置管引流(PTCD),这不仅有助于诊断,而且胆道引流有利于感染控制及减轻黄疸,改善肝功能。

胰腺的内分泌疾病也可外科治疗,最常见的为胰岛素瘤。要了解低血糖发生的频率及程度,是否得到有效控制。手术当日应静脉注射 50% 葡萄糖液 25 ml 以防止低血糖发作,极少数患者还可能并发其他内分泌肿瘤,如甲状旁腺瘤、肾上腺皮质腺瘤、垂体瘤等,称为多发性内分泌肿瘤 1 型,出现高血钙性利尿等症状,也应在术前加以控制。

对于术前诊断明确的患者,术前准备主要目的是预防低血糖的发生,可采取下列措施。

1. 内科治疗

包括少量多餐和夜间加餐,以减少低血糖症的发生。也可选择二氮嗪(diazoxide)、苯妥英钠、生长抑素、糖皮质激素等治疗。

2. 术前准备

也可用二氮嗪,剂量为每日 200～600 mg,术中可继续使用二氮嗪以减少低血糖发生的可能性。二氮嗪能抑制胰岛 β 细胞分泌胰岛素;抑制磷酸二酯酶,增加细胞内 cAMP,促进儿茶酚胺释放,使血糖升高,故可作为升糖药。

3. 术前禁食期间

根据患者平时低血糖发作情况,必要时补充葡萄糖,以免发生严重低血糖。但应在手术 2～3 h 前补充葡萄糖,用量不宜过大,以免影响术中血糖检测结果。

4. 急性低血糖的处理

同前,快速补充葡萄糖以控制或缓解低血糖症状。低血糖发作时,轻者可口服适量的葡萄糖水,重者需静脉输注 50% 葡萄糖液 40～100 ml,必要时可重复,直至症状得到缓解。

5. 麻醉前给药

镇静药可肌注咪达唑仑 0.05～0.1 mg/kg,休克患者禁用。对黄疸患者及疑 Oddi 括约肌痉挛者,可使用大剂量抗胆碱药如阿托品 0.6～0.8 mg 或东莨菪碱 0.4～0.5 mg 肌注,有助于解痉及抑制自主神经反射。如患者有腹痛时还应肌注哌替啶 1 mg/kg。小肠梗阻患者要按饱胃处理:静脉推注雷尼替丁 50 mg。

（二）麻醉方法

手术切除是胰岛素瘤的根治方法。胰腺位于上腹深部,加之胰岛素瘤较小不易寻找,故麻醉方式应满足手术切除及手术探查等操作的需要,维持适当的麻醉深度和良好肌松程度。全身麻醉及硬膜外阻滞麻醉均可用于此类患者。

1. 全身麻醉

对肿瘤定位困难者需行开腹探查,或异位肿瘤,以选用全身麻醉为宜。对以往从胰尾起盲目切除 2/3 的胰腺的手术方式持慎重态度。全身麻醉应尽量选用对血糖影响小的药物(如舒芬太尼、瑞芬太尼、丙泊酚),并且在全身麻醉期间应注意鉴别低血糖昏迷。对于精神紧张、肥胖、肿瘤多发或定位不明确的患者全身麻醉更为合适。

2. 硬膜外阻滞

硬膜外阻滞麻醉可满足手术的要求,对血糖影响小,保持病人清醒可评价其神志改变,但硬膜外阻滞必须充分,否则可因手术刺激引起反射性血压下降、恶心呕吐。同时应控制麻醉平面,以免造成呼吸抑制、血压下降。

3. 术中血糖监测和管理

胰岛素瘤切除术中应监测血糖变化,其目的是及时发现处理肿瘤时的低血糖症和肿瘤切除后的高血糖,以及判断肿瘤是否完全切除。包括:① 一般认为肿瘤切除后血糖升高至术前 2 倍或切除后 1 h 内上升至 5.6 mmol/L,即可认为完全切除;② 肿瘤切除后 1 h 内血糖无明显生高者,应怀疑有残留肿瘤组织存在,应进一步探查切除残留的肿瘤组织;③ 术中应避免外源性葡萄糖引起的血糖波动,以免不能准确反应肿瘤切除与否;④ 为防止低血糖的发生,术中应间断测定血糖的水平,根据血糖测定值输注少量葡萄糖,应维持血糖在 3.3 mmol/L 以上;肿瘤切除后如出现高血糖,可使用小量胰岛素控制;⑤ 保持足够的通气量,维持正常的 PaO_2 和 $PaCO_2$,避免过度通气出现继发性脑血流下降,减少低血糖造成脑缺氧性和缺糖性损害。

二、胰十二指肠手术麻醉

（一）胰十二指肠手术麻醉特点

1. 胰十二指肠肿瘤多呈浸润性生长,易侵犯神经和门静脉、肠系膜上静脉、下腔静脉,手术操作复杂,历时长,易损伤周围器官,创伤大。常用的手术方式:① 胰头十二指肠切除术(Whipple 手术):切除范围包括胰头、远端胃、十二指肠、上段空肠、胆囊和胆总管;② 保留幽门的胰头十二指肠切除术(PPPD):适用于幽门上下淋巴结无转移,十二指肠切缘无癌细胞残留者;③ 姑息性手术:适用于高龄、有肝转移、肿瘤已不能切除或合并明显心肺功能障碍,不能耐受较大手术的患者。

2. 胰十二指肠肿瘤患者继发慢性出血和贫血,长期饮食不佳使患者伴有营养不良,一般情况较差。

3. 患者常伴有胃肠道梗阻和功能紊乱,导致水、电解质和酸碱平衡紊乱。

4. 患者常伴有胆道梗阻,引起阻塞性黄疸和肝功能损害,导致凝血功能障碍。术中应注意保护肝功能,改善凝血功能。

5. 腹腔脏器受交感神经和副交感神经双重支配,内脏牵拉反应与内脏神经支配有关。

6. 手术需要良好的肌肉松弛,尤其在腹腔探查和关腹等操作时肌松要求最高。

7. 达芬奇机器人腹腔手术的麻醉原理同腹腔镜麻醉,需二氧化碳（CO_2）气腹,但是其麻醉时间、手术时间以及 CO_2 气腹时间均延长,长时间的 CO_2 气腹和体位改变等因素带来的生理影响,使机器人手术的麻醉有其特殊之处。

（二）胰十二指肠手术的麻醉选择

1. 椎管内麻醉

椎管内麻醉包括硬膜外阻滞,腰麻和硬膜外阻滞联合腰麻。

（1）优点 ① 痛觉阻滞完善,腹肌松弛满意;对呼吸、循环、肝、肾功能影响小;② 交感神经被部分阻滞,肠管应激,使得手术野显露较好;促进胃肠蠕动,缩短术后肠麻痹的时间,减少术后肠梗阻的发生率,有利于肠道功能的尽早恢复;③ 持续硬膜外阻滞平面控制在 T4～L1,阻滞作用不受手术时间限制,气道反射存在,降低误吸的危险性,减少术后肺部的并发症;④ 硬膜外阻滞可用于术后镇痛。

（2）缺点 ① 椎管内麻醉有一定失败率,需改全身麻醉;② 阻滞平面过高,如达上胸段可抑制呼吸功能,尤其是复合麻醉性镇静药、镇痛药时更易发生;③ 局部麻药毒性反应;④ 椎管内穿刺引起的神经损伤。

2. 全身麻醉

（1）优点 ① 诱导迅速,容易控制麻醉深度与麻醉持续时间,肌松满意;② 能保护气道和保证足够通气,给氧充分;③ 便于维持血流动力学稳定。

（2）缺点 ① 吞咽反射与气道反射的消失或减弱,导致诱导和插管时有引起呕吐误吸的危险性;② 全身麻醉药物可能引起剧烈的血流动力学波动。

3. 全身麻醉复合硬膜外阻滞

具有全身麻醉和硬膜外阻滞的优、缺点,目前已经成为上腹部大手术首选麻醉方式。

（1）优点 ① 患者意识丧失,麻醉深度可控,苏醒迅速,舒适;② 减少阿片类镇痛药和肌松药用量,减少了全身麻醉药物的不良反应,苏醒及拔管时间缩短,降低并发症;③ 阻滞手术区域的传入神经和交感神经,阻断伤害性刺激向中枢的传导,使脑垂体和肾上腺髓质分泌的儿茶酚胺减少,有效降低了全身麻醉诱导期、术中手术操作以及拔管期的应激反应;④ 术后镇痛完善,有利于患者早期咳嗽、排痰,改善术后早期的肺功能,减轻肺不张,肺部感染等并发症,促进胃肠道功能恢复。

（2）缺点 ① 与单独实施硬膜外阻滞和全身麻醉相比,全身麻醉复合硬膜外阻滞更易出现低血压,术中通过容量治疗和适当应用麻黄碱或去氧肾上腺素等血管活性药物以及监测麻醉深度来帮助减少发生低血压和术中知晓的可能性;② 操作复杂,费时;③ 存在穿刺并发症的风险。

（三）麻醉管理

1. 麻醉前准备

（1）全面评估患者的营养不良、贫血和低蛋白血症状况;纠正全身情况,进高热量、高蛋白饮食,辅以胆盐和胰酶,以助消化吸收;胰腺肿瘤慢性出血患者多并存贫血,如为择期手术,血红蛋白宜纠正到 90 g/L 以上,血浆总蛋白 60 g/L 以上,必要时术前予以反复多次少量输血或补充白蛋白;对于急性失血患者,休克患者应在补充血容量,治疗休克的同时实施麻醉和手术。

(2)胰腺肿瘤伴胆道梗阻的患者常引起肝内感染,术前应常规应用抗生素、甲硝唑等,以预防感染。

(3)伴阻塞性黄疸及肝功能损害的患者,术前应给予消炎、利胆和保肝治疗;阻塞性黄疸可导致胆盐、胆固醇代谢异常,维生素 K 吸收障碍,致使维生素 K 参与合成的凝血因子减少,可导致凝血功能异常,凝血酶原时间延长,围术期容易发生出血、渗血,术前除反复输新鲜血外,应给予维生素 K 和钙剂改善凝血功能。

(4)纠正水、电解质及酸碱平衡紊乱;胰十二指肠疾病患者常有脱水、血液浓缩、低钾血症、代谢性碱中毒等水、电解质、酸碱平衡紊乱,术前应予以纠正。

(5)胰十二指肠手术应术前常规置入鼻胃管,麻醉前尽可能吸除胃内容物,可以减少围术期呕吐、误吸的发生,并有利于术后胃肠功能的恢复。

(6)评估患者心、肺、肝、肾功能,对并存疾病特别是高血压、糖尿病、冠心病、肺部感染、肝功能损害、肾功能不全等应给予全面的内科治疗。

2. 术中麻醉管理

(1)麻醉监测 术中应常规监测 ECG,SpO_2,$P_{ET}CO_2$,有创动脉血压,CVP,尿量及体温。间歇性血糖监测对胰腺手术尤为重要,胰腺功能不全引发的高血糖及胰岛素瘤导致的低血糖,均需根据血糖监测有效地控制血糖在 3.9~5.6 mmol/L。

(2)维持有效循环血量 胰十二指肠手术由于肿瘤多呈浸润性生长,易侵犯神经和门静脉、肠系膜上静脉、下腔静脉,手术操作复杂,历时长,易损伤周围器官,创伤大,可由于大量的出血,液体丢失,创伤组织水肿造成血容量不足,应及时补充液体、血浆以及浓缩红细胞维持有效循环血量,适当使用血管活性药物维持血流动力学稳定;避免血容量不足或过多,预防低血压和右心功能不全;输液时不可大量使用乳酸钠林格溶液或生理盐水,否则钠负荷增加可导致间质性肺水肿,伴肾功能损害者尤需避免。

(3)保持血浆蛋白量 低蛋白血症患者麻醉时应将白蛋白提高到 25 g/L 以上,不足时应补充白蛋白,以维持血浆胶体渗透压和预防间质水肿;

(4)稳定内环境 这类患者由于长期饮食不佳而致体质消瘦、脱水、电解质紊乱,术中应严密监测动脉血气,及时纠正水、电解质和酸碱失衡。快速大量输血患者应防治代谢性酸中毒、高钾血症、低钙血症。胰腺手术应重视血糖的控制,不断地监测血糖和尿糖。如血糖大于 10 mmol/L 应给胰岛素 10 U 于生理盐水 100 ml 中,按 10 ml/h 滴注,直至恢复正常。

(5)纠正凝血功能 麻醉前有出血倾向者,应输用新鲜血或血小板。缺乏由维生素 K 合成的凝血因子者,可输注新鲜冰冻血浆。术中一旦发生异常出血,应及时检查纤维蛋白原、血小板,并给予抗纤溶药物或纤维蛋白原处理。

(6)高龄患者、长时间手术、术中大量输血的患者术中体温可能降低,使患者术后出现寒战,造成苏醒延迟,对心血管系统、凝血功能和免疫机制造成严重影响,故术中应注意监测体温和采取液体加温等保温措施。

(7)保护肝肾功能 胰十二指肠切除患者由于长时间胆道系统梗阻,肝内胆汁淤积,阻塞性黄胆,肝功能损害严重,应禁用对肝肾有损害的药物,如氟烷、甲氧氟烷、大剂量吗啡等。维持肾脏灌注,对少尿、无尿患者经过快速输液无效者,应使用利尿剂等措施防治肾功能不全。

（8）消除不良神经反射　胆囊、胆道部位迷走神经分布密集,且有膈神经分支参与,在游离胆囊床、胆囊颈和探查胆总管时,可发生胆-心反射和迷走-迷走反射,患者不仅出现牵拉痛,而且可引起反射性冠状动脉痉挛,心肌缺血导致心律失常,低血压甚至心跳骤停。应采取预防措施,如局部神经封闭,静注哌替啶及阿托品或氟芬合剂等;牵拉肠管和肠系膜可引起血压下降,心动过速和颜面潮红,静注小剂量去氧肾上腺素常有良好效果。

（9）维持肌肉松弛,给外科操作创造良好条件:腹腔探查及关腹对肌松要求较高,可追加局部麻药维持阻滞平面或静脉给予同类短效非去极化肌松药如罗库溴铵或顺阿曲库铵。

（10）术中加强呼吸管理,避免出现低氧和二氧化碳潴留。避免长时间高浓度氧气吸入,预防肺水肿。

（11）手术时间较长,术中应注意抗栓治疗。

（12）保证术中及术后镇痛完善,避免应激反应。

3. 各种胰腺手术的处理要点

（1）腹腔镜胰十二指肠手术　达芬奇机器人手术多数采用气管插管全身麻醉,其特点是:采用气管插管及使用肌松药施行控制呼吸 ,有利于保证适当的麻醉深度和维持有效的通气,又可避免隔肌运动,有利于手术操作。在监测 $PETCO_2$ 下可随时保持分钟通气量,有效地排出 CO_2 气腹后吸收的 CO_2,使 $PETCO_2$ 在正常范围。麻醉可选用吸入、静脉或静吸复合。① 常规选择全身麻醉,机械通气控制呼吸;麻醉诱导目前多采用镇静药咪达唑仑或依托咪酯、丙泊酚;镇痛药芬太尼或舒芬太尼;肌肉松弛药顺阿曲库铵或罗库溴铵复合诱导气管插管。麻醉维持可选用瑞芬太尼 $0.015 \sim 0.02$ mg/(kg·h)、丙泊酚 $2 \sim 3$ mg/(kg·h)、顺阿曲库铵 $0.06 \sim 0.18$ mg/(kg·h)静脉连续泵注,复合吸入七氟烷或地氟烷。② 术中监测 ECG、SpO_2、$PetCO_2$、有创动脉压、气道阻力、潮气量、尿量和动脉血气等,必要时监测 CVP。③ 人工气腹影响呼吸、循环功能,表现为功能残气量减少,气道阻力和气道压力增加,通气/血流比例失调,下腔静脉回流受阻,对并存心脏疾病的患者,可导致心排血量下降和低血压。随着气腹压力的增加,可能导致气胸、纵隔气肿和心包积气等并发症。增加反流、误吸的发生率。④ 为减小气腹压力对脏器和血管的压迫,增加肺的顺应性,术中应给予充足的肌松药,有条件可进行肌松监测。⑤ CO_2 经腹膜吸收可引起高碳酸血症,刺激交感神经系统,初期导致血压、心率上升,严重的高碳酸血症会抑制呼吸、循环功能,应及时调整呼吸参数,可适当减小潮气量,增加呼吸频率。⑥ 术中应注意体温监测,防止体温过低。⑦ 由于机器人手术时间长,体位特殊,下肢血流不畅,可能会导致深静脉血栓的形成和(或)脱落,严重者发生肺栓塞,危及生命。预防措施包括下肢使用弹力袜或连续间断的机械压迫,促进下肢血液回流。对血栓形成的高危患者,预防性使用低分子肝素,术后早期进行被动肢体活动。

（2）胰头癌手术　胰头癌的手术范围广,包括切除胰头、胃幽门前部、十二指肠的全部、胆总管的下段和附近的淋巴结,再将胆总管、胰管和胃分别和空肠吻合。这是腹部外科最大的手术之一,手术时间长,手术刺激大,麻醉前应作好充分准备,如加强支持治疗,纠正水、电解质和酸碱平衡紊乱,进行维生素 K_1 治疗,使凝血酶原时间接近正常等。黄疸患者迷走神经兴奋,可出现心动过缓,应注意预防。麻醉中应注意肝功能的保护。根据血糖水平,应补充胰岛素、氯化钾等,防治高血糖。

（3）胰岛素瘤手术　胰岛素瘤术中常需依据肿瘤切除前后血糖水平的改变作为手术效果的判断指标之一,要求避免盲目输入含糖溶液。但胰岛细胞瘤患者由于释放胰岛素过多,可能出现意识消失、躁动不安甚至抽搐等低血糖休克征象,所以必须准备50%葡萄糖液40～100 ml以备低血糖时静注,以免影响中枢神经系统功能。患者入室后应立即测血糖,切瘤前每 15 min 测试 1 次,使血糖维持在 $2.8 \sim 3.9$ mmol/L 为宜。通常手术中输晶体液即可维持,如输葡萄糖液常使血糖过高,影响手术效果的判定。切瘤后每 10 min 监测血糖 1 次，一般可升高 2 倍以上。由于钙剂可使胰岛素量增高，血糖下降，所以切瘤前不宜应用钙剂。术中常要求静滴亚甲蓝 2.5 mg/kg，以帮助肿瘤定位。但静滴多量亚甲蓝可使黏膜色泽变蓝，易于与缺氧性发绀混淆，应注意鉴别。

4. 麻醉苏醒期处理

（1）患者尚未完全清醒，循环、呼吸功能尚未稳定，应密切监测呼吸、动脉血压、中心静脉压、脉搏、尿量、体温、意识、皮肤颜色和体温等监测，并给予相应处理。

（2）常规给予吸氧，保持呼吸道通畅，预防术后低氧血症和高碳酸血症，预防肺水肿、肺栓塞等肺部并发症。

（3）动脉血气分析，监测血红蛋白、血细胞比容、血糖及电解质，纠正内环境。

（4）充分术后镇痛，避免躁动、谵妄等应激反应。

第四节　并发症防治

胰腺手术的并发症较多，且往往是致命性的。文献报道其并发症发生率可达 30% ~ 60%。原因是术前局部与全身改变重而且涉及的问题多，局部结构特殊，手术复杂，术后全身影响广。有胰瘘、胆瘘、低钙血症、腹腔内或全身性严重感染、腹腔内出血、应激性溃疡等。此外，胰腺手术还会带来消化功能以及胰腺内分泌功能的改变。近年来，随着基础研究的深入、新药的开发和应用以及外科手术技巧的不断提高，胰腺手术死亡率和并发症发生率逐渐降低，但这些问题仍是阻碍胰腺外科发展的重要问题。因此，预防胰腺手术并发症的发生显得尤为重要。

一、胰腺手术后对机体的影响

（一）消化功能的影响

胰切除术后消化功能的恢复是一个较缓慢的适应过程，它主要由于两个方面：一方面是由于胃、十二指肠及胰切除术后造成的消化道关系的改变和它们的生理功能的丧失；另一方面是胰腺外分泌功能不足，影响脂肪及蛋白质的吸收。大量的脂肪和蛋白质随粪便排出，形成脂肪泻及肉质泻，粪便量多超过正常两倍以上，色浅，发亮含有泡沫，有恶臭，在水中漂浮于水面。食入的脂肪有 50% ~ 60%以及蛋白质的 20% ~ 40%不经吸收而排出。由于大量氨基酸和胆盐的丢失，有可能引起肝的脂肪性变。除脂肪泻和肉质泻外，患者常有食欲减退和体重减轻等症状。

（二）胰内分泌改变

胰切除术后还可引起糖尿病，尽管全部胰岛已被切除，但胰岛素的需要量并不很大，一般每日 25 ~ 40 U，比严重的糖尿病患者的需要量为低。在原有糖尿病的患者，当全胰切除术后，胰岛素的需要量也并未增加，甚至还有减少的可能。通常认为，在全胰切除术后不仅消除了胰岛素的产生，同时也不再产生胰岛素的拮抗物胰高血糖素，因此胰岛素的要求不是很大。全胰切除术后的患者由于失去了胰高血糖素的拮抗作用，对胰岛素比较敏感，有时给少量的胰岛素就有可能引起低血糖，在治疗时应加以注意。所需的胰岛素量主要是为了防止酮症酸中毒，而不一定将血糖完全控制在正常水平。全胰切除术所涉及的问题很多，其核心是对手术适应证的掌握和血糖处理的合理抉择，有选择地保留部分胰腺或部分胰组织的移植,可能有助这些情况的改善。

二、常见的并发症及处理

术后并发症常是手术失败、患者死亡的主要原因,它除了手术人员的技术能力与经验以外,往往是患者术前全身情况未得到满意纠正的一种结果。而手术并发症的发生,加重了原有的损害,使手术重建得不到所期待的结局。

(一) 胰瘘

胰瘘是胰腺手术后最常见的死亡原因,胰腺手术尤其是胰十二指肠切除术后都有发生胰漏的可能。胰液漏入腹腔后,腐蚀周围的组织和脏器,可引起难以控制的腹腔感染,如胰液腐蚀腹腔内大血管,则可引起失血性休克,其病死率可高达50%。为预防胰腺手术后胰漏的发生,首先要熟练掌握胰腺的局部解剖关系,手术操作要层次准确、轻柔细致。腹腔引流管是观察腹腔内情况变化的窗口,是诊断吻合口漏和腹腔感染的重要手段。因此,放置适当的腹腔引流管至关重要,术后随时注意观察引流液的量和性质,保持腹腔引流管引流通畅以防堵塞。如胰肠吻合口附近的引流量较大,色泽浅淡,无黏性,且淀粉酶含量超过1 000 U/ml 即可确诊为胰瘘。一旦发生胰漏,即应充分引流,积极治疗引流不畅者,应及时调整引流管的部位。必要时行再次手术引流。在引流的同时还要注意患者的营养摄入。可先通过中心静脉导管进行胃肠外营养支持。成人每日热量所需124~145 kJ/kg,氮0.2~0.3 g/kg;热量与氮的比例一般以413~620 kJ：1g 为宜。氨基酸、葡萄糖、脂肪乳剂、维生素、微量元素和电解质混合后使溶液渗透压适宜。生长抑素能减少胰液分泌,每日0.1~0.3 g,使用2~3 周即可使瘘口自愈率从27.3%上升至50%,病死率则降至22%。生长激素有改善蛋白合成和促进组织愈合的作用,与生长抑素和胃肠外营养合用有助于胰瘘的愈合。病情稳定且引流液减少后可改用肠饲。胰腺手术后,加强肠内和肠外营养支持,使用抑酸药物、生长抑制素等以抑制胰腺的外分泌功能,有助于减少胰瘘的发生。近年来,由于手术技巧的不断提高和加强围术期处理,术后发生胰瘘的病例已并不多见。

(二) 胆瘘

胰十二指肠切除术后胆瘘的发生率较胰瘘低,充分的术前准备有助于降低胆瘘的发生。预防措施包括:仔细手术操作,应使胆肠吻合口处于无张力状态和保持良好的血供;胆肠吻合口内支撑管的合理放置也有助于预防胆瘘的发生。胆瘘的发生率现已有所降低,处理也较容易,只要保持通畅的外引流,自愈的机会很大。

(三) 腹腔感染

胰腺手术后腹腔引流管引流不畅可导致腹腔内感染的发生,甚至形成腹腔脓肿。其主要表现为发热、腹胀和白细胞计数增高等,如未能及时发现和处理,胰液可腐蚀腹腔内血管而引起大出血和脓毒症,常常导致患者死亡。老龄或合并有其他基础疾病的患者,在治疗其合并症的过程中,大量使用激素或其他免疫抑制剂等药物,会增加腹腔内感染的发生。另外,大剂量广谱抗菌药物的不合理使用,增加了二重感染的机会,也可使腹腔感染的发生率增加。因此,术后腹腔引流管的引流通畅和合理使用抗菌药物是预防腹腔感染的有效措施。胰腺癌高龄患者较多,一般情况往往较差,围术期的处理则显得非常重要,行根治性手术的适应证选择要恰当。胰腺手术后要加强术后观察,及早发现问题及时处理,对减少并发症的发生和降低死亡率至关重要。

（四）血容量不足

是胰腺手术过程中出血量大及过多的第三间隙液丢失所致。应注意加强生命体征的监测,有条件者可行 CVP,PAP,PAWP 的监测以指导输液,适量补充胶体液。

（五）低钙血症

脂肪酶的释放可导致网膜的脂肪皂化。应注意监测血钙,并及时补充。

（六）手术后出血

胰腺手术的出血并发症有两大类:即腹内出血和消化道出血。术中仔细操作和彻底止血是预防术后出血的基本保证;处理好胰瘘可避免继发性出血;引流通畅能防止腹腔脓毒症后期的腐蚀性出血;加强支持治疗和常规西咪替丁类药物的使用有助于减少应激性溃疡出血的发生。腹内出血可从引流管中引出,如果出血量少,可在严密观察下保守治疗。如果患者表现周围循环不稳定,应行 B 超检查或腹腔穿刺,必要时应不失时机地进行手术探查。消化道出血有应激性溃疡出血和胰肠吻合口出血。主要来自三个吻合口和胃黏膜,其表现为呕血和黑便。近年来胰腺术后常规抗酸药物和生长抑素的应用使应激性溃疡出血的发生率明显降低。对多数患者有利的非手术治疗常可以奏效。如果出血量大,必须果断地及时手术。胰肠吻合口出血多为胰腺断面的渗血,是否由于被激活的胰酶作用于创面的结果,尚无定论。如果保守无效,应手术探查。胰漏发生后通畅的腹腔引流和冲洗可降低胰液腐蚀周围大血管而引起的继发性出血,后者多在术后 2~4 周时发生。术后早期发生的失血性休克常与手术有密切的关系,库存血中凝血因子多已破坏,术中大量输入易造成凝血机制的紊乱,达不到止血目的。因此,最好输注新鲜血或成分输血。

（七）应激性溃疡

常称为急性胃黏膜损害。其原因是胃酸、胃蛋白酶对胃壁的损害和胃黏膜屏障功能的破坏。可能与后者的关系更大。临床表现多为上消化道出血,量大时多发生呕血和大量便血。一旦发生出血,通常为持续性。应积极加以预防,可以使用一些抑制胃酸的药物。

（应　隽　陆智杰）

参考文献

[1] Jianjun Gao, Peipei Song, Sumihito Tamura. Standardization of perioperative management on hepato-biliary-pancreatic surgery [J]. Drug Discoveries & Therapeutics, 2012, 6(2): 108 – 111.

[2] Marandola M., Cilli T., Alessandri F. Perioperative Management in Patients Undergoing Pancreatic Surgery: The Anesthesiologist's Point of View [J]. Transplantation Proceedings, 2008, 40, 1195 – 1199.

[3] Pedroviejo Sáez V. Nonanalgesic effects of thoracic epidural anesthesia[J]. Rev Esp Anestesiol Reanim, 2011, 58: 499 – 507.

[4] Limongelli P, Belli A, Russo G, et al. Laparoscopic and open surgical treatment of left-sided pancreatic lesions: clinical outcomes and cost-effectiveness analysis[J]. Surg Endosc, 2012, 10: 19.

[5] Zikry AA, Desousa K, Alanezi KH. Carbon dioxide embolism during laparoscopic sleeve gastrectomy [J]. J Anaesthesiol Clin Pharmacol, 2011, 27: 262 – 265.

[6] 赖肖梅,王丽,余剑波,等. 术中保温对胰十二指肠切除术和应激的影响[J]. 中国中西医结合外科杂志,2014, 20(6): 644 – 645.

[7] 胡德鑫. 胰十二指肠切除术的围术期处理[J]. 中国现代药物应用,2015,9(9): 227 – 228.

第二十七章　急性重症胰腺炎手术麻醉

急性胰腺炎(acute pancreatitis,AP)是常见的急腹症之一,重症胰腺炎临床上指的是出血、坏死性胰腺炎,一般病情险恶,发展很快,并发症多,病死率极高,手术麻醉难度很大。

第一节　急性胰腺炎的病理生理

急性胰腺炎分急性水肿型和出血坏死型两种。其病因有：① 梗阻因素：以胆总管下段结石最为多见,乙醇中毒,饮食因素,外伤与手术,血管因素,感染,内分泌和代谢因素,神经因素,药物;② 其他因素：如免疫反应、遗传性、特发性等。在正常情况下,Oddi 括约肌关闭后,胰管和十二指肠之间为正压力梯度,防止十二指肠内含有已被激活的各种胰酶、胆汁酸、溶血卵磷脂、细菌等反流至胰管。许多炎症细胞参与急性胰腺炎的发生、发展,前炎症细胞因子和趋化因子对局部组织和远处脏器的损伤起着重要的作用。在致病因素作用下,胰管内压增加,分泌增多,胰小管及胰腺腺泡破裂。胰液与胰腺实质和周围组织接触,胰蛋白酶原被激活为胰蛋白酶,使胰腺水肿、出血、坏死。在其自身被激活后,可激活一系列胰酶,如弹力蛋白酶、磷脂酶 A、糜蛋白酶、脂酶、胰舒血管素、释放胰肽,使毛细血管扩张,细胞膜通透性增加,影响有效循环血量产生休克。急性重症胰腺炎早期容易并发多脏器功能衰竭,以急性肺损伤为最常见和最严重,是致死的主要原因。其发病机制复杂,中性粒细胞激活、胰酶、氧化损伤、内皮素及炎症介质、P 物质等因素参与其发病。

第二节　临床表现及诊断

急性胰腺炎病因复杂,欧美报道其发病与酗酒有关,而我国以前发病与胆道疾病密切有关,而近年来,也出现病因由于暴饮暴食,过度肥胖有关。一般认为主要是胰液的逆流和胰酶损伤胰腺组织所致。其他因素有代谢混乱以及药物不反应、妊娠和腮腺炎等。

一、临床表现

包括：① 腹痛、腹胀、恶心、呕吐;② 消化道出血;③ 腹膜炎;④ 黄疸;⑤ 出血征象;⑥ 休克和呼吸衰竭;⑦ 多脏器功能障碍,也可伴有严重的代谢功能紊乱。

按严重程度分级。

1. 轻症急性胰腺素(mild acute pancreatitis,MAP)

占 AP 的多数,不伴有脏器衰竭及局部或全身并发症,通常在 1~2 周内恢复,病死率极低。

2. 中重症急性胰腺炎(moderately severe acute pancreatitis,MSAP)

一过性(≤48 h)的器官功能障碍。早期病死率低,后期如坏死组织合并感染,病死率增高。

3. 重症急性胰腺炎(severe acute pancreatitis,SAP)

占 AP 的 5% ~ 10%,伴有持续(>48 h)的器官衰竭。SAP 早期病死率高,如后期合并感染则病死率更高。器官功能衰竭的诊断标准依据改良 Marshall 评分系统,任何器官评分≥2 分可定义为存在器官功能衰竭。

符合以下 5 项中任一项即为重度 AP,否则为轻度 AP:① 器官衰竭(器官功能评估)和(或)坏死、脓肿、假性囊肿等局部并发症;② Ranson 评分≥3 分;③ 急性生理和慢性健康评分系统(APACHE)Ⅱ评分≥8 分;④ Balthazar CT 分级系统≥ Ⅱ 级;⑤ BISAP 评分≥3 分。

二、诊断

增强 CT 为诊断 AP 的有效检查方法,CT 评级和改良的 CT 严重指数评分常用于炎症反应及坏死程度的判断。B 超及腹腔穿刺对诊断有一定帮助。

第三节 麻醉前评估和手术特点

胰腺炎手术一般都是急诊手术,可能患者术前准备不很充分,但同传统手术一样,应尽可能在手术前进行麻醉的常规准备工作。主要包括如下。

一、患者情况评估

(一) 急性胰腺炎严重程度和预后的评价

急性胰腺炎病情变化快,严重的患者预后不良,但凭临床经验有时很难对病情的严重程度作出正确估计,因此,必须有一个全面的病情评估方法对胰腺炎的严重程度作出及时、准确的评价,用以选择治疗方法和判断患者预后。

1. 全身评分系统

(1) Ranson 标准　① 标准:入院时:年龄 >55 岁;血糖 >11.2 mmol/L;白细胞 >16.0 × 10^9/L;ALT >250 U/L;LDH >350 U/L。入院后 48 h 内:红细胞比容下降 >10% ;血钙 <2.2 mmol/L;碱缺失 >4 mmol/L;BUN 上升 >5 mg;估计失液量 >6 L;PaO$_2$ <8 kPa。② 判定:3 个以上指标阳性为轻症;≥3 个为病重;≥5 个预后较差。

(2) APACHE - Ⅱ评分　用于计分的指标有肛温、平均动脉压、心率、呼吸次数、氧分压、动脉血 pH、血钠、血钾、血肌酐、红细胞比容、白细胞计数等 11 项。APACHE - Ⅱ评分超过 8 分者,预后不良。

(3) Glascow 评分标准和 Bank 分级标准。

2. 局部评分系统

(1) McMahon 于 1980 提出根据腹腔积液的量和颜色评价急性胰腺炎的严重度。

(2) Beger 于 1985 年采用称重手术坏死组织的方法估计胰腺坏死的程度。

(3) Balthazar 和 Ranson CT 分级系统:本分级系统包括胰腺的 CT 表现和 CT 中胰腺坏死范围大

小两部分组成。① 胰腺的 CT 表现:正常,为 A 级,计 0 分;局灶或弥漫性胰腺肿大,为 B 级,计 1 分;胰腺异常并有胰周轻度炎性改变,为 C 级,计 2 分;单一部位的液体积聚(常为肾前间隙),为 D 级,计 3 分;胰周液体积聚及胰周炎性病灶内积气≥2 处,为 E 级,计 4 分。② 炎性坏死范围计分:坏死范围无,计 0 分;坏死范围 <33%,计 2 分;坏死范围 >33%,<50%,计 4 分;坏死范围 >50%,计 6 分。③ 总分 = CT 表现(0~4 分) + 坏死范围计分(0~6 分),分值越高,预后越差。

3. 多器官功能不全评分系统

4. 其他评分方案

如根据急性期反应蛋白(CRP)或 IL-6、TNF、IL-1 或多形核粒细胞弹力蛋白酶等指标来进行评分。

(二) 全身器官系统功能评价

1. 心血管系统

急性胰腺炎的患者除了胆道原因引起的外,一般营养状态良好,都可能伴有高血脂、高血压等高危因素,存在冠心病的可能,应了解是否有心绞痛和心肌梗死的病史。目前情况包括休克(心率≤54/min 或 >130/min,平均动脉压≤50 mmHg);心力衰竭(端坐呼吸,颈静脉怒张,下肢水肿,肌酸激酶、心肌型肌酸激酶同工酶升高 2 倍以上,肌钙蛋白升高 10 倍以上,脑钠肽 >500 ng/ml)。心脏射血分数≤40%,则无论术中和术后并发症的发生率高。

2. 呼吸系统

重症胰腺炎的患者可能同时伴有呼吸窘迫综合征(ARDS),常规进行血气分析,判断肺功能情况。急性呼吸窘迫综合征有低氧血症,根据新的柏林标准能有效区别出 ARDS 的严重程度,氧合指数:201~300,且 PEEP≥5 cmH$_2$O 为轻度;氧合指数:≤200,且 PEEP≥5 cmH$_2$O 为中度;氧合指数:≤100,且 PEEP≥10 cmH$_2$O 为重度。

3. 肾功能

术前要常规进行肾功能的检查,已评估肾功能损害的程度。急性肾衰竭(尿量 <480 ml/24 h,血肌酐≥177 μmol/L 或增加 >44 μmol/L 或高于正常值 50%,肌酐清除率减低 >50%)。对于已经存在肾功能损伤的患者,在手术麻醉中,应该尽量避免使用经肾脏排泄和对肾脏有损害的药物;术中要给予充足的液体量,保证容量的稳定,避免使用血管收缩药,以免减少肾血管的血量,进一步加重肾功能的损害。

4. 肝功能障碍

急性胰腺炎手术患者,常伴有肝功能的障碍,甚至有黄疸。肝功能障碍的患者,可能对心血管系统、呼吸系统、血液系统,以及神经系统都有影响,而手术麻醉会进一步的加重肝功能的损害,故术前要对肝功能损害程度进行评估。术前对肝功能评估,使用 Child-Pugh 改良分级法。急性肝衰竭(血清总胆红素≥34 μmol/L,丙氨酸转氨酶达正常值 2 倍)。

5. 神经系统

特别是严重的患者会伴有胰性脑病(意识障碍,僵硬,脑电图异常)。出血坏死型胰腺炎时大量酶类释放,加之手术探查,挤压胰腺等因素,使胰酶在血中的浓度进一步增高,故各主要脏器结构及功能均受到严重影响。有报道胰酶中的磷脂酶是引起胰性脑病的主要物质,能使卵磷脂分解为溶血性卵磷脂,后者有强烈的嗜神经性,直接破坏细胞的磷脂层,使脑细胞水肿和出血,甚至使脑组织出现灶性坏死。

6. 凝血功能障碍

功能弥散性血管内凝血患者的(凝血酶原时间 >16 s,活化部分凝血活酶时间 >45 s,血小板≤80 × 10^9/L,纤维蛋白原 <1.5 g/L。

7. 水电解质及酸碱紊乱

急性出血性坏死性胰腺炎因呕吐、肠麻痹、出血、体液外渗等原因往往并存严重的容量不足和水电解质紊乱。据报道，重症胰腺炎患者术前合并有效血容量不足或休克者占44.8%，合并水电解质及酸碱紊乱比例也很高。

8. 代谢紊乱

急性胰腺炎常伴有高血糖和高脂血症，并有静脉乳糜状血或血三酰甘油 > 11.3 mmol/L，需要短时间降低三酰甘油水平，尽量降至5.65 mmol/L以下。这类患者要限用脂肪乳剂，避免应用可能升高血脂的药物。治疗上可以采用小剂量低分子肝素和胰岛素。高血钙性胰腺炎多与甲状旁腺功能亢进有关，需要行降钙治疗。

（三）ASA 和营养状态评估

1. ASA 评估

评定的 ASA 分级前标注"急（E）"，急性重症胰腺炎是急症手术，均为 ASA Ⅲ～Ⅳ级患者，有些患者需要几次手术，全身情况极差。

2. 营养状态评估

营养状况不良可预测院内死亡率、住院时间的增加。根据白蛋白水平评估的营养不良是死亡率的一个重要预测因子。没有一项实验室检查是诊断营养不良的敏感性或特异性指标，必须考虑患者的总体情况。营养不良的实验室标志物主要包括全血细胞计数、白蛋白、转铁蛋白、前白蛋白和胆固醇。主观全面营养评估法可以评估营养不良和营养不良与死亡率的相关性，它采用典型病史和体格检查的相应特征，分为营养良好、中度营养不良和严重营养不良三类。这种方法简单易行，与一些简单的实验室指标（如白蛋白水平和全血细胞计数）联合使用时成为术前麻醉评估的重要手段。

二、手术特点

外科治疗主要针对胰腺局部并发症继发感染或产生压迫症状，如消化道梗阻、胆道梗阻等，以及胰瘘、消化道瘘、假性动脉瘤破裂出血等其他并发症。手术治疗及手术次数，增加术后并发症发生率及病死率。胰腺和胰腺周感染性坏死的手术方式可分为微创手术和开放手术。微创手术主要包括小切口手术、视频辅助手术（腹腔镜、肾镜等）。开放手术包括经腹或经腹膜后途径的胰腺坏死组织清除并置管引流。对于有胆道结石患者，可考虑施行胆囊切除术或胆总管切开取石术，术中常放置空肠营养管。胰腺感染性坏死病情复杂多样，各种手术方式须遵循个体化原则单独或联合应用。手术复杂、多样，麻醉应根据病情和手术特点，进行个体化处理。

第四节　麻醉前准备和麻醉方法

一、麻醉前准备

急性出血性胰腺炎往往起病急、病情危重，术前常来不及进行全面检查和充分的术前准备，因而麻醉的危险性大,麻醉并发症发生率高。由于患者多伴有低血容量休克,常丧失有效血容量30%～40%,休克指数大于1,所以应根据中心静脉压和心功能情况,积极进行输液、扩容治疗,改善微循环,纠正酸中毒、电解质紊乱包括低钙血症。待休克好转后尽快实施麻醉和手术,必要时应用正性变力药如多巴胺等。为了抑制胰腺分泌,降低胰酶对胰腺的自溶作用,应禁食并留置胃肠减压管,同时应用 H_2 受体阻滞剂、抑制胰蛋白酶等。争取及早手术,彻底清除坏死的胰腺组织。

（一）必要的实验室检查

术前抓紧时间重点评估患者的心、肺、肝、肾等重要脏器功能,以及既往相关病史。完成相关实验室检查,对于急性胰腺炎尤其须了解血气分析和电解质测定等结果,应尽量在手术前纠正。

（二）积极治疗休克等合并症

急腹症患者常合并各种类型的休克;对休克患者须进行综合治疗,积极纠正患者脱水、血容量不足,控制感染,并使用血管活性药物维持循环稳定。如条件允许待休克改善后再行麻醉,但如果患者有活动性出血等,应治疗休克的同时尽快实施麻醉和手术。另外,对于合并有电解质及酸碱平衡紊乱或其他的一些严重合并疾病,也应当同时予以纠正和处理。

（三）胃肠减压

呕吐、误吸、反流是急性胰腺炎患者围术期常见并发症,易导致急性呼吸道梗阻,吸入性肺炎等严重后果,麻醉前必须放置鼻胃管,吸净血液及胃内容物,以防止反流、误吸等的发生,降低麻醉风险。

（四）监测

常规监测心电图、无创血压、脉搏血氧饱和度、体温。急性胰腺炎患者在全身麻醉诱导前,桡动脉穿刺置管,进行连续有创动脉血压监测,颈内静脉穿刺放置中心静脉导管进行中心静脉压的监测。

二、麻醉方法

急性胰腺炎外科手术时,麻醉方法的选择应根据患者的年龄,全身状况,疾病的轻重缓急,重要脏器受损程度与手术时间长短等综合考虑来选择适当的麻醉药和麻醉方法。

（一）全身麻醉

全身麻醉为急性胰腺炎外科手术时首选方法。全身麻醉诱导可用快速诱导,维持可采用吸入全身麻醉、全凭静脉麻醉或静吸复合全身麻醉。全身麻醉具有诱导迅速,能保护气道和保证足够通气,给氧充分,容易控制麻醉深度与麻醉持续时间,肌松作用满意等优点。

1. 麻醉诱导

应注意以下事项:① 全身麻醉快速诱导,气管插管,完善气道管理。② 全身麻醉药物可能引起血流动力学明显变化,尤其对于高龄、肥胖及低血容量的危重患者,加强围术期的血流动力学监控。③ 应选用合适的麻醉药,诱导剂量:依托咪酯0.2～0.3 mg/kg,舒芬太尼0.5～0.8 μg/kg 或瑞芬太尼 0.5~0.8 μg/kg,给药时间需 >60 s。肌松药中的罗库溴铵起效快,3 倍 ED95 剂量可在 60s 内完成气管插管。也可用顺阿曲库铵 0.15 mg/kg,但起效较慢,老年、危重患者诱导药剂量应酌减。这些诱导药对心率、血压和心排血量的影响很小,易保持心血管系统稳定。④ 全身麻醉吞咽反射与气道反射的消失或减弱,急性胰腺炎患者,常有腹胀和腹压高,或有胃内容物潴留,可引起诱导和插管时呕吐、误吸的危险性,必要时采用清醒镇静插管更为安全。

2. 全身麻醉维持

可采用全身麻醉、全凭静脉麻醉或静吸复合全身麻醉。麻醉维持持续输注舒芬太尼 0.5~1.5 μg/(kg·h),也可持续输注瑞芬太尼剂量 0.5~1.5 μg/(kg·min)。肌肉松弛药常用顺阿曲库铵,单次静注或持续输注。

(二) 全身麻醉复合硬膜外阻滞

全身麻醉复合硬膜外阻滞广泛地用于腹部大手术。此法可充分发挥全身麻醉和硬膜外阻滞的长处,避免两者的不足之处。全身麻醉的可控性好,肌肉松弛满意,牵拉反应少,气道管理方便;硬膜外阻滞可阻滞手术区域的传入神经和交感神经,从而阻断该区域内伤害性刺激向中枢的传导,使脑垂体和肾上腺髓质分泌的儿茶酚胺减少,有效降低了全身麻醉诱导期、术中和拔管期的应激反应,也可抑制外科手术引起的应激反应。同时,显著减少阿片类等全身麻醉药以及肌松药的用量,肝肾功能影响较小,亦减轻对心肌和大脑的抑制程度,苏醒时间显著缩短,可提早拔管,减少并发症;特别适用于合并有呼吸,心血管疾病的患者,高龄患者以及创伤大、手术时间长、内脏器官探查牵拉反应明显,机体应激反应剧烈的腹部手术;硬膜外阻滞还可使肠管收缩,有利于手术野的显露,便于外科操作。另外,硬膜外置管给药尚可提供良好的术后持续镇痛,有利于患者早期咳嗽、排痰,改善术后早期的肺功能,减轻肺不张、肺部感染等并发症,促进患者早期康复。

但是,由于硬膜外阻滞的作用,全身麻醉维持期间镇痛药和肌肉松弛药用量相应减少,而围术期有发生低血压和术中知晓可能性,要求硬膜外阻滞和全身麻醉需要合理协调配合,用药必须个体化,在术中根据手术的进程和患者的生命体征随时调整麻醉深度,并通过容量治疗和适当应用麻黄碱或去氧肾上腺素等缩血管药物,以及监测麻醉深度来帮助减少发生低血压和术中知晓的可能性,确保手术顺利进行和患者的安全。对急性坏死性胰腺炎患者,Sadowski 应用 CT 彩色图像证实硬膜外阻滞可增加胰腺血流,如患者循环、呼吸功能稳定,可选用连续硬膜外阻滞复合全身麻醉。

三、麻醉管理和肌松要求

为了达到适当的麻醉深度,全身麻醉诱导期、维持期以及苏醒阶段,进行全程监测麻醉深度,客观的给予一个脑电活动的依据,也可以指导麻醉药量的使用,维持良好的麻醉深度(常用 BIS),根据 BIS 监测建立的有效目标数值满足全身麻醉的要求:无意识、无知晓、无回忆。反映全身麻醉的标准范围 BIS 是 40~60,为有效麻醉状态,认为不会发生术中知晓。同时,不会导致麻醉过深,以免造成血流动力学波动。

外科急腹症手术对肌松要求较高,尤其是急性坏死性胰腺炎,因大量炎性介质释放,可诱发全身炎性反应,肠麻痹与肠胀气、胰腺水肿、出血、腹腔内脏器水肿,并有大量渗出,导致腹胀,腹压升高,如果是肥胖患者,则手术显露不好,手术医生操作困难或无法手术,手术时间延长,需扩大手术切口,加重术后疼痛,可并发切口感染、切口裂开或切口疝。延长住 ICU 以及住院时间,增加医疗费用。因此,急性坏死性胰腺炎腹腔手术要求较深肌松。因为急性坏死性胰腺炎患者常伴有肝肾功能障,应选用顺阿曲库铵较好,单次静注或持续输注。最好有肌张力监测,尤其是持续输注顺阿曲库铵,一般能满足腹腔手术要求,不会造成肌肉松弛药的蓄积。由于顺阿曲库铵为 Hoffman 代谢,手术完成后,术毕肌肉松弛作用消退与一般患者相似,为了减少术毕时的残余肌肉松弛作用,应尽量不在手术结束时追加肌肉松弛药。此外,对患者,尤其是老年患者,应防治低体温、酸血症以及水和电解质紊乱,以免肌肉松弛作用延长。但在特别情况下,关闭腹腔发生困难,即使已有较深肌松,肌松程度(TOF=0),因为上述外科情况,也难关闭腹腔,此时,应与外科医生共同协商解决办法。

急性胰腺炎患者术前可丢失 30%～40% 有效血容量,常出现低血容量性休克,则需输注晶体液和胶体液,如羟基淀粉、琥珀明胶或尿联明胶以恢复有效循环容量。如果效果欠佳还需应用正性肌力药。选用应对呼吸、心血管和肝肾功能影响小的全身麻醉药;加强呼吸功能的监测,积极防治间质性肺水肿;注意肾功能的保护;纠正水、电解质和酸碱平衡紊乱。

第五节　麻醉与围术期处理

一、输血和目标导向液体治疗

麻醉中应在血流动力学指标监测下,输入血浆代用品、白蛋白、血浆和全血以恢复有效血容量,维持循环功能稳定。术中可以根据引流的失血量和血气分析中 Hct 的结果决定是否需要输血,一般 Hct≥0.3 不需要输血,Hct<0.2,则需要输血,术中建议 Hct 维持在 0.25～0.3,在手术结束阶段,可以通过增加尿量使 Hct 维持到正常范围。

手术阶段,液体治疗主要是补充第三间隙丢失的液体,以及尿量、非显性失水、引流和出血。补液以电解质林格液为主,肝功能障碍改用醋酸林格液。出血性疾病、充血性心力衰竭、感染性休克、肾功能不全无尿或少尿、淀粉过敏及水中毒状态、严重凝血功能障碍禁忌羟乙基淀粉。

围术期液体治疗时应保证组织灌注和细胞氧合为目标的治疗策略,评价内脏组织灌注和氧合程度的指标如下:① 血流动力学指标:心率、平均动脉压、心脏指数、尿量(要求尿量达到 100 ml/h);② 氧合及其衍生指标:动脉氧分压 PaO_2、动脉血氧饱和度 SaO_2、混合静脉血氧饱和度 SvO_2、氧输送 DO_2、氧耗量 VO_2 等;③ 代谢性指标:动脉血 pH、静脉血 pH、碱剩余 BE、血乳酸、ADP/ATP、pHt(组织 pH,如 pHi)等;④ 连续监测指标:SVV 是指在机械通气(潮气量 > 8 ml/kg)时,在一个呼吸周期中心脏每搏量(SV)的变异度。据研究此指标对判断血容量有很高的敏感性(79%～94%)和特异性(93%～96%)。SVV 是通过 FloTrac 计算动脉压波形面积得到,$SVV = (SV_{max} - SV_{min})/SV_{mean}$,SVV 正常值为 10%～15%,通常把 <13% 作为指导液体复苏的目标值,>13% 提示循环血容量不足。脉搏灌注变异指数(pleth variability index,PVI)、收缩压变异度(systolic pressure variation, SPV)、脉压变异度(pulse pressure variation,PPV)与 SVV 具有相似临床指导意义。然而如何才能获得最优化的液体治疗,"目标导向性液体治疗"的"目标"又该如何界定、以何种方法可以方便测得的量化指标来反映容量状态,都是目前没有明确的标准,仍需要进一步研究和实践。

二、纠正水,电解质和酸碱平衡紊乱

常见低钾血症、低钙血症和酸血症。

（一）低钾血症

麻醉的最大风险是增加心律失常发生，使肌无力，因而非去极化肌松药作用明显延长，降低新斯的明的拮抗作用，增强局麻药的神经肌肉兴奋传导阻滞作用。低钾血症多有碱中毒而引起氧离解曲线左移，使组织摄取氧减少，易造成缺氧。低血钾可出现中枢抑制，反应迟钝，昏睡，易引起术后苏醒延迟。术中应继续静脉补钾：① 各种房性或室性心律失常；② 术前低血钾未能纠正，仍小于 3 mmol/L 者；③ 急性低血钾，虽然血钾大于 3 mmol/L，但有临床症状或心电图异常需急症手术患者；④ 麻醉术中存在促进血钾进一步降低的因素，并出现心电图异常。补钾方法为术中所输液体每 500 ml 加 2 g 氯化钾，或 1 000 ml 加入氯化钾 3 g，单独开放静脉缓慢滴注，补钾时注意尿量、连续心电图监测，尤其注意 ST,T 波和 U 波变化及各种心律失常。必要时进行血钾浓度监测。

（二）低钙血症

血清钙正常值为 2.2～2.6 mmol/L，血浆蛋白浓度正常时，血清钙低于 2.2 mmol/L 为低钙血症。急性胰腺炎、维生素 D 缺乏或代谢障碍，甲状旁腺功能减退，镁缺乏、脓毒血症，肾功能障碍，大量输血、大量快速输蛋白和碱中毒等均可引起低血钙。低钙导致心肌收缩力下降。心电图表现 Q-T 间期延长，ST 段延长及 T 波平坦或倒置。对于严重低血钙及出现明显症状者如抽搐、惊厥等，应立即静脉补钙，用 10% 葡萄糖酸钙 10～20 ml 或 10% 氯化钙 3～5 ml，于葡萄糖液 20～40 ml，缓慢注射，每分钟不超过 2 ml。需要时可重复注射，或以每小时 1～2 mg/kg 静滴。低钙血症增强丙泊酚和吸入麻醉药的负性肌力作用，应注意用量和用药速度。麻醉处理应避免或减少术中血钙进一步降低的因素，避免过度通气或碳酸氢钠引起碱血症而降低血钙。大量和（或）快速输血及蛋白时应予补钙。

（三）维持酸碱平衡

由于胰腺手术患者病情危重，故一般建议手术进行中，每 1 h 做 1 次血气分析，以观察患者代谢情况以及电解质的情况。由于人胰液中的 HCO_3^- 浓度比血浆高 4 倍，同时患者因疼痛伴有呼吸短促，而失血以及感染造成的酸性产物，常会出现混合型的酸碱中毒，故需要进行鉴别诊断，确定治疗方案。由于膈肌上抬，可能使部分的肺受压，影响呼吸和通气，高碳酸血症一般可以通过加大机械通气的潮气量或呼吸频率来进行纠正。而代谢性酸中毒则通过使用碳酸氢钠来纠正，通过改善患者的微循环，最终可以解决代谢混乱的问题。由于组织细胞的大量破坏，K^+ 大量进入血液中，急性胰腺炎时，腹腔内脂肪形成的钙皂对钙的消耗，加之高血糖素引发而释放的降钙素又抑制了钙从骨中的释放，从而产生低钙血症，故也同时需要注意补钙和维持电解质的平衡。故术中要及时、多次的进行血气分析监测。

三、防治低氧血症和急性肺损伤

肺保护性肺通气策略（lung protective ventilation strategy ，LPVS）的概念，是基于近年来全世界对 ARDS 研究结果发展的机械通气治疗策略，其采用相对小的潮气量限制吸气末肺的过度扩张，并实施恰当的 PEEP 阻止呼气末肺泡的塌陷，基本内容包括：① 限制潮气量和气道压即用小潮气量进行机械通气，（VT = 6～8 ml/kg）。② 在吸气时加用足够的压力使萎陷的肺泡复张，呼气时用适当的 PEEP（5 cmH₂O）保持肺泡开放，即"肺开放"策略（open lung concept, OLC）。肺保护性通气策略应作为基础治疗在确定诊断 ALI 和 ARDS 的同时立即执行。

四、生长抑素和抗炎治疗

乌司他丁是从人体尿液中分离纯化出的由143个氨基酸组成的一种蛋白糖,属蛋白酶抑制剂,对多种蛋白酶均有显著的抑制作用,且还可抑制溶酶体酶的释放,抑制炎症介质释放抑制心肌抑制因子的产生,清除体内的氧自由基。采用乌司他丁治疗胰腺炎,可稳定溶酶体膜及抑制胰酶活性,维持患者血压、呼吸平稳,以及减少肺泡内的渗出物,使患者肺内气体交换恢复正常。有研究结果显示,应用乌司他丁治疗胰腺炎的效果较好,且临床症状缓解时间和血尿淀粉酶恢复正常时间显著缩短,在治疗期间仅有少数患者出现胃肠道不良反应。因此,应用乌司他丁治疗胰腺炎具有显著疗效,且可降低并发症的发生。应同时激素和抗生素治疗。

五、器官功能的维护治疗

针对呼吸衰竭的治疗:① 给予鼻导管或面罩吸氧,维持氧饱和度在95%以上,动态监测血气分析结果,必要时应用机械通气;② 针对急性肾衰竭的治疗:早期预防急性肾衰竭主要是容量复苏等支持治疗,稳定血流动力学;治疗急性肾衰竭主要是连续肾脏替代疗法;③ 其他器官功能的支持:如出现肝功能异常时可予以保肝药物,急性胃黏膜损伤需应用质子泵抑制剂或H_2受体拮抗剂。

六、营养支持

肠功能恢复前,可酌情选用肠外营养;一旦肠功能恢复,就要尽早进行肠内营养。采用鼻空肠管或鼻胃管输注法,注意营养制剂的配方、温度、浓度和输注速度,并依据耐受情况进行调整。

(罗　艳　陆智杰　杭燕南)

参考文献

[1]　邹磊. 急性重症胰腺炎的临床麻醉特点探析[J]. 中国实用医药,2014,9(35):116.
[2]　张志刚,芦国芳,魏花萍,等. 肠内营养对有血滤等治疗的急性重症胰腺炎的护理[J]. 中华临床营养杂志,2011,19(3):193-194.
[3]　杭燕南,王祥瑞,薛张纲,等. 当代麻醉学[M]. 第2版. 上海:上海科学技术出版社,2013,582-618.
[4]　中华医学会外科学分会胰腺外科学组. 急性胰腺炎诊治指南(2014)[J]. 临床肝胆病杂志,2015,31(1):17-20.
[5]　毛敏军. 乌司他丁治疗胰腺炎120例[J]. 临床医药,2013,22(13):85-86.
[6]　刘志亮. 急性出血性坏死性胰腺的麻醉处理分析[J]. 中外医疗,2012,31(34):36-37.
[7]　Sadowski SM, Andres A, Morel P, et al. Epidural anesthesia improves　perfusion and decreases the severity of acute pancreatitis[J]. World J Gastroenterol, 2015, 21(43):12448-56.

第二十八章　ERCP 检查与治疗麻醉

内镜下逆行胆胰管造影术(endoscopic retrograde cholanglopancreatography, ERCP)是指在 X 线下,经过内镜、导管将造影剂直接逆行注入胰胆管造影,其图像清晰,分辨率高,具有连续、动态、直视、不易受肠道气体干扰等优点,可观察整个胆胰管形态,显示管腔是否扩张、受压、充盈缺损、狭窄等改变,是目前公认的诊断胆胰管疾病的金标准。自 1968 年问世以来,尤其是 1974 年内镜下乳头括约肌切开术(endoscopic sphincterotomy, EST)的临床应用,近年来更随着内镜技术和镜下微创治疗技术的进步,ERCP 已成为临床诊断和治疗胆胰疾病的重要手段。

ERCP 检查和治疗的时间较长和操作程序较为复杂,使患者感到不适甚至体动。因此,需要良好的镇静和监护, 术中既要保证患者呼吸以及循环的稳定,又要维持满意的麻醉效果。药物镇静镇痛的优点: ① 舒适医疗,无痛苦及记忆;② 有助于精细操作的诊断和治疗;③ 同时可减少因操作及疼痛引起的心、脑血管等并发症的发生。由于在一般情况下不用喉罩式气管插管,因此,必须在镇静和监测全过程加强气道管理,确保患者安全。

第一节　ERCP 在胆胰疾病诊断和治疗的应用

磁共振胆管成像(magnetic resorance cholangioparceatogmphy, MRCP)检查虽然不需造影剂也可全貌反映胆胰系统解剖关系和病理变化,但其影像显示微细,尤其对壶腹部和胰管及分支等显像不如 ERCP 清晰。而 ERCP 检查能直接使肝内外的胆管全貌清晰显像,对胆管内的较小占位及其形态特征,由造影剂可清晰显示,其对胆胰肿瘤诊断的总体符合率可达 77% 以上。随着取石网篮、取石气囊和机械碎石器等内镜器械的开发应用,临床 80% 以上的胆总管结石均可通过 ERCP 予以清除。ERCP 治疗肝外胆管结石具有创伤小、疼痛轻、并发症少、住院时间短、疗效肯定等优点。

ERCP 能显示胆胰管的情况,并同时能在直视下取活检以及取胆汁脱落行细胞学检查,对早期诊断胆管癌有重要意义。ERCP 对早期胆管癌的诊断符合率高于 B 超和 CT,并能清晰地显影胆道系统的全影,对治疗胆管癌的手术方案的选择有重要的指导意义。内镜下胆管扩张和引流既可作为手术或其他治疗前的准备,对于无法根治的恶性肿瘤又可作为姑息治疗的手段。肝外胆管癌经内镜行 ERCP 时表现为胆管树型结构的异常,癌肿所在部位的胆管壁硬化增厚、胆管腔变细狭窄或胆管的中断,病变以远部位的胆管多呈鼠尾状。但当胆管完全梗阻时,ERCP 只能显示梗阻以下的胆管,对外科治疗有参考价值的病变段的范围难以显示,并有 3% ~5% 的如胰腺炎、消化管穿孔、出血、逆行感染多种并发症和 0.2% ~1.0% 的病死率。

ERCP 对慢性胰腺炎的诊断,特别是轻度慢性胰腺炎和局灶性慢性胰腺炎的诊断有较高的价值,其敏感性为 90%,特异性为 100%。慢性胰腺炎时 ERCP 表现有胰管不整、扩张和结石,胰管梗阻、狭窄和(或)囊肿及总胆管胰腺部狭窄等。慢性胰腺炎内镜下治疗主要为 EST,结石清除,扩张胰管,支架置入和外引流等和(或)囊肿及总胆管胰腺部狭窄等。

胰腺癌 ERCP 检查可见主胰管狭窄、中断、不规则弯曲;分支胰管阻塞、扩张;主胰管和胆总管呈双管征。早期胰腺癌 ERCP 主要表现为主胰管扩张、狭窄或胰管内充盈缺损,特别是主胰管扩张可能是早期胰腺癌的唯一影像学表现。内镜 ERCP 对胰腺癌的诊断符合率为 85% ~ 90% 。因此,内镜 ERCP 可以在早期发现胰腺癌胰管异常。壶腹部周围癌经内镜行 ERCP 时可直接观察到十二指肠乳头处隆起的菜花样、结节状肿物,造影时呈现出胰管、胆管的全程扩张,胆管、胰管汇合处中断。可见,经内镜行 ERCP 能够提供病变直观的影像学特征,对病变部位、范围、病变的严重程度做出可靠的判断,有利于临床治疗方案的选择,并对疾病的预后做出评估。

第二节　麻醉准备和术前评估

一、ERCP 检查和治疗区的要求

ERCP 检查和治疗是在手术室外(通常在消化内镜室)实施,该治疗区域必须符合手术室外麻醉的各项要求:① 手术室外麻醉空间限制、救助困难、麻醉设备不足和监护困难等,必须引起充分重视,因此,手术室外麻醉必须由 2 名以上医生参与谨慎工作;② 必要的设备:包括氧气源,麻醉机,困难气道处理设备(如喉罩、视频喉镜等),吸引装置,监护、治疗设备。仪器准备:除颤仪、抢救车、气管插管箱、呼吸气囊、氧气管、吸痰管、鼻咽通气道等;③ 必要的药物:常用麻醉药及治疗用药如阿托品、麻黄碱、去氧肾上腺素、肾上腺素、去甲肾上腺素、异丙肾上腺素、利多卡因等。

二、麻醉前准备和术前评估

(一)适应证和禁忌证

1. 适应证

全身情况控制良好, ASA Ⅰ ~ Ⅲ级患者。

2. 禁忌证

① ASA Ⅳ ~ Ⅴ级的患者;② 有误吸的风险;③ 可能存在气道困难;④ 哮喘反复发作者及 COPD;⑤ 药物代谢异常和有镇静/麻醉药物过敏;⑥ 未按要求行禁食与禁饮者;⑦ 急性呼吸道感染者;⑧ 严重高血压、不稳定的高血糖、不稳定心绞痛、心功能Ⅲ级以上、严重的心律失常;⑨ 严重的神经系统疾病者(如脑卒中、偏瘫、惊厥、癫痫和 ICP 增高等);⑩ 肝功能障碍(Child-Pugh C 级以上)。急性上消化道出血伴休克、严重贫血、胃肠道梗阻伴有胃内容物潴留。

(二)检查前准备

1. 术前应禁食 8 h,禁饮 4 h,如患者存在胃排空延迟,禁食时间应延长。

2. 实施 ERCP 前,操作医生或主要助手应向患者和(或)家属详细讲解 ERCP 操作的必要性、可能的结果以及存在的风险,并由患者或患者指定的委托人签署书面知情同意书。

(三)凝血功能检查

拟行 EST 的患者术前必须行血小板计数、凝血酶原时间或国际标准化比值(INR)检测,检查时间不宜超过 ERCP 前 72 h,指标异常可能增加 EST 后出血的风险,应予以纠正。长期抗凝治疗的患者,在行 EST 前应考虑调整有关药物,如服用阿司匹林、非甾类抗炎药(NSAID)者,应停药 5～7 日;服用华法林者,可改用低分子肝素或普通肝素;内镜治疗后再酌情给药。

(四) 预防性抗生素应用

没有必要对所有 ERCP 患者常规术前应用抗生素,但有以下情况之一者,应考虑预防性应用抗生素: ① 已发生胆道感染;② 肝门肿瘤;③ 器官移植/免疫抑制患者;④ 胰腺假性囊肿的介入治疗;⑤ 原发性硬化性胆管炎;⑥ 有中、高度风险的心脏疾病患者。建议应用抗生素,抗菌谱需涵盖革兰阴性菌、肠球菌及厌氧菌。

第三节　麻醉监控镇静

既往通常给 ERCP 治疗患者口服利多卡因胶浆进行表面麻醉,术前肌注地西泮和哌替啶镇静镇痛,术中患者保持清醒,这种表面麻醉可适当减轻内窥镜通过食管的恶心呕吐,但是由于患者清醒,这并不能解决患者的焦虑和不安,扩张或切割十二指肠乳头时患者仍然会感到剧烈疼痛,引起血压剧烈升高,很多患者不能耐受,特别是当操作时间较长时,部分患者会要求停止操作,放弃 ERCP 治疗,而且既往有过 ERCP 经历患者因为痛苦的经历往往不愿再次行 ERCP 治疗。ERCP 检查和治疗需要进行麻醉监控镇静(monitored anesthesia care MAC),MAC 是安全性和专业性更强的镇静概念。该定义由美国麻醉医师协会(ASA)提出,根据 ASA 对 MAC 含义的解释,应有三个条件即: ① 麻醉专业技术人员负责实施并始终在场;② 执行临床麻醉的监护标准;③ 给患者实施非临床麻醉的镇静术或局麻下安全管理。

一、镇静的概念

1999 年美国麻醉协会批准了麻醉监护的新标准,并将镇静分为四级: 轻度镇静、中度镇静、重度镇静和全身麻醉。

(一) 轻度镇静

应用药物使患者处于轻度镇静状态,虽对认知和合作有影响,但对物理刺激和语言指令仍能产生相应反应,并保留其独立维持呼吸道通畅的能力和心血管功能稳定。

(二) 中度镇静

意识有抑制,但对物理刺激和语言指令仍能产生相应反应,可维持气道通畅和自主呼吸。气道一般能保持通畅,有时也会因舌下垂而阻塞气道,需要进行干预;通常心血管功能也维持稳定。

(三) 深度镇静

此状态下患者一般意识已消失,不能接受语言指令,对物理刺激也不会唤醒,对疼痛刺激可有反应,但不是对疼痛刺激的反射性回缩反应;保护性反射迟钝或已消失,自主呼吸受到一定程度的抑制,需要辅助通气支持呼吸。心血管功能一般能维持正常。无痛内镜检查一般在此种镇静下实施。

（四）全身麻醉

全身麻醉时患者意识消失，不能唤醒，对疼痛刺激也无反应，影响呼吸和心血管功能，需要辅助通气和支持呼吸功能。

二、镇静程度评分

临床上以 Ramsy 镇静评分和警觉/镇静评分（observer's assessment of the alertness/sedation，OAA/S）较为常用（表28-1，表28-2）。

表28-1　Ramsy 镇静评分标准	
分级	评估依据
Ⅰ级	患者焦虑、躁动不安
Ⅱ级	患者安静合作
Ⅲ级	患者仅对指令有反应
Ⅳ级	患者入睡，轻扣眉间或对声光刺激反应灵敏
Ⅴ级	患者入睡，轻扣眉间或对声光刺激反应迟钝
Ⅵ级	患者深睡或麻醉状态

表28-2　警觉/镇静评分（OAA/S）	
分级	表现
5级	对正常语调的呼名反应迅速
4级	对正常语调的呼名反应冷淡
3级	仅对大声或反复呼名有反应
2级	仅对轻度的摇推肩膀或头部有反应
1级	对轻度推摇无反应
0级	对挤捏斜方肌无反应

第四节　ERCP 的麻醉方法实施

目前无痛 ERCP 术中多采用静脉复合麻醉，可是由于麻醉药可能导致呼吸抑制，增加了检查时发生缺氧的风险。另外，舌根后坠可能导致呼吸道不通畅，甚至引起呼吸暂停。因此，以丙泊酚为基础配伍良好的镇静剂是减少不良反应发生率的有效方法。文献报道丙泊酚对循环系统的影响呈剂量依赖性，较大剂量会出现循环抑制，术前注射阿托品可以保持循环系统相对稳定。而 Heuss 等发现，用丙泊酚推注行内镜检查，ASAⅢ~Ⅳ级老年患者的循环和呼吸同 ASAI~Ⅱ级的患者基本相似。而 Kerz 等在单独使用丙泊酚麻醉中，当血药浓度到达 9 μg/mL，也就是相当于 166 μg/（kg·min）能抑制脊髓 a 环运动反射。Jeffrey 等研究中，ERCP 术常用的丙泊酚 TCI 浓度为 4.0 μg/ml。Liu 等唤醒试验研究发现，老年患者丙泊酚 TCI 浓度达到 1.6~2.2 μg/ml 时患者即意识消失。但联合用药后最大的不利之处是呼吸抑制的协同作用，并且出现镇痛与维持呼吸的矛盾，达到一定程度时必须建立人工气道进行辅助呼吸或控制呼吸。

一、镇静监护与静脉麻醉

术前应对患者的病情及全身状况做全面评估，决定采用的镇静或麻醉方式。患者常规采用俯卧位或部分左倾俯卧位，特殊情况下可采用左侧卧位或仰卧位。建立较粗的静脉通路以利给药，给予鼻导管持续吸氧。麻醉药物的使用必须遵循相关规定，实施深度镇静或静脉麻醉时须有麻醉专业资质的医师在场，并负责操作过程中的麻醉管理与监护。操作过程中，患者应常规给予心电、血压、脉搏及氧饱和度等实时监测。

（一）常用麻醉监控镇静药

ERCP 麻醉对药物大体要求是起效快和恢复快、无蓄积作用、可控性强，且无心肺功能抑制等不良反应（表 28-3）。

表 28-3　常用麻醉监控镇静术的静脉麻醉药用药及剂量

用　药	负荷剂量（μg/kg）	维持量［μg/（kg·min）］
咪达唑仑	30～70	0.25～1.0
氟哌利多	5～17	
丙泊酚	250～1 000	10～50
氯胺酮	300～500	15～30
依托咪酯	100～200	7～14
芬太尼	1～2	0.01～0.03
瑞芬太尼	1～2	0.01～0.03
舒芬太尼	0.1～0.5	0.005～0.015
右美托咪定	0.5～1	0.2～0.7

（二）用药方法

1. 单次静注

在表面麻醉前静注丙泊酚 0.5 mg/kg，术中可以根据情况追加丙泊酚和小量阿片类药物以增强镇痛效果。仅适用于时间较短的 ERCP 检查。

2. 连续输注

在表面麻醉前给予丙泊酚 0.5 mg/kg，继以微量泵持续注入镇静剂量的丙泊酚 2～3 mg/（kg·h），酌情加用阿片类药物。如手术操作时间较长，则应根据镇静程度调整输注剂量，以免镇静过深。

3. 靶控输注

（1）由于个体对药物反应存在一定差异，为了避免出现镇静不足或镇静过度，采取靶控输注的方式以达到用药个体化。方法：① 舒芬太尼：单次注射剂量 0.1 μg/kg + 丙泊酚 Ce 或 Cp 为 1.0 μg/ml。② 双通道靶控：舒芬太尼 0.06～0.08 ng/ml + 丙泊酚 Ce 或 Cp1.0 μg/ml。两药都达到靶浓度开始注入局麻药操作。③ 建议靶控输注开始时，采用浓度逐步递增的方法给药，以减少不良反应；清醒镇静，建议丙泊酚浓度是 0.4～0.8 μg/ml。

（2）上述浓度可以达到中度镇静。丙泊酚靶浓度 1.0 μg/ml 时，患者可维持镇静 OAA/S 评分 4～3 分，对于 50 岁以上患者，该浓度基本可达到 OAA/S 评分 3 分，丙泊酚靶浓度 1.5 μg/ml，大多数患者可达到 OAA/S 评分 3 分，部分可到 2 分，有镇静过深危险。术中必须给予监测，包括血压，心电图，脉搏血氧饱和度，以及镇静指标的监测。丙泊酚靶控输注（TCI）麻醉可以迅速达到稳定的目标浓度，并可以依据手术刺激强度和患者的反应随时调节靶浓度，具有使用简便、精确、麻醉可控性好等优点，同时，系统维持血药浓度平稳的稳定性高，可使麻醉更平稳，更安全，且在麻醉过程中不需要进行气管插管和机械通气等特点，迅速在临床上推广，目前丙泊酚 TCI 系统已经被认为是 ERCP 安全常用的麻醉方法。ERCP 麻醉可单独使用丙泊酚，也可辅助使用阿片类镇痛药，如果辅助使用阿片类镇痛药，丙泊酚的使用量明显减少。目前对 ERCP 全身麻醉患者实施丙泊酚 TCI 麻醉最大的争议是要不要对患者行气管插管。上海东方肝胆外科医院对 98% 以上 ERCP 患者实施静脉麻醉,仅对极少数麻醉高危人群行气管插管。根据我们长期的工作经验结合国内外同行的相关报道,我们拟定了《内镜麻醉患者风险评估表》(表 28 - 4),可供参考。该表采用科学的打分系统,对风险程度予以分级评估,该标准同样适用于无痛胃肠镜和其他手术室外麻醉。目前该院已常规实施无痛胃肠镜和 ERCP 麻醉每年超过 5 000 例,其中 97% 的患者在无气管插管 ERCP 静脉麻醉下完成操作和治疗,仅 3% 左右患者需行气管内插管全身麻醉。所有患者并无严重的麻醉意外发生,不仅证实该评分系统的可行性,而且也说明大部分择期患者 ERCP 时采用静脉麻醉而不进行气管插管是安全可靠的。

表 28 - 4　内镜麻醉患者风险评估表(试行版)

项　　目	数　　　值	评　分	备　　注
年龄	10 ~ 16	1	
	16 ~ 60	0	
	60 ~ 65	1	
	65 ~ 75	2	
	>75	3	
黄疸	正常	0	TBL < 17 μm
	轻度	0	17 μm ≤ TBl < 170 μm
	中度	1	170 μm ≤ TBL < 342 μm
	重度	2	TBL ≥ 342 μm
基础病	高血压	1	两项以上风险因素需加和
	糖尿病	1	
	冠心病	3	
	严重心律失常、不稳定性心绞痛	3	
	COPD、慢支、长期卧床史	2	
	纳差、呕吐史	2	
		2	
体重指数	正常(20 ~ 24)	0	BMI = 体重(kg)/身高(m)^2
	轻度肥胖(男 >27、女 >25)	1	
	中度肥胖(轻中度之间)	2	
	重度肥胖(>35)		
呼吸道异常	鼾症	1	
	预计气管插管困难	2	
预计手术时间	<1 h	0	
	1 ~ 2 h	1	
	>2 h	2	

备注:评分 ≥ 10 分是需在气管插管下行无痛 ERCP。
　　出现以下任意一项时需在气管插管下行无痛 ERCP:
　　年龄 ≤ 10 岁;重度肥胖;睡眠呼吸暂停综合征。
　　出现以下任意一项时禁忌行麻醉:
　　患者或家属拒绝;未控制的急性心力衰竭;急慢性循环、呼吸功能不全;严重的胃潴留;恶病质及严重营养不良等。

4. 目前正在研究中的闭环麻醉控制系统(closed-loop anaesthesia delivery system CLADS)

　　与 TCI 结合是一种较为理想的智能麻醉系统,CLADS 系统应用双频谱指数(bispectral index BIS)或听觉诱发电位(auditory evoked potentials AEP)结合患者的呼吸等作为自动反馈信息,进入控制运算系统,经过运算调节后,再由控制系统控制 TCI 输注泵调节丙泊酚的靶浓度,避免麻醉过浅或过深,可根据患者的个体差异调节麻醉浓度,克服药代学和药效学的个体间差异,达到靶麻醉深度的效果,已经取得了满意的麻醉效果,并成功地用于临床麻醉,但在国内尚无应用。

5. 注意事项

① 镇静指标主要用来评价镇静深度,避免出现镇静不足或镇静过度。最主要的指标为 OAA/S 镇静评分,达到 2~3 分即可,超过 3 分要防止镇静过度的出现。常用的麻醉监控镇静术吸入用药如氧化亚氮 30%~50%,七氟烷 0.5%~1%;② 麻醉监控镇静术给药必须是渐进性的,在患者舒适和安全之间获得一个满意的平衡点,防止镇静过深,同时对呼吸、循环系统的变化持续监护,否则难以保证患者安全。如需逆转过深镇静,可用相应拮抗药。

二、全身麻醉

ERCP 检查和取石需要较长的时间和较为复杂的操作程序,经常使患者感到不适,术中既要保证患者呼吸以及循环的稳定,又要维持满意的麻醉效果,其要求是镇静遗忘、镇痛、无体动、术中安全。ERCP 麻醉方式应当达到目标:① 镇静或意识消失;② 无痛或无明显不适;③ 各种保护性反射存在或减退。患者在实施 ERCP 操作时常需取俯卧位,对通气功能会造成一定影响,操作中可以通过鼻导管或气管导管给氧,并且常需在介入放射下进行操作,这些均给呼吸管理带来一定困难。同时 ERCP 手术操作时间较长,患者可能会出现恶心、呕吐和呛咳等,操作刺激可导致血压升高和心率加快,甚至诱发心绞痛等严重并发症。若镇静镇痛不足时患者常出现对抗反应,影响操作,容易出现出血、穿孔等并发症;若镇痛镇静过深会出现呼吸抑制或苏醒延迟等情况。对特殊患者如小儿、肥胖及危重患者等必要时可实施气管插管全身麻醉。

Cerezo 等回顾性研究 18 岁以下行 ERCP 患者临床信息,结果显示 31 例患者行 36 次 ERCP,其中的 21 例患者(53.8%)使用全身麻醉,手术的成功率达 94.4%,效果显著。

(陈湧鸣)

参考文献

[1] Hori Y, Naitoh I, Nakazawa T, et al. Feasibility of endoscopic retrograde cholangiopancreatography related procedures in hemodialysis patients[J]. J Gastroenterol Hepatol, 2014,29: 648 – 652.

[2] 叶震世,钟燕,吴艳环,等. ERCP 对梗阻性黄疸病因的诊断价值[J]. 世界华人消化杂志,2004,12(7): 1748 – 1749.

[3] 吴军. ERCP 在检查治疗胆道疾病中的应用[J]. 中外医疗,2010,1(4): 98 – 99.

[4] 尹清臣. ERCP 内镜 F 取石术治疗胆总管结石 124 例报告[J]. 山东医药,2008,48(24): 5 – 7.

[5] 苏洋,吴硕东,孔静,等. 十二指肠镜逆行胆胰管造影在胆道疾病诊治中的应用研究(附 305 例报告)[J]. 生物医学工程与临床,2010,4(1): 62 – 64.

[6] 朱克祥,李玉名. 内镜在胆胰肿瘤治疗中的应用进展[J]. 国际外科学杂志,2008,35(8): 543 – 545.

[7] Guibaud L, Bret PM, Reinhold C, et al. Bile duct obstruction and choledocholithiasis: diagnosis with MR cholangiography[J]. Radiology, 1995,197: 109.

[8] 苏秉忠,陈萍. ERCP、CT、MRCP 对胆胰疾病诊断及治疗的应用[J]. 继续医学教育,2003,17(6): 56 – 59.

[9] 中华医学会消化内镜分会 ERCP 学组. ERCP 诊治指南(2010 版)[J]. 中华消化内镜杂志,2010,27(3): 113 – 118.

[10] Hug CC Jr, McLeskey CH, Nahrwold MI, et al. Hemodynamic effects of propofol: data from over 25 000 patients[J].

Anesth Analg,1993 ; 77(4 Suppl): S21 – S29.

[11] Maarouf J,Chen J. Dexmedetomidine attenuates remote lung injury induced by renal ischemia—reperfusion in mice[J], Acta Anaestllesi 01,2011,55(10): 1272 – 1278.

[12] Tanjguchi T, Kudca A, Kobayashi K, et al. Dose—and time-related effects of dexmedetomidine on morality and inflammoatory responses to endotoxin-induced shock in rats[J]. Anesth,2008,22(3): 221 – 228.

[13] 孟彤,岳云,贾宝森.术前口酞咪达唑仑的遗忘作用与记忆的关系[J].临床麻醉学杂志,2002,17: 177 – 179.

[14] CohenLB, Dubovsky AN, Aisenberg J, et al. Propofol for endoscopic sedation: A prolocol for safe and effective administration by the gastroenterologist[J]. Gastrontest Endosc,2003,58(5): 725.

[15] Matsuki A,Ishihara H,Kotani K,et al. Clinical study of propofol in male volunteers[J]. Masui,2003,52(2): 1135 – 1142.

[16] Heuss LT,Schnieper P,Dreue J,et al. Safety of propofol for conscious sedation during endoscopic procedures in high risk patients a prospective controlled study[J]. Am J Gastroenterol. 2003.98(8): 1751 – 1757.

[17] Kerz T,Hemes HJ,Feve A,et al. Effects of propofol on H-reflex in humans[J]. Anesthesiology,2001,94(1): 32 – 37.

[18] Lordan JT,Woods J,Keeling P, et al. A retrospective analysis of benzodiazepine sedation VS propofol anaesthesia in 252 patientsundergoing endoscopic retmgrade cholan opancreatography[J]. HPB(Oxford),2011,13(3): 174 – 177.

[19] Liu SH,Wei W,Ding GN,et al. Relationship between depth of anesthesia and effect—site concentration of propofol during induction with the target—controlled infusion technique in elderly patients[J]. Chin Med J(En91),2009, 122(8): 935 – 940.

[20] Koshy G, Nair S, Norkus EP, et al. Propofol versus midazolam and meperidine for conscious sedation in GI endoscopy [J]. Am J Gastroenterol, 2000,95(6): 1476 – 1479.

[21] 杭燕南,玉祥瑞,薛张纲,等.当代麻醉学[M].第 2 版. 上海：上海科学技术出版社.2013,1209 – 1218.

[22] 俞卫锋,张富军,金善良,等.靶控输注丙泊酚静脉麻醉的快捷指南.

第二十九章　脾脏手术麻醉

　　脾脏是人体最大的免疫器官,是机体细胞免疫和体液免疫的中心。虽然目前脾脏手术在各个医院都只占很小的比例,但几乎所有的麻醉医师都会在职业生涯中遇到脾破裂行急诊脾切除的手术,都有可能遇到腹部大手术中脾脏意外受伤破裂的情况。脾脏手术麻醉有其特殊要求。本章将探讨脾脏的生理病理及其手术麻醉的特点。

第一节　脾脏的解剖和生理

一、脾脏的解剖

　　人体的脾脏位于腹腔左上方,即左季肋区后外方肋弓深处。与第9~11肋相对,长轴与第10肋一致。脾可分为光滑隆凸的膈面和凹陷的脏面。膈面与膈肌和左肋膈窦相邻;脏面前上方与胃底相连,后下方与左肾和左肾上腺相连。神经、血管自脏面中央的脾门处出入脾脏。脾脏除与胰腺和脾门连接处外,均被腹膜包裹。腹膜皱襞形成的韧带对脾起了支持和保护的作用。

　　脾脏在活体时为暗红色,上缘较锐,有2~3个切痕,而下缘则相对钝厚。脾质脆而软,受暴击后易破碎。成年人的脾长10~12 cm,宽6~8 cm,厚3~4 cm,重110~200 g。在正常状态下一般摸不到脾脏,如果仰卧或右侧卧位能触摸到脾脏边缘,则为脾脏肿大。近年来B超在临床的广泛应用,可以发现用手摸不到的"脾大",在体检中B超显示脾大者约占15%,其中绝大部分是用手摸不到的,对于早期发现脾增大B超有相当的帮助,当用手能触及脾脏时,脾脏已增大到1倍以上。

　　临床上将肿大的脾脏分为轻、中、高3度。深吸气时,脾脏在肋缘下不超过3 cm者为轻度肿大;自3 cm至脐水平线者,为中度肿大;超过脐水平线或前正中线则为高度肿大,即"巨脾"。

　　脾脏由脾动脉供血。脾动脉是腹腔动脉最大的分支,在接近脾门处分出胃网膜左动脉和数支胃短动脉。脾动脉在进入脾门前多先分为上、下2支,或上、中、下3支,再分为二级分支或三级分支进入脾门。根据脾动脉分支情况,可将脾脏划分为2~3个叶和上极段、下极段两个段。相邻脾段之间动静脉的吻合甚少,形成一个近乎无血管区的平面。脾动脉分支进入脾实质后为节段动脉、进而分为小梁动脉,最后形成终末动脉,故脾实质由内到外可划分为脾门区、中间区和周围区。

二、脾脏的内在结构

　　脾由被膜、小梁、白髓、红髓、边缘区几部分组成。

　　脾脏的被膜较厚,被膜表面大部分还覆有浆膜。被膜和脾门的结缔组织伸入脾的实质,形成许多的小梁。这些小梁互相连接,形成了脾脏的粗支架。小梁间的网状组织结构则形成了脾淋巴组织的细微支架。被膜和小梁内的平滑肌细胞可以通过舒张或邹收调节脾的含血量。

脾脏内的白髓位于脾内小动脉的周围,由靠外的含有 B 细胞和 CD_4^+ T 细胞的边带和内部围绕血管形成的淋巴鞘两部分构成。因为该部分在脾的新鲜切片上呈散布的灰白色小点状,故名"白髓"。另外,正常人体内含量很少、主要由 B 细胞构成的脾小结也是白髓的一部分。

红髓则占到了脾实质的 2/3,因为红髓含有大量的红细胞,所以显红色。红髓由脾索和脾窦两部分组成。其中,脾索由富含血细胞的索状淋巴组织构成,大部分穿过它的血液都能够穿过它重新回到循环系统,唯衰老的红细胞和血小板以及异物会在此被吞噬。血窦则充满了血液,抗原和淋巴细胞均是通过它进入脾脏的。脾窦壁附近有不少巨噬细胞,它们的凸起可以伸入脾窦的腔内。

脾还有一种名为"边缘区"的结构。该结构是红髓和白髓的交界处,宽达 100 μm。其中的淋巴细胞分布比白髓稀疏,但比红髓要密一些。从胸腺或骨髓迁入脾的淋巴细胞会在这里进一步成熟。该区域有大量的巨噬细胞,可对抗原进行处理。B 细胞通常会在这里开始活化。边缘区是脾内首先捕获、识别抗原的区域,是引发免疫反应的重要部位,也是血液中淋巴细胞进入脾内淋巴组织的重要通路。

值得注意的是,脾没有输入淋巴管,脾内也没有淋巴窦,取而代之的是大量的血窦(脾窦)。

三、脾脏的功能

脾脏的功能主要有产生淋巴细胞和"造血、破血及储血"的功能。就单个器官而言,脾脏的作用不比其他一些脏器重要,但在一些特定情况,特别是某些病理情况下,其他组织或器官需要脾脏发挥协同作用的时候,脾脏的重要性就显现出来。

脾脏是体内最大的淋巴样器官,是人体免疫系统的重要组成部分,在体液免疫和细胞免疫中起着重要作用。淋巴细胞主要在脾脏的白髓部位产生,占全身淋巴组织总量的 25%。脾内的大量巨噬细胞可以清除衰老的血细胞(比如红细胞)、抗原和异物。此外,侵入人体血内的抗原,可在脾内激发免疫反应。

脾还能够储藏血液,人类脾脏可以储存约 200 ml 血液,当机体急需时(如突发大失血或剧烈运动时),脾的被膜发生收缩,可将储备的血送入全身血液循环。在胚胎发育早期,脾有造血的功能,但出生后脾的造血功能基本消失,仅在部分条件(比如人体出现严重造血障碍时)刺激下才能够恢复。

同时,早期充血性的脾肿大对全身也有正面作用,肿大的脾可容纳因肝硬化门脉高压反流的大量血液,发挥了缓解和分流的作用,从而减少贲门周围静脉破裂大出血的可能。

四、脾脏疾病

(一)脾脏疾病

脾脏原发性疾病,如肿瘤、囊肿等比较少见,多为继发性病变,或脾脏的病变作为其他脏器疾病病理改变的一部分,如门静脉高压、造血系统疾病等引起的继发性脾功能亢进、脾脏肿大,外科手术除针对原发病外,较多采用脾脏切除术。

(二)脾脏肿大原因

脾脏肿大原因复杂,除少数为生理性外,多数都存在一定的病理基础。

(1)感染　各种急、慢性感染,如伤寒、副伤寒、黑热病、血吸虫病、疟疾、病毒性肝炎、败血症、晚期梅毒等。

（2）淤血　斑氏综合征、肝硬化、慢性心力衰竭致心原性肝硬化、慢性缩窄性心包炎、门静脉或脾静脉血栓形成。

（3）增生　白血病、溶血性贫血、恶性淋巴瘤等。

（4）其他　脾脏恶性肿瘤较罕见、脾脏囊肿、播散性红斑狼疮、皮肌炎、结节性多动脉炎、戈谢病等。

第二节　脾脏手术特点

一、脾脏切除术的指征

脾脏切除术的主要适应证有以下几种。

（一）外伤性脾破裂

腹部闭合性损伤中，脾破裂占 20%～40%，开放性损伤占 10% 左右，死亡率约 10%，约 85% 为被膜和实质同时破裂的真性破裂，少数为中央型或被膜下破裂，其被膜尚完整，但可在 2 周内突然转为真性破裂而大量出血，称为延迟性脾破裂，需警惕。

外伤性脾破裂常合并有其他脏器损伤，如肝、肾、胰、胃、肠等，增加围术期处理的难度。自发性脾破裂很少见，多有外伤史，且这类患者的脾脏常有基础病因引起病理性肿大，如有血吸虫病、疟疾或伤寒等。脾破裂会导致严重的大出血，是能够致死的腹部急症之一，必须紧急抢救。较小的破裂可以缝合修补，但很多时候难免要将脾切除。

（二）门静脉高压症

详见第十一章。

（三）脾原发性疾病及占位性疾病

① 游走脾，也称异位脾，约 20% 会发生蒂扭转，使脾充血坏死，甚至会致休克；② 脾囊肿，真性脾囊肿有皮样囊肿、淋巴管囊肿、寄生虫性囊肿，假性囊肿多为损伤后陈旧性血肿；③ 脾肿瘤，原发性肿瘤极少见，良性多为血管瘤、内皮瘤，恶性多为肉瘤；④ 脾脓肿，多为全身感染的合并症。

（四）造血系统疾病

许多血液疾病（遗传性球形红细胞增多症、遗传性椭圆形红细胞增多症、丙酮酸激酶缺乏、珠蛋白生成障碍性贫血（地中海贫血）、自体免疫性溶血性贫血、免疫性血小板减少性紫癜、慢性粒细胞性白血病、慢性淋巴细胞性白血病、多毛细胞白血病、霍奇金病）由于其病理生理改变，会引起脾脏肿大，或由于血细胞破坏严重，在药物控制不佳等情况下，会选择手术切除脾脏的方法。但是此类患者手术往往只是缓解血细胞破坏这一问题，治疗还是应结合药物与放化疗。

1. **特发性血小板减少性紫癜（idiopathic thrombocytopenic purpura, ITP）**

病因至今未明，大多数患者血液中可检出抗血小板抗体，但缺乏明确的外源性致病因子，因此又称特发性自体免疫性血小板减少性紫癜。血小板在脾及肝内被巨噬细胞提前破坏,大部分患者破坏的部位在脾脏。该病特点是血小板寿命缩短、骨髓巨核细胞增多,脾脏无明显肿大。

治疗仍以肾上腺皮质激素为首选药物,其作用机制包括:① 抑制单核-吞噬细胞系统的吞噬功能,延长与抗体结合的血小板寿命;② 抑制抗体生成,抑制抗原抗体反应,减少血小板破坏,增加血小板的有效生成;③ 促进内皮细胞融合和蛋白质合成,降低毛细血管脆性,通常在给药 3 ~ 4 日后可见出血减轻。泼尼松为第一线用药,常用剂量为 1 mg/(kg·d),分 3 次口服。对有威胁生命的出血患者,可选用泼尼松龙或氢化可的松等静脉给药。多数患者用药后数日出血停止。70% ~ 90% 的患者有不同程度的缓解,15% ~ 50% 患者血小板恢复正常。

脾切除是治疗本病最有效的方法之一。作用机制是减少血小板抗体生成,消除血小板破坏的场所。其指征有:① 经过皮质激素和各种内科治疗无效,病程超过 6 个月以上者;② 激素治疗虽有效,但对激素产生依赖,停药或减量后复发,或需较大剂量泼尼松 30 mg/(kg·d)以上维持才能控制出血者;③ 激素治疗有禁忌证,或随访有困难者;④ 有颅内出血倾向,经内科治疗无效者。手术相对禁忌证有:① ITP 首次发作,尤其是儿童;② 患有心脏病等严重疾病,不能耐受手术;③ 妊娠妇女患 ITP;④ 5 岁以下患儿切脾后可发生难以控制的感染。

切脾有效者术后出血迅速停止,术后 24 ~ 48 h 内血小板上升,10 日左右达高峰,70% ~ 90% 的患者可获得明显疗效,其中约 60% 的患者获得持续完全缓解,其余患者的血小板有一定程度上升和出血改善。近年来对 ITP 患者使用腹腔镜脾切除已获成功。部分病例切脾无效或术后数月到数年复发,可能因肝脏破坏血小板或副脾存在,或与脾损伤脾细胞自体移植有关。据报道脾切除后复发的患者,副脾的发生可高达 50%。

术前对血小板明显低下者,避免使用抑制血小板功能的药物,如低分子肝素、阿司匹林、双嘧达莫(潘生丁)、噻氯匹定(力抗栓)、敌血栓、巴比妥类、抗组胺药、前列环素和前列腺素 E、β 受体阻滞剂、右旋糖酐等。术前用药尽量避免肌注。ITP 患者若有危及生命的出血,可通过血小板输注加以控制,但不能预防出血。这是由于患者体内存在自身抗血小板抗体,输入的血小板很快被破坏,经常输注又易产生同种抗血小板抗体,使再次血小板输注无效。故不能轻易给 ITP 患者输注血小板,须严格掌握适应证,其适应证为:① 怀疑有中枢神经系统出血者;② 血小板数 <20×10^9/L,严重活动性出血者;③ 脾切除术前或术中严重出血者。为减少术中出血,术前、术后应给激素治疗,对以往长期应用小剂量激素维持者,术前 2 ~ 3 日要加大剂量;手术当日及术中视病情追加用量。丙种球蛋白可阻断单核吞噬细胞系统对血小板的破坏过程。由于静脉输注丙种球蛋白多在首次输注 2 日后起效,故可在术前 3 ~ 5 日。

2. 遗传性球形红细胞症(hereditary spherocytosis, HS)

是一种常见遗传性红细胞膜先天缺陷疾病,大部分为常染色体显性遗传。典型病例有脾肿大、黄疸、贫血、球形细胞增多与红细胞渗透脆性增加。本病以幼儿或青少年多见。男女均可发病。脾切除指征:① 血红蛋白 ≤80 g/L 或网织红细胞 ≥10% 的重型;② 血红蛋白 ≤80 ~ 110 g/L 或网织红细胞 8% ~ 10%,具有以下一种情况者也应考虑切脾:贫血影响生活质量或体力活动,贫血影响重要脏器的功能,发生髓外造血性肿块;③ 年龄限制:主张 10 岁以后手术。对于重型 HS,手术时机也应尽可能延迟至 5 岁以上。

该病患者术前可因感染、妊娠或情绪激动而诱发溶血或再障危象,患者出现寒战、高热,恶心呕吐,严重贫血,持续几日或甚至 1 ~ 2 周。应控制感染,保持情绪平稳,必要时用镇静药物,贫血严重者需输血治疗。

3. 戈谢(Gaucher)病

是一种常染色体隐性遗传病。该病引起肝脾肿大,皮肤褐色素沉着和结膜黄斑。葡萄糖脑苷脂在骨髓中贮积,引起疼痛。骨的病变可引起疼痛和关节肿胀。严重的还可出现贫血和白细胞、血小板生成减少,以致皮肤苍白、虚弱、容易感染和出血。对没有神经系统并发症的患者以酶补充疗法最有效。贫血严重时可以输血。手术切除脾脏可以治疗贫血和白细胞或血小板减少,也可减轻脾肿大带来的不适。

二、脾脏切除的优缺点

通过手术指征我们可以发现,所有脾脏切除术除本身的疾病外,均是脾脏肿大。脾大能引起机体不良的生理反应,所以切除脾脏可以纠正脾大对人体的危害,但是这种方法也存在不足。有时切脾后对治疗原发病的疗效也不佳。

既往认为治疗脾破裂的首选方法是全脾切除术,但全脾切除后将改变患者的免疫功能,出现脾脏过滤功能消失,IgM减少、调节素和调理素水平降低、T淋巴细胞系统出现紊乱、外周血淋巴细胞数量以及淋巴细胞转换率明显下降,导致暴发性脾切除术后感染(overwhelming postsplenectomy infection, OPSI)的机会显著增加。近年来,随着免疫、分子生物学等的发展,以及对脾脏解剖、生理、病理等方面的深入研究,提出了"生理状态下脾应尽量保留,病理状态下脾应合理切除"的观点。根据脾脏的解剖结构和现有止血措施,脾部分切除已可安全进行。

三、脾脏手术术后常见并发症

脾脏手术术后常见的并发症有腹腔内大出血、膈下感染、血栓-栓塞性并发症。虽然通过精细的手术操作、严格的无菌管理等可以减少相关并发症,但对于麻醉医师需要有相关理念。很多脾脏手术患者由于自身疾病并未解除,整体功能非常弱,任何进一步的并发症打击可能就是致命的一步。

第三节 脾脏手术麻醉

一、术前准备

择期脾脏手术需要全面评估患者的一般情况。

对于肝功能,凝血功能异常的患者,需要了解其异常是原发疾病引起还是继发性的生理反应。由于肝脾疾病患者术前往往病程较长,营养状况不佳,所以此类患者需要术前纠正贫血和低蛋白血症;严重贫血,尤其是溶血性贫血者,应输新鲜血。全面评估和保护肝功能;合并有肝损害、低蛋白血症者,应加强保肝及多种氨基酸治疗。血小板减少、出凝血时间及凝血酶原时间延长者,应少量输注新鲜血或浓缩血小板,并辅以维生素K治疗。择期手术待贫血基本纠正、肝功能改善、出血时间及凝血酶原时间基本恢复正常后再行手术。

原发性脾功能亢进者除有严重出血倾向和贫血外,大都已长期服用肾上腺皮质激素和ACTH。麻醉前除应继续服用外,需检查肾上腺皮质功能代偿情况;术前不要突然停药,否则有可能在术中、术后发生肾上腺皮质危象影响预后。术中出现不明原因低血压或休克,考虑抗休克同时需补充激素。

外伤性脾破裂除积极治疗出血性休克外,还应注意有无肋骨骨折、胸部挫伤、左肾破裂及颅脑损伤等并存损伤,以防因漏诊而发生意外。对于有充分的证据显示轻度脾破裂患者外,均需要在术前即按大出血可能进行术前准备。

除了麻醉药物器具等准备外,应与外科医生及血库沟通,了解手术方式、大小,保证备血充分,对于巨脾患者,有条件的医院可以开展准备术中血液回收。

二、术中处理

(一)麻醉选择

麻醉方法的选择应根据患者的年龄,全身状况,疾病的轻重缓急,是否合并其他重要脏器损伤,手术时间长短与复杂程度,麻醉设备条件与麻醉医师的业务技术水平等综合考虑来选择适当的麻醉方法。一般而言,全身麻醉或全身麻醉复合椎管内麻醉均可。

1. 椎管内麻醉

椎管内麻醉对呼吸、循环、肝肾功能影响小;交感神经被部分阻滞;并可用于术后镇痛,气道反射存在,降低误吸的危险性。但椎管内阻滞抑制内脏牵拉反应作用差,时有肌肉松弛不良影响手术野的暴露;操作过程可能会延长,硬膜外阻滞还有一定的失败率,有时需术中改全身麻醉。阻滞平面过高时可能抑制呼吸功能,尤其是复合麻醉性镇静药、镇痛药时更易发生。很多脾脏手术患者由于肝功能受损造成凝血功能异常,对于此类患者,椎管内麻醉是禁忌的。我国在20世纪50~60年代防治血吸虫病期间,由于那时全身麻醉药种类较少及麻醉机简陋,多数选用硬膜外阻滞施行脾脏切除手术,而目前,已经不再单独使用椎管内麻醉行脾脏手术。

2. 全身麻醉

随着麻醉技术水平和设备条件的改善,全身麻醉已成为脾脏手术的首选方法。全身麻醉诱导可用快速诱导或清醒插管,维持可采用吸入全身麻醉、全凭静脉麻醉或静吸复合全身麻醉。

全身麻醉具有诱导迅速,能保护气道和保证足够通气,充分给氧,容易控制麻醉深度与麻醉持续时间,肌松满意等优点。但是吞咽反射与气道反射的消失或减弱,导致诱导和插管时有引起呕吐误吸的危险,对未禁食或有胃内容物潴留的患者,采用清醒插管更为安全。很多外伤脾破裂手术是急诊手术,若对患者禁食状态不确定时,应按照饱胃患者的处理原则。另外,全身麻醉药物可能带来一定的不良血流动力学变化,尤其对于高龄及危重患者,应选用合适的麻醉药物,加强围术期的血流动力学监护。

3. 全身麻醉复合硬膜外阻滞

全身麻醉复合硬膜外阻滞用于腹部大手术可充分发挥全身麻醉和硬膜外阻滞的长处,避免两者的不足之处。全身麻醉的可控性好,肌肉松弛满意,牵拉反应少,气道管理方便;硬膜外阻滞可阻滞手术区域的传入神经和交感神经,阻断该区域内伤害性刺激向中枢的传导,使脑垂体和肾上腺髓质分泌的儿茶酚胺减少,有效降低了全身麻醉诱导期、术中以及拔管期的应激反应,显著减少阿片类等全身麻醉药以及肌松药的用量,减轻对心肌和大脑的抑制程度,苏醒时间显著缩短,拔管时间提前,减少并发症;特别适用于合并有呼吸、心血管疾病的患者,高龄患者以及创伤大、手术时间长、内脏器官探查牵拉反应明显,机体应激反应剧烈的腹部手术。同时,硬膜外置管给药尚可提供良好的术后持续镇痛,有利于患者早期咳嗽、排痰、改善术后早期的肺功能、减轻肺不张、肺部感染等并发症,促进患者早期康复。

当然硬膜外阻滞前需要核查凝血功能,对于存在硬膜外阻滞禁忌证的患者应放弃此方法。由于全身麻醉复合硬膜外阻滞,维持期间镇痛药和肌肉松弛药用量相应减少,需要注意围术期低血压的发生和术中知晓的可能。硬膜外阻滞和全身麻醉需要合理应用,用药必须个体化,并在术中根据手术的进程和患者的生命体征随时调整麻醉深度,并通过容量治疗和适当应用麻黄碱或去氧肾上腺素等缩血管药物,以及监测麻醉深度来帮助减少发生低血压和术中知晓的可能性,确保手术顺利进行和患者的安全。

(二)麻醉监测

围术期均需严密监测呼吸、动脉血压、中心静脉压、脉搏、尿量、体温、意识、皮肤颜色和体温。若情况紧急,可在基础监测下边手术边完善其他监测,择期手术应完善全面监测后再开始手术。

有创监测的准确性和及时性有助于麻醉医师更好地管理手术中患者生理的变化,对于门脉高压患者、外伤可能大出血等患者,有条件的医院应开展,对于结果动态的比较也有很好的参考价值。

三、术后注意事项

术后注意事项包括:1. 患者尚未完全清醒或循环、呼吸功能尚未稳定时,应加强对生命体征的监测,并给予相应处理。术后应常规给予吸氧,预防术后低氧血症。危重患者和感染中毒性休克未脱离危险期者,麻醉后应送麻醉恢复室或 ICU 继续进行严密监护治疗,直至脱离危险期。2. 术后应常规进行动脉血气、血常规、血细胞比容、电解质等检查,并依据检查结果给予相应处理。脾动脉结扎有时不完善,术后应严密观察有无内出血和渗血,注意观察膈下引流管出血量。3. 术后可能发生出血、呕吐、呃逆、尿潴留和肺部并发症,须予以重视和防治。4. 术后继续保肝、保肾治疗,预防肝肾综合征。对老年人、肥胖患者及并存气管、肺部疾病者,尤应防治肺部并发症。5. 加强抗感染治疗。已服用激素者,应继续给维持量。

脾切除术后患者免疫功能低下,并终身增加对严重感染的易感性,易发生急性暴发性感染(OPSI)、脓毒血症或脑膜炎。婴幼儿脾切除术后更易发生感染性并发症。脾切除后要注意加强防止感染,包括保暖、饮食卫生、个人卫生、适当锻炼等。脾脏不是唯一的免疫器官,术后通过一段时间的调整,机体免疫能得到一定恢复,它的部分免疫功能会被其他免疫器官替代。

四、血液系统或造血系统疾病患者的麻醉

许多长期接受皮质激素治疗的患者,可出现垂体-肾上腺皮质系统抑制,手术及应激时可能出现肾上腺皮质危象,而出现循环衰竭,为防止此危象,术中需常规补充激素,麻醉手术需严格无菌操作。

糖皮质激素的长期应用可导致患者免疫力低下,增加术后感染机会,包括肺部感染,麻醉结束后及拔管前应彻底清除呼吸道的分泌物,术后适当镇痛,并鼓励患者咳痰排痰。

经口气管插管需选用质地柔软的导管、低张力气囊等,插管时需轻巧,防止咽喉、气管黏膜损伤及出血;一般不采用经鼻气管插管,以免鼻黏膜损伤出血不止。麻醉诱导与维持力求平稳,避免血压过高引起颅内出血的危险,特别是血小板 $< 2 \times 10^9/L$ 时,可导致自发性出血,特别是颅内出血。

有研究表明部分吸入麻醉药对血小板凝集及血小板、血栓素 A_2 受体配对亲和力有影响。氟烷在临床使用浓度下有剂量依赖的效果,异氟烷作用较氟烷小;氧化亚氮有骨髓抑制,可引起贫血、白细胞和血小板减少。术中可选用无血小板影响的吸入麻醉药,如恩氟烷、七氟烷、地氟烷等。

常用静脉麻醉药、肌松药对血小板无影响或影响轻微。虽有报道认为,血小板在 $(20 \sim 40) \times 10^9/L$

的患者也能成功地进行硬膜外置管,但多数认为,血小板在 $50 \times 10^9/L$ 以下时最好不采用硬膜外麻醉。尽量选择不在肝脏和肾脏中代谢的药物,避免使用对肝脏有损害的药物。但由于超过半数的麻醉药物通过肝脏中降解,故在肝功能不全时,用药量宜适当减少。

加强循环及肝肾功能的监测:术中维持有效的循环血容量,通过心电图、心率、脉搏、血压、中心静脉压、尿量等的监测,避免血容量不足或过多,维持肝肾功能。

由于患者存在贫血、血小板减少,术中可适当补充。血小板由骨髓产生,半衰期 9 ~ 10 日。血小板在采血时破坏达 20%,放置 24 h 后破坏 50%,48 h 后损伤达 70% 以上,一般说来,每输入 1 U 的血小板可提高血小板计数 $(5 ~ 10) \times 10^9/L$。当出血倾向严重时应输注新鲜血及适量血小板。还可采用自体血液回输减少异体血的输入。

五、脾切除术后严重并发症

(一)门静脉系统血栓

门静脉系统血栓在肝硬化门静脉高压症脾切除术后患者中发生率较高。门静脉系统形成血栓后,肝血流减少,肝功能受损,甚至引起肝功能衰竭;可使门静脉压力进一步升高,产生难治性腹水,同时可引起食管胃底曲张静脉破裂出血;还可使肠道静脉回流障碍,出现肠坏死,导致致命的后果。脾切除后,破坏血小板的因素消除,血小板的数量和质量都会增加。现在认为,术后门静脉系统血栓形成不单纯与血小板的数量有关,可能更与血小板质量有关,还与门静脉系统静脉壁的病理改变、血流动力学改变有关。术后常用抗凝用药有阿司匹林、双嘧达莫、低分子肝素等。对术前和术中的要求是:对有出血倾向者,应根据病因适当处理,但不能强求纠正到正常。

(二)暴发性脾切除术后感染(OPSI)

脾切除后因患者抵抗力下降,易导致感染,甚至发生凶险的暴发感染,病理性脾切除后这种感染发生率及危险性均较外伤性脾切除者为高。随着保留性脾手术在国内外大量开展,这种可能性会减少。

典型的症状是突然发热、寒战、恶心、呕吐,接着有轻微上呼吸道感染。此过程 12 ~ 24 h,然后突然暴发败血症、休克、弥散性血管内凝血(DIC)和肾上腺功能不全。死亡率达 40% ~ 70% 不等。50% 的患者在脾切除后 1 年内发生,这种综合征曾报道晚到脾切除术后 37 年发生。

应该终身提防 OPSI 的危险。对任何迟发的感染应该及时治疗,早期有效的治疗能明显减低死亡率。

第四节 自体输血

无论门脉高压患者脾脏切除术、急诊脾破裂手术,还是各种因素引起的巨脾切除术,由于手术较大,出血较多,加之脾脏本身有一定储血功能,所以此类患者是自体输血较好的对象,能够有效节约血液资源,减少异体输血的各种并发症。

目前有三大类自体输血方式:术前自体采血储存技术(PAD);急性血液稀释技术(acute hemodilution);围术期手术野血液回收技术(blood salvage)。自体输血的主要优点:① 避免异体输血的并发症：过敏及发热反应、溶血反应、免疫抑制、传播疾病等;② 节约血液资源;③ 解决部分稀有血型的用血问题。

由于各种因素,如操作麻烦、储存困难、增加感染等,术前自体采血储存应用较少。脾脏手术患者由于出血或凝血功能不佳,多数有低蛋白血症等合并症,所以急性血液稀释的条件也不常具备。因此,择期或急诊的脾脏手术患者多采用手术野自体血回收技术。

以往巨脾切除手术时,在脾脏切除后可进行脾血回收,脾门用脾蒂钳夹住,从切口取出脾脏,通过漏斗将脾血流放到已准备好的储血器中(每 100 ml 全血中加入 2.5% 枸橼酸钠 10 ml,使血液不凝固)。作者早期经验在血吸虫巨脾症中最多脾血回收量达 800 ml,尤其在缺乏血源的情况下,脾血回收对节约血源,发挥了很大作用。

但是传统的术区血液回收技术由于存在:① 红细胞破坏过多;② 易引起凝血功能障碍;③ 易引起血细胞等微血栓;④ 血液污染等缺点,临床已不采用。

目前临床上多使用 Cell-Saver 设备,适用于脾破裂大出血或巨脾切除术的患者,自体血回输可节约大量库血。利用双腔吸引管道将混有抗凝剂(肝素)的术区血回收至储血罐,并经过初步过滤,当回收血达到一定量的时候,则送至离心罐中离心,分离出红细胞,同时接入生理盐水进行洗涤,通常250 ~ 300 ml 红细胞,需要 1 000 ~ 1 500 ml 生理盐水洗涤,洗涤完的红细胞再输入集血袋中保存,此时红细胞比容为45% ~ 60% ,根据手术需要将红细胞回输。

回收洗涤的红细胞,寿命与异体血相当,2,3 - DPG 的含量显著低于异体库血,洗涤的红细胞悬液为弱碱性,钠、钾含量正常,90% 的游离血红蛋白可以通过洗涤去除。另外,回收血中的肿瘤坏死因子 - α,弹性蛋白酶和脂肪颗粒也可以通过洗涤去除,从而大大减弱了回收血输注的不良反应。

洗涤的红细胞内含有残留的血小板和白细胞,但其功能并不确定。绝大多数的血浆蛋白,包括凝血因子都在洗涤中被清除。故大量输注时仍应考虑补充凝血因子和血小板。部分 Cell-Saver 设备可以洗涤血小板。

对于有肠道损伤的脾脏手术,洗涤过程可以去除回收血中大部分细菌,但不能全部清除,有作者认为预防性使用抗生素后,残留的细菌不足以产生严重的后果,但其利益风险的取舍目前尚无明确结论。

对于肿瘤术区的出血是否能够安全的回输利用,目前仍有许多争议。但脾脏自身肿瘤的手术很少,故绝大多数的脾脏手术能够应用 Cell-Saver 技术以减少可能使用异体血的概率。

(周仁龙　杭燕南)

参考文献

[1]　庄心良,曾因明,陈伯銮. 现代麻醉学[M]. 第 3 版. 北京:人民卫生出版社,2003,1283 - 1294、1327 - 1343.

[2]　杭燕南,王祥瑞,薛张纲,等. 当代麻醉学[M]. 第 2 版. 上海:上海科学技术出版社, 2013,582 - 591、974 - 980.

[3]　Miller RD,Eriksson LI, Fleisher L, et al. Miller's Anesthesia[M]. 7th Edn. Churchill Livingstone, 2009, 2286 - 2295.

[4]　陈孝平,汪建平. 外科学[M]. 第 8 版. 北京:人民卫生出版社, 2013, 337 - 338、494 - 496.

[5]　柏树令,应大君. 系统解剖学[M]. 第 8 版. 北京:人民卫生出版社, 2013, 244 - 245.

[6]　刘树伟,李瑞锡. 局部解剖学[M]. 第 8 版. 北京:人民卫生出版社, 2013, 130 - 132.

第三十章　腹腔镜下肝胆胰脾手术麻醉

随着腹腔镜设备的不断改进,同时顺应加速康复外科(ERAS)的要求,腹腔镜技术迅速发展。与传统的开腹手术相比,腹腔镜手术切口小,且术后疼痛轻、恢复快,现已广泛应用于肝脏、胆囊、脾脏及胰腺等腹腔脏器手术。腹腔镜手术有气腹腔镜手术和非气腹悬吊式腹腔镜手术两种形式,前者更为常见,通过向腹腔内注入气体造成人工气腹和调节体位来暴露术野,人工气腹目前使用最广的是CO_2。向腹腔内充气的速度、腹内压、CO_2的吸收及体位变化等均可引起患者呼吸、循环等多系统功能发生改变,在肝脏、胆囊、脾脏或胰腺原发疾病引起的生理功能改变和内环境紊乱的基础上,使得患者病理生理状态改变更为复杂,麻醉管理及并发症的防治更需高度重视。

第一节　气腹腹腔镜手术对生理的影响

一、CO_2气腹对呼吸及循环的影响

(一) CO_2气腹对呼吸的影响

CO_2气腹是目前人工气腹的常用方法,其对患者的呼吸系统影响较大,包括呼吸动力学改变、气道解剖形态学改变、CO_2吸收导致的动脉血CO_2分压($PaCO_2$)增高等。

1. 通气功能变化

气腹后腹内压(IAP)升高,使膈肌上升,胸廓活动受限,肺底受压,导致肺的顺应性降低,功能残气量减少,肺泡的无效腔量增大,吸入气流减少,同时因气腹时气道压增大,则肺泡通气量减少,即有效通气量减少,从而导致通气/血流比率失调,进而影响通气功能和气体交换,但监测患者呼吸压力-容量环的形态通常无明显改变。但对无心血管疾患的患者,IAP 14 mmHg 伴头高或头低位$10° \sim 20°$,不会明显影响生理无效腔量及肺内血右向左的分流,可保持充足氧合,维持酸碱平衡,而在有基础心肺疾病患者中气腹对通气功能的影响则较为明显,严重者可出现肺不张、低氧血症和酸中毒等。

2. 气道解剖形态学改变

IAP升高可使膈肌上升,推动力易经心脏和肺传递至隆突,导致隆突向头侧移位,且气管是弹性管状结构,受外力作用时其解剖形态可发生变化,膈肌上抬间接对气管形成一个向头侧的推动力,使得气管长度缩短。全身麻醉患者可出现气管导管扭曲打折或误入支气管导致单肺通气。

3. $PaCO_2$增高

CO_2可经腹膜、肠黏膜、皮下组织及手术创面开放的血窦吸收入血,导致$PaCO_2$增高。CO_2的吸收量与溶解度、IAP大小、气腹时间长短有关,在腹膜毛细血管受压不严重的情况下,IAP越高、气腹时间越长,CO_2吸收入血越多;当IAP进一步增高时,腹膜毛细血管严重受压,血流量减少,可相对减少CO_2的继续吸收入血。CO_2主要经肺排出体外,若不能及时排除,严重时可能导致高碳酸血症和酸中毒。

椎管内麻醉或保留自主呼吸全身麻醉时,因麻醉相关的呼吸抑制作用及气腹引起的胸肺顺应性下降,导致通气代偿不足,因而 $PaCO_2$ 逐步上升。机械通气时保持分钟通气量不变,$PaCO_2$ 渐进性升高,一般 15～30 min 达到平衡,之后不继续升高,若 15～30 min 之后 $PaCO_2$ 仍持续升高,则需排除是否存在 CO_2 皮下气肿等其他原因。

(二) CO_2 气腹对循环的影响

腹腔镜手术对循环功能造成影响的因素有气腹、体位、高碳酸血症及迷走神经张力增高等。当气腹压力超过 10 mmHg 时可影响循环功能,通常表现为心排血量(CO)下降、血压升高、体循环和肺循环血管张力升高,其影响程度与 IAP 高低有关。

1. 心排血量(CO)的变化

多数情况下气腹后 CO 下降,下降的程度 10%～30%,与充气速度有关。通常发生在气腹建立时的充气期,手术中由于应激等因素的影响,引起心血管系统兴奋,CO 一般能恢复到正常水平,无严重心肺疾病的患者均可耐受。CO 下降的主要原因为气腹后 IAP 增高,腹腔内脏血管及下腔静脉回流受阻,且膈肌上升使胸腔内压力增高,导致回心血量减少,同时心脏舒张及收缩均受限,从而导致 CO 下降。

体位变化主要通过重力作用影响循环功能,腹腔镜下肝胆胰脾手术时头高足低位,受重力影响,CO 进一步减少,扩容有助于提高回心血量。

由于气腹后胸腔内压增高,心室舒张末期压力、右房压和肺动脉压均无明显降低,因此这些平时能够反映心脏容量负荷的指标在气腹状态下意义有限,其数值有时不能正确反应当时真实的循环功能变化。判断心排血量是否充足,较简单的监测方法是测量 SpO_2 和乳酸水平,若正常说明机体无缺氧现象发生,表明 CO 的大小能够满足机体氧供需平衡的需要。

2. 外周血管阻力的变化

气腹时心排血量下降引起交感功能兴奋,同时人工气腹使儿茶酚胺、肾素-血管紧张素、加压素等系统均兴奋,导致外周血管阻力增高。

3. 对局部血流的影响

气腹使 CO 降低,同时气腹对腹腔脏器的直接压迫导致血流阻力升高,可使腹腔脏器的血流灌注减少,肝、肾、脾、胰及胃肠等脏器均处于缺血状态。

腹腔脏器的血流灌注减少,可影响脏器功能,肝胆胰脾手术患者多术前常有肝功能异常,肝脏血流灌注不足可加重肝功能障碍,因此腹腔镜手术对肝脏血流灌注的影响需予以重视。研究表明 IAP 越高,肝血流量下降越明显,且气腹早期的肝血流下降程度明显高于长时间气腹作用后期。也有研究认为腹腔内脏血流由于 CO_2 的扩血管作用对抗了 IAP 增高引起的血流下降,所以总的结果影响不大。

4. 对心律的影响

高碳酸血症可引起心律失常,但尚无确切证据表明腹腔镜手术中发生的心律失常与 CO_2 有关。气腹后腹部膨隆可刺激腹膜牵张感受器,引起迷走神经兴奋,导致心动过缓甚至停搏,服用β受体阻滞药的患者或麻醉过浅者更易发生。处理包括暂停气腹、使用阿托品后加深麻醉等。

二、体位改变对呼吸及循环的影响

腹腔镜下上腹部手术常采取头高足低位,体位变化对肺顺应性及气道形态学的影响与气腹作用相拮抗。理论而言,头高足低位时,膈肌受重力的影响向足侧移位,部分抵消了气腹对膈肌向头侧推动作用,肺顺应性增加,对通气功能有一定改善作用,且减小了隆突向头侧的移位幅度。也有研究者认为,气腹是引起腹腔镜手术患者气体交换功能和气道压变化的主要影响因素,体位改变对其作用不显著。

体位变化主要通过重力作用影响循环功能。气腹后 IAP 增高使回心血量减少以及心脏收缩、舒张受限,导致 CO 下降,而调节体位至头高足低位后,由于重力的影响,回心血量进一步减少,使得 CO 也再下降。有研究表明,头高位时外周血管阻力高于平卧位与头低位。

第二节　麻醉前评估与准备

一、病情评估与准备

(一) 了解病情

重点应检查心、肺、肝、肾功能,对并存疾病如高血压病、冠心病、糖尿病、肺部感染等应给予规范化 治疗。

1. 肝病及存在胆道梗阻的胆道疾病、胰腺疾病患者多有不同程度的肝功能损害和黄疸。肝功能受损时,因肝内合成障碍,凝血因子缺乏,严重者可出现凝血功能异常。口服或静脉注射维生素 K_1、维生素 K_3 等治疗可使凝血酶原活性恢复正常,必要时输注血小板、血浆、凝血因子以改善凝血功能,降低术中大出血的危险。

2. 由于肝功能状态可直接或间接地影响大多数麻醉药物分布、代谢与排出,同时药物也会直接或间接地影响肝功能,甚至还会造成肝损害,故麻醉前应全面地了解肝脏的功能状况,并给予抗感染、保肝、利胆治疗。

3. 肝、胆、胰腺疾病患者常因长期纳差、禁食禁饮或疾病本身而出现营养不良、电解质及酸碱平衡紊乱、贫血、低蛋白血症等病理生理改变。应加强营养,给予高蛋白质、高碳水化合物、低脂肪饮食,必要时可经静脉途径补充,以求改善全身状态;充足糖分的补充可增加糖原贮备,有利于防止糖原异生和减少体内蛋白质的消耗;补充电解质,维持电解质及酸碱平衡;血浆蛋白低如总蛋白低于 45 g/L、白蛋白低于 25 g/L 或白/球比例倒置者,应输注适量血浆或白蛋白纠正低蛋白血症;贫血严重者可多次少量输注红细胞悬液纠正贫血。

4. 腹水患者,应待腹水消退后稳定两周再进行手术治疗,必要时术前 1~2 日内行腹腔穿刺放出适量的腹水,以改善呼吸功能,但量不宜过多,以一次量不超过 3 000 ml 为原则。急需手术治疗的患者可行腹腔穿刺放出适量腹水后进行手术。

5. 内毒素血症、肾衰竭和急性肝功能衰竭三者之间存在着密切关系,胆囊、胆道疾病及胰腺疾病患者多伴有感染,如不及时治疗,最后均可并发急性肾衰竭。宜在术前适当给予利尿剂,术前 1~2 日给予广谱抗生素治疗,以减少肠道内细菌以及由此而产生的内毒素,预防肝肾功能受损,并减少术后感染。

6. 脾功能亢进患者,多有红细胞、白细胞、血小板减少和骨髓造血细胞增生,应全面了解病史,检查凝血功能。严重贫血、血小板减少、凝血功能异常者,应小量多次输注红细胞悬液纠正贫血,输注血浆、血小板、凝血因子及辅以维生素 K 治疗纠正凝血功能,待贫血基本纠正、凝血功能恢复正常后再行手术。

7. 原发性脾功能亢进患者大多长期服用肾上腺皮质激素和促肾上腺皮质激素,麻醉前应继续服用,并检查肾上腺皮质功能代偿情况;

8. 外伤性脾破裂除应积极治疗出血性休克外,应注意排除是否并存其他损伤,以防因漏诊而发生意外。

9. 胰腺癌患者糖尿病发生率较普通人群高,一旦检查证实,术前应使用胰岛素控制血糖在正常范围内。胰头肿瘤使胰管梗阻,胰腺肿瘤组织的生长、慢性胰腺炎及糖尿病均可引起胰腺外分泌功能障碍,表现为脂肪泻、体重减轻、维生素缺乏症等,需使用胰酶替代治疗及对症处理纠正全身状态。

10. 功能性胰岛细胞瘤的肿瘤细胞可分泌胰岛素或胰高血糖素,进而影响糖代谢。其中胰岛素瘤较为常见,肿瘤细胞可分泌胰岛素使血清胰岛素升高,从而继发低血糖,术前应监测血糖防止低血糖休克;胰高血糖素瘤较少见,肿瘤细胞分泌胰高血糖素,可使患者血糖明显升高,患者常因肿瘤的消耗及胰高血糖素分解代谢营养物质增强而出现营养不良,表现为体重减轻、贫血等,1/5 ~ 1/3 的病例可发生无凝血异常的血管栓塞,术前应使用胰岛素控制血糖在正常范围内,通过影像学检查是否有血栓形成。

11. 术前根据手术方案及既往经验预计出血量,准备术中用血和自体血回收机。

（二）气腹耐受性的评估

颅内高压、低血容量、脑室腹腔分流术后及严重的心、肺疾病患者不宜使用人工气腹。心脏疾病患者应考虑 IAP 增高和体位改变对血流动力学的影响,一般对缺血性心脏病的影响程度比对充血性或瓣膜性心脏病轻。

二、麻醉前用药

为消除患者术前的紧张状态,减少呼吸道腺体分泌,消除不良应激反应及不良记忆,并减少术中麻醉药用量,常需在入手术室前给予患者一定量的镇静、镇痛及抗胆碱类药物。一般情况欠佳,年老体弱,恶病质的患者药物应减量。大多数镇静、镇痛药均经肝脏代谢降解,对于肝功能受损的患者麻醉前用药量宜适当减少,对个别情况差或处于肝性脑病前期的患者,术前仅给阿托品和东莨菪碱即可。阻塞性黄疸的患者迷走神经张力增高,围术期易发生心律失常和低血压,麻醉前应常规给予阿托品。

第三节　麻醉方式的选择与术中监测

一、麻醉方式的选择

腹腔镜肝胆脾胰手术多选用全身麻醉或全身麻醉复合硬膜外阻滞。

（一）全身麻醉
气管内插管控制呼吸的全身麻醉最为安全常用,麻醉诱导和维持原则与开腹肝胆脾胰手术的全身麻醉基本相同。良好的肌松有助于提供更大的手术空间,可能在<12 mmHg气腹压力下完成手术。氧化亚氮的应用于腹腔镜手术尚有顾虑,一般不用。

气腹后IAP升高使肝、肾血流灌注减少,肝、肾功能不全的患者应加强血流动力学管理,其药物选择和应用尤为重要,应尽量避免应用有肝、肾毒性的麻醉药物。

静脉麻醉药物因为诱导快、麻醉过程平稳、苏醒快而日益受到重视,静吸复合全身麻醉或全凭静脉麻醉均可用于腹腔镜手术。全凭静脉麻醉无手术室空气污染之虑,用于长时间的手术术后苏醒较快且无明显药物蓄积,是一种较好的麻醉方法。麻醉诱导时可依次静脉注射咪达唑仑0.05 mg/kg、丙泊酚1.5~2.0 mg/kg、芬太尼4~5 μg/kg或舒芬太尼0.5~1.0 μg/kg和顺阿曲库铵0.15~0.3 mg/kg,气管插管呼吸机控制呼吸后,根据患者年龄及全身状况靶控输注丙泊酚(血浆药物浓度3~6 μg/ml)、瑞芬太尼(血浆药物浓度6~8 ng/ml),持续静脉泵注顺阿曲库铵3 μg/(kg·min)以维持麻醉。

丙泊酚具有起效快、镇静充分、清除半衰期短和苏醒完全等优点;右美托咪定可减少肝脏缺血/再灌注损伤,较适合用于肝功能受损患者的镇静;瑞芬太尼有强效镇痛作用,主要通过血浆和组织中非特异性酯酶水解代谢,不受肝肾功能影响,主代谢物活性仅为瑞芬太尼的1/4 600,长时间输注给药其代谢速度无变化、起效快、消除快、体内无蓄积;顺阿曲库铵是一种理想的中时效肌松药,虽然肝和肾为代谢物的主要清除途径,但药理研究未见肝脏疾病晚期患者的药代动力学与无肝肾疾患成人患者有明显差别,起效迅速、恢复快、代谢产物无肌松作用。麻醉中采用丙泊酚-瑞芬太尼静脉靶控输注(TCI),微机技术与药物的药代动力学、药效动力学特征相结合,有益于维持麻醉深度平稳。但因瑞芬太尼代谢迅速导致其镇痛作用消失快,患者苏醒后可能出现痛觉过敏。因此,瑞芬太尼停药前使用适量舒芬太尼或芬太尼,可有效避免瑞芬太尼停用后出现的急性疼痛。对心血管功能较差的患者应避免应用直接抑制心肌的麻醉药物。

吸入麻醉药物中氟烷和恩氟烷使用后有极少量的病例可出现不明原因的发热、黄疸或肝功能损害,所以,对吸入麻醉药物可否用于肝脏手术或有肝功能障碍的患者一直存在争议。但随着氟烷和恩氟烷等药物逐渐退出临床,及新一代吸入麻醉药的研发,目前观点认为,吸入全身麻醉药用于肝脏手术或肝病非肝脏手术不应列为禁忌,尤其是异氟烷、七氟烷及地氟烷等在体内代谢极低、对肝血流影响不大、肝毒性作用很小的吸入麻醉药。但气腹的腹腔镜手术禁用氧化亚氮。

机械通气本身可引起或进一步加重肺损伤,气腹增加了肺损伤的风险,一般通过实施保护性机械通气策略可减少肺损伤,包括小潮气量通气、允许性高碳酸血症及PEEP的使用等。术中避免长时间吸入纯氧,防止肺不张,以减少围术期呼吸系统并发症。

保留自主呼吸的全身麻醉安全性较难保证,因未使用肌松药为良好暴露术野,势必增加CO_2气腹压力,这样可导致呼吸功能不全和呕吐、误吸的风险增加。喉罩的使用不仅能有效控制呼吸,而且还能够减少如声嘶、咽痛等气管插管相关并发症的发生,且喉罩的置入对血流动力学影响较小,可以减轻气管插管造成的应激反应,防止血压骤增、心肌耗氧增高或颅内压升高等情况的发生,但气腹后IAP增高导致气道压升高,喉罩对气道密封不良可使气体进入胃内,增加了反流误吸的风险。食管引流型喉罩可以通过喉罩食管引流管放置胃管,且密封性好,不影响通气,可有效减少胃内容物反流误吸的风险,如单纯的腹腔镜胆囊切除术或胆囊切开取石术等时间短、对气腹压力要求不高的手术,使用喉罩控制气道进行机械通气不失为较好的选择。

(二)全身麻醉复合硬膜外阻滞

硬膜外阻滞可有效减轻手术操作引起的应激反应,具有较好的肌松效果,同时可减少镇痛药物和肌松药的用量,配合全身麻醉气管插管能有效地控制气道,消除气腹带来的不适,术后通过硬膜外镇痛较静脉镇痛效果更好,是预计创伤大、手术时间长的腹腔镜肝胆脾胰手术的较好麻醉方法。但在具体应用中应注意年老体弱患者须减少硬膜外药物剂量或浓度,肝功能差的患者硬膜外加药,尤其是使用布比卡因时须延长间隔时间,术中应加强血流动力学监测,防止低血压及心率减慢。肝胆脾胰疾病患者多数伴有贫血及凝血功能减退,当凝血功能异常时应慎行或禁行硬膜外置管。

二、术中监测

由于气腹及体位等因素对患者的呼吸和循环功能有较大影响,应加强监测,以及时发现生理功能的紊乱。常规术中监测主要包括心电图、心率、无创动脉压、SpO_2、呼气末 CO_2($P_{ET}CO_2$)。通过气道压和呼吸压力-容量环的监测可及时发现导致气道压增高的并发症,如支气管痉挛、气管导管误入支气管等。循环功能不稳定的患者,应给予中心静脉压和有创动态血压监测,可进行血气分析,必要时行肺动脉压监测。腹腔镜手术气腹后可使气管导管套囊压力增高,持续监测套囊压力可有效避免气管黏膜的压迫损伤。脑电双频指数(BIS)可反映大脑皮质的功能状态,监测 BIS 可为麻醉深度提供较为准确判定标准,麻醉期间 BIS 值控制在 40~60,以免发生术中知晓。术中监测经食管超声心动图(TEE)或胸前多普勒超声(PCD),有助于及时判断是否发生 CO_2 栓塞。出血量大给予大量输血的患者应监测血栓弹力图(TEG),以监测凝血因子及血小板功能,评估凝血全貌,指导成分输血,及评估输血后效果。

第四节　并发症及处理

一、循环系统并发症

高血压患者气腹后可引起血压升高;心肺功能不全的老年患者在长时间气腹或过度头高足低位时可出现低血压;充气过快可刺激腹膜牵张感受器导致心动过缓甚至停搏,一旦发生应立即暂停气腹、使用阿托品、加深麻醉等;高 CO_2 血症可引起心动过速。情况严重时均可导致急性心功能不全甚至心跳骤停,故应在建立气腹、体位调节时密切监测循环功能,控制充气速度和压力,必要时降低气腹压力,待循环稳定后重新调节气腹压力。术中可通过调节麻醉深度,使用血管活性药物以维持循环稳定。

二、低氧血症、高碳酸血症及酸中毒

IAP 高、气腹时间越长,CO_2 吸收入血就越多,无明显心肺疾病的患者,术中根据 $P_{ET}CO_2$ 的变化调节呼吸参数可使 CO_2 充分排出,可保持充足氧合,维持酸碱平衡。对于存在严重心肺疾病的患者,术前应充分了解肺功能,术中根据 SpO_2、$P_{ET}CO_2$ 和血气分析结果积极预防并及时处理可能发生的低氧血症、高碳酸血症及酸中毒。需注意的是,麻醉期间使用过高的间歇正压通气或呼气末正压通气时,胸腔内压可进一步上升,回心血量进一步下降,对合并心脏疾病的患者可诱发心肌缺血、心肌梗死和心力衰竭。

三、反流与误吸

IAP 增高及体位改变可增加胃内容物反流误吸的危险,特别是未行气管内插管控制呼吸的患者。也有研究认为,IAP 增高引起的食管下段括约肌改变有助于维持胃-食管结合部的压力差,减低了食管反流的危险。头高足低位、术前放置胃管可减少反流并能抽吸减少胃肠压力,能有效预防胃内容物反流误吸。

四、恶心呕吐

恶心呕吐是术后最常见的并发症,发生率高达 40% ~50% ,女性、肥胖、上腹部手术、气腹及麻醉性镇痛药物均是发生恶心呕吐的危险因素。预防措施:防置胃管减压,术中使用氟哌利多有镇静与止吐作用,预防性使用 5 - HT3 受体拮抗剂和地塞米松,可有效预防术后早期恶心呕吐的发生,右美托咪定减少术后恶心呕吐(PONV)的发病率和严重程度与地塞米松相似,但在减少术后疼痛和术后第 1 天镇痛药物使用上优于地塞米松。麻醉期间复合使用艾司洛尔,对预防术后恶心呕吐也有一定作用。

五、皮下气肿、纵隔气肿与心包积气

皮下气肿是一种常见的腹腔镜手术并发症。可能原因包括建立气腹时穿刺器(trocar)未进入腹腔,CO_2 直接注入皮下;腹壁切口与 Trocar 之间接触不紧密或者反复穿刺,在腹膜外形成间隙,气腹后因 IAP 增加压迫 CO_2 溢出腹膜,蔓延至皮下及纵隔形成气肿。

发生皮下气肿后,CO_2 快速吸收入血,$PaCO_2$ 显著升高,导致 $P_{ET}CO_2$ 增高,这时增加分钟通气量常不能有效降低 $P_{ET}CO_2$,故术中若出现 $P_{ET}CO_2$ 显著升高而增加分钟通气量仍不能很快使其恢复者,应怀疑 CO_2 皮下气肿的可能,严重皮下气肿按压肩部、颈部及头面部皮肤可触及捻发感。皮下气肿一般不会有严重的不良后果,可自行吸收无需特殊处理,$PaCO_2$ 升高显著时应适当减低气腹压力,以减少 CO_2 吸收,同时增大通气量促进 CO_2 排出;若上述措施不能有效降低 $PaCO_2$ 时,应暂停气腹,术后待 $PaCO_2$ 恢复正常后再拔除气管导管,但少量的皮下气肿并不是拔管的禁忌证。

当气腹压力过高,腹腔内 CO_2 可通过膈肌主动脉裂孔和食管裂孔周围的疏松结缔组织进入纵隔,形成纵隔气肿;若术中损伤膈肌、纵隔胸膜和壁胸膜,气腹后腹腔内 CO_2 也可沿损伤的创口进入纵隔;少见气管插管损伤气道黏膜或气腹术中机械通气时气压伤导致肺泡破裂,空气沿着肺内血管扩散至纵隔内。治疗关键在于积极处理纵隔气肿发生的原因,给予对症治疗,对合并气胸的纵隔气肿患者应尽早施行胸腔闭式引流术。对积气量少,无气胸或心包积气者不需特殊治疗,气体常可自行吸收。对积气量大,压力高,致使纵隔器官受压出现呼吸循环障碍者,可经胸骨上切口行排气减压术。

严重皮下气肿或纵隔气肿可引起心包积气,病情严重程度与心包内 CO_2 容积呈正相关。大量的心包积气使心室舒张功能受阻,CO 降低,临床表现为急性循环衰竭,如血压下降、心率增快、SpO_2 下降、颈静脉怒张等,听诊心音弱而遥远。心脏超声可确诊心包积气,评价积气量、心室和心房运动、下腔静脉管腔随呼吸的变化率,并可定位穿刺点。若心包积气量大且影响循环功能时,应紧急行心包穿刺排气,缓解心包填塞,恢复心脏正常收缩和舒张功能,术后严密监测心功能。

六、CO$_2$栓塞

气栓是腹腔镜手术期间可能发生的一种罕见但危及生命的并发症,一般发生在气腹建立时,多为 CO$_2$ 气体短时间内大量进入血液循环所致。主要原因包括注气针误入血管及血管丰富的脏器如肝脏、脾脏,也可因肝脏、脾脏手术切面存在较大血管破口,IAP 过大压迫大量 CO$_2$ 快速进入破裂血管的创面,导致 CO$_2$ 栓塞。

当腹腔镜手术患者术中、术后突然出现不明原因严重低血压或心脏骤停应立即怀疑是否有气栓。气栓的诊断对及时处理非常关键,临床表现的严重程度与 CO$_2$ 进入血管的速度和容积及患者的基础状态有关。少量气栓即气体量小于 0.5 ml/kg(以空气计算)可引起 PCD 回声改变和肺动脉压升高,栓塞气体量大于 2 ml/kg 时可发生心动过速、心律失常、低血压、中心静脉压升高、心脏听诊有"磨坊"样音、发绀、右心扩大的心电图改变等。经中心静脉导管抽出气体可诊断气栓,但其比例不高。虽然监测 TEE 或 PCD、肺动脉漂浮导管对诊断有主要价值,但在腹腔镜患者很少作为常规使用。SpO$_2$ 可发现缺氧,P$_{ET}$CO$_2$ 可因肺动脉栓塞、心排血量减少和肺泡死腔增加而下降,但又可因为 CO$_2$ 的吸收而表现为早期升高。因此,腹腔镜手术中 P$_{ET}$CO$_2$ 监测是至关重要的,它可以帮助 CO$_2$ 栓塞的早期诊断,特点是 P$_{ET}$CO$_2$ 短暂、快速增大,随后突然减小。

气栓的治疗:发现气栓后应立即停止充气、排出腹内气体;采取头低左侧卧位,使气体和泡沫远离右心室出口,减少气体进入肺动脉;改用纯氧,以提高氧合并防止气泡扩大;提高通气量以对抗肺泡死腔增加的影响;循环功能支持;必要时插右心导管或肺动脉导管抽气,目前有借助体外循环成功治疗大量气栓的报道,可疑脑栓塞者建议高压氧舱治疗。

降低 CO$_2$ 注气压力、降低 IAP、增强外科医生腹腔镜操作技术和持续监测 TEE,有助于减少大量 CO$_2$ 栓塞的风险。

七、其他

单肺通气、气胸、大出血等,虽然发生率低,但仍应引起高度重视,尤其是术中出现大出血时、应及时改行开腹手术,以方便止血。

第五节　常见腹腔镜肝胆脾胰手术的麻醉及注意事项

一、腹腔镜下胆囊、胆道疾病手术的麻醉

随着腹腔镜技术的开展及成熟,腹腔镜胆囊切除术已成为治疗胆囊结石、胆囊息肉等胆囊疾病的首选术式,腹腔镜胆总管探查术、腹腔镜胆总管切开取石已被外科医生用于胆总管结石的治疗。

(一)麻醉方式和麻醉药物选择
腹腔镜胆囊切除术手术时间短,全身麻醉是其首选麻醉方式;腹腔镜下胆总管探查或胆总管切开

取石手术时间可能较长,可使用全身麻醉或辅以硬膜外阻滞。肝功能正常患者的药物选择无特殊性,肝功能异常患者全身麻醉药物选择同开腹手术。

(二)麻醉管理

胆囊、胆道部位迷走神经分布密集,且有膈神经分支参与,在游离胆囊床、胆囊颈和探查胆总管时,可发生胆-心反射和迷走-迷走反射,术中应加强对心电图的监测。麻醉医师应根据手术进程,适时调整麻醉深度或采取其他措施,如静脉注射阿托品等,避免因手术牵拉引起反射性冠状动脉痉挛、心肌缺血导致心律失常、血压下降等。

胆道手术可促使纤维蛋白溶酶活性增强,纤维蛋白溶解而发生异常出血。术中应观察出凝血变化,遇有异常渗血,应及时检查纤维蛋白原、血小板,并给予抗纤溶药物或纤维蛋白原处理。

胆道梗阻性疾病患者术后易发生肝肾综合征,黄疸越重风险越高,术中保证足够尿量对预防该并发症有利,必要时使用利尿剂。

(三)术后管理和术后镇痛

1. 术后管理

(1)常规心电监护,可给予鼻导管吸氧。

(2)对老年、肥胖患者及并存气管、肺部疾病患者,应防治肺部并发症。

(3)胆道疾病患者术前通常伴有全身感染,术后仍需积极抗感染治疗。

(4)术后继续保肝、利尿治疗,预防肝肾综合征。

(5)胆总管引流术患者,应记录每日胆汁引流量,定时复查血常规、电解质,注意维持水、电解质补充及酸碱平衡。

2. 术后镇痛

腹腔镜胆囊手术腹内创面小,术后疼痛来源主要是腹壁痛,术毕可采用0.375%罗哌卡因伤口局部浸润阻滞或采用腹横肌平面阻滞(TAPB)镇痛。TAPB能提供良好的前腹壁镇痛效果,较适合腹腔镜胆囊手术的术后镇痛,可单次阻滞,也可置管持续镇痛。对于有凝血功能障碍而不能行自控硬膜外镇痛(PCEA)的患者 TAPB 是较好的选择。TAPB 只能用于腹壁镇痛,不能抑制 CO_2 气腹、术中热灼伤、引流管刺激等引起的术后内脏痛,必要时术后需辅以非甾体类药物、PCEA 或静脉自控镇痛(PCIA)等镇痛方法,以提高镇痛质量。有文献报道,在气腹充气前将 100 mg 布比卡因或 100 mg 氢化可的松以 250 ml 生理盐水稀释后注入腹腔内可产生良好内脏镇痛效果。

二、腹腔镜下肝脏手术的麻醉

肝脏手术与其他腹腔脏器手术相比,其大出血风险高,手术技术掌握困难,因此腹腔镜下肝脏手术的发展相对较缓,主要应用于肝血管瘤、肝内胆管结石,以及其他肝脏良性占位疾病。随着技术及腹腔镜器械的进步,腹腔镜肝切除的范围逐步扩大到半肝乃至更大范围的规则性切除,腹腔镜下肝脏恶性肿瘤的手术治疗也得以发展。由于考虑到供体的安全、移植术后转归,以及手术医生需同时具备腹腔镜肝脏手术和活体肝移植的技术,既要保存合适的供肝血管和胆管以利吻合,又要保证供肝具有足够的功能,腹腔镜用于活体肝移植供肝切取手术的发展尤其缓慢,与传统开腹手术方式相比,腹腔镜技术用于活体肝移植是否存在明显优势仍缺乏证据支持。

（一）麻醉方式和麻醉药物选择

除非患者存在凝血功能异常，全身麻醉复合硬膜外阻滞是腹腔镜肝脏手术的首选麻醉方式，硬膜外阻滞可减少全身麻醉药物用量，有利于患者术后快速苏醒。避免使用对肝脏有损害的药物，具体药物选择同开腹肝脏手术。

（二）麻醉管理

常见腹腔镜下肝脏手术的术中管理焦点主要是维持血流动力学的稳定、尽可能维持有效的肝血流以保持较好的肝氧供耗比、保护支持肝脏的代谢，防治高碳酸血症及 CO_2 气栓。

1. 维持血流动力学稳定

肝叶切除或肝脏肿瘤切除时，肝脏切面大量渗血以及搬动肝脏可引起下腔静脉受压、扭折，均可导致严重低血压，术中大血管阻断与放松使血流动力学波动显著，应有良好的术中循环监测，持续有创动脉血压和中心静脉压监测对判断患者循环状态是有益的，必要时也可行肺动脉压、心排血量监测评估心功能。

术中血流动力学稳定主要靠血管中有效血容量来维持，应建立有效快速静脉通道，疑有大出血风险的手术备自体血回输机，并积极充分备血，包括红细胞悬液、血浆、血小板和冷沉淀等。恶性肿瘤患者除非发生危及生命的紧急情况不宜使用自体血回输，但也有报道，在某些肿瘤手术中自体血回输是安全的。

液体治疗包括输注晶体液、胶体液（羟乙基淀粉、胶原及白蛋白等）和血制品。急性大量失血时，晶体液能快速有效地恢复血管内容量和补充组织间液的缺失，但输注过多可导致周围性水肿及肺水肿；胶体液可有效补充血容量，并避免周围组织水肿的发生；胶体液与晶体液以 2∶1 的比例搭配使用，先胶体液后晶体液，前者为主，后者为辅，是较好的液体治疗方案。胶体液与晶体液搭配使用的优势在于：① 能快速补充血容量，补充组织间液和细胞内液的丢失，维持血流动力学稳定；② 可维持足够的血浆渗透压，防止发生周围性水肿及肺水肿；③ 防止氧自由基导致的细胞再灌注损伤；④ 防止延缓凝血系统激活及创伤导致血液高凝状态；⑤ 促进利尿保护肾脏。

2. 维持电解质、酸碱平衡及改善凝血功能

大量输血可导致其他病理生理改变，如快速输注大量含枸橼酸盐的血液可出现低钙血症而导致心肌抑制，大量输血、输液可致血小板稀释性减少发生凝血功能减退。通过血气分析了解患者血红蛋白含量、氧合状态、电解质及酸碱平衡状态，并指导麻醉医师对症处理。监测血栓弹力图（TEG）可快速分析机体凝血功能状态，指导成分输血及凝血因子的使用，并评估输血的效果。

3. 保护肝脏

严重肝硬化时，肝细胞坏死后形成瘢痕压迫血窦和门静脉小支，使中央静脉变形，影响肝细胞的血液供应，导致肝脏长期处于缺氧状态。手术、出血等刺激因素易在此基础上诱发加重肝功能损伤，导致术后肝功能衰竭。诱发因素包括不恰当的牵拉肝脏，意外地损伤肝管或血管；阻断大血管时间过长、肝血流减少、休克及反射性血管收缩等；药物对肝脏的损伤。对于肝硬化患者，应避免选用具有肝脏毒性的药物，维持循环稳定，尽量缩短血管阻断时间，保障充足肝脏血供及氧供。

4. 其他

因手术时间长，全身麻醉下输入大量输液输血，易致体温过低。术中应持续监测体温，加强保暖措施，包括使用变温毯、输注温热液体等。持续监测 BIS 和神经肌肉阻滞程度以维持麻醉平稳，术中 BIS 值控制在 40～60 以避免麻醉深度不足导致有害应激反应及术中知晓。

（三）术后管理和术后镇痛

1. 术后管理

（1）术后常规吸氧，密切观察患者的心、肺、肾、肝情况以及其他病情变化。术后禁食2~3日，胃肠减压，以防止肠胀气。

（2）注意能量的补充，根据液体出入量与血液生化的变化，调整水、电解质与酸碱平衡，根据患者情况给予适量的血浆、白蛋白。

（3）加强尿量监测，必要予以利尿，同时加强抗感染治疗，以减少肠道内细菌以及由此而产生的内毒素，减少内毒素对肝肾功能的损害，预防术后感染及肝肾综合征。

（4）术后定期复查血常规、凝血功能及TEG，必要时继续给予红细胞悬液、血浆、血小板及凝血因子，以纠正贫血，改善凝血功能。

（5）加强镇痛治疗，鼓励和帮助患者咳嗽，防治肺部并发症。

（6）对切除半肝以上或合并肝硬化者，术后积极加强保肝治疗，激素治疗有利于肝脏修复和再生，也有利于患者恢复。

（7）长时间和应激性大的手术常可继发肝昏迷，表现为意识模糊，定向力障碍，烦躁不安，表情淡漠，嗜睡甚至昏迷，易误认为麻醉的残留作用。诱发因素有低血压、高蛋白质饮食、胃肠道出血、感染和药物影响，均应予以防止。

2. 术后镇痛

首选PCEA，镇痛效果确切，同时避免了阿片类药物镇痛相关的恶心、呕吐、皮肤瘙痒、嗜睡等不良反应，硬膜外穿刺禁忌的患者可使用PCIA。辅以非甾体类药物、TAPB等多模式镇痛可提高镇痛效果，并较少一种镇痛药物使用过量导致的不良反应。

三、腹腔镜下脾脏手术的麻醉

脾脏是人体最大的淋巴器官，具有许多种重要的生理和免疫功能。临床上，脾脏疾病的病因涉及面广，除脾脏原发疾病外，很多疾病常常累及脾脏。常见的有肝硬化、肝癌、特发性门脉高压症，还有血小板减少性紫癜、白血病等血液疾病均可导致脾肿大和（或）脾功能亢进，导致血小板、白细胞、红细胞减少，进而出现贫血、凝血功能异常、免疫功能低下等。常见的腹腔镜脾脏手术包括脾脏切除或部分切除、脾囊肿切除、脾囊肿开窗术等。

（一）麻醉方式和麻醉药物选择

脾脏疾病通常伴有贫血及凝血功能异常，全身麻醉是较好的麻醉方式，凝血功能正常者可复合硬膜外阻滞。合并肝功能异常的患者避免使用对肝脏有损害的药物，具体药物选择同开腹脾脏手术。

（二）麻醉管理

1. 脾静脉粗大，壁薄，无瓣膜，粘连严重者一旦在分离过程中发生损伤，可能会发生严重出血，术前应充分备血，必要时备自体血回收机，建立快速输液通道，做好大量输血准备。

2. 麻醉处理中要密切关注循环情况，维持有效循环血量。

3. 巨大脾脏内储血较多，脾内血液回吸收体内时应以免发生回心血量骤增导致心力衰竭危险。

4. 脾功能亢进的患者，因脾脏切除后血小板破坏减少，血小板可升至正常或稍高于正常水平，因此除非大量出血，脾功能亢进的患者术中凝血功能异常一般无需输注血小板。

5. 游离脾脏、结扎脾蒂等操作时刺激较大,应防止内脏牵拉反应。

6. 麻醉前曾服用激素的患者,围术期应继续给予维持量,以防肾上腺皮质功能急性代偿不全。

(三)术后管理和术后镇痛

1. 术后管理

(1)常规心电监护,吸氧,动态监测血小板、红细胞、白细胞及血红蛋白的变化。

(2)观察腹腔引流管出血量、继续补充血容量。

(3)脾切除术后患者免疫功能低下,健康状况差,围术期上呼吸道感染的发生率增加,应注意呼吸道护理及呼吸系统抗感染治疗,同时脾切除术后患者对严重感染的易感性增加,容易发生急性暴发性感染、败血病、脑膜炎,应加强抗感染治疗。

(4)已服用激素者,应继续给予维持。

2. 术后镇痛

首选 PCIA,辅以非甾体类药物、TAPB 等多模式镇痛。凝血功能正常的患者可使用 PCEA。

四、腹腔镜下胰腺手术的麻醉

腹腔镜下胰腺手术常见于胰腺假性囊肿内引流、重症胰腺炎坏死胰腺组织清除、胰腺内分泌肿瘤切除、胰体尾部切除等。腹腔镜下胰十二指肠切除术(LPD)较少见,因胰腺及十二指肠大部分位于腹膜后间隙,位置较深,手术区域临近肠系膜上动脉、肠系膜上静脉、肝门静脉等重要血管,其解剖结构复杂,且 LPD 术后重建涉及多个吻合口,手术并发症及其严重性难以预料,是腹腔镜胰腺手术中难度最大、最具有挑战性的术式。

(一)麻醉方式和麻醉药物选择

胰腺疾病常合并糖代谢异常,硬膜外阻滞可阻断手术区域迷走神经、交感神经及躯体神经的传入,有效抑制应激反应,有利于维持术中正常糖代谢;胰腺位于腹腔深部,术野暴露及手术操作困难,需提供良好的肌肉松弛效果,且手术复杂、耗时较长、创伤大,故全身麻醉复合硬膜外阻滞是较好的选择。胰腺疾病常伴有梗阻性黄疸和肝功能异常,应避免使用有肝脏损害的药物,药物具体选择同开腹胰腺手术。

(二)麻醉管理

1. 维持循环稳定

胰腺疾病患者术前可能存在感染、低血容量,且胰腺分泌的心肌抑制因子可抑制心肌收缩力,当术中大量出血时,增加了休克的可能性。

腹腔镜下保留脾血管的胰体尾切除手术成败的关键在于脾血管的解剖游离,脾血管与胰腺关系极为密切,胰体段脾动静脉走行在胰腺背侧沟内,沿途还向胰腺体尾部发出数个分支,这些分支细短而分散,易发生撕裂,且脾静脉粗大、壁薄,一旦在分离过程中发生损伤,即可发生大出血;LPD 手术区域广泛,且位置较深不易暴露术野,手术操作难度大,分离围绕肝动脉、胃十二指肠动脉、肠系膜上动脉、上静脉和门静脉时,也有损伤血管致大出血可能。故术前应建立快速输液通道,充分备血,备自体血回收机,做好大量输血准备。

2. 维持血糖稳定

胰岛素瘤的肿瘤细胞可分泌胰岛素。术中肿瘤组织受压可引起胰岛素分泌增加,从而导致严重的低血糖;肿瘤组织切除后,残留的胰岛细胞因长期受肿瘤细胞分泌大量胰岛素的影响而功能减退,或因垂体-肾上腺系统分泌抗胰岛素激素增多,短时间内空腹血糖会处于较高水平,此现象可逐渐恢复正常。腹腔镜胰岛素瘤切除术的麻醉管理,重点在于防治肿瘤切除前血糖过低和肿瘤切除后血糖过高对机体的危害,因此术中连续监测血糖尤为重要,出现低血糖时可适当输注葡萄糖,将血糖维持在 3.3 mmol/L 以上;肿瘤切除后若出现高血糖,可使用小量胰岛素控制。术中应避免外源性葡萄糖引起的血糖波动,以免不能准确反应肿瘤是否切除完整。胰岛素瘤患者为防止低血糖发作常多进饮食,故多偏肥胖,心肺贮备功能有限,如采用硬膜外阻滞应防止阻滞范围过广,避免呼吸抑制和血压降低。

胰高血糖素瘤的肿瘤细胞分泌胰高血糖素,促进糖原分解和糖异生导致高血糖。患者常有体重减轻、贫血及血管栓塞可能,肿瘤组织分泌胰高血糖素可使患者血糖明显升高。术中应连续监测血糖并将血糖维持正常偏高的水平,同时尽量减少应激反应,防止血糖进一步升高以避免发生酮症酸中毒和高渗性昏迷等高血糖危象,肿瘤组织切除后血糖可逐渐恢复正常。

（三）术后管理和术后镇痛

1. 术后管理

（1）常规吸氧,防治肺部并发症。

（2）胰岛素瘤患者术后胰岛素敏感性逐渐下降,以术后第 1 天最显著,易发生手术后高血糖,应严密监测血糖变化。

（3）胰腺手术术后可能发生胃肠道消化液反流及其所引起的并发症,如吻合口溃疡、胃肠道排空障碍及胰瘘等。常规使用抑制胃酸分泌药物可有效预防应激性溃疡。胰瘘是术后最常见且最严重的并发症,发生率为 0% ~33%。保障引流通畅,使用抑制胰液分泌的药物(如奥曲肽、帕瑞肽、生长抑素)1 周,全胃肠外营养支持,积极抗感染治疗均可降低胰瘘的发病率,改善病情,促进愈合,避免脓毒血症的形成,降低胰漏相关病死率。

（4）腹腔内感染是一种严重并发症,多由胰瘘、胆瘘或腹腔出血合并感染所致,可有腹痛、高热、身体消耗,发生贫血、低蛋白血症等。加强全身支持治疗,应用高效广谱抗生素。

（5）定时复查血常规、蛋白含量、电解质,注意维持水、电解质补充及酸碱平衡,必要时输注白蛋白以改善全身状态,增强免疫促愈合,并防止低蛋败血症引起腹水等并发症。

2. 术后镇痛

首选 PCEA,硬膜外穿刺禁忌的患者可使用 PCIA。辅以非甾体类药物、TAPB 等多模式镇痛可提高镇痛效果。

（唐晨程　张晓庆）

参考文献

[1] Staehr-Rye AK, Rasmussen LS, Rosenberg J, et al. Minimal impairment in pulmonary function following laparoscopic surgery[J]. Acta Anaesthesiol Scand, 2014, 58(2): 198 - 205.

[2] Kucuk A, Kabadere S, Tosun M, et al. The protective effects of dexmedetomidineon hepatic ischemia reperfusion injury[J]. Bratisl Lek Listy, 2014, 115 (11): 680 - 684.

[3] Arslan M, Çomu FM, Küçük A, et al. Dexmedetomidineprotects against lipid peroxidation and erythrocyte deformability alterations in experimental hepatic ischemia reperfusion injury[J]. Libyan J Med, 2012, 7: 18185.

[4] Aydogmus MT, Turk HS, Oba S, et al. Can Supreme ™ laryngeal mask airway be an alternative to endotracheal intubation in laparoscopic surgery? [J] Rev Bras Anestesiol, 2014, 64 (1): 66 - 70.

[5] Wu CY, Yeh YC, Wang MC, et al. Changes in endotracheal tube cuff pressure during laparoscopic surgery in head-up or head-down position[J]. BMC Anesthesiol, 2014, 14: 75.

[6] Murphy GS, Szokol JW, Greenberg SB, et al. Preoperative dexamethasone enhances quality of recovery after laparoscopic cholecystectomy: effect on in-hospital and postdischarge recovery outcomes[J]. Anesthesiology, 2011, 114 (4): 882 - 890.

[7] Bakri MH, Ismail EA, Ibrahim A. Comparison of dexmedetomidine and dexamethasone for prevention of postoperative nausea and vomiting after laparoscopic cholecystectomy[J]. Korean J Anesthesiol, 2015, 68 (3): 254 - 260.

[8] Dereli N, Tutal ZB, Babayigit M, et al. Effect of intraoperative esmolol infusion on anesthetic, analgesic requirements andpostoperative nausea-vomitting in a group of laparoscopic cholecystectomy patients[J]. Rev Bras Anestesiol, 2015, 65 (2): 141 - 146.

[9] Ma-Lee K. Pneumopericardium and severe subcutaneousemphysema after laparoscopic surgery[J]. J Minim Invasive Gynecol, 2010, 17(4): 531 - 533.

[10] Burcharth J, Burgdorf S, Lolle I, et al. Successful resuscitation after carbon dioxide embolism during laparoscopy[J]. Laparosc Endosc Percutan Tech, 2012, 22 (3): 164 - 167.

[11] Park EY, Kwon JY, Kim KJ. Carbon dioxide embolism during laparoscopic surgery[J]. Yonsei Med J, 2012, 53 (3): 459 - 466.

[12] Amini S, Sabzi Sarvestani A. Comparing the impact of intraperitoneal hydrocortisone with bupivacaine on postoperative pain after laparoscopic cholecystectomy[J]. Anesth Pain Med, 2014, 4 (4): e17206.

[13] Park JI, Kim KH, Lee SG. Laparoscopic living donor hepatectomy: a review of current status[J]. J Hepatobiliary Pancreat Sci, 2015, 22 (11): 779 - 788.

[14] Cauchy F, Schwarz L, Scatton O, et al. Laparoscopic liver resection for living donatin: where do we stand? [J]. World J Gastroenterol, 2014, 20 (42): 15590 - 15598.

[15] Choi SH, Seo MA, Hwang HK, et al. Is it worthwhile to preserve adult spleen in laparoscopic distal pancreatectomy? Periopera-tive and patient-reported outcome analysis[J]. Surg Endosc, 2012, 26(11): 3149 - 3156.

[16] McMillan MT, Vollmer CM. Predictive factors for pancreaticfistula following pancreatectomy[J]. Arch Surg, 2014, 399 (7): 811 - 824.

[17] Schoellhammer HF, Fong Y, Gagandeep S. Techniques for prevention of pancreatic leak after pancreatectomy[J]. Hepatobiliary Surg Nutr, 2014, 3(5): 276 - 287.

[18] Alen PJ. Pasireotide for postoperative pancreaticfistula[J]. N Engl J Med, 2014, 371 (9): 875 - 876.

第三十一章 肝胆胰脾达芬奇机器人手术麻醉

机器人手术系统大大促进了微创手术的发展,它集成了图像导航技术、机器人定位、遥控操作等多项先进技术,为微创外科提供了一个全新、高效、精准的操作平台。因此,它不仅是传统腹腔镜技术的延伸,而且也是外科手术未来发展的方向。

第一节 机器人手术的发展及现状

自外科学诞生以来,微创理念始终贯穿着其发展的整个过程,以最小的创伤获得更好的疗效,这是外科学领域不懈追求的目标。

1987 年世界上首例腹腔镜胆囊切除术的成功实施标志着微创外科手术的开始。此后,随着操作技术的不断成熟和进步,愈来愈多的手术可以通过腔镜完成。与传统开腹手术相比,腔镜手术具有更好的术野显露、更小的手术切口、更少的感染率以及更短的住院和康复周期。然而,腔镜技术也存在着一定的局限性,如操作器械缺乏触觉力度的反馈和自然的手眼协调,且其活动的幅度和角度均不及人类的手腕和手;二维视频下进行三维操作影响对术中操作的判断,以上因素都限制了外科医生进行更为精细的组织解剖分离和管腔吻合。

随着相关硬件及软件技术的革新,医疗机器人技术的应用悄然兴起。20 世纪 80 年代,机器人等自动化设备已在工业领域获得了广泛应用,在操作灵活性、稳定性及准确性方面显示出了明显优势。为了克服传统腔镜手术的缺点,使外科医生能够更容易地进行复杂而精细的手术,人们开始探讨如何在外科手术中引入机器人技术来进一步提高手术效果。

1994 年,美国 Computer Motion 公司推出了第一种能够用于微创手术的医用机器人产品 AESOP(伊索)机器人。2 年后该公司又提供了功能强大的 ZEUS (宙斯)机器人外科手术系统,并于 2001 年借助远程协作系统遥控完成了机器人胆囊切除术,标志着外科手术跨时代的飞跃。2000 年初,美国 Intuitive Surgical 公司也成功地开发出 Da Vinci(达芬奇)外科手术机器人系统,2001 年获得美国 FDA 认证并开始用于腹腔微创外科手术中。目前,该系统已广泛应用在心胸外科、泌尿外科、妇产科和普外科(肝胆胰外科、胃肠外科)等多种类型的手术中,但是它在肿瘤手术的根治性和安全性方面还有待更多研究来证实。

一、达芬奇手术系统简介

达芬奇外科手术系统是一种高级机器人平台(以下简称达芬奇机器人),其设计理念是通过使用微创方法来实施复杂的外科手术。该系统主要由三个部分组成:

(一) 医生控制台(console)

外科医生坐在远离患者的控制台中(位于手术无菌区之外),通过两个主控制器(使用双手)及脚踏板分别控制机械操作臂和一个三维高清内窥镜。手术器械尖端采用 EndoWrist 仿真手腕技术,有类似于人手腕关节 7 个自由度的活动能力,主刀医生对手柄的操作即被视为与机械臂术端同样的动作,由此实现与外科医生的双手同步运动。

(二)机械臂系统(surgical cart)

机械臂系统是外科手术机器人的操作部件,其主要功能是为 3 个操作臂和 1 个摄像臂提供支撑。助手在无菌区内的床旁机械臂系统边工作,负责更换器械和调整内窥镜,协助主刀医生完成手术。为了确保患者安全,助手比主刀医生对于床旁机械臂系统的活动具有更优先的控制权。

(三)视频图像处理系统(vision tower)

视频系统内装有外科手术机器人的核心处理器以及图像处理设备,在手术过程中位于无菌区外,可由巡回护士操作,并可放置各类辅助手术设备。外科手术机器人的内窥镜为高分辨率三维(3D)镜头,对手术视野具有 10 倍以上的放大倍数,能为操作者提供患者体腔内三维立体高清影像,提升了解剖结构的辨认度和手术精确度。

与普通的腹腔镜手术相比,达芬奇机器人手术具有以下优势:① 视野角度增宽,在同样小切口的情况下可以更好地识别和分离微小的解剖结构;② 消除手术操作者的生理性震颤;③ 机器人"内腕"较腹腔镜更为灵活,能以不同角度在靶器官周围操作;④ 能够在有限的手术空间内工作;⑤ 更符合人体工程学设计的工作平台能减少主刀医生的疲劳;⑥ 可实施远程手术。

迄今为止,达芬奇机器人系统是世界范围内应用最多的智能型内窥镜微创手术系统。经过近 10 年的发展,第一代达芬奇(da Vinci Standard,2000)、伊索(AESOP,1994)和宙斯(ZEUS,1999)等手术机器人已经逐渐被淘汰,而第二代(da Vinci S,2005)以及第三代达芬奇(da Vinci Si,2008)占据了目前临床手术机器人的主流。第三代达芬奇手术机器人拥有的新技术包括:配备供两位外科医生同时操作的双操控台、达芬奇手术模拟训练器、术中荧光显影技术、单孔手术设备等。目前达芬奇手术机器人仍然在继续发展,包括研发与之配套的新设备器械,以便更好地满足外科手术的需求。

二、机器人手术简介

目前机器人手术系统主要应用于泌尿外科、妇科和心血管外科手术,在普通外科领域的应用相对较少,且以胃肠道外科手术居多,而肝、胆、胰、脾的达芬奇机器人手术尚处于探索阶段。

第二节　肝、胆、胰、脾的达芬奇机器人手术

一、肝脏手术

Giulianotti 教授等人于 2003 年报道完成了世界首例机器人辅助肝切除术,之后该团队又陆续进行了包括全机器人右半肝切除、扩大右半肝切除及胆道重建、活体肝移植,右半肝切取等一系列复杂手术。

常规腹腔镜肝切除术的主要适应证是位于肝Ⅱ-Ⅶ段表浅的局限性小包块及局限于肝左外叶、左半肝的疾病。而位于肝Ⅷ段、右半肝及肝尾状叶病变，因常规腹腔镜下显露非常困难，腹腔镜手术器械无法弯曲，切除的技术难度极大。目前大多数机器人辅助肝切除术为肝脏楔形切除或肝段的切除，右肝切除仅在少数医疗中心施行，中转开腹率及并发症发生率分别为4.6%和20.3%，术中最常见的中转原因为肿瘤边界不清。平均手术时间为200~507 min，术中出血量为50~660 ml。

尽管机器人辅助下巨大肝切除被认为是安全可行的，但其所涉及的外科问题和技术相当复杂，包括控制术中出血、气栓，防止术后胆漏，以及遵守肿瘤外科手术原则等，而且在患者的选择方面也有较多限制，所以目前世界范围内采用由腹腔镜或机器人辅助的微创方式进行巨大肝切除的病例还较少。肝脏尾叶的解剖独特而复杂，且原发性肝癌大多伴有肝硬化，明显限制了微创技术在此类手术中的应用。因此，不管是技术上相对容易的联合左右半肝切除的尾状叶切除，还是单独的肝尾叶切除都鲜有学者报道。

机器人辅助肝切除手术和传统开腹肝脏切除术的步骤完全相同，分为5个步骤：① 肝脏韧带分离；② 血管流入中断和胆道控制；③ 肝实质横断；④ 静脉流出的中断；⑤ 止血。手术的原则与开腹肝切除和肿瘤手术相同。

二、胆道手术

在胆道外科领域，由于机器人手术能够精细解剖肝十二指肠韧带的重要结构并轻松完成吻合，特别适合胆总管囊肿、胆管良性狭窄和胆道闭锁的患者。1997年3月比利时的Himpens等医生完成了第1例手术机器人胆囊切除术。Chen等报道了55例机器人辅助肝胆胰外科手术，其中9例成功进行了胆肠吻合。国内也有学者报道了上百例机器人辅助胆道手术，其中胆道恶性肿瘤58例，仅2例中转开腹；胆管良性疾病49例，包括复杂肝内胆管结石，医源性胆管损伤，无1例中转手术，提示机器人辅助下可以完成非常复杂的胆道手术，并可取得较好的效果。

三、胰腺手术

由于胰腺与周围血管的解剖关系复杂，胰腺手术曾被认为是最具挑战性的手术之一。虽然腹腔镜手术已应用于大部分外科手术领域，但腹腔镜手术治疗胰十二指肠疾病仍然报道不多。由于机器人手术极大地克服了传统腹腔镜手术的障碍，使得胰腺手术得以在机器人辅助下完成。

目前认为机器人辅助胰腺手术对几乎所有胰腺疾病都是安全可行的，包括胰体尾切除术、胰腺中段切除术、全胰切除术、保留十二指肠的胰头切除手术（Beger术）以及胰十二指肠切除术。与传统开放手术相比，机器人辅助胰腺手术具有相同的甚至更低的术后并发症发生率。胰十二指肠切除的所有重建方式都适合采用机器人手术方式完成（经典Whipple或保留幽门的胰十二指肠切除）。但Giulianotti等人的研究数据显示保留幽门的胰胃套入式吻合，在减少术后胰漏的发生率方面具有优势。Waters等人比较了腹腔镜和机器人胰体尾切除术，发现后者的手术时间虽延长，但出血量明显减少，且脾脏保留率更高，在保证肿瘤切缘及淋巴结清扫彻底性方面不差于腹腔镜或开放方式。

尽管机器人辅助胰腺手术在国内外仍处于起步阶段，但已显示其相对于腹腔镜手术和传统开放手术的临床优势，并有可能成为胰腺肿瘤首选的手术方式。

四、脾脏手术

Vasilescu 等比较了达芬奇机器人辅助与传统腹腔脾脏次全切除术,发现前者在出血量、血管游离时间和残余脾脏体积的评估上更有优势。在脾部分切除术中,使用机器人系统有助于更精确地实施脾门部的解剖和保留残脾血管。但对于脾脏全切手术,传统腹腔镜在手术时间和费用上更优于达芬奇机器人辅助手术。因此,传统腹腔镜脾脏切除术仍然是目前外科手术治疗特发性血小板减少性紫癜、溶血性贫血及脾亢等疾病的首选方法。机器人系统更适合于手术难度较大的脾脏手术,如脾部分切除术、合并肝硬化的脾切除术、脾脏肿瘤以及恶性血液病患者。

机器人脾脏手术的常见并发症包括出血、胰腺损伤导致的胰漏和门静脉系统血栓,其中术中出血最常见,也是中转开腹最主要的原因。术后出血一般系术中止血不彻底或术后凝血功能障碍所致,术前存在门脉高压的患者尤易发生。

第三节　机器人手术的麻醉

达芬奇机器人手术的环境设置和技术要求不同于传统的腔镜手术,麻醉医师必须熟悉由此带来的变化及可能遇到的问题,制定和及时调整麻醉计划以保证患者围术期安全。以下主要讨论机器人腹部外科手术麻醉中值得关注的问题。

一、工作空间受限

机器人手术的设备相对庞大和笨重,其所占据的手术室空间远超过传统外科手术的需要,同时术者对相关辅助机械的位置往往有固定的要求(图 31-1),因此大大限制了麻醉医师的工作空间。当机器人设备就位并开始工作后,麻醉医师就不可能随时随地接近患者。因此,在手术开始前应当再次确认所有的管路(包括血管通路和气管导管)、监护设备,以及患者保护设施(如体位固定装置、保护垫

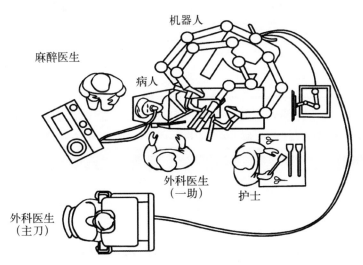

图 31-1　机器人辅助下腹部手术的手术室布局

等)处于合适的位置并保证其能正常使用,尤其避免管路的打折或扭曲变形。

手术过程中,一旦发生紧急情况需要麻醉医师即刻处理时,必须先将机器人的所有机械臂撤离手术区域后才能将患者转换至正常体位实施救治,这显然造成了时间上的延误。对于术前就存在多种合并症的患者及儿科患者而言,时间上的延误可能引起严重的并发症。因此,麻醉医师在手术过程中应当保持更高的警觉性,及早发现任何可能对患者造成伤害的问题。同时,手术团队必须熟悉在紧急情况下如何快速撤除机器人设备,以便提供良好的复苏条件。

二、体位

与传统的开放手术及腹腔镜手术不同,机器人手术中常需要根据手术部位的不同,采取特殊的体位来改善术野的暴露和增加操作空间。在长时间的极端体位下,机器人的机械臂可能对患者造成压迫甚至导致挤压伤。据 Mills 等人报道,在机器人泌尿外科手术中与体位相关的损伤发生率高达6.6%,手术持续时间过长和患者一般情况较差是其高危因素。

机器人辅助下的上腹部手术一般采用头高脚低倾斜30°的体位(反屈氏位),术中常规予以约束装置来防止患者滑离手术台。下腹部及盆腔手术常采取极度的屈氏位(steep trendelenburg position),也就是使患者处于30°乃至45°的头低脚高位,在人工气腹同时存在的情况下会加剧患者生理功能的改变(表31-1)。

表31-1　屈氏位合并人工气腹对患者生理功能的影响

呼吸系统	肺顺应性↓、功能残气量(FRC)↓ 肺不张↑ 气道压力峰值(PIP)↑ 通气血流灌注比率失调 肺间质水肿 高碳酸血症、呼吸性酸中毒	循环系统	后负荷↑ 平均动脉压(MAP)↑ 心肌耗氧量↑
		中枢神经系统	颅内压(ICP)↑ 脑血流↑
循环系统	中心静脉压(CVP)↑ 肺动脉压(PAP)↑ 肺毛细血管楔压(PCWP)↑ 心率↓ 体循环血管阻力(SVR)↑	内分泌系统	儿茶酚胺释放↑ 肾素-血管紧张素-醛固酮系统激活
		其　他	门静脉血流↓ 内脏血流(包括肾血流)↓ 眼内压↑

三、二氧化碳气腹

与腹腔镜手术类似,涉及腹部脏器的机器人外科手术通常需在二氧化碳人工气腹下完成。二氧化碳气腹导致的并发症如皮下气肿、气胸、纵隔积气,以及气体栓塞等同样可能发生在机器人手术中,必须引起麻醉医师的注意。

四、长时间手术

机器人手术的操作环境和体验有别于腹腔镜手术,因此大多数外科医生需要一定时间来熟悉操作技巧上的变化。而更精细的操作平台和患者之间的个体差异使得手术的难易程度存在不确定性。

因此,完成机器人手术所需的时间相对较长并且较难估计,由此造成麻醉及气腹时间的延长。长时间的气腹将导致跨腹膜吸收过多的二氧化碳,易引起严重的高碳酸血症。长时间的气腹内压力(12 ~ 15 mmHg)虽然对血流动力学影响不大,但仍会减少腹腔脏器的灌注及阻碍下肢血流,加重机体的酸中毒。术中应监测血气分析,并根据监测结果及时调整通气参数或给予适量的碱性药物来纠正酸碱紊乱。

五、低体温

机器人手术期间易发生低体温,主要原因是长时间的手术和常温的二氧化碳气体交换使机体热量丧失增加。此外,室内环境温度过低、全身麻醉后体温调节功能降低,以及患者高龄等因素都增加了低体温的发生率。围术期低体温可导致各种并发症包括心脏不良事件增加、苏醒延迟、术后寒颤、手术切口感染及增加术中失血量等。

六、麻醉要求

在麻醉管理上,机器人辅助手术与腹腔镜微创手术存在许多共性,但同时应考虑到上述多个问题可能对患者造成的影响。麻醉管理的目标是在保障患者安全的同时为外科手术操作提供良好的支持,为患者术后的快速康复打下扎实的基础。

七、麻醉方案

在麻醉诱导前或麻醉诱导后有必要建立至少一条大口径的静脉通路并适当地将管路延长,否则术中一旦发生超出预期的失血,麻醉医师将很难在受限的工作环境下及时建立血管通路。

术中常规监测项目包括心电图、指脉血氧饱和度、无创血压、体温、呼气末二氧化碳、气道压和血气分析。此外,可根据手术类型、患者的并存疾病,以及外科的需要选择有创动脉血压、中心静脉压甚至肺动脉压监测。经食管超声心动图(TEE)是围术期进行心功能评估的有效方法,对疑似发生心血管急症的患者具有鉴别诊断意义。

气管插管全身麻醉是机器人外科手术最常选择的麻醉方式,术中维持方案采用强效吸入麻醉药(如异氟烷、七氟烷和地氟烷)或者静脉麻醉药(如丙泊酚)复合阿片类药物。虽然氧化亚氮的使用与肠道胀气的相关性仍有一定争议,但是有证据表明长时间气腹时,氧化亚氮在气腹二氧化碳中的比例会随气腹时间的延长而增加。因此,在机器人手术中应避免使用氧化亚氮。手术麻醉时间过长可能导致患者术后苏醒延迟,建议术中使用地氟烷维持麻醉,以达到缩短苏醒时间的目的。高碳酸血症、脑水肿也是机器人手术常见的引起苏醒延迟的原因,应在准备苏醒阶段积极加以纠正。Hong 等推荐在机器人手术中采用全身麻醉复合胸段硬膜外阻滞,理由是硬膜外阻滞有助于降低吸气峰压,提高肺的动态顺应性,提供更好的氧合,并通过更深的肌肉阻滞程度降低血乳酸浓度。

气管插管全身麻醉诱导完成后,在接近患者的头端安装机器人操作臂系统。术中体位根据具体手术方式而定,通常采用仰卧位、头高脚低30°的体位,此时必须使用固定装置防止患者下滑。不同的固定措施都存在压迫和损伤周围神经的风险,比如使用肩架支撑肩锁关节时可能引起臂丛神经损伤,长时间手术时更易发生。因此,所有着力点均需放置软垫(如胶垫或者泡沫垫)来缓冲压力。

手术开始后于脐上打孔建立人工气腹,置入腹腔镜镜头探查以明确是否存在手术禁忌证,如解剖结构粘连紧密、恶性肿瘤局部浸润等。若无机器人辅助手术的禁忌证,根据手术部位采用5孔法置入机器人手术操作器械,并连接到机器人操作臂。

机器人手术的操作精密,而且手术过程中操作臂始终固定在患者腹部,轻微的体动或呛咳不仅妨碍手术野的暴露,还可能造成腹腔脏器或血管的撕裂或穿破,威胁患者的生命。因此,在手术过程中维持良好的肌松极为重要。腹腔镜手术对肌松的要求高于传统的开腹手术,这一点已在外科医生和麻醉科医师之间达成共识。在机器人辅助腹腔手术中,使用肌肉松弛药的主要目的同样是为外科手术操作创造良好的手术条件,包括避免患者的体动和自主呼吸时膈肌运动伴随的腹腔内容物移动。目前,多数学者主张在此类手术中运用深度神经肌肉阻滞,除了能够有效防止患者在术中发生体动外,还能降低腰腹部肌肉的张力,从而减轻人工气腹给腹肌带来的压力,以及与之相关的术后疼痛,也有助于术者在更低的气腹压力条件下实现良好的术野暴露和合适的操作空间,甚至有望减少极端体位的使用。同时,较低的气腹压也可减少对腹腔脏器血流灌注的影响,避免脏器的缺血缺氧。为了达到深度神经肌肉阻滞,常需大剂量(如持续静脉输注)或重复多次小剂量地使用神经肌肉阻滞剂。因此,建议术中持续监测神经肌肉阻滞的深度,既为合理选择肌肉松弛药的剂量提供参考,也能更好地防止或减少术后残余肌松的发生。评价是否达到深度神经肌肉阻滞的客观指标是四个成串刺激(TOF)为0,且强直刺激后计数小于2~3,此时能基本消除影响手术且需要干预的呛咳。

八、术中管理

手术开始前,麻醉医师需再次确认所有血管通路均已妥善固定,各种监测探头的位置没有移位或脱落,后者可能造成临床监测结果的伪差。

术中常规建立和维持二氧化碳人工气腹,气腹压力不超过20 mmHg(目前临床上常用的气腹压力为15 mmHg)。由于过高的气腹压力会显著干扰患者的循环和呼吸功能、引起内脏器官的缺血,目前提倡深肌松条件下予以较小的气腹压力(10~12 mmHg),同样能够满足外科手术的要求。

气管插管后较大幅度地改变患者体位会增加气管导管移位的可能性,再加上庞大的机器人占据了相当多的工作空间,以及术中难以调整的患者体位,常常使得气道远离了麻醉医师的控制范围。因此,在摆放体位前和摆放体位过程中需反复检查气管导管有无过深或者过浅,避免气管导管打折。在插管后,确定气管导管套囊压力在适当的范围内有利于减少术后喉水肿的发生率。

术中可以采用容量控制(VCV)或者压力控制(PCV)等机械通气模式。人工气腹期间,容量控制通气时气道压力峰值过高易引起肺损伤,此时可改用压力控制通气。但有研究表明,除了气道压力峰值较低、肺动态顺应性(Cdyn)较高外,压力控制通气较容量控制通气在呼吸力学和血流动力学上并无明显的优势,两种模式对肺氧合的改善并无明显差异。

气腹条件下,膈肌抬高将减少功能残气量,使患者易发生肺不张。为了预防肺不张,推荐术中使用6~8 ml/kg的潮气量和4~7 cmH_2O 的 PEEP(肝脏切除术除外),气道压力峰值控制在 35 cmH_2O 以内。延长吸气时间对改善气体交换和呼吸动力学有一定的作用,吸呼比(I∶E)设置为2∶1或1∶1较传统的1∶2能维持更好的氧合和更低的二氧化碳分压水平。

长时间的手术易导致低体温的发生,术中使用液体加温仪、暖风机和温毯可以有效预防和治疗术中低体温。

由于外科操作的更精细化,使得机器人手术中的失血量通常少于传统腹腔镜手术,但麻醉医师仍应注意可能存在的隐匿性失血。传统腹腔镜手术所推荐的补液策略对于机器人手术而言可能过多,而并非是值得推荐的理想方案。

高龄(>75 岁)、长时间腹腔镜手术(>45 min)的患者是发生下肢深静脉血栓形成(DVT)的高危人群。建议使用下肢间歇加压装置和(或)药物治疗(如低分子肝素)来预防围术期深静脉血栓形成。

机器人手术后的疼痛程度远轻于传统的开放手术,有报道称此类手术的术后患者自控镇痛中阿片类药物的消耗量减少近 30%。围术期采用多模式镇痛如阿片类药物复合 NSAIDs 药物、阿片类药物复合区域阻滞(硬膜外阻滞或腹壁神经阻滞)能进一步减少阿片类药物引起的不良反应,改善镇痛效果和提高患者满意度。

第四节 机器人辅助肝脏手术的特殊问题

达芬奇机器人辅助肝脏手术均在腹腔镜下完成,术中常规采取仰卧位和头高足低位,二氧化碳气腹压力维持在 12~14 mmHg(若小儿患者,建议维持在 9~10 mmHg)。患者双下肢是否需要分开、助手的位置则根据术者的习惯决定(图 31-2)。一般采用四孔法或五孔法切肝,对于肝脏病灶较小的患者也可采取三孔法切肝。观察孔位于脐上或脐下,操作孔位置依照待切除的肝脏病灶所处位置而定。原则上主操作孔应尽可能接近病变部位以利于手术操作,病变在右肝时取剑突下的主操作孔,而在左肝时操作孔宜位于左锁骨中线肋缘下(图 31-3)。

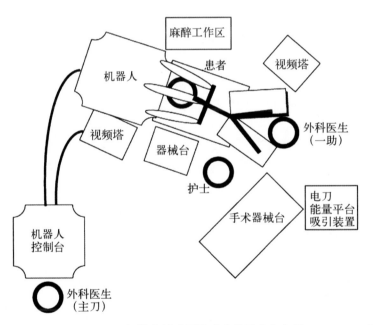

图 31-2 机器人辅助肝脏手术的手术室布局

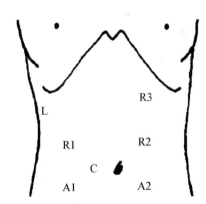

图 31-3 机器人辅助肝脏手术常规穿刺孔位置
(病灶位于左肝时)
A1—A2:辅助操作孔;R1—R3:机器人臂主操作孔;C:摄像观察孔;L:肝脏牵开器(可选)。

由于肝脏组织脆弱且血供丰富,肝切除过程中极易出血。虽然机器人辅助下肝切除术具有视野更清晰直观、操作更精细的优势,但对术者的技术要求反而更高,且同样面临着控制术中出血的问题。肝切除时的出血主要发生在离断肝实质的过程中,肝脏血管壁内外的压力梯度、血管损伤程度等是失血的主要影响因素。目前除了切除小的肝脏病灶或左外叶切除可不阻断入肝及出肝血流外,大的病灶切除或行解剖性肝切除,为减少切肝过程中的出血,常需阻断肝血流。而术中通过使用控制性低中心静脉压(controlled low central venous pressure,CLCVP)技术来降低肝静脉内的压力,可以相应地使肝窦内压力降低,进一步减少离断肝实质时的出血量。

适当限制液体输入、使用吸入麻醉药或短效的静脉麻醉药、输注血管活性药物(硝酸甘油)以及采用反 Trendelenberg 体位等措施可以实现 CLCVP。但对于机器人肝脏手术的患者,使用该技术的安全性仍然存在争议。顾虑之一是术中对补液量的严格控制以及使用血管活性药物扩张外周血管,会减少有效循环血容量和回心血量,加之气腹压力的影响,可能会减少肝、肾等重要器官的有效灌注,造成术后脏器功能不全。另外,低 CVP 的负压抽吸作用使得空气更容易从破裂静脉口进入体内,增加了发生空气栓塞的可能性。而术中二氧化碳气腹的存在,也有潜在导致气体栓塞的可能。以上因素限制了机器人辅助肝脏手术中低 CVP 技术的应用。

气体栓塞是机器人辅助肝脏手术中值得关注的问题,其发生的原因多样,与气腹压力、损伤部位以及血容量是否充足等多种因素有关。建立气腹过程中所出现的气体栓塞,往往是由于错误地将 Veress 针刺入血管所致。气腹维持过程中,过高的气腹压力、较大的肝静脉分支损伤同时伴较低的 CVP,是发生二氧化碳气体栓塞的高危因素。在气腹撤除、腹内压下降过程中也可能发生迟发性气体栓塞(delayed embolic episode),其发生可能是由于气腹状态下溶解于血液中的气体聚集于门静脉系统内,随着腹腔内压力消失或者体位的变化溢出,形成气体栓塞。为了减少气体栓塞的发生,应该在术中持续使用低气腹压力(不超过 12 mmHg),并保持良好的肌松;氩气刀不宜用于活动性肝静脉出血,以免发生氩气气栓;谨慎地使用 CLCVP(CVP 0 ~ 5 mmH$_2$O)技术;推荐使用经食管超声心动图或心前区超声多普勒(precordial ultrasound Doppler)来早期发现气体栓塞;重视术中呼气末二氧化碳分压($P_{ET}CO_2$)和 SpO$_2$ 的突然下降,一旦出现要首先考虑到气体栓塞的可能。

总之,在过去的几十年间,机器人辅助手术作为第三代微创外科技术已在全球范围内得到广泛的应用和飞速发展。肝、胆、胰、脾的达芬奇机器人手术在我国尚处于起步阶段,而充分认识到常规腹腔镜手术和机器人腹腔镜手术之间存在的差异,对于制定相应的麻醉方案,保证术中患者的安全至关重要。

(仓 静 薛张纲)

参考文献

[1] Dubois F, Icard P, Berthelot Ga, et al. Coelioscopic cholecystectomy. Preliminary report of 36 cases[J]. Annals of surgery, 1990,211: 60.

[2] Stoianovici D. Robotic surgery[J]. World journal of urology, 2000,18: 289 - 95.

[3] Lanfranco AR, Castellanos AE, Desai JP, et al. Robotic surgery: a current perspective[J]. Annals of surgery, 2004, 239: 14.

[4] Marescaux J, Lcroy J, Gagner M, et al. Transatlantic Robot Assisted Telesurgery[J]. Nature, 2001,413: 379 - 380.

[5] Cheng-Maw Ho, Go Wakabayashi, Hiroyuki Nitta, et al. Systematic review of robotic liver resection[J]. Surg Endosc, 2013,27: 732 - 739.

[6] Josh Winer, Mehmet F. Can, David L. Bartlett, et al. The current state of robotic-assisted pancreatic surgery[J]. Nature Reviews Gastroenterology & Hepatology, 2012,9: 468 - 476.

[7] Sullivan MJ, Frost EA, Lew MW. Anesthetic care of the patient for robotic surgery[J]. Middle East J Anesthesiol, 2008,19(5): 967e82.

[8] Eifler JB, Cookson MS. Best Evidence Regarding the Superiority or Inferiority of Robot-Assisted Radical Prostatectomy [J]. Urologic Clinics of North America, 2014,41: 493 - 502.

［9］ 张宇,杨洪吉.达芬奇机器人手术系统在肝胆外科的应用[J].实用医院临床杂志,2015,12(1):22－25.

［10］ Boggi U1, Caniglia F, Amorese G. Laparoscopic robot-assisted major hepatectomy[J]. J Hepatobiliary Pancreat Sci, 2014;21(1):3－10.

［11］ 赖俊雄,刘允怡.机器人肝脏手术[J].实用器官移植电子杂志,2014,2(3):165.

［12］ Himpens J, Leman G, Cadiere GB. Telesurgical laparoscopic cholecystectomy[J]. Surg Endosc,1998,12(8):1091.

［13］ Chan OC1, Tang CN, Lai EC, Yang GP, Li MK. Robotic hepatobiliary and pancreatic surgery: a cohort study[J].J Hepatobiliary Pancreat Sci. 2011,18(4):471－480.

［14］ 周宁新,陈军周,刘全达,等.达芬奇机器人普通外科手术180例:中国单中心报道[J].中国普外基础与临床杂志,2011,18(7):698－704.

［15］ Kang CM, Kim DH, Lee WJ,et a1. Conventional laparoscopic and robot-assisted spleen-preserving pancreatectomy: does da Vinci have clinical advantages?〔J〕.Surg Endose, 2011,25:2004－2009.

［16］ Stafford AT, Walsh RM. Robotic surgery of the pancreas: the current state of the art〔J〕.J Surg Oncol, 2015,29:1－6.

［17］ Waters JA1, Canal DF, Wiebke EA,et al. Robotic distal pancreatectomy: cost effective?〔J〕.Surgery,2010,148(4):814－823.

［18］ Vasilescu C, Stanciulea O, Tudor S. Laparoscopic versus robotic subtotal splenectomy in hereditary spherocytosis. Potential advantages and limits of an expensive approach[J].Surg Endos, 2012, 26(10):2802－2809

［19］ Gelmini R, Franzoni C, Spaziani A. Laparoscopic splenectomy: conventional versus robotic approach-a comparative study[J].J Laparoendosc Adv Surg Tech A, 2011,21(5):393－398.

［20］ Bodner J, Kafka-Ritsch R, Lucciarini P, et al. A critical comparison of robotic versus conventional laparoscopic splenectomies[J].World J Surg,2005,29(8):982－985.

［21］ Giza DE, Tudor S, Purnichescu-Purtan RR,et al. Robotic splenectomy: what is the real benefit?〔J〕.World J Surg, 2014,38(12):3067－3073.

［22］ Jeong Rim Lee. Anesthetic considerations for robotic surgery[J].Korean J Anesthesiol,2014,66(1):3－11.

［23］ Steenwyk B, Lyerly 3rd R. Advancements in robotic-assisted thoracic surgery 〔J〕.Anesthesiol Clin, 2012, 30(4):699e708.

［24］ Mariano ER, Furukawa L, Woo RK,et al. Anesthetic concerns for robot-assisted laparoscopy in an infant[J].Anesth Analg,2004,99:1665－1667.

［25］ Mills JT, Burris MB, Warburton DJ,et al. Positioning injuries associated with robotic assisted urological surgery. J Urol,2013,190:580－584.

［26］ Saloni Paranjape, Anjolie Chhabra. Anaesthesia for robotic surgery[J].Trends in Anaesthesia and Critical Care,2014, 4:25－31.

［27］ Gainsburg DM, Wax D, Reich DL, et al. Intraoperative management of robotic-assisted versus open radical prostatectomy[J]. JSLS, Journal of the Society of Laparoendoscopic Surgeons,2010;14:1－5.

［28］ Bashirov E1, Cetiner S, Emre M,et al. A randomized controlled study evaluating the effects of the temperature of insufflated CO2 on core body temperature and blood gases (an experimental study)[J].Surg Endosc,2007,21(10):1820－1825.

［29］ Pierre AD, Klaus DT, Thomas VD, et al. Nitrous Oxide fraction in the carbon dioxide pneumoperitoneum during laparoscopy under general inhaled anesthesia in pigs. Anesth Analg, 2000;951－953.

［30］ Irvine M, Patil V. Anaesthesia for robot-assisted laparoscopic surgery[J]. Continuing Education in Anaesthesia, Critical Care & Pain 2009; mkp020.

［31］ Hong J-Y, Lee SJ, Rha KH,et al. Effects of thoracic epidural analgesia combined with general anesthesia on intraoperative ventilation/oxygenation and postoperative pulmonary complications in robot-assisted laparoscopic radical prostatectomy[J]. Journal of Endourology,2009;23:1843－1849.

[32] Steenwyk B, Lyerly R 3rd. Advancements in robotic-assisted thoracic surgery[J]. Anesthesiol Clin, 2012, 30: 699 – 708.

[33] Dubois PE, Putz L, Jamart J, et al. Deep neuromuscular block improves surgical conditions during laparoscopic hysterectomy: a randomised controlled trial[J]. European Journal of Anaesthesiology (EJA), 2014; 31: 430 – 436.

[34] Kopman AF. Neuromuscular monitoring: old issues, new controversies[J]. Journal of critical care, 2009, 24: 11 – 20.

[35] Choi EM, Na S, Choi SH, et al. Comparison of volume-controlled and pressure-controlled ventilation in steep Trendelenburg position for robot-assisted laparoscopic radical prostatectomy[J]. J Clin Anesth, 2011, 23: 183 – 188.

[36] Kim WH, Hahm TS, Kim JA, et al. Prolonged inspiratory time produces better gas exchange in patients undergoing laparoscopic surgery: A randomised trial[J]. Acta Anaesthesiol Scand, 2013, 57: 613 – 622.

[37] Leitao Jr MM, Malhotra V, Briscoe G, et al. Postoperative pain medication requirements in patients undergoing computerassisted ("Robotic") and standard laparoscopic procedures for newly diagnosed endometrial cancer[J]. Ann Surg Oncol, 2013, 20(11): 3561e7.

[38] 中华医学会外科学分会肝脏外科学组. 腹腔镜肝切除术专家共识和手术操作指南(2013 版)[J]. 中华外科杂志, 2013, 51(4): 289 – 292.

[39] Pandey CK, Singh A, Kajal K, et al. Intraoperative blood loss in orthotopic liver transplantation: The predictive factors [J]. World J Gastrointest Surg. 2015, 7(6): 86 – 93.

[40] Soonawalla ZF, Stratopoulos C, Stoneham M, et al. Role of the reverse-Trendelenberg patient position in maintaining low-CVP anaesthesia during liver resections[J]. Langenbecks Arch Surg, 2008, 393(2): 195 – 198.

[41] Schmandra TC, Mierdl S, Bauer H, et al. Transoesophageal echocardiography shows high risk of gas embolism during laparoscopic hepatic resection under carbon dioxide pneumoperitoneum[J]. Br J Surg, 2002, 89(7): 870 – 876.

[42] Eiriksson K, Fors D, Rubertsson S, et al. High intra-abdominal pressure during experimental laparoscopic liver resection reduces bleeding but increases the risk of gas embolism[J]. Br J Surg, 2011, 98(6): 845 – 852.

[43] Takata M, Wise RA, Robotham JL. Effects of abdominal pressure on venous return: abdominal vascular zone conditions [J]. J Appl Physiol, 1990, 69(6): 1961 – 1972.

[44] Otsuka Y, Katagiri T, Ishii J, et al. Gas embolism in laparoscopic hepatectomy: what is the optimal pneumoperitoneal pressure for laparoscopic major hepa-tectomy? [J]. J Hepatobiliary Pancreat Sci, 2013, 20(2): 137 – 140.

[45] Ikegami T, Shimada M, Imura S, et al. Argon gas embolism in the application of laparoscopic microwave coagulation therapy[J]. J Hepatobiliary Pancreat Surg, 2009, 16(3): 394 – 398.

[46] Smyrniotis V, Kostopanagiotou G, Theodoraki K. The role of central venous pressure and type of vascular control in blood loss during major liver resections[J]. Am J Surg, 2004, 187: 398 – 402.

第三十二章　肝脏手术中的低中心静脉压技术

肝细胞癌(hepatocellular carcinoma,HCC)最好的治疗是手术切除,但手术中出血,以及止血困难是围术期死亡和发生并发症的主要原因之一。临床上已经有减少手术中出血和输血量的方法,但在接近血管的 HCC 切除术中减少大出血的效果仍不够满意。目前,通过控制性低中心静脉压(low central venous pressure,LCVP)技术来减少肝脏切除手术中的出血量已越来越多应用于临床。

第一节　低中心静脉压技术的理论基础

一、肝脏血供特征

与腹腔内其他器官不同,肝脏有双重血液供应。肝动脉是来自心脏的动脉血,主要供给氧气,门静脉收集消化道的静脉血主要供给营养(图 32 - 1)。

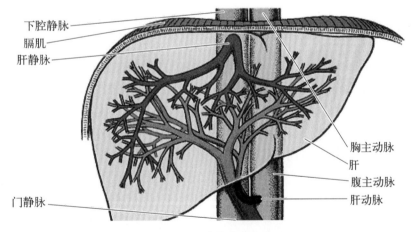

图 32 - 1　肝脏的血供示意图

肝脏血液供应非常丰富,肝脏的血容量相当于人体总量的14%。人肝每分钟血流量有 1 500 ~ 2 000 ml。肝的血管分入肝血管和出肝血管两组。入肝血管包括肝固有动脉和门静脉,属双重血管供应。出肝血管是肝静脉系。肝动脉是肝的营养血管,肝血供的 1/4 来自肝动脉,进入肝脏后分为各级分支到小叶间动脉,将直接来自心脏的动脉血输入肝脏,主要供给氧气,肝动脉是肝脏的营养血管,内含丰富的氧和营养物质,供给肝脏的物质代谢,压力较门静脉高 30 ~ 40 倍。门静脉是肝的功能血管;肝血供的 3/4 来自门静脉,门静脉进入肝脏后分为各级分支到小叶间静脉,把来自消化道含有营养的血液送至肝脏"加工",门静脉是肝的功能血管,压力较低。肝血管受交感神经支配以调节血量。

门静脉、肝动脉、肝管、神经及淋巴管出入肝脏的位置称为肝门。门静脉和肝动脉这 2 条血管均被包绕在结缔组织鞘内,经肝门(或称为第一肝门)进入肝脏,以后就像树枝分叉样分布于腺泡内。由肝腺泡边缘肝小静脉(即中央静脉)汇合成较大的肝静脉分支,最后汇合成的肝静脉主干,进入下腔静脉,称为第二肝门。肝的后面肝短静脉有至少 3 ~ 4 条,多至 7 ~ 8 条小静脉注入下腔静脉,称为第三肝门。

二、肝切除术中的肝血流阻断

肝脏是一个富血器官,切肝技术的关键就是控制术中出血。近代以来不断完善的血流阻断技术正是推动肝脏外科迅猛发展的主要推力之一。根据对肝脏入肝血流和出肝血流的不同阻断组合,我们目前可以把血流阻断技术分为四类:① 入肝血流阻断;② 全肝血流阻断;③ 单纯腔静脉阻断;④ 腹主动脉阻断。

其中,完全入肝血流阻断即经典的 Pringle 法,完全阻断第一肝门的肝动脉和门静脉血流,这种方法应用最广泛。肝门阻断步骤是用无菌阻断带等穿过肝脏的门静脉、肝动脉等需阻断的血管,然后夹紧阻断带,阻断入肝血流。减少肝脏手术中的出血而用。但是阻断时间有限制。以前认为人最长不能超过 20 min,但是动物实验证明可以在常温下阻断 60 min,1953 年 Rafucci 通过犬的实验,提出了犬可以安全地耐受肝门血流阻断 15 min。这个标准仍然是临床上所采用的依据。

第一肝门阻断后,进行肝脏手术的过程中,门静脉系统和肝动脉系统的出血因为血管阻断而得到控制,因此切肝过程中出血主要来自肝静脉系统。如何在肝门阻断下减少肝静脉系统出血这一问题受到关注,近年来越来越多临床试验证实控制性低中心静脉压对于减少肝切除术中出血量有确定性的作用。

三、低中心静脉压概念

中心静脉压(central venous pressure,CVP)可反映右心前负荷,是临床观察血流动力学的重要指标之一,其受右心泵血功能、循环血容量及体循环静脉系统血管紧张度三个因素影响,测定 CVP 对了解有效循环血容量和右心功能有重要意义。CVP 高低取决于心脏射血能力和静脉回心血量之间的相互关系,其由右心室充盈压、静脉内壁压、静脉收缩力和张力,以及静脉毛细血管压四部分组成,可作为临床上补液速度和补液量的指标。在测定 CVP 时应了解影响 CVP 的因素,包括:① 病理因素:CVP升高见于右心衰竭、心房颤动、肺梗死、支气管痉挛、输血补液过量、纵隔压迫、张力性气胸及血胸、慢性肺部疾患、心包压塞、缩窄性心包炎、腹内压增高等。CVP 降低的原因有低血容量及周围血管扩张,如神经性和过敏性休克等;② 神经体液因素:交感神经兴奋,儿茶酚胺、抗利尿激素、肾素和醛固酮等分泌增加,血管张力增加,使 CVP 升高。相反,扩血管活性物质,使血管张力减小,血容量相对不足,CVP 降低;③ 药物因素:快速输液,应用去甲肾上腺素等血管收缩药,CVP 明显升高;用扩血管药或心功能不全患者用强心药后,CVP 下降;④ 其他因素:缺氧和肺血管收缩,患者挣扎和骚动,气管插管和切开,正压通气时胸内压增加,腹腔手术和压迫等均使 CVP 升高,麻醉过深或椎管内麻醉时血管扩张,CVP 降低。在测量 CVP 时应用正确测量方法,并注意上述影响因素。

CVP 的正常值为 5 ~ 12 cmH$_2$O,< 2.5 cmH$_2$O 表示心腔充盈欠佳或血容量不足,> 15 ~ 20 cmH$_2$O 提示右心功能不全。目前在临床上一般将 CVP < 5 cmH$_2$O 称为 LCVP,对 LCVP 的定义尚无统一标准,一般是指通过某种麻醉技术或方式使 CVP 降至适宜的范围却不影响动脉血压、不发生低动脉血压、不影响重要脏器灌注的方法称为控制性 LCVP。

四、控制性低中心静脉压减少肝切除术出血量的理论基础

根据泊肃叶定律公式 $Q = \triangle Pr$ 可知,损伤肝静脉导致的出血量与肝静脉血管壁内外压力差和肝静脉血管半径的 4 次方成正比,由此认为,血管损伤所致的失血量与血管壁内外的压力阶差和血管壁损伤的面积有关,在肝叶切除手术中横断肝实质时的出血量与肝窦内压力有关,而肝窦内的压力与肝静脉的压力有着直接的联系,肝静脉内的压力与下腔静脉压(IVCP)又有直接的联系,由于肝静脉管腔大、壁薄和没有预防血液倒流的静脉瓣装置,肝静脉压力大小理论上应受 IVCP 的影响;IVCP 与 CVP 具有良好相关性已得到证实。

LCVP 减少肝脏切除时出血量的途径是通过降低 CVP 来降低 IVCP 和肝静脉压力,使肝窦内和肝静脉内的压力降低,血管壁内外的压力梯度减少,同时也缩小了血管半径,从而使肝叶切除手术横断肝实质的时候出血减少;同时手术过程中维持较低的 CVP 可以使腔静脉及其分支静脉塌陷,有利于肝脏的游离,便于手术解剖肝脏的后部和主要的肝脏静脉,可以使肝血管损伤导致的大出血变得更好控制,因而在横断肝实质时的出血量大为减少。

第二节　低中心静脉压技术的实施

如何在术中快速有效地实现 CVP < 5 cmH$_2$O 是控制性 LCVP 技术中的关键,目前在临床上的方法多为麻醉药物与降压药物的合用,液体控制、患者体位的变换以及几种方法的联合应用等。

一、麻醉方法

一般选择静吸复合麻醉。目前临床上实施控制性 LCVP 的静脉麻醉药多选用丙泊酚与瑞芬太尼,采用靶控输注的方法:全凭静脉麻醉,诱导时丙泊酚靶控输注浓度为:$4 \sim 6$ μg/ml,维持期丙泊酚靶控输注浓度为:$3 \sim 6$ μg/ml。瑞芬太尼负荷剂量为 $0.5 \sim 1.0$ μg/kg。维持剂量为 $0.25 \sim 4$ μg/(kg·min)。根据患者的麻醉深度调整剂量,排除因循环原因引起的血压及心率变化来调整剂量。丙泊酚作为超短效的静脉全身麻醉药,具有起效迅速、作用时间短、恢复迅速、体内无蓄积,停药后血压很快升至降压前水平等特点,呈剂量依赖性的引起血压下降和 HR 减慢,且丙泊酚具有脂质抗氧化作用,在降压的同时很少引起心肌缺血;吸入麻醉药选择异氟烷,因为其具有血管舒张作用的同时对心肌抑制作用较小,使在较低 CVP 时能维持 MAP 在正常范围,在这些药物的共同作用下,再加上容量限制,大多数患者的 CVP 可低至 $0 \sim 5$ cmH$_2$O。也有选择硬膜外阻滞复合全身麻醉方法来达到 LCVP 的效果。

二、液体控制

LCVP 麻醉技术的核心就是液体控制,这也是获取 LCVP 的关键措施。在应用 LCVP 的麻醉管理中,严格的液体控制包括两个阶段:第一阶段为麻醉诱导后到肝实质横断分离完成时,第二阶段为肝实质横断后到创面止血完成时。传统上,在麻醉前常输入大量液体以弥补术前的禁饮禁食,使得在诱

导时不会发生血流动力学的明显改变,而在控制性 LCVP 技术中,在第一阶段,不需输入大量液体来纠正患者因禁食禁饮、胃肠道准备,以及麻醉引起的血流动力学变化所致的液体欠缺,仅给患者输入维持静脉灌注的最小液体量,液体输注速度严格控制在 70 ml/h 或 1 ml/(kg·h) 左右,将 CVP 维持 <5 cmH₂O。如果在该阶段 SBP < 90 mmHg 或尿量低于 25 ml/h,即以 200 ~ 300 ml 液体行冲击输注;如果出现大出血(出血量大于机体血液总量的 25%),可以输入血液制品(全血、血浆、红细胞等);在第二阶段,当肝叶切除和止血完成后,在确保其他部位没有出血的前提下开始容量复苏,以晶体液和胶体液补充体内液体缺失,以恢复正常的血流动力学;根据血红蛋白浓度决定是否输入全血或红细胞,一般认为,在并存有冠心病或脑血管病变的患者血红蛋白应高于 100 g/L,其他患者应高于 80 g/L。

三、血管扩张药应用

通过严格的液体限制和麻醉药的作用,一般可将 CVP 控制在。5 cmH₂O 水平以下,但部分患者仍需静注硝酸甘油来进行降压,使用剂量为硝酸甘油 1 ~ 3 mg/h 在 LCVP 期间应用小剂量的多巴胺 3 ~ 5 μg/(kg·min),不会引起血管收缩,主要增加心排血量,有利于维持动脉血压。甘露醇利尿防止因 LCVP 所导致的肾功能障碍。但小剂量的多巴胺与甘露醇并不是常规应用。

四、体位

在应用 LCVP 技术中,常使患者处于垂头仰卧位(头低 15°,特伦德伦伯体位),采用该体位有两个作用:促进下肢静脉回流,可抵消因手术操作引起的血容量减少,同时也弥补了因进行 LCVP 技术而导致的低容量性血流动力学不稳定;可增加肾小球滤过率,保护 LCVP 期间患者的肾功能,这一点已在动物实验中得到证明。而临床上,尽管 LCVP 期间一些患者会出现少尿,但术后肾衰竭的比率并没有增加。McCombs 等证明,头低脚高位能增加肾小球滤过率和血浆心钠素的浓度,对肾功能具有保护作用;头低位除有利于静脉回心血量增加外,仍可有效预防术中空气栓塞的发生。但近年来也有学者认为,特伦德伦伯体位虽然可减少静脉空气栓塞的风险,但在术中却不利于 LCVP 的实现,反而会增加出血量,因为头低位增加了右心房与上下腔静脉的血容量,他们通过研究提出在术中采取头高位可安全有效的维持 LCVP,并避免了需要复杂的药物介入来实现 LCVP。

五、外科技术

肝下下腔静脉的部分阻断技术,可以明显降低中心静脉压,减少肝切除术中肝静脉的出血,而不会影响血流动力学的变化而造成严重的并发症,尤其适合需显露肝静脉的大范围肝切除术。

第三节 低中心静脉压技术的利弊

已经有大量的理论基础和临床研究证实 LCVP 确实能降低肝切除术中出血量,我们在 2014 年的一篇系统性综述中纳入了 5 篇有关 LCVP 减少肝切除术出血量的随机对照临床研究,通过荟萃分析得出结论:LCVP 是减少肝切除术中出血量和输血需要的简单而有效的措施,其对肝肾功能没有明显影响。

但是控制性低中心静脉压也有可能带来一定的并发症,比如空气栓塞,以及对靶器官氧供和代谢可能造成潜在的影响。由于这方面的研究较少,且监测指标不够敏感,所以对于低中心静脉压是否对靶器官功能造成影响这一问题仍存在争议。以下是近期一些研究的结论。

LCVP 对 HCC 患者术后 ALT、AST 仅有短暂影响,术后一周可逐渐恢复,对术后肝脏合成和代谢功能影响不大;控制性低中心静脉压技术对肝叶切除患者血小板功能有一定的保护作用,对凝血功能无不良影响;控制性低中心静脉压对肝叶切除术患者小肠氧代谢无明显影响;肝移植术中应用 LCVP 技术对脑氧代谢无不良影响;LCVP 对肝癌切除术患者术后 T 细胞和 NK 细胞免疫功能的抑制作用轻微。对于行肝叶切除术的患者,LCVP 能够维持血流动力学的稳定,对凝血功能有正向意义,值得在临床上推广应用;LCVP 联合应用于肝叶切除术对患者胃黏膜 pH 无明显影响;LCVP 下肝叶切除术患者围术期 cTnI 浓度无明显变化。

虽然没有发现 LCVP 对靶器官功能有明显的影响,但是通过同时阻断肝上和肝下下腔静脉的全肝血流阻断技术,或肝下下腔静脉完全阻断技术来降低中心静脉压,可能导致循环血容量严重减少,影响心脏和肾脏的功能。

(李 志 孙玉明)

参考文献

[1] 梁力建,王卫东,黄雄庆,等. 低中心静脉压减少肝切除术中出血的临床研究[J]. 中国实用外科杂志,2005,12(3):105-108.

[2] Wang WD, Liang LJ, Huang XQ. Low central venous pressure reduces blood loss in hepatectomy[J]. World J Gastroenterol, 2006, 12(6): 935-939.

[3] Eid EA, Sheta SA, Mansour E. Low central venous pressure anesthesia in major hepatic resection[J]. Middle East J Anaesthesiol, 2005, 18(2): 367-377.

[4] Melendez JA, Arslan V, Fischer ME. Perioperative outcomes of major hepatic resections under low central venous pressure anesthesia: blood loss, blood transfusion, and the risk of postoperative renal dysfunction[J]. J Am Coll Surg, 1998, 187(6): 620-625.

[5] Feng ZY, Xu X, Zhu SM. Effects of low central venous pressure during preanhepatic phase on blood loss and liver and renal function in liver transplantation[J]. World J Surg, 2010, 34(8): 1864-1873.

[6] Guo JR, Shen HC, Liu Y. Effect of acute normovolemic hemodilution combined with controlled low central venous pressure on cerebral oxygen metabolism of patients with hepalobectomy[J]. Hepatogastroenterology, 2014, 61(136): 2321-2325.

[7] Li Z, Sun YM, Wu FX, et al. Controlled low central venous pressure reduces blood loss and transfusion requirements in hepatectomy[J]. World J Gastroenterol, 2014, 20(1): 303-309.

[8] 黄微,黎阳,阮林. 控制性低中心静脉压对肝细胞肝癌切除术患者围手术期肝功能的影响[J]. 肿瘤预防与治疗,2015,12(1):102-106.

[9] 谢海辉,黄德辉,张曙. 控制性低中心静脉压对肝叶切除术患者血小板功能的影响[J]. 临床麻醉学杂志,2013,29(9):223-227.

[10] 刘衬云,黄德辉,谢海辉. 控制性低中心静脉压对肝叶切除术患者血流动力学及凝血功能的影响[J]. 中外医疗,2014,11(35):204-208.

[11] 叶伯根,耿小平. 肝下下腔静脉部分阻断降低中心静脉压减少肝切除术中出血[J]. 肝胆外科杂志,2008,16(4):313-314.

第三十三章　肝胆手术中大出血的处理

　　手术期间大量出血是手术中较为严重的并发症,处理是否及时、妥当将直接关系到手术的成败和患者的预后。肝脏是血流极其丰富的实质性器官,而且在机体凝血功能中具有重要作用。发生在肝胆手术的大出血在各种意外并发症中最为紧急,若处理不当将会带来严重的后果,甚至危及生命。出血始终是肝胆外科手术中需要处理的重要问题之一。肝胆手术中大出血防范和处理的关键在于术前的精心准备、术中的密切监控和及时有效的处理。

第一节　肝胆手术中大出血的常见原因

　　肝脏是人体最大的实质性器官,因其独特的肝动脉、门静脉双重血供,血运极其丰富,肝胆手术难度大,加之这类患者多伴有凝血功能障碍,因此手术中大出血的情况难免会发生。

一、肝脏手术中大出血

(一)血管损伤引起的出血

1. 主要血管损伤或撕裂

　　紧贴或侵犯肝门部的肿瘤,在分离或断肝过程中容易误伤甚至撕裂肝周及肝内大血管如下腔静脉、肝静脉根部或门静脉主干等大血管导致大出血。

2. 肝脏特殊解剖部位血管处理不当

　　肝静脉或肝右后或左后上缘静脉或右副肝静脉根部在断肝时未能预先处理,结扎后滑脱等可造成大量出血。此外,粗大的肝短静脉分离时撕裂或断端处理不当致结扎线脱落,导致大出血。

3. 肝周曲张静脉破裂

　　肝脏手术的患者多合并有肝硬化门静脉高压,可在第一肝门或下腔静脉周围形成广泛的侧支循环血管团,这些由曲张静脉形成的团块,在分离过程中极易破裂出血。

(二)手术创面出血

1. 肝脏断面出血

　　大块肝切除时由于肝脏断面较大,如果操作不仔细,可在短时间内发生大量出血。如肝脏断面有大血管损伤或小血管离断后未予确切结扎,则在解除肝门阻断后发生汹涌出血。

2. 肝周创面出血

　　半肝以上肝切除或一些特殊部位的肝切除,由于需要广泛地游离肝脏,如操作不当可发生创面的大量出血,特别是在肝周有广泛粘连者更易出现肝周创面的大出血。

3. 肝周邻近脏器的创面出血

当肝脏肿瘤侵犯肝周邻近脏器时,在分离肿瘤与周围脏器间的组织或粘连的过程中易造成创面大量出血。肿瘤侵犯右肾上腺或膈肌时,手术过程中极易损伤右肾上腺静脉或膈下静脉从而导致大出血。

(三) 巨大肿瘤破裂出血

肝脏巨大肿瘤尤其是生长于肝表面或肝周边者,分离肿瘤周围粘连时有可能发生肿瘤破裂,造成术中大出血。肝实质内肿瘤尤其是巨大海绵状血管瘤,在剥离过程中如不慎剥破包膜,可发生汹涌出血,血压有可能顷刻降为零。

(四) 凝血功能障碍

严重肝硬化或肝功能障碍的患者多伴有凝血功能异常或障碍,术中术后可发生手术创面的大范围渗血。

二、胆道手术中大出血

胆道手术过程中发生大出血的原因主要包括全身原因和局部原因。

(一) 全身原因

全身原因常见于长期胆道梗阻导致肝肿大,肝功能损害等导致凝血机制障碍。在手术分离切除过程中如有肝实质损伤时极易因凝血障碍而出血不止,或因肝包膜张力增高且组织变脆弱,操作中因牵拉推移肝脏时导致肝门处撕裂,发生大出血。

(二) 局部原因

局部原因主要是手术中血管损伤,其来源常有三处,即胆总管周围大血管、胆总管壁周围小静脉、胆囊动脉和肝右动脉损伤。

1. 胆总管周围大血管损伤

主要是门静脉和肝固有动脉。肝固有动脉管壁厚,且位于胆总管左侧,距胆总管相对较远,只要不直接切断,一般不会造成损伤。门静脉因管壁薄、管径粗大、弹性较差且紧贴于胆总管后面,在胆道二次手术或慢性炎症致肝门处严重粘连的情况下,门静脉常因牵拉、粘连失去正常解剖位置与胆总管粘连。在手术分离粘连胆管或正常分离和摘除胆管附近肿大淋巴结时,易造成门静脉损伤,一旦损伤,出血难以控制。

2. 胆总管壁周围小静脉损伤

在肝脏严重胆汁淤积致肝内管系压力明显增高,或胆道肿瘤压迫门静脉致其梗阻时,常导致肝门区结缔组织增生、肥厚、粘连,附近小静脉因回流不畅而扩张迂曲,管壁变薄而脆,手术时易被撕裂出血,且难以控制。因这些小静脉常包绕胆总管,若行胆总管探查时常可撕裂该静脉引起大出血。其次是在急性化脓性胆管炎时,管壁严重水肿、化脓、血管扩张,手术时极易损伤导致出血。此类出血不易控制,且易反复。

3. 胆囊动脉和肝右动脉损伤

在胆道手术中的发生率较胆总管周围大血管及胆总管壁和周围小静脉的损伤要高。但是这两根血管管径不大,血流量相对较小,也容易控制,只要处理得当,一般不足以对患者构成致命性威胁。

第二节　肝胆手术中容量监测方法

目前临床上尚无直接、准确监测血容量的方法,因此需对手术患者进行综合监测及评估,以做出正确的判断。

一、无创循环监测指标

麻醉手术期间患者需常规监测心率和血压、密切观察尿量和脉搏血氧饱和度波形及其与呼吸的相关变化。

1. 心率(HR)

麻醉手术期间患者心率突然或逐渐加快,可能是低血容量的早期表现,但需与手术刺激、麻醉偏浅、血管活性药物作用和心脏功能异常等其他原因进行鉴别。

2. 无创血压(NIBP)

血压监测通常采用无创袖带测压,一般维持术中收缩压(SBP)大于 90 mmHg 或平均动脉血压(MAP)大于 60 mmHg。

3. 尿量、颈静脉充盈度、四肢皮肤色泽和温度

尿量是反映肾灌注和微循环灌注状况的有效指标,术中尿量应维持在 1.0 ml/(kg·h) 以上,但麻醉手术期间抗利尿激素分泌增加,可影响机体排尿,故尿量并不能及时反映血容量的变化。颈静脉充盈度、四肢皮肤色泽和温度也是术中判断血容量的有效指标。

4. 脉搏血氧饱和度(SpO$_2$)

SpO$_2$是围术期的重要监测项目,在组织血流灌注良好的情况下,SpO$_2$波形描记随呼吸变化则提示患者血容量不足;SpO$_2$波形不随呼吸变化,不能完全排除患者血容量不足。

5. 经食管多普勒超声

可有效评估心脏充盈的程度,用于指导肝肝胆手术中的容量管理、有效维持血流动力学稳定,便于及时调控液体及血制品输注、降低液体负荷过重的风险、保证充足的组织器官灌注。但是在实际操作时要权衡该监测方法的收益和食道损伤出血的风险,特别是对于凝血功能障碍和肝硬化食道胃底静脉曲张的患者。

二、有创血流动力学监测指标

肝胆手术的患者需常规监测中心静脉压(CVP),重视其动态的变化。预计术中大出血的患者还需使用其他有创监测技术,监测血流动力学的变化。

1. 中心静脉压(CVP)

CVP 是术中判断循环血容量的常用监测指标,必要时应建立连续 CVP 监测,并且重视 CVP 的动态变化。

2. 有创动脉血压(IABP)

有创动脉血压是可靠的循环监测指标。连续动脉血压波形与呼吸运动的相关变化可有效指导

输液,若动脉血压与呼吸运动相关的压力变化 >13% 或收缩压下降 5 mmHg,则高度提示血容量不足。

3. 肺动脉楔压(PAWP)

PAWP 是反映左心功能和左心容量的有效指标。

4. 心室舒张末期容量(EDV)

EDV 是目前临床判断心脏容量的有效指标,EDV = 每搏量(SV)/射血分数(EF),左心 EDV 采用超声心动图测定,右心 EDV 采用漂浮导管测定。

5. 每搏量变异度(SVV)

FloTrac/Vigileo 监测系统能通过动脉压力波形变化分析计算 SVV,能正确反映左心室功能和前负荷的改变,从而指导液体治疗。SVV 由最高的每搏量(SVmax)与最低的每搏量(SVmin)的差值与每搏量平均值 (SVmean)相比获得的,计算公式为 SVV = (SVmax − SVmin)/ SVmean × 100% 。在控制呼吸时正常 SVV 值为 l0% ~ 15% ,SVV > 13% 说明容量不足。

三、相关实验室检测指标

1. 动脉血气、电解质、血糖、胃黏膜 pH(pHi)及血乳酸

在循环血容量和组织灌注不足时需及时进行动脉血气监测。pH 对于维持细胞生存的内环境稳定具有重要意义,二氧化碳分压(PCO_2)是反映呼吸性酸碱平衡的重要指标,标准碳酸氢盐(SB)和实际碳酸氢盐(AB)是反映代谢性酸碱平衡的指标,两者的差值可反映呼吸对 HCO_3^- 的影响程度。

电解质、血糖和肾功能指标如尿素氮(BUN)、肌酐(Cr)等的变化也需进行及时监测。血乳酸和胃黏膜 CO_2(pHi)监测是评估全身,以及内脏组织灌注的有效指标,对麻醉手术患者的液体治疗具有重要的指导作用。

2. 血红蛋白(Hb)和红细胞比容(Hct)

术中出血量较多或液体转移量较大时,应及时监测血红蛋白含量和红细胞比容。

3. 凝血功能

大量输血输液以及术野广泛渗血时,均应及时监测凝血功能包括血小板计数、凝血酶原时间(PT)、活化部分凝血活酶时间(aPTT)、国际标准化比值(INR)、血栓弹性描记图(TEG)和 Sonoclot 凝血和血小板功能分析。

第三节 失血量的评估

术中失血量是指循环血容量的丢失,包括血液中无形成分即血浆和有形成分(主要是红细胞)的丢失,循环血容量丢失过多(>30%)、过快,若机体不能及时补充体液,就可发生低容量性休克,表现为血压下降、心率增加,椎管内麻醉状态下的患者会有头晕、恶心、呕吐、呼吸困难、躁动不安甚至昏睡。因此,在肝胆手术中,必须对每位手术患者的失血情况和体内血容量情况作出比较准确、全面的评估,便于进行科学合理的容量管理,以确保患者生命体征的平稳和手术的成功。

一、失血量的评估方法

外科手术期间评估循环有效血容量的指标包括：① 观察法：即观察患者末梢循环充盈情况如指甲床毛细血管、颈外静脉充盈情况以及粘膜、口唇、眼结膜、球结膜色泽情况；② 心率(HR)；③ 血压(BP)；④ 休克指数(SI)；⑤ 中心静脉压(CVP)；⑥ 红细胞比容(Hct)；⑦ 血红蛋白(Hb)。对患者出血量通常可以根据临床征象、称重法、测定红细胞比容(Hct)等方法进行估计(表 33 - 1)。

表 33 - 1 患者不同程度失血量的临床表现

	I	II	III	IV
失血量(ml)	<750	750~1 500	1500~2 000	>2 000
失血量占体循环总量%	<15%	15%~30%	30%~40%	>40%
心率(次/min)	<100	>100	>120	>140
血压	正常	正常或下降	下降	下降
脉压	正常或升高	减小	减小	减小
毛细血管充盈试验	正常	阳性	阳性	阳性
呼吸频率(次/min)	14~20	20~30	30~40	>40
尿量(ml/h)	>30	20~30	5~15	无尿
CNS 表现(精神症状)	轻度焦虑	中度焦虑	萎靡	昏睡

1. 根据临床征象进行评估

在手术时，有许多临床征象不易察觉到或表现不出来，故一般多根据心率、脉压、毛细血管充盈状况来估计。血压下降往往出现于脉压减小以后，因此注意脉压的改变对早期诊断更有价值。

休克指数(SI = HR/SBP)较单纯 BP 或 HR 更能反映患者的失血情况(表 33 - 2)。肝胆手术中实时监测生命体征、计算 SI，并参考患者皮肤、口唇、巩膜、球结膜、黏膜色泽，以及指(趾)甲床充盈情况，能对患者的失血情况作出比较正确的评估。

表 33 - 2 休克指数(SI) 与失血量的关系

休克指数(SI)	失血量(ml)
1.0	1 000
1.5	2 000
2.0	>3 000

SI = HR/SBP,正常值: 0.5~0.7

2. 称重法

多数情况下，手术过程中失血量可根据浸血纱布数量或重量、吸引瓶内失血量，以及手术单上的失血情况来粗略估计。

公式1 失血量 =(血纱布重量 - 干纱布重量) + 吸引瓶中血量

手术前先称好干纱布重量，吸血时用干纱布而不用盐水纱布，吸引瓶中的血量应减去其他液体量。重量单位为 g, 1 ml 血液以 1 g 计算。

3. 红细胞比容估算法

血容量(blood volume, BV)随着年龄和生理状况而改变，老年人的血容量较少，占体重的 6% 左右

（60 ml/kg），成人的血容量约占体重 7%（70 ml/kg），儿童的血容量占体重 8% ~ 9%（80 ~ 90 ml/kg），新生儿估计血容量占体重 9% ~ 10%（90 ~ 100 ml/kg）。

如果时间允许，应及时采血进行血红蛋白/红细胞比容（Hb/Hct）测定，结合术前 Hb 或 Hct 数值来估算失血量（公式 2）。但是需要知道的是，在急性失血的情况下血常规所检测的血红蛋白/红细胞比容（Hb/Hct）并不能及时反映真实的出血量。

公式 2
$$失血量 = \frac{(Hct\ 术前 - Hct\ 测定值) \times BV}{Hct\ 术前}$$

对于择期手术患者来说，由于能测得术前正常 Hct 值，不仅能较准确地、动态性监测失血量，而且能对其在术中或术后失血量的耐受性作出评估。根据患者综合体质情况，可以确定患者能耐受的最低安全 Hct 值（允许 Hct），从而估计最大允许失血量（maximal available blood loss，MABL）（公式 3）。

公式 3
$$最大允许失血量（MABL） = \frac{(Hct\ 术前 - Hct\ 允许) \times BV}{Hct\ 术前}$$

二、失血量评估的影响因素

正确评估失血量，对科学、合理指导围术期输液输血具有十分重要的临床意义。但是评估失血量是一项困难的临床工作，应该注意的是实际失血量与估计失血量可能并不一致。

1. 误差因素

影响循环血容量和失血量准确评估的因素：① 术前禁饮禁食的时间及补液情况；② 术前肠道准备时间及用药情况；③ 第三间隙的储水量如胸腹腔积液、积血量、肠腔内积血量等；④ 低体温；⑤ 显性出血量和体液量如胃引流物、尿量等的准确评估；⑥ 非显性水分丢失如创面、呼吸道蒸发量的准确评估；⑦ 术前显性失血情况，尤其急诊外伤患者；⑧ 诊断性失血。

2. 代偿因素

除了有误差外，一般是因为失血早期机体的代偿作用使组织间液向血管内转移，致使血容量减少较失血量少；较长时间手术后血浆和体液则向损伤部位组织间隙渗出，使实际血容量的减少比估计量高。

第四节　肝胆手术中的容量治疗

容量治疗在肝胆手术大出血的处理中极为重要。人造血浆代替品和晶体液配合库血，可以提高有效血容量，提高机体对失血的耐受性，维持术中血流动力学的稳定性。大出血和失血性休克患者的容量治疗，应根据失血的程度和生理改变的原则来处理，尽量维持动脉收缩压不低于 90 mmHg。

一、静脉通道

麻醉手术前建立满意的静脉通道是术中进行快速补充血容量的先决条件。肝胆手术前须常规建立 1 ~ 2 条满意的外周静脉通道（14 G 或 16 G 留置针），并应置入双腔或三腔中心静脉导管。需要注意的是快速输注的液体须加温，以避免术中低体温，同时还应预防空气栓塞。

二、输液

一般出血量不是很多，机体可以代偿的情况下，可以快速输液以纠正血容量不足，如平衡液、右旋糖酐40等。但当血容量严重不足而无血源的情况下，可以使用代血浆，改善机体血流动力学状况、扩张毛细血管、增加组织灌流量、减少细胞水肿。可供选择的液体分为晶体液和胶体液，一般两者比例为2（或3）∶1；晶体液以平衡盐液为好，含有碳酸氢钠的平衡盐液有利于纠正酸中毒。

（一）晶体液

电解质溶液经静脉输入后大部分将分布到细胞外液，仅有1/5可留在血管内。乳酸林格液含有与血浆相近的电解质，但pH仅6.5，渗透浓度为273 mmol/L，乳酸盐不能完全离子化时，仅为255 mmol/L，成为低渗液体，严重肝脏功能受损患者不宜选用。

（二）胶体液

临床上最常用的人工胶体主要有两种：明胶和羟乙基淀粉（参见第三十九章）。

1. 明胶（gelatin）

明胶是由牛胶原水解而制成。目前的改良明胶具有扩容效能，血浆半衰期2~3 h。国内常用4%明胶，为琥珀明胶（商品名：Gelofusine又称佳乐施），其对凝血功能和肾功能影响较小，但应注意可能引起的过敏反应。

2. 羟乙基淀粉（hydroxyethyl starch，HES）

羟乙基淀粉是通过对支链淀粉经羟乙基化后制成。羟乙基淀粉的平均分子量、取代级、C2/C6比这三项参数直接影响羟乙基淀粉的容量治疗效力。临床上常用的羟乙基淀粉制剂为万汶（HES 130/0.4）和万衡（羟乙基淀粉130/0.4复方电解质溶液）。

三、输血

输血是补充血容量最直接有效的方法。输血的主要目的是：① 维持组织的氧供；② 维护机体凝血功能；③ 维持有效的容量负荷。临床上可以根据情况输注全血或成分输血，如红细胞混悬液、血浆、血小板等。必须熟练掌握输血的指征，掌握输注各种血液成分的临床指征。

（一）输血指征

2000年我国卫生部制定的《临床输血技术规范》中规定的输血指征是：血红蛋白>100 g/L不必输血，血红蛋白<70 g/L应考虑输注浓缩红细胞，血红蛋白在70~100 g/L应根据患者代偿能力、一般情况和其他脏器的病变程度而决定，这些因素包括心血管系统的状况、年龄、预测血液可能进一步丢失及患者的氧合状况。

当然，对输血指征的确立并不能单一地参照血红蛋白或红细胞比容的数值，应对患者的情况综合评定后才加以确认。美国麻醉协会（ASA）提出的红细胞输注指南：当血红蛋白<60 g/L（急性贫血）应输入红细胞；血红蛋白>100 g/L则不必输；当血红蛋白60~100 g/L时，应根据患者情况包括心血管功能、年龄、动脉血氧合情况、混合静脉血氧分压、心排血量和血容量以及外科因素，来预测氧合不良的危险程度，而非单一参照血红蛋白的数值。

（二）血液成分治疗

1. 红细胞悬液

红细胞的主要功能是为组织细胞供氧而非扩容。

（1）输注指征　患者失血量达到自身血容量的 30% ~ 40% 时考虑输注红细胞悬液，失血量 >40% 血容量时应立即输注；血红蛋白 >100 g/L 时不考虑输注，血红蛋白 <70 g/L 时应考虑输注，血红蛋白为（70 ~ 100）g/L 应根据患者是否继续出血、心肺功能等情况决定是否输注。

（2）注意事项：血红蛋白与红细胞比容应每 1 ~ 2 h 检测 1 次，但是遇紧急情况时红细胞和血红蛋白水平往往难以反映患者的失血状态。

2. 新鲜冰冻血浆（FFP）

补充凝血因子和扩充血容量。

（1）输注指征　血浆中凝血因子不足，包括：① 肝胆手术中急性大出血并输入大量库存全血或红细胞后（出血量或输血量≥患者自身血容量）；② 在没有单一的凝血因子成分可提供的情况下用于纠正已知的凝血因子缺乏；③ 纠正伴有 APTT 和 PT 延长时（ >1.5 倍的对照值）创面广泛渗血。

（2）注意事项　必须给予足够的剂量，通常为 10 ~ 15 ml/kg，以达到凝血因子至少为血浆浓度正常值的 30%。

3. 血小板

血小板的作用是止血。

（1）输注指征　当重度和极重度血小板减少（PLT < 10 × 10^9/L）时，应及时补充机采血小板。术中尽可能维持血小板计数在 30 × 10^9/L 以上，Sonoclot 测定的血小板功能（PF 值）>1 或血栓弹力图（TEG）检测 MA 值 >50 mm。

（2）注意事项　肝胆疾病术前因血小板破坏增加导致的血小板减少，不能预防性输注血小板。因输血小板后的峰值决定其效果，缓慢输入的效果较差，所以输血小板时应快速输注，并一次性足量应用。当血小板计数 >50 × 10^9/L 时，如果仍有明显的出血则可能存在纤溶亢进而抑制了血小板的功能，首先考虑抗纤溶治疗。

4. 冷沉淀

纠正纤维蛋白原和凝血因子Ⅷ缺乏，治疗严重出血。

（1）输注指征　① 肝胆手术中大量渗血，纤维蛋白原浓度低于 0.8 ~ 1.0 g/L 者；② 大量输血发生广泛渗血的患者，不能及时检测纤维蛋白原浓度者。

（2）注意事项　血浆冷沉淀保存有较多的纤维蛋白原。在有检测条件的情况下，出血患者输注冷沉淀之前应该检查纤维蛋白原浓度，如纤维蛋白原浓度高于 1.5 g/L 不必输注冷沉淀。

5、自体血

肝胆手术由于创伤较大、出血较多，术中应用 Cell - Saver 设备进行自体血回输，能够有效节约血液资源，减少异体输血的各种并发症。但是需要注意的是，绝大多数的血浆蛋白包括凝血因子都在洗涤中被清除，因此故大量输注时仍应考虑补充凝血因子和血小板。另外，对于有胆管损伤的患者应谨慎使用自体血回输技术，因为胆管中的厌氧菌有引起全身血源性细菌感染的风险。肝血管瘤手术大出血后使用血液回收。

第五节 肝胆手术患者凝血功能的变化及其干预

肝胆外科患者由于合并慢性肝病和梗阻性黄疸等,术前常存在凝血功能障碍,围术期多种因素又可以进一步影响已有的凝血障碍,因此需要对肝胆外科患者的凝血功能进行全面准确的评估,对围术期可能出现的凝血功能障碍做出预警提示并实施有效干预,从而确保手术患者的安全。本节主要介绍肝胆手术围术期凝血功能的变化及其干预措施,关于凝血功能的监测见本书第三十六章。

一、围术期的凝血功能

(一)术前低凝状态的纠正

肝胆外科患者可能存在不同程度的凝血障碍,术前改善患者的凝血状态,纠正已经存在的凝血异常,可以有效地减少术中出血和血制品用量。术前低凝状态的纠正要重视病因治疗。

(1)积极治疗原有的慢性肝病,改善肝脏功能,促进肝脏凝血因子的合成。

(2)阻塞性黄疸、肠功能障碍及服用华法林或长期应用影响维生素 K 吸收和代谢的抗菌药物等患者给予肌内或静脉注射维生素 K_1,一般在及时补充后 6~12 h 可使凝血机制恢复正常。连续补充 3 d 即可恢复体内维生素 K 的储备。

(3)急慢性肝病患者也可予以补充维生素 K_1,对于部分存在肝内胆管阻塞者 PT 可有一定程度缩短。

(4)对于维生素 K_1 治疗无效的肝病患者,则不能继续应用维生素 K_1,应根据凝血功能检测结果,酌情输新鲜冰冻血浆、冷沉淀、凝血酶原复合物、纤维蛋白原等。一般情况下,各项凝血指标异常超过正常值的 1.5 倍和(或)INR >2,即应输入新鲜冰冻血浆。

(5)应用肝素治疗的患者,通过 ACT 来监测凝血,必要时用鱼精蛋白中和(1 mg 硫酸鱼精蛋白可中和 150 U 肝素)。

(6)肝硬化继发脾亢时,采用脾切除术以提高血小板计数,但对凝血功能改善无明显帮助。血小板计数低于 $20 \times 10^9/L$ 的患者,需及时补充血小板。

(二)术中术后凝血功能变化的纠正

因麻醉时间长、手术创伤大及术中出血多、大量快速输液等多种因素,易发生术中及术后凝血功能异常,特别是较大量肝切除、肝脏血流阻断带来的血流动力学变化等,会导致凝血功能异常更为明显。术中和术后处理应强调完善各种监测,并采取综合措施预防并纠正可能出现的凝血障碍。术中及术后凝血功能的评估和处理包括:

(1)精准肝切除技术减少术中出血量,准确统计术中术后出入量。

(2)准确的剩余功能性肝体积计算和肝功能判断。

(3)术中术后重复凝血功能检查,主要包括血小板计数、凝血四项、纤维蛋白降解产物(FDP)等,必要时检查凝血因子含量等,根据检测结果选择应用新鲜冰冻血浆、血小板、冷沉淀、凝血酶原复合物、纤维蛋白原等。

(4)术中创面广泛渗血的判断及可能出血的预测。

（5）合理输血输液,减少稀释性凝血功能障碍的发生,大量输注库存血时注意钙的补充。

（6）动态监测体温,推荐应用血温监测,能可靠、灵敏、瞬间反映温度变化,受干扰和影响的因素少。重视术中的保温措施,注意手术全程的保温,如应用加温毯、对液体进行加温、温热生理盐水冲洗腹腔等,预防低体温的发生;大量快速输血时,可考虑应用输血加温装置。

（7）预防应激性溃疡及消化道出血、及时判断并处理术后活动性出血。

（8）加强动脉血气监测,预防酸碱平衡紊乱及低钙血症出现。

二、血液制品、凝血因子和止血药物的合理应用

肝胆手术患者因凝血机制差或手术创面大,术中渗血较多,难以缝扎或电凝止血。肝胆手术中出血不能止住时,其原因大致可概括为:① 凝血因子活性降低;② 纤维蛋白溶解;③ 血管通透性增加;④ 血小板减少和功能障碍。常用的止血物质也是从这四个方面来发挥作用的。

需要引起注意的是,肝胆疾病患者合成凝血因子能力差,同时体内纤溶酶活性本身就比较强,该类患者体内的凝血系统异常而且脆弱,围术期止血物质剂量使用不当可能造成致命的纤溶亢进或者血液高凝状态导致血栓形成,这两种结果对患者来说都是致命的,因此止血物质的使用应该十分谨慎。在大量输血后需要凝血因子的情况下,止血药物剂量过大可导致栓塞并发症。肝胆手术大出血后的出凝血管理中止血药物的应用,不是一味给某种药而期望达到效果,要想获得理想的凝血状态,需要综合管理。

（一）血液制品

临床上,只要纤维蛋白原浓度 >0.8 g/L、凝血因子活动度 > 正常的30%、血小板计数 >30×10⁹/L,凝血功能仍可维持正常。血液制品包括新鲜冰冻血浆、血小板和冷沉淀的输注指征和注意事项见本章第四节血液成分治疗。

（二）凝血因子

1. 凝血酶原复合物

凝血酶原复合物含包括 Ⅱ、Ⅶ、Ⅸ、Ⅹ 在内的多种凝血因子,主要用于 PT 延长、急慢性肝病、维生素 K 缺乏等,可于手术前按 10~20 U/kg 给予,术中和术后可根据情况补充应用。

2. 人纤维蛋白原

可迅速提高血浆纤维蛋白原浓度,血浆纤维蛋白原 <0.8 g/L 时应用,一般首次给药1~2 g,每2 g 纤维蛋白原可使血浆中纤维蛋白原提高约 0.5 g/L。对严重凝血功能障碍的患者,大量应用新鲜冰冻血浆存在高容量负荷的风险,所以需与输注凝血因子同步进行。

3. 重组活化凝血因子Ⅶ（rFⅦa）

rFⅦa 是止血的天然始动因子,主要通过与组织因子结合经外源性凝血途径发挥止血作用,它能在活化的血小板表面促进凝血酶产生,用于难控性出血。rFⅦa 能在肝胆疾病凝血酶产生不足的情况下发挥止血作用。

rFⅦa 有效发挥止血作用的条件是:① 有足够的纤维蛋白原;② 有一定数量的血小板且血小板功能正常;③ 体温正常;④ 无酸中毒存在。推荐初始用量为 90 μg/kg,2~3 h 后可重复给予。应用rFⅦa 需要注意静脉血栓形成的风险。

（三）止血药物

全身用止血药物是通过改变体内的凝血机制达到止血的目的,局部止血剂可妥帖地接触出血创面并形成网状支架,从而达到止血目的。

1. 血凝酶

为巴西蝮蛇蛇毒中的类凝血酶物质,可促进血小板的激活和聚集,其中含有磷脂依赖性凝血因子X激活物,能促进凝血因子X激活将凝血酶原活化为凝血酶。

2. 氨基己酸

为纤溶抑制药,能与纤溶酶和纤溶酶原上纤维蛋白亲和部位的赖氨酸结合部位强烈吸附,阻抑了纤溶酶、纤溶酶原与纤维蛋白结合,从而抑制由纤溶酶所致的纤维蛋白溶解。抑制纤溶药物的使用主张足量、预防性应用,术中根据实验室监测结果酌情追加使用。

3. 外用止血药

只能用于局部渗血,较大血管的出血应用局部止血剂的效果不好,应选用其他方法。

理想的局部止血剂应该能方便地放置到出血部位,对组织无刺激性和毒性,不影响全身的凝血机制以及能较快地被组织吸收。包括可吸收创面的止血封固剂、明胶海绵、吸收性止血绫、小檗胺、云南白药、止血粉 8 号、止血消炎贴等。

（赵延华　王祥瑞）

参考文献

［1］ 肝胆外科患者凝血功能的评价与凝血功能障碍的干预的专家共识［J］. 中华外科杂志, 2012, 50（8）: 678－682.

［2］ 麻醉手术期间液体治疗专家共识(中华麻醉学分会), 2014.

［3］ Leslie H. Blumgart, 黄洁夫著. 肝胆胰外科学［M］. 第 4 版. 北京: 人民卫生出版社, 2010.

［4］ 戴朝六. 肝切除手术中的出血与止血. 2006 年国际普通外科论坛暨第十三届全国普外基础与临床进展学术交流大会.

［5］ 邓小明, 姚尚龙, 于布为, 等. 现代麻醉学. 第 4 版. 北京: 人民卫生出版社, 2014.

［6］ 杭燕南, 王祥瑞, 薛张纲, 等. 当代麻醉学. 第 2 版. 上海: 上海科学技术出版社, 2013.

第三十四章　门静脉高压手术的麻醉

门脉高压症(portal hypertension，PHT)是指由门静脉系统压力升高所引起的一系列临床表现,所有能造成门静脉血流障碍和(或)血流量增加,均能引起门脉高压症。所以门静脉高压患者在临床上往往表现出门静脉高压和原发病的症状。

正常人门静脉压力在 13～24 cmH$_2$O,由于各种原因导致门静脉系统血运受阻、血流瘀滞和压力增高的病理状态称为门静脉高压症。门静脉高压时通常门静脉压力在 25～40 cmH$_2$O,甚至在 50 cmH$_2$O 以上。由于门静脉高压症的 85%～95% 是由于各种原因所致的肝硬化引起,所以门静脉高压多为肝硬化门静脉高压症。

第一节　门静脉高压症的病因与症状

一、门静脉高压症的病因

我国肝硬化仍以肝内型的坏死后性和血吸虫病性肝硬化为主,乙型肝炎仍是中国肝硬化的主要原因。门静脉高压症合并肝癌受到重视。

1. 肝内型

肝内型在我国最常见,占 95% 以上。由于各种原因导致的肝细胞损害、纤维结缔组织增生以及肝细胞再生,肝脏假小叶形成,肝内压力增加,门静脉向肝血流受阻而引起门静脉高压症,也就是通常所说的肝硬化门静脉高压症,其特点是肝脏自身存在严重病变。临床以病毒性肝炎导致的肝硬变为主要原因,以乙型肝炎最多,其次是丙型肝炎,也有乙型及丙型病毒混合感染导致的肝炎。酒精性肝硬变是引起门静脉高压症为次要原因。另外,胆汁性肝硬变、营养不良性肝硬变也是引起门静脉高压症的原因。

2. 肝前型

各种原因导致的门静脉海绵样变性,如门静脉发育异常,血栓形成等,均可导致门静脉血液回流受阻,导致门静脉高压症。此外,门静脉属支脾静脉受压导致的左侧性门静脉高压症也属此型。肝前型的主要病因是门脉主干的血栓形成(或同时有脾静脉血栓形成存在),这种肝前阻塞同样使门脉系的血流受阻,门脉压增高。腹腔内的感染如阑尾炎、胆囊炎等或门脉、脾静脉附近的创伤都可引起门脉主干的血栓形成。在小儿,肝前型多为先天性畸形,如门脉主干的闭锁狭窄或海绵窦样病变。

3. 肝后型

即布-加综合征。布-加综合征是由于下腔静脉受邻近病变侵犯、压迫或腔内血栓形成等原因引起的下腔静脉部分或完全性阻塞,下腔静脉血液回流因之障碍而出现的一系列临床症候群。布-加综合征是一种罕见疑难病,因其无明显特异性症状,常易被误诊误治,其临床症状及其转归酷似肝炎后肝硬化。该病的误诊误治率相当高,据统计,该病误诊率高达 83.6% 。

二、门静脉高压症的症状

门静脉高压症主要出现肝功能减退和门静脉高压两大症候群。前者表现为食欲不振、恶心腹胀、黄疸、消瘦等,后者主要包括食管胃底静脉曲张破裂出血、脾大并脾功能亢进、腹水、门静脉高压性胃病(门静脉高压性胃肠病),部分患者可有门静脉系统血栓形成,门静脉高压症候群,是外科治疗的主要适应证。

门脉高压症可引起侧支循环开放、脾肿大和脾功能亢进以及腹水等三大临床表现,其他尚有蜘蛛痣、肝掌和肝功能减退的表现。大多数患者根据临床表现即可做出门脉高压症的诊断。

(一) 症状

1. 侧支循环的开放

侧支循环的开放是门脉高压症的独特表现,是诊断门脉高压症的重要依据,侧支循环的主要部位在:① 贲门食管邻接处,引起食管胃底静脉曲张;② 直肠周围静脉,引起痔静脉曲张;③ 肝镰状韧带周围静脉,出现脐周或腹壁静脉曲张;④ 腹膜后间隙静脉。不同部位的静脉曲张其意义不尽相同。如食管静脉曲张对门脉高压症具有确诊价值,而腹壁静脉曲张、痔静脉曲张和腹膜后静脉曲张,则需注意有无其他因素。有 15% ~50% 患者因食管静脉下端和胃底部静脉曲张破裂,而发生呕血和便血,出血量常常较大,可伴发休克并危及生命。痔静脉曲张则可发生不同程度的便血。腹壁静脉曲张一般出现于脐上部,而后扩展到脐周,脐下和下胸部。体检时可发现脐周静脉显著扩张,以脐为中心向四周辐射脐以上的曲张静脉血流方向向上,脐以下血流方向向下。严重者在脐周出现一团状曲张静脉,形成"海蛇头",听诊时可闻及静脉"营营"声,按压脾脏时可有增强。此体征对门脉高压有确诊意义。

2. 脾脏肿大与脾功能亢进

脾脏肿大为门脉高压症的必备条件。门脉性肝硬化患者的肝脏愈缩小脾大就愈明显。脾脏肿大可伴有脾功能亢进。患者表现有白细胞减少、血小板减少和增生性贫血,肝硬化患者约有 1/4 伴有脾功能亢进。与肝硬化引起的脾大常较显著和质地一般较硬,不同的是急性感染(脓毒症等)引起的脾大常为轻度、质地柔软而淋巴肉瘤或慢性粒细胞性白血病时,脾肿大多为重度。

3. 腹水和肝病体征

腹水是许多疾病的临床表现之一,但主要是各种肝脏疾病引起门脉高压后所产生的(约占80%)。通过原发病的表现及化验检查,常可将肝硬化腹水与其他系统疾病区分开来。晚期肝硬化患者常有腹水并有肝病面容、肝掌、蜘蛛痣、黄疸等体征,肝可扪及结节,晚期肝脏则可缩小。一般而言,无并发症的肝硬化腹水常起病缓慢,治疗反应较好;而肝静脉流出道阻塞引起的门脉高压(Budd-Chiari 综合征),则常起病较快,急性阻塞时常有上腹痛、肝脏肿大,可迅速出现大量腹水且是顽固性难治性腹水。肝功能失代偿患者,除乏力、食欲不振、腹胀、恶心等一般症状外,还可出现黄疸、蜘蛛痣、肝掌、皮肤色素沉着,以及凝血障碍和内分泌紊乱等表现。病情至晚期可出现肝性脑病、肝肾综合征等严重并发症。

(二) 并发症

1. 胃底、食管曲张静脉破裂出血

是门静脉高压最常见也是最凶险的并发症。

2. 肝性脑病

肝硬化患者发生上消化道出血后不论是曲张的静脉破裂出血,还是胃黏膜或溃疡出血,是易发生亦是最严重的并发症。

3. 胃肠道出血

这种出血主要来自食管、胃底静脉曲张,急性胃黏膜糜烂以及十二指肠或胃溃疡,主要是门脉高压所引起,属于门脉性胃病和门脉性肠病范畴,是慢性肝病最常见严重并发症。

4. 肝肾综合征

门脉性肝硬化患者上消化道出血后,导致肝功能及全身衰竭易引起肝肾综合征。

第二节　门静脉高压症的外科治疗

门静脉高压症的外科治疗主要是针对其并发症进行的治疗,尤其是食管胃底静脉曲张有上消化道出血者应积极采取手术治疗,至于脾大及脾功能亢进以及腹水等表现时,当严格的内科治疗无效时,也有考虑外科治疗的必要。

一、食管胃底曲张静脉破裂出血

曲张静脉破裂出血是门静脉高压症最严重和最难处理的并发症。肝硬化患者中40% ~60%存在食管胃底静脉曲张,有50% ~60%的患者可能发生曲张静脉破裂出血。也就是说大约30%的既往无出血史的肝硬化患者一生中会发生曲张静脉破裂出血。曲张静脉一旦破裂出血,病死率非常高,可达30% ~50%。显然,对出血风险的预测是重要的。出血的危险因素包括:① 肝功能:肝硬化门静脉高压症患者当肝功能恶化时,出血风险会大大增加,常用 Child-Push 分级来评价肝功能状况,分值越高,肝功能越差,越容易出血;② 曲张静脉的大小、颜色和张力:内镜下的红色及重度曲张静脉较白色及轻度的出血风险要大得多,曲张静脉壁的张力和曲张静脉丛的大小及内部压力有关,也被认为是静脉破裂出血的关键因素;③ 肝脏血流动力学因素:肝脏血流动力学状态能反映曲张静脉破裂出血的病理生理变化认为若肝静脉压力梯度(hepatic venous pressure gradient,HVPG)是曲张静脉破裂出血的独立危险因素,若 HVPG 小于 12 mmHg,则不会出血。

二、脾肿大和脾功能亢进的治疗

门静脉高压症患者几乎全部有脾大现象,多数并有不同程度的脾功能亢进。凡患者有明显的脾脏肿大及显著的脾功能亢进者,应争取做脾切除术。临床上已证明,单纯的脾动脉结扎不能彻底纠正脾功能亢进现象,而脾切除后则不仅脾功能亢进能得到矫正,且对食管静脉曲张及腹水等也有间接的帮助。随访结果发现凡手术前未曾有过呕血史者,手术后亦多不出血,似有预防出血或延缓病程的作用。脾切除术后,除可发生一般大手术后可能发生的并发症外,尚有若干比较特殊的并发症需妥善预防与处理:① 腹内出血:巨脾症切除后之腹内出血为术后常见严重并发症之一,有时可致死亡。出血的原因不一定是由于脾蒂大血管的处理不善,更多的是因脾与膈肌等周围组织有粘连,分离后粘连面渗血不止。此种细小的渗血因暴露不佳可能在手术时不被发现,而术后由于脾窝空虚,膈肌上下移动,加上患者肝功能差凝血功能障碍,凝血困难,往往可积成多量出血,甚至引起休克,因此,在脾切除术时对脾周围组织如膈肌、胰尾、脾蒂等处的小出血点应特别小心止血 在脾切除术后常在膈下或脾蒂附近放置一根橡皮管引流,万一有出血可以立即发现;② 血栓形成:脾切除后血小板常有明显升高有时可高达 $100 \times 10^9/L$ 以上,持续时间可达 $2 \sim 3$ 周之久;加之手术时静脉壁可能遭受创伤,术后腹内有时能发生感染(胰尾切除者机会更多),又由于患者术后往往长期卧床不活动,均可能造成脾静脉内之血栓形成,甚至延及肠系膜上静脉、门静脉,诱发腹水、肝衰竭等。因此,患者术后血小板升高过多者,应考虑使用肝素抗凝剂,并给大量抗菌药物;③ 长期发热:脾切除后高热不退(39℃以上持续 2 周左右)颇为常见,文献报道约在 10% 以上;此种持续发热的原因是多方面的上述膈下血肿的继发感染及静脉内的血栓形成即为重要原因之一;胰尾损伤后胰液外渗,附近组织被消化后产生吸收热,亦有可能。总之,脾切除术后之发热,仍然不外是一种炎症表现,尤以膈下血肿之继发感染最属常见。

三、腹水的治疗

腹水发生的机制比较复杂,其原因是多方面的,因此治疗一般应采取综合疗法。但肝硬化引起的腹水本身很少成为外科手术的适应证,主要以内科治疗为主,如增加营养、改善贫血、限制盐食、用各种利尿药,如氢氯噻嗪(双氢克尿塞),每日 3 次,每次 $25 \sim 50$ mg,以增加腹水之排泄,临床上均有一定的疗效。外科治疗方法有腹水颈内静脉转流术、分流术、TIPS、肝移植等。

四、外科治疗的不同方式

门静脉高压症的外科治疗主要是分流术和断流术,但近年来由于血管内介植治疗和肝脏移植术开展,外科分流术和断流术已逐渐减少。

(一)肝脏移植术

肝脏移植(参见肝脏移植相关章节)可以从根本上解决肝硬化本身,所有的其他外科手术方法均只能缓解门静脉高压症的发展,因此属于治"标"的手术。

(二)门奇静脉断流术

门奇静脉断流术是通过手术阻断门奇静脉间的反常血流,以达到预防和止住门静脉高压症所引起的食管胃底曲张静脉破裂大出血的目的。断流术的合理性在于控制出血的同时,能维持门静脉血流向肝灌注,从而有利于肝细胞的再生及其功能的改善,可用于肝功能较差的患者和急性出血期。此手术直接解除胃脾区高压,因而止血确切可靠。断流术式较多,如早期的胃冠状静脉结扎术和切断术、经胸食管曲张静脉结扎术、经腹胃底曲张静脉结扎术等。后来又发展为食管下端横断术、胃底横断术、食管下端胃底切除术、吻合器食管切断吻合术、经胸腹联合断流术等。贲门周围血管离断术是国内断流术的主要方式。

(三)门-体分流术

门-体分流手术基本原理是门静脉向腔静脉进行血液分流,以降低门静脉压力,最终达到制止食管胃底曲张静脉破裂出血的目的。分全门-体分流术(非限制性门-体分流术)、部分门-体分流术(限制性门-体分流术)和选择性分流术三类。

目前,全门-体分流术由于术后肝脏血供大幅度降低,加剧肝功能障碍和肝性脑病,严重影响患者术后的生活质量,目前已基本上舍弃不用。而选择性门-体分流术,包括远端脾肾或脾腔分流,以及冠腔分流手术,虽然在国外报道临床效果较好,由于手术本身难度较大,且由于不切除脾脏不能纠正脾功能亢进,不适合我国以肝炎后肝硬化为主,患者多合并中重度的脾功能亢进需要切除脾脏以纠正脾亢的现实,因此在我国未有广泛推广。

部分门-体分流术是在门腔静脉侧侧分流术的基础上,通过对吻合口径的限制,在有效地降低门静脉压力的同时,保持一定的门静脉向肝血流量,维持一定的肠系膜静脉压力,以便在达到迅速、有效、持久地控制出血目的的同时,尽可能减轻对肝细胞功能的损害,减少术后肝性脑病的发生。国内分流术的应用已较少。

(四) 分断流联合手术

目前,分断流联合手术国外未见报道,国内有少数大型医院施行分断流联合手术,术式包括脾肾分流加贲门周围血管离断术,脾肾分流加吻合器断流术,肠系膜下静脉肾静脉分流加断流术等,目前国内术式以近端脾肾分流联合贲门周围血管离断术应用较多,结果认为患者术后再出血率较单纯断流或者分流术低一些,肝性脑病发生率与分流术比较相似,腹水消退明显,因此有人认为该术式可成为治疗门静脉高压症的最佳选择。

五、门脉高压症预后

治疗门脉高压症,肝移植的作用是显著的,这一治疗方法极大地改变了这类患者的结果,20 世纪 80 年代,这类患者的 5 年存活机会仅有 20% 而这类患者如选择移植,就有 75% ~ 80% 的 5 年生存机会。至今还没有其他方法能达到这种效果。门脉高压症预后判断分类见表 34 - 1。

表 34 - 1　门脉高压症预后判断分类

	预 后 分 类			
	I	II	III	IV
有效肝血流量(ml/min)	>600	600 ~ 400	400 ~ 300	<300
肝内短路率(%)	<15	30 ~ 40	30 ~ 40	>40
肝静脉血氨法(μg/dl)	<65	65 ~ 80	80 ~ 100	>100
BSP 潴留率(%)	<10	10 ~ 30	30 ~ 35	>35
ICG 消失率	>0.01	0.1 ~ 0.08	0.08 ~ 0.04	<0.04
术后生存率(%)	91.5	79.4	51	14.3

第三节　门静脉高压症手术的麻醉

一、术前准备

门静脉高压症是由于门静脉血流受阻,血液淤积而压力增高而引起的一种病症,临床表现为脾肿大、脾功能亢进、食管胃底静脉曲张,呕血、黑便及腹水等。门静脉高压症手术复杂、创伤大、出血可能较多,必须有良好的术前准备,要努力改善患者的全身情况和肝功能。即使是急诊手术也应该力争准备得完善一些,应该尽可能采用对肝功能无损伤的麻醉药物和麻醉方法。

术前准备包括:① 积极保肝,给予高蛋白质、高碳水化合物、低脂肪饮食,以及维生素 B、维生素 C;② 应积极纠正低蛋白血症,可输适量的白蛋白或血浆,血浆蛋白基本正常;③ 纠正贫血,血红蛋升至 100 g/L;④ 改善凝血功能:凝血酶原时间纠正到正常值 70%;血小板提高到 6×10^9/L 以上。有出血倾向者应用维生素 K;⑤ 腹水患者应待腹水消退稳定后手术,急诊患者可于术前放出适量的腹水以改善呼吸功能;⑥ 术前备血:术前用药可以不用,如需使用应减小用量,术前放置胃管,但应选用细软的胃管;⑦ 预防性应用抗生素。

二、术中麻醉与管理

(一)麻醉选择

门静脉高压症手术宜选用气管插管全身麻醉;麻醉药物应该选择对肝脏功能和肝血流影响较小的药物。静脉麻醉药物和除氟烷之外的吸入麻醉药物,皆可以用于门静脉高压症手术麻醉,但吸入浓度应 <1MAC。术中辅助应用麻醉性镇痛药和肌松药能达到满意的麻醉效果。

(二)麻醉管理

1. 术中加强监测

除一般的心电、血压、脉搏氧饱和度等无创监测外,应该尽可能实施桡动脉置管、CVP 等有创或微创监测,以指导术中循环管处理,提高麻醉安全度。术中监测尿量,防止肾功能不全。

2. 液体治疗

门脉高压手术患者有高动力型血流动力学改变,容量和心脏负荷增加,脉内动、静脉短路和门肺静脉分流,动静脉氧分压差减小。根据上述特点,门脉高压手术患者对液体负荷较敏感,输液过多易发生肺水增多、肺水肿或心力衰竭,容量不足又可发生低血压和低灌注,组织缺氧。应加强血流动学监测,适量液体治疗,尽可能避免低血压,维持心血管功能稳定。

3. 出血与输血

术中常见的并发症为大出血和渗血。输血应及时,必要时可多路输血,宜选用新鲜血,勤查血气,及时纠正水电和酸碱紊乱。加强凝血功能监测,根据检查结果,合理使用血液制品和药物,必要时输。

4. 合理用药

由于门脉高压手术患者肝功能障碍,往肝脏代谢的麻醉性镇痛药(吗啡及芬相尼类药)、肌肉松弛药和局部麻醉药(因经肝代谢或胆碱酯酶分解减弱)等,药物剂量不宜太大,否则作用时间延长。

三、术后处理

(一)加强循环功能监测,及时处理低血压

门脉高压患者手术常因凝血功能障碍而手术后渗血或失血,造成血流动力学不稳定,严重时可发生低血压休克。必须尽快查明原因,及时处理。补充血容量,注意纠正患者的凝血异常,调整水电和酸碱平衡;甚至有活动性出血者需立即手术。

（二）呼吸支持，避免低氧血症

充分吸氧和呼吸支持，避免发生低氧血症。维持血红蛋正常，血细胞比容达 30% 以上，确保组织氧供。

（三）保护肝功能等综合措施

术后适当给予镇痛和镇静药，应尽量避免使用对肝脏有损害的药物；使用广谱抗生素预防感染；足够的营养支持；继续保肝治疗。

（孙玉明）

参考文献

［1］ 庄心良，曾因明，陈伯銮. 现代麻醉学［M］. 第 3 版. 北京：人民卫生出版社，2004.
［2］ 杭燕南，王祥瑞，薛张纲，等. 当代麻醉学［M］. 第 2 版. 上海：上海科学技术出版社，2013,588－589.
［3］ A. K. Pillai, B. Andring, A. Patel, et al. Portal hypertension: a review of portosystemic collateral pathways and endovascular［J］. Clinical Radiology,2015,70(10): 1047－1059.
［4］ A. Sabate, A. Dalmau, M. Koo, et al. Coagulopathy Management in Liver Transplantation［J］. Transplantation Proceedings,2012,44: 1523－1525.
［5］ Adrian J Stanley, Peter C Hayes. Portal hypertension and variceal haemorrhage［J］. Lancet ,1997, 350: 1235－1239.
［6］ D. Kiamanesh, J. Rumley , V. K. Moitra. Monitoring and managing hepatic disease in anaesthesia［J］. British Journal of Anaesthesia,2013,111（S1）: i50－i61 .
［7］ 徐晨，董刚. 肝硬化门脉高压患者行断流手术的麻醉经验［J］. 传染病信息,2002, 15(1): 39－40.

围术期处理篇

第三十五章　肝胆手术围术期肝肾功能保护

第一节　肝胆手术麻醉与肝保护

　　肝脏是人体最大的内脏器官和腺体,具有合成与储存、中间代谢、药物代谢与排泄等重要而复杂的生理功能。肝胆手术患者术前多有不同程度的肝功能损害,会引起全身广泛的病理生理改变,且肝胆手术较复杂,创伤大,失血多,术中某些麻醉药及围术期管理也会对术后肝功能产生影响。因此,麻醉和麻醉药对肝脏的影响,以及肝脏功能改变可能对麻醉产生的影响,是麻醉科医师关注的重点,对肝功能的保护应当贯穿于整个围术期。

一、充分术前准备

　　肝胆手术前应根据患者的病史和体格检查、实验室检查、Child-Pugh 分级及终末期肝病模型评分(model for End-stage Liver Disease, MELD)相结合全面评估患者肝功能损伤程度及围术期风险。对异常情况术前积极纠正:

(一)加强营养

　　营养不良是肝硬化进展的表现,严重的营养不良是 Child-Pugh 分级 C 级的显著特征;对拟行肝移植术者,严重的营养不良与术中血制品需求增多及术后恢复期延长有关,Stephenson 认为若移植术前即开始补充营养,则预后可得到改善。目前一致认为,应在围术期给予严重肝脏疾病患者肠内营养和肠外营养,若时间允许则应当从术前开始,以补偿术后的能量消耗。给予高蛋白质(肝性脑病患者需慎重)、高碳水化合物、低脂肪饮食,口服多种维生素。酒精性肝硬化患者发生 Wernicke 脑病与维生素 B_1 缺乏有关,术前应当补充。糖的补充不仅供给热量,而且增加糖原储备,有利于防止糖异生和减少体内蛋白质的消耗。

(二)肝性脑病的处理

　　其病因是多因素的,发病机制尚不明确。传统的治疗方法包括乳果糖、新霉素和低蛋白质饮食,旨在减少胃肠道产氨的吸收。近来有人推荐口服利福昔明,它在胃肠道内不被吸收,抗菌作用强,抗菌谱广,可用于对乳果糖不耐受的患者。肝性脑病有时血氨浓度升高并不显著,而与苯二氮䓬类物质有关,且苯二氮䓬受体拮抗剂已被用于肝昏迷患者,可使症状获得暂时改善。另外,在 1 例对传统治疗方案无效的案例中,支链氨基酸疗法获得了显著的疗效。急性肝性脑病的处理旨在控制颅内压,治疗方案包括头高位、气管内插管过度通气、渗透性利尿、血浆置换术等。

（三）改善凝血功能

营养不良、肝脏合成凝血因子减少以及门静脉高压所致脾功能亢进常导致凝血功能障碍。术前应给予新鲜冰冻血浆、冷沉淀和（或）纤维蛋白原，使凝血酶原时间和血浆纤维蛋白原浓度恢复正常，但值得注意的是，反复输注新鲜冰冻血浆可导致液体过负荷。口服维生素 K_3，紧急情况下可以静脉注射，其起效快、效果好，是多种凝血因子的必须原料。拟行肝移植术的患者常伴有血小板减少症，若血小板计数 $< 50 \times 10^9/L$ 则应补充血小板。凝血功能障碍的患者仍可行中心静脉监测，Fisher 和 Mutimer 的研究表明，中心静脉导管植入相关的并发症发生率低，且 PT 延长不是导管置入的禁忌证。

（四）控制门静脉高压、预防曲张静脉破裂出血

其处理主要包括 β 受体阻滞剂（常用普萘洛尔）、内窥镜硬化疗法、经颈静脉肝内门-体静脉分流术（TIPS）和保留门静脉血流的分流术。生长激素抑制素的类似物（常用奥曲肽）也可用于控制急性出血。

（五）治疗腹水

能降低围术期呼吸功能损害和术后伤口裂开的风险，应在纠正低蛋白血症的基础上，采用低盐饮食（每日 <2 g）、利尿、补钾措施，并限制入水量。对有大量腹水的患者，麻醉前应多次小量放出腹水，待腹水消退后稳定 2 周再进行手术。必要时于术前 $24 \sim 48$ h 内行腹腔穿刺，放出适量的腹水，以改善呼吸功能，但量不宜过多，要根据患者具体情况，以防发生休克、低盐综合征或肝昏迷。另外，穿刺放腹水之前要注意排除自发性细菌性腹膜炎（spontaneous Bacterial Peritonitis，SBP）。

（六）补充血浆或白蛋白

血浆蛋白低者，尤应引起足够重视，如总蛋白低于 45 g/L，白蛋白低于 25 g/L，或白/球蛋白比值倒置，术前要积极准备，必要时输给适量血浆或白蛋白。贫血或血细胞比容明显降低时，虽动物实验显示，门静脉压仍可保持正常，但输送至肝脏的氧量会显著降低，故必要时可多次少量输血，争取血红蛋白高于 120 g/L，红细胞在 $3 \times 10^{12}/L$ 以上，血清总蛋白高于 60 g/L，白蛋白在 30 g/L 以上。

（七）肝肺综合征与肝肾综合征的处理

肝肺综合征（hepatopulmonary syndrome，HPS）是终末期肝病的一种较少见的并发症，提示预后差，且尚无有效的治疗防范能纠正肺血管异常和通气/血流比例失调。行 TIPS 以降低门静脉压力可能提高动脉血氧含量、减少分流，两者均对拟行肝移植患者的术前准备有利。也有人推荐移植术前应用血管扩张剂，若对此无反应则认为是肝移植术的排除标准。肝肾综合征（hepatorenal syndrome，HRS）病因不清，可能与某些未被肝脏清除的肾毒素，以及大量腹水导致腹腔内压力升高、肾血流量改变有关。应避免使用损害肾功能的药物，如氨基糖苷类药物、NSAIDs。大量穿刺放液后应注意补充血管内容量。严重的肝、肾衰竭者，应做好肝肾联合移植的准备。

（八）纠正水、电解质或酸碱紊乱

麻醉前应逐步纠正。术前 $1 \sim 2$ 日，给予广谱抗生素治疗，以抑制肠道细菌，减少术后感染。自发性细菌性腹膜炎患者推荐预防性地使用第三代头孢菌素治疗。根据手术切除范围，备好术中用血。

二、术前用药和麻醉实施的注意事项

（一）术前用药

一般镇静、镇痛药均经过肝脏代谢降解，应减量或避免使用。地西泮、异丙嗪、氟哌利多等均可使用。对个别情况差或处于肝性脑病前期的患者，术前仅给予阿托品和东莨菪碱，一般剂量时对肝血流量无影响。

（二）麻醉实施

急性或慢性肝功能异常可通过数条重要途径影响肝脏对手术和麻醉的反应，而某些麻醉药和血流动力学不稳定也可导致术后肝功能独特而严重的改变。因此，麻醉药物和方法的选用应当基于：① 所患肝脏疾病；② 肝脏在药物解毒中的作用；③ 药物对肝脏的影响。麻醉者必须亲自了解肝病类型、肝细胞损害程度以及其他可使手术复杂的因素，特别是那些促进出血的因素是否存在。

（三）麻醉方法的选择

1. 椎管内麻醉

椎管内麻醉尤其是连续硬膜外麻醉适用于许多肝脏外科手术。即使右半肝切除术和肝脏移植术亦可在气管内全身麻醉辅以硬膜外阻滞下进行。

蛛网膜下腔麻醉或硬膜外麻醉对肝血流和肝功能的影响并非一定由麻醉药物引起。由于阻滞了交感神经，动静脉扩张、外周血管阻力降低，内脏血流减少，从而引起肝血流降低。另外，手术牵拉和不适当的体位可能引起肝血流的降低。因此，肝脏手术行椎管内麻醉时应当注意维持血压正常，在无血压下降的情况下，椎管内麻醉对肝功能无明显影响；短时间的低血压和肝血流减少，一般对肝脏的代谢亦不产生显著影响。然而，凝血功能异常或血小板减少的患者处于易出现硬膜外出血和血肿形成的高危状态，行硬膜外麻醉时应当小心谨慎。

2. 全身麻醉

要点在于维持肝血流量和肝氧输送。正确选择全身麻醉诱导和维持药物及主要不依赖于肝脏排泄的肌松药，避免低通气和过度通气，避免高血压和低血压，维持血流动力学稳定。一般肝硬化患者应避免使用任何长效麻醉药，使用阿片类药物镇痛、咪达唑仑镇静、七氟烷和（或）丙泊酚维持麻醉是被推荐的麻醉方案。

3. 硬膜外阻滞复合全身麻醉

近年来，持续硬膜外麻醉复合气管内吸入全身麻醉得到越来越多的应用。单纯硬膜外麻醉仅阻断手术区域伤害性刺激的传入，患者仍存在心理应激和迷走神经反射。此外，易出现镇静镇痛不全和明显的牵拉反应，呼吸道管理亦困难；而单纯的全身麻醉不能有效阻断手术区域伤害性刺激向中枢传导，药物复合也容易造成意想不到的不良反应，如苏醒延迟、延迟性呼吸抑制、术后恶心呕吐等。

行肝胆手术麻醉时，可在 T8 ~ T9 行硬膜外穿刺，头向置管 3 ~ 4 cm，先用 2% 利多卡因 5 ml 作为试验剂量，出现相对平面后加注 0.5% 布比卡因/罗哌卡因 8 ~ 12 ml，麻醉平面稳定后开始全身麻醉诱导。采用咪达唑仑 5 ~ 10 mg，丙泊酚 1 ~ 2 mg/kg 及罗库嗅铵 0.6 ~ 0.9mg/kg，气管内插管，接麻醉机机械通气。术中以七氟烷、异氟烷或地氟烷维持麻醉，并每隔 1 ~ 1.5 h 追加 0.5% 布比卡因/罗哌卡因 5 ~ 8 ml。

硬膜外复合全身麻醉能够取长补短，相得益彰：① 因椎管内使用的局麻药浓度较高，肌松作用相当好,术中几乎不用加肌松药;② 避免单纯硬膜外阻滞麻醉过浅出现肌松差及明显的牵拉反应,或由于硬膜外阻滞麻醉平面过广出现明显的呼吸抑制;③ 避免单纯全身麻醉术中使用较多的肌松药引起延迟性呼吸抑制及麻醉终止时患者因伤口疼痛而引起的躁动;④ 方便术后止痛,有利于患者恢复。然而具体应用时应当注意:① 对年老体弱者和年幼儿童,应当减少布比卡因/罗哌卡因的浓度或剂量;② 因布比卡因心脏毒性大,冠心病、心肌炎、心律失常者应慎用;③ 布比卡因和罗哌卡因主要在肝脏代谢,故肝功能差的患者给药间隔需延长;④ 应当注意血流动力学波动的可能性,加强术中监测,防止低血压和心率减慢。

总之,不同的麻醉方法各有其优缺点,应根据手术类型,结合患者的情况选择合适的麻醉方法。药物应选择对肝脏功能及血流影响较小的药物。要注意,施加麻醉的技术与术中的管理往往比个别药物的选择更加重要。

三、术中管理

围术期管理的目标是防止急性肝衰竭或肝功能继续恶化。急性肝衰竭是指急性肝损伤(如病毒性肝炎、毒素吸收、特异性药物反应、脓毒血症或休克)所致脑病,根据出现黄疸发生肝性脑病的时间间隔可分为超急性(0~7日)、急性(7~28日)和亚急性(>28日)三类。术中管理的焦点主要是维持血流动力学的稳定,尽可能维持有效的肝血流以保持较好的肝氧供耗比,保护和支持肝脏的代谢。

(一)静脉通路

肝脏手术特别是涉及肝实质的手术,保证足够的静脉通路至关重要。实施大手术时在麻醉诱导前或后,应于外周静脉留置口径粗的套管针,如无足够的外周静脉通路,可留置粗的中心静脉导管。在肝脏疾病中对于发病率高的病毒性肝炎应当全面防范。

(二)有创监测

有创监测是麻醉方案的重要组成部分。动脉穿刺置管有利于采血监测血气、血糖、电解质和监测动脉压。中心静脉穿刺置管有利于监测压力和使给药快速进入中心循环。肺动脉置管有助于指导输液和血管活性药物的应用。在穿刺前或过程中,超声扫描可使静脉清晰地呈现,从而使刺破颈动脉的概率和反复穿刺的次数减少。

其他需要监测的生理参数包括尿量、体温、血糖水平、电解质水平、凝血状态等。

(三)氧合与通气

对于腹内压逐渐升高且误吸危险性高的患者,应放宽快速诱导插管的指征。

缺氧对肝血流影响不大,但肝细胞对缺氧高度敏感,严重时会使肝细胞发生变性坏死。围术期应当保持呼吸道通畅,避免二氧化碳蓄积,同时避免过度通气,因低碳酸血症会减少肝脏血流。此外,正压通气和呼气末正压会减少心排出量和总肝血流量(THBF),对肝静脉压造成不利影响,但在确保可避免显著减少肝血流的情况下可使用 PEEP。

(四)维持血流动力学稳定

术中血流动力学稳定主要靠有效血容量来维持,血容量受术中失血和大血管阻断与开放的影响。术中失血量是不定的,有时失血量可能达血容量的 20 倍之多,尤其是在高度血管化的肿瘤如巨大海绵状血管瘤的患者或以前有腹部手术史的患者。钳夹门静脉和肝动脉、肝上下腔静脉和肝下下腔静脉对静脉血回流和血流动力学稳定产生严重影响,增加术后肝功能紊乱。第一肝门阻断(Pringle 手法,PM)和低 CVP 麻醉等新的技术可能减少术中失血与输血。

术中液体的管理包括输注晶体液、胶体液(白蛋白、羟乙基淀粉和琥珀酰明胶等)及血制品。当快速失血时,晶体液能快速有效地储存血管内容量和补充组织间液的缺失,且价格较胶体低廉。但晶体液输注过多会导致周围性水肿而致伤口愈合不良、营养物质运输不良及出现肺水肿。胶体液在避免低蛋白血症发生的周围性水肿中更常用。尽管输注白蛋白可显著增加淋巴回流而防止肺水肿,但当这种机制失代偿或毛细血管膜通透性发生改变,导致液体渗透至肺间质时,仍将不可避免地发生肺水肿。Starling 机制中许多其他因素,如毛细血管通透性、静水压、肺间质胶体渗透压都不确定,或由于大量出血和液体潴留发生改变,会使病情判断进一步复杂。怎样维持足够的胶体渗透压和肺动脉楔压以防止肺水肿,目前尚无定论。在液体潴留早期,肺和外周毛细血管通透性可能并不发生改变,但当脓毒血症等并发症发生时,会出现弥漫性毛细血管渗漏。因此,在早期可输入白蛋白以降低周围性水肿和肺水肿的程度,同时避免发生长期术后低蛋白血症。

（五）输血

约 10% 的库存血可在输血 24 h 内发生溶血反应,因此大量输血可致非结合胆红素水平升高。另外,大量输血可显著超过肝合成和排泄胆红素的能力,导致术后黄疸。

由于低钙血症而导致心肌抑制,是输注大量含枸橼酸盐的库存血所致的一个主要问题。在肝功能正常时,输血速度不超过 30 ml/(kg·h),维持足够的循环血容量的情况下,钙离子可在正常范围内。即使无肝功能不全的患者,输血速度超过 30 ml/(kg·h)时,也会发生低钙血症,但当输血速度减慢时,钙离子水平在 10 min 内即可恢复正常。当患者清除枸橼酸盐的能力不全时(肝功能差、低温、尿量少),与肝功能不全的患者一样,容易发生枸橼酸盐中毒。由于肝灌注和肝功能在围术期会显著下降、输血速度也会长时间超过 30 ml/(kg·h),术中应经常监测钙离子水平,并适当补充氯化钙或葡萄糖酸钙。

大量输血的另一个严重并发症是凝血功能的改变,大多以稀释型血小板减少为原因。凝血功能的改变取决于术前血小板的数量、失血量和血小板的功能。临床上显著的血小板减少症见于输血量达血容量的 1.5 倍以上的患者。常输注血小板以维持血小板数量在 $50 \times 10^9/L$ 以上,但实验室测定血小板数量需时较长,限制了它的应用,并且不能反映血小板的功能。血栓弹力图(thrombelastography,TEG)已应用于肝移植手术及其他较大手术如肝切除术,用以快速分析整体凝血功能。这项技术还能可靠地指导是否需要输注血小板、凝血因子(新鲜冰冻血浆和冷沉淀)或 α-氨基己酸等干预治疗。

此外,通过输注温热液体以减少术中低体温在快速输血中是有益的,术中应备加热器和快速输血装置(haemonetics)。

（六）术中用药

交感神经活性药通过激活肝动脉上的 α 肾上腺素受体使肝动脉收缩,肝血流量减少。长时间或反复使用 β 受体阻断药使 α 受体占优势,同样可导致肝血流量的下降。多巴胺对肝脏的影响较小。应用硝普钠时,必须注意平均动脉压不要低于 80 mmHg,低于此值会影响肝的血流灌注。在控制性降压的用药方面,有研究表明前列地尔在维持肝血流的稳定方面,优于硝酸甘油、硝普钠及尼卡地平等药物。一氧化氮合成酶抑制药被认为对内毒素引起的循环衰竭有利,但近来国外有研究报道它能减少肝血流,引起肝细胞的应激反应,从而加重肝细胞的损害。国内学者在小鼠肝脏的缺血-再灌注损伤的实验中发现,抗氧化剂 N-乙酰半胱氨酸(NAC)可抑制肝脏缺血-再灌注引起的损伤,并认为这种保护作用与直接抑制肝脏的库普弗细胞激活有关。

（七）关注外科因素

肝胆手术时间长、创伤大者,因术中牵拉、挤压内脏和失血、失液过多,可使肝血流量减少,并造成肝功能损害。经腹腔镜手术中,因二氧化碳气腹和体位的改变同样会影响肝血流。有研究指出,二氧化碳气腹时,如果体位的倾斜度小于 $20°$,且腹内压不超过 15 mmHg,则不会对肝血流和肝功能产生明显影响。某些手术如门-体静脉分流术,术后肝血流减少,可使原本存在的肝细胞损害进一步加重。

四、术后处理

手术和麻醉后的肝功能紊乱并不少见,其表现从酶轻度升高至爆发肝功能衰竭。术后肝功能不全相关危险因素的评估主要考虑以下三个方面:① 无症状的术前肝酶检查结果升高;② 急性肝炎(病毒性、药物性、毒性)、肝脂肪变性、慢性肝炎和肝硬化;③ 潜在诱发术后肝功能不全的手术类型。

（一）患者术后送麻醉监护室或 ICU 监测治疗

（1）肝脏手术后除按腹部大手术麻醉后处理外,应密切观察患者的心、肺、肾、肝情况以及其他病情变化,注意血压、脉率、呼吸、体温、心电图、血液生化和尿液的变化。

（2）术后 2~3 日内禁食,胃肠减压,以防止肠胀气,增加肝细胞的供氧量。

（3）继续使用广谱抗生素以防感染。

（4）术后每日给予 200~250 g 葡萄糖,即静脉输注 10% 葡萄糖液 2 000 ml 和 5% 葡萄糖盐水 500~1 000 ml,每 100 g 葡萄糖加入维生素 C 500 mg 和胰岛素 16~20 U,必要时补充适量氯化钾。

（5）根据液体出入量及血液生化的变化,调整水、电解质与酸碱平衡。

（6）每日肌内或静脉注射维生素 K_3 20~40 mg,以改善凝血机制,每日还需给予维生素 B_1 100 mg。

（7）对切除半肝以上或合并肝硬化者,除术后积极加强保肝治疗外,在术后 2 周内应给予适量血浆或白蛋白,特别是术后 5~7 日内,每日除输注大量葡萄糖和维生素之外,还应补给 200~300 ml 血浆或 5~10 g 白蛋白,以后根据情况补给。除血浆或白蛋白外,最好还应补给少量新鲜血。术后 24 h 内给氧气吸入,此外,对这类患者在术后 3~5 日内,每日给予氢化可的松 100~200 mg,这样既有利于肝脏修复和再生,也有利于患者恢复。

（8）保持腹腔引流通畅。肝切除后,手术创面和肝断面往往有少量渗出,腹腔引流处可能有血性液体(或染有胆汁)积存。因此,应常规采用双套管负压持续吸引或间断冲洗吸引,此法不仅可将腹腔内积液完全吸出,而且可以观察术后有无出血、胆瘘或感染等,以便及时发现和处理,引流管一般可在术后 3~5 日内拔除,经胸手术后,胸腔引流管一般可在术后 24~48 h 拔除,但拔除前应当检查胸腔内是否有积液,如果积液量多,应设法将其完全排尽后再拔除。

（9）术后适当给予镇痛药,但应尽量避免使用对肝脏有损害的药物(如巴比妥类或冬眠药物等),应用硬膜外 PCA 镇痛更为理想。有出血倾向或渗血多时,应密切观察病情变化,并给予大量维生素 K 及其他止血药物。对有可能发生肝昏迷的患者,还必须给去氨药物。

（10）术后鼓励和帮助患者咳嗽,防止肺部并发症,鼓励患者早期活动,促进血脉流通,加快恢复。

（11）为防止应激性胃黏膜损伤,一般常使用法莫替丁 20 mg,每日 1 次。

（12）术后 8~10 日拆除皮肤切口缝线。

（13）术后定期复查肝功能，并对出院患者定期随访，肝癌患者手术后还要进行抗癌治疗。

（二）术后硬膜外镇痛

有研究认为，术后硬膜外镇痛有利于改善术后临床转归，优于患者自控静脉镇痛（PCA），尤其是在心肺疾患患者。术后硬膜外镇痛的优点如下。

（1）能更好地减轻疼痛。局麻药阻断脊神经根，阿片类药物激动脊髓的阿片受体，镇痛效果更好。

（2）能减少术后阿片类药物的用量，减轻相关的并发症包括便秘、深度镇静、术后恶心和呕吐（post-operative nausea and vomiting, PONV）。

（3）能够获得更理想的呼吸状况。由于硬膜外镇痛阻断疼痛的传入信号，允许深呼吸和咳嗽，显著降低肺不张、肺部感染等并发症的发生率。

（4）能降低心血管并发症。一项高危手术荟萃分析显示，硬膜外镇痛术后心肌梗死发生率和死亡率降低。另外，可能减少静脉血栓形成和血栓栓塞，保证移植血管通畅。

（5）能够缩短住院时间。患者能够早期活动且肠功能恢复较好。

应用术后硬膜外镇痛的原则包括：① 硬膜外药物应当应用于受累的脊椎节段；② 应当联合应用不同类型的镇痛药物，包括局麻药和阿片类药物；③ 应当仔细监测注射药物的疗效和不良反应；④ 最终的目标是患者的预后而非镇痛。

第二节　肝缺血再灌注损伤及肝保护策略

在大块肝癌切除、肝创伤修复、肝移植和各种涉及肝脏血供阻断的手术中，由于肝缺血时间较长，恢复血流灌注后，易产生肝缺血再灌注损伤（ischemia-reperfusion injury, IRI），常导致术后并发症的发生，甚至可致患者死亡。尽管肝 IRI 的确切机制还不清楚，但仍有很多证据证实许多细胞或介质参与了这个过程，包括 Kupffer 细胞、中性粒细胞、血小板过度释放的细胞因子、氧自由基、损伤相关分子、钙离子、腺嘌呤核苷等。这些因子通过导致肝微循环衰竭，促发适应性免疫反应而导致肝脏损害。同时热休克蛋白（Hsp）、一氧化氮（NO）或超氧歧化酶（SOD）等细胞保护内源性因子有抗氧化或抗炎作用，能缓冲氧化应激反应。因此，要提高肝脏预后和减少 IRI，一方面可以在缺血再灌注前或过程中，抑制或阻断 IRI 诱导的损害相关的介质；另一方面可以提高或加强内源性细胞保护分子的活动。

一、药物治疗

（一）抗氧自由基系统和抗氧化治疗策略

氧自由基（reactive oxygen species，ROS）：通常包括过氧化氢、超氧阴离子和氢氧根等，主要来源于细胞质黄嘌呤氧化酶、Kupffer 细胞、黏附的中性粒细胞，在肝脏发生 IRI 时，这些含氧化合物会大量产生。ROS 可以损伤蛋白、酶类、核酸、细胞骨架、细胞膜及脂质类超氧化物，导致线粒体体功能下降和脂质类超氧化物减少。此外，ROS 引起内皮细胞损伤导致微血管丧失完整性和血流量减少。

目前证实 ROS 清除剂和抑制物及抗氧化酶基因的转录均可减轻氧化应激从而减轻肝 IRI 损伤。许多内源性清除剂如超氧化物歧化酶（superoxide dismutase，SOD）、过氧化氢酶（catalase，CAT）、谷胱甘肽过氧化物酶(glutathione peroxidase,GSH-Px)和谷胱甘肽还原酶(GR),过氧化物酶和硫等均可导致 ROS 降解。此外,葡萄糖-6-磷酸脱氢酶能维持 NADPH 在体内清除 ROS 的能力,乳酸脱氢酶、肌酸激酶及辅酶也具有抗氧化作用。外源性的维生素类物质如维生素 C 可通过逐级供给电子而转变成半脱氧抗坏血酸和脱氢抗坏血酸,在这个过程中能清除体内的 ROS;维生素 E 主要通过防止细胞脂质成分被氧化和增加细胞内 ATP 的合成从而起到抗氧化的作用;维生素 A 的前体 β-类胡萝卜素也能有效地起到抗氧化的作用。中草药类物质如柠檬苦素、香芹酚、芹菜素,以及绿茶和葡萄皮的一些成分均可以通过清除自由基和抗氧化而减轻肝脏 IRI。依达拉奉和 Picroliv(一种植物内提取的物质)作为新发现的自由基清除剂对肝 IRI 也有明显的保护作用,此外,术前进行缺血预处理,以及麻醉药物如异氟烷和七氟烷预处理也能减轻氧化应激。然而大多数 ROS 清除剂仅在动物实验中被证实有效,缺乏人体毒性实验而不能应用于临床,到目前为止,寻找新的自由基清除剂的工作始终没有结束。

(二) 血红素氧化酶药物治疗策略

血红素氧化酶(heme oxygenase,HO)能催化血红素分解为胆绿素、一氧化碳(CO)和铁离子。HO 包括三种异构体:HO-1 属于诱导性的,也就是热休克蛋白 32,HO-2 和 HO-3。在肝 IRI 时表达 HO-1 具有抗氧化、抗炎、抗凋亡等细胞保护功能。在动物移植模型实验中证实上调 HO-1 可预防 IRI,HO-1 的诱导还能减轻老年大鼠 IRI。以钴原卟啉(CoPP)(一种 HO-1 的激动剂)诱导 HO-1 能使小鼠过度表达 HO-1 而减少肝热 IRI,这可能是通过抑制信号转导分子 STAT-1 的活化和减少 CXCL-10 mRNA 的表达,提示其参与了 TLR4 的下游信号通路。

胆绿素也可以通过清除 ROS 发挥抗氧化作用,而且有研究发现在内毒素血症模型中,它可以通过调节肝窦内皮细胞表面的黏附分子减少白细胞的浸润,并且能抑制补体系统的活性。CO 作为一种调控分子,作用类似于 NO,能引起平滑肌舒张,增加肝脏再灌注的血供。Kaizu 等发现大鼠肝移植中肝脏冷保存 24 h 后,以含有 CO 的血液活体外灌注 2 h,与用不含 CO 的血液灌注相比,肝脏门静脉阻力明显降低,胆汁量增加,肝功能得到改善,肝细胞损伤的组织病理学特征减轻。

因此,上调 HO-1 系统活动以减少 IRI 可能是有用的策略。HO-1 靶向治疗可通过应用 HO-1 激动剂如 CoPP 和血红蛋白 glutamer 200,或经腺病毒介导 HO-1 的基因治疗来实现,外源性使用降解产物如 CO 或胆绿素则是另一种靶向治疗形式,已被证明也有细胞保护作用。然而,最近的报道认为,在一个野生型和杂合 HO-1 缺陷(HO-1+/-)的小鼠肝热缺血模型中,基础 HO-1 水平比上调 HO-1 水平对促进肝脏 IRI 的保护更重要。因此,选择合适的诱导剂增加基础 HO-1 蛋白水平可提高肝 IRI 保护作用,这种新颖的想法被称为药物预处理。

(三) 一氧化氮药物靶向策略

目前认为一氧化氮(NO)具有多种不同的功能,包括抗血小板聚集、微血管调控、抑制半胱天冬酶的活性和防止休眠状态细胞凋亡等,具有保护 IRI 中小鼠肝细胞和内皮细胞的功能。现已证明增加 NO 的干预措施在各种实验模型都有效。

一氧化氮合成酶(NOS)有 3 种形式:神经源的、内皮的和诱导的 NOS(nNOS,eNOS,iNOS),后两种因炎性反应而表达增加。eNOS 来源的 NO 主要作用是维持微循环的血流,实验表明凡是可以抑制 eNOS 合成酶的物质都会减少微循环的血流灌注、加重肝脏损伤。而 iNOS 在肝 IRI 中的作用更具争议,它和超氧阴离子相互作用能激活 iNOS 合成酶活性,合成大量 NO 并促进氧化亚硝化物的产生,强力诱导细胞死亡。总之,通过调节 NOS 来减轻肝 IRI 的益处是由于 eNOS 还是 iNOS 仍在争论中,近期的调查结果更倾向于 eNOS 具有减轻肝 IRI 保护作用,而不是 iNOS。NO 还可以调节某些转录因子的活性如 NF - κ B,降低肝细胞和内皮细胞的凋亡;也可以抑制 TNF - α 和 IL - 12 的释放,减轻炎症反应从而减少肝脏的损害。

(四)热休克蛋白

热休克蛋白(heat shock protein, HSP)是一切生物细胞在有害因素刺激后产生的高度保守的、由热休克基因所编码的蛋白质。其作为"分子伴侣"会促进某些变性蛋白质的降解和清除,重新激活某些酶的活性,从而维持细胞的功能。研究比较多的主要是 HSP 70 亚家族。不少研究已发现,肝缺血后早期即有 HSPs mRNA 的表达,再灌注后表达更强;并且随着缺血时间延长、损伤加重而表达增强、增多,随损伤修复而逐渐消退,但如果时间过长、损伤过于严重,则表达反而可以不高,并迅速消失。如果在肝脏缺血再灌注之前给予预处理,如热休克预处理、缺血预处理等,组织内 HSPs 含量可以更迅速地增高,使肝脏损伤减轻。另外,有实验提出,缺血再灌注后 HSP 的诱导强度可以作为肝功能恢复的一个指标,与常用的生化指标相比较,HSP 可较为敏感地反映肝脏 IRI 的病理生理过程。

二、缺血与药物预处理

(一)预处理的概念和机制

预处理是指在真正应激发生前将肝脏暴露于非致死性应激中,如短时缺血、药物、臭氧、高热等,主动诱导细胞的内源性保护机制,从而提高抵御真正应激的能力。缺血预处理(ischemia preconditioning, IPC)即预先使肝脏经历短时间的缺血,以增强其对随后较长时间缺血的耐受力。肝预处理的发展分成 2 个阶段:即刻反应过程在几分钟后开始,包括直接调节能量供应、调节 pH、Na^+ 和 Ca^{2+} 平衡;预处理后期反应开始于 12 ~ 24 h 以后,需要合成多种应激蛋白和其他物质。触发肝脏 IPC 的信号部分已经明确,腺苷、NO 和细胞内蛋白激酶有重要作用。缺血时细胞消耗 ATP 引起细胞外腺苷水平升高,腺苷通过结合并激活腺苷 A_{2A} 受体,促使 NO 合成增加;同时还降低黏附分子表达,抑制白细胞黏附、血小板聚集和活性氧的产生。NO 对肝脏 IRI 的保护作用如前所述,IRI 前应用 NO 可刺激肝脏预处理保护效应,而抑制腺苷 A_{2A} 受体或 NO 则会消除这种保护作用。此外,活化的腺苷 A_{2A} 受体还能通过激活肝细胞内的蛋白激酶(Akt/PKB)发挥抗凋亡作用。

(二)药物预处理的相关机制

用药物模拟上述预处理的手段被称为药理预处理(pharmacological preconditioning,PPC),相比较 IPC 而言,PPC 诱导肝脏缺血耐受是防治 IRI 非常有前景的方法。腺苷和腺苷 A_{2A} 受体激动剂在啮齿动物预处理中的作用表明这些化合物是可能的预处理药品目录中的第一候选者,应用 A_{2A} 受体激动剂 CGS21680 预处理可以模拟 IPC 的保护作用,血清 ALT、AST、MPO、TNF - α、ADA 以及肝组织 ROS 水平明显下降。心房利钠肽(ANP)和结构相关的肽因其强大的扩张血管、降血压和排钠排水的作用,可作为预处理的候选药物。人重组促红细胞生成素(rHuEPO)预处理在动物模型中证实能使再灌注后肝脏的酶学水平和 caspase - 3 活性明显降低,肝实质细胞凋亡减少。高渗盐水的抗炎效应近来逐渐为人所熟知并应用于休克、感染等危重病的抢救和治疗中,有研究发现,应用高渗盐水预处理能够明显抑制再灌注后肝内黏附分子的表达和中性粒细胞的浸润,增强 HO - 1mRNA 及蛋白的表达,同时显著改善肝脏微循环,因而具有明显的 IRI 保护作用。其他药物如丹参、参附注射液、银杏叶提取物、三七总皂苷等中药预处理的 IRI 防治作用也在动物实验中得到了证实。虽然预处理的确切机制尚未证实,但均与减少过氧化产物,降低促炎症因子或介质的产生,抑制半胱氨酸蛋白酶家族的活性等机制相关。

三、保存液有关的药物治疗

保存损伤是指发生在原位肝移植中长时间缺血和低温肝损伤,由长时间的保存引起,可导致原发性供肝无功能、原发性肝功能障碍、非解剖性供肝胆管狭窄和延迟灌注障碍,对上述并发症的研究已较深入。低温储存虽能减少组织代谢率,但能诱导细胞钙稳态的改变和引起细胞肿胀与溶解,这些病变与缺氧无关。

UW 液是目前首选作为移植器官保存标准的冷存储解决方案。UW 液的主要成份包括嘌呤醇与乳糖,据报道可有效抑制低温细胞肿胀;UW 液中还可加入能量底物或前体及营养因子,如腺苷、S -腺苷甲硫氨酸(SAM)和果糖 1,6 二磷酸(FBP)等以提高保存液的保护作用和延迟储存时间的限制。其他成分如 P38 有丝分裂原激活蛋白激酶(MAPK)抑制物 FR167 653、血小板活化因子(PAF)拮抗剂 E5880、钙调节蛋白抑制剂、钙通道阻断剂、蛋白酶或蛋白酶抑制剂等因缺乏合适的浓度和靶向并未提高保护作用。近期用作抗缺血治疗的药物包括曲美他嗪(TMZ)和 5 -氨基- 4 -咪唑甲酰胺核苷(AICAR)可作为新的 UW 肝保存液添加剂,它们通过调节线粒体的能量代谢和减轻氧化刺激等作用而提供细胞保护作用,是肝移植中新的保护策略。因此,保存液药物治疗对减少保存损伤或减少再灌注损伤具有重要意义。

四、临床药物应用

肝 IRI 药物治疗的动物实验有大量报道,而肝保护的临床研究很少。一个小的随机对照试验研究了肝移植术后吸入 NO 对患者肝功能和移植转归的影响,发现围术期吸入 NO 能早期改善移植物的功能、减少肝细胞凋亡并缩短住院时间,但此研究只是小样本研究,且只在灌注 1 h 后使用单次肝活检评价炎症改变和肝细胞凋亡。动物实验表明,吸入麻醉药如七氟烷或异氟烷比静脉麻醉药对 IRI 更具有保护作用。一组随机、对照临床研究评价了七氟烷预处理对肝切除术中患者血流阻断的保护作用,发现七氟烷预处理组不仅能明显减弱肝损伤,而且还提高了临床转归,特别对于脂肪肝患者,但具体的机制还有待进一步研究。另一系列动物实验表明,临床常用阿片类药物瑞芬太尼也具有抑制肝脏 IRI 反应,保护肝脏的作用,但尚缺乏临床研究证据。

皮质类固醇激素对缺血肝脏的保护作用首次报道于 1975 年,Figueroa 和 Santiago-Delpin 在动物实验中发现,阻断肝血流之前应用甲泼尼龙能够提高术后生存率、减少肝脏损伤。与对照组相比,在缺血期终末,肝脏合成蛋白质的能力同等程度地降低,然而在再灌注期,甲泼尼龙组的蛋白质合成能力恢复更加迅速且完全。可能的原因是皮质类固醇能够稳定溶酶体膜、抑制缺血肝脏释放循环内毒素。甲泼尼龙因其炎性抑制作用已被用于肝脏热缺血和冷缺血再灌注损伤的治疗,然而值得注意的是,在脂肪肝患者应用甲泼尼龙时有可能增强 IRI 的严重性。依达拉奉是第一个自由基清除剂药物,它能抑制氧化应激反应从而降低肝脏 IRI,同时能显著减少炎性细胞因子 TNF - α 的产生,抑制炎症反应和减少肝细胞凋亡。他克莫司是一种免疫抑制剂,移植前应用能早期提高组织功能、减少肝细胞损伤和改善患者预后。这些靶向治疗方案以改善肝 IRI 的预后目前已成为可能,然而它们的作用机制尚不完全清楚,在临床应用中的复杂问题尚需进一步的深入研究。

总之,肝脏 IRI 中涉及氧自由基的生成和随后激活的各种细胞级联分子,包括血红素加氧酶系统和 NO 损伤相关分子和初始产生的抗炎和促炎、氧化和抗氧化作用以及细胞凋亡和抗凋亡之间的失衡。药物治疗途径包括抗氧化剂、抗炎药物及保肝药物等,这些药物在肝 IRI 病理过程中通过调节各靶向分子从而减少 IRI 对肝脏带来的损伤。如何使这些化学药物成为临床药物,改善用药后患者生存转归,减少相关不良反应,是今后一段时间内关于肝脏 IRI 基础和临床研究的重点所在。

第三节　肝肾综合征与围术期肾功能保护

肝肾功能不全的病理生理基础是充血、内脏血管舒张和心排血量增加,有效血容量减少导致肾素-血管紧张素-醛固酮系统(RAAS)激活,儿茶酚胺和血管紧张素水平升高,肾脏内血管收缩,GFR 降低。近期有研究表明了 RAAS 与肝功能恶化之间的关系,例如在动物研究中发现,高水平的血管紧张素会加速肝脏的纤维化。GFR 持续降低,最终会导致慢性肾衰竭(CRF)和肝肾综合征(hepatorenal syndrome,HRS)。肝肾综合征即慢性肝病患者出现进展性肝功能衰竭和门脉高压时,以肾功能损伤、血流动力学改变和内源性血管活性物质明显异常为特征的一种综合征。这种肾功能不全是功能性的,无论是在大体上观察还是在显微镜下,肾脏的病理检查都是正常的。HRS 的临床表现为少尿、低钠血症、高钾血症、酸碱失衡、血浆尿素水平升高,血肌酐水平升高至 >132.6 μmol/L,肌酐清除率 <40 ml/min,尿钠减少、尿渗透压升高。HRS 可分成两类,Ⅰ 型 HRS 肾功能迅速恶化,在 2 周内血肌酐升高至 >221 μmol/L,平均生存时间不超过 2 周;Ⅱ 型 HRS 进展较缓慢,肌酐水平逐渐升高至 >132.6 μmol/L,一年生存率为 35%。继发于 Ⅰ 型 HRS 的肾前性肾衰竭预后不良,在许多病例中,肝移植是唯一有效的手段;而慢性肾衰竭(CRF)是原位肝移植手术(OLT)术后常见且严重的并发症,HRS 是其危险因素之一。因此对于肝胆疾病合并肾功能不全的患者,除了要采取措施有效地保护和改善肝功能外,还应当注意围术期肾功能的保护。

一、术前准备

肝移植手术前可暂时性改善患者肾脏功能的措施包括:① 静脉输入血管收缩剂,如特利加压素,并联合奥曲肽应用;② 支持肝脏的方法或操作,如分子吸附循环系统(Molecular Absorbents Recirculating System, MARS)或经颈静脉肝内门-体分流术(TIPS)。

术前应尽量避免肾功能损伤进展为 CRF 或 HRS,使用利尿药、乳果糖、造影剂、肾毒性药物、非甾体抗炎药、选择性 COX－2 抑制剂等药物时应当权衡利弊,因为上述药物都能造成肾功能的恶化。接触造影剂后 24～48 h 可出现氮质血症,3～5 日达峰值,此期间手术则围术期 ARF 率显著增高,故择期手术可酌情推迟,并适量输液和应用甘露醇,直至造影剂全部排出。

穿刺放腹水时每次不超过 3 L,则穿刺术后循环衰竭的可能性较低,尤其是在合并低蛋白血症和没有外周水肿的患者,一次放出大量腹水会加速 CRF 的进展;另外,推荐使用人血白蛋白补充血容量,每放出 1 L 腹水应补充 8 g 人血白蛋白。最近的 Meta 分析表明,白蛋白用于自发性细菌性腹膜炎(SBP)患者还能够降低肾功能损伤的风险,降低死亡率,尤其是对于血肌酐 >88.4 μmol/L,尿素氮 >10.7 mmol/L 或总胆红素 >68.4 μmol/L 的患者。

对急性胃肠道出血、腹水中蛋白质含量 < 15 g/L、有过 SBP 病史的患者,可以预防性地使用抗生素。

二、肾功能损伤的新型早期标记物

尽管严重肝脏疾病患者发生肾功能不全多与血流动力学异常、肾血流量减少有关,最近的研究发现,肠道是肝脏和肾脏之间的重要媒介,在肝移植手术再灌注期,小肠潘氏细胞会分泌大量 IL-17A,这种介质与肾脏损伤有关。血浆肌酐水平通常用作判断肾功能不全的标记物,但是敏感性较低,容易受到肌肉含量、GFR 的影响。同样地,血浆尿素水平在胃肠道出血、蛋白质分解代谢增强、低血容量等情况下易偏高,在合成功能不足时偏低,因此许多更敏感、早期的标记物已被用来判断肾功能。中性粒细胞明胶酶相关脂质运载蛋白(NGAL)是一种 25KDa 的蛋白质,在肾功能不全时,其在血或尿中的水平会迅速改变,无论肝移植术前或术后都可以作为肾功能不全的早期标记物。胱抑素 C 是有核细胞产生的一种多肽,其水平不受肌肉含量、饮食或炎症反应的影响,也可以用作肝硬化患者肾损伤的理想标记物,然而因其价格较昂贵而限制了临床应用。

三、麻醉方法与药物的选择

合理选择麻醉方法和麻醉药,控制应激,并避免肾毒性药物的应用。腰麻和硬膜外麻醉等局部阻滞可抑制交感肾上腺应激反应,保持一定的肾血流量(RBF)和 GFR,但需依赖适宜的肾灌注压。老年人、伴广泛动脉硬化及心脏病者不能耐受交感阻滞,易出现低血压,同时 RBF 和 GFR 也降低。全身麻醉药和方法有降低 GFR 和尿量的趋势,有些还减少 RBF。多数麻醉药有扩张血管、降低肾血管阻力的作用,即使血压下降,RBF 仍能维持。虽然大部分麻醉药并不会直接损害肾脏,也不影响肾脏对应激的神经体液反应,但可以和某些病理状态,如低血容量、休克、肾毒性物质以及一些引起肾血管收缩的因素等共同作用而导致肾功能不全。如果所选用的麻醉技术可引起持久的 CO 减低或低血压,同时又伴有较强的肾血管收缩就可导致急性肾损伤或衰竭。这种情况在全身麻醉或局麻时均可发生,目前还没有对比性的研究来论证全身麻醉或局麻肾保护作用的优越性。

四、术中管理

(一)维持血容量和肾脏灌注

维持有效的血管内容量是预防肾脏低灌注的基础,肾脏缺血时,如果肾灌流恢复迟缓,超过了肾小球耐受低血氧的阈值,即使应用各种血管扩张药也不能改善 GFR。对高危患者应全面监测血流动力学,包括中心静脉压、肺动脉楔压、心脏指数和外周血管阻力以指导围术期补液,维持血流动力学稳定,而选择何种液体维持血容量尚存在争议。肾功能不全的患者推荐使用 0.9% NaCl 或其他不含钾的液体,然而大量 NaCl 会导致高氯性代谢性酸中毒,从而导致高钾血症。肝硬化患者往往有不同程度的低钠血症,若以 NaCl 溶液迅速纠正,则会增加移植术后脑桥中央髓鞘溶解症的风险。在 CRF 患者,若大量输注含钾的液体如乳酸钠林格液也可能导致高钾血症。关于晶体和胶体的选择同样存在争议,尽管胶体能够有效地补充血管内容量,但相对于乳酸钠林格氏液,胶体会增加术后肾功能损伤的发生率和肾脏替代治疗的需求。术中维持 MAP > 65 mmHg,否则会引起肾脏低灌注;肝功能受损的患者由于血管舒张,导致高循环动力状态,可能需要使用去甲肾上腺素

（NA）维持 MAP。

（二）药物性肾保护

1. 襻利尿剂和渗透性利尿剂

尽管使用呋塞米能够增加尿量,使少尿型 CRF 转变为非少尿型,但并没有证据表明能减少术后 CRF 的发生和避免肾脏替代治疗。推荐用于由于液体超负荷而引起循环系统、呼吸系统并发症的患者。甘露醇有渗透性利尿和促进溶质释放至肾小管的作用,使肾小管血流和氧耗均增加;还能促使心房容量扩张而释放心房利钠肽,从而抑制肾素活性;甘露醇的血液稀释作用对缺血肾可产生保护功效。

2. 多巴胺能受体激动药

实验发现小剂量多巴胺用于慢性肾功能不全患者,GFR 和 RBF 无明显增加,用于肝移植患者也未能发现对尿量、术后 CrCl 及死亡率等有何有益作用,且多巴胺会导致脓毒症患者死亡率和心律失常事件发生率升高,目前多认为应当限制多巴胺作为具有利尿活性的正性肌力药的应用。非诺多巴是选择性 DA－1 受体激动剂,在 $0.03 \sim 0.3 \ \mu g/(kg \cdot min)$ 剂量范围内,引起剂量相关的 RBF 增加和利钠作用;体外实验中,它可拮抗去甲肾上腺素所致的血管收缩,因此非诺多巴可能会抑制 CRF 的进展。

3. 钙离子通道阻滞剂

能通过许多机制防止肾脏的缺血性损伤,包括防止缺血后复流所导致的血管收缩、抑制血管紧张素的作用、减少循环中白介素 Ⅱ 受体的数量及减少氧自由基。对于高血压的患者,地尔硫䓬和硝苯地平可增加 RBF 及 GFR,产生排钠及利尿功效;但当钙通道阻滞剂引起低血压时,可破坏肾脏的自身调节能力,恶化肾功能。有报道称对肾功能不全的患者应用硝苯地平,可导致非少尿性 ARF,但停药后即可改善。

4. 心房钠尿肽（ANP）

是心房伸展反应的分泌物,具有肾血管扩张和利钠作用。在一项对 54 例 ARF 患者的对照研究中发现,ANP 可使肌酐清除率在 24 h 内从 10 ml/min 成倍增加到 20 ml/min,并且使透析率从 52% 下降到 23%;但大的多中心研究发现,ANP 可增加少尿患者的尿流速率,但可降低非少尿患者的血压和尿流速率而影响其生存率。

5. 前列腺素

可对抗 NA 和血管紧张素的血管收缩效应,并可维持肾内层皮质灌注。外源性注射人造前列腺素,如 PGE 可抑制动物实验中缺血所致的 ARF。

6. 去甲肾上腺素（NA）

传统认为 NA 可引起肾动脉强烈收缩,但 Gines 等认为只有将 NA 直接注入肾动脉或使用较大剂量时,才会引起肾血管收缩,而低浓度 NA 对球小动脉有缩血管作用,可增加出球小动脉阻力,提高肾滤过。对健康犬静脉使用 $0.2 \sim 0.4 \ \mu g/(kg \cdot min)$ 的 NA,发现 NA 表现为肾血管扩张作用,可能是内源性交感神经系统活性受抑所致。近年来,NA 在感染中毒性休克和肝移植围术期的使用受到较多关注。

（三）外科因素

例如在肝移植手术无肝期,通过保留上腔静脉减少血流动力学波动,增加静脉回流、心排血量和外周血管阻力,降低术后腹膜后出血的风险,从而降低移植术后 CRF 的发生率。

五、术后处理

(一) 免疫抑制剂

钙调磷酸酶抑制剂具有很强的肾毒性,可以通过减少用量和(或)与抗 IL－2 受体抗体或麦考酚酯(MMF)联合使用以保护肾脏功能。若患者术前即存在肾损伤,推荐推迟 3～7 日再用钙调磷酸酶抑制剂(环孢素和他克莫司),而先以抗淋巴细胞抗体或 MMF 代替。新型的无肾毒性的免疫抑制剂,例如 IL－2 受体拮抗剂、mTOR 抑制剂如西罗莫司和依维莫司、抗淋巴细胞抗体已用于有 CRF 风险或已有肾功能损伤的患者,能够推迟或替代钙调磷酸酶抑制剂的使用。然而应当注意的是,一般来说肝移植术后 3 个月内不宜使用 mTOR 抑制剂,因为它会阻碍瘢痕形成并且增加肝动脉血栓形成的风险。许多研究已经表明,早期(移植术后 1 年内)应用 mTOR 抑制剂辅以低剂量或完全不用钙调磷酸酶抑制剂,能够显著改善中远期肾功能,而抑制排斥的发生率较低。MMF 没有肾脏毒性,但免疫抑制功能较弱、排斥反应发生率较高。

(二) 肾脏替代治疗

最近的前瞻性研究表明,移植术后早期进行肾脏替代治疗能够提高 CRF 患者的存活率。连续性血液透析能快速清除过多液体,血流动力学耐受性较好、几乎不改变血浆渗透压,对颅内压影响较小,且能很好地控制氮质血症、电解质和酸碱平衡,应当优先选择。

(刘 艳 田 婕)

参考文献

[1] Stephenson GR, Moretti EW, El-Moalem H, et al. Malnutrition in liver transplant patients: Preoperative subjective global assessment is predictive of outcome after liver transplantation[J]. Transplantation,2001, 72: 666 - 670.

[2] Weimann A, Kuse ER, Bechstein WO, et al. Perioperative parenteral and enteral nutrition for patients undergoing orthotopic liver transplantation. Results of a questionnaire from 16 European transplant units[J]. Transpl Int ,1998,11(Suppl 1): S289 - S291.

[3] Mas A. Comparison of rifaximin and lactitol in the treatment of acute hepatic encephalopathy: results of a randomized, double-blind, double-dummy, controlled clinical trial[J]. J Hepatol,2003,38: 51 - 58.

[4] Mullen KD, Martin JV, Mendelson WB, et al. Could an endogenous benzodiazepine ligand contribute to hepatic encephalopathy? [J]. Lancet,1988, 1: 457 - 459.

[5] Chalasani N, Gitlin N. Severe recurrent hepatic encephalopathy that responded to oral branched chain amino acids [J]. Am J Gastroenterol, 1996, 91: 1266 - 1268.

[6] Fisher NC, Mutimer DJ. Central venous cannulation in patients with liver disease and coagulopathy—A prospective audit[J]. Intensive Care Med,1999, 25: 481 - 485.

[7] Riegler JL, Lang KA, Johnson SP, et al. Transjugular intrahepatic portosystemic shunt improves oxygenation in hepatopulmonary syndrome[J]. Gastroenterology, 1995, 109: 978 - 983.

[8] Mortier E, Ongenae M, Poelaert J, et al. Rapidly progressive pulmonary artery hypertension and end-stage liver disease[J]. Acta Anaesthesiol Scand,1996, 40: 126 - 129.

[9] Gut J, Christen U, Huwyler J, et al. Mechanisms of halothane toxicity: novel insights. Pharmacol Ther[J]. 1993,

58(2): 133 – 155.

[10] Ihtiyar E, Algin C, Haciolu A, et al. Fatal isoflurane hepatotoxicity without re-exposure[J]. Indian J Gastroenterol, 2006,25(1): 41 – 42.

[11] Anderson JS, Rose NR, Martin JL, et al. Desflurane hepatitis associated with hapten and autoantigen-specific IgG4 antibodies[J]. Anesth Analg,2007,104(6): 1452 – 1453.

[12] Clavien PA, Selzner M, Rudiger HA, et al. A prospective randomized study in 100 consecutive patients undergoing major liver resection with versus without ischemic preconditioning[J]. Ann Surg,2003,238(6): 843 – 850.

[13] Bedirli N, Ofluoglu E, Kerem M, et al. Hepatic energy metabolism and the differential protective effects of sevoflurane and isoflurane anesthesia in a rat hepatic ischemia-reperfusion injury model[J]. Anesth Analg, 2008, 106 (3): 830 – 837.

[14] Strunin L. Anesthetic management of patients with liver disease[M]. London: Saunders, 1992, 1381 – 1393.

[15] Carmichael FJ, Crawford MW, Khayyam N. Effect of propofol infusion on splanchnic hemodynamics and liver oxygen consumption in the rat[J]. Anesthesiology ,1993,79: 1051 – 1060.

[16] Raghavan M, Marik PE. Therapy of intracranial hypertension in patients with fulminant hepatic failure[J]. Neurocrit Care,2006,4(2): 179 – 189.

[17] Yang LQ, Tao KM, Liu YT et al. Remifentanil preconditioning reduces hepatic ischemia-reperfusion injury in rats via inducible nitric oxide synthase expression[J]. Anesthesiology ,2011,114: 1036.

[18] Liu X, Pan Z, Su D, et al. Remifentanil ameliorates liver ischemia/reperfusion injury through inhibition of IL – 18 signaling[J]. Transplantation, 2015,99: 2109 – 2117.

[19] 黄绍农,曾邦雄.临床麻醉新理论和新技术[M].湖南：湖南科学技术出版社,2003,89.

[20] Kaizu T, Nakao A, Tsung A, et al. Carbon monoxide inhalation ameliorates cold ischemia/reperfusion injury after rat liver transplantation[J]. Surgery,2005,138(2): 229 – 235.

[21] Sakai T , Takaya S , Fukuda A , et al . Evaluation of warm ischemia-reperfusion injury using heat shock protein in the rat liver [J] . Trans-plant International , 2003, 16(2) : 88 – 99.

[22] Verna EC, Wagener G. Renal interactions in liver dysfunction and failure[J]. Curr Opin Crit Care,2013,19(2): 133 – 141.

[23] Salerno F, Navickis RJ, Wilkes MM. Albumin infusion improves outcomes of patients with spontaneous bacterial peritonitis: a meta-analysis of randomized trials[J]. Clin Gastroenterol Hepatol,2013,11(2): 123 – 130.

[24] Dedeoglu B, de Geus HR, Fortrie G, et al. Novel biomarkers for the prediction of acute kidney injury in patients undergoing liver transplantation[J]. Biomark Med,2013,7(6): 947 – 957.

第三十六章　肝胆手术围术期凝血功能监测

　　肝胆手术患者常见出凝血功能障碍,由于凝血机制十分复杂,肝脏则起着举足轻重的作用。麻醉医师应充分了解和密切监测肝胆手术患者的出凝血功能变化,以便为预防和治疗围术期凝血功能障碍提供依据。

第一节　凝血的生理过程

　　正常情况下,小血管受损后引起的出血,在几分钟内会自行停止,这种现象称为生理性止血。以模板式刀片法测定,正常人出血时间(BT)不超过 9 min。血管受损破裂后的快速止血是机体重要的保护功能。止血功能异常可导致病理性出血或血栓形成。

一、生理性止血基本过程

　　生理性止血是通过血管收缩、血小板血栓形成和纤维蛋白凝块形成这三个既依次发生又相互重叠的生理反应完成(图 36-1)。生理性止血应该是及时和局限的。

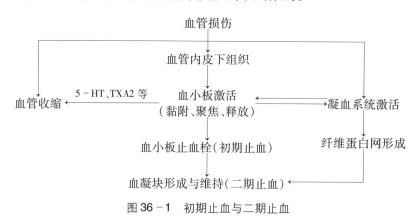

图 36-1　初期止血与二期止血

　　初期止血过程发生在血管损伤几秒钟内,涉及受损血管的收缩、内皮下胶原组织的暴露以及血小板在受损血管表面的黏附、聚集和形成初期止血栓,历时 3~7 min。血小板通过糖蛋白受体和血管性假血友病因子黏附于受损血管内皮细胞下胶原层(血小板活化)。血小板在活化过程中向血液释放 ADP、5-羟色胺等多种化学物质,并产生血栓素 A2,使血管强烈收缩。临床应用出血时间来判断初期止血功能,它是反映血小板功能的敏感指标。

　　二期止血是指在形成初期止血栓的部位进一步形成纤维蛋白凝块的过程。活化的血小板表面在血小板活化时释出膜磷脂和钙,有效地集合参与在凝血酶原激活物中的凝血因子,从而催化凝血酶的形成。损伤局部产生的凝血酶催化纤维蛋白原转化为纤维蛋白,后者进一步加固血小板血栓并网罗红细胞使持久性血凝块增大;促使更多的血小板活化、释放出活性物质,以及活化的血小板合成并释出血栓素;促使凝血因子XIII的活化,使纤维蛋白交联而形成稳定的纤维蛋白凝块。临床采用全血凝固时间来衡量二期止血过程,正常值为 8～10 min。

止血的第三阶段是血块收缩过程。由血小板聚合物、纤维蛋白丝和陷入的红细胞所组成的疏松的网状物,通过此过程形成了牢固的凝血块。此期需要血小板内肌凝蛋白和血栓收缩蛋白的收缩,使血小板发生收缩而压缩凝血块。体外测定此期需要经历 1 h。

血管壁损伤处之外,完整的血管内皮阻止了血小板的进一步聚集。内皮细胞分泌前列环素,抑制血小板活化、释放和聚集,并扩张血管。经过有限反应防止凝血酶生成范围扩大,使止血过程仅限于血管受损的范围之内。

二、凝血机制

血液凝固是指血液由流动的液体状态变成不能流动的凝胶状态的过程。其实质就是血浆中的可溶性纤维蛋白原转变成不溶性的纤维蛋白的过程。纤维蛋白交织成网,把血细胞和血液的其他成分网罗在内,从而形成血凝块。血液凝固是一系列复杂的酶促反应过程,需要多种凝血因子的参与。

(一) 凝血因子

血浆与组织中直接参与血液凝固的物质,统称为凝血因子。凝血因子按理化特性又可分为四个组:① 接触活化凝血蛋白:包括XII因子、XI因子,前激肽释放酶及高分子量激肽原四个因子在表面发生一系列复杂的反应;② 组织因子:又称组织凝血活酶,它某些区域呈现传递膜蛋白特征,可能含有因子VII的细胞表面受体。内皮细胞所含的组织因子更具重要意义,因其支持凝血因子复合物在其表面集中。近来还发现组织因子抑制物,关系到外源凝血启动状态调节;③ 维生素 K 依赖性凝血因子:包括因子 II、VII、IX、X。由于它们羧基化过程都需维生素 K 参与而组成一个命名集团,维生素 K 缺乏或服用维生素 K 拮抗剂,即可影响它们羧基化,故由此产生不完全维生素 K 依赖性凝血蛋白合成,称为PIVKA(protein induced byvitamin K absence)。蛋白 C、S、Z 是抗凝的,也属于维生素 K 依赖因子;④ 凝血辅因子:如因子VIII和 V 是非酶性凝血蛋白辅因子。它们共性是发挥作用时需经凝血酶激活;可被活化的蛋白 C 灭活;受限制性蛋白水解酶作用调节;加速因子IXa 和Xa 对因子X和凝血酶原的水解作用等。

(二) 凝血的过程

血液凝固是由凝血因子按一定顺序相继激活,生成的凝血酶最终使纤维蛋白原变为纤维蛋白的过程。因此,凝血过程可分为凝血酶原酶复合物(也称凝血酶原激活复合物)的形成、凝血酶的激活和纤维蛋白的生成三个基本步骤。

传统凝血概念认为机体的凝血系统分为内源性与外源性凝血,内源性系统由 FXII始发激活 FXI,而外源性凝血由 FVII始发激活 FIX 和VIII,最后共同激活 FX 和 FV,后者使凝血酶原转化为凝血酶,凝血酶又催化纤维蛋白酶原变成纤维蛋白完成凝血。

凝血机制新概念和传统的凝血概念把凝血过程分成内源性和外源性两类不同,新概念的凝血认为两者凝血过程是沿着同一个过程进行的。其中,VII因子在凝血过程中起更为重要的作用。新概念凝血过程有三相。

1. 起始相

① 血管壁受损:血管内皮细胞黏膜下组织因子(TF)暴露;② TF 和VIIa 或VII结合,后者转化为

Ⅶa;③ TF-Ⅶa复合物激活Ⅸ、Ⅹ因子;④ Ⅹa与Ⅴa在细胞表面结合。

2. 扩增相

① Ⅹa-Ⅴa复合物将少量凝血酶原转化为凝血酶;② 小量凝血酶再进一步激活FⅤ、Ⅷ、Ⅺ并局部激活血小板;Ⅺa又将Ⅸ因子激活为Ⅸa;③ 激活的血小板结合FⅤa、FⅧa、Ⅸa。

3. 传播相

① FⅧa/FⅨa复合物在激活的血小板表面激活FⅩ;② FⅩa,FⅤa将大量的凝血酶原转化为凝血酶;③ 产生"凝血暴发":后者导致稳定纤维蛋白块的形成。

三、纤维蛋白的溶解

血栓的溶解主要依赖于纤维蛋白溶解系统(简称纤溶系统)。纤维蛋白被分解液化的过程称为纤维蛋白溶解(简称纤溶)。纤溶系统主要包括纤维蛋白溶解酶原(简称纤溶酶原,又称血浆素原)、纤溶酶(又称血浆素)、纤溶酶原激活物与纤溶抑制物。纤溶可分为纤溶酶原的激活与纤维蛋白(或纤维蛋白原)的降解两个基本阶段。

（一）纤溶酶原的激活

正常情况下,血浆中的纤溶酶是以无活性的纤溶酶原形式存在的。纤溶酶原主要由肝产生。嗜酸性粒细胞也可合成少量纤溶酶原。纤溶酶原酶激活物主要有组织型纤溶酶原激活物(t-PA)和尿激酶型纤溶酶原激活物,分别主要由血管内皮细胞和肾小管、集合管上皮细胞产生。激肽释放酶等也可激活纤溶酶原。

（二）纤维蛋白与纤维蛋白原旳降解

纤溶酶作用下,纤维蛋白和纤维蛋白原可被分解为许多可溶性小肽,称为纤维蛋白降解产物。纤溶酶是血浆中活性最强的蛋白酶,特异性较低,除主要降解纤维蛋白和纤维蛋白原外,对Ⅴ、Ⅷ、Ⅹ、Ⅶ、Ⅺ、Ⅱ等凝血因子也有一定的降解作用。

纤溶抑制物体内有多种物质可抑制纤溶系统的活性,主要有纤溶酶原激活抑制物(PAI)和α_2抗纤溶酶(α_2-AP)。PAI主要由血管内皮细胞产生,通过与t-PA和尿激酶结合而使之灭活。A2-AP主要由肝产生,血小板α颗粒中也储存有少量α_2-AP,α_2-AP通过与纤溶酶结合成复合物而迅速抑制纤溶酶的活性。

第二节　肝胆手术凝血功能的术前评估

一、肝胆外科患者凝血功能变化的病理生理学特点

（一）凝血因子的改变

肝脏在机体的凝血功能中扮演着重要的角色,维持着凝血与抗凝血、纤溶与抗纤溶的相互平衡。肝脏负责制造大部分的凝血因子(如凝血因子Ⅰ、Ⅱ、Ⅴ、Ⅶ、Ⅷ、Ⅸ、Ⅹ、Ⅺ、Ⅻ、ⅩⅢ、激肽释放酶原、高

相对分子质量激肽原(HMWK)),还负责合成一些凝血调节因子(如抗凝血酶Ⅲ、蛋白C、蛋白S、组织因子通路抑制剂)。同时肝脏还是人体血小板生长因子(TPO)的主要制造者,而血小板又可以活化部分凝血因子(如凝血因子Ⅴ、Ⅺ和ⅩⅢ)。

1. 依赖维生素K的凝血因子

凝血因子Ⅱ、Ⅶ、Ⅸ和Ⅹ这些依赖维生素K的蛋白质,以前体形式在肝脏合成。其分泌前,维生素K羧化前体的谷氨酰残基,使其与磷脂联合后发挥凝血功能。在急性和慢性肝实质疾病中,因为肝脏合成功能的障碍,导致依赖维生素K的凝血因子(Ⅱ、Ⅶ、Ⅸ和Ⅹ)的下降。在通常情况下,这四种凝血因子往往会同时表现出不足,但是由于凝血因子Ⅶ含量少,且半衰期短(5~6 h),它的缺乏出现最早最严重,被认为是肝病患者预后的独立危险因素。维生素K缺乏可导致凝血酶原时间(PT)延长,但大多数PT延长的肝细胞病患者,由于凝血因子Ⅶ等的合成严重不足,补给维生素K后PT仍不易纠正;而在梗阻性黄疸患者,只要不存在明显的肝细胞病变,在注射维生素K后24~48 h内PT即可缩短。

2. 凝血因子Ⅴ

凝血因子Ⅴ由肝脏制造,是不依赖维生素K的凝血因子。在暴发性肝衰竭时呈低表达,若低于正常值的20%往往提示不良预后,被认为是判断暴发性肝功能衰竭患者预后的可靠预测指标。而在急性感染患者中,凝血因子Ⅴ可能出现高表达。它对肝脏合成功能的诊断不具备特异性。

3. 凝血因子Ⅷ

凝血因子Ⅷ不仅可以由肝细胞产生,而且可以由窦内皮细胞与库普弗细胞产生,其他组织如肾脏也可产生。当肝细胞合成功能减退时,窦内皮细胞及库普弗细胞仍维持凝血因子Ⅷ的合成;肝脏清除功能减退,内毒素及免疫因素刺激使它的合成与释放增加。血管性血友病因子(von willebrand factor,vWF)主要由肝外合成,肝硬化患者可能由于内毒素血症,血管内皮细胞功能异常,使其释放增加;同时vWF分解蛋白酶产生减少,也使血浆vWF水平升高。在大多数病毒性肝炎患者凝血因子Ⅷ活性、vWF均明显升高。但肝病合并弥散性血管内凝血(DIC)者,由于凝血因子大量消耗,使凝血因子Ⅷ活性水平降低,故凝血因子Ⅷ活性小于正常50%作为诊断肝病合并DIC的必备条件之一。

4. 表面激活系统的凝血因子

参与表面激活的凝血因子有凝血因子Ⅺ、Ⅻ、HMWK以及前激肽释放酶等。肝病患者由于肝细胞蛋白质合成能力的减少,上述凝血因子水平显著降低,并可导致部分凝血活酶时间(APTT)延长。

5. 凝血因子ⅩⅢ

凝血因子ⅩⅢ在肝脏中合成,以酶原形式存在于血浆中。血小板也可产生因子ⅩⅢ。它的主要作用是在凝血过程中联结纤维蛋白γ链,使之成为不可溶性纤维蛋白,对纤维母细胞的生长和胶原纤维的合成也有重要作用。FⅩⅢ在各种急慢性肝细胞病中通常呈现出低水平表达,但在胆汁性肝硬化或梗阻性黄疸中的表现没有特异性。

6. 纤维蛋白原(FIB)

FIB即凝血因子Ⅰ,是一种由肝脏合成的具有凝血功能的蛋白质,是纤维蛋白的前体,也是最终完成血液凝固的主要基础物质。肝功能严重障碍或先天性缺乏,均可使血浆纤维蛋白原浓度下降。低纤维蛋白血症的原因包括:FIB的合成下降;DIC过程中的过度消耗;血浆纤维蛋白溶解活性的异常。FIB在正常生理妊娠后期,以及急慢性肝病、梗阻性黄疸、胆汁性肝硬化、肝脏肿瘤中可呈现正常或高表达。

(二)血小板数量减少和功能缺陷

血小板在止血和凝血过程中是最早被激活并启动后续级联反应的关键物质。肝脏疾病时的血小板数量减少主要是由于肝硬化门脉高压脾脏肿大,大量血小板(血小板总数50%)淤积在脾内,以及脾巨噬细胞活动增强使脾窦内的血小板破坏增多。另外,肝硬化时骨髓巨核细胞无效性生成,血小板寿命缩短,也是血小板数量减少的原因。值得关注的是,许多药物如奎尼丁、磺胺类制剂、组胺Ⅱ(H_2)受体阻断剂、口服降糖药、金盐、利福平和肝素等也能引起血小板数量减少,其他因素还包括反复输血、大量酒精摄入、自身免疫性疾病等。此外,慢性肝病还可使血小板形态发生改变、血小板黏附和聚集功能发生异常,这种形态和功能的改变与肝损害的程度呈正相关。

(三) 出血及其干预等造成的影响

1. 凝血物质的丢失、稀释和消耗

肝硬化门脉高压合并术前反复上消化道大出血、肝切除或肝移植手术失血,红细胞、血小板及各种凝血因子大量丢失,术前和术中容量治疗致使血液稀释,使凝血因子浓度进一步降低,缺血再灌注损伤所造成的内膜的伤害、输注红细胞等也能够造成显著的凝血因子消耗。

2. 医源性的凝血障碍

除了扩容导致血液稀释外,术前血液透析、血浆置换、术中使用肝素以及大量快速输入红细胞或血浆等均可影响凝血功能。动静脉有创监测时肝素封管/冲洗液的应用,肝移植供体保存液中的肝素剂量都可影响活化凝血时间(ACT),无肝期输入血浆或红细胞,血制品中的枸橼酸盐可能导致游离钙离子水平严重降低,对凝血产生显著的干扰。

3. 纤溶亢进

纤溶增强机制有多因素,一是晚期肝硬化产生的tPA;二是病肝清除能力下降使tPA的作用显著增加;三是慢性肝病使得纤维蛋白溶解抑制物如α_2-AP和纤溶酶原激活物(PA)水平降低。纤溶酶原激活物的增加和抑制物的降低导致了纤溶亢进。纤维蛋白降解产物(FDP)产生增多,FDP使纤维蛋白单体的聚合发生障碍而出现凝血酶时间延长,同时可干扰血小板的聚集加重凝血缺陷。

二、监测指标与检查方法

(一) 血小板的计数和功能

血小板在止血机制的各个方面均能起到重要的整合作用:在血管损伤处黏附、聚集,暂时止血;释放血小板Ⅲ因子,吸引更多的血小板黏附、聚集,并激活内源性凝血系统,形成纤维蛋白凝块止血。

血小板的检测参数主要是血小板计数(PLT),肝病患者PLT改变的原因可能有以下几个方面:① 脾功能亢进,使PLT破坏增多,造成血循环中PLT减少;② 免疫功能紊乱,当PLT破坏增多时表现为PLT减少而MPV增高;③ 肝炎病毒是吞噬性病毒,其对骨髓巨核细胞有抑制作用,使巨核细胞成熟不良,造成血小板减少;④ 大量出血时的消耗。

血小板功能试验,经典方法包括出血时间(bleeding time,BT),其他还有血小板聚集试验、全血聚集试验、流式细胞仪和血块收缩试验等。目前还出现了许多血小板功能分析仪,可以用于检测血小板对于激动剂的应答反应。而光学、阻抗法血小板聚集试验分别通过添加血小板激动剂刺激后发光,或阻抗变化分析血小板活性,光学血小板聚集试验是血小板检测的金标准。患者血小板功能改变的原因可能有药物性因素如乙酰水杨酸、非甾类抗炎药等,以及疾病因素如化脓性胆管炎等引起脓毒血症,内毒素强烈抑制血小板的黏附和聚集能力。

（二）凝血系统检测

凝血酶原时间（PT）、部分凝血活酶时间（APTT）、凝血酶时间（TT）和纤维蛋白原（FIB）四项凝血指标能比较全面地初筛患者的凝血因子功能状况。

1. PT

主要反映外源凝血系统中凝血因子的水平，用来证实凝血酶原、纤维蛋白原、凝血因子Ⅴ、Ⅶ、Ⅹ的缺乏或相应抑制物存在。肝功能失代偿状态下及口服抗凝药物后 PT 常常延长。

2. 凝血酶原时间国际标准化比值（INR）

由于 PT 试验可受到多种因素影响，数据差异可以较大，因此 WHO 推荐使用 INR，即 PT 的实测值除以标准值的百分比值，其临床含义与 PT 类似。

3. APTT

主要反映内源凝血系统中凝血因子的水平，用来证实凝血因子Ⅷ、Ⅸ、Ⅺ的缺乏或相应抑制物存在，也可用于了解凝血因子Ⅻ、激肽释放酶和 HMWK 是否缺乏。缺陷发生在凝血因子活化通路的具体环节。

4. TT

是共同凝血途径较为敏感和常用的筛选试验，TT 延长表示纤溶活动增强，纤维蛋白原减少，纤维蛋白降解产物和血液中类肝素抗凝物质增多。

5. FIB

是由肝脏合成的一种急性反应性蛋白，是血浆中含量最高的凝血因子。它的含量降低反映肝硬化严重，肝损害患者的蛋白和生物酶合成严重下降。FIB 血浆分布容积与其他大多数凝血因子（Ⅷ因子除外）类似，因而可用于推断其他凝血因子下降的程度，鉴别消耗性或稀释性凝血过程。

（三）纤溶系统检测

纤溶系统是血液内与凝血系统相拮抗的多酶系统，在维持凝血与纤溶的动态平衡中起重要作用。纤溶系统包括纤溶酶原、纤溶酶、PA、PAI 和 α_2 - AP 等。纤溶系统检测不作为临床常规检测，其常用指标是纤维蛋白原含量、纤维蛋白（原）降解产物（FDP）和 D′二聚体的检测。D′二聚体是交联纤维蛋白的特异性降解产物，其水平增高可反映继发性纤溶增高，需要注意的是其特异性并不高。

（四）其他辅助性指标

外科的患者常需要切除或消融部分肝叶或肝段，导致功能性肝体积的减少，对凝血功能的影响需要结合 Child-Pugh 肝功能分级、ICG 肝脏储备功能、MELD 评分、标准肝脏体积和剩余功能性肝体积计算等来全面评估手术风险和凝血功能障碍发生的可能性。肝脏体积大小可反映肝脏实质细胞容量的变化，间接反映肝脏血流灌注和代谢能力。

第三节　肝胆手术凝血功能的术中监测

常规凝血试验只能反映凝血机制的某一方面的变化，不能反映凝血级联及凝血系统全过程中的内部反应情况。而肝脏手术患者的凝血状况可随时、急剧发生变化，因而围术期的凝血功能监测需要能够及时、真实、全面地反映凝血功能变化的技术。床边诊断凝血功能监测装置能够对全血的黏弹特性进行评估,目前临床上主要应用的是血栓弹力描记图(TEG)、旋转式血栓弹力监测仪(ROTEM)和 Sonoclot 凝血和血小板功能分析仪。

一、TEG/ROTEM

TEG 和 ROTEM 在低剪切力条件下进行非抗凝血或抗凝血诱导后的黏弹特性检测,可以动态观察血液凝固过程的变化,包括凝血酶和纤维蛋白的形成速度、纤维蛋白溶解的状态,以及所形成的血凝块的坚固性和弹力度等(图36-2),还可以用于检测血小板的数量和功能异常,能较全面地反映患者体内的凝血功能状态。TEG 基本参数包括:反应时间(R)、血块生成时间(K)、血块生成率(α角)、最大宽度(MA)、血块溶解指数(CLI)、全血块溶解时间(F)。低凝状态时,R、K 延长,α 角缩小,MA 减小。血小板减少或功能不良时,MA 减小。大量文献报道了 TEG/ROTEM 在管理原位肝移植手术患者中的价值,能很好地评估手术的出血风险及预测手术后高凝状态和血栓形成等并发症。

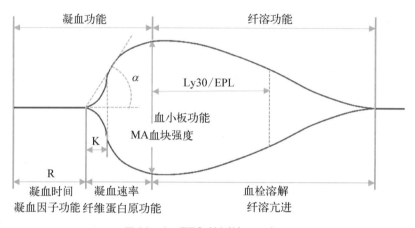

图36-2 TEG 检测结果示意图

ROTEM 试验添加了不同凝血激活试剂和(或)血小板抑制剂,可实现对特定凝血缺陷的检测与定量,如 FIB 缺乏与血小板减少所致的血凝块硬度缺陷,不同凝血因子缺陷或肝素所致的凝血延长,纤溶亢进与凝血因子XⅢ缺陷所致的凝血稳定性受损等。Sonoclot 凝血和血小板功能分析仪也可以了解凝血全过程,包括抗凝因子、纤维蛋白、凝血因子和血小板的功能以及纤溶系统的变化等,可以预测围术期出血情况并可鉴别出血的原因。

二、Sonoclot 标记曲线

Sonoclot 标记曲线检测参数包括:ACT(SonAct,激活凝血时间)血液标本保持液态的时间,正常值为 85~145 s,主要反映内源性凝血系统的状况(图36-3)。CR(clot rate,凝血速率),曲线上升的第一个斜率,反映纤维蛋白形成的速率,间接反映纤维蛋白原的水平,正常值为 15~45 clot signal/min。凝血块形成后,在血小板及纤维蛋白的共同作用下发生收缩,随着血凝块强度变大,sonoclot 标记曲线上升,并逐渐达到顶峰,随着凝血收缩的进行,血凝块会从探针的表面拉开,使 sonoclot 标记曲线下降。TP(time to peak,达到高峰时间),凝血信号曲线达到高峰的时间,该高峰由纤维蛋白与血小板相互作用而成,可反映纤维蛋白原水平及血小板的量及功能,正常值[30 min;MCS(maximal clot signal,最大凝血标记值)]代表探针遇到的最大阻力值,其高度反映凝血收缩的强度,正常值 70~90 clot signal。

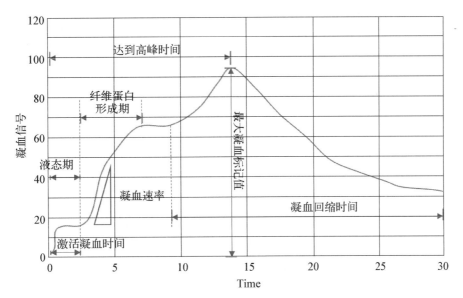

图 36－3　Sonoclot 检测结果示意图

PF（platelet function，血小板功能），反映血小板功能，由与分析仪相连的 Signature viewer 电脑软件依据血液标本结束液态阶段（纤维蛋白多聚体形成）后凝血收缩的强度及速度（凝血收缩过程中 Sonoclot曲线各点的微积分值）计算出的相对值。血小板的功能除了 PF 外，还可由 TP、MCS 反映。正常Sonoclot 曲线通常可见两个明显的高峰，第一个高峰反映了纤维蛋白原转变成纤维蛋白，其上升支越陡（CR 值大），说明纤维蛋白原的浓度越高，其转变成纤维蛋白的速度越快；第一个高峰之后的曲线下降至第二个高峰形成及其后的下降支是纤维蛋白与血小板产生相互作用，血凝块发生收缩的结果；第二个高峰越高、越陡，说明凝血收缩越强烈，纤维蛋白原的浓度越大，血小板参与凝血的综合体现（反映血小板的量、功能及其与纤维蛋白相互作用的情况）越好。

TEG/ROTEM 与 Sonoclot 检测都可以动态、床旁监测凝血过程，指导成分输血，可提供对凝血状态快速总体的评估，可以确定肝素化影响，其准确率都显著高于常规的凝血实验方法。监测指标有显著相关性，与 Sonoclot 曲线最为吻合的指标是血小板计数、PT、纤维蛋白原定量。但比传统的凝血功能监测指标更敏感，更准确。可以较快得出结果，可作床边、手术室的凝血功能监测，凝血级联反应仅需3～5 min，血小板信息需 10～30 min。更全面反映凝血因子、纤维蛋白原、血小板功能，纤溶缺陷。操作更为简便，所需血样较少，仅 0.4 ml。所以，这两种方法已成为肝胆手术中必不可少的快速诊断凝血功能紊乱的最有效的手段。

（缪雪蓉　俞卫锋）

参考文献

［1］　中华外科杂志编辑部. 肝胆外科患者凝血功能的评价与凝血功能障碍的干预的专家共识［J］. 中华外科杂志，2012，50（8）.

［2］　俞卫锋. 肝移植围术期凝血紊乱的诊治［C］//2006 中国医师协会麻醉学医师分会华西医院麻醉与危重医学年会. 2006.

［3］　黄文起. 围术期凝血功能调控和量化处理策略［J］. 中华普通外科学文献：电子版，2010，第 4 期（4）：3－5.

［4］　田鸣. 肝移植围术期凝血异常的监测和治疗［J］. 麻醉与监护论坛，2006，（4）：215－216.

［5］ 曹忠平，陶国才，刘怀琼.15 例肝移植患者术中凝血功能改变及常规凝血监测和血栓弹性图监测指标相关性研究［J］. 临床麻醉学杂志，2003，19(12)：713－714.

［6］ 黄文起. 肝移植麻醉凝血功能的调控［J］. 中华医学杂志，2008，第 43 期(43)：3034－3036.

［7］ Leon-Justel A, Noval-Padillo J A, Alvarez-Rios A I, et al. Point-of-care haemostasis monitoring during liver transplantation reduces transfusion requirements and improves patient outcome［J］. Clinica Chimica Acta, 2015, 446：277－283.

［8］ Kozek-Langenecker S A. Perioperative coagulation monitoring. ［J］. Baillière's Best Practice and Research in Clinical Anaesthesiology, 2010, 24(1)：27－40.

［9］ Hoetzel A, Ryan H, Schmidt R. Anesthetic considerations for the patient with liver disease. ［J］. Current Opinion in Anaesthesiology, 2012, 25(3)：340－347.

［10］ Petra I, Joachim K. Principles of perioperative coagulopathy. ［J］. Best Practice & Research Clinical Anaesthesiology, 2010, 24(1)：1－14.

第三十七章　肝胆手术围术期凝血功能障碍的治疗

　　肝脏在机体的出凝血功能起着非常重要的作用,维持凝血与抗凝血、纤溶与抗纤溶的相互平衡。晚期肝病患者往往伴有严重的凝血功能损害,包括肝脏的合成与清除能力下降,即与凝血有关的凝血物质合成及与纤溶有关的物质的清除减少。另外,晚期肝病患者常有脾功能亢进而导致血小板数量减少和功能不足以及纤溶现象。肝移植手术创伤大,时间长,加之门脉高压、黄疸、多次手术等因素,从而导致更加复杂多样的出凝血功能障碍,如纤溶亢进、DIC、血管内血栓形成等。因此,肝胆手术围术期必须对凝血功能障碍进行积极的治疗。

第一节　肝胆外科患者凝血功能的评估

　　肝胆外科患者在麻醉和手术前后应详细了解病史、抗凝治疗及其他相关因素,并进行全面的评估。

一、维生素 K 缺乏

　　由肝脏合成的维生素 K 依赖性凝血因子包括因子Ⅱ、因子Ⅶ、因子Ⅸ和因子Ⅹ,另外蛋白 C、S、Z 是抗凝的,也属于维生素 K 依赖因子。临床上,导致维生素 K 缺乏的因素有:

　　(1) 维生素 K 的摄入和吸收障碍:① 食物摄入不足,见于长期禁食或肠道功能障碍;② 胆盐缺乏吸收不良,见于阻塞性黄疸、胆道手术后引流及长期口服抗生素使肠道菌群受抑制等;③ 口服与维生素 K 有拮抗作用的抗凝剂,如香豆素类。

　　(2) 各类疾病所致的肝实质细胞受损,合并有维生素 K 的代谢和利用障碍,也使肝细胞不能合成正常的依赖维生素 K 的凝血因子。

　　(3) 已知一些广谱的抗生素可以造成维生素 K 依赖的凝血功能障碍,包括头孢类、喹诺酮类、多西环素以及甲硝唑等。

二、慢性肝病及肝功能损害程度

　　肝脏疾病除造成凝血因子的缺乏外,还通常伴有血小板数量的减少和功能的障碍。血小板数量的减少与肝脏、肾脏所产生的血小板生成因子的减少、门脉高压症所造成的脾大脾亢、循环中存在着抗血小板的抗体以及病毒型肝炎(尤其是丙型肝炎)的感染等因素有关。肝硬化患者所特有的纤溶过度也常会加重凝血功能的障碍。因此,肝功能不全的患者,其凝血与抗凝物质的合成代谢失衡,使得其常常被推向高凝或者出血两个不同的方向。

三、脾功能亢进

脾亢是多种原因造成脾肿大引起的一组综合征。肝胆疾病所致的充血性脾肿大,即门脉高压继发性脾亢,病因主要有肝内阻塞性(如门脉性肝硬化、坏死后肝硬化、胆汁性肝硬化、含铁血黄素沉着症、结节病等)及肝外阻塞性(有门静脉或脾静脉外来压迫或血栓形成)等。脾亢对凝血功能的影响主要因肿大的脾脏加速血细胞破坏,并抑制血细胞的成熟,造成血小板数量减少。

四、抗凝等药物使用

术前或术后因为各种原因应用抗凝血药物是获得性凝血功能障碍的常见原因。肝胆外科患者的抗凝治疗包括两个方面,一是用于预防或治疗心脑血管疾病的抗凝血因子治疗和抗血小板治疗,例如香豆素类衍生物、阿司匹林和氯吡格雷等,另一是因为肝功能和(或)肾功能不全采取的人工肝治疗和/或血液透析治疗。华法林通过阻断维生素 K 依赖因子的形成,延长 PT,并且造成 APTT 水平轻度的升高。肝素及低分子量肝素通过与 AT Ⅲ 和凝血酶的结合来阻断 X 因子的激活。阿司匹林和其他非甾体抗炎药(NSAIDs)通过阻断血小板前列环素的代谢来起作用,造成环氧化酶永久性的乙酰化,受影响血小板功能永久性的受损;相比于阿司匹林,其他非激素类抗炎药对血小板的影响是暂时性的,通常只持续 3~4 日。评估时需注意了解抗凝药物使用情况。

五、低温与内环境紊乱

低温可能是外科患者,尤其是接受肝胆外科复杂手术患者凝血功能障碍最常见的一个因素,但通常没有引起足够的重视。许多肝胆疾病患者需要接受长时间的开腹手术,热量的丢失会造成体温的降低;术中发生大出血的患者接受大量的输血;肝移植的患者当供体器官再灌注时冷的保存液冲入受者体循环中,都会造成体温的降低。机体的凝血系统由一系列蛋白水解酶组成,这些蛋白酶的活性随着体温的降低而降低;低温伴随着纤溶活性的显著增加、血小板功能的障碍,以及胶原引起的血小板聚集的障碍;同时血红蛋白对氧的亲和力会显著增加。低温还与肝功能障碍、输血引起的血枸橼酸水平的增高、低钙血症等因素密切相关。酸中毒是另一个需要重视的危险因素。绝大多数的凝血物质是蛋白质,具有生物酶活性,而这种活性的正常发挥依赖于合适的血液 pH 即 7.35~7.45。酸中毒将使得多种凝血(抗凝)底物的生物活性大大降低,即使补充大量的凝血底物也不能有效地发挥作用。低温、酸中毒和低钙血症均可导致凝血酶和凝血因子不能有效发挥作用。因此,对危重肝胆外科患者评估时必须认真了解患者体温、电解质和酸碱平衡情况。

第二节　围术期凝血功能的变化及干预措施

正常人凝血功能的代偿能力强大,临床上,只要纤维蛋白原浓度 >0.8 g/L,凝血因子活动度大于正常的30%,血小板计数不小于 30×10^9/L,凝血功能仍可维持正常。肝胆外科患者因肝病、阻塞性黄疸等,加之麻醉和手术的影响,凝血功能状况复杂多变,凝血功能取决于活化的凝血因子和抑制因子之间的平衡。

一、术前低凝状态的纠正

肝胆外科患者可能存在不同程度的凝血障碍,术前改善患者的凝血状态,纠正已经存在的凝血异常,可以有效地减少术中出血和血制品用量。术前低凝状态的纠正要重视病因治疗。

改善凝血的方法包括:① 积极治疗原有的慢性肝病,改善肝脏功能,促进肝脏凝血因子的合成;② 阻塞性黄疸、肠功能障碍及服用华法林或长期应用影响维生素 K 吸收和代谢的抗菌药物的患者给予肌肉或静脉注射维生素 K_1,一般在及时补充后 6 ~ 12 h 可使凝血机制恢复正常。连续补充 3 日即可恢复体内维生素 K 的储备。应用肝素治疗的患者,通过 ACT 来监测凝血,必要时用鱼精蛋白中和(1 mg 硫酸鱼精蛋白可中和 150 U 肝素);③ 急慢性肝病患者也可予以补充维生素 K_1,对于部分存在肝内胆管阻塞者 PT 可有一定程度缩短;④ 对于维生素 K_1 治疗无效的肝病患者,则不能继续应用维生素 K_1,应根据凝血功能检测结果,酌情输新鲜冰冻血浆、冷沉淀、凝血酶原复合物、纤维蛋白原等。一般情况下,各项凝血指标异常超过正常值的 1.5 倍和(或)INR >2,即应输入新鲜冰冻血浆,但目前尚无大样本数据支持;⑤ 由于阿司匹林对血小板聚集的抑制作用持续时间长,且阿司匹林在体内的清除呈剂量相关性,停用阿司匹林 5 日后可用 TEG 或 Sonoclot 分析仪检测血小板功能正常后择期手术;⑥ 肝硬化继发脾亢时,不推荐单独采用脾切除术以提高血小板计数,因其对凝血功能改善无明显帮助,且脾切除术后会增加严重并发症风险;⑦ 血小板计数低于 $20 \times 10^9/L$ 的患者,需及时补充血小板。

二、术中术后凝血功能变化的监测

因麻醉时间长、手术创伤大及术中出血多、大量快速输液等多种因素,易发生术中及术后凝血功能异常。特别是较大量肝切除、肝脏血流阻断带来的血流动力学变化等,会导致凝血功能异常更为明显。术中和术后处理应强调完善各种监测,并采取综合措施预防并纠正可能出现的凝血障碍。

术中及术后凝血功能的评估和处理包括:① 精准肝切除技术减少术中出血量,准确统计术中术后出入量;② 准确的剩余功能性肝体积计算和肝功能判断;③ 术中术后重复凝血功能检查,主要包括血小板计数,凝血四项,纤维蛋白降解产物(FDP),D′二聚体等,必要时检查凝血因子含量等,根据检测结果选择应用新鲜冰冻血浆、血小板、冷沉淀、凝血酶原复合物、纤维蛋白原等;④ 术中创面广泛渗血的判断及可能出血的预测;⑤ 合理输血输液,减少稀释性凝血功能障碍的发生,大量输注库存血时,注意钙的补充;⑥ 动态监测体温,推荐应用血温监测,可靠、灵敏、瞬间反映温度变化,受干扰和影响的因素少。重视术中的保温措施,注意手术全程的保温,如应用加温毯、对液体进行加温、温热生理盐水冲洗腹腔等,预防低体温的发生;大量快速输血时,可考虑应用输血加温装置;⑦ 预防应激性溃疡及消化道出血、及时判断并处理术后活动性出血;⑧ 加强动脉血气监测,预防酸碱平衡紊乱及低钙血症出现。

三、血液制品、凝血因子、止血药物的应用选择及时机

(一)作用于血管收缩的药物

1. 酚磺乙胺(止血敏)

增强毛细血管抵抗力,降低毛细血管通透性,减少血液渗出;增加血液中血小板的数量,促进血小

板释放凝血活性物质。预防和治疗外科手术出血、血小板减少性紫癜引起的出血。剂量和用法：每次0.25～0.5g,肌注或静注,每日2～3次。静注时以5%葡萄糖注射液20 ml稀释。

2. 垂体后叶素

由猪、牛、羊等动物的脑垂体中提取,含催产素和抗利尿素。作用机制：催产素使子宫平滑肌收缩,可应用于产后出血;抗利尿素(加压素)直接收缩血管平滑肌,可减少肺静脉、门静脉的血流量。适应证：① 产后大出血;② 肺血管破裂出血;③ 肝硬化食道/胃底静脉曲张破裂出血。如出现心悸、胸闷、腹痛症状、过敏性休克,应立即停药。因其可收缩血管,使血压升高,禁用于高血压病、冠心病、心力衰竭、肺心病等患者。用法为：皮下或肌注,每次5～10U;静注或静滴,每次10U,静滴时以5%葡萄糖液或生理盐水500 ml稀释后应用。

3. 去氨加压素

为人工合成的加压素。去氨加压素为天然精氨盐加压素的结构类似物,可使血浆中凝血因子Ⅷ(Ⅷ：C)的活力增加2～4倍;也使vonWillebrand因子抗原(vWF：AG)的含量增加。同时,释放出组织型纤维蛋白溶酶原激活因子(tPA)。去氨加压素用于控制各种出血时间过长患者的出血现象;试验剂量呈阳性反应的轻度甲型血友病患者及血管血友病患者进行小型手术时出血的控制或预防。不良反应和注意事项：① 疲劳、头痛、恶心和胃痛。一过性血压降低,伴有反射性心动过速及面部潮红,眩晕。治疗时若有对水分摄入进行限制,则有可能导致水潴溜,并有伴发症状,如血钠降低、体重增加、严重情形下可发生痉挛;② 过量使用会增加水潴留和低钠血症的危险性。静脉滴注用于控制出血或术前预防出血,按体重0.3 μg/kg,用生理盐水稀释至50～100 ml,在15～30 min滴完,若效果显著,可6～12 h重复1～2次。

（二）作用于血小板的药物及血液制品

1. 酚磺乙胺

除了降低毛细血管通透性,减少血液渗出外;还能增加血液中血小板的数量,促进血小板释放凝血活性物质。预防和治疗外科手术出血、血小板减少性紫癜引起的出血。

2. 血小板悬液

当重度和极重度血小板减少(PLT < 10×10^9/L)的患者,应及时补充机采血小板。术中尽可能维持血小板计数在 30×10^9/L以上,Sonoclot测定的血小板功能(PF值) > 1或TEG检测MA值 > 50 mm。肝胆疾病术前因血小板破坏增加导致的血小板减少,不能预防性输注血小板。因输血小板后的峰值决定其效果,缓慢输入的效果较差,所以输血小板时应快速输注,并一次性足量应用。当血小板计数 > 50×10^9/L时,如果仍有明显的出血则可能存在纤溶亢进而抑制了血小板的功能,首先考虑抗纤溶治疗。

（三）作用于凝血过程的药物及血液制品

1. 维生素K

维生素K是肝脏合成凝血酶原(因子Ⅱ)的必需物质,天然的维生素 K_1、维生素 K_2 是脂溶性的,其吸收有赖于胆汁的正常分泌。还参与因子Ⅶ、Ⅸ、Ⅹ的合成。K_3 为水溶性。维生素K缺乏可导致凝血酶原时间(PT)延长,但大多数PT延长的肝细胞病患者,由于凝血因子Ⅶ等的合成严重不足,补给维生素K后PT仍不易纠正;而在梗阻性黄疸患者,只要不存在明显的肝细胞病变,在注射维生素K后24～48 h内PT即可缩短。维生素 K_1 肌注或缓慢静注,每次10 mg。手术前可每日肌注25～30 mg,严重出血可静注。维生素 K_3 促凝血,每次肌注4mg,每日2～3次。

2. 巴特罗酶(立止血)

巴特罗酶具有类凝血酶样作用及类凝血激酶样作用。其凝血酶样作用能促进出血部位(血管破损部位)的血小板聚集,释放一系列凝血因子,其中包括血小板因子 3(PF3),促进纤维蛋白原降解生成纤维蛋白 1 单体,进而效联聚合成难溶性纤维蛋白,可在出血部位血栓形成和止血。其类凝血激酶样作用是由于释放的 PF3 引起,凝血激酶被激活后,可加速凝血酶的生成,因而促进凝血过程。巴特罗酶在完整无损的血管内没有促进血小板聚集作用,不能激活血管内纤维蛋白稳定因子(因子ⅩⅢ),因此,其促进生成的纤维蛋白 1 单体所形成的复合物,易在体内被降解而不致引起血管内弥漫性凝血(DIC)。能缩短出血时间,减少出血量。可用于治疗和预防多种原因的出血。

不良反应和注意事项:① 动脉及大静脉出血时,仍需进行手术处理,使用时可减少出血量;② DIC 导致的出血时禁用;③ 血液中缺乏某些凝血因子时,作用可被减弱,宜补充后再用;④ 在原发性纤溶系统亢进的情况下,宜与抗纤溶酶药物合用。④ 治疗新生儿出血,宜与维生素 K 合用。剂量和用法:急性出血时可静脉注射,1 次 2KU,5~10 min 生效,持续 24 h。非急性出血或防止出血时,可肌内或皮下注射,1 次 1~2KU,20~30 min 生效,持续 48 h。用药次数视情况而定,每日总量不超过 8KU。

3. 血凝酶

原料来源于巴西矛头蝮蛇蛇毒,含有两种成分:巴西矛头蝮蛇巴曲酶和磷脂依赖性 X 因子激活物(FXA)。作用环节:激活凝血因子 X;促进纤维蛋白原向纤维蛋白单体 I 转化。血凝酶两个成分从两个环节促进和加速正常的血液凝固过程。在正常的血管系统中由于没有磷脂的暴露,所以不会发挥作用,没有形成血栓的风险。血凝酶是一个既能够促进出血部位止血又不会在正常血管中形成血栓的安全高效的止血药。适用于各种手术的出渗血。

4. 凝血酶原复合物

凝血酶原复合物含包括 Ⅱ、Ⅶ、Ⅸ、Ⅹ 在内的多种凝血因子,组成成分:含凝血因子 Ⅱ、Ⅶ、Ⅸ、Ⅹ 及少量其他血浆蛋白,另含肝素及适量枸橼酸钠、氯化钠。作用机制:激活凝血酶原生成凝血酶。临床应用:PT 延长、急慢性肝病、维生素 K 缺乏等,可于手术前按 10~20 U/kg 给予,术中和术后可根据情况补充应用。用法:静滴,用前新鲜配制。

5. 人纤维蛋白原

可迅速提高血浆纤维蛋白原浓度,血浆纤维蛋白原 <0.8 g/L 时应用,一般首次给药 1~2 g,每 2 g 纤维蛋白原可使血浆中纤维蛋白原提高约 0.5 g/L。

6. 重组活化凝血因子Ⅶ(rFⅦa)

rFⅦa 是止血的天然始动因子,主要通过与组织因子结合经外源性凝血途径发挥止血作用,它能在活化的血小板表面促进凝血酶产生,用于难控性难治性出血。rFⅦa 能在肝胆疾病凝血酶产生不足的情况下发挥止血作用。

rFⅦa 有效发挥止血作用的条件是:① 有足够的纤维蛋白原;② 有一定数量的血小板且血小板功能正常;③ 体温正常,无酸中毒存在。推荐初始用量为 90 μg/kg,2~3 h 后可重复给予。应用 rFⅦa 需要注意静脉血栓形成的风险。

7. 新鲜冰冻血浆(FFP)输注

FFP 的输注指征为血浆中凝血因子不足,包括:① 华法林抗凝治疗的紧急拮抗(剂量通常为 5~8 ml/kg);② 在没有单一的凝血因子成分可提供的情况下用于纠正已知的凝血因子缺乏;③ 纠正伴有 APTT 和 PT 延长时(>1.5 倍的对照值)创面广泛渗血;④ 急性大出血并输入大量库存全血或红细胞后(出血量或输血量≥患者自身血容量)。输注 FFP 的要求是必须给予足够的剂量,通常为 10~

15 ml/kg,以达到凝血因子至少为血浆浓度正常值的30%。FFP 不应单纯用于补充血容量或提高白蛋白。对严重凝血功能障碍的患者,大量应用新鲜冰冻血浆存在高容量负荷的风险,所以需与输注凝血因子同步进行。

8. 冷沉淀物

血浆冷沉淀保存有较多的纤维蛋白原。出血患者输注冷沉淀之前应该检查纤维蛋白原浓度,如纤维蛋白原浓度高于1.5 g/L 不必输注冷沉淀。输注冷沉淀指征:① 有大量渗血,纤维蛋白原浓度低于0.8~1.0 g/L 者;② 用于纠正大量输血发生广泛渗血的患者,又不能及时检测纤维蛋白原浓度者;③ 先天性纤维蛋白原缺乏的患者。纤维蛋白原浓度在1.0~1.5 g/L 的患者是否应用,应根据预测可能或进行性出血风险大小决定。

(四)作用于纤溶过程的药物

1. 氨基己酸、氨甲苯酸

能与纤溶酶和纤溶酶原上纤维蛋白亲和部位的赖氨酸结合部位强烈吸附,阻抑了纤溶酶、纤溶酶原与纤维蛋白结合,从而抑制由纤溶酶所致的纤维蛋白溶解。抑制纤溶药物的使用主张足量、预防性应用,术中根据实验室监测结果酌情追加使用。用量过大过久,可引起血栓形成。静滴初用量4~6 g,以5%~10%葡萄糖或生理盐水100 ml 稀释,15~30 min 内滴完,维持量为每小时1g,持续12~24 h或更久,依病情而定。

2. 抑肽酶

抑胰肽酶,胰蛋白酶抑制剂,由牛肺、腮腺或胰腺提取。作用机制:为多肽酶类抗纤溶酶制剂,拮抗纤溶酶;保护血小板功能。适应证:用于创伤或手术后局部及全身纤溶亢进性出血,DIC 引起的继发性纤溶亢进。注意事项:个别病例出现急性过敏反应,休克甚至死亡。目前该药也不应用于临床。

第三节　肝移植患者围术期凝血功能紊乱的诊治

一、肝移植围术期凝血变化

肝移植患者常为终末期肝病患者,术前凝血功能异常几乎包括了凝血过程的各个环节。肝移植手术不仅涉及病肝的切除,还存在一个经受过冷、热缺血再灌注损伤的新肝植入并逐步发挥作用的过程,其围术期的凝血功能变化有特殊性。肝移植围术期凝血变化一般规律是随着肝移植的进行凝血抗凝血系统的功能逐渐降低,在无肝期后期及再灌注初期达到最低,而纤溶系统的功能与之相反。再灌注初期凝血状况迅速恶化,术野常广泛渗血,是考验凝血管理的关键时期。随着移植肝功能的恢复,再灌注12~36 h 后,凝血异常逐步得到纠正,术后5~7 日血小板计数出现回升。新肝功能恢复后,自身凝血功能改善及内环境自身调整后血液稀释等影响逐渐消失,又易出现高凝状态,需要注意预防术后高凝和血栓形成。因此,肝移植患者需要严密的围术期凝血功能监测,针对发现的凝血异常的具体环节进行个体化调控,减少纠正凝血功能的盲目性,以达到减少出血,维持循环稳定的目的。

原位肝移植术后早期死亡主要原因是由于系统炎症反应、凝血障碍、纤溶亢进三者的相互作用导致弥散性血管内凝血(DIC)和多系统器官衰竭(MOF)的结果。而在原位肝移植围术期出凝血的主要问题就是两种倾向：一种是由于凝血因子不够、血小板数量质量不足或纤溶亢进导致的血不凝；还有就是由于缺乏良好的凝血功能的监测而过多补充凝血物质导致矫枉过正发生吻合口血栓的形成。麻醉医师的任务就是通过现有的出凝血监测手段及时发现这两种倾向，采取切实有效的措施尽快予以纠正。

二、术中影响凝血功能的因素

（一）术前肝脏功能和凝血功能状态

如术前是因为重症肝炎肝昏迷行原位肝移植术，术前肝功能往往极度低下，常有大量腹水、严重的低蛋白血症和高胆红素血症、重度食管静脉曲张引起的呕血黑便、门脉高压脾亢所致的红白细胞及血小板极度减少、凝血物质数量质量和比例改变，这些因素决定了这些患者术前即已存在严重的凝血障碍、纤溶亢进甚至已发生了 DIC。所以术前应尽一切可能纠正这些紊乱，必要时可采取血浆置换或人工肝支持的方法。术前对这些因素的控制水平直接影响术中对凝血功能的调控和术中的出血量。而原发性肝癌原位肝移植术，术前肝脏功能和凝血功能状态相对较好，处理起来就较为简单。

（二）血液稀释状态

为了防止麻醉后血管扩张及腔静脉阻断回心血量减少所致的低血压，往往会输较多的液体再加上术前原有的贫血状态，所以很多患者处于较严重的血液稀释状态。这样的状态造成了原本就不足的凝血因子进一步稀释，很难启动凝血过程。另外，又缺乏红细胞等有形物质，即使形成了血凝块也不坚固。

（三）低体温

术中创面的广泛暴露、冰冻新肝的植入、大量常温液体的输入、室温过低等原因常会引起较严重的低体温，而低体温对凝血因子发挥作用是相当不利的。所以，现在国内外对肝移植术中的保温均很重视。

（四）内环境紊乱如低钙酸中毒

钙离子是凝血过程中必不可少的重要的离子，而肝移植术中因大量输库存血会使钙离子极度降低，应注意氯化钙的补充。

（五）外科操作

外科操作熟练准确与否直接关系着出血量的多少和新肝功能的恢复，而后者又决定了术中的凝血状况。

（六）再灌注时放血方式

门静脉放血主要放掉含有内毒素和微栓的肠道淤血，腔静脉放血主要放掉含有肝素和酸性代谢产物的肝保存液。所以一般采取门、腔静脉均放血，根据患者情况放血 300～500 ml。

因此，肝移植围术期凝血紊乱的防治原则：掌握好不同时期、不同患者出血和血栓形成的平衡是防治肝移植围术期紊乱的关键：术中防出血为主，术后抗凝为主；术前根据不同患者凝血、肝功、黄疸、腹水等全面评价的凝血代偿能力，提前合理补充血液成分和纠正内环境；凝血监测：TEG、Sonoclot。

出手术室指标：① 外科接受的临床凝血；② ACT < 300 s；③ FFP > 1.2 ~ 1.5 g/L；④ PLT > 40 ~ 50 × 10^9/L；⑤ Hb > 80 ~ 100 g/L；⑥ 肝功能良好。

三、肝移植凝血治疗的新进展

（一）正确的诊断是治疗的前提

肝移植术中纠正凝血紊乱治疗的关键就是要调节好凝血与纤溶的平衡，而其前提就是要快速判断机体渗血不止的原因到底是凝血障碍还是纤溶亢进引起，凝血障碍原因又要区分是凝血因子缺乏还是血小板数量和质量问题，对这些问题的判断应用传统的凝血功能的监测方法是难于作出正确判断的，所以，以前的处理往往非常盲目，经常既大量使用血小板和凝血因子如纤维蛋白酶原、凝血酶原复合物、冷沉淀、新鲜冰冻血浆等，又大量使用抗纤溶物质如氨甲环酸、氨甲苯酸等，还应用一些如止血敏、立止血及创面局部应用的如凝血酶、创血封等。这种没有针对性地补足，而不该补的却又滥补，既造成极度的浪费又不能达到治疗目的，更无法随时全程监测其治疗效果。TEG 与 Sonoclot 的出现使这些问题得以迎刃而解。

（二）重组 FⅦa 的临床应用

由于 FⅦa 在新的凝血概念中所起的作用极其重要，大剂量使用可直接启动凝血爆发，所以新开发的 rFⅦa 有很好的临床应用前景。其可有效治疗血友病或因子Ⅷ、Ⅸ抗体引起的出血，对于用常规治疗无反应的凝血障碍有较好疗效，常用于原发凝血障碍、肝脏疾病、围术期出血的治疗，但对于有明确冠心病的患者仍需慎用，价格较昂贵。因为 rFⅦa 只有大剂量时才能启动凝血暴发，所以，强调 rFⅦa 的大剂量使用。一般 4 支为一个剂量单位，常用 2 ~ 4 个单位。

（三）抗纤溶止血药的进展

传统抗纤溶止血药氨基己酸和氨甲环酸主要抑制纤维蛋白溶酶原转化为纤维蛋白溶酶而达到抗纤溶的目的。均为竞争性血浆酶抑制剂，后者对纤维蛋白具有更强的亲和力。氨甲环酸主要被应用于心脏手术。其给予方式为以 10 mg/kg 持续静脉输注 30 min 后该 1μg/kg 持续静脉输注 10 h。降低围术期出血的效果弱于抑肽酶，氨甲环酸较便宜且不是动物产品，欧洲得到广泛应用。

抑肽酶 1987 年由 Royston 等发现大剂量抑肽酶可减少心脏直视手术出血，后续研究提示，大剂量抑肽酶可使输血量及围术期出血量减少 2/3。当前大剂量抑肽酶已特许应用于高风险心脏手术。抑肽酶应用于肝移植的研究主要受小样本量的限制，最近发现大剂量和较低剂量抑肽酶术中出血量分别减少了 60% 和 40%，且无死亡率改变及血栓栓塞增加的现象。使用方法是在麻醉诱导前或麻醉时静脉滴注负荷量的 200 万 KIU ，以 278 u/h(50 万 KIU) 持续滴注至再灌注后 2 h。抑肽酶除了其有强大的抗纤溶止血作用而在肝移植术中有很好的应用前景外。另外，其还有如下广泛的生物学作用而体现其在肝移植中的应用价值：① 抑制 IL - 1、6、8、TNF - α 等细胞因子的释放，加速抗炎因子 IL - 10 的释放，抑制补体的激活而起到减轻炎症反应的作用；② 降低黏附分子的表达，减轻肺内白细胞积聚：减少氧自由基释放，抑制弹性蛋白酶活性：抑制中性粒细胞激活和脱颗粒而起到保护肺功能的作用；③ 抑制心肌溶酶体酶的释放极其效应以缓解心肌损伤；④ 抑制激肽释放酶，从而抑制激肽的形成极其其血管效应以减轻组织水肿；⑤ 抑制胰蛋白酶活性治疗胰腺炎。

（四）针对供肝含肝素保养液的拮抗

供体及新肝保养液常加肝素，所以在再灌注前后 5 min 应根据肝素酶校正的 Sonoclot 或 TEG 结果，并充分考虑再灌注放血冲洗肝脏的程度判断和纠正肝素残余作用。Harding 等认为，新肝再灌注后应常规作肝素酶校正的 TEG，如有异常则用鱼精蛋白 1 mg/kg 拮抗肝素，建议用量为 0.5～1 mg/kg，并根据进一步结果决定用鱼精蛋白用量（正常上限即可）。必要时追加给药因鱼精蛋白作用时间较肝素为短。除保养液中外源性肝素的存在外，还应考虑到是否有内源性肝素的存在。Montalto P 等发现，肝硬化患者合并自发性腹膜炎或胸腔或其他细菌感染时，用肝素酶校正 TEG 法发现有类肝素样物质存在，感染治愈后，肝素样物质消失。无感染或无肝硬化均未发现类肝素样物质。Zambruni A 等则采用抗 X a 活性法和肝素酶校正 TEG 法，测定了 15 个肝硬化合并感染患者，发现 60% 可检测到肝素样活性，细菌感染而无肝硬化患者也有 40% 有肝素样活性。其他患者未发现阳性。内源性肝素与细菌感染密切相关，如无合并感染，再灌注后肝素化应是外源性的。

（五）肝移植术后抗凝方案

目标：保持血液适度低凝，防止血栓形成。根据肝功能恢复快慢、术后出血量和凝血指标决定抗凝时机，同时监测抗凝程度。具体方法：① 慎用血制品及凝血药；② 控制血红蛋白在 80～100 g/L；③ 血小板解聚剂，如阿司匹林、右旋糖酐 40 等；④ 小剂量肝素；⑤ 其他：前列地尔等。

（缪雪蓉　俞卫锋）

参考文献

［1］ 中华外科杂志编辑部. 肝胆外科患者凝血功能的评价与凝血功能障碍的干预的专家共识［J］. 中华外科杂志，2012，50(8).

［2］ 俞卫锋. 肝移植围术期凝血紊乱的诊治［C］//2006 中国医师协会麻醉学医师分会华西医院麻醉与危重医学年会，2006.

［3］ Caldwell S H, Hoffman M, Lisman T, et al. Coagulation disorders and hemostasis in liver disease: pathophysiology and critical assessment of current management［J］. Hepatology,2006, 44: 1039－1046.

［4］ Roberts L N, Patel R K, Roopen A. Haemostasis and thrombosis in liver disease［J］. British Journal of Haematology, 2010, 148(4): 507－521.

［5］ Leon-Justel A, Noval-Padillo J A, Alvarez-Rios A I, et al. Point-of-care haemostasis monitoring during liver transplantation reduces transfusion requirements and improves patient outcome［J］. Clinica Chimica Acta, 2015, 446: 277－283.

［6］ Kozek-Langenecker S A. Perioperative coagulation monitoring.［J］. Baillière's Best Practice and Research in Clinical Anaesthesiology, 2010, 24(1): 27－40.

［7］ Hoetzel A, Ryan H, Schmidt R. Anesthetic considerations for the patient with liver disease［J］. Current Opinion in Anaesthesiology, 2012, 25(3): 340－347.

［8］ Petra I, Joachim K. Principles of perioperative coagulopathy.［J］. Best Practice & Research Clinical Anaesthesiology, 2010, 24(1): 1－14.

第三十八章　肝胆手术围术期肝功能障碍的
监测与治疗

　　肝脏是人体重要器官,血供丰富,生理功能复杂。肝功能作为机体功能的重要部分,对肝脏维持人体整体正常功能运行及经受手术创伤的耐受具有重要意义。肝脏手术具有出血多、对肝功能影响大等特点,因此对于肝功能障碍的患者实施手术前进行全面的肝功能评估,有利于更合理地选择手术时机和方式,加强围术期监测降低手术过程中的风险,减少围术期肝功能不全及术后并发症的发生。

第一节　术前肝功能障碍评估与意义

一、实验室肝功能评估方法

(一)传统肝功能检查
　　血清生化实验:目前,对肝功能的评估方法有很多,最常用的还是血清或血浆肝功能指标,如胆红素、白蛋白、凝血因子、转氨酶、碱性磷酸酶、谷氨酸转氨酶等,可反映肝脏代谢、合成、分泌功能及细胞完整性。游离胆红素在肝脏中转化为结合胆红素并排泄入胆管,因此胆红素升高往往提示肝功能受损或胆道梗阻;白蛋白和凝血酶原均在肝脏合成,其水平高低可反映肝细胞合成功能;血清前白蛋白半衰期仅 1.9 日,能敏感反映肝脏合成能力;转氨酶、碱性磷酸酶等指标可以敏感的反映肝细胞损伤及其严重程度。除了这些传统的实验室指标,临床上常用一些评分系统作为肝脏手术前的参考,对预防术后肝功能衰竭和降低死亡率具有重要意义。

(二)肝功能评分系统
1. Child-Pugh 评分

　　是以白蛋白、腹水、肝性脑病、胆红素和凝血酶原时间为核心的评价体系。Child－Pugh 评分是出现最早、临床应用最多的肝功能评分系统,评估方法简单有效。但 Child－Pugh 评分存在以下问题:① 评分过于集中,分数相近的患者病情严重程度差别较大;② 所有的指标未给予正确的权重;③ 腹水与肝性脑病的分级方法不够客观,且受治疗效果影响;④ 较客观的指标(如白蛋白、凝血酶原时间)在实验室内部与实验室之间由于检测方法与试剂的不同而不同,缺乏可比性;⑤ 评价指标(如白蛋白等)易受治疗影响。Child－Pugh 评分为 A 级的患者依然有发生术后肝衰竭的可能,同样,C 级的患者也有部分可以耐受手术。尽管如此,Child-Pugh 评分系统仍是目前肝硬化患者肝功能分级和预后判断最好的系统之一。

2. 终末期肝病模型(MELD)评分系统

　　MELD 评分系统包括了血清肌酐、胆红素、凝血酶原时间国际标准化比率(INR)和病因等指标。

其计算公式为 R＝3.8 ln［胆红素（mg/L）］＋11.2 ln ＋ 9.6 ln［肌酐（mg/L）］＋6.4×病因（胆汁性或酒精性 0,其他 1;ln 为自然对数符号）,结果取整数。R 值越高,风险越大。MELD 评分系统在准确评价终末期肝病患者的肝脏储备功能方面优于 CTP 评分,目前在国外被用于肝移植供肝分配,可准确预测患者剩余存活期,其 2 次评分之差的预测价值更好。对于肝硬化患者,MELD 评分与患者术后肝衰竭发生率和死亡率相关。但也有研究显示,对于无肝实质病变的患者,MELD 评分系统不能很好地预测肝切除术后的短期结果。同时 MELD 也存在一些其他问题,如胆红素、肌酐、INR 等参数容易受非肝病因素的影响;评分结果与实际临床情况是否吻合,还有待进一步观察和总结。

3. Makuuchi 标准

是基于腹水、胆红素和吲哚氰绿（indocyanine green,ICG）清除试验为核心的临床综合评估体系。以腹水的控制情况、胆红素高低判断患者对手术能否耐受,并以 ICG 15 作为切除范围的指标。Makuuchi 标准可以指导手术方式,并极大地降低术后死亡率,在日本等国家应用十分广泛。

（三）肝功能定量实验

肝脏清除或负荷实验的主要目的是检测肝脏的代谢能力,包括吲哚氰绿清除试验、半乳糖清除（galactose-elimination capacity,GEC）试验、利多卡因清除试验、动脉酮体比率（arterial ketone body ratio, AKBR）和胰高血糖素实验（glucagon loading test,GLT）等,这些检查可以从不同方面定量的反映出患者肝功能。

1. ICG 试验

ICG 经静脉注入后被肝细胞特异性摄取,并以原形在胆汁中排泄,其在血液中的排泄速度与肝细胞总量、功能和单位时间内肝细胞有效血流灌注量有关,是临床评估代偿期肝硬化储备功能比较敏感的指标,可以较好地预测术后肝功能衰竭的发生。临床上通常以 15 min 内血中 ICG 滞留率（ICG 15）或 ICG 清除率（ICGK）作为测量指标。我们在临床应用中,将 ICG 试验与 CTP 评分系统联合使用,可以弥补后者的一些不足。另外,ICG 试验可以预测肝切除术后患者肝衰竭率和死亡率,对肝脏手术时机和方式有重要的参考价值,是 Makuuchi 标准的指标之一。但需要我们注意的是,ICG 检查可能受到肝脏血流（如门静脉癌栓等）、胆红素水平、胆道梗阻等因素的影响,此时其检测结果常不能正确的反映出患者肝功能。

2. TcGSA 显像技术

静脉注射的 TcGSA 可以快速与肝细胞表面的去唾液酸糖蛋白受体特异性结合,然后被肝细胞摄取,其摄取与血液清除过程均可被检测到。TcGSA 显像可以提供受体指数（LHL 15）、血液清除指数（HH 15）、肝受体数量等定量评估整体肝功能的指标,可以很好的预测术后肝衰竭发生地可能性。TcGSA 显像技术尤其适用于部分不适合应用 ICG 清除试验检测的患者,如黄疸、ICG 不耐受者。

3. GEC 试验

半乳糖易被肝脏摄取,并且对人体无毒性,其清除率可以反映肝血流量,与慢性肝胆疾病相关。半乳糖清除率下降的患者,术后发生肝衰竭风险较高。因此,其可作为肝切除和肝移植手术的参考指标。

4. 利多卡因清除试验

利多卡因在肝内经细胞色素 P450 酶代谢为单乙基甘氨二甲基苯酰胺（mono ethyl glycine xylidide,MEGX）,MEGX 试验反映的是肝细胞色素 P450 酶功能,临床上可用于评估肝硬化患者肝切除术风险,肝硬化时 MEGX 随着 Child 分级恶化而下降,并与肝脏组织学变化密切相关。

5. 动脉酮体比率(AKBR)

AKBR 是指动脉血液中的乙酰乙酸与 β-羟丁酸比值,反映肝脏线粒体能量代谢功能,在临床上可用于预测肝移植术后移植物的功能,判断肝切除术耐受能力等。

二、影像学检查评估肝功能

(一)肝脏体积和功能性肝脏体积测定

肝脏体积(lver volume)和肝细胞数量与肝功能直接相关。CT 三维成像技术能准确测量出肝脏解剖学体积,而肝脏体积又与 CTP 分级有显著相关性,肝功能 Child 分级在 B 级和 C 级的肝脏较正常肝脏的体积明显减少。

对于肝脏切除手术来讲,剩余肝脏体积的预测价值比整体肝脏体积更大,临床上分别测出实质性肝脏切除比例及剩余肝体积,即可准确预测肝切除量及剩余量。对于正常肝实质,预留肝体积须大于标准肝体积的 25% ~ 30%。但对于肝硬化或经过化疗或反复 TACE 的患者,预留肝体积须大于标准肝体积的 40% ~ 50%。残余肝体积率(residual liver volume,RLV)的计算公式为:RLV = 预留剩余肝体积/(全肝体积 – 肿瘤体积)。需要注意的是,对于慢性肝炎或肝硬化患者,纤维组织的增生会导致肝细胞密度下降、肝脏肿瘤压迫会导致单位体积肝功能部分丧失,残留肝脏体积并不能准确反应肝脏储备功能。Kokudo 利用剩余肝脏占整体肝脏的体积,比与核素显像计算出的代表肝脏整体功能的指标肝脏受体数量,计算出代表剩余肝功能的指标剩余肝受体数量(hepatic receptor amount of remnant liver,R o-remnant),可反映术后剩余肝脏功能,对术后肝功能衰竭具有预测价值。

(二)肝纤维化程度测定

瞬时弹性成像(FibroScan)是应用超声回声的原理来定量评价肝纤维化程度的非侵入性检查方法。由 Sandrin 最先将肝脏瞬时弹性波扫描仪应用于丙肝,结果显示其硬度测量值与肝纤维化分期有显著相关性。在肝脏体积正常的情况下,肝脏纤维化程度越高,其有效的肝细胞功能就越少,肝脏储备功能也就越差。

三、肝脏血流动力学评估

(一)CT 灌注成像(CT perfusion imaging,CTP)

在静脉注入对比剂后对肝脏行灌注动态扫描,可反映组织器官内血液灌注量和微血管密度等情况,为病变的定性和定位提供参考依据。CT 灌注成像用于正常肝脏及肝纤维化、肝硬化等疾病血流灌注参数的变化,以及其与疾病严重程度的相关性分析。但 CT 灌注成像与肝功能的相关性尚不明确。

(二)肝功能性血流量测定

肝功能性血流量(functional hepatic flow,FHF)是指流经肝血窦并发挥功能的肝血流,多普勒超声波检测可以检测肝内血流灌注的情况。正常肝脏对 D-山梨醇具有很高的摄取率,根据 D-山梨醇的肝脏清除率可用公式计算出功能性肝脏血流量。

(三)肝脏门-体分流量测定

即测定患者的心肝核素显影比(H/L)。用放射性核素标记的心肌显影剂 ^{99m}Tc-MIBI 经直肠给药后,正常情况下95%的MIBI经门静脉进入肝脏而被处理,有门静脉高压症时部分放射性药物增加,肝摄取量明显减低,与分流程度成正比。有研究发现,H/L血流比值与肝功能CTP评分系统具有一定的相关性。

对于术前肝功能评估的研究是当前肝胆外科的研究热点之一,肝功能既要关注有效的肝细胞数量(局部结构完整),又要检测其功能性肝血流量,检测内容包括肝脏合成、代谢与分泌功能,肝脏大小及有功能细胞量,以及内脏血流动力学变化与组织学变化等。目前,对肝脏储备功能评价的检测方法很多,包括各种评分系统在内的各种方法都存在一定的局限性,如果想更加客观地评价肝脏储备功能,我们需要对多项评价指标进行综合分析。对于肝功能的测定有助于更好地预防围术期肝功能不全的发生,并及时进行临床干预。

第二节　围术期肝功能障碍的监测与管理

肝脏不仅是各种药物及有毒物质的代谢中心,还是凝血物质与抗凝物质合成的主要场所。此外,它还负责调节机体多种物质的合成与分解等。患有肝脏相关疾病的患者在接受外科手术时,麻醉医师将面临一些术中挑战。

一、围术期肝功能不全的表现

(一)肝功能不全的心血管表现

终末期肝病患者的心血管系统表现类似于脓毒症患者,都具有一系列高动力循环特点,例如体循环阻力降低、心动过速、心排血量增加、低动脉压、低外周血管阻力,主要是由于内源性血管舒张产物生成增加而清除减少所致。全身性的血管扩张主要发生于体内大血管,但也存在微循环功能障碍,表现为毛细血管水平的动静脉旁路增加。此时机体往往存在严重的水钠潴留,如果液体输注过量,极有可能造成肝脏充血、肺水肿甚至呼吸衰竭等并发症。同时这一改变容易导致微血栓栓塞小血管的发生。

动脉扩张可降低血管阻力和主动脉压,从而增加每搏量及心排出量,这对心肌病患者有利。肝硬化患者对应激导致的血管收缩及心动过速能力降低,可能与血管舒张因子增加和压力感受器反应下降有关。此外,心血管系统对交感神经及儿茶酚胺的敏感性是降低的,具体机制目前尚未清楚,可能与血液中胰高血糖素的增加有关。

由于这些心血管改变的存在,术中往往需要侵入性循环监测来帮助麻醉医师全面了解患者的具体情况。桡动脉穿刺不仅可以用于动脉血压监测、观测脉搏改变、评估液体输注效果,而且还可用于动脉血采样进行血气分析。但是对于伴有严重血管收缩或血管舒张患者而言,外周动脉血压监测的可信度将受到影响;中心静脉通路的建立可以用于测量右心房压力和注入药物;超声心动图可用于评估心室充盈情况和心室收缩情况。经食管超声可用于发现心肌缺血、肺栓塞、胸腔积液等;如果存在显著的由腹水引起的腹内高压症状,那么还应进行膀胱内压力监测。

(二)肝功能不全的肺部表现

在肝病患者中,往往会发生许多肺部并发症,包括限制性肺疾病、肺内分流、通气血流比例失调、肺动脉高压等。其中限制性肺疾病通常发生于大量腹水或胸膜渗出的患者;肺内分流常继发于心脏高排出量/血管扩张状态,其特点是肺内血管扩张,含氧量低的静脉血迅速从右心循环进入左心循环,没有在肺内充分氧合。肺内分流与通气血流比例失调则共同促进了肝肺综合征的发生。肺动脉高压的发生多见于肝硬化患者,目前机制不明。

有超过70%的终末期肝病患者深受呼吸困难的困扰,对于这些患者而言,围术期出现的呼吸困难或呼吸衰竭症状的潜在危险因素主要如下:① 大量腹水对胸腔造成压迫;② 肝肺综合征;③ 潜在的慢性肺部疾病;④ 偶有发作的急性呼吸窘迫综合征;⑤ 肺水肿;⑥ 胸膜渗出;⑦ 心脏扩大压迫肺脏。大量腹水引起的肌肉做功增加和腹内高压会使呼吸做功增加,并且腹水会通过一些细小通道渗入胸腔造成肝源性胸腔积液,进一步加重呼吸困难的症状。压迫所致的肺不张导致肺容积减小,气体交换也随之减少,加重缺氧症状;在肝功能不全患者中,由过度通气产生的呼吸性碱中毒时有发生。正压通气和 PEEP 的应用可以明显增加胸内压而减少静脉回流,进而促使肝脏淤血。然而,也有研究证明 10 cmH$_2$O 的 PEEP 并不会对肝动脉、门静脉和肝静脉血流造成不良影响。

(三) 肝功能不全的肾脏表现

肾功能不全在肝功能衰竭患者中很常见,42% ~82% 的患者有不同程度的肾功能不全。正常情况下,肾血流的自动调节机制可维持正常的灌注和肾小球滤过率,然而当血压在 70 ~75 mmHg 时正常的肾血流自动调节将停止作用,导致肾灌注不足。肝功能不全患者高动力循环状态和血管广泛扩张导致交感兴奋,肾血流自动调节曲线右移,更加加重了肾灌注不足的情况。肾素-血管紧张素系统激活,导致肾的灌注血管收缩,肾小球滤过率下降。此外,肾灌注不足导致抗利尿激素水平提高,进一步限制了尿液排出。这些改变促进了肝肾综合征甚至肾衰竭的发生。

在患有慢性肝脏疾病患者中,急性肾损伤的发生也非常普遍。以肝硬化患者为例,急性肾损伤的发生率已达到20%左右。胃肠出血、感染或乳果糖使用引起的腹泻、利尿剂的使用均有可能导致肾前性损伤,不过这一损伤可以通过纠正潜在病因和扩容而快速逆转。肾血流灌注的不足及非甾体抗炎药和氨基糖苷类抗生素的使用,均会对肾脏造成损害。因此,增加肾脏血流灌注,减少肾毒性药物的应用对于伴有肝脏疾病的患者而言非常重要。与此同时,适当的肾替代治疗、酸碱平衡维持与电解质紊乱纠正对于术中肾保护作用显著,尤其是在伴有肝肾综合征或肾衰竭的情况下,肾替代治疗必不可少。

(四) 肝功能不全的血液及凝血功能表现

肝疾病患者血液系统常伴有贫血,主要与慢性病性贫血、营养不良、慢性失血和肾衰竭等有关。血小板减少也较常见,主要由于门脉高压和脾功能亢进有关。肝功能衰竭时血小板的数量和质量均会下降,从而诱发凝血功能障碍。大多数肝硬化患者都有不同程度的凝血功能改变,最常见的是血浆Ⅱ、Ⅴ、Ⅶ、Ⅹ因子减少,此外纤维蛋白原通常也会减少,同时清除纤溶酶原活化物的能力降低,导致纤溶亢进,纤维蛋白原降解产物和 D-二聚体升高。凝血因子的减少引起凝血酶原时间和部分凝血酶原时间延长。

通过监测 INR 可预测出血的风险:INR >1.5,禁忌手术和有创性操作;INR ≤1.5,一般较少发生术中严重出血。对于大多数肝脏疾病患者,术前 INR >1.5,注射维生素 K 和手术当日术前补充输注新鲜冰冻血浆(FFP),可改善患者的凝血功能。肝脏疾病时,血浆纤维蛋白原合成减少。

对于患者凝血功能障碍的管理,可使用床旁黏弹性血凝测定装置,例如血栓弹力图、旋转式血栓弹力测定法和 Sonoclot 凝血分析仪。或者使用常规检查凝血功能的方法进行频繁监测。患者出现大量失血时,输血的目标在于保持患者血红蛋白浓度 > 70 g/L。

给患者输血的同时必须兼顾保持低中心静脉压状态,以便于在分离肝期间减少患者失血、降低肝充血。此外,必须纠正患者存在的纤维蛋白溶解、钙离子浓度低和低体温状态,因为这些因素可促进出血。但是,除非出血较重必须处理外,一般无需在术前或术中处理患者的凝血功能障碍,因为术中输注血小板和新鲜冰冻血浆与患者长期生存率降低有关。

Dalmau 等研究认为,肝硬化患者血液系统中凝血酶的形成与血小板黏附和 von Willebrand 因子水平的增加关系密切;限制性的液体治疗对于避免血液稀释和加重出血非常重要;预防性抗纤溶药物的使用可能会促进血栓形成;术中使用新鲜冰冻血浆来纠正凝血功能障碍并不能减少术中失血,甚至还会导致更坏的结果出现;同样的,术中血小板输注也会诱发许多不良后果。因此肝疾病患者术中要合理使用血制品,盲目的输注只会有害而无益。

(五)肝功能不全的神经系统表现

中重度肝功能不全常导致神经精神异常和肝性脑病。肝性脑病的典型体征和症状有精神行为改变、扑翼样震颤、亢奋、躁狂、认知下降、昼夜节律紊乱、幻觉、昏迷等,严重者常常伴有脑水肿和颅内高压的症状。肝性脑病的发病因素有很多,较为公认的学说有体内氨水平升高、假性神经递质合成增加、芳香氨基酸与支链氨基酸比例失调等。除了高血氨外,低钠血症、胃肠出血、感染也会加重肝性脑病。在此情况下,脑水肿的发生率也会增加,并会逐渐演变成颅内高压甚至脑疝。脑水肿常在急性肝衰竭时发生,主要是因为脑内谷氨酸蓄积,对星形胶质细胞产生渗透作用并导致其肿胀,再加上脑血流自身调节功能的失常,共同促使了脑水肿的发生。当发生肝性脑病时,要警惕并积极治疗低钾血症和碱中毒,因为这会导致血氨浓度进一步上升。此外,应考虑减少苯二氮䓬类药物的使用,避免中枢GABA −苯二氮䓬受体过度激活。

对于爆发性肝衰竭患者而言,极有可能并发肝性脑病、脑水肿和脑疝等严重并发症,因此,要及时进行 CT 检查以排除潜在的颅内出血、脑疝,并对脑水肿的严重程度进行判断。对患者还要进行严密的有创颅内压监测,以实时预防颅内压过高的出现。不过,对于出血风险较大的患者而言,侵入性颅内压监测操作并不适合,因此在不久的将来,通过经颅超声、红外分光光度仪和经脑微透析细胞外乳酸盐测定法等无创测压法应受到更多的重视与应用。近些年的研究证明,中度低温麻醉(32~33℃)可以缓解脑水肿和颅高压,然而由此会引起更严重的感染、心律失常、凝血功能紊乱等并发症,因此并不推荐使用。

保持正常的脑灌注压对于脑水肿患者尤其重要,许多医院会短期纠正患者的凝血功能障碍,以便于放置颅内传感器监测患者的颅内压。其他颅脑保护措施包括将患者头部抬高 20°、轻度低体温、轻度低碳酸血症,同时使用升压药物维持患者的平均动脉压。当患者头部抬高后,应根据患者外耳道水平将动脉压传感器重新调零,以准确测量患者的脑灌注压。

二、术中注意事项

(一)药物反应

肝疾病患者对麻醉药的反应很难预测。患者常存在中枢神经系统敏感性、药物分布容积、蛋白结合、药物代谢和消除等方面的改变。高度离子化药物的分布容积增加,如罗库溴铵、维库溴铵等肌松药,这可能是细胞外液间隙增加造成的;患者存在明显的药物抵抗,因此给药剂量需大于常规剂量。但是,维持量却需小于常规剂量,因为这些药物通常需要依赖肝代谢消除。

（二）患者监测

除监测患者脉搏血氧饱和度外，还需辅助动脉血气分析以监测患者的酸碱平衡状态。严重肺内分流患者可考虑采用呼气末正压通气，以纠正患者的通气/血流比例失调及其所致的低氧血症。对于接受血管加压素灌注治疗的患者，应注意监测其可能出现的由冠状动脉血管收缩引起的心肌缺血。

大出血和手术操作常导致患者血流动力状态不稳，因此常需要使用连续有创动脉压监测。血管内容量状态一般较难监测，因此，应考虑利用经食管多普勒超声、动脉波形分析和超声心动图等监测手段进行目标导向的血流动力和体液治疗。这些方法可能有助于防止患者出现肝肾综合征。必须密切监测患者的尿排出量，对于经充分血管内补液后仍呈持续性低尿排出量的患者应考虑使用甘露醇利尿。

（三）液体治疗

大部分患者术前会被限制钠摄入，但是术中要优先考虑保护患者血管内容量和尿排出量。应首先选胶体液，以避免钠过载并增加胶体渗透压。静脉补液时要考虑到，肝硬化患者在接受腹部手术期间常会发生的大出血和液体转移。门静脉高压导致的静脉怒张、既往手术造成的粘连需要进行松解，以及患者的凝血功能障碍都会引起手术期间大量出血，而排放腹水和手术时间延长则会造成体液大量转移。在大量排放腹水后通常需要进行积极的静脉补液治疗，以防止患者发生严重的低血压或肾衰竭。

大部分患者术前存在贫血和凝血功能障碍，围术期输注红细胞可能会造成低钙血症，这是因为肝硬化患者的肝代谢枸橼酸盐的功能受损，导致患者血浆中枸橼酸浓度增高。枸橼酸是储存红细胞过程中使用的抗凝剂，能与血浆中的钙结合从而造成低钙血症。为了纠正血液钙离子浓度降低导致的负性肌力作用，通常需要对患者进行静脉补钙。

第三节　围术期肝功能保护与麻醉选择

一、围术期肝功能保护特点

如何将肝脏手术术中的肝损伤降至最低一直是麻醉领域和肝脏外科领域极富挑战性的难题之一。肝脏作为机体必不可少的具有多种功能的脏器，虽然具有一定的代偿与再生能力，但是肝功能损害在患者中依然非常常见，这不得不引起人们的关注。以肝脏手术为例，术中缺血再灌注所造成的肝脏损伤不仅不利于术后肝功能恢复，而且还增加了围术期肝功能不全的发生率。因此，通过不同措施来减少术中肝脏损伤将有利于患者的术后恢复。

围术期肝功能保护既是保护原有肝功能状况，又要避免或减轻手术、麻醉创伤带来的损害，因此围术期麻醉处理、手术时机和手术方式决定患者病情转机以及生存。围术期肝脏功能损害原因可分为：① 患者原发肝功能不全进一步病变恶化；② 患者肝脏的病变行肝脏手术所致损害；③ 麻醉处理引起肝功能损害；④ 与肝脏无关的其他脏器手术所致损害。

目前关于围术期肝脏损伤的机制主要有：① 补体的过度活化可能导致肝脏 Kupffer 细胞功能失常，从而使内源性感染增加，介导肝细胞损伤；② 肝细胞含有高浓度的黄嘌呤氧化酶，缺血和再灌注增加了黄嘌呤氧化酶的活性,过度激活的氧自由基可引起肝细胞膜、线粒体膜及溶酶体膜发生脂质过氧化,最终导致肝细胞坏死;③ 麻醉药影响细胞色素 P450 氧化,生成与肝细胞巨分子共价结合(酰基化作用)的高反应性中间代谢产物,这些已改变的肝蛋白可触发免疫反应,导致的肝脏损伤;④ 手术的应激反应和出血损害内脏的循环,开腹手术对内脏的牵拉和操作降低肠道和肝脏的血流导致肝脏损伤。

肝脏不同于其他脏器,其本身复杂的微循环网络和极高的代谢活性决定了其对氧供的高需求,同时也决定了肝脏对低灌注和缺氧的敏感性。对于慢性肝病患者而言,缺氧和低灌注所造成的肝细胞损害更易发生。但是,至今临床上有关肝脏微循环的评估与监测仍相对缺乏,所以只能依赖宏观血流动力学监测,以期通过优化平均动脉压和外周阻力来维持充足的肝脏血供。然而,器官血供是高度易变的,心排血量的增加并不代表着器官血供就一定有所增加。一般认为,心排血量的减少、全身血管阻力的下降和右心房压的增加均会影响肝脏的血供。而实际上,慢性肝功能不全患者往往存在高动力循环和动脉压下降并存的现象,肝脏血供也并不一定由于血压的下降而减少。根据目前研究数据显示,用于维持器官灌注的血管升压药并不是完全有效的。Krejci 等研究发现,对脓毒症猪模型分别使用肾上腺素和去甲肾上腺素后,虽然平均动脉压上升了 20 mmHg 左右,但是空肠的微循环血供反而受到了损伤,而胃、肝脏和肾脏的血流量并未明显改变。这说明单单使用升压药并不能有效减少术中肝脏遭受的缺血再灌注损伤。Meierhenrich 等通过研究发现,在术后使用胸部平面硬膜外麻醉镇痛患者中,其肝脏血供会降低大约 24%,而更令人惊讶的是,使用去甲肾上腺素后血供还会进一步减少。包括多巴胺、多巴酚丁胺在内,这些升压药均无法有效改善肝脏的器官循环,唯一有效的方法便是增加心排血量。Aninat 等最近还发现,儿茶酚胺类药物(例如肾上腺素、去甲肾上腺素和多巴酚丁胺)的术中应用会诱发肝细胞炎症反应,这一过程类似于脂多糖对细胞造成的损害。值得一提的是,使用血管活性药物虽然能通过增加心排血量来增加氧供,但是还会通过提高代谢率而增加氧消耗。因此,寻求其中的平衡以达到降低缺血再灌注肝损伤是一项艰巨的挑战。

二、合并肝功能不全的药物选择

(一) 麻醉药物的选择

所有吸入性麻醉药都具有潜在的肝功能损伤,以氟烷为例,在暴发性肝衰竭患者血液中能检测到针对氟烷的特异 IgG 抗体,说明氟烷的使用可能会造成肝功能损伤。类似的发现还包括异氟烷、恩氟烷在内,不过研究表明异氟烷和七氟烷能够增加肝脏的器官灌注和血红素加氧酶的生成,其中血红素加氧酶主要与自由基和一氧化碳合成有关。因此,异氟烷和七氟烷的使用或许有利于减少术中肝缺血再灌注损伤。地氟烷能够增加肝脏血流量,并且与其他吸入麻醉药相比肝毒性更小。各种吸入麻醉药的抗体产生水平(相当于在肝内代谢的水平)依次为氟烷(15%~40%) > 七氟烷(5%) > 恩氟烷(2.5%) > 异氟烷(0.2%) > 地氟烷(0.02%),因此异氟烷与地氟烷对于肝脏的保护作用更为明显。

在常用吸入麻醉药中,氟烷可能会引起自身免疫性肝炎,发病率为 1:6000~1:35 000;异氟烷的生物转化虽然仅为 0.2%,不过一些研究发现异氟烷同样可能造成不同严重程度的肝脏损伤甚至暴发性肝衰竭;异氟烷有利于增加肝脏血流灌注,不过具体的作用机制目前还不清楚;七氟烷在机体内的代谢迅速,主要通过细胞色素 P450 代谢,并且不会导致特异性抗体的形成,因此对肝脏损伤较小;氧化亚氮虽然肝毒性极小,但是目前已较少使用;异氟烷和地氟烷的肝毒性小,有利于增加肝脏血供,较适宜肝脏手术麻醉。

（二）血管活性药物的选择

在肝脏手术中,要合理选择血管活性药物。例如去氧肾上腺素、去甲肾上腺素和肾上腺素,虽然它们能够明显增加平均动脉压,但是却并不一定增加器官血流灌注,甚至可能对脏器造成损害。Backer 等研究发现,肾上腺素在脓毒症患者中的使用不利于脏器循环。相应的对于多巴胺、多巴酚丁胺及多培沙明的研究也认为,这些药物均无法有效改善脏器微循环,只有通过增加心排血量间接影响脏器血供。关于多巴胺效果的研究一直存在争议,在一些研究中认为多巴胺能有效改善脏器血供,而在另一些研究中却得出截然相反的结论。以多巴胺对内脏黏膜层的保护作用为例,在一项交叉实验中发现,患有脓毒症休克的患者在使用多巴胺或去甲肾上腺素后,内脏的血流和氧供明显增加,体内乳酸的合成也有所下降。但是,在液体治疗充足的脓毒症患者中,多巴胺的这一优势则不能被证实。

血管升压素是否有利于改善肝脏血供来减少缺血再灌注损伤亦存在争议。在脓毒症小鼠模型研究中发现,血管升压素的使用会导致胃肠道血供紊乱,之后的临床试验也证实了这一观点,即血管升压素会改变血流分布,导致器官血供减少。但是,在一项纳入 779 例患者的实验中研究人员又得出了不同的结论:血管升压素的使用能改善术后生存率,减少严重低血压的发生。

（三）抗生素选择

根据肝功能减退时对有关抗菌药物药动学影响和发生毒性反应的可能性可将抗菌药物分为以下四类,作为制订用药方案时参考:① 主要由肝脏清除,但并无明显毒性反应的药物,如大环内酯类(红霉素酯化物例外)、克林霉素和林可霉素等,须谨慎使用,必要时减量给药;② 主要经肝或相当药量经肝清除,肝功能减退时其清除或代谢物形成减少,可致明显毒性反应的药物,如氯霉素、利福平、红霉素酯化物、氨苄西林酯化物、异烟肼、两性霉素 B、四环素类、磺胺类、酮康唑等,这类药在有肝病时尽可能避免使用;③ 经肝肾两种途径清除的药物,在严重肝功能减退时血药浓度升高,加之此类患者常伴功能性肾功能不全,可使血药浓度更明显升高,故须减量应用,这类药物主要包括脲基青霉素中的美洛西林、阿洛西林和哌拉西林,头孢哌酮、头孢曲松、头孢噻肟、头孢噻吩和氨曲南,抗病毒药去羟肌苷、齐多夫定和金刚烷胺,氟喹诺酮类的培氟沙星、诺氟沙星、莫西沙星等;④ 主要经肾排泄的药物,在肝功能障碍时,一般无须调整剂量。此类药物主要有青霉素、头孢唑林、头孢他啶、氨基糖苷类(庆大霉素、妥布霉素、阿米卡星等)、万古霉素、多黏菌素和氧氟沙星等。但这类药物中的肾毒性明显的药物,在用于严重肝功能减退患者时,仍需谨慎或减量,以防肝肾综合征的发生。

（四）抗肿瘤药物选择

烷化剂、铂类和抑制蛋白合成功能的药较少有肝损毒副反应,肝功能不全患者用药无须调整剂量。影响核酸生成和合成的药可有轻重不等的肝损,其中替加氟、替加氟尿嘧啶和卡陪他滨,在肝功能不全者慎用,卡莫氟、依西美坦、多柔比星、盐酸表柔比星、吡柔比星、米托蒽醌和柔红霉素等,肝功能不全时酌情减量使用。抑制微管蛋白类药物及拓扑异构酶Ⅱ抑制剂,也应酌情减量。

（五）护肝药物的选择

合理的护肝治疗应针对不同类型的肝损去作选择,临床医生往往把肝生化功能检测和引起肝功不全的原因作为药物治疗的依据:① 丙氨酸转氨酶和天冬氨酸转氨酶存在于肝细胞中,其升高反映肝细胞损伤,应选用促进肝细胞再生修复,有明显降酶作用药,如联苯双酯、甘草酸二铵、甘平或美能等,重症患者可给予肝细胞促生素;② 血浆胆红素水平升高是肝细胞泌胆功能的敏感指标。在排除肝内外梗阻后,可选用茵栀黄、尤思弗或苦黄等,确认为肝内胆汁淤积者,可口服腺苷蛋氨酸、尤思弗和地塞米松,联合治疗;③ 血氨升高者,为防治肝性昏迷,应在减少血氨吸收的药物(如乳果糖)、降血氨药(如谷氨酸)、补充神经递质(左旋多巴)和支链氨基酸中酌情选择。

三、缺血预处理和控制性降温的应用

缺血再灌注损伤是导致围术期肝脏损伤最主要的原因之一,也是引起肝脏手术死亡的关键因素。关于缺血预处理的研究最早成功运用于动物模型,相关研究证实术前的缺血预处理能够有效减轻术中的缺血再灌注损伤,从而改善预后,降低肝脏损伤。之后一系列的临床试验不断开展,以期进一步证实该方法的有效性。可是实际结果却令人失望,虽然有人报道缺血预处理能够减轻肝脏手术中的肝损伤,但是更多的研究却证实了这一猜想的无效性。一项最近纳入271名患者的循证医学研究进一步表明,缺血预处理并不能有效改善患者的预后,包括死亡率、肝衰竭发生率,以及住院天数等指标在内,均无实际意义。目前认为,缺血预处理仅对于降低术中灌注需求有一定帮助。

此外,有研究表明术中控制性低体温可以有效减少肝细胞损伤,并缓解由肝功能障碍导致的脑水肿并发症。不过低体温同时还会带来许多问题:① 低温导致外周血管收缩和酸性代谢产物增多,使心肌耗氧量增加;② 低温会诱发并加重凝血异常,容易导致血小板数量减少和功能下降,同时凝血因子功能也会受到影响。因此,术中控制性低体温并不值得推荐用于肝脏疾病手术。

四、优化麻醉方式的选择

对于肝脏手术而言,保护肝动脉血流量、避免或减少使用可能影响肝功能的药物是至关重要的。在决定麻醉选择前,一定要充分考虑患者可能存在的药物代谢功能的下降,重新调整所需的药物剂量。首先,对肝功能不全患者所需的麻醉深度要低于一般患者,尤其是术前伴有肝性脑病的患者,最好利用BIS监测来合理调节麻醉深度。第二,由于肝脏的清除能力下降,所以许多麻醉药物的半衰期相应延长。因此在肝功能不全存在时苯二氮䓬类镇静药的使用要减少,以免影响术后苏醒,苯二氮䓬类药物能刺激GABA受体,加重肝性脑病的症状。丙泊酚具有较好的镇静作用,并且恢复迅速,不会加重患者的脑部症状。异氟烷和地氟烷不仅肝脏毒性小,而且能够增加肝脏血液灌注。七氟烷也有类似的肝脏保护作用,而且代谢快速,利于术后苏醒。阿片类药物的使用会减少患者所需的吸入麻醉药剂量,但患者的阿片类药物半衰期常显著延长,可造成术后呼吸抑制延长。芬太尼类药物较常用于肝脏手术,具有较好的镇静镇痛作用,并且对肝脏损伤小。在肌松药方面,由于顺阿曲库铵不经肝代谢,可作为肝脏疾病患者首选肌松药。大量腹水可造成患者恶心、呕吐、上消化道出血和腹胀等症状,需谨慎计划对此类患者的麻醉诱导。常采用预充氧呼吸、压迫环状软骨快速顺序诱导法。对于病情不稳定患者和活动性出血患者,建议采用清醒插管。

局部麻醉是否适用于肝脏手术仍存在争议。其中认为硬膜外阻滞能够改善肝脏血供,因此有利于肝脏保护,血小板正常、凝血功能正常的患者可以使用。但是临床观察腹部硬膜外阻滞会减少肝脏灌注,凝血功能障碍者会发生硬膜外血肿等严重并发症。综合考虑,局部麻醉对于肝脏手术并非必要,必须在充分考虑患者自身情况后酌情选择使用。

此外,手术对肝脏也会产生一定程度损害,因此要求尽量缩短手术时间,减少术中出血和减轻机体损害,尤其肝脏手术主要集中在减少术中出血和减轻肝脏缺血的两个方面。目前临床已广泛采用肝门血流阻断或称为入肝血流阻断,可明显减少肝切除期间出血。肝硬化患者在手术条件允许前提下可选择半肝血流阻断。若采用全肝血流阻断技术应注意肝血流阻断时间、阻断下腔静脉后血流动力学改变以及相关血管损伤。

第四节 肝脏手术术后并发症诊治

一、肝切除术后肝功能衰竭的分级

肝切除术后肝功能衰竭(posthepatectomy liver failure,PHLF)是肝切除术后最严重的并发症和围术期死亡率的主要原因,目前临床上较为公认的分级标准是肝脏手术国际研究小组制定的,主要分为A、B、C三个等级。A级标准为:术后肝功能异常,但是无需临床治疗干预。比较术前肝功能水平,肝功能异常,但是无需改变常规诊疗,在普通病房的常规治疗便可恢复。B级标准为:术后肝功能异常,但是无需有创性的治疗。无创性治疗包括新鲜的冷冻血浆、白蛋白、凝血因子的输注、利尿药物应用、非有创性通气等。有时PHLF B级的患者因为肝功能损伤程度较重,需要进一步的进行辅助检查评估,如行腹部B超、CT、MRI,排除腹部积液、胆道梗阻等情况,若有感染征象,还需进一步地行胸片检查,血常规,尿常规,血、痰的培养,此分级的患者可有轻度的肝性脑病,需查头颅CT来排除原发性的神经系统疾病,一些患者如有必要可送至监护室诊疗。结合肝脏手术术后并发症的一些处理方式,例如胸腔积液引起的呼吸困难,可通过胸腔穿刺引流缓解;手术区域积液引流不畅导致的低热,往往可以通过松动引流管,或者腹腔穿刺引流来缓解,以上一些术后并发症的发生和处理都可以把其归到PHLF B级。C级标准为术后肝功能异常,需要有创临床治疗干预。这些治疗包括血透、气管插管、机械通气、人工肝支持、急症肝切除术、移植。还有需要应用血管活性药物的患者,以及因持续低血糖需要输注葡萄糖的患者都应该被列入PHLF C级。PHLF C级的患者情况相对危急,需要转入重症监护室治疗,临床表现往往有大量腹水,中重度肝性脑病,全身水肿,循环不稳,呼吸衰竭,同时可以合并感染,需要应用广谱的抗炎药物。患者预后也相对较差。通过对患者进行分级诊断,有利于及早发现PHLF并进行合理治疗。

二、Clavien-Dindo 外科手术并发症分级

肝脏切除术后并发症分级较为权威的是 Clavien-Dindo 分级标准,主要分为 Ⅰ,Ⅱ,Ⅲ,Ⅳ,Ⅴ 五个等级,具体标准如下:Ⅰ级:术后无需任何药物、手术、内镜、放射性检查干预的症状,例如术后短时间的发热,食欲不佳等;一些需要简单药物治疗即能好转的症状,例如止吐药物、退热药物、止痛药物、利尿药物、电解质溶液的输注、物理疗法,同时伤口感染的治疗也属于这一分级内。Ⅱ级:除了Ⅰ级并发症以外的药物支持治疗,需要输血或者全肠外营养支持治疗。Ⅲ级:需要外科/内镜/放射科干预诊疗。Ⅲa级:无需麻醉下的诊疗;Ⅲb级:需要麻醉下诊疗(全、局麻)。Ⅳ级:威胁生命的并发症(包括中枢神经系统的并发症,如颅内出血,缺血性卒中和蛛网膜下腔出血)需要转至 ICU 治疗;Ⅳa级:单发的脏器功能衰竭(包括需要血液透析);Ⅳb级:多脏器功能衰竭。Ⅴ级:患者死亡。该分类标准比以往的分级更为详细,主要依据是否需要治疗,需要有创治疗还是无创治

疗等,这便很好的契合了 PHLF 的分级标准,有利于将 PHLF 的治疗转归为相应并发症的治疗。

三、常见并发症及其治疗

(一)感染

感染占所有并发症的 5%～15%,发生部位主要在肺部和切口。膈下感染较为少见,但比较严重,往往因为术后膈下引流不畅,引流管拔除过早,胆汁漏等引起。表现为高热、上腹部压痛及肌紧张,严重时出现全身脓毒血症或败血症,多伴有胸腔积液或肺不张。一般认为术后充分引流是预防膈下感染比较有效的方法,但应注意的是,慢性肝病患者肝切除术后禁行长期腹腔引流,以免引起切口并发症和脓毒血症而延长患者住院时间。发生肺部感染的高危因素主要有长期吸烟、伴慢性阻塞性肺气肿、肝肺综合征、肥胖、术中大出血、术后肺水肿、气管插管留置时间过长、年龄过大等。预防的主要措施包括针对高危人群进行术前及围术期呼吸道细菌及其药敏监测;术前加强肺功能训练;术前排除重度肝肺综合征;患者术后早期咳嗽、咳痰,作深呼吸运动;对于肺水肿病例,尽早使用呼吸末正压通气;合理、正确、预防性使用抗生素;正确处理胸腔积液。

(二)术后出血

常见的术后出血主要有腹腔内活动性出血、消化道出血、凝血功能紊乱性出血和胆道出血四种。术后出血的可能原因主要如下:① 肝硬化患者的凝血功能紊乱,造成术后术区切口等处渗血;② 肝癌切除手术存在大出血的可能,大量失血、输液及输血导致凝血物质丢失;③ 大量输血导致低体温,肝功能不全时复温较慢,凝血功能紊乱时间长;④ 肝硬化患者门脉高压导致静脉侧支循环大量建立,增加腹腔、消化道出血风险;⑤ 术中止血不彻底,腹腔压力增加后血管结扎线滑脱;⑥ 严重感染导致血小板受破坏,凝血因子消耗增加;⑦ 医源性胆管损伤导致胆道出血,或者胆道感染引起的炎症反应导致胆道出血。针对出血病因的不同,可供选择的常规处理方法主要有:① 术后观察引流管引流情况,保持腹腔引流通畅,监测凝血功能,肝切除后手术创面和肝断面往往有少量渗出,腹腔引流处可能有血性液体(或染有胆汁)积存,因此应常规采用双套管负压持续吸引或间断冲洗吸引,不仅可以将腹腔内积液完全吸出,而且可以观察术后有无出血、胆瘘或感染等发生,以便及时发现,及时处理;引流管一般可在术后 3～5 日内拔除,经胸手术后,胸腔引流管一般可在术后 24～48 h 拔除,但拔出前应检查胸腔内是否有积液,积液量多时应设法将其完全排净后再拔除引流管;② 根据出血、输血情况适当使用纠正凝血功能紊乱的药物;③ 保证术后体温、内环境尽快恢复正常;④ 加强凝血功能监测;⑤ 为防止应急性胃黏膜损伤,一般常规使用质子泵抑制剂制酸。

(三)术后肝功能不全

国内报道称,肝切除术后肝功能衰竭的发生率为 0.7%～9.1%,而其死亡率为 1.6%～34%,是肝切除术后患者死亡的主要原因之一。导致术后肝功能不全的原因主要有:① 术前对肝储备功能估计不准,放宽了手术适应证;② 手术中肝门阻断时间太长,造成肝脏热缺血时间过长;③ 手术切除肝叶的范围过大,剩余的肝脏功能不能代偿,这是肝功能不全发生的主要原因;④ 手术造成肝脏重要管道的损伤,如门静脉和(或)肝动脉损伤引起的肝缺血,胆管损伤引起的胆汁淤积,肝静脉或腔静脉损伤造成肝脏血液回流障碍;⑤ 术中各种原因引起的大出血造成术中低血压时间过长,或使用的血管活性药剂量过大;⑥ 术后严重感染是目前导致肝衰竭最主要的原因,也是肝衰竭无法逆转的最主要原因。

柳己海等通过分析 318 例原发性肝癌切除患者术后发生肝功能不全的危险因素后得出,肝功能

Child-Pugh 分级、合并血管癌栓及术中出血量是最主要的影响因素。因此对于 Child-Pugh 分级大于 B 级、术中出血量大于 1 200 ml、合并有血管癌栓的患者一定要更加关注术后肝功能监测,加强保肝、止血、补液等对症支持治疗,以减少肝功能衰竭的发生。熊邦文等根据对 484 例肝癌切除患者的分析也得出了类似的结论,他们发现,肝功能 Child-Pugh 分级、年龄、血小板水平、术前是否行肝动脉化疗栓塞、手术时间、术中出血量、术中是否输血与术后肝功能衰竭密切相关,其中 Child-Pugh 分级和术中出血量是其独立相关因素。

目前针对术后肝功能不全的预防措施主要有:① 严格把握手术适应证和手术时机;② 加强术前准备和围术期处理;③ 残肝功能体积评估;④ 正确把握肝门阻断时间与减少术中出血的关系。⑤ 严格控制感染的发生。

当发生肝功能衰竭时,要积极保肝,术后大量补充白蛋白及静脉高营养,输新鲜血,必要时给予纤维蛋白原或凝血酶原复合物。一旦出现凝血机制障碍,提示预后不良。目前肝功能衰竭的最有效治疗方法是肝移植,但肝硬化肝移植术后有较高的死亡率,因此肝移植治疗肝功能衰竭存在较大的争议。因此,预防比治疗更重要。术前严格把握手术指征,检查肝功能储备情况,对于术后肝功能异常者先进行保肝支持治疗与对症治疗,只有在上述治疗无法改善患者恶化的肝功能状况时,再考虑行肝移植。

(四) 术后胆瘘

胆瘘是肝切除术后又一严重的并发症,发生率为 3% ~ 10% ,它可能会导致脓毒血症、肝功能衰竭甚至死亡。肝断面小胆管渗漏为主要来源,很少有大的胆管漏,如果为 5 mm 以上胆管,很难自愈,往往需要进一步治疗。发生胆漏如果不及时引流或引流不畅,可引起腹痛和胆汁性腹膜炎及腹腔脓肿,病死率高,引起腹腔脓毒症的病死率可高达 40% ~ 50% 。再次手术危险性很大,与残留肝的功能低下和肝功能衰竭有关,再次手术的病死率可高达 37.5% ,且常因肝功差引起肝功能衰竭甚至死亡。胆瘘发生的常见原因有:① 肝脏离断面末梢胆管的胆汁漏;② 胆肠吻合口漏或 T 管周围缝合不严导致胆汁漏;③ 手术操作不当引起胆管的损伤。其中肝断面末梢胆管的胆汁漏为最常见的原因。

减少胆瘘发生的关键在于:① 切肝过程中仔细解剖,所遇管道应结扎牢靠,必要时缝扎;② 肝断面缝扎止血彻底、冲洗干净后,用干纱布检查,发现胆汁瘘处及时缝扎、修补;③ 必要时,术中胆道内注射亚甲蓝、胆道造影有助于及时发现胆汁瘘。一旦发生,持续通畅引流是关键。发生弥漫性胆汁性腹膜炎时应尽早手术处理。对于胆道有梗阻的病例,早期经内镜放置内支架或行鼻胆管引流也是处理的有效手段。

(五) 术后神经系统相关并发症

肝脏手术患者术后常见的神经系统并发症包括术后躁动、麻醉复苏延迟、神经系统疾患、肝性脑病及术后谵妄等,需根据临床和系统病史进行诊断后对症治疗。术后躁动会对血压存在明显影响,可进行气管插管呼吸机支持,并适当予以镇静治疗,改善低蛋白血症、低体温等症状,待血压稳定、出血减少后患者的神志逐渐恢复,肌力恢复后可于次日下午拔除气管导管。麻醉复苏延迟通常与肝脏药物代谢功能下降有关,尤其在肝硬化患者中容易发生,因此术中麻醉用药应根据患者肝功能情况适当调整,以防术后出现复苏延迟。

神经系统疾患既可能由出血引起,也可能由梗死引起。凝血功能紊乱合并大量出血、输血后发生血压波动,易引起出血;而低血压时易引起脑梗死,两种情况均可能导致躁动等神经系统症状,发生此类情况时应及时评估神经系统功能,必要时进行影像学检查。在未明确病因前慎用止血药或抗凝药。

　　肝性脑病是急性肝衰竭时常见的一组严重的综合征,其特点为进行性神经精神变化,从性格异常、嗜睡和行为异常开始,很快进意识障碍或昏迷。急性肝衰竭时存在多方面的代谢紊乱,肝性脑病的发生也是多种因素综合作用的结果。由于行肝脏切除手术前通常会仔细评估肝功能,所以术后早期即发生肝性脑病的可能性较小,但术后中晚期合并肝功能不全的患者应警惕肝性脑病的发生。

(孟笑炎　汪晓强　俞卫锋)

参考文献

[1]　Dalal A. Anesthesia for liver transplantation[J]. Transplant Rev (Orlando),2016,30(1): 51 - 60.

[2]　Choi C K. Anesthetic considerations and management of a patient with unsuspected carcinoid crisis during hepatic tumor resection[J]. Middle East J Anaesthesiol,2014,22(5): 515 - 518.

[3]　Hoetzel A,Ryan H,Schmidt R. Anesthetic considerations for the patient with liver disease[J]. Curr Opin Anaesthesiol, 2012,25(3): 340 - 347.

[4]　Mcclain R L,Ramakrishna H,Iii S A,et al. Anesthetic pharmacology and perioperative considerations for the end stage liver disease patient[J]. Curr Clin Pharmacol,2015,10(1): 35 - 46.

[5]　Seyama Y, Kokudo N. Assessment of liver function for safe hepatic resection [J]. Hepatol Res, 2009, 39 (2): 107 - 116.

[6]　Teegen E M,Denecke T,Eisele R,et al. Clinical application of modern ultrasound techniques after liver transplantation [J]. Acta Radiol,2016.

[7]　Novakovic A S,Kosanovic D,Gnip S,et al. Comparison of standard coagulation test and rotational thromboelastometry for hemostatic system monitoring during orthotopic liver transplanation-results from a pilot study[J]. Med Pregl,2015, 68(9 - 10): 301 - 307.

[8]　Dalmau A,Sabate A,Aparicio I. Hemostasis and coagulation monitoring and management during liver transplantation [J]. Curr Opin Organ Transplant,2009,14(3): 286 - 290.

[9]　Weeder P D, Porte R J, Lisman T. Hemostasis in liver disease: implications of new concepts for perioperative management[J]. Transfus Med Rev,2014,28(3): 107 - 113.

[10]　Tralhao J G,Hoti E,Oliveiros B,et al. Intermittent pringle maneuver and hepatic function: perioperative monitoring by noninvasive ICG-clearance[J]. World J Surg,2009,33(12): 2627 - 2634.

[11]　Winbladh A,Bjornsson B,Trulsson L,et al. Ischemic preconditioning prior to intermittent Pringle maneuver in liver resections[J]. J Hepatobiliary Pancreat Sci,2012,19(2): 159 - 170.

[12]　Picker O,Beck C,Pannen B. Liver protection in the perioperative setting[J]. Best Pract Res Clin Anaesthesiol,2008, 22(1): 209 - 224.

[13]　Kiamanesh D,Rumley J,Moitra V K. Monitoring and managing hepatic disease in anaesthesia[J]. Br J Anaesth,2013, 111 Suppl 1: i50 - i61.

[14]　Helmke S, Colmenero J, Everson G T. Noninvasive assessment of liver function[J]. Curr Opin Gastroenterol,2015, 31(3): 199 - 208.

[15]　Beck C, Schwartges I, Picker O. Perioperative liver protection[J]. Curr Opin Crit Care,2010,16(2): 142 - 147.

[16]　Singh S,Nasa V,Tandon M. Perioperative monitoring in liver transplant patients[J]. J Clin Exp Hepatol,2012,2(3): 271 - 278.

[17]　Hoekstra L T, de Graaf W, Nibourg G A, et al. Physiological and biochemical basis of clinical liver function tests: a review[J]. Ann Surg,2013,257(1): 27 - 36.

[18]　Pulitano C, Crawford M, Joseph D, et al. Preoperative assessment of postoperative liver function: the importance of residual liver volume[J]. J Surg Oncol,2014,110(4): 445 - 450.

566

[19] Mizuguchi T, Kawamoto M, Meguro M, et al. Preoperative liver function assessments to estimate the prognosis and safety of liver resections[J]. Surg Today,2014,44(1): 1－10.

[20] Wiklund R A. Preoperative preparation of patients with advanced liver disease[J]. Crit Care Med,2004,32(4 Suppl): S106－S115.

[21] Koti R S, Seifalian A M, Davidson B R. Protection of the liver by ischemic preconditioning: a review of mechanisms and clinical applications[J]. Dig Surg,2003,20(5): 383－396.

[22] Clavien P A, Emond J, Vauthey J N, et al. Protection of the liver during hepatic surgery[J]. J Gastrointest Surg,2004, 8(3): 313－327.

[23] Biancofiore G, Davis CL. Renal dysfunction in the perioperative liver transplant period[J]. Curr Opin Organ Transplant, 2008,13(3): 291－297.

[24] Eshkenazy R, Dreznik Y, Lahat E, et al. Small for size liver remnant following resection: prevention and management [J]. Hepatobiliary Surg Nutr,2014,3(5): 303－312.

[25] Zhang QK, Wang ML. The management of perioperative nutrition in patients with end stage liver disease undergoing liver transplantation[J]. Hepatobiliary Surg Nutr,2015,4(5): 336－344.

[26] Steadman RH, Van Rensburg A, Kramer DJ. Transplantation for acute liver failure: perioperative management[J]. Curr Opin Organ Transplant,2010,15(3): 368－373.

[27] 於展飞,熊明涛.半肝切除术中吲哚氰绿清除试验对残余肝脏储备功能的评估价值[J].中外医学研究,2015, 13(17): 147－148.

[28] 韩红,王文平.超声及超声造影在肝移植术中及术后血管评价中的应用及进展[J].中华医学超声杂志,2014,11 (10): 5－8.

[29] 梁力建.复杂性肝切除的术前评估与决策[J].中国实用外科杂志, 2010,30(8): 645－647.

[30] 刘景丰.肝部分切除术后并发症的预防和处理[J].腹部外科, 2008,21(5): 267－268.

[31] 和淑英,惠文敏,王蕊,等.肝功能不全患者的ICU监测与护理[J].世界最新医学信息文摘,2013, 13(13): 461.

[32] 俞亚红.肝功能不全患者术中的容量管理[J].中国乡村医药杂志, 2013,20(5): 31－32.

[33] 叶小鸣,陈规划.肝功能障碍患者的围术期处理[J].辽宁医学杂志,1998,12(2): 65－67.

[34] 齐玉梅.肝功能障碍营养治疗[J].中国实用内科杂志,2011,31(3): 175－178.

[35] 金山.肝切除术后并发症的处理[J].中国临床医生,2012,40(1): 36－37.

[36] 邢宝才,徐达.肝切除术后出血的诊疗策略[J].肝癌电子杂志,2015,2(1): 25－28.

[37] 许戈良,荚卫东.肝切除术中肝脏功能的影响因素及其评估[J].世界华人消化杂志,2010,18(35): 3721－3723.

[38] 崔云甫,冷开明.肝切除与肝移植:术后并发症的防治体会[J].国际外科学志, 2010,37(2): 143－145.

[39] 何盟国,王智翔,谭栋,等.肝手术后胆漏治疗分析[J].中国煤炭工业医学杂志, 2008,11(4): 497－498.

[40] 倪俊声,周伟平.肝脏切除术后并发症及肝功能衰竭评价标准[J].中华普通外科杂志,2014,29(7): 566－568.

[41] 杨广顺.肝脏手术中出血的控制与处理[J].中华肝脏外科手术学电子杂志,2012,1(2): 5－9.

[42] 谢勇,龙光辉,刘晓平.肝脏术后凝血与纤溶功能异常的诊治研究[J].南方医科大学学报,2008,28(6): 1100－1101.

[43] 谭广,王忠裕.梗阻性黄疸的围手术期处理[J].中国医刊,2016,46(4): 24－27.

[44] 王世军,王建六.合并肝功能异常的围术期处理[J].中国实用妇科与产科杂志,2007,23(2): 100－102.

[45] 杨立群,俞卫锋.合并肝硬化患者的术后并发症及其处理[J].上海医学,2012,35(6): 467－469.

[46] 董健,朱迎,张潜丰,等.联合应用剩余肝体积与肝功能评分系统预测肝切除术后并发症[J].中华普通外科杂志,2014,29(11): 824－825.

[47] 董兰,宇鹏,韩曙君,等.七氟烷对原位肝移植手术患者围术期肝功能和炎性反应的影响[J].临床麻醉学杂志,2013,29(12): 1184－1186.

［48］ 栾正刚,马晓春.围术期肝功能障碍类型及处理[J].中国实用外科杂志,2014,34(2)：123－126.

［49］ 黄文起.围术期肝脏保护应注意的几个问题[J].中华医学杂志,2009,87(35)：2452－2454.

［50］ 汤耀卿.围术期合并肝功能不全患者的基本用药原则[J].中国实用外科杂志,2005,25(12)：720－722.

［51］ 高娟,陈琳.原发性肝癌肝切除患者肝功能衰竭围术期相关危险因素分析临床研究[J].健康导报医学版,2015,7(20)：49.

［52］ 柳己海,郑小林,郑直.原发性肝癌肝切除术后患者发生肝功能衰竭的围术期危险因素分析[J].中国全科医学,2013,16(6)：2036－2038.

［53］ 李宏为,周光文.重视合并肝功能不全外科患者的围术期处理[J].中国实用外科杂志,2005,25(12)：705－707.

［54］ 王东,朱继业.术前肝功能评价对合并肝硬化患者手术的指导意义[J].腹部外科,2011,24(6)：326－328.

［55］ 杨波,吕军.肝切除术术前肝功能评价的研究进展[J].医学综述,2011,17(21)：3309－3311.

［56］ 王天龙,刘进,熊利泽,等.摩根临床麻醉学[M].北京：北京大学出版社,2015：518－525.

［57］ 邓小明,姚尚龙,于布为,等.现代麻醉学[M].北京：人民卫生出版社,2014：1674－1696.

第三十九章　肝胆手术围术期液体管理

液体治疗策略已经历了60年的变革,从20世纪60年代前术中限制输液,转变为开放输液,近年提出目标导向液体治疗(goal-directed fluid therapy, GDFT)。输注晶体和(或)胶体也争论多年,一直延续至今。

手术不良转归可能和输液不足或过度输液有关。输液不足可导致有效循环血量减少,血液由胃肠道、皮肤和肾脏向重要器官(脑和心脏)转移,以致上述器官灌注不足。相反,输液过多也会带来不良后果。血管内液体过多会导致静脉系统压力升高,加重心脏负担。使血管内液向细胞间隙(细胞外)转移,导致肺水增多和外周组织水肿并伴随全身和(或)局部组织氧合障碍。因此,临床上应加强液体治疗监测,根据患者实际情况进行科学分析,决定合理的液体治疗,才能取得良好效果。

肝胆外科疾病可直接或间接造成水、电解质和酸碱紊乱,以及各种急慢性失血、重要脏器功能障碍,正确或适当的液体治疗有利于术后康复。如术前不予纠正,术中输液不当,则术后易发生严重并发症。麻醉引起血管扩张,麻醉后经皮肤的隐性失水,可致患者循环不稳定。肝胆手术通常创伤大、失血多,手术创伤与体液平衡隔绝液体均可影响患者的体液和电解质平衡,总之,加强肝胆手术患者围术期液体管理非常重要。

第一节　肝胆疾病对机体水和电解质平衡的影响

一、肝硬化内分泌功能改变导致水和电解质的变化

肝硬化可伴有腹水、水肿、电解质紊乱或肝肾综合征。肝硬化和腹水的患者肾脏灌注降低,肾内动力学改变,近端和远端重吸收增加,并且自由水的清除通常受损。患者常发生低钠和低钾血症,前者是稀释性的,而后者是尿中失钾过多(继发于高醛固酮血症和利尿)造成的。这些紊乱中最严重的是肝肾综合征。

肝硬化患者存在低外周血管阻力、高心排出量及相对低血压。持续内毒素血症(由于门-体分流及胆盐缺乏,内毒素由肠道吸收增加),首先通过激活肿瘤坏死因子及白细胞介素引起继发介质级联反应而导致血管舒张。造成血管舒张的因素还包括由受损肝产生的其他血管舒张性神经递质,或不能被受损肝所清除的某些递质。

二、肝肾综合征肾功能障碍对水和电解质平衡的影响

肝肾综合征是肝硬化患者功能性肾脏损害,常继发于胃肠道出血、过分利尿、败血症或大手术。

其特征是进展性泌钠停止性少尿、氮血症、不易治愈的腹水和高死亡率。

术前对进展性肝病患者审慎的液体管理十分重要。不应过分强调围术期肾功能保护,应避免术前频繁的利尿,用胶体液纠正急性血管内液体不足、腹水和水肿液的利尿应在数日内完成。只有在卧床休息、限制入钠(<2 g/d)和螺内酯的治疗无效时,才采用襻利尿剂。

三、血流动力学改变

肝硬化门脉高压患者中约有70%呈现循环高动力状态,动脉扩张可降低血管阻力及主动脉压,从而增加每搏量及心排血量,而灌注压、心率、动脉压则正常。血容量通常是升高的,外周血流对组织氧耗来说是供过于求。所以大多数肝硬化患者包括有心肌炎的患者心排血量均是升高的。肝硬化患者对应激所致的血管收缩及心动过速的反应能力降低。

第二节　液体的理化特性和渗透压

保障血管容量的循环部分是维持正常细胞外液容量的关键。钠离子是细胞外液的主要成分(285 mmol/L),其产生的晶体渗透压是形成血浆渗透压(300 mOsm/kg)的主要物质。晶体渗透压维持细胞内外水平衡,胶体渗透压维持血管内外水平衡。白蛋白是维持细胞外液胶体渗透压的主要物质(18~22 mmol/L)。

围术期液体治疗所用的溶液有晶体液和胶体液。晶体液含小分子量离子,胶体液则含有大分子量物质,如蛋白、羟乙基淀粉和明胶等。胶体液维持血浆胶体渗透压并且留存在血管内。

一、液体的理化特性和渗透压

(一) 晶体溶液
麻醉期间最常用的是等渗性溶液,包括乳酸林格液和醋酸复方电解质溶液。乳酸林格液渗透压略偏低,在肝脏代谢转化为碳酸氢根。醋酸复方电解质溶液的 pH 是 7.4,最接近生理值,临床上即使大量使用亦不会导致酸中毒或高氯血症。

(二) 2.5%白蛋白
其胶体渗透压大约20 mmHg,与血浆渗透压相近。由于白蛋白有较好的热稳定性,通过分离和热灭菌制备过程清除了感染源。胶体渗透压降低的患者输入白蛋白能明显提高胶体渗透压,维持血管内容量的时间较长,25%白蛋白液含白蛋白是正常浓度的5倍,为高渗溶液。

(三) 人工血浆代用品溶液
人工血浆代用品溶液是用大分子物质溶解于生理盐水,因此也会导致高氯血症。羟乙基淀粉130/0.4复方电解质溶液(万衡)比羟乙基淀粉130/0.4氯化钠溶液(万汶)氯离子明显减少,由醋酸根代之,电解质溶液更接近于生理状态。即使短时间(1~2 h)输注羟乙基淀粉130/0.4氯化钠溶液,也可发生高氯性代谢性酸血症,而羟乙基淀粉130/0.4复方电解质溶液能维持满意的电解质和酸碱平衡。

琥珀酰明胶含钠 154 mmol/L,含氯 125 mmol/L,pH 7.4±0.3,胶体渗透压为 34 mmHg,半衰期 4 h,经肾脏代谢。它能提高血浆胶体渗透压,增加血容量,不影响凝血机制,不干扰交叉配血。

二、肾脏功能和液体治疗

肾功能不全在肝功能障碍患者中常见,42%~82%患者有不同程度的肾功能不全。第一代和第二代羟乙基淀粉分子量与羟乙基取代度偏高,而 C_2/C_6 比偏低,必然在一定条件下产生以肾脏毒性为典型代表的不良反应。其原因可能系分子量大的胶体溶液使肾小球内血浆胶体渗透压大于肾小球静水压,导致肾小球滤过作用停止,从而引起肾衰竭。第三代羟乙基淀粉制剂万汶具有更合理的分子量、羟乙基取代度和 C_2/C_6 比匹配。万汶肾毒性发生率低。但 Perner 和 Myburgh 均认为羟乙基淀粉可增加严重脓毒症患者发生需透析治疗的肾损伤风险,甚至增加死亡率,故认为羟乙基淀粉的风险远高于获益。2013 年欧洲药物管理局正式颁布批文规定:由于在重症、感染以及烧伤患者中使用羟乙基淀粉将明显导致肾功能损伤的发生率及病死率升高,所以严禁在此类患者中使用羟乙基淀粉 130/0.4 进行容量复苏。但对于因急性失血导致的低血容量性休克的患者,可以在单独使用晶体液复苏无效的情况下,酌情使用羟乙基淀粉 130/0.4,使用时间不能超过 24 h,同时须密切监测患者的肾功能,监测时间不能少于 90 日。然而,Annane 等研究表明,在使用以羟乙基淀粉为主的胶体液治疗低血容量性休克时能够降低重症患者的病死率,且不增加肾脏替代治疗风险。上海交通大学医学院附属仁济医院麻醉科通过对肾功能敏感指标的监测发现老年患者术前已存在一定程度的肾功能改变,并在围术期有进一步加重的趋势,但输注 25 ml/kg 的羟乙基淀粉 130/0.4 对肾功能正常的老年患者肾功能无明显影响,可安全使用。

总之,羟乙基淀粉使用应遵循以下原则:① 严格掌握适应证:羟乙基淀粉主要用于失血、创伤、烧伤、感染和中毒性休克等的治疗,严重脓毒血症和脓毒性休克患者应禁用;② 对于已存在肾损害或具有肾损害风险(如高血压伴肾小动脉硬化、肾功能不全、心功能不全等)的患者应慎用。由于老年人肾血流量减少,功能相应降低,因此使用羟乙基淀粉前应先检查肾功能,用药过程中应注意观察临床表现,一旦出现少尿等现象应立即停药并给予相应处理。

三、凝血功能和液体治疗

肝硬化患者常表现为贫血、血小板减少症和凝血因子缺乏。与肝疾病相关的凝血功能障碍会显著增加围术期出血风险。肝脏是产生所有凝血因子(除 von Willebrands 因子外)的场所,还产生许多凝血抑制剂、纤溶蛋白及其抑制剂等。凝血和纤溶过程中多种活化因子的障碍都与肝功能异常相关。另外,肝疾病患者因肝硬化和脾功能亢进引起的血小板异常和血小板减少也很常见。因此肝疾病患者可发生低凝状态、纤溶亢进、弥散性血管内凝血(DIC)和与蛋白 C、蛋白 S 缺乏有关的高凝状态等各种凝血功能异常。

肝脏手术中大量输血的严重并发症是凝血功能的改变原因。大多为稀释性血小板减少为凝血改变的程度取决于术前血小板的数量、失血量和血小板的功能。临床上显著的血小板减少症见于输血量达血容量的 1.5 倍以上的患者。常输注血小板以维持血小板数量在 $50 \times 10^9/L$ 以上。

VanDer Linden 等研究发现围术期使用羟乙基淀粉 130/0.4 并不增加出血量,而且还能减少输血。该现象可能是由于羟乙基淀粉 130/0.4 对凝血因子和血小板的影响较小,从而不增加围术期的出血量和异体血输入量。上海交通大学医学院附属仁济医院麻醉科研究发现,输注羟乙基淀粉 130/0.4 可引起血浆Ⅷ因子和 VWF 显著下降,但对内外源性凝血和血小板功能无影响。

第三节　液体治疗监测和血容量估计

临床尚无直接、准确监测血容量的方法,因此需对手术患者进行综合监测及评估,以做出正确的判断。术中出入量多的患者需常规监测中心静脉压(central venous pressure ,CVP),并重视其动态的变化。重症和复杂的肝胆手术患者还需使用有创技术以监测血流动力学的变化。影响平均动脉压(mean arterial pressure, MAP)三个主要因素:心肌收缩力、前负荷和后负荷。根据欧姆定律 MAP = CO × SVR + CVP,心排血量(cardiac output,CO),外周血管阻力(peripheral vascular resistance,SVR),维持正常范围 CVP 的前提下,MAP 的稳定主要依靠 CO 和 SVR。如要求在短时间增加 CVP 而明显增高 MAP 是危险的处理,而且效果不确切。临床麻醉的处理是首先应维持正常范围 CVP。根据 Starling 原理提示,正常心脏前负荷超过 18 mmHg,CO 不再增加,因此 CVP 应维持在正常范围 <18 mmHg。其次通过机体或血管活性药物维持或增加 CO 以代偿因麻醉等因素导致的交感神经阻滞、动脉张力下降、静脉血管扩张、SVR 下降。由于 CO 代偿范围不可以超过正常 CO 的 3 倍,麻醉期间可以在维持 CO 一定正常范围之后,酌情使用 α 受体激动剂的血管活性药(如麻黄碱、去甲肾上腺素或去氧肾上腺素)。

一、无创循环监测指标

(一)心率
麻醉手术期间患者心率突然或逐渐加快,可能是低血容量的表现,但需与手术刺激、麻醉偏浅、血管活性药物作用和心脏功能异常等其他原因进行鉴别。

(二)无创血压
血压监测通常采用无创袖带血压,低血容量的表现会出现低血压。通常用于单纯胆囊切除术等中小手术。

(三)尿量、颈静脉充盈度、四肢皮肤色泽和温度
尿量是反映肾灌注和微循环灌注状况的有效指标,术中尿量应维持在 1.0 ml/(kg·h)以上,但麻醉手术期间抗利尿激素分泌增加,可影响机体排尿,故尿量并不能及时反映血容量的变化。颈静脉充盈度、四肢皮肤色泽和温度也是术中判断血容量的有效指标。

(四)经食管多普勒超声
可有效评估心脏充盈的程度。研究发现通过食管超声指导肝移植术中容量管理,可以实时监测并准确快速地判断手术中循环血量的变化,能够有效维持血流动力学稳定,及时调控液体及血制品输注,降低液体负荷过重的风险,保证充足的组织器官灌注,同时还可以很好地降低肝移植围麻醉期不良事件发生率,减少术后拔管时间与 ICU 停留时间。

二、有创血流动力学监测指标

（一）中心静脉压

是术中判断血容量的常用监测指标，应重视 CVP 的动态变化。精确测量的关键在于确定压力传感器零点的位置（第 4 肋间、胸骨水平下 5 cm 处），并在呼气末（无论自主呼吸或正压通气）记录 CVP 的值。由于右心血容量与 CVP 呈曲线关系，故需强调在复杂手术中建立连续 CVP 监测，若出现 CVP 持续升高 ≥3 mmHg 即应高度关注右心功能。CVP 是传统的血容量监测方法，用 CVP 来评价容量状态必须结合患者的心功能状态。心功能好而血容量正常者 CVP 有可能低，而心功能差且血容量不足者，CVP 反而增高。所以 CVP 的变化趋势的意义要大于数值高低的意义。

（二）有创动脉血压

是可靠的循环监测指标。连续动脉血压波型与呼吸运动的相关变化可有效指导输液，若动脉血压与呼吸运动相关的压力变化 >13%，则高度提示血容量不足。

（三）肺动脉楔压

是反映左心功能和左心容量的有效指标。

（四）心室舒张末期容量（end-diastolic volume，EDV）

是目前临床判断心脏容量的有效指标，EDV = 每搏量/射血分数，左心 EDV 测定采用超声心动图，右心 EDV 测定采用漂浮导管。

（五）收缩压变异度

收缩压变异度（systolic pressure variation，SPV）、脉压变异度（pulse pressure variation，PPV）以及每搏量变异度（stroke volume variation，SVV）等均可用于容量监测，其中每搏指数（stroke volume index，SVI）与 SVV 的变化与容量负荷的变化有明显的相关性，每搏指数 = 每搏心排血量/体表面积，正常值为 $41 \sim 51 \ ml/m^2$。SVV 通过脉搏波形变化的分析进行动态监测，能正确反映左心室功能的改变，是很好的监测左心前负荷的指标，能正确指导液体治疗。SVV 由最高的每搏量（SV_{max}）与最低的每搏量（SV_{min}）的差值与每搏量平均值（SV_{mean}）相比获得的，计算公式为 $SVV = (SV_{max} - SV_{min})/SV_{mean} * 100\%$。在控制呼吸时正常 SVV 值为 10% ~15%，SVV >13% 说明容量不足，通常把 SVV <13% 作为指导液体复苏的目标值。FloTrac 系统是临床监测血容量的有效方法，但监测 SVV 也有一定的局限性：SVV 不适于房颤、频发早搏等心律失常患者使用，因为心律失常本身使 SV 变异程度增大，由此 SVV 的变异程度也相应大大增加。

三、相关实验室检测指标

（一）动脉血气、电解质、血糖、血乳酸及中心静脉血氧饱和度

pH 对于维持细胞生存的内环境稳定具有重要意义，在循环血容量和组织灌注不足时需及时进行

动脉血气监测。标准碳酸氢盐和实际碳酸氢盐是反映代谢性酸碱平衡的指标,两者的差值可反映呼吸对[HCO_3^-]的影响程度,如标准碳酸氢盐 > 实际碳酸氢盐,表示二氧化碳排出增加;实际碳酸氢盐 > 标准碳酸氢盐,表示二氧化碳潴留。碱剩余是反映代谢性酸碱平衡的指标。

电解质、血糖和肾功能指标如尿素氮、肌酐等的变化也需进行及时的监测。血乳酸是评估全身以及内脏组织灌注的有效指标,对肝胆大手术患者的液体治疗具有重要的指导作用,术中应常规监测。

中心静脉血氧饱和度(central venous oxygen saturation,$ScvO_2$)是混合静脉血氧饱和度的组成部分,其临床操作侵袭性小,比较广泛应用于临床。正常 $ScvO_2 \leqslant 75\%$,液体治疗后 $>65\%$,可以达到同样的复苏效果,而且能更精确和个体化指导输血。$ScvO_2$ 值控制在 $70\% \sim 75\%$ 以上可作为一个改善高风险手术患者预后的靶向目标。

（二）血红蛋白和红细胞比容

围术期尤其肝胆大手术应常规测定这两个指标,以了解机体的氧供情况。临床上已有仪器进行无创连续监测,也可通过血气分析多次测定。

3. 凝血功能

大量输血输液以及术野广泛渗血时均应及时监测凝血功能。凝血功能监测包括血小板计数、凝血酶原时间、活化部分凝血活酶时间、国际标准化比值、血栓弹性描记图和 Sonoclot 凝血和血小板功能分析。

第四节　肝胆手术的液体管理

一、胆囊胆道手术

胆囊、胆道疾病多伴有感染,胆道梗阻可能发生阻塞性黄疸及肝功能损害,麻醉前都要给予消炎、利胆和保肝治疗;阻塞性黄疸可导致胆盐、胆固醇代谢异常,维生素 K 吸收障碍,致使维生素 K 参与合成的凝血因子减少,可发生出凝血异常,凝血酶原时间延长,围术期容易发生出血、渗血,麻醉前应给维生素 K 治疗,使凝血酶原时间恢复正常。

复杂的胆道手术和二次胆道手术往往创伤大、手术时间长,可由于大量的出血、液体丢失和创伤组织水肿造成血容量不足,术中需要开放中心静脉,有创动脉测压,检查凝血功能,以及严密监测血气、电解质、纠正内环境失衡,及时补充晶体液、血浆以及红细胞维持血流动力学的平稳。高龄患者,长时间手术者注意监测体温和采取液体加温等保温措施。

二、肝叶切除术

由于肝叶切除术中血流动力学及液体平衡往往波动显著,所以对这些患者应有较充分的术前准备和良好的术中监测。动脉置管可用来监测动脉压和采集动脉血样,中心静脉压、肺动脉压、心排血量、尿量监测对血容量和心功能评估均是有益的。

中心静脉置管以备大量输血输液及 CVP 监测。另外,应备好快速输液系统,准备充足的血源包括新鲜冰冻血、血小板和冷沉淀物。血红蛋白 >100 g/L 不必输血。血红蛋白 <70 g/L 应考虑输入浓缩红细胞。血红蛋白为 70~100 g/L 时根据患者代偿能力、一般情况和其他脏器器质性病变而决定是否输血。急性大出血如出血量 >30% 血容量,可输入全血。失血 ≤ 1 000 ml 可用胶体晶体液补充血容量,不必输血。失血达到 1 000~5 000 ml 可输洗涤红细胞。失血 ≥5 000 ml 在输洗涤红细胞的同时还应输入适量的新鲜冰冻血浆,失血 ≥ 8 000 ml 还应加输血小板。在肝切除术期间降低 CVP 可通过减轻肝静脉内淤血程度而显著减少术中失血。在全身麻醉基础上联合使用硬膜外麻醉和静脉内给予硝酸甘油可扩张血管,据报道这种方法可将 CVP 降至 5 cmH_2O 以下。由于这一技术的特征之一是要持续限制液体入量直到手术结束,因而可能造成术中低血容量,继而减少肾脏和肝脏等内脏器官的血流量,尤其是对左室或右室功能不良的患者。如体循环动脉压发生轻微下降则使用血管收缩剂可能会与低血容量状态协同,加重对肠道灌注的影响。许多麻醉医师使用改变心肌收缩力的药物或血管收缩剂来维持低 CVP 下的器官灌注,如小剂量多巴酚丁胺 2~5 μg/(kg·min)或去甲肾上腺素 0.05 μg/(kg·min)。

肝脏手术中需要通过限制液体维持较低的 CVP,减少术中出血。但是,精准肝切除术中长时间限制输液常导致患者有效循环血容量不足、心排血量下降,引起全身重要脏器灌注下降和氧供需比例失调,甚至功能衰竭。如何在此类手术中进行液体管理,目前还没有统一的规范。研究发现 FloTrac/Vigileo 心排血量监测仪通过特定的换能器与桡动脉置管连接,通过计算 SVV 为医生评估患者容量状态提供参考时,患者能维持满意的心指数,术中低血压的发生率、使用去氧肾上腺素的剂量也较单纯低 CVP 组患者减少。此外,研究还发现在保证 SVV <12% 前提下,能很好维持 CVP <5 cmH_2O 的低 CVP 目标,尽管 SVV 组患者围术期胶体液的用量较低 CVP 组明显增加,但是围术期出血量和输血量没有明显增加。因此,对于长时间精准肝切除手术,采用 SVV <12% 和 CVP <5 cmH_2O 目标导向的液体治疗策略有利于维持患者术中血流动力学平稳,减少乳酸生成,促进肝脏手术后低蛋白血症改善。

术中血流动力学稳定主要靠血管中有效血容量来维持。血容量受术中失血和大血管阻断与放松的影响。术中失血量是不定的,有时失血量可能达血容量的 20 倍之多,尤其在有高度血管化的肿瘤如巨大海绵状血管瘤的患者或以前有腹部手术史的患者,有学者研究快速阻断门静脉和肝动脉,由于全身血管阻力增加,虽然心充盈压和心排血量在一定程度上有所下降,但动脉压仍升高。即使血管阻断持续 1 h,阻断放松后血流动力学仍迅速恢复正常,并不出现心血管受抑制的表现。

术中液体的管理包括输注晶体液、胶体液(白蛋白或羟乙基淀粉及琥珀酰明胶等)和血制品。当急性失血时,晶体液能快速有效地储存血管内容量和补充组织间液缺失,且价格较胶体低廉。但晶体液输注过多会导致周围性水肿而致伤口愈合及营养物质运输不良和出现肺水肿。胶体液在避免低蛋白血症发生的周围性水肿中更常用。尽管输注白蛋白可显著增加淋巴回流而很好地防止肺水肿,但当这种机制失代偿或毛细血管膜通透性发生改变,导致液体渗透至肺间质从而不可避免地发生肺水肿。由于 Starling 机制中许多其他因素,如毛细血管通透性、静水压、肺间质胶体渗透压都不确定或由于大量出血和液体潴留发生显著变化,从而使病情判断进一步复杂。怎样维持足够的胶体渗透压和肺动脉楔入压以防止肺水肿尚无定论。在液体潴留的早期,肺和外围毛细血管通透性可能并不发生改变。但当脓毒血症等并发症发生时,会出现弥漫性毛细血管渗漏。因此,在早期可输注白蛋白以降低周围性水肿和肺水肿的程度,同时避免发生术后低蛋白血症。

大量输血可导致其他改变。由于低钙血症而导致心肌抑制是输注大量含枸橼酸盐的一个主要问题。在肝功能正常时,输血速度不超过 30 ml/(kg·h),维持足够的循环容量下,钙离子可在正常范围内。即使无肝功能不全的患者,输血速度超过 30 ml/(kg·h)时,也会发生低钙血症。但当输血减慢时,钙离子水平在 10 min 内即可恢复正常。但当患者清除枸橼酸盐能力不全时(低温、尿量少),与肝功能不全患者一样,易发生枸橼酸盐中毒。由于肝灌注和肝功能在围术期会显著下降、输血速度也会长时间超过 30 ml/(kg·h),术中应经常监测钙离子水平,并适当补充氯化钙或葡萄糖酸钙。

肝脏疾病尤其是终末期肝病的患者,通常都处在体液异常状态,包括血浆渗透压降低、外周水肿、腹水生成等。许多患者还存在体液相关的电解质紊乱包括稀释性低血钠和低血钾,钠钾从尿中病理性流失。手术期间会发生大量的体液转移,包括腹水引流、腹腔开放的体液蒸发和大量出血等。尽管许多患者在家通过限制水钠摄入以减轻疾病进展,但在手术室里应首先保证足够的血容量和尿量以避免术中肾衰竭。对于疾病严重或进行长时间手术的患者,应优先考虑使用胶体。胶体(如白蛋白、羟乙基淀粉)可减少钠的分布、使液体在血管内驻留时间延长(尽管数据显示白蛋白在血管内驻留时间仅比晶体稍长)。血管外渗透压降低可减少水肿形成和术后腹水。对于严重凝血障碍的患者,首选新鲜冰冻血浆作为术中维持性液体。维持血管内容量很重要,使尿量在 0.5 ml/(kg·h) 以上,除非之前已存在肾功能不全,遇此情况应谨慎补液防治超负荷。

术后每日给以 200～250 g 葡萄糖,即静脉输给 10% 葡萄糖液 2 000 ml 和 5% 葡萄糖盐水 500～1 000 ml,每 100 g 葡萄糖加入维生素 C 500 mg 和胰岛素 16～20 U,必要时补充适量氯化钾。根据液体出入量与血液生化的变化,调整水、电解质与酸碱平衡。每日肌内或静脉注射维生素 K_1 20～40 mg,以改善凝血机制。每日还应给予维生素 B_1 100 mg。对切除半肝以上或合并肝硬化者,除术后积极加强保肝治疗外,在术后 2 周内应给予适量的血浆或白蛋白,特别是术后 5～7 日内,每日除输给大量葡萄糖和维生素外还应补给 200～300 ml 血浆或 5～10 g 白蛋白,以后根据情况补给。除血浆或白蛋白外还应补给少量新鲜血。静脉液体中还应当补充钠、钾磷酸盐,以避免严重的低磷酸血症,并有助于肝再生。

接受肝大部分切除患者术后可能立即出现第三间隙液体大量转移,麻醉医师应加强监测及时处理。

三、肝移植患者的液体管理

(一) 肝移植患者术前和术中的容量状态

肝移植患者移植术前的容量状态与术前原发病、液体治疗有关。原发性肝癌(肝癌)患者移植术前检测肝功能多为正常,各器官功能未受到严重损害,住院治疗时间较短,较少合并胸腔积液、腹腔积液、低蛋白血症等并发症,对于容量的自身调节机制较完善,可以自我调节。对此这类患者容量治疗可按一般大型肝切除手术进行处理。终末期肝病患者通常表现为高血流动力学状态,如心排血量增加、外周血管阻力下降、动脉血压下降以及由此引起的各内脏器官、骨骼肌系统缺氧。神经体液系统中的血管紧张素、去甲肾上腺素、血管加压素、内皮素等持续性激活,干扰了循环系统的稳定,降低了对血管活性药物的反应性。患者病情越重,其血流动力学改变越明显,且伴有心血管反射的异常。腹腔、胸腔积液是终末期肝病常见的并发症,基本的治疗措施包括限钠和利尿,而这两者无疑会影响血容量。除了高血流动力学状态之外,终末期肝病患者的体液分布不均衡,特别是伴有胸腔、腹腔积液的患者,其细胞外液增多而细胞内液明显减少,实际有效循环血量不足,肾小球灌注压下降,对肾功能造成影响,易发生肝肾综合征。合并大量腹腔积液的患者还有可能发生腹腔间隙综合征,常常伴有肺动脉压增高、低氧血症、心排血量减少、低血压、酸中毒等症状。急性、亚急性及慢性肝衰竭患者常继发不同程度的自发性腹膜炎、肺部感染和系统性炎症反应综合征,引起全身毛细血管通透性增加,血管内液体和血浆蛋白质渗出至组织间隙,导致组织及组织间隙水肿、血管内有效循环血容量降低、组织灌注不足、组织缺氧,与严重感染和感染性休克有相似的病理生理特点。肝移植术前液体治疗不当也会影响患者的容量状态。患者长期利尿、大量抽取腹腔积液、白蛋白等胶体和液体补充不足等,导致有效循环血量不足和肾血流灌注不足,引起肾前性肾功能不全,或因动脉血压下降、心血管反射的异常、血管活性药物反应性低而大量输液,导致体内容量过多及组织水肿。上述两种"过干"或"过湿"的液体治疗均会给肝移植围术期液体管理及患者器官功能恢复造成困难。

肝移植患者术前原发病及病理生理改变对于术中的容量状态有很大影响。例如,一些体积较小的肝肿瘤进行肝移植手术可能出血量很少,甚至不需要输血,通常术中液体正平衡量不大;而因急、慢性肝衰竭行肝移植的患者存在凝血功能紊乱,在整个围术期可能会出现广泛性渗血,需要补充大量血制品和液体扩容来维持血压,液体正平衡量可达到 3 000 ~ 5 000 ml。一般来说,慢性肝衰竭的凝血功能状况介于急性肝衰竭和肝肿瘤之间,而低蛋白血症、贫血、脾肿大等症状较为明显,在游离病肝较为困难的情况下如巨大的肝肿瘤及再次肝移植手术等,常会发生大出血。不同术式的肝移植手术对容量状态的影响也有所不同。阻断下腔静脉的经典非转流原位肝移植手术中血流动力学波动剧烈,阻断下腔静脉后,由于回心血量突然减少,导致组织缺氧明显、酸性代谢产物增多,开放下腔静脉后引起全身大量毛细血管床开放,出现心率减慢甚至心脏停搏,血压、心排血量和心脏指数下降,此时要求增多输液量。背驮式肝移植术术中没有完全阻断下腔静脉,血流动力学基本稳定、心排血量和心脏指数变化不大,输液量相对较少。

(二)肝移植术后的液体管理

肝移植患者经受肝移植的大创伤手术后,常伴有明显的系统性炎症反应综合征。此时,全身毛细血管通透性增加,血管内液体和血浆蛋白质渗出至组织间隙,导致血容量降低。终末期肝病患者肝移植术前、术中及术后早期血流动力学特点为高排低阻,即外周动脉阻力下降、血浆胶体渗透压低、毛细血管通透性增加、组织间隙及第三间隙液体聚集,导致有效循环血量不足,易引起肾前性肾灌注不足、尿量减少、血清肌酐上升。另一方面,术后患者需应用大剂量肾上腺皮质激素(激素)预防排斥反应,势必会引起水、钠潴留,全身各种脏器存在一定程度的水肿。肝移植手术创伤大、出血量多,其液体出入量通常为绝对正平衡,术后 1 ~ 2 日需要补充较多液体,液体出入量亦可能为正平衡。另外,术后随着全身情况的好转,外周血管张力恢复、通透性恢复正常、血浆胶体渗透压提高、细胞外液逐渐再吸收、第三间隙的水分回吸收,若此时心血管系统和肾功能难以代偿,可能出现高血容量和肺水肿。因此术后早期对于有效循环血量不足的患者,不应一味给予大量液体扩容,在补液的同时应结合应用血管活性药物,提高外周循环阻力,保证有效循环血量及肾灌注。肝移植术后若输入过多液体会造成以下后果:① 加重心脏负担,导致肺水肿,降低肺通气,增加肺部感染的发生率;② 胃肠道组织水肿,进而导致术后肠梗阻,抑制胃肠道排空,延缓恢复进食的时间,甚至阻碍胃肠吻合口愈合;③ 降低区域供氧和淋巴回流,延缓切口的愈合;④ 稀释血液并降低凝血功能。有研究提示,与开放性输液相比,手术中限制性输液能降低病死率和重症监护室入住时间。但限制液体输注的策略是一把双刃剑,若一味地限制补液量,导致循环血量不足,可能会引起血流动力学不稳定及组织灌注和血氧供应降低;组织低灌注若持续不改善,会导致氧供不足、血管收缩、微血管障碍及组织损伤,其结果是造成器官功能受损。肝移植术中使用低中心静脉压技术能减少输液量和输血量,减轻组织水肿,减少肝移植并发症发生率。也有学者认为,肝移植术中联合使用低 CVP 技术和血管活性药物的液体管理方案,会导致肾脏灌注不足及加重肾损伤。对于术前已存在少尿及肾功能不全的患者,应避免使用低 CVP 技术或维持中等水平 CVP(5 ~ 7 cmH_2O)的液体管理。近年越来越多的文献报道指出,术中输液应以维持机体体液平衡为宜,而超负荷输液可能会增加术后肺水肿等并发症的发生率。因此,液体治疗的目标是为了达到个体最佳的循环功能状态。基于血流动力学指标为指导的个体化围术期 EGFT 已成为高危患者围术期液体治疗的重点。对于肝移植术后早期患者 EGFT，首先液体复苏时输液量不宜过多，建议采用液体治疗和血管活性药物输注并重的策略，常规应用小剂量特利加压素（8~9 μg/kg），如血压偏低加用去甲肾上腺素，且通过脉波指示连续心排监测仪（pulse-indicated continuous cardiac output, PiCCO）监测血流动力学指标。肝移植术后早期通常 CO 高，故很少应用多巴酚丁胺强心治疗。其次，早期目标导向液体治疗 EGDT（early goal-directed therapy, EGDT）是基于临床的易操作性，将血氧饱和度作为指导液体治疗的指标，但影响血氧饱和度的因素较多，所以肝移植术后血氧饱和度 <70% 并非组织灌注不足的绝对指征，需要临床综合评价患者的血流动力学指标。Kimberger 等的研究表明，血氧饱和度用于指导液体治疗的效果不如每搏输出量。因此，若患者病情危重且血流动力学不稳定，应用 PiCCO 监测同时给予滴定式液体治疗更为合适，在实际临床工作中也发现应用 PiCCO 指导液体治疗有助于限制液体入量，更好地指导容量负平衡的时机和剂量。由于等渗氯化钠溶液或林格液输入量仅有 25% 留在血管里，余下的 75% 则进入组织间隙，至少需要 4~6 倍量的等渗氯化钠溶液才能完全补充丢失的血容量，但是与此同时会使血浆蛋白浓度稀释、血浆胶体渗透压下降，进一步加重引起组织水肿。因此，补液应以胶体液为主，如白蛋白、新鲜冰冻血浆及羟乙基淀粉溶液等。建议术后早期每日补充白蛋白 40 g，使血清白蛋白水平维持在 40 g/L 左右，根据血常规及凝血功能检查结果补充血制品；如果无合并严重的凝血功能障碍可给予羟乙基淀粉溶液，既可提高胶体渗透压减轻间质水肿，又可保护毛细血管内皮功能；结合利尿治疗，有利于消除组织水肿、纠正肾灌注不足。若患者术后恢复顺利，术后 3 日血管通透性逐渐恢复，第三间隙内的多余水分回收，尿量增多，此时应警惕肺水肿、肺功能下降、心力衰竭等并发症，液体治疗应根据循环情况转为负平衡，尽快由静脉营养逐渐过渡为肠内营养，有利于患者恢复。

（黄贞玲　王珊娟　杭燕南）

参考文献

[1] 杭燕南,王祥瑞,薛张纲,等. 当代麻醉学 [M]. 第 2 版. 上海：上海科学技术出版社,2013：601 - 617.

[2] Mayer J,Boldt J,Mengistu AM,et al. Goal directed intraoperative therapy based on autocalibrated arterial pressure waveform analysis reduces hospital stay in high risk surgical patients：a randomized,controlled trial[J]. Crit Care, 2010,14(1)：R18 - 22.

[3] Perner A,Haase N,Guttormsen AB,et al. Hydroxyethyl starch 130/0.4 versus Ringer's acetate in severe sepsis[J]. N Engl J Med, 2012,367(2)：124 - 134.

[4] Myburgh JA,Finfer S,Bellomo R,et al. Hydroxyethyl starch or saline for fluid resuscitation in intensive care[J]. N Engl J Med, 2012,367(20)：1901 - 1911.

[5] Annane D,Siami S ,Jaber S,et al. Effects of fluid resuscitation with colloids vs crystalloids on mortality incritically ill patients presenting with hypovolemic shock ：the CRISTAL randomized trial[J]. JAMA,2013 ,310(17)：1809 - 1817.

[6] Van Der Linden P,James M,Mythen M,et al. Safety of modern starches used during surgery[J]. Anesth Analg,2013, 116(1)：3548.

[7] Sibulesky L,Heckman MG,Taner CB,et al. O utcomes following liver transplantation in intensive care unit patients [J]. world J Hepatol,2013,5(1)：26 - 32.

[8] Bundgaard-Nielsen M, Secher NH,Kehlet H. 'Liberal' vs. 'restrictive' perioperative fluid therapy：a critical assessment of the evidence[J]. Acta Anaesthesiol Scand, 2009,53(7)：843 - 851.

[9] Kimberger O, Arnberger M, Brandt S, et al. Goal-directed colloid administration improves the microcirculation of healthy and perianastomotic colon[J]. Anesthesiology,2009,110(3): 496 – 504.

[10] 李冰冰，董媛媛，蒋忠，等.以每搏量变异为指导的液体治疗对精准肝切除术患者乳酸和术后肝肾功能的影响[J].临床麻醉学杂志,2014,30(9): 837 – 841.

[11] Wang SC,Teng WN,Chang KY,et al. Fluid management guided by stroke volume variation failed to decrease the incidence of acute kidney injury,30 day mortality,and 1 year survival in living donor liver transplant recipients[J]. J Chin Med Assoc,2012,75(12): 654 – 659.

[12] Zhang Z,Lu B,Sheng X,et al. Accuracy of stroke volume variation in predicting fluid responsiveness: a systematic review and meta-analysis[J]. J Anesth,2011,25(6): 904 – 916.

[13] Benes J,Chytra I,Altmann P,et al. Intraoperative fluid optimization using stroke volume variation in high risk surgical patients: results of prospective randomized study[J]. Crit Care, 2010, 14(3): R118 – 121.

[14] Zarychanski R,Abou-Setta AM,Turgeon AF,et al. Association of hydroxyethyl starch administration with mortality and acute kidney injury in critically ill patients requiring volume resuscitationtation: a systematic review and meta-analysis [J]. JAMA,2013,309(7): 678 – 688.

第四十章　肝移植手术后精神和认知功能障碍

　　肝移植手术后精神和认知功能障碍,包括精神衰弱症状群和精神症状,精神衰弱症状群的表现为头痛、注意力不集中、失眠、心慌、焦虑等,精神症状表现为兴奋、躁动、谵妄、抑郁、行为异常、定向障碍、抽搐、发音困难、震颤、幻觉及意识改变等。

　　肝移植术后精神障碍由于患者的年龄、各种危险因素和评分方法的不同,其发生率差异很大,一般为8%~70%。大多数发生在手术后2~4周以内,临床分为二大症候群:谵妄(Delirium)和认知功能障碍(postoperative cognitive dysfunction, POCD)。

第一节　肝移植手术后谵妄

　　谵妄是一种以意识水平改变和注意力紊乱为特征的急性的、可逆的精神紊乱状态,有不愉快的情绪改变,常表现为意识紊乱、认知改变、短时间内发生疾病过程中症状有波动。但焦虑与谵妄发生无关,也伴有急性认知功能障碍,意识清晰度下降或觉醒程度降低。谵妄可增加术后认知功能障碍发生,而且术后数月日常生活功能状态较差。一般2~3日内自愈,也可持续4~5日,很少持续至第7日。美国危重病学会(critical care medicine,CCM)2013版成人ICU疼痛躁动及谵妄管理指南(PAD指南)指出:谵妄与成人ICU死亡率增加有关、与ICU住院时间及总住院时间延长有关、与成人ICU患者入住ICU后认知障碍发生有关。有研究报道,281例肝移植患者手术后,在为期2日左右,ICU中发生谵妄28例(10.03%),酗酒,术前肝性脑病史,APACHEⅡ评分≥16和气管插管≥5日是预测发生肝移植手术后谵妄的危险因素,并与ICU和住院时间增加有关。

一、谵妄的诊断与分型

(一)诊断

　　谵妄的诊断一般需要有明确的躯体疾病和严重的病理生理功能紊乱证据。常用ICU谵妄诊断的意识状态评估法(the confusion assessment for the diagnosis of delirium in the ICU,CAM-ICU,)、重症监护谵妄筛查检查表(intensive care delirium screening checklist, ICDSC)和Richmond躁动镇静量表(RASS)作为谵妄的诊断评分标准。

　　谵妄的诊断需要符合:① 意识障碍(对环境认识清晰度降低)、伴随注意力集中困难、注意持续或转移能力减退;② 认知功能改变(包括记忆力减退、定向力障碍、语言障碍),或存在知觉障碍和痴呆综合征;③ 病情在短期内(通常几小时到几日)起伏变化大,可以在1日之中迅速严重恶化。另外,谵妄还可以出现睡眠障碍(包括睡眠觉醒周期的改变)、精神运动性变化,以及神经行为异常等症状。ICU谵妄诊断的意识状态评估法(the confusion assessment method for the diagnosis of delirium in the ICU,CAM-ICU)、重症监护谵妄筛查检查表(intensive care delirium screening checklist, ICDSC)和

Richmond 躁动镇静量表(RASS)等也可作为谵妄的诊断标准。上述评定谵妄的各种方法中常用 CAM-ICU 和 ICDSC。

(二)分型

谵妄可分三型:① 兴奋型(hyperactive):又称情绪活跃型,特点是警觉性增高、对周围环境高度警惕和明显的激越躁动不安;② 抑制型(hypoactive):又称情绪低沉型,主要表现为不易唤醒、嗜睡和软弱无力,因为无破坏性,通常症状不易早期被察觉,占45% ~ 64%;③ 混合型(mixed delirium):可同时存在上述两种谵妄特点,兴奋和抑制之间变化,占医院中谵妄患者的6% ~ 55%。

情感稳定性在谵妄患者中亦有改变,如出现愤怒、烦躁不安、淡漠和意志要求减退等表现。也可以出现精神病性症状,如交替出现的幻觉、妄想等,同时还可以有思维形式障碍。如果没有自主功能的紊乱或感知觉的改变,通常又可称为"急性混沌状态"。

二、术后谵妄的治疗

因为术后谵妄是一个诊断名称,因此临床处理时首先要排除其他病因的引起的意识障碍。特别是减少药物相互作用的危险,所以详细了解当前和过去的药物使用情况至关重要,包括精神活性物质的使用与突然撤药等,必要时可酌情停药或减少相关药物的使用剂量。如果去除了相关因素,但还未能改善患者的行为,可以考虑选择抗精神病药物治疗。

(一)右美托咪定(dexmedetomidine)

右美托咪定是特异性 α₂ 肾上腺素受体激动药,作用于脑干蓝斑核,同时具有抗焦虑,镇痛和对抗谵妄的作用,促进自然的睡眠模式,镇静过程容易被唤醒,无呼吸抑制和药物蓄积作用,可以减少阿片类药物的使用剂量,可用于预防与治疗长期使用阿片类药物或酒精成瘾引起的撤药综合征。对于术后合并认知功能障碍的老年患者(70 岁 ~ 90 岁)用低剂量右美托咪定镇静是安全有效的,美国 FDA 已于 1999 年批准该药用于 ICU 机械通气患者最初 24 h 的镇静。大量的临床研究已表明:与传统的镇静药物(如咪达唑仑、丙泊酚等)相比,该药不仅可产生相似的镇静深度,而且患者可以在较深的镇静状态中被唤醒,有利于产生更好的合作性以及手术及各项操作的进行。同时该药还能减少麻醉药和镇痛药物的用量,减轻围术期心血管的应激反应。右美托咪啶镇静剂量为:先以 0.2 ~ 0.7 μg/kg 静脉输注给药(>10 min),然后以 0.2 ~ 0.5 μg/(kg · h)维持。一般不超过 72 h。

现有证据表明,右美托咪定是一种预防和治疗术后谵妄很有前途的药,但仍需要更大规模的,精心设计的多中心试验以确定其作用。

(二)氟哌啶醇(haloperidol)

氟哌啶醇注射是处理谵妄时兴奋躁动状态的主要措施,并且也是美国精神病学会(APA)推荐用药,但事实上氟哌啶醇注射并没有获得美国食品和药物管理局(FDA)批准治疗谵妄。在氟哌啶醇现有的黑框警告中提醒:可能会导致致命的室性心律失常,包括尖端扭转。当处方静脉注射氟哌啶醇时,需要心电监护,并考虑药物使用的风险收益比。氟哌啶醇因其对多巴胺 D₂ 受体强大的亲和力,因此对兴奋躁动有效,而这是非典型抗精神病药物所无法比拟的。它有抗胆碱能及其他一些活性代谢产物的不良反应,与苯二氮类药物和其他抗精神病药比较,氟哌啶醇对血压、肺动脉压、心率、呼吸的影响均较温和的,镇静作用较小。另外,氟哌啶醇静脉注射比肌内注射或口服更少产生锥体外系症状。静脉注射氟哌啶醇平均分布时间是 11 min,虽然在危重病患者和年老患者中时间可能会持续长一些,但大多患者在 15~20 min 后便会平静下来。氟哌啶醇平均半衰期是 21~24 h。轻度激越躁动氟哌啶醇一般使用 2~2.5 mg/次静脉注射,中度激越躁动为每次 5 mg,一般剂量不超过 5 mg,不良反应较少。需要注意的是,老年人谵妄的治疗,药物使用剂量应约为正常成人的 1/3。

(三) 其他药物

芬太尼和吗啡类镇静止痛药对严重的术后谵妄状态也会有所帮助,特别是药物不能起到有效镇静作用时,需要使用镇静药物丙泊酚或右美托咪定,但要在机械通气下使用。丙泊酚是深度镇静的药物,可用于短期治疗;在使用的过程中患者可以从焦躁到镇静,再到催眠,然后再到麻醉状态。丙泊酚不宜长期使用,当使用大于 2 周,患者就会出现耐药且停药比较困难。亦有文献报道,奥氮平、利培酮、喹硫平、利凡斯的格明也可用于预防和治疗术后谵妄,但缺少大型多中心临床试验证实。2013 年 PAD 指南不推荐使用苯二氮䓬类药治疗谵妄。

第二节　肝移植手术后认知功能障碍

自 1963 年,美国医生 Starzl 成功施行世界上第一例原位肝移植术以来,迄今全世界已累计实施肝移植手术超过 10 万余例,而肝移植术(liver transportation,LT)也为治疗各种病因引起的急慢性终末期肝病的唯一明确有效的治疗方法。随着科技的发展,手术和麻醉技术的不断完善,肝移植术的安全性和 5 年生存率大大提高,因此如何减少术后并发症和提高患者恢复质量逐渐成为关注重点。神经系统并发症是增加死亡率和降低恢复质量的重要因素。本文就肝移植术后认知功能障碍进行阐述。

肝移植术经过半个多世纪的不断探索和研究,目前术后一年生存率近 90%,3 年生存率近 80%,最长存活时间已近 40 年。原则上,进行性、不可逆性和致死性终末期肝病,且无其他有效的治疗方法,患者预期生存期低于一年的肝良性病变和恶性肿瘤,均可行肝移植术。肝移植手术可为以上患者提供"二次生命"机会,随着肝移植手术近 10 年的飞速发展以及人们生活水平的上升,肝移植的需求大大增加。

慢性肝脏疾病终末期的患者通常均有肝性脑病,存在很多神经系统症状,临床症状表现程度不等,从轻度失用症到严重的行为改变,甚至嗜睡、昏迷等。通过肝移植手术后,氨基酸代谢等得到纠正,以上症状有不同程度的改善。但肝移植术后,很多之前没有神经系统症状的患者会出现不同的认知功能障碍。根据 1988~2014 年数据显示,肝移植术后认知功能障碍发病率为 10%~47%,临床症状大多表现为伴或不伴癫痫发作的精神状态变化,如谵妄,甚至昏迷。另有研究者研究表明,肝移植术后 POCD 发病率比其他普通非心脏手术发病率高。

术后认知功能障碍(POCD)是手术患者术后发生的可逆的,具有波动性的神经系统并发症,其诊断需要对术前术后均进行心理智能测试,常见临床表现为记忆力受损、精神症状、人格改变以及社交能力下降等。尽管肝移植术后一些患者认知功能较术前有所改善,但有些患者出现神经系统并发症,认知功能障碍或者情况较术前更差。神经系统并发症包括卒中、脑出血和中枢神经系统感染引起的不同程度的认知功能下降。而神经系统并发症和术后认知障碍的区别在于,神经系统并发症与可明确检测的损伤有关,而 POCD 则需排除神经系统器质性改变后,通过特定的测试等得以诊断。这提示有必要对肝移植患者术前进行神经系统和认知功能进行测量和评估,以便鉴别和处理术后的认知功

582

能变化。

由于国内目前对肝移植术后认知功能障碍研究的不完备,一些数据并不能体现国内普遍状况,因此亟待进行多中心大样本的调查,以便加强对肝移植术后神经系统并发症的重视,寻找缓解方法,提高术后生存质量。

第三节　肝移植术后认知功能障碍的原因

术后认知功能障碍发生原因和机制并不明确,根据统计学调查和临床现象大致可得到以下危险因素。

一、一般手术的危险因素

年龄的增长是导致 POCD 发生率增加的最主要原因,数据表明,POCD 可发生于各个年龄阶段,但 65 岁以上患者发生率为年轻患者的 10 倍,且趋于症状更严重,持续时间更久,对日常生活影响更大。随着年龄的增加,机体生理功能逐渐减退,脑细胞逐渐凋亡,脑组织代谢下降,脑血管弹性降低,存在潜在的轻微脑缺血,因此更容易发生 POCD。

患者术前状态影响 POCD 的发生,如慢性疾病、焦虑及术前身体状况差等,均增加 POCD 发病率。

麻醉方式、麻醉药物、麻醉深度以及术后镇痛方法对 POCD 的影响与一般患者相似(表 40-1)。

表 40-1　术后认知障碍的危险因素

	危　险　因　素
患者因素	高龄; 术前脑部疾病、心血管疾病; 术前轻度认知功能障碍(MCI); 低教育水平;酗酒史
手术因素	手术创伤巨大;术中或术后出现并发症;二次手术
麻醉因素	长效麻醉剂;严重的内稳态紊乱;低氧和血流灌注过少引起的器官缺血;术中或术后出现麻醉相关并发症

二、肝移植手术 POCD 的危险因素

除了上述一般手术 POCD 危险因素,很多特异性因素可影响肝移植术后患者认知功能障碍,包括术前肝脏疾病严重程度、术前疾病的并发症、移植肝功能较差、复发的肝脏疾病、缺氧和术中缺血性损伤、感染、免疫抑制剂毒性,以及术后代谢和营养的改变。除此之外,普遍认为神经系统对巨大损伤的无菌性或感染性炎症反应,是引起 POCD 的决定性因素。

有研究表明,肝性脑病(HE)会造成大脑损伤,如神经元缺失,而在动物实验中也已经证实,在肝性脑病状态下,神经元凋亡较为活跃。这为肝移植术后认知功能障碍提供了可能。

有回顾性实验,将经历肝移植手术后发生非器质性精神状态变化的患者,严格的以术后有无神经

系统并发症的年龄性别配伍对照,结果提示,酒精性和代谢性肝病、移植前机械通气、非选择性肝移植、终末期肝病模型评分(MELD)高于 15 分,以上四个因素同时存在的患者,肝移植术后 1 个月内发生精神状态变化的风险高达 78% ~ 90%,而不存在以上四种因素的患者,术后发生 POCD 的风险降低至 8% ~ 18%。另有统计研究发现,术前肝脏疾病较为严重(MELD 评分约 25)的患者,发生 POCD 的危险性大大升高。因此,肝移植患者术前可通过内科等治疗,降低 MELD 评分,从而降低 POCD 发生风险。

第四节　肝移植术后认知功能障碍机制的研究

一、神经炎性反应学说

手术创伤和应激反应可激活外周及中枢神经系统炎症反应,神经胶质细胞的活化等反应引起大量炎症细胞因子的释放,如 IL-6 和 S-100β 蛋白水平升高,触发海马区的炎症反应,引起认知功能减退。另外,有研究发现,在肝移植术后发生认知功能障碍的患者中,术后 24 h 内监测到血浆 CRP 和 β 淀粉样蛋白升高,CRP 与认知功能有显著的依赖关系,其血浆浓度与阿尔茨海默病及其他认知功能障碍疾病发生成正相关。神经炎性反应机制虽然没有被阐明,但已得到普遍认同。

上海交通大学医学院附属仁济医院 2013 年报道 25 例肝移植手术患者中有 11 例(44%)发生 POCD。患者的认知功能障碍 MELD 评分显著升高,Child-Pugh 分级 C 级和手术过程中输血多是危险因素。POCD 组手术中及 24 h 后血清 β-淀粉样蛋白和 C-反应蛋白浓度显著增加。

二、缺血-再灌注损伤

器官移植过程中,最常见的损伤便是缺血-再灌注(ischemia-reperfusion injury,IR)损伤。缺血-再灌注损伤程度不仅直接影响肝移植术后患者肝功能恢复情况,也影响 CNS 功能,其特点主要是导致能量代谢障碍,激活活性氧(reactive oxygen species,ROS)的生成及释放,自由基生成增多和细胞内钙超载,互为因果,最后导致器官功能障碍甚至衰竭。肝脏再灌注早期,内皮细胞和库普佛细胞肿胀(钠泵失灵,细胞内水肿),血管痉挛(NO 和 ET 间平衡失调),白细胞陷落和肝窦血小板聚集,导致微循环障碍;库普弗(Kupffer)细胞核中性粒细胞激活,释放超氧阴离子、炎性介质和细胞因子,导致组织不可逆损伤。从而引起肝功能损伤。

对 CNS 的损伤主要通过对大脑内血流改变引起,尤其是再灌注期导致的血液流动不稳定。手术失血过多或空气栓塞引起的低血压会引起缺氧缺血性大脑损伤,血流的改变会引起代谢紊乱和水电解质平衡紊乱,如高钠血症等。大脑缺血等引起脂质过氧化,脑脊液屏障可被破坏;刺激白细胞释放蛋白酶、炎症介质和活性氧;易损组织释放兴奋性氨基酸递质增多,使钙离子通道开放,引起钙超载,导致神经元死亡。从而引起 POCD 在内的神经系统并发症。

三、肝性脑病

有研究表明,肝移植手术患者比普通外科手术患者更易产生神经系统并发症,而有肝性脑病病史的患者更倾向于发生持续时间更长的神经系统并发症,如记忆丧失、注意力不能集中等。肝性脑病患者肝脏功能受损,肝功能不全使大量毒性代谢产物,如血氨、血锰等,在体内聚集,导致中枢神经系统功能紊乱;另外肝内、肝外门 体静脉之间存在分流,从肠道吸收入门脉系统的毒性物质可通过分流绕过肝脏,直接循环入脑,引起大脑功能紊乱。

有毒物质入脑后,干扰脑细胞正常的能量代谢,同时引起脑内乙酰胆碱、谷氨酸等兴奋性神经递质减少,而 γ-氨基丁酸、谷氨酰胺等抑制性神经递质增多,并且血氨的增高对神经细胞膜功能有破坏作用。结果影响正常的神经递质活动,损害运动、认知功能,以及引起星型胶质细胞(在神经传递和维持血脑屏障完整性方面起着重要作用)结构的改变,甚至神经元死亡。

以上出现的,肝脏原因引起的神经系统症状,术后没有改善的,并不能称为术后认知功能障碍。但 Senzolo 等通过研究指出,可通过联合测量神经心理测试、脑电图、动脉氨浓度及氨分压,有效预测没有明显中枢神经损伤表现的肝硬化患者的大脑功能改变。从而预测术后认知功能障碍发生的危险性。

在等待接受肝移植术的患者中,有一类患者,并没有可辨认的肝性脑病的临床症状,但却存在难以解释的轻微认知和精神运动障碍,此类现象被称作轻微肝性脑病,其发病率为 10% ~ 70%,而他们当中,术后认知障碍发生率为 0 ~ 50%。多数研究者认为轻微肝性脑病的持续存在或恶化,如 POCD,与肝移植术是否成功有关。

四、药物的神经毒性

药物的神经毒性影响 CNS 的功能,可能引起 POCD。常用的免疫抑制剂主要有:钙调神经磷酸酶抑制剂(CNI),如环孢素(CS)和他克莫司(FK506),其神经毒性通常由于大剂量使用在肝移植术后短期内即产生,或由于药物的累积效应,术后一段时间产生。通常很难将其神经毒性作用于血浆浓度相关联,其神经毒性机制并未完全阐明,可能与其作用机制相关。

CS 和 FK506 与免疫亲和蛋白结合,其高亲和力的药物-免疫蛋白结合物阻断了钙离子的作用。免疫亲和蛋白是 CNS 细胞内普遍存在的一类蛋白,有保护神经元正常功能的作用。CS 和 FK506 的神经毒性引起的不良反应主要有头痛、谵妄、人格改变、皮质性盲、幻听、幻视、痉挛状态、轻度瘫痪和共济失调等。CIs 与肝移植术后 2 个月内发生的可逆性后部脑病综合征有关,停止 CIs 药物服用,症状可消失。

此外,OKT3(抗人成熟 T 细胞共同分化抗原 CD3 的单克隆抗体,主要用于防治急性移植排斥反应)有罕见的神经系统不良反应,包括认知损伤、谵妄等。大量使用糖皮质激素亦可引起神经系统不良反应,其发生率为 3% ~ 4%,包括认知、情感、精神和行为异常。

免疫抑制剂是器官移植术后常用药物,有必要进行对免疫抑制剂神经毒性与 POCD 关系的进一步研究,以降低 POCD 的发病率。

五、其他

(一) 基因学说

载脂蛋白 E(ApoE),一种多态性蛋白,与神经系统正常生长及损伤修复有关。其等位基因 ApoEε4 的存在可增加 AD 的风险,且其表达的产物可加速认知功能的下降和正常老化的进程。有临床研究发现 POCD 与 AD 存在相关性,POCD 可向 AD 转化。故有学者认为基因 ApoEε4 增加 POCD 的发病率。但最近研究发现,在非心脏手术中,基因 ApoEε4 非携带者与携带者相比,其 POCD 发病率与血清神经元特异性烯醇化酶(NSE)、CRP 等可反应脑损伤的生化标志物的差异无统计学意义。因此基因 ApoEε4 对 POCD 的影响目前存在较多争议。国内报告肝移植患者是否携带 ApoEε4 表型与其术后早期 POCD 的发生无关。

(二)神经递质

研究表明,前脑基底处的胆碱能神经元控制正常记忆功能,随着年龄增加,中枢胆碱功能逐渐减退,这种退行性病变与 POCD 的发生可能有重要联系,并且解释了老年人 POCD 发病率较高。麻醉剂影响 CNS 递质的释放,如乙酰胆碱、多巴胺和去甲肾上腺素,对手术患者,尤其是老年人,有潜在的记忆损伤影响。但其机制有待进一步研究。

第五节　POCD 的诊断与预测方法

一、神经心理学测试(Neuropsychological Test)

利用手术前后神经心理学测试,测定患者手术前后对记忆、认知、学习能力及情感等方面有无改变,以判断患者是否发生 POCD。目前神经心理学测试并没有统一,常用的有以下几种。

(1)数字连线试验 A(number connection test A,NCT-A)　在 1 张随机印有 25 个带圈的阿拉伯数字(1~25)的纸片上,要求按数字顺序快速用直线将 25 个数字连接起来,一旦发现错误需立即纠正,并要求被测试者从错误处继续连接,记录正确连接完毕需要的时间(包括纠错时间)。

(2)数字符号试验(digit symbol test,DST)　9 个阿拉伯数字(1~9)分别对应 9 种简单的符号,要求测试者在 90 s 内尽快将随机排列的 9 个数字对应的符号填入下面的空格内,记录填对的个数,填对 1 个计 1 分,错误者不计分,结果以 n 表示。

(3)简易精神状态量表(mini mental state examination, MMSE)　一种筛选试验,定量地评价其认知功能,其问题包含时间和空间的定向等方面,任务旨在检测患者的记忆力、注意力、常识性及维持度是否受影响,并同时评估患者书写及语言能力。

(4)综合性医院焦虑抑郁量表(hospital anxiety and depression scale,HADS)　测量患者的情感状态。

(5)Rivermead 行为记忆测验(rivermead behavioural memory test,RBMT)　对日常生活记忆状况和记忆变化进行测定。

简单反应时间(simple reaction time,SRT)及选择反应时间(choice reaction time,CRT)

(6)Rey 听觉词语学习测试(the rey audiroty verbal learning Test)　一类词语学习能力测试。

(7)认知障碍问卷(cognitive failure questionnaire,CFQ)　是一种可以自我测评的问卷,存在 25 类不同的项目以供患者日常生活中检测认知情况。

二、P300 认知性诱发电位(P300 cognitive evoked potentials)

P300 电位为神经电生理手段在脑高级生理和心理活动总的反映,当人对某客观物体进行认知加工,如注意、记忆及分析等,引起大脑的神经电生理改变,通过平均叠加,从颅脑表面记录而获得一类特殊类型的电位。其中 P300 与记忆和认知有关,可以通过特定的感觉形式引出。近期,有研究通过对比肝移植患者术前与术后 P300 听觉和视觉诱发电位,发现,移植术后较移植术前听觉和视觉潜伏期明显减退,视觉振幅增大。现 P300 诱发电位已应用于各种精神疾病及神经系统疾病的研究,提示该诱发电位可以作为一种有效的工具,提示患者的大脑功能状态。

三、功能磁共振成像(functional magnetic resonance imaging,fMRI)

fMRI 可以探测神经活动时大脑局部脑血流量和氧含量水平的变化,从而间接提供大脑活动的映像。且 fMRI 还可以探测手术患者运动和语言相关功能,评估术后神经缺陷的风险。通过 fMRI 可以比神经心理学测试更有效的探测出亚临床肝性脑病。

四、生物学标志物(biologic markers)

目前 IL-6、S-100β 蛋白、ApoE 等是目前研究较多的与 POCD 发生发展密切相关的生物学标志物,测量血浆中上述生物标志物的含量,一定程度上可以预测 POCD 的发生情况。另外,神经元特异性烯醇化酶(NSE)反应神经细胞受损情况,正常情况下血清中 NSE 水平较低,一旦脑损伤,神经细胞受损破裂,NSE 从细胞内释放,血脑屏障的破坏使 NSE 进入脑脊液和血液循环中。因此,脑脊液及血清中 NSE 的水平可以反映脑组织损伤情况。

第六节　POCD 的防治

POCD 的影响因素比较复杂,产生 POCD 的机制尚不清晰,在治疗上尚无有效手段,主要是加强预防和对症处理。

加强术前准备。对于老年人、并发症较多、身体状况较差的患者,术前要权衡手术及其不良反应,再决定是否进行手术。有必要进行神经系统检查和术前认知问卷检测。重视患者术前心理状态,必要时给予相关治疗,保持情绪稳定及睡眠充足。

术中尽量轻柔,减少组织损伤及出血,尽量避免二次手术。完善术后管理,密切观察生命体征及精神状态,针对术后反应及时给予改善认知功能的药物辅助治疗。

尽量使用短效麻醉剂。临床上经常使用的镇静药,如咪达唑仑,可影响记忆功能,该类镇静剂的使用需要慎重。患者使用惰性气体氙气的全身麻醉苏醒较快,且动物实验表明氙气在脑缺血环境中具有神经保护作用,但是氙气并不能单独使用,这大概是为什么临床试验中与其他麻醉剂相比,氙气并没有特别出众的表现。保证氧气供应充足,避免因血氧不足而引起的 CNS 损伤。注意保持术中患者水电解质及酸碱平衡等。

随着肝移植术安全性逐步提高、相关器官移植法规不断完善,肝移植术数量势必会大大增加。而神经系统并发症,如 POCD,不仅是术后死亡率增加的重要原因,更影响患者日后生存质量。因此,充分认识并预防术后神经系统并发症,是提高肝移植术后生存质量的必要条件。肝移植术后 POCD 仍需进一步研究,以明确其机制及预防方法。

(张　骁　苏殿三　闻大翔)

参考文献

［1］ Yilmaz M, Cengiz M, Sanli S,et, al. Neurological complications after liver transplantation［J］. J Int Med Res, 2011, 39(4): 1483 – 1489.

［2］ Paola Aceto, Valter Perilli, Carlo Lai, et al. Postoperative cognitive dysfunction after liver transplantation［J］. General Hospital Psychiatry, 2015, 37: 109 – 115.

［3］ Schifilliti D, Santamaria L, Rosa G, et al. Cholinergic central system, Alzhimer's disease, and anesthetics liaison: a vicious circle? ［J］. J Alzheimers Dis, 2010, 22(Suppl 3): 35 – 41.

［4］ Amodio P, Biancardi A, Montagnese S, et al. Neurological complications after orthotopic liver transplantation［J］. Dig Liver Dis,2007 Aug,39(8): 740 – 747.

［5］ Stracciari A, Guarino M. Neuropsychiatric complications of liver transplantation［J］. Metabolic Brain Disease,2001,16 (1 – 2): 3 – 11.

［6］ Guarino M, Stracciari A,Pazzaglia P,et al. Neumlogical complications of liver transplantation［J］. J Neurol, 1996, 243(2): 137 – 142.

［7］ 李勇,唐霓,孙广运. 神经炎症与术后认知功能障碍的相关性研究进展［J］.西南军医,2013, 15(6): 632 – 634.

［8］ 吴清华,耿英杰,张瑞芹.术后认知功能障碍相关生物学标记物的研究进展［J］.疑难病杂志,2013, 12 (5): 407 – 409.

［9］ Rundshagen I, Postoperative cognitive dysfunction［J］. Dtsch Arztebl Int, 2014, 111(8): 119 – 125.

［10］ Murkin JM, Newman SP, Stump DA, et al. Statement of consensus on assessment of neurobehavioral outcomes after cardiac surgery［J］. Ann Thorac Surg, 1995, 59: 1289 – 1295.

［11］ Avidan MS, Evers AS. Review of clinical evidence for persistent cognitive decline or incident dementia attributable to surgery or general anesthesia［J］. Journal of Alzheimer's Disease ,2011, 24: 201 – 216.

［12］ Ghoneim MM, Block RI. Clinical, methodological and theoretical issues in the assessment of cognition after anaesthesia and surgery: a review［J］. Eur J Anaesthesiol,2012, 29: 409 – 422.

［13］ Ng J, Chan MTV, Gelb AW. Perioperative stroke in noncardiac, nonneurosurgical surgery［J］. Anesthesiology,2011, 115: 879 – 890.

［14］ Hudetz JA, Iqbal Z, Gandhi SD, et al. Postoperative cognitive dysfunction in older patients with a history of alcohol abuse［J］. Anesthesiology, 2007, 106: 423 – 430.

［15］ Farag E, Chelune GJ, Schubert A, et al. Is depth of anesthesia, as assessed by the bispectral index, related to postoperative cognitive dysfunction and recovery? ［J］. Anesth Analg, 2006, 103: 633 – 640.

［16］ Chan MTV, Cheng BCP, Lee TMC, et al. BIS-guided anesthesia decreases postoperative delirium and cognitive decline ［J］. J Neurosurg Anesthesiol, 2013, 25: 33 – 42.

［17］ Peng L, Xu L, Ouyang W. Role of peripheral inflammatory markers in postoperative cognitive dysfunction (POCD): a meta-analysis［J］. PLoS One,2013,13;8(11): e79624.

［18］ 吴清华,耿英杰,张瑞琴.术后认知功能障碍相关生物学标记的研究进展［J］.疑难病杂志,2013,12(5): 407 – 409.

［19］ Terrando N, Monaco C, Ma D, et al, Tumor necrosis factor-alpha triggers a cytokine cascade yielding postoperative cognitive decline［J］. Proc Natl Acad Sci USA, 2010, 23;107(47): 20518 – 20522.

［20］ Ji MH, Yuan HM, Zhang GF, et al, Changes in plasma and cerebrospinal fluid biomarkers in aged patients with early postoperative cognitive dysfunction following total hip-replacement surgery［J］. J Anesth, 2013,27(2): 236 – 342.

［21］ Cheng Q, Wang J, Wu A,et al, Can urinary excretion rate of 8-isoprostrane and malonaldehyde predict postoperative cognitive dysfunction in aging? ［J］. Neurol Sci, 2013,34(9): 1665 – 1669.

［22］ Lescot T, Karvellas CJ, Chaudhury P,et, al. Postoperative delirium in the intensive care unit predicts worse outcomes in liver transplant recipients[J]. Can J Gastroenterol, 2013,27(4): 207 - 212.

[23] 夏云飞,颜涛,李士通,等.肝移植患者载脂蛋白 E4 表型与术后认知功能障碍的关系[J].上海医学,2012, 35(6): 293 - 295.

[24] 赵子粼,鄢莉,王瑜,等.肝移植术后早期精神异常的临床观察[J].中华器官移植杂志,2005,26: 506.

[25] Li X, Wen DX, Zhao YH, et al. Increase of beta-amyloid and C-reactive protein in liver transplant recipients with postoperative cognitive dysfunction[J]. Hepatobiliary Pancreat Dis Int, 2013,12(4): 370 - 376.

第四十一章　肝胆手术围术期疼痛治疗

患者手术麻醉后疼痛，严重者会出现全身应激反应，术后的应激反应既与组织引发的炎症反应有关，也与术后疼痛密不可分。不同的手术疼痛强度有所不同，按照疼痛分级，剖宫产术的疼痛等级 5 ~ 7 级；乳腺手术为 2 ~ 6 级；开胸手术为 8 ~ 10 级；肝胆外科择期手术也可达到 8 ~ 10 级（10 级为顶级疼痛）。肝胆外科手术后疼痛十分常见，疼痛会对患者胃肠功能、呼吸、心血管等多个系统带来不利影响，而且疼痛可导致患者卧床、肢体活动不足，引起关节肌肉功能废用、关节僵硬等状况会严重影响患者康复。

如不能有效控制肝胆外科手术患者围术期疼痛，急性疼痛有可能转变为慢性疼痛，治疗将更加困难。因此，早期疼痛治疗十分必要。近年对术后疼痛，提倡预防性镇痛，即在伤害性刺激发生前给予镇痛，采取恰当的多模式镇痛方法，不仅会减少并发症的发生，而且有利于患者术后的恢复。

第一节　肝胆手术术后镇痛的必要性

肝胆手术后疼痛对患者免疫系统、心血管系统、凝血功能及其他方面均有较大的影响，术后对患者进行适当地静脉镇痛能够缓解患者肢体麻木、皮肤瘙痒、恶心呕吐，以及倦怠等不良反应。

国际疼痛研究协会（IASP）将急性疼痛定义为近期产生的，持续时间较短的，有明确病因的疼痛。术后疼痛是手术结束后发生的急性伤害性疼痛，通常 ≤7 日，也是临床最为常见并需要妥善处理的急性疼痛。不能在最初发生时控制的急性疼痛有可能发展为慢性疼痛，其疼痛性质也会发生改变，可转变为神经病理性疼痛或混合性疼痛。术后早期疼痛控制不良，不仅影响患者康复，延长住院时间，增加医疗费用，而且可能导致患者长期的慢性疼痛。

手术创伤导致的神经末梢或神经纤维受损，伤害性信号向中枢发放冲动，沿外周痛觉感受器，一级传入纤维传至脊髓背角，换神经元后沿脊髓丘脑束等上行束途径传递至丘脑、边缘系统等疼痛中枢部位，导致疼痛被整合和感知，同时脑和脊髓会产生肽类，物质（如各种阿片肽、肾上腺素、5-羟色胺、去甲肾上腺素等）有抑制疼痛上传的作用。以上简要地概括了急性疼痛的神经传导途径。一旦创伤愈合，异常兴奋灶消除，神经系统的传导功能即恢复正常。可见术后疼痛是沿生理传导途径发生的可逆性的疼痛。另一方面，手术创伤在导致疼痛的同时，还会引起心血管系统、呼吸系统、消化系统、泌尿系统、内分泌系统和代谢的改变，导致免疫力下降，产生精神心理改变。

近年来，特别注意到许多种类的手术在术后有不同的急性疼痛转变为慢性疼痛综合征，其发生率为 2% ~ 50%。所以，术后疼痛与所有急性疼痛一样，对机体有警示作用。不同手术后的急性疼痛转变为慢性疼痛的发生率不一，临床资料表明术前即有重度疼痛或术后疼痛控制不佳，以及术前有心理精神改变，是术后急性疼痛转变为慢性疼痛的高危因素。实验研究发现，不同镇痛药和镇痛方法对急性痛转为慢性疼痛的抑制作用可能并不相同。

一、术后疼痛对机体的影响

（一）对心血管统的影响

疼痛刺激可引起患者体内的一些内源性递质和活性物质释放，从而影响心血管功能。机体释放的内源性物质包括：① 自主交感神经末梢和肾上腺髓质释放的儿茶酚胺；② 肾上腺皮质释放的醛固酮和皮质醇；③ 下丘脑释放的抗利尿激素以及血管紧张素。这些活性物质可直接作用于心肌和血管平滑肌，通过使体内水、钠潴留间接增加心血管系统负担。

（二）对呼吸系统的影响

由于水、钠潴留可引起血管外肺水的增多，肺水增多可导致患者肺部的通气/血流（VA/Q）比率异常。实施脚部和腹部手术的患者，由疼痛引起的肌张力增加可造成患者呼吸系统的总顺应性下降。通气功能下降，可促使患者术后出现肺不张，结果发生缺氧和二氧化碳蓄积。某些患者由于低通气状态而发生肺实变和肺炎等呼吸系统严重并发症。

（三）对机体免疫机制的影响

疼痛引起的应激反应可导致机体淋巴细胞减少，白细胞增多和网状内皮系统处于抑制状态。麻醉恢复期患者体内的嗜中性粒细胞趋向性减弱，从而抑制单核细胞的活性，手术后感染和其他并发症的发生率大大增加。

（四）对凝血功能的影响

手术后疼痛引起的应激反应使血小板黏附功能增强，纤维蛋白溶解功能降低，使机体处于高凝状态。有心、脑血管或有凝血机制异常的患者，术后有发生脑栓塞、肺栓塞及四肢血管血栓的可能。

（五）对内分泌的影响

术后疼痛可使体内多种激素释放，产生相应的病理生理改变。除一些促进分解代谢的激素如儿茶酚胺、皮质醇、血管紧张素和抗利尿激素外，应激反应的结果尚可引起促肾上腺皮质激素、生长激素、胰高血糖素的增加，均导致高血糖，蛋白质和脂质分解代谢增强，使患者体内出现负氮平衡，不利于康复。

（六）对胃肠道和泌尿系统的影响

大量临床研究表明，疼痛引起的交感神经系统兴奋可反射性地抑制胃肠道功能，平滑肌张力降低，而括约肌张力升高。表现为胃肠道腹痛，腹胀、恶心、呕吐等不良反应；膀胱平滑肌张力下降可导致尿潴留和泌尿系统感染等。

（七）其他不良影响

疼痛使手术部位肌张力增加，不利于患者早期下床活动，影响机体恢复，延长住院时间、增加费用；同时疼痛刺激使患者出现恐惧、失眠和焦虑处于一种无助的状态。一般来说，手术后应激反应程度取决于手术的大小，创伤愈大，术后伴随的应激反应和不良影响愈大。据报道，在局部麻醉下施行的外周手术可产生较小的病理生理改变，颅内手术较小，腹腔手术比四肢手术应激要大，而开胸手术诱发的神经内分泌反应最大。

二、术后镇痛的意义

术后镇痛能有效减少神经内分泌因子释放,降低血清皮质醇浓度,抑制疼痛引起的应激反应,降低患者血中促炎因子的浓度,早期可抑制炎症反应的启动,减少感染等术后并发症。正确处理术后疼痛能减少患者不必要的痛苦,减少伤害性刺激,避免机体躯体性和内分泌不良反应,以及心理上认知上的影响、加速患者机体功能恢复。

第二节 肝胆手术后镇痛方式的选择

一、静脉持续镇痛

目前临床上采用较多的镇痛方式为患者自控静脉镇痛(patient-controlled intravenous analgesia, PCIA),技术成熟,效果明确,安全有效。但由于添加静脉镇痛药物,恶心呕吐等并发症较多。目前镇痛泵内常添加芬太尼、舒芬太尼等阿片类药物,有学者研究显示舒芬太尼术后镇痛较芬太尼更理想,同时导致的瘙痒、恶心等不良反应较芬太尼所产生的少。

患者行肝胆手术后采取持续静脉自控镇痛的方法,能够显著改善患者术后疼痛感,减少应激反应的发生。不仅最大程度上排解患者消极心理,减轻患者痛苦,而且有利于咳痰、深呼吸及排尿锻炼,为患者提供了良好的恢复帮助。需要注意的是,对行肝胆手术的患者施行静脉镇痛的时候,要密切监视患者血压、呼吸和脉搏等生命体征,密切监视患者是否有不良情况的发生,一旦出现异常情况,必须采取相应的抢救措施。

另有研究表明,在供体右半肝切除术,同单纯静脉自控镇痛相比,术前鞘内注射吗啡联合静脉自控镇痛可以显著减少术后疼痛,术后休息和咳嗽期间需要补充的哌替啶总量也显著减少。因此,活体肝移植供体应用上述方法,可能是对此类术后疼痛低耐受和凝血功能障碍患者的一种安全有效的术后疼痛管理方法。

二、局部麻醉镇痛

是通过手术结束时手术切口皮下埋置渗透导管,外接输注泵,皮下连续输注局部麻醉药,以期达到镇痛目的。但其镇痛的有效性和安全性有待进一步研究。有报道称手术切口罗哌卡因局部浸润可以减轻术后切口疼痛。

有研究比较了两种方法的镇痛效果,一组手术结束时手术切口皮下埋置渗透导管,外接输注泵,内充0.20%罗哌卡因250 ml,输注速度4 ml/h。一组采用患者静脉自控镇痛泵,舒芬太尼1.5 μg/kg和格拉司琼3 mg,加0.9%氯化钠注射液稀释至100 ml,输注速率2 ml/h,锁定时间15 min,自控给液量0.5 ml,手术结束前30 min给予静脉注射舒芬太尼5 μg。结果显示两组镇痛效果无明显统计学差异。皮下连续输注局部麻醉药,由于药物浓度和药量较小,吸收入血的药量极少,避免了阿片类静脉镇痛药物引起的恶心呕吐、嗜睡和皮肤瘙痒等不良反应的发生。两组患者手术切口均愈合良好,按时拆线,说明局部麻醉镇痛在不影响手术切口愈合的情况下可以安全应用于开腹肝脏部分切除术术后镇痛。与 PCIA 比较不良反应较少。

三、超声引导腹横肌平面阻滞

与传统开放式手术相比,腹腔镜胆囊切除术具有创伤小的优点,但仍有切口痛、内脏痛以及 CO_2 气腹引起的肩部疼痛。目前腔镜手术后常采用静脉镇痛,虽然可达到良好的镇痛效果,但由于易发生恶心呕吐、呼吸抑制、皮肤瘙痒等不良反应。传统经 Petit 三角入路的腹横肌平面(transversus abdominis plane,TAP) 阻滞有良好的镇痛作用。在超声引导下 TAP 阻滞技术具有可直视解剖结构和局麻药的扩散情况等优势,效果较为满意。

超声引导下腹横肌平面阻滞(TAP)也可以用于在肝移植术后镇痛。研究表明:研究组 17 例肝移植患者术后常规予以吗啡自控镇痛,并且采用超声引导肋弓下入路,予以 0.5% 左旋布比卡因做平面阻滞;对照组 17 例肝移植患者术后仅接受吗啡自控镇痛,结果显示,24 h(TAP)吗啡用量为 45.9 ± 33.9 mg;对照组(PCIA)为 71.8 ± 39.9 mg,有显著差异。因此,超声引导下腹横肌平面阻滞(肋弓下入路)镇痛法可以明显减少术后吗啡的使用剂量,是肝移植术后镇痛的方法之一。与椎管内镇痛相比,只是感觉神经阻滞,避免阻滞运动神经,有利于术后功能锻炼,无呼吸循环抑制。局部麻药可选用长效布比卡因,作用时间可达 72 h。

四、患者自控皮下镇痛(patient-controlled subcutaneous analgesia,PCSA)

因 PCSA 操作简便,镇痛效果确切,已广泛应用于临床。舒芬太尼是强效阿片类 μ 受体激动剂,能够有效抑制麻醉与手术引起的应激反应。PCSA 是根据患者个体需要,稳定地将药物注入皮下,通过吸收入血,再透过血脑屏障与中枢神经系统内的 μ 受体结合,发挥中枢性镇痛作用,是一种操作简便、不良反应少、护理方便、患者易于接受、可提供有效术后镇痛的方法。研究表明,舒芬太尼3.5 μg/kg PCSA 用于肝脏手术后的疼痛治疗,患者达到满意的镇痛效果,且不良反应发生率低,并可在一定程度上抑制损伤性刺激引起的应激反应。王宏斌等研究认为 0.06 μg/(kg·h)枸橼酸舒芬太尼用于腹部手术后 PCSA,效果确切且不良反应较少。对两个研究使用剂量的差别,考虑需扩大样本量进一步验证。

五、多模式镇痛

临床麻醉和术后镇痛在围麻醉期顺序承接,术后镇痛的质量直接关系到病人围术期的生活质量,手术后疼痛是临床最常见和最需要麻醉医师处理的急性疼痛。既往采用术后单模式镇痛不能有效控制疼痛,可导致患者心理、精神严重创伤。多模式镇痛(multimodal analgesia,MMA) 是通过联合应用不同作用机制的镇痛药物,阿片类、非甾体消炎药、局麻药、N-甲基-D-天冬氨酸(NMDA)受体拮抗药等,通过不同途径(口服、静脉、硬膜外、神经周围等),利用其累加和协同作用,获得最佳疗效。不同术式可能引发不同的疼痛应答,根据术式制定个体化的镇痛方案,以达到最佳镇痛效果。

(一) 多模式术后镇痛阶梯治疗

术后镇痛的多模式策略沿用了 WHO 推荐的癌性疼痛阶梯治疗方案。根据手术类型、创伤范围将疼痛划分为轻、中、重三种。上腹部肝胆手术则属于重度疼痛类型。与 WHO 的癌性疼痛阶梯治疗相仿,患者的治疗将从第 1 步开始,根据疼痛强度决定下一步骤的药物选择和给药方法。

多模式术后镇痛阶梯治疗的第 1 步包括连续给予一种非阿片类镇痛药(如对乙酰氨基酚、NSAIDs 或 COX-2 选择性抑制药);第 2 步包括对中度术后疼痛的外科手术,按需加入阿片类镇痛药;第 3 步包括对于涉及更广泛的外科手术患者,施行创伤程度大的操作的患者或可能术后需大剂量阿片类药物的患者联合外周神经阻滞等。

(二) 按不同手术术后预期的疼痛强度实施多模式镇痛方案

美国进行了一次全国性的电话调查,随机抽样 250 例经历了手术的成年人,大约 80% 的患者经历了手术后的急性疼痛,其中 86% 认为是中至重度疼痛。肝脏手术后疼痛属于重度疼痛,可选择对乙酰氨基酚和局麻药伤口浸润;联合应用 NSAID;硬膜外局麻药复合阿片类 PCEA;外周神经阻滞或神经丛阻滞配合曲马多或阿片类药物 PCIA。多模式镇痛技术组成部分的临床依据(表 41－1)。

表 41－1　添加次选药物作为多模式镇痛技术组成部分的临床依据

药物组别	次 选 药 物	联合使用有益的证据	评　　论
阿片类药物	+ NSAID(包括 COX－2 抑制药)	A	荟萃分析显示其在增强镇痛效果和(或)减少阿片类药物剂量及不良反应方面有极强的效应
	+ 局麻药	A	多个荟萃分析显示,其对于许多手术部位和镇痛途径及技术都有减少阿片类药物剂量及不良反应的效应
	+ β 受体阻滞药	A	有限的证据表明其有减少阿片类药物剂量的效应(包括减少曲马多剂量),此效应与公认的降低手术后心脏事件无关
	+ 对乙酰氨基酚	B	荟萃分析显示其可减少阿片类药物剂量,但对减少阿片类药物不良反应效果不明确
	+ 肾上腺素能药物,α 受体激动药(包括肾上腺素,可乐定,右美托咪定)	B	有限的证据表明其可能有减少阿片类药物剂量的效应,但是没有证据表明对阿片类药物不良反应有影响
	+ 抗癫痫药(包括加巴喷丁)	B	日益增多的临床文献表明其可明显地减少阿片类药物剂量,但是加巴喷丁不能降低阿片类药物的不良反应
	+ 糖皮质激素	B	虽然数据有限,但均显示对于减少阿片类药物剂量有积极作用并能改善术后恶心、呕吐
	+ NMDA 受体拮抗药(包括氯胺酮,右美沙芬,镁剂)	B	充足的证据表明低剂量的氯胺酮有减少阿片类药物剂量的效应,且很少不良反应;右美沙芬的效应较弱;而美金刚和镁剂的数据虽然有限,但效果明确
	+ 抗抑郁药(包括三环类,SSRIs)	C	少量证据显示三环类而非 SSRIs 有潜在的减少阿片类药物剂量的效应,但对阿片类药物不良反应没有明显影响
	+ 抗胆碱药,包括新斯的明,毒扁豆碱	C	关于全身及周围神经应用毒扁豆碱,有限的探索性数据表明其可减少阿片类药物用量,但是存在胆碱能不良反应
	+ 抗组胺类,如安泰乐,苯海拉明	C	证据不足以显示其可以产生减少阿片类药物剂量或降低阿片类药物的不良反应;临床显示存在抗交感神经不良反应;可以减少恶心的发生

续　表

药物组别	次选药物	联合使用 有益的证据	评　　论
NSAID(包括 COX－2 抑制药)	＋硝酸甘油	C	资料有限
	＋钙通道阻滞药	C	资料有限
	＋局麻药	A	阳性数据表明其存在明显的镇痛效果,并间接指出应避免或减少手术中使用阿片类药物(除非需要阿片类药物治疗)
	＋对乙酰氨基酚	B	有限的数据表明其有益于镇痛,但除此之外没有明显的临床益处
	＋曲马多	C	资料有限

注:"A 级"证据是充分而有力的,除非有特殊禁忌证,所添加的药物应考虑用于每例患者;"B 级"证据是有利的,但是不足以达到考虑用于每例患者的标准;"C 级"证据是不利的,不确定的或非常初步的结果;SSRIs 为选择性 5－羟色胺再摄取抑制药

六、改良的 NBAS-APS 模式

急性疼痛服务(acute pain service,APS)的术后疼痛管理模式主要有两种:以麻醉医师为基础(anaesthesiologist based)的管理模式和以护士为基础(nurse-based)的管理模式。前者利用麻醉医师在镇痛领域的技术来提供术后镇痛服务,虽然效果确切,但是由于麻醉医师紧缺,在目前医疗条件下以其为主的可行性不强。以护士为基础及以麻醉医师为指导的急性疼痛服务模式(nurse-based,anesthesiologist and specialist supervised APS,NBAS-APS),可充分发挥护士的作用,被认为是目前较好的术后疼痛管理模式。但在实际应用中,该模式还需要结合具体情况加以改善。因次,在此模式基础上建立了以护士为基础,以麻醉医师和专科医师共同指导的改良的急性疼痛服务模式,效果良好。

七、硬膜外镇痛(patient-controlled epidural analgesi,PCEA)

麻醉和术后镇痛过程中使用阿片类药物, 会延缓胃排空和结肠蠕动;术后肠麻痹持续时间与围术期阿片类药物用量相关。目前认为阿片类药物对胃肠动力的影响机制是通过中枢和胃肠阿片受体起作用,其作用于中脑导水管周围灰质而抑制胃肠动力,提高肠管平滑肌张力,减少肠管推进性蠕动;抑制消化液的分泌及中枢可致便意迟钝,使术后患者胃肠动力恢复延缓。

硬膜外镇痛效果良好,在胃肠功能恢复上早于静脉镇痛,对胃肠功能恢复的影响比 PCIA 小。Carli 等在最近的研究中发现,与 PCIA 相比,PCEA 在开腹手术患者可提供完善镇痛(尤其是活动痛),促进胃肠道功能的恢复。我们认为可能的原因是与 PCIA 相比,PCEA 中阿片类药物的用量更少。因此,对患者术后胃肠功能的影响更小。Joris 等的研究结果表明,术后舒芬太尼混合布比卡因 PCEA 较单纯舒芬太尼静脉镇痛用药量减少 50%,而镇痛效果同样满意;PCEA 中局麻药的使用有利于患者术后胃肠动力恢复。硬膜外给予局麻药镇痛可通过阻滞交感神经兴奋,促进胃肠动力的恢复;并可使相应区域胃肠道血管扩张,微循环改善,促进胃肠道新陈代谢,进而促进胃肠功能恢复。研究也发现,单纯布比卡因术后镇痛较静脉和硬膜外舒芬太尼术后镇痛的胃肠消化期间移行性复合运动恢复好,提示胃肠功能恢复更快。文献报道比较了术后舒芬太尼连续硬膜外镇痛与患者自控静脉镇痛的效果,结果表明前者的 VAS 评分低于后者,不良反应少,患者满意度高。国内也有资料报道,PCEA 对活动痛尤其是咳嗽痛的控制优于 PCIA。

罗哌卡因是新型的长效酰胺类局麻药,药理学特性为低浓度时即可产生高度的感觉运动阻滞分离。罗比卡因时效为利多卡因2~3倍。研究发现采用2%的利多卡因为试验量,然后给予罗比卡因能较快发挥作用,并有助于判断是否误入蛛网膜下隙。肌松欠佳可能与药物浓度有关,用1%的罗哌卡因,追加药物,间隔60~70 min,给予首量的1/3~1/2时肌松较好。因此,应采用0.75%以上的浓度,单次剂量以150~250 mg为限。罗哌卡因为术后"可行走的硬膜外阻滞"(working epidurals),为肝胆外科术后提供了理想的镇痛选择。辅以阿片类药物,能在脊髓浅表层起到镇痛作用,且对下肢运动神经阻滞轻微。因此,0.125%~0.25%浓度即可满足要求。

第三节　肝移植患者围术期疼痛治疗

肝移植为腹部外科巨大创伤手术,伤口为"大人字型"切口,加之术后留置胃管、尿管及多条引流管刺激,存在引起患者疼痛的条件因素。

一、肝移植患者术后疼痛的特点

研究显示肝移植术后疼痛发生率低且程度轻,仅为8.3%~22.9%,多为轻中度疼痛(90.5%),这一结果与国外研究报道一致;创伤小的腹腔镜胆囊切除术后疼痛率高达35%~63%;有研究将行肝移植术和行胆囊切除术后患者进行比较,发现肝移植术后患者镇痛要求及阿片类镇痛药需求较胆囊切除术后患者少。Moretti 等将肝移植术与肝叶切除术术后患者进行比较发现肝移植术后患者疼痛轻微,需要的吗啡量大大减少。综合上述研究,可以说明肝移植手术后疼痛发生率低,程度轻。

肝癌组和肝炎肝硬化组患者进行肝移植术后疼痛无差别,说明疾病种类对肝移植术后疼痛无影响。本研究对患者术后镇痛采用了传统的按需肌注法,使用弱的阿片类镇痛药曲马多,大部分患者可以缓解(89.6%),仅5例需用吗啡等强效药,而 Cafiero 等在其他上腹部手术后使用曲马多镇痛却只能使30%~50%的患者缓解,也提示肝移植术后患者需要的镇痛药物量少,说明肝移植术后镇痛使用弱镇痛药即可满足镇痛要求,必要时才采用强效阿片类镇痛药。

镇痛方法、术前焦虑(S-AI)得分、术前艾森克(EPQ)得分是肝胆手术术后疼痛的危险因素。随着时间的推移疼痛程度及疼痛发生率逐渐减少。

二、肝移植术后疼痛发生率低的原因

目前观点认为切口疼痛的形成与损伤组织、炎性细胞、痛觉神经末梢所释放的5-羟色胺、缓激肽、组胺等化学物质刺激而引起痛觉传入神经致敏有关。肝移植术后疼痛发生率低和程度轻可能与下列因素有关:① Donovan 等通过动物实验和临床实验发现,肝移植术后动物及患者血中的内源性阿片样肽类吗啡样物质升高,认为是其术后疼痛减少的主要因素;② 移植肝早期功能不全可能会导致芬太尼在体内延迟代谢,造成药物在体内的积聚及其作用的延长而使肝移植术后患者镇痛要求减少;③ 肝移植手术使肝脏去神经后患者对机械刺激、牵拉及被膜血肿都不会产生疼痛;有研究发现糖皮质激素具有减少炎症介质产生、升高吗啡样物质的作用,免疫抑制剂可能通过在炎症反应过程中对免疫细胞及细胞因子调控而影响外周内源性阿片物质诱导的镇痛而影响其术后的疼痛;④ 终末期肝病对神经功能的影响也可能是该类患者术后疼痛发生率低的原因之一.

三、肝移植患者的疼痛管理

肝移植术后的镇痛目标同其他类型的外科手术是相似的,但对于终末期肝脏疾病患者来说,又有着特别的疼痛管理方法。镇痛药物的药代动力学,药效学都会发生相应的改变,也包括凝血因子降低,血小板功能异常,以及心理状态的改变等。

许多终末期肝病患者都存在酒精或者药物滥用,10% ~ 12%的肝移植患者都有酒精性肝病的病史。相对于无酒精性肝病的患者接受肝移植手术,这类患者常需要多次入院接受阿片类药物或者有进一步发展成对阿片类药物成瘾的趋势。毫无疑问,肝移植患者的围术期疼痛管理包括术前,以及术后镇痛策略中药物选择等多个方面。

肝硬化终末期的病理组织改变包括肝脏血流减慢,门脉分流,肝窦毛细胆管炎以及肝细胞活性和功能的衰退。这些病理变化又会改变药物的吸收、分布和清除。最显著的就是提高口服药物的生物利用度,降低蛋白结合率,延长药物代谢的整个过程。用于急性期和慢性期疼痛治疗的药物在经过肾脏排泄之前被肝脏内的各种生物酶代谢,这些生物活性酶的作用主要包括两个阶段,在第一阶段主要是发挥修饰作用,如水解,氧化,脱烷基,降解。在第二阶段主要是发挥共轭作用,使药物具有水溶性。在肝硬化患者中,酶在第一阶段的作用相比第二阶段更容易受损。

(一) 镇痛药在肝脏疾病患者中的药代学和药效

1. 吗啡

是从鸦片中提纯的原型生物碱。在肝脏中首过清除,导致其口服的生物利用度为30% ~40%;在肝脏,吗啡代谢为葡萄糖醛酸的形式3 -葡萄糖醛酸吗啡,6 -葡萄糖醛酸吗啡,少部分代谢为去甲基化形式的去甲吗啡。3 -葡萄糖醛酸吗啡是吗啡的主要代谢产物,但被认为是无活性的成分,而且有研究表明3 -葡萄糖醛酸吗啡可能存在对抗吗啡镇痛的作用。6 -葡萄糖醛酸吗啡可保留药代动力学活性,但在肾功能不全时可少量蓄积。总之,吗啡的代谢情况取决于肝硬化的严重程度。然而,很多研究表明,重度肝硬化患者(Child-Pugh 分级 C 级)呈现出升高的口服生物利用度,原因是肝脏的首过清除率降低,血浆清除减少。Crotty 的研究表明,同健康人相比,肝硬化患者肝组织萃取吗啡的浓度降低了 25%。

2. 美沙酮

美沙酮是人工合成的阿片类激动剂,常用于慢性疼痛的治疗和海洛因的解毒疗法。而美沙酮是否用于肝移植术后的维持治疗仍无定论。对于麻醉学专家来说,如何理解美沙酮在终末期肝病中的作用是必需的。同吗啡以及其他的阿片类药物不同,美沙酮显示了较低了肝组织浓度,从而导致其较高的口服生物利用度。美沙酮与血浆蛋白有很高的结合力,因此很多学者认为血浆中约90%的美沙酮是与蛋白相结合而存在的。因此平均有大约 30 h(8.5 ~58 h)的药物半衰期。有趣的是美沙酮的镇痛半衰期却短到 4 ~6 h,因此美沙酮用于急性期疼痛是十分明智的。美沙酮经过肝脏生物酶的第一阶段作用,经过氧化反应或者去甲基化成为无活性成分的代谢产物,经尿液和胆汁排泄。未经肝脏首过清除的药物以原型经尿液和胆汁排出。在肝脏病时,第一阶段生物酶反应受损导致美沙酮代谢延迟。但令人奇怪的是,有研究用气相质谱发现 24 h 尿中美沙酮排出量和无活性代谢产物相比健康患者来说明显减少。此外,Novick 研究也发现酒精性肝硬化患者的血浆峰浓度要低于酒精成瘾但无肝硬化的患者。既然肝硬化患者存在药物清除半衰期延长的情况,那又如何会导致药物的血浆峰浓度低呢？这可能是因为美沙酮分布容积增加。而且在肝硬化患者中没有任何研究显示临床症状和体征提示美沙酮过量,导致其在胆汁中排泄增多,或者是它的代谢产物进入消化道。尽管如此很多麻醉学专家仍然建议肝功能不全的患者应该慎用美沙酮。

3. 氢吗啡酮

氢吗啡酮,一个半合成的阿片类药物,可以激活阿片类 μ 受体,半衰期 1~3 h,受体效应相当于吗啡的 7~10 倍。氢吗啡酮经肝脏的首过清除代谢为 3 - 葡萄糖醛酸氢吗啡酮,3 - 葡萄糖醛酸氢吗啡酮(H3G)是一个有神经活性的代谢产物,但缺乏镇痛效应。有研究表明：在大鼠心室腔内注射人工合成的 H3G,会引起肌阵挛,异常性疼痛,甚至会产生类似于 3 - 葡萄糖醛酸吗啡(M3G)的剂量依赖性的癫痫发作。然而这两种物质都不能通过血脑屏障。回顾性队列研究肾功能不全的患者,结果发现如果使用氢吗啡酮代替吗啡,那么认知障碍、嗜睡、恶心等副反应的发生能降低 80%。对于氢吗啡酮用于肝移植受体或者肝硬化患者的研究相对有限。由于吗啡和氢吗啡酮有着同样的代谢途径,氢吗啡酮的数据往往是由吗啡的动物模型推断出来的。同吗啡一样,应在肝功能受损时减少氢吗啡酮的使用剂量。

4. 哌替啶

尽管哌替啶可以用于重症患者的镇痛治疗,然而它的药理作用仍无法明确评估。在肝功能受损的患者,尽管药物分布容积以及蛋白结合水平无明显改变,但哌替啶的清除率降低。在侧支循环尚未建立的情况下,这种代谢模式在肝硬化以及病毒性肝炎中都是存在的。因此,在此类患者中,哌替啶半衰期延长主要归因于肝脏代谢功能受损。对于肾功能受损的患者,哌替啶会发生蓄积累加,哌替啶、去甲哌替啶的主要代谢产物也会发生蓄积。这些代谢物具有中枢兴奋作用,可导致适度的中枢神经系统的兴奋现象,现已不是疼痛治疗的一线药物。

5. 苯哌利定

苯哌利定的半衰期大约 60 min,它主要的代谢产物为哌替啶和去甲哌替啶。在肝脏疾病患者中,它的药物半衰期延长、清除减少。这也是肝功能代谢减退的结果,因此苯哌替啶本身的药物浓度升高,而其代谢产物减少。苯哌利定在肾功能不全患者中的药代动力学尚不甚清楚,药物蓄积也有可能发生。

6. 芬太尼

阿片类药物中苯基哌啶类包括芬太尼、阿芬太尼、舒芬太尼、哌替啶。作为高效可溶性的人工合成阿片类激动剂,芬太尼是最常用的。经皮芬太尼给药半衰期为 17 h,静脉注射的半衰期为 1~3 h。血清中大约 85% 的芬太尼以蛋白结合的形式存在,其中 60% 与白蛋白结合,剩余小部分与 α_1 酸性糖蛋白结合。芬太尼水溶性很强,在经过肝脏脱烷基,羟基化等生物转化酶(CYP3A4)的第一阶段作用代谢为无活性成分,并经尿液排出之前,必须首先进行脂质储存部位的再摄取。

早期研究表明,8 个轻中度肝功能不全的患者中,并没有显示芬太尼的半衰期延长。Haberer 研究发现：同健康人群对照相比,肝硬化患者芬太尼的半衰期只有轻度的延长(304 min vs 263 min)。有趣的是在腹部主动脉外科手术的患者,其芬太尼的清除半衰期达到 8.7 h,原因可能是肝脏血流减慢。但是有关芬太尼在肝硬化患者半衰期敏感性方面的研究比较少。也由于芬太尼代谢产物的无活性和无毒性,很多临床医生在肝功能异常时并不会减少芬太尼的实用剂量。

芬太尼作为半合成的阿片类药物已被用于重症患者的镇痛,而且常用于静脉持续输注。在危重患者中,芬太尼的药物半衰期延长,同时伴随表观分布容积的扩大;药物清除和蛋白结合度保持不变。

7. 阿芬太尼

这类短效的阿片类药物适用于机械通气患者的镇痛治疗,对于危重患者,其药物清除降低。肾功能不全时药物清除不受影响,因此阿芬太尼可以适用于肾功能不全的患者。

8. 纳洛酮

纳洛酮是作用于 μ 受体的阿片类受体拮抗剂。纳洛酮在镇静和镇痛方面的应用主要限于评估那些已经被延长镇静的患者。如果用于逆转呼吸抑制,那么在呼吸抑制得以纠正的同时,疼痛也被激发。因此,可能会导致心律失常和突发的血压升高,除非再加用另外的镇痛治疗。

9. 右美托咪定(dexmedetomine,DEX)

高选择性的 α_2 受体激动剂,α_2 同 α_1 受体的活性比较为 1 600:1;同可乐定相比,右美托咪定与 α_2 受体的亲和力是它的 7~8 倍。突触前膜的 α_2 受体可以抑制神经末梢去甲肾上腺素的释放。DEX 通过抑制脊髓灰质后脚的伤害性通路,发挥脊神经镇痛作用。在健康人群中,DEX 的清除半衰期为 2~2.5 h;在肝功能受损的患者中,由于血浆蛋白结合力降低,药物清除半衰期延长到 3.9~7.4 h。然而有研究显示肝移植术后使用 DEX 长达 5 周,无药物不良反应及撤药后不耐受的临床症状和体征。同样也有研究表明,在成人 ICU 患者中,长期使用 DEX,心动过缓,以及给于负荷量后突然撤药导致的反跳性心动过速或者高血压报道甚少。肝移植围术期,一些麻醉学者利用了 DEX 的镇痛效果,来减少麻醉药物的最大使用剂量和术后对阿片类药物的需求。

(二)阿片类药及其等效剂量(表41-2)

表41-2 阿片类药物及其等效剂量(与吗啡比较)

药 物 名 称	静脉等效剂量(mg)	作用维持时间(h)
吗啡	10	4~5
氢吗啡酮	15	4~5
羟吗啡酮	1.0~1.5	4~5
可待因	120(10~30)	4~6
二氢可待因	5~10	4~8
羟可待因	10~15	4~5
美沙酮	7.5~10	3~5
哌替啶	80~100	2~4
芬太尼	100 μg	0.5
舒芬太尼	15 μg	0.5
阿芬太尼	750 μg	0.25
丁丙诺啡	0.4	4~6
布托啡诺	2~3	4~5
纳布啡	10	4~5

(三)肝移植围术期疼痛治疗

终末期肝病患者多合并恶心、呼吸困难和严重的疼痛等多种临床表现。Roth 等人的一项前瞻性病例研究显示,大约 1/3 的终末期肝病患者合并中度疼痛,疼痛评分与晚期结肠癌或者肺癌相似。进一步的研究表明,大约 2/3 的患者属于低收入人群,且同时存在酒精滥用或者药物成瘾等并发症。这些患者也自认为他们的生活质量不够高。有药物滥用的患者多半是依从性差,疼痛治疗不足的。从医生角度,还要考虑这些具有并发症的患者他们的肝脏功能问题,因此给药剂量可能不足,这类患者的疼痛往往是治疗不足的。

1. 美沙酮的维持治疗

美沙酮常常用于阿片类药物滥用的终末期肝病患者的维持治疗,这些终末期的肝病患者约有80%都合并丙肝病毒的感染。有至少4项回顾性研究,共52个患者在肝移植后使用美沙酮用于维持治疗。Weinrieb 研究发现,同肝移植术后没有使用美沙酮维持治疗(MMT)的患者相比,接受 MMT 治疗的患者术中和术后对阿片类药物的需求更高。因此美沙酮是否应该用于肝移植围术期疼痛治疗,仍是一个很有争议的问题。一些移植中心,要求一旦患者进入等待配型的列表,就要停用美沙酮。然而也有研究表明,接受肝脏移植的患者使用美沙酮作为维持治疗,药物成瘾的发生少于不用美沙酮的肝移植患者,而且两者相比生存率并无差异。因此我们认为已经使用美沙酮作为维持治疗的患者不应该被排除在肝移植纳入标准之外。

2. 肝移植术中镇痛

很多研究表明有效镇痛可以预防深静脉血栓的发生,减少慢性疼痛的发生,减少住院时间。尽管超前镇痛的应用还存在争议,近期的系统评价建议只要在术中、术后给予充分的认识,超前镇痛还是可以让患者受益的。

阿片类药物包括芬太尼,氢吗啡酮,美沙酮和舒芬太尼不仅适合于其他类型的腹部外科手术,也同样适合于肝移植患者的术中疼痛管理。然而对于肝移植患者来说又有着独特的注意事项。很多研究显示,肝移植患者对阿片类药物的需求量少于其他腹部外科手术的患者。Eisenach 首次在1989年解释了这两者的不同,吗啡需求量的减少不是因为代谢产物的改变,而是由于内源性阿片类物质的增多。Donovan 研究发现终末期肝病患者术前和术后1~3日内啡肽水平的升高降低了吗啡的需要量,可能是因为内源性阿片类物质水平的升高。Moretti 推测阿片类物质需求的减少可能是由于移植器官的供体。无论这种确切的机制是什么,作为麻醉医师,我们在给患者开镇痛处方的时候应考虑到肝移植患者对阿片类药物需求量的不同。到目前为止,尚没有研究评估患者肝移植术后的镇痛剂量。

3. 硬膜外镇痛

肝移植患者镇痛存在争议的问题主要是超前镇痛和胸段硬膜外导管的使用。肝脏合成功能的减退导致凝血因子含量减少,同时合并肾脏疾病的可能会出现血小板功能异常从而影响止血和出血。几项研究一直在争论肝移植是否进行硬膜外麻醉。Traebicki 详细描述了在过去10年胸段硬膜外麻醉的使用。其中只有 INR < 1.5,APTT < 45,血小板 > 70 × 10^9/L 的患者才被纳入研究。在过去10年中,大约24%约67个肝移植患者接受了胸段硬膜外麻醉。作者还认为术前胸段硬膜外导管的放置可以促进早期拔管。大约84%的硬膜外麻醉患者在手术室就拔了管。然而 Fazakas 则建议:硬膜外镇痛并发症虽不常见,一旦发生就会弊大于利。最有争议和令人费解的是肝移植后血小板水平和凝血因子恢复正常的不可预测性。从这方面来说,目前没有足够的证据推荐常规使用胸段硬膜外麻醉进行肝移植围术期镇痛。但是,对于一些精挑细选的患者来说,胸段硬膜外麻醉用于术中和术后镇痛也是有可行性的。

4. 局部浸润麻醉

很久以来,手术伤口局部皮下浸润麻醉已被用于腹部大切口的术后镇痛。这种方法对于大创面切口,疼痛切口是有潜在获益价值的。外科切口局部浸润麻醉的各种复合注射已被研究,研究结果也是存在争议的。一些研究显示该方法的明显受益,而另外一些研究并未显示有任何好处。目前尚无局部浸润用于肝移植患者的研究,但确实花费少,不良反应发生少。

(四) 肝移植术后镇痛

提供足够的术后镇痛主要目的是减少术后并发症,提高患者的舒适度。多种现代化的疼痛治疗方法也都是为了减少药物干预伴随的不良反应,同时减少新的移植肝脏的代谢需求。注射阿片类药物一直是术后镇痛的主要方法,但最理想的镇痛应该包括三个交叉方法:① 药物治疗:阿片类和非阿片类佐剂;② 非药物治疗:行为方法和物理模式;③ 侵入性干预措施:外周神经阻滞,触发点注射,针刺麻醉。

1. 药物治疗

并没有足够的肝移植术后镇痛研究来评估最有效的镇痛模式。因为终末期肝病患者血小板功能异常以及可能存在肾功能不全,NSAIDS 在此类人群中应该避免使用。抗痉挛药物如加巴喷丁和普瑞巴林虽然在研究中并未证明对此类人群是有效的,但它们仍然可以作为辅助用药。移植术后早期对乙酰氨基酚应避免使用,一旦移植肝脏功能建立,代谢恢复正常,对乙酰氨基酚可能才是安全而被考虑使用的。

2. 非药物治疗

研究表明术前焦虑评分高的患者更容易出现术后疼痛。社会心理咨询服务包括培训压力适应能力,通过分散注意力、生理反馈、专注力治疗、深呼吸技能等焦虑管理在术前就已经开始。根据器官共享联合网络的法律条文,所有将要接受肝移植的患者在移植术前必须经过社会学评估。

3. 侵入性干预措施

术后侵入性疼痛干预措施应该在术前先行考虑行硬膜外置管或者脊髓硬脑膜置管。如前所述早期切口部位注射长效的麻醉药物可能会诱导最小不良反应的超前镇痛。

术后,如果疼痛局限于某个特点部位,那么周围神经的局部麻醉是可以缓解疼痛的。经超声导引可视化的肋间神经阻滞或者腹横肌平面阻滞(TAP)也都是可供选择的阻滞方法。TAP 阻滞可以提供皮肤、皮下黏膜、腹膜的镇痛。TAP 阻滞应该被视为多模式镇痛治疗的一部分。为减少并发症,TAP 阻滞应该由有经验的超声技师来完成。TAP 阻滞的目的是将麻醉药物沉积于腹内斜肌和腹横肌之间靶向脊髓神经平面。支配腹壁皮肤的感觉和腹膜壁层肌肉的感觉神经将被阻断。这个平面包括从 T6～L1 胸腰椎脊髓神经根支配的前外侧腹壁感觉。同安慰剂对照相比,TAP 阻滞的镇痛有效性已得到多项前瞻性随机对照研究的证实。所有的研究都发现 TAP 阻滞的优势、可视性疼痛评分的降低以及吗啡用量的减少。TAP 阻滞不仅可以有效镇痛,而且还可以促进早期拔管,提早出院。尽管肾移植的患者也越来越多地使用 TAP 阻滞,但是 TAP 阻滞仍然主要用于肝移植,而且要慎用。TAP 阻滞的风险包括阻滞失败、感染,局部麻醉药物误入血管、肠穿孔。总之 TAP 阻滞如果被明智谨慎地用于适合的患者,将可能会成为一种有价值的镇痛方法。

第四节　胆囊切除患者的术后镇痛

上腹部手术创伤引起分解激素如生长抑素、皮质醇、胰高血糖素等分泌增加,糖异生作用增强、糖酵解通路酶活性受抑制,内生性胰岛素敏感性下降等因素导致应激性糖代谢障碍,血糖浓度升高,这种应激性糖代谢障碍在术后第 1 天达到高峰,导致外周组织细胞对葡萄糖利用下降,影响创伤修复。因此寻求有效地调控应激反应和糖代谢的方法有重要的理论和临床意义。正确选择麻醉和适宜的麻醉深度有利于调节术中的应激反应。研究表明:全身麻醉联合硬膜外阻滞,并保留硬膜外导管行术后镇痛可减轻术后应激反应的程度。术中和术毕即刻血糖、生长抑素无明显变化,而单纯硬膜外组术中血糖明显升高,生长抑素在术毕即刻升高,类似于以往的有关研究结果。这与硬膜外阻滞不能抑制内脏传入有关。

第五节 肝癌介入术后镇痛

联合微创介入手术治疗——肝动脉化疗栓塞术(transarterial chemoembolization,TACE) 联合射频消融(radiofrequency ablation,RFA) 发挥了 1 + 1 > 2 的治疗效果,是目前治疗肝癌的主要方法之一。TACE 后患者常出现疼痛,但在 24 h 内均可缓解,在 TACE 术中使用超液化碘油注入肝癌血管内,再用明胶海绵等栓塞剂对肝癌供血动脉主干进行栓塞治疗使周围组织炎症坏死缺血,可引起严重的内脏性疼痛及右肩背的放射痛。通常在介入术后 4 ~ 6 h 出现。同时,TACE 穿刺部位是右侧股动脉,术后右下肢需制动 24 h,由于肝硬化基础上的肝癌凝血机制差,患者常常表现为周身肌肉酸痛。疼痛与体位、精神状态、排便习惯的改变密切相关。患者通常为被动体位,疼痛使患者心情烦躁、进食减少,甚至不想进食,不能入睡,精神状态差,又不能通过改变体位以减轻不适感,更加重了患者的烦躁情绪。

总之,虽然现代镇痛技术取得了飞速的发展,但临床上仍有 75% 的患者经历着术后中至重度的疼痛。术后疼痛控制不佳不但会给患者带来极大的身心痛苦,而且还会严重阻碍患者术后的恢复和疾病康复的进程。控制疼痛亦成为医务人员和患者共同追求的方向。手术时间、不同镇痛方法、患者的年龄、切口长度、术前焦虑状态都是影响肝胆手术后患者术后疼痛发生的高危因素。因此,要不断加强术后疼痛控制的预防意识,应用多模式镇痛,提高疼痛治疗质量,以便减轻患者的痛苦,促进患者早日康复。

(聂　芳　曹建国)

参考文献

[1] Aydogan MS, Bicakcioglu M, Sayan H,et al. Effects of two different techniques of postoperative analgesia management in liver transplant donors: a prospective, randomized, double-blind study[J]. Transplantation proceedings,2015, 47(4): 1204 − 1206.

[2] Hughes M, McNally S, McKeown DW, et al. Effect of analgesic modality on outcome following open liver surgery: a systematic review of postoperative analgesia[J]. Minerva anestesiologica, 2015,81(5): 541 − 556.

[3] Khan J, Katz J, Montbriand J, et al. Surgically placed abdominal wall catheters on postoperative analgesia and outcomes after living liver donation[J]. Liver transplantation, 2015,21(4): 478 − 486.

[4] Milan Z, Rajasekar N, Hudson-Phillips S, et al. Postoperative epidural analgesia in obese patients undergoing liver resection surgery[J]. Medicinski glasnik, 2013,10(1): 46 − 49.

[5] Milan ZB, Duncan B, Rewari V, et al. Subcostal transversus abdominis plane block for postoperative analgesia in liver transplant recipients[J]. Transplantation proceedings, 2011,43 (7): 2687 − 2690.

[6] Yong BH, Tsui SL, Leung CC, et al. Management of postoperative analge-sia in living liver donors [J]. Transplantation proceedings,2000,32(7): 2110.

[7] Fumagalli R, Ingelmo P, Sperti LR. Postoperative sedation and analgesia after pediatric liver transplantation[J]. Transplantation proceedings, 2006,38(3): 841 − 843.

[8] Keir A, Rhodes L, Kayal A,et al. Does a transversus abdominis plane (TAP) local anaesthetic block improve pain control in patients undergoing laparoscopic cholecystectomy? A best evidence topic [J]. International journal of surgery, 2013,11(9): 792 − 794.

[9] Ventham NT, Brady RR. Transversus abdominis plane block: establishing the role of surgically administered TAP blocks[J]. surgeon, 2013,11(2): 113.

[10] Velchev V, Malamov K. The analgesic efficacy of transversus abdominis plane (TAP) block[J]. Khirurgiia, 2010, (1): 15 – 18.

[11] Yokoyama M, Itano Y, Katayama H, et al. The effects of continuous epidural anesthesia and analgesia on stress response and immune function in patients undergoing radical esophagectomy[J]. Anesthesia and analgesia, 2005,101 (5): 1521 – 1527.

[12] Beilin B, Shavit Y, Trabekin E, et al. The effects of postoperative pain management on immune response to surgery [J]. Anesthesia and analgesia, 2003,97(3): 822 – 827.

[13] Miyoshi H, Tanaka H, Kato T, et al. Local instillation of 0. 75% ropivacaine compared with intravenous fentanyl and flurbiprofen for postoperative analgesia following inguinal hernia repair in adults[J]. Masui ,2012,61(10): 1044 – 1047.

[14] Gurusamy KS, Vaughan J, Toon CD, et al. Pharmacological interventions for prevention or treatment of postoperative pain in people undergoing laparoscopic cholecystectomy[J]. The Cochrane database of systematic reviews, 2014, 3: CD008261.

[15] Johns N, O'Neill S, Ventham NT, et al. Clinical effectiveness of transversus abdominis plane (TAP) block in abdominal surgery: a systematic review and meta-analysis[J]. Colorectal disease, 2012,14(10): e635 – 642.

[16] Ko JS, Choi SJ, Gwak MS, et al. Intrathecal morphine combined with intravenous patient-controlled analgesia is an effective and safe method for immediate postoperative pain control in live liver donors[J]. Liver transplantation, 2009, 15(4): 381 – 389.

[17] 陈卫平. 肝胆手术后静脉镇痛的疗效观察与护理分析[J]. 中国保健养,2012,22(4): 565 – 566.

[18] 唐轶洋, 张兴安. 舒芬太尼术后镇痛应用进展[J]. 中国药房, 2012,23 (46): 390 – 393.

[19] 黄志强. 腹部外科手术学[M]. 湖南:湖南科学技术出版社,2009: 114 – 116.

[20] 靳红绪, 李凤丹, 张同军,等. 地佐辛复合舒芬太尼术后自控静脉镇痛对肿瘤患者 T 淋巴细胞亚群和 NK 细胞水平的影响[J]. 实用医学杂志,2013,29(6): 982 – 984.

[21] 孙晓燕, 冀翔宇, 尹燕伟,等. 罗哌卡因切口注射对老年胃癌病人全身麻醉术后疼痛影响[J]. 青岛医学院学报, 2013,49 (6): 495 – 496.

[22] 李颂, 胡礼宏, 陆才德. 皮下局部麻醉镇痛系统在肝脏部分切除术术后镇痛效果观察[J]. 现代实用医学, 2015,1(27): 75 – 76.

[23] 周燕艳. 术后急性疼痛治疗的新进展[J]. 临床药物治疗杂志, 2012,10(5): 34 – 38.

[24] 熊英, 覃梅, 李文静. 改良 NBAS-APS 在肝胆外科术后镇痛中的应用研究[J]. 局解手术学杂志,2008,17(4): 244 – 246.

第四十二章　肝胆手术围术期营养支持

　　肝胆系统与营养物质代谢关系非常密切,不适当的营养支持不仅达不到营养支持的目的,而且还可能进一步损害肝胆系统功能。因此,必须充分了解肝胆系统与营养物质代谢的关系,并根据肝胆疾病的特点,实施合理的营养支持。

第一节　肝胆疾病与营养物质代谢

　　肝脏是人体重要的代谢中心,对糖、脂类、蛋白质、维生素、激素等多种物质的合成、贮存和分解均有重要作用。在肝实质病变时,随着病变的加重,可不同程度地影响各种营养物质的代谢。

一、糖代谢

　　正常情况下,50%～60%的口服葡萄糖进入肝脏,在肝脏进行氧化分解或酵解及合成糖原,在需要时还可通过分解糖原、糖异生,调节维持血糖浓度的相对恒定,以确保重要脏器的能源需要。

　　在肝实质病变时,胰岛素受体调控受损及胰高糖素浓度增加,使糖代谢出现异常。肝内胰岛素受体调控能力下降,胰岛素阻抗,虽有胰岛素水平的升高,但糖耐量仍下降。在急性重症肝炎时,可由于糖原不足,糖异生减少,胰岛素血浓度升高,导致低血糖症。

二、蛋白质代谢

　　正常成人体内蛋白质的合成和分解保持着动态平衡,不管肝脏每日合成多少蛋白质,总有等量的蛋白质分解,机体蛋白质交换量为200～300 g/d。肝细胞至少能合成17种重要的血浆蛋白,占正常情况下血浆总蛋白的70%左右。白蛋白是肝脏合成的主要血清蛋白,合成量约12 g/d。此外,肝脏还合成凝血因子,急性相反应蛋白等。在肝实质病变时随着病变的加重,蛋白质合成及尿素合成减少,氨的产生增加。

三、脂肪代谢

　　肝脏在脂肪代谢中起着重要作用。肝脏中脂肪的运输与脂蛋白有密切的关系,而肝脏能合成几乎所有种类脂蛋白中的蛋白质成分,并在肝细胞内组装成脂蛋白,其后将合成和摄取的脂类以脂蛋白形式输出细胞外。在肝实质病变时,随着病变的加重,酮体生成减少,游离脂肪酸增加,可导致高脂血症。

四、维生素

肝脏还是维生素贮存、利用、代谢和降解的器官。胆汁是由肝细胞形成和分泌的,正常的胆道系统是胆汁顺利排入肠道的保证。胆汁形成和排出有两个重要的生理功能:① 排出某些有机毒物及药物等;② 促进肠道对脂类和脂溶性维生素的吸收。胆道疾病所致的代谢改变与胆道梗阻程度有关。胆汁排出受阻,肠道胆盐减少使脂肪的消化吸收障碍,引起必需脂肪酸缺乏,并影响脂溶性维生素 A、维生素 D、维生素 E、维生素 K 及钙的吸收,进而妨碍了肝脏合成凝血酶原。

五、激素降解和灭活

肝脏是激素降解和灭活的器官。在肝实质病变时,肝脏对激素的灭活能力下降,雌激素水平增加,可致乳房增大,睾丸萎缩,醛固酮水平上升,出现低钾血症及液体潴留。激素紊乱、摄食不足及药物作用,可导致血钠、钾、钙、镁、铁及微量元素的异常,而电解质的异常又加重原发病。

第二节 肝胆手术围术期营养支持原则

急性肝胆疾病很少有营养状况的改变。然而在慢性肝病,合并蛋白质-能量营养不良是很常见的,其发生及严重程度与疾病的临床分期直接相关,而与肝病的病因无关。

营养筛查、评定及合理有效地营养干预是肝胆手术围术期患者临床营养支持治疗中的关键步骤,包括对患者营养状况与营养风险的判断,手术前营养与容量的补充,手术中血压、血糖以及液体平衡的管理,手术后合理的营养支持措施及效果评估。

一、营养筛查

1. 病史与营养风险评估

营养风险是指患者已经存在的或潜在的与营养因素相关的、导致不良临床结局的风险,其与临床结局密切相关。营养风险评估是临床营养支持首先面临的问题,也是制定营养支持方案的第一步。临床调查性研究表明,营养风险与外科住院患者的临床结局有关,只有存在营养风险的患者才能从营养支持中获益,所以确定获益人群等同于确定适应证。这一观念已经在国际营养支持指南中予以明确。针对患者营养状态与风险的评估主要有以下几个方面。

(1)年龄 不同年龄的代谢率、瘦体重(lean body mass,LBM)、营养基础以及营养需求均有所不同,高龄患者营养不足的耐受性更差,更容易发生营养不良。因此,更应得到关注。

(2)营养病史 营养病史包括近期(1~4周)进食以及排便情况,是否所患为肿瘤,是否存在营养、代谢相关的慢性疾病等。

(3)疾病严重程度疾病 严重程度决定营养的需要与时机,病情严重者更能够从早期营养支持,特别是早期肠内营养支持中获益。

（4）特定的并存异常　如高血糖、慢性阻塞性肺病（chronicobstructive pulmonary disease，COPD）、心肝肾功能不全、是否接受肾脏替代治疗等，因为这些疾病往往影响着患者的营养状态。

（5）体重及其变化　了解患者的体重和理想体重，需要计算体重指数（BMI），这不仅是判断营养状态所需，也是制定营养处方时的核心参数。

（6）营养风险评估　目前，临床上主要使用的营养评价工具有主观全面营养评价（subjective global assessment，SGA）、营养风险筛查 2002（nutritional risk screening 2002，NRS 2002）和微型营养评价表（mini nutrition assessment，MNA）。其中 NRS 2002 应用较广，适用于新住院患者营养筛查（表 42-1）。评估的参数主要包括年龄、体重、体重指数、摄食量的改变、消化系统症状，以及体格测量等，评分≥3 分的患者为存在营养风险，不论是存在营养风险还是明确营养不良的患者，有效的营养支持可改善其预后，如减少住院时间及切口感染发生率。而既往身体健康、手术创伤小、损伤较轻的围术期患者，过于积极的营养补充并不能使其获益，反会增加感染等并发症的发生率，以及医疗花费和住院时间。近年来，国内外科领域应用 NRS 2002 营养筛查工具评估营养风险的相关研究较多，但 NRS 2002 并不适合急危重症患者营养状态变化及营养风险的评估。

表 42-1　营养风险筛查 2002

姓名：	性别：		年龄：		身高：　cm	现体重：　kg	BMI：
疾病诊断：						科室：	
住院日期		手术日期：			测评日期：		
NRS 2002 营养风险筛查：　　　分							
疾病评分：	评分 1 分：髋骨折□　慢性疾病急性发作或有并发症者□　COPD□　血液透析□　肝硬化□　一般恶性肿瘤患者□　糖尿病□ 评分 2 分：腹部大手术□　脑卒中□　重度肺炎□　血液恶性肿瘤□ 评分 3 分：颅脑损伤□　　骨髓移植□　大于 APACHE 10 分的 ICU 患者□						
小结：疾病有关评分 _____							
营养状态：	1. BMI（kg/m²）□小于 18.5（3 分） 注：因严重胸腹水、水肿得不到准确 BMI 值时，无严重肝肾功能异常者，用白蛋白替代（按 ESPEN2006）_____（g/l）（<30 g/L，3 分） 2. 体重下降 >5% 是在　□3 个月内（1 分）　□2 个月内（2 分）　□1 个月内（3 分） 3. 1 周内进食量：较从前减少 　　□25%~50%（1 分）　□51%~75%（2 分）　□76%~100%（3 分）						
小结：营养状态评分 _____							
年龄评分：	年龄 >70 岁（1 分）　　　　　　　年龄 <70 岁（0 分）						
小结：年龄评分 _____							

对于表中没有明确列出诊断的疾病参考以下标准，依照调查者的理解进行评分。

1 分：慢性疾病患者因出现并发症而住院治疗。患者虚弱但不需卧床。蛋白质需要量略有增加，但可通过口服补充来弥补。

2 分：患者需要卧床，如腹部大手术后。蛋白质需要量相应增加，但大多数人仍可以通过肠外或肠内营养支持得到恢复。

3 分：患者在加强病房中靠机械通气支持。蛋白质需要量增加而且不能被肠外或肠内营养支持所弥补。但是通过肠外或肠内营养支持可使蛋白质分解和氮丢失明显减少。

总分值≥3 分：患者处于营养风险，需要营养支持，结合临床，制订营养治疗计划。

总分值 <3 分：每周复查营养风险筛查。

二、营养支持途径

围术期进行营养支持以往缺乏有效的支持方法。直至20世纪60年代末，美国的Dudrick与Rhoad，瑞典的Wretline提倡用"静脉内高营养"后，静脉内输入的营养物质的质与量、输注的技术与监测方法逐渐达到完善和标准化，并能在多数医院施行。目前认为只有当口服或肠内营养不足或不能使用时才应考虑肠外营养。

20世纪80年代以后，对肠内营养(enteral nutrition，EN)的认识及其应用得到了极大的发展，肠内营养具有符合生理，更全面提供营养物，促进肠道运动、分泌、消化功能，释放胃肠激素，增加肠道与门脉血流，保护肠黏膜的完整性及维持肠屏障功能，并支持肠道免疫系统等作用，被认为是最理想的营养供给途径。尽早实现肠内营养可使患者获得更充分的营养补充，并由此改善某些临床结局，因此，应创造条件尽早开始。需要指出的是，肠内营养的效果与用量相关，当供给达到总热量的55%~60%才可能发挥其在治疗方面的益处。

对于手术后预计7~10日肠内营养或口服饮食不能达到热量目标的患者，肠外营养仍然是指南推荐的选择。

经胃管饲是主要的肠内营养方式，且被多数围术期患者接受，胃排空障碍及反流误吸是主要的并发症，因此，要求贲门功能与胃排空功能良好，喂养过程中保持上胸抬高30°~40°，但并不常规推荐幽门后小肠喂养，仅对存在意识障碍、胃潴留量大(胃动力障碍)的患者选择小肠喂养。鼻肠管是小肠喂养常用的方式，有助于改善吸收能力，降低或防止胃扩张，减少反流与误吸，以及维持肠动力和屏障功能。对于需要长时间管饲(>4周)的患者，应考虑胃造口或肠造口方式建立肠内营养通路，以避免长期放置鼻管。

三、合理的营养支持时机

围术期营养支持选择，应根据患者具体情况考虑，包括营养状态、疾病状态以及手术情况等。可分为以下几类。

（1）术前　对存在较严重营养不良或高营养风险的患者，术前给予短时间(约1周)营养支持(特别是肠内营养)，有助于纠正或改善患者的代谢与营养状态，提高对手术和麻醉的耐受能力，但对术后并发症的影响并不确定。需要掌握的原则是：不要为追求纠正营养不良和热量与蛋白质的正平衡而过久的延迟手术，有些疾病，如恶性肿瘤等，不处理原发疾病很难使其营养状态得到逆转或纠正。

（2）术后　对于病情危重者，有效的复苏及组织灌注充分是开始任何形式营养支持的前提，美国肠内肠外营养学会与危重病学会颁布的营养指南对此的定义为：不需要2种以上的血管活性药物维持循环稳定，不需要血管活性药物联合大量液体或血液制品维持血压。多项临床研究及荟萃分析表明，肠内营养开始的时间是影响患者预后的重要因素，可以改善患者的预后，缩短住院时间，减少感染的发生率，甚至可以减少病死率。术后小肠动力恢复最快，数小时即开始，胃运动约需要24 h，结肠最慢需要3~4日，因此，只要解剖允许，早期肠内营养(24~48 h)在临床上是可行的。

四、合理的营养补充量

（一）能量供给量

既要防止加重饥饿和营养供给不足，也要避免过度的喂养。前者需要认识对于不依赖营养支持的患者及时补充所需要的营养素,避免导致和加重营养不良;后者更多的是强调应激早期能量代谢的特点,认识能量代谢的变化规律,避免早期不恰当的供给导致相关的并发症增加,如高血糖、感染等。同时也要认识特殊人群对能量的不同需要,如肥胖[<83.68 kJ/(kg·d)]、高龄患者。特别是早期肠外营养支持期间的能量供给。危重患者在能量消耗测定指导下的个体化热量补充日益受到关注,但由于医疗花费以及技术的要求而不能更普遍的使用。104.65~125.58 kJ/[kg(理想体重)·d]是多数指南推荐的能量供给量。但应用中仍需要根据病情和个体特点给予调整,并监测代谢和器官功能保证治疗效果及安全性。碳水化合物和脂肪是非蛋白质热量的主要来源,按比例双能源供给[糖脂比为(70%~60%):(30%~40%)]是合理的选择,以避免葡萄糖超负荷及必需脂肪酸缺乏,脂肪供给量一般为1.0~1.5 g/(kg·d)[老年0.8~1.0 g/(kg·d)]。

(二) 充分的蛋白质供给

理想营养支持的另一方面是充分的蛋白质供给,这点日益受到重视,研究显示当能量与蛋白质均接近目标时才可获得对预后有益的效果,1.2~1.5 g/(kg·d)的蛋白质供给量是近年来的推荐目标,腹泻和消化液额外丢失者,接受肾脏替代治疗及恢复期患者应适当增加[2 g/(kg·d)或更高],BMI为0~40的肥胖患者应达到2 g/[kg(理想体重)·d]。

第三节　肝功能不全的营养支持

一、肝功能不全代谢特点

(一) 糖代谢

1. 低血糖

肝功不全时由于肝糖原储备减少,糖原分解障碍,使全身血糖的调节能力下降,极易发生低血糖。

2. 高血糖

由于肝脏对升糖激素灭活能力下降,造成糖原分解加剧、储存障碍、糖异生增强,血糖浓度升高;另一方面,由于胰岛素抵抗,组织细胞利用糖能力下降,形成特殊的高胰岛素-高糖血症的矛盾现象;线粒体糖氧化功能障碍。

(二) 脂类代谢

1. 血清三酰甘油明显升高

脂肪动员增加所致,严重肝功能不全时伴有线粒体对脂肪酸氧化障碍,造成血中游离脂肪酸浓度升高。

2. 磷脂代谢异常

血磷脂通常是降低,有是因磷脂分解代谢障碍而升高。

3. 胆固醇代谢异常

多见于胆汁性肝硬化,常为血清胆固醇升高。

脂类代谢中于营养相关的主要是脂肪酸的氧化分解代谢,肝功能不全时由于机体对糖的利用能力下降,需要动员更多的脂肪氧化功能;由于肝脏对肾上腺素和肾上腺皮质激素灭活力下降,造成外周组织的脂肪分解代谢增强,血中三酰甘油浓度升高,脂肪酸的浓度相应升高,其中以短链脂肪酸升高为主,从而加重肝性脑病。

(三) 氨基酸代谢

肝脏内氨基酸代谢出现异常,加上一些激素如胰高血糖素、肾上腺皮质激素、肾上腺素灭活减少,分解代谢增强,其结果必然导致氨基酸代谢异常,血浆氨基酸谱发生变化,支链氨基酸/芳香氨基酸(BCAA/AAA)值降至 1 甚至更低,严重的可导致肝性脑病(肝脑综合征)。肝性脑病的形成机制中,比较确定的是氨基酸失衡学说和假性神经递质学说。

二、肝功能不全患者营养不良的诊断

(一) 营养不良及其分类

(广义)任何一种营养素的失衡,包括营养过剩和营养不足;(狭义)针对外科住院患者,通常是指蛋白质热量营养不良(PEM)。

1. 成人干瘦型或单纯饥饿型营养不良(adult marasmas or energy malnutrition)

主要原因为热量摄入不足,常见于慢性疾病或长期饥饿的患者,临床表现为严重的脂肪和肌肉消耗,肝硬化患者中该型占 10% 。

2. 低蛋白血症型或急性内脏蛋白消耗性(kwashiorkor)

常见于长期蛋白质摄入不足或创伤和感染等应激状态下。肝硬化患者中该型占 40% ,如果不进行有效的营养支持,可因免疫力受损,导致革兰阴性菌败血症或严重真菌感染。

3. 混合营养不良(mixed marasmas and viseral malnutrition)

最严重的一类营养不良,由于蛋白质和热量摄入均不足所致。常见于晚期肿瘤和消化道瘘的患者,肝硬化患者中该型占 30% 。这类患者因原本能量储备少,在应激状态下,体蛋白急剧消耗,极易发生感染和伤口不愈等并发症,病情危重,死亡率高。

(二) 症状和体格检查

1. 症状

消瘦、纳差、疲弱、活动受限、毛发脱落、水肿等,无特异性。

2. 体格检查

(1) 体重:A 体重改变(%) = [通常体重(kg) - 实测体重(kg)] ÷ 通常体重(kg) × 100% 。通常将体重变化的幅度与速度结合起来考虑其评价标准见表 42 - 2。

表 42 - 2 体重变化的评定指标

时　　间	中度体重丧失	重度体重丧失
1 周	1% ~2%	>2%
1 个月	5%	>5%
3 个月	7.5%	>7.5%
6 个月	10%	>10%

B 体重指数(body mass index, BMI): BMI = 体重(kg)/身高^2(m^2)。BMI 被认为是反映 PEM 的可靠指标(表 42 - 3)。

2. 皮褶厚度

(1) 三头肌皮褶厚度(TSF)。(2) 肩胛下皮褶厚度。(3) 髋部与腹部皮褶厚度。

(三) 实验室检查

1. 血浆蛋白

血浆白蛋白(ALB)、血清前白蛋白(PA)、血清转铁蛋白(TFN)、血清视黄醇结合蛋白(RBP),被认定为是判定营养不良的可靠指标。

2. 氮平衡的计算

氮平衡是评价机体蛋白营养不良的最可靠与最常用的指标。

表 42 - 3 BMI 的评定标准

等 级	BMI 值	等 级	BMI 值
肥胖 III 级	>40	PEM I 级	17.0 ~ 18.4
肥胖 II 级	30 ~ 40	PEM II 级	16.0 ~ 16.9
肥胖 I 级	25 ~ 29.9	PEM III 级	<16
正常值	18 ~ 25		

3. 肌酐身高比 (CHR)

CHR = 24 h 尿肌酐量(mg)/身高(cm)。N:男 >6.2 mg/cm ,女 >4.0 mg/cm;低于指标,说明存在营养不良。

4. 肌酐身高指数(CHI)

评定标准: >90% 为正常,80% ~ 90% 表示蛋白轻度缺乏,60% ~ 80% 表示中度缺乏, <60% 表示重度缺乏。

5. 免疫功能评价

A 总淋巴细胞计数(TLC) $>20 \times 10^8$,轻度:$(12 ~ 20) \times 10^8$,中度:$(8 ~ 12) \times 10^8$,重度:$<8 \times 10^8$;B 皮肤迟发超敏反应(SDH)(>5 mm)。

(四) 诊断

目前多数学者主张采用综合性营养评定方法来诊断。

1. 主观全面评定(subjective global assessment,SGA)

特点是以详细的病史和临床检查为基础,省略人体测量和生化检查,理论基础是身体组成改变与进食改变、消化吸收功能的改变、肌肉的消耗、身体功能及活动的改变等相关联(表 42 - 4)。

表 42 - 4 SGA 的主要内容及评定标准

指 标	A 级	B 级	C 级
1. 近期(2 周)体重改变	无	减少 <5%	减少 >5%
2. 饮食改变	无	减少	不进食/低热量流质
3. 胃肠道症状(持续 2 周)	无/食欲不减	轻微恶心、呕吐	严重恶心、呕吐
4. 活动能力改变	无/减退	能下床活动	卧床

指　标	A　级	B　级	C　级
5. 应激反应	无/低度	中度	高度
6. 肌肉消耗	无	轻度	重度
7. 三头肌皮褶厚度	正常	轻度减少	重度减少
8. 踝部水肿	无	轻度	重度

上述 8 项中,至少 5 项属于 C 或 B 级者,可分别定为重或中度营养不良。

2. 微型营养评定(mini nutritional assessment,MNA)

其评价内容包括:① 人体测量:包括身高、体重及体重丧失;② 整体评价:包括生活类型、医疗及疾病状况(如消化功能状况);③ 膳食问卷:食欲、食物数量、餐次、营养素摄入量、有否饮食障碍等;④ 主观评定:对健康及营养状况的自我监测等。根据上述各项评分标准计分并相加。分级标准:MNA≥24,表示营养状况良好;17≤MNA23.5,表示存在发生营养不良的危险;MNA＜17,表示有确定的营养不良。

三、肝功能不全患者营养不良的治疗

(一) 营养支持的适应证

临床上遇到肝功能不全而又需要肠外营养支持的有以下几种情况:① 原来没有肝功能不全,在 PN 治疗中或因 PN 的问题,或因疾病的发展,出现了肝功能不全;② 患者原有肝功能不全,而病情需要 PN 支持;③ 肝功能不全患者行影响肝功能的大手术,如肝切除术,复杂的门脉高压症手术等;④ 肝移植手术,不论原来有无肝功能不全(多数情况下有肝功能不全);⑤ 如有肝功能不全,而又需要外科手术治疗的某种复杂手术,胃肠营养困难或口服摄入热量和氮源不足的患者。

(二) 营养的配制

1. 能量的补充

对肝功能不全围术期患者,能量补充应因人因时而异。在分解代谢期,以维持能量平衡、氮平衡和各重要脏器功能为原则,合成代谢期,应将消耗量和体内合成代谢需要能量合计在内,以利患者尽快恢复。

能量需要量 = BEE × 活动系数 × 体温系数 × 应激系数

BEE = 13.88 W(kg) + 4.6 H(cm) - 3.43 A(岁) - 112.4 * 性别(男 = 0,女 = 1)

活动系数:卧床 1.2,下床少量活动 1.25,正常活动 1.3
体温系数:38℃取 1.1,39℃取 1.2,40℃取 1.3,41℃取 1.4
应激系数:用以补正不同疾病状态下的 BEE(表 42 - 5)

表 42 - 5　不同疾病时的应激系数

疾　病	应激系数	疾　病	应激系数
中等程度饥饿	0.85 ~ 1.00	腹膜炎	1.05 ~ 1.25
术后(无并发症)	1.00 ~ 1.05	严重感染/多发创伤	1.30 ~ 1.550
癌　症	1.10 ~ 1.45		

2. 能量制剂的成分和补充量

（1）糖的补充　补充能量大部分用高渗糖，如25%的葡萄糖输液，肝功能不全患者因脂肪乳剂的使用受限，糖提供的热量要达到50%以上。

（2）脂肪乳剂的补充　肝功能不全患者宜输入中链脂肪溶液，避免用短链（加重肝昏迷），可提供热量，避免高糖，供应必需脂肪酸等。每日用量可以 1 g/kg 计，总量不超过供应热量的40%，要 24 h 均匀地进入 PN 通道（输入时间至少要超过 5 h），对于Ⅲ、Ⅳ级肝昏迷患者，运用脂肪乳剂要慎重，但不是禁忌。

（3）氨基酸的补充　按氮热比 1∶100 ~ 150 给予。提供能量占总热量的 10% ~ 20%。

氨基酸制剂的成分和市售制剂：对于肝功能不全患者，国内外文献人肯定了应用富含 BCAA 溶液的治疗作用，所谓富含 BCAA 溶液，是指 BCAA 和 AAA 的含量分别为 2/3 和 1/3。另外，有些文献提到在氨基酸溶液中，增加谷氨酸和精氨酸。谷氨酸能与血氨结合为谷氨酰胺，从而降低血氨；同时谷氨酸能防止肠道细菌经肠道黏膜进入体内（通过谷氨酸→谷氨酰胺→阻止肠黏膜萎缩→阻止细菌通过）。精氨酸能促进尿素合成，降低血氨水平；还能强化机体免疫能力。避免应用含硫氨基酸是肝硬化患者营养支持的另一要点。肝硬化时经肝硫化通道障碍，含硫氨基酸增加可导致胆汁淤滞和肝脂肪变。

3. 静脉高营养的肝胆并发症

（1）肝酶谱异常　PN 治疗后 6 日左右即可出现血浆 AKP，GOT，GPT 升高，长期酶谱升高，可导致慢性肝炎。

（2）胆汁淤积　主要是因胆汁成分的改变造成。

（3）肝纤维化和肠功能衰竭。

4. 外源蛋白的补充

肝硬化患者，门脉高压症常易合并腹水，肝硬化肝功能不全，血浆白蛋白的合成障碍。因此，低血浆白蛋白血症是常见并发症，白蛋白低，加强腹水的产生，同时易导致组织水肿，包括肝本身的水肿，从而加重肝功不全。所以这种患者在术前术后都应积极补充白蛋白，以减轻腹水。

第四节　特殊情况的营养支持

一、酒精性肝炎

肠内营养至少与全身性激素治疗同样有效，能改善预后。对伴有营养不良的酒精性肝炎患者治疗中，如不适宜或不耐受肠内营养，可给予肠外营养支持，这对改善肝功能似乎也是有益的。对酒精性肝炎及肝硬化患者还缺乏肠内营养与肠外营养相比较的随机研究报道。

二、肝硬化

稳定期的肝硬化患者，把饮食模式改变成 4 ~ 7 次/日，夜晚至少有一餐（富含碳水化合物），可以促进节氮作用和营养底物的利用。总的原则是：首要目标是经口营养，只有当在个体营养指导下患者仍不能达到营养要求时才应用肠内营养、管饲营养或静脉营养。

肝硬化患者出现水溶性维生素的耗尽是很常见的,尤其在酒精性肝硬化患者。由于维生素和微量元素缺乏诊断有困难,因此口服补充应更积极或予常规推荐。

处于代偿期肝硬化患者需要肠外营养或肠内营养时,可提供标准配方。对肝硬化伴有水钠潴留的患者应选用高能量密度[6.3 kJ(1.5 kcal)/ml]低钠(40 mmol/d)配方是有益的。少量或间断的胃肠道出血不是肠内营养的绝对禁忌证。

三、肝性脑病

合理营养本身可纠正肝性脑病;当口服或肠内营养不能应用时,才选择肠外营养。支链氨基酸(BCAA)可改善肝性脑病患者的精神状态,减少肝功能进一步恶化,且无较多的临床并发症。用BCAA可改善肝性脑病,而单独应用则不足以维持正常营养。选用富含BCAA注射液对生存率没有影响。

四、慢性肝病围术期的营养

在稳定期肝硬化患者术前的肠外营养不作为常规推荐方法。但术后立即给予营养支持对肝硬化患者是有利的,而且,无肝性脑病时,可选用普通氨基酸,不必选用富含BCAA的氨基酸配方。很可能早期肠内营养至少与肠外营养一样有效。

五、急性肝衰竭的营养

这类患者中没有对照研究资料。为预防或治疗低血糖,葡萄糖2 g/(kg·d)的提供是必需的。

目前许多病例可通过镜下放置的鼻空肠管接受肠内营养。至今为止,没有探讨关于营养液最佳组成、肠内营养的代谢监测或验证降低感染性并发症的系统性研究。尽管存在这些问题,肠内营养仍在临床实践中成功应用。

脂肪是肝细胞代谢的一个重要能量来源,而且在急性肝衰竭的患者肠外给予是有用的。目前LCT和MCT物理混合的脂肪乳剂已广泛用于这类患者,而且可能是最安全的能量底物选择。临床实践中,血浆中乳酸、葡萄糖、氨、三酰甘油水平可作为营养底物是否被利用的检测指标。

六、肝脏移植

虽然在等待移植的营养不良的肝硬化患者应用营养疗法比较普通,但是还没有证据表明这样可以改善预后。另一方面,虽然营养不良本身并不是肝移植原则上的禁忌证,但高分解代谢率和营养不良的患者进行肝移植时死亡率较高。因此所有上述方法均可应用于这类患者来改善他们的营养状况。

(李 雯 皋 源)

参考文献

[1] Schiesser M, Müller S, Kirchhoff P, et al. Assessment of a novel screening score for nutritional risk in predicting

complications in gastro-intestinal surgery[J]. Clin Nutr,2008,27(4): 565 – 570.

[2] Heyland DK,Dhaliwal R,Jiang X,et al. Identifying critically ill patients who benefit the most from nutrition therapy: the development and initial validation of a novel risk assessment tool[J]. Critical Care,2011,15(6): R268.

[3] Kondrup J,Allison P,Elia L,et al. ESPEN Guidelines for nutrition screening 2002[J]. Clin Nutr,2003,22(4): 415 – 421.

[4] 黎介寿. 肠内营养——外科临床营养支持的首选途径[J]. 肠外与肠内营养,2003,7(10): 129 – 130.

[5] Braga M,Ljungqvist O,Soeters P,et al. ESPEN Guidelines on Parenteral Nutrition: surgery[J]. Clin Nutr,2009,28(4): 378 – 386.

[6] Heyland DK,Cahill NE,Dhaliwal RD,et al. The impact of enteral feeding protocols on enteral nutrition delivery: results of a multicenter observational study[J]. J Parenter Enteral Nutr, 2010,34(6): 675 – 684.

[7] Heyland DK,Cahill NE,Dhaliwal RD,et al. Enhanced protein-energy provision via the enteral route in critically ill patients: a single center feasibility trial of the PEPuP Protocol[J]. Crit Care,2010,14(2): R78.

[8] Weimann A,Braga M,Harsanyi L,et al. ESPEN guidelines on enteral nutrition: surgery including organ transplantation [J]. Clin Nutr,2006,25(2): 224 – 244.

[9] Mazaki T,Ebisawa K. Enteral versus parenteral nutrition after gastrointestinal surgery: a systematic review and meta-analysis of randomized controlled trials in the English literature[J]. J Gastrointest Surg,2008,12(4): 739 – 755.

[10] Miller KR,Kiraly LN,Lowen CC,et al. "CAN WE FEED?" A mnemonic to merge nutrition and intensive care assessment of the critically ill patient[J]. J Parenter Enteral Nutr,2011,35(5): 643 – 659.

第四十三章　肝胆手术围术期抗感染治疗

外科感染是指需要手术治疗的感染性疾病和发生在手术后和创伤后的感染。包括：① 一般感染；② 特异性感染；③ 手术、创伤后腔内或伤口感染；④ 手术后远离伤口的感染；⑤ 器械检查后的感染。外科感染特点为：① 病变常常集中在某个局部，发展后引起化脓、坏死、愈合后形成瘢痕影响功能；② 多数有突出和明显的局部症状；③ 大部分是由几种细菌引起的混合感染。

胆系结石、胆管狭窄、肿瘤和寄生虫等可引起胆道梗阻，以及胆道系统的有创性操作（如 PTC、ERCP 等）易发生感染。一旦感染发生或加重，可能导致急性化脓性重症胆管炎和多发性肝脓肿、全身炎性反应综合征（SIRS）、多器官功能不全综合征（MODS）甚至死亡。围术期的抗感染治疗主要是预防和治疗手术后的胆道、腹腔、伤口和肺部的感染性并发症。

第一节　肝胆外科手术常见的病原菌及耐药情况

外科病原菌的构成因病种、地区和医院不同而有所不同，总的来说，革兰阴性杆菌占 60% ~ 65%，革兰阳性球菌占 30% ~ 35%，真菌所占比率很小。目前外科感染最常见革兰阴性致病菌是铜绿假单胞菌、大肠埃希菌、不动杆菌属和克雷伯菌属。常见的革兰阳性致病菌是葡萄球菌和肠球菌。

近年来，细菌对抗生素的耐药率不断上升，其耐药性在不同地区、不同医院可有较大的差异，经常性的药敏监测可为临床用药提供合理的指导。外科医生在选择药物时，应主要参考本地区、本医院的药敏监测结果。

第二节　肝胆外科手术的预防性抗生素治疗

随着无菌技术和抗菌药物的发展，手术后感染的发生率正在下降，但是感染仍属于手术的常见并发症之一，对患者的预后具有重要的影响，患者留住于重症监护病房时间增加 60%，需再次住院治疗的可能性增加 5 倍，死亡的危险性增加 2 倍。因此，在外科领域中，预防性的抗感染治疗有助于降低手术后伤口感染的发生率、减轻患者痛苦、降低医疗费用，同时对延缓细菌耐药性的加重也有重要意义。

肝胆外科患者由于肝功能损伤、手术涉及胆道或肠道、手术时间长、营养不良等问题，多需给予预防性抗感染治疗。理想的预防性治疗是确保在整个手术切口开放期间或有细菌污染危险时，在血清、组织和创口中有足够浓度的恰当抗菌药物。这些药物必须能有效地杀灭在特定手术期间可能污染的细菌，以期达到预防手术切口、手术部位及可能发生的术后全身性感染的目的，并且对患者安全，对医院而言能满足卫生经济学要求。根据现有的研究资料，专家组认可的给药方法是术前 60 min 开始静脉给予抗菌药物。手术时间长者可以重复给药。如使用万古霉素、氨基糖苷类或喹诺酮类等抗菌药物,为减少快速滴注给药可能发生的不良反应,应在术前 120 min 给药。虽然有研究显示在麻醉诱导期给予药物安全、有效,但抗菌药物是否需要在手术切开前滴注完毕尚未达成共识。

多数研究结果显示,在手术切口缝合后继续预防性使用抗菌药物并无必要,而且预防性使用抗菌药物时,单剂给药与多剂给药相比效果并无明显差异。此外,延长预防性抗菌药物的应用与耐药菌的出现密切相关。鉴于上述研究结果,目前大多数专家推荐的手术部位感染预防性用药持续时间是术后 24 h,少数专家建议用药应持续至术后 72 h。

抗生素原则上应选择广谱、高效(杀菌剂而非抑菌剂)、安全、廉价的抗生素。β 内酰胺类抗生素最符合上述条件。肝胆外科手术,主要感染病原菌为革兰阴性杆菌,多使用第二代、第三代头孢类(如头孢呋辛、头孢替安或头孢他啶、头孢曲松等),因头孢哌酮经胆道排泄,胆汁中可以获得更高的药物浓度,在胆道感染的预防中较其他药物更有优势。腹部手术易有厌氧菌感染,需要同时覆盖肠杆菌及厌氧菌,可在第二代、第三代头孢菌素基础上加用硝基咪唑类抗菌药物。革兰阴性杆菌(大肠埃希菌、克雷伯菌属)对于喹诺酮类抗生素耐药率高,不宜作为预防性用药。万古霉素一般不作为预防性用药,除非有特殊适应证。

由于 β-内酰胺类药物是预防手术部位感染的最常见的药物,而且有研究显示病史记载的药物过敏发生率远高于真正药物过敏的发生率。因此,首先必须仔细询问病史,分析患者是否真的对 β 内酰胺类药物过敏及严重程度,以免限制药物的选择范围。

肝胆外科手术预防用药最易犯的错误为用药时机不当(术前、术中不用,手术后才用)或用药疗程过长(3~5 日甚至直到拆线)。

第三节　手术部位感染的经验性治疗

寻找病原菌对于临床医师来说,是十分重要的。但培养细菌和药敏试验至少需要 3 日,即使最好的实验室内,败血症的血培养阳性率也不过 30% 左右。从目前的临床实际来看,外科感染的抗菌治疗一般都是在尚未获得细菌培养和药物敏感试验结果的情况下开始,属于经验性用药。在给予经验性抗感染治疗前,应迅速完成必要的临床检查和实验室检查,包括采集病原微生物标本,如血、痰、体液的标本,并及时送检。

在经验性治疗中,医师根据感染的部位、性质,估计是哪一类细菌引起,以及该类细菌可能对哪些抗菌药敏感的基础上,选择恰当药物,并参考药效学及药动学参数,合理制定用药方案。杀菌作用呈时间依赖性的青霉素类及头孢菌素类抗生素,用药间隔时间不能太长,对中度感染,宜每 8 h 给药 1 次,对重度感染,应每 6 h 甚至 4 h 给药 1 次。杀菌作用呈浓度依赖性的氨基糖苷类抗生素和喹诺酮类抗菌药物,由于其同时具有较长的抗菌后效应,集中给药更为合理,目前主张这两类药物应由以往的每日给药 2 次改为将全日剂量 1 次给予。抗菌药物选择还需要取决于感染类型、病程、严重程度、致病菌种、细菌敏感性、胆汁药物浓度等,若患者合并肝肾功能损害,还需考虑到抗生素的排泄途径。

重症感染患者的经验治疗,要贯彻"重拳猛击,全面覆盖"的方针,即突破用药逐步升级的框架,选用强有力的广谱抗生素作为起始治疗,覆盖肝胆外科手术后感染最常见的大肠埃希菌、肺炎克雷伯菌、铜绿假单胞菌、葡萄球菌及肠球菌,阻止病情恶化。针对革兰阴性菌,通常选用的抗菌药物包括第三代、第四代头孢菌素(如头孢他啶、头孢吡肟等),添加 β 内酰胺酶抑制剂的广谱青霉素(如哌拉西林他唑巴坦)或头孢菌素(头孢哌酮舒巴坦),喹诺酮类(莫西沙星),以及碳青霉烯类(如亚胺培南或美罗培南);对于怀疑阳性菌感染者,可考虑给予万古霉素或替考拉宁,肾功能不全者可给予利奈唑胺;怀疑真菌(主要是白色念珠菌)感染常选用氟康唑,若怀疑其他真菌(如曲霉菌),宜用伊曲康唑或伏立康唑,肝肾功能不全者可选用卡泊芬净或米卡芬净。

总之,肝胆手术经验性用药需遵循先强后弱,先广谱后窄谱的原则。在病原菌未明确前,应结合当地常见致病菌菌谱及其对抗菌药物敏感性,选用既能覆盖革兰阳性球菌,又能覆盖革兰阴性杆菌,甚至厌氧菌的广谱抗生素或联合使用不同抗菌谱的药物,扩大抗菌谱和加大抗菌力度。一般情况下,抗生素给药后在胆汁中的浓度越高,抗胆道细菌能力越强。临床实践证明一些在胆汁中分泌很少的抗生素如庆大霉素,也能治疗胆道感染。治疗选择用药时,除了考虑抗生素胆汁药物浓度外,还应注意血药浓度理想抗生素的选择,有效对抗和覆盖病原菌,维持较长时间的有效血药浓度,在胆汁中有高浓度的抗生素及其组合用药方案。同时应增强患者的抵抗力,及时对感染灶进行引流,才能达到最佳的感染的控制和治疗效果。

第四节 外科手术后感染的针对性治疗

如果获得细菌培养及药敏实验结果,就要重新审视原有用药方案,进行目标(针对性)治疗,但要避免盲目根据结果对号入座,如耐甲氧西林金黄色葡萄球菌和凝固酶阳性葡萄球菌对于所有青霉素类和头孢类抗生素都耐药,即使化验结果敏感也不主张使用,宜直接使用万古霉素。

抗菌治疗要坚持以临床为主的原则。临床效果好的,不要轻易放弃原有方案;效果确实不好,要分析原因,采取对策,如加大剂量或增加给药次数以加强抗菌力度,联合用药以加大对细菌的覆盖面,选用能在感染组织中形成较高浓度的抗生素,可疑合并真菌感染时行抗真菌经验性治疗等。特别注意是否存在必须进行干预的外科情况,积极寻找感染病灶,必要时进行引流、清创或其他外科处理。急性感染症状消失,体温和白细胞计数正常3日,可以停药。如果基本控制住感染,可以考虑停用或减少广谱、高效的药物,而改用相对窄谱、价廉的药物,直到感染完全消除。抗真菌治疗疗程应适当延长,一般至少应用2周。

一、切口感染

有些肝胆手术需要进行消化道重建,可使胆管和肠道内存在的细菌污染术野,常发生切口感染。年老体弱、营养状况差、肥胖、糖尿病等患者,术后易发生切口感染。无菌技术不严格、手术操作粗暴以致组织受损,止血不彻底引起皮下积血等,则更易引起切口感染。表现为术后切口局部红、肿、热、疼痛和触痛,浅表切口感染有分泌物流出,伴有或不伴有发热和白细胞增加,应行细菌培养。处理原则是在红肿处拆除伤口缝线,使脓液流出,保持引流通畅,定时给予换药。常见病原菌为大肠埃希菌、粪肠球菌、克雷伯菌属、铜绿假单胞菌等,应选用相应的敏感抗生素治疗。围术期应做好预防工作,包括纠正患者的营养状态、控制糖尿病患者的血糖、手术操作细致轻柔、Ⅱ类或Ⅲ类切口合理预防性应用抗生素等。

二、术后肺炎

肝胆手术往往对全身机体状态影响较大,年老体弱者术后容易发生肺部感染等并发症,肺部听诊可闻及干湿性啰音。有些老年体弱患者咳痰乏力,痰液稠厚更使咳痰困难,可致呼吸困难和缺氧,出现低氧血症($PaO_2 < 60$ mmhg,或 $SpO_2 < 90\%$),但患者临床表现、实验室和影像学所见对术后肺炎的诊断特异性甚低,尤其应注意排除肺不张、心力衰竭和肺水肿、基础疾病肺侵犯、药物性肺损伤、肺栓塞和 ARDS 等。粒细胞缺乏、严重脱水患者并发术后肺炎时 X 线检查可以阴性,卡氏肺孢子虫肺炎有 $10\% \sim 20\%$ 患者 X 线检查完全正常。

必须特别强调:准确的病原学诊断对术后肺炎的处理尤为重要。呼吸道分泌物细菌培养尤需重视半定量培养。特别是机械通气患者的痰标本(包括下呼吸道标本)病原学检查存在的问题不是假阴性,而是假阳性。培养结果意义的判断需参考细菌浓度。此外,呼吸道分泌物分离到的表皮葡萄球菌、除奴卡菌外的其他革兰阳性细菌、除流感嗜血杆菌外的嗜血杆菌属细菌、微球菌、肠球菌、念珠菌属和厌氧菌临床意义不明确。在免疫损害宿主应重视特殊病原体(真菌、卡氏肺孢子虫、分枝杆菌、病毒)的检查。为减少上呼吸道菌群污染,在选择性病例应采用侵袭性下呼吸道防污染采样技术。不动杆菌、金黄色葡萄球菌、铜绿假单胞菌、沙雷菌、肠杆菌属细菌、军团杆菌、真菌、流感病毒、呼吸道合胞病毒和结核杆菌可以引起术后肺炎的暴发性发病,尤应注意监测、追溯感染源、制定有效控制措施。

术后肺炎的处理方法有鼓励患者咳痰、使用祛痰措施(静脉使用痰液稀释剂如盐酸氨溴索、超声雾化吸入等)、根据留取标本的培养结果选用敏感的抗生素等。轻、中症肺炎常见病原体为肠杆菌科细菌、流感嗜血杆菌、肺炎链球菌、甲氧西林敏感金黄色葡萄球菌(MSSA)等。抗菌药物选择为第二、第三代头孢菌素(不必包括具有抗假单孢菌活性者)、β 内酰胺类/β 内酰胺酶抑制剂;青霉素过敏者选用氟喹诺酮类或克林霉素联合大环内酯类。重症肺炎常见病原体为铜绿假单胞菌、耐甲氧西林金黄色葡萄球菌(MRSA)、不动杆菌、肠杆菌属细菌、厌氧菌。抗菌药物选择为喹诺酮类或氨基糖苷类联合下列药物之一:抗假单胞菌 β 内酰胺类如头孢他啶、头孢哌酮、哌拉西林、替卡西林、美洛西林等;广谱 β 内酰胺类/β 内酰胺酶抑制剂(替卡西林/克拉维酸、头孢哌酮/舒巴坦钠、哌拉西林/他唑巴坦);碳青霉烯类(如亚胺培南);必要时联合万古霉素(针对 MRSA);当估计真菌感染可能性大时应选用有效抗真菌药物。患者发展为低氧血症时应及时予以机械通气,若发展为重症肺炎则考虑开放气道(气管插管或气管切开)有创机械通气,既有利于吸痰,也能有效地缓解缺氧状态。

三、腹腔感染

腹腔感染是肝胆外科手术后常见的并发症,严重者可导致脓毒血症危及生命。尽管感染发生的原因多种多样,但肝切除本身无疑是最重要的因素,大块肝切除术后可造成以下改变:① 加速原已存在的肠道微生态失衡,肠道菌群紊乱,有害菌增多,双歧杆菌、乳酸杆菌等正常定植菌减少,肠生物屏障受损;② 门静脉回流阻力增大以及切肝过程中入肝血流阻断,可加重肝硬化时的肠淤血,且不能通过增加门静脉压力来代偿,肠系膜因缺血缺氧导致通透性增加,肠黏膜完全性及机械屏障破坏,为肠菌侵入血流及淋巴系统创造了条件;③ 因肝脏合成 sc 片段并 IgA 装配,经由胆汁分流入肠道的分泌型 IgA(S-IgA)减少,肠道局部分泌性免疫功能降低;④ 肝脏库普弗(Kupffer)细胞数量明显减少,代表滤菌灭菌能力的网状内皮系统功能降低;⑤ 肝切除后膈下存在创腔,肝左侧腔为胃、网膜等占据,右侧腔隙大,易于积血、积液;⑥ 肝脏血供少。血流动力学研究发现,肝切除后门静脉及肝动脉血流都有显著减少。

由于术后患者平卧位时膈下部位最低,临床上多表现为膈下积液或脓肿。肝胆手术后感染以右侧膈下脓肿为多见。典型临床表现为术后高热,或在手术 1 周后,体温降而复升,可达 39℃ 以上,初为弛张热,脓肿形成后呈持续性高热,或为中等程度的持续性发热,有上腹或右季肋部胀痛,可伴有呃逆、黄疸,严重者可发生感染性休克。腹腔内感染腐蚀局部较大的血管可继发术后大出血。术后各种类型的感染可诱发肝癌患者发生术后肝功能不全,感染使肝功能衰竭的发生率大大增加。体检右上腹有压痛和肌紧张,季肋区叩痛。有白细胞计数和中性粒细胞比例增高。X 线显示有一侧胸膜反应和胸腔积液,B 超或 CT 检查有助确诊。B 超引导下诊断性穿刺可抽出脓液,或冲洗脓腔,并注入有效的抗生素进行治疗。治疗应首选 B 超或 CT 定位下行经皮穿刺置管引流术,同时抽取脓液送细菌培养和药物敏感试验。一旦引流通畅,临床症状可以缓解。置管引流后若体温不降,症状改善不明显,可反复多次 B 超检查,发现有多处积液,可穿刺置多跟引流管。经此种方法治疗,大多数膈下积液或脓肿可以治愈。待临床症状消失,B 超检查显示脓腔明显缩小甚至消失,引流液减少至每日 10 ml 以内,即可拔管。目前切开引流术已经很少应用。置管引流同时加强全身支持治疗,包括补液、输血、营养支持和足量有效抗生素的应用。若出现感染性休克,则积极抗休克治疗,同时控制感染。

四、肝移植患者围术期感染

感染性并发症是肝移植患者手术后各种并发症和死亡率增加的最常见原因之一,由于肝移植的特殊性,术后长期应用抗排斥药物,临床肝移植术后感染并发症有效的预防与治疗极为重要。

肝移植术后感染性并发症的原因比较复杂,由于肝移植受体术前多数为终末期肝病患者,术前一般情况较差,营养状况较正常人群差,部分患者长期卧床,再加上肝移植这一手术的创伤,术中行门-体转流的术式越来越少使用,胃肠道淤血而导致细菌易位,术后动静脉导管和腹腔引流管等各类导管的放置,增加了感染机会,再加上术中应用免疫诱导药物及术后免疫抑制剂的使用,特别是类固醇糖皮质激素的使用,手术后容易并发感染性并发症。

肝移植术后感染性并发症根据病原学可以分为细菌感染、真菌感染、病毒感染及寄生虫感染等。根据感染发生的时间不同,可以分为早期、中期、后期感染,早期(术后 30 日内)主要是细菌和真菌的感染,中期(30~180 日)主要是病毒的复加如肝炎病毒的复发和供体所带病毒的传染,后期(超过 180日)感染的病原无明显的规律性。

(一)细菌感染

肝移植术后肝脓肿和胆管感染是两种常见的感染并发症,前者往往和肝动脉栓塞、静脉血栓形成有关,后者与胆管缺血或缺血再灌注损伤。呼吸道感染发生率最高,肺部感染常见的有荚膜的细菌,如肺炎链球菌、嗜血菌属,如果没有很好地控制,会是致命的感染。早期的细菌感染主要原因是与手术技术有关。肝移植受体感染最常见的细菌为肠球菌、诺卡菌属、军团菌属、支原体、沙门菌、铜绿假单胞菌、耐甲氧西林凝固酶阴性葡萄球菌等。细菌感染多发生于术后 1 年内。

细菌感染治疗基本原则同所有外科感染的治疗原则一样,所有的治疗应该在充分的外科引流和感染灶去除下进行,此措施是治愈感染的前提条件。如肝脓肿或胆汁湖存在时应在 B 超引导下穿刺置管行充分的引流。

对于针对性抗感染药物的使用,手术当日术前 30 min 静脉滴注 1 次抗感染药物,宜选择肝肾损害与负担较轻的药物,如用头孢类或青霉素类,慎用氨基糖苷类及喹诺酮类药物。如手术时间 >5 h,术中每 3~4 h 追加 1 次,但如果术前使用半衰期长的抗生素如头孢曲松,术中不必加用。如属于低危患者,选用氨苄西林、哌拉西林或第三代头孢(头孢曲松、头孢他啶等),如属中高危患者,使用加酶抑制剂的抗生素或第 4 代头孢,如需加用抗真菌药物如氟康唑,中低危患者术后预防性使用抗感染药物3~5 日;高危患者最好根据感染是否得到控制决定抗感染的时间,必要时根据病情在手术前行血、痰或尿等的培养及药敏试验明确病原微生物,准确选择抗感染药物。

（二）真菌感染

肝移植发展史早期患者真菌感染发生率为 20% ~ 50%,明显高于其他实体器官移植;而且发病亦早,真菌感染发生在肝移植术后最初的 1 个月内。肝移植患者真菌感染的发病率及死亡率均较高,早期诊断和及时治疗是治愈的关键。

肝移植患者真菌感染概括起来有"两高、两低、一快"的特点:高感染率和死亡率、低临床诊断率、低实验室诊断率、病情恶化快。治疗原则是去除感染灶、早明确诊断、早应用抗真菌药物、及时调整免疫抑制剂,必要时停用免疫抑制剂。

由于肝移植患者发生真菌感染往往难以早期确诊,经验性抗真菌治疗显得尤其重要。在临床上明确诊断真菌感染后,应针对病原菌足量、足疗程应用抗真菌治疗,以免真菌复发及耐药。氟康唑是白色念珠菌治疗的首选,对其他念珠菌和曲霉菌感染首选伏立康唑或棘白菌素类药物(如米卡芬净)。近年来,白色念珠菌有发生耐药的趋势,因此其治疗是较为棘手的问题,新的针对抗耐药真菌的药物正在研究中。两性霉素 B 是侵袭性真菌感染的标注治疗,伊曲康唑亦可用于念珠菌和曲霉菌感染。当深部严重真菌感染威胁到患者生命时,宁可承担发生排斥反应的风险,也要大幅度降低免疫抑制剂的使用,特别是停用激素和抑制粒细胞生成的药物,同时注意血糖的控制对诊疗真菌感染也有重要的意义。

（三）病毒感染

由于移植前患慢性肝病致体质虚弱和严重营养不良,以及术后免疫抑制剂的应用,肝移植患者一般免疫功能较差,术后易发生感染,感染是肝移植患者术后死亡的主要诱因。感染发生时首先要排除手术引起的感染,如胆漏或腹腔积液。也可为原有的感染源再次复发,如乙肝病毒、丙肝病毒、巨细胞病毒(CMV)、单纯疱疹病毒和结核杆菌感染。

1. 巨细胞病毒

CMV 仍是肝移植手术成功后最常见的感染,常规监测可发现无症状 CMV 感染,活动性感染可致移植肝 CMV 肝炎并累及多个器官,出现发热谷丙转氨酶和血清胆红素升高。CMV 肺炎是十分严重的并发症,常表现为双侧肺实质浸润,有大约 50% 死亡率。CMV 感染一般发生在移植术后 3 ~ 8 周,大剂量免疫抑制剂和急性排斥反应的激素冲击治疗常常可促进其发生。血清学检测、定量 PCR 和肝活检有助于和急性排斥反应相鉴别,一旦确诊,目前主要采用更昔洛韦治疗。要注意预防,对于 CMV 阴性受者接受 CMV 阳性患者的供肝,常规在移植术后立即预防性静脉应用更昔洛韦,2 ~ 4 周后改为阿昔洛韦口服 3 个月。

2. 肝炎病毒

目前肝炎病毒相关的急慢性终末期肝病是肝移植的主要适应证,然而肝移植术后肝炎病毒再感染或者新发感染是影响肝移植患者长期存活的主要因素。在我国,乙型肝炎复发是常见的复发病毒之一。目前的临床实践表明,大剂量的乙肝免疫球蛋白(HBIg)的应用在一定程度上可以预防 HB 的复发,使用方法为术中无肝期静脉应用 2 000 ~ 10 000 IU,手术后 1 周内每日静脉给药,用量为 600 ~ 1 000 IU,后改为肌注形式每周给药 1 ~ 2 次,1 个月后用药频率及用量逐步递减,以维持 HBsAb 滴度在一定的水平上(一般水平是术后前 6 个月维持在 500 mIU/ml 以上,6 个月后维持在 100 mIU/ml 以上),达到预防 HBV 复发的效果。术后乙肝免疫球蛋白联合口服抗病毒药物如拉夫米定、博路定等能明显降低乙肝的复发率。

3. 单纯疱疹病毒(HSV-1,HSV-2)

肝移植后疱疹病毒感染较为常见,它发生于术后1~2个月内,应用阿伦珠单抗诱导免疫抑制时,提示其最晚的发生率为3年。HSV感染的诊断较为困难,其诊断仍主要依靠实验室检查,皮肤刮片行Giemsa染色等,其他诊断方法还包括血清学PCR检测、免疫荧光、细胞培养或免疫酶法检测病毒抗原等。治疗上更昔洛韦更为有效,也可选用阿昔洛韦和乏昔洛维。

(四)寄生虫感染

原虫、寄生虫感染在器官移植后并不少见,但由于诊断及其他原因,目前国内外报道的肝移植术后原虫感染病例不多,主要为卡氏肺孢子虫、弓形虫感染等。

1. 卡氏肺孢子虫

卡氏肺孢子虫(PCP)是一种机会性感染,多发生于免疫功能缺陷或长期接受免疫抑制剂治疗者。它可长期潜伏于宿主体内,对于肝移植术后患者,如病程中出现原发病无法解释的发热、进行性呼吸困难,辅助检查发现肺部X线检查间质性肺炎改变时,应进一步检查以明确有无此寄生虫感染。

PCP的诊断通常以肺组织或下呼吸道分泌物标本发现卡氏肺孢子虫的包囊和滋养体为金标准。复方新诺明(TMP-SMZ)是治疗PCP的首选药物,剂量为TMP 20 mg/(kg·d)、SMX 100 g/(kg·d),分4次口服,疗程2~3周。不能耐受磺胺类药物的患者可以选择其他治疗方案,如喷他脒3~4 mg/(kg·d)静脉滴注或阿托喹酮750 mg口服,每日2次。

2. 弓形虫

弓形虫是一种机会性寄生原虫,又称弓形体。诊断需要结合血清学及分离出的虫体共同诊断。目前,公认有效的抗弓形虫药物有乙胺嘧啶、磺胺嘧啶和螺旋霉素、林可霉素等。

第五节　围术期手术部位感染的预防

围术期是指以手术治疗为中心,包含手术前、手术中以及手术后的一段时间,具体指从确定手术治疗时起,直到与这次手术有关的治疗基本结束为止的一段时间。

手术切口以三类分类法可以分为:Ⅰ类清洁切口,包括无感染、非外伤性的、未进入空肠器官的切口;Ⅱ类可能污染;Ⅲ污染切口。根据愈合情况:甲:愈合良好;乙:愈合处有炎症反应,如红肿、硬结、积液等但未化脓;丙:切口化脓需做切口引流。清洁切口感染发生率1%,清洁-污染切口为7%,污染切口为20%,污秽-感染切口为40%。

手术部位感染(surgical site infection,SSI)指围术期(个别情况在围术期后)发生在切口或手术深部器官或间隙的感染。一般指术后30日内,如有人工植入物则术后1年内。肝胆外科预防主要有两种情况:① 感染发生率高;② 虽然感染发生率低(<5%),但是一旦发生后果严重的感染。预防性使用抗生素必须在手术前60 min内开始静滴第一剂抗菌药物(当选用万古霉素或喹诺酮类预防应在手术开始前120 min开始静滴),用药持续时间不能超过手术结束后24 h。

SSI的病原菌可以是内源性或外源性的,大多是内源性的。皮肤携带的致病菌多数是革兰阳性球菌;会阴及腹股沟区的皮肤常因粪便的污染而带革兰阴性菌和厌氧菌;手术切开胃肠道、胆道、泌尿道及女性生殖道时典型的SSI致病菌是革兰氏阴性肠道杆菌;结直肠和阴道还有厌氧菌(主要是脆弱拟杆菌类),他们是这些部位器官/腔隙感染的主要病原菌。国内外科感染致病菌前3位:金色葡萄球菌,大肠杆菌、铜绿假单胞菌。在任何部位,手术切口感染大多由葡萄球菌引起。若手术中发现已存在的细菌性感染,手术后应继续用药直至感染消除。

其他预防 SSI 的其他措施包括如下。

(1)择期手术患者应尽可能待手术部位以外感染治愈后再行手术。

(2)充分控制糖尿病手术患者的血糖水平,尤其避免术前高血糖。

(3)营养不良:应进行术前营养支持。

(4)尽可能缩短术前住院时间。

(5)若无禁忌证,对择期手术患者术前应使用含洗必泰沐浴消毒剂,降低患者皮肤基础带菌数,并告知术前沐浴对预防手术部位感染的重要性。

(6)避免不必要的备皮,确需要备皮应在手术当日进行,尽量使用安全型备皮方式,避免皮肤损伤。

(7)有预防用药指征者,抗生素应切皮前 0.5 ~ 1 h 或麻醉诱导期静脉给药;手术时间超过 3 h,或手术时间长于所用药物半衰期的 2 倍以上,或失血量大(> 1 500 ml),术中应追加一剂抗菌药物。

(8)进入手术室人员要严格按规定更换手术室专用工作衣、鞋、帽和口罩,手术成员要严格按照规定方法进行外科洗手,穿无菌手术衣、戴无菌手套,手术时间 > 4 h,建议更换无菌手套。

(9)手术人员应严格遵守无菌操作原则,并熟练手术技巧,缩短手术时间,正确放置引流。

(10)术中应主动加温,保持患者正常体温。

(11)术后换药操作应严格遵守无菌操作原则,换药前应洗手并带好口罩、帽子;先换清洁伤口、再换感染伤口、最后换隔离伤口,不同患者操作间必须洗手。

(12)术后切口观察及处理:切口局部有无红、肿、热、痛表现,及时处理;切口敷料潮湿及时更换。除非必要,尽早拔除引流管。

(13)临床上可以采用表 43 - 1《单病种围术期预防感染质量控制报表》,做好围术期抗生素的合理应用。

表 43 - 1 单病种围术期预防感染质量控制报表

患者信息	◆姓名:		◆住院号:		出生日期◆: 年 月 日	
	◆费用 支付方式	A 公费医疗 B 基本医疗保险 C 商业保险 D 自费 E 其他		◆入院 途径	A 门诊 B 急诊 C 院内临 床科室转科 D 外院转入	
诊疗时间	发病日期: 年 月 日					
	入院日期: 年 月 日◆			出院日期: 年 月 日◆		
	手术起始时间: 年 月 日 时 分◆					
	手术终止时间: 年 月 日 时 分◆					
手术名称◆	腹腔镜下胆囊切除术 ICD-9-CM-3:51.23					
过程质量	抗菌 药物 选择 ◆	A 青霉素类(青霉素、阿莫西林等) B 多西环素(强力霉素) C 大环内酯类 D 第一代或第二代头孢菌素(如头孢呋辛、头孢丙烯、头孢克洛等) E 喹诺酮类(如左氧氟沙星、莫西沙星等) F β - 内酰胺类/β - 内酰胺抑制剂(如阿莫西林/克拉维酸钾,氨苄西林/舒巴坦等) G 其他 H 不使用抗生素				

过程质量	选用其他抗菌药物的因素	A 在病历中的主要诊断与次要诊断中为感染者 B 有记录显示手术前患者正处在使用抗菌药物治疗感染的进程中 C 临床医生认为有使用抗菌药物治疗的禁忌证 D 甲氧西林葡萄球菌发生率高的医疗机构可选用去甲万古霉素预防感染 E 其他
	手术前抗菌药物进入体内时间(计算以麻醉记录单时间为准)◆	A 手术切皮前 30 min；B 手术切片前 1 h； C 手术切皮前 1.5 h；D 手术切皮前 2 h。
	使用首次抗菌药物治疗途径◆	A im　　B iv　　C ivgtt　　D p.o
	手术时间◆　　A ≤3 h　B ≥3 h	术中出血量◆　A ≤1500 ml　B ≥1500 ml
	术中追加用药◆	A 术中给予第二剂抗菌药物　B 术中未追加用药
	术后预防性抗菌药结束使用时间◆	A 术后 24 h 内结束使用；　B 术后 48 h 内结束使用； C 术后 72 h 内结束使用；　D 术后 96 h 内结束使用； E 术后 120 h 内结束使用；　F 术后 120 h 后继续使用。
	术后 72 h 之后继续使用原因	A 在主要诊断或次要诊断中术前有感染或具备潜在高危感染因素 B 术前 24~48 h 因接受抗菌药物治疗的患者，术后仍需继续使用 C 在手术 2 日后，被确认为感染者并行治疗的患者 D 临床医生认为有继续使用抗菌药治疗的适应者 E 病程记录中有上级医生(高级职称)认定继续用药的其他原因
	手术野皮肤准备方式◆	A 手工削刀刮毛　B 电动刮刀　C 清洁　D 脱毛剂 E 清洁+刮毛+无菌巾包裹　F 不作手术术野准备　G 其他方式
	手术切口愈合情况◆	A Ⅰ/甲愈合　B Ⅰ/乙愈合　C Ⅰ/丙愈合 D Ⅱ/甲愈合　E Ⅱ/乙愈合　F Ⅱ/丙愈合　D 深部感染
结果质量	疗效◆	A 住院 B 转科 C 死亡 D 自动出院
	住院天数◆：_____天	
	住院费用◆	总计住院费_____元　药费_____元　手术费_____元

（余跃天　皋　源）

参考文献

[1]　朱晓峰.肝移植术后感染及其治疗//周奇.肝胆胰脾外科并发症学[M].广东：广东科技出版社,2012：334 - 340.

[2]　朱继业.肝胆外科围手术期的抗感染治疗//朱继业.肝胆外科手术技巧[M].北京：人民军医出版社,2010：28 - 31.

[3]　Dong ZM, Chidi AP, Goswami J, et al. Prior inpatient admission increases the risk of post-operative infection in hepatobiliary and pancreatic surgery[J]. HPB, 2015,17(12)：1105 - 1112.

[4]　Isik O, Kaya E, Sarkut P. Factors Affecting Surgical Site Infection Rates in Hepatobiliary Surgery[J]. Surgical infections, 2015,16(3)：281 - 286.

[5]　Kawamoto J, Kimura F, Yoshitomi H, et al. Preoperative GATA3 mRNA expression in peripheral blood mononuclear cells is up-regulated in patients with postoperative infection following hepatobiliary pancreatic surgery[J]. The Journal of surgical research,2009,152(1)：118 - 127.

[6]　Ma WJ, Zhou Y, Mao H, et al. Healing time of incision infection after hepatobiliary surgery treated by needle-free

incision suture closure[J]. World journal of gastroenterology : WJG,2014 Nov 14,20(42): 15815 - 15819.

[7] Yang C, Chen A, Wang Y, et al. Prevention and control of perioperative incision infection in patients undergoing day cataract surgery[J]. Eye science, 2014 Sep,29(3): 182 - 185.

[8] Mills JL, Sr. Update and validation of the Society for Vascular Surgery wound, ischemia, and foot infection threatened limb classification system[J]. Seminars in vascular surgery, 2014 Mar,27(1): 16 - 22.

[9] Bradley S. Infection prevention practices in ambulatory surgery centers[J]. The American journal of nursing, 2014 Jul,114(7): 64 - 67.

[10] Rodriguez-Caravaca G, Villar Del Campo MC, Gonzalez-Diaz R, et al. Compliance with antibiotic prophylaxis in spinal fusion surgery and surgical wound infection. Revista de investigacion clinica,2014,66(6): 484 - 489.

[11] Kerveshi A, Halili N, Kastrati B, et al. Local irrigation of the surgical field with antibiotics in the end of procedure reduces the infection rate in herniated lumbar disc surgery[J]. Materia socio-medica,2014 Dec,26(6): 398 - 400.

[12] Suzuki K, Sieczka E, Tranbaugh R, et al. Pyoderma gangrenosum after cardiac surgery masquerading as a fulminant sternal wound infection[J]. International journal of surgery case report, 2015,6C: 163 - 165.

[13] Angeles-Garay U, Morales-Marquez LI, Sandoval-Balanzarios MA,et al. Risk factors related to surgical site infection in elective surgery[J]. Cirugia y cirujanos, 2014,82(1): 48 - 62.

[14] Liang Y, Fang Y, Tu CQ, et al. Analyzing risk factors for surgical site infection following Pilon fracture surgery[J]. Zhongguo Gu Shang, 2014,27(8): 650 - 653.

[15] Tran CW, McGree ME, Weaver AL, et al. Surgical site infection after primary surgery for epithelial ovarian cancer: predictors and impact on survival[J]. Gynecologic oncology, 2015,136(2): 278 - 284.

[16] Jung KH, Oh SJ, Choi KK, et al. Effect of triclosan-coated sutures on surgical site infection after gastric cancer surgery via midline laparotomy[J]. Annals of surgical treatment and research, 2014,87(6): 311 - 318.

第四十四章　急性肝功能不全

　　各种致病因子引起的肝组织严重损害,使肝脏失去代偿能力,引起肝功能障碍的一组临床综合征,称为肝功能不全或衰竭。其主要表现为物质代谢、解毒、激素灭活、免疫防御、血流调节,以及胆汁合成、分泌和排泄等功能的障碍。肝功能衰竭按病程可分为急性肝功能衰竭和慢性肝功能衰竭。关于急性肝衰竭的定义和命名,至今未获统一。

　　1970年,Trey和Davidson首先提出暴发性肝功能衰竭的定义,指在无原发肝病的基础上,因突发的、大量的肝细胞功能障碍导致出现症状8周内发生肝性脑病的综合征。其病死率高达80%。幸存者仍具有完整的功能和结构的再生力,且不会发生发展为慢性肝病。1986年,Gimson等以"急性肝功能衰竭"取代暴发性肝衰竭,其定义是急性肝脏病起病8周内发生肝性脑病和其他肝功能衰竭表现,并提出了"迟发性肝衰竭"的概念。传统认为肝性脑病是急性肝衰竭必备特点,Bernauau等提出,应将急性肝衰竭的概念扩展到血浆凝血酶原和因子V水平降至正常值50%以下的所有急性肝病患者,不论有无肝性脑病。并提出"脑病前期"的概念,即急性肝衰竭的早期状态,其后可以发生肝性脑病,也可以不发生肝性脑病。

　　1993年,O'Grady提出可以将急性肝功能衰竭再进一步区分,临床出现黄疸7日内发生肝性脑病者为超急性肝功能衰竭,本型尽管脑水肿发生率高,但经积极内科治疗,其中相当一部分可以存活,抢救的关键是控制脑水肿。8日至28周内为"急性"肝功能衰竭,本型脑水肿发生率也较高,但如不进行肝移植,预后明显较差,29日至12周内称为亚急性肝功能衰竭,本型脑水肿发生率较低,但预后很差,是肝移植的主要备选对象。所有的研究均认为,从出现症状到发展为肝性脑病的时间对判断预后非常重要。预后一般与病因无关,但是判断病因不仅可根据病因采取特异性治疗,还可推测预后。近年来,部分学者还认为急性肝功能衰竭也可以发生在慢性肝损害的基础上,特别是长期无症状的慢性肝损害(包括慢性无症状肝炎病毒携带状态)。1999年,国际肝病研究协会专题委员会对肝功能衰竭推荐了新的分型和命名,将急性肝功能衰竭定义为起病4周内出现的肝功能衰竭,以肝性脑病为特征,其中起病10日内发生肝性脑病者称为超急性肝衰竭,起病10日至4周发生肝性脑病者又称为暴发性肝衰竭。然而,此推荐意见并未被全球肝病学界所认同。

第一节　病因

　　主要病因包括如下几个方面:① 病毒性肝炎为引起肝功能衰竭的主要病因,常由甲型、乙型、丙型及其他类型的肝炎病毒引起,也可由其他病毒(如黄热病)引起,但尤以乙型和丙型肝炎病毒所致者多见;② 药物中毒主要有利福平、四环素、对乙酰氨基酚等;③ 代谢失常如妊娠期急性脂肪肝、Reye综合征等;④ 缺血缺氧如肝的血管闭塞、败血征伴休克;⑤ 恶性病如非霍奇金病、转移性肝癌等;⑥ 其他如毒蕈中毒、中暑等。

一、患者因素

在大多数情况下,暴发性病毒性肝炎是急性肝功能衰竭的常见原因。大约有1%的病例会发展为肝功能衰竭。其原因尚不清楚,推测与年龄等宿主因素有关。急性重症肝炎是老年人和静脉用药患者暴发性肝功能衰竭的常见病因。其损伤机制仍不清楚,预后相对较好,单纯药物治疗生存率可达50%。暴发性乙型肝炎是急性肝功能衰竭的另一个重要原因。发生暴发性肝功能衰竭的危险度高于甲肝,尤其见于妇女。化疗结束后或HBV携带者出现免疫抑制后HBV再感染或HBV携带者合并δHDV感染者也会发生肝功能衰竭。以前认为丙肝引起的急性肝功能衰竭罕见,但是最近的研究用多聚酶链反应检测HCV mRNA,提示在原因不明的肝功能衰竭中,HCV感染占3%。同时,该研究还强调了多种病毒共同感染的重要性。其他病毒因素包括戊型肝炎病毒、EB病毒、巨细胞病毒、单纯疱疹、水痘和疱疹病毒。上述情况常发生于免疫耐受个体。在各种原因引起的严重免疫抑制状态下,特别是器官移植后大量使用免疫抑制剂的肝炎病毒感染者,均有可能发生急性免疫抑制诱导性肝衰竭。

二、手术因素

手术原因引起的肝功能衰竭主要有以下几种情况:① 术前对肝储备功能估计不准,放宽了手术适应证;② 手术中肝门阻断时间太长,造成过长时间的肝脏热缺血;③ 手术切除肝叶的范围过大,剩余的肝脏功能不能代偿;④ 手术造成肝脏重要管道的损伤,如门静脉和或肝动脉损伤引起的肝缺血、胆管损伤引起的胆汁淤积、肝静脉或腔静脉损伤造成肝脏血液回流障碍;⑤ 术中各种原因引起的大出血造成术中过长时间的低血压,或使用过大剂量的血管活性药。

三、麻醉因素

氟烷麻醉后,血清胆红素增高,血清转氨酶升高,严重者可有类似急性或亚急性病毒性肝炎的症状,嗜酸性粒细胞增多,AST、血清碱性磷酸酶增高,凝血酶原时间太长,并出现黄疸,病死率高。肝组织检查有氟烷性肝炎,其机制长期以来一直存在争议,目前有学者认为,氟烷性肝炎本身存在两种类型,Ⅰ型可能与其还原代谢中间产物介导的脂过氧化反应有关,Ⅱ型可能是免疫介导的暴发性肝损害。

氟烷麻醉后肝损害表现为麻醉后7日内发热,同时伴有胃肠症状,嗜酸性粒细胞增多,AST、血清碱性磷酸酶增高,凝血酶原时间延长,并出现黄疸,病死率高。肝组织检查有肝小叶中心坏死,周围空泡性变,脂肪性变,与病毒性肝炎在组织学上不易区别。

通过大量研究对比,氟烷麻醉对肝损害与其他全身麻醉相比,并无统计学上意义的差别。但在1个月内接受2次以上氟烷麻醉者,则对肝功能影响较大,黄疸发生率也较高,病死率远高于病毒性肝炎,可能于氟烷的致敏作用有关。有人认为多次氟烷麻醉后肝炎所以增加是抑制了免疫反应所致。因此,再次施行氟烷麻醉,应间隔3个月以上。

恩氟烷与异氟烷的代谢率分别为2.4%和不到1%,远低于氟烷,且主要经氧化代谢降解,故肝毒性明显低于氟烷。这两种药麻醉后也有一些有关出现肝功能损害的报道,但是其发生率比氟烷要低得多。

通过对麻醉后血清酶的检查证实,恩氟烷对肝功能的影响很轻。恩氟烷对肝脏无毒的结论也得到动物实验的支持。Stacey 研究证实,恩氟烷不影响肝细胞对钾的通透性与丙氨酸转氨酶的释放,甚至使用最高浓度 60 min 也不发生变化。有报道重复用恩氟烷不产生明显肝功能损害。多次吸入氟烷后 37% 的患者肝功能试验异常,而多次恩氟烷麻醉者只有 14% 肝功能试验异常。因此,短期内需反复麻醉的患者,用恩氟烷较氟烷安全。

有文献报道了使用恩氟烷麻醉后肝功能损害的病例,但不能肯定肝损害是否与恩氟烷有明显的关系。而且在使用恩氟烷前患者曾经历过氟烷麻醉,可能亦与氟烷对患者的致敏作用有关。

临床经验证明,异氟烷对肝无损害。肝酶血清水平(AST、ALT、LDH)在异氟烷麻醉后加上手术创伤,仅有轻度增加。因此,异氟烷可广泛用于包括肝移植在内的所有肝脏患者的手术。

地氟烷麻醉后,血浆丙氨酸转移酶活性、血清蛋白、凝血酶原时间(PT)、部分凝血酶原时间(PTT)无显著变化,总胆红素、间接胆红素、血浆天冬氨酸转氨酶、丙氨酸转氨酶、AKP、γ-谷氨酰转移酶(γ-GTP)等指标均无显著变化。Zaleski 等在慢性肝脏疾病患者吸入地氟烷后,血浆丙氨酸转氨酶、血浆天冬氨酸转氨酶、AKP、总胆红素等指标亦没有显著改变。Tiainen 等的研究发现,地氟烷吸入麻醉后,血浆 GSTA 显著升高,转氨酶没有变化,其原因仍不清楚,研究者认为地氟烷可能对肝细胞的完整性存在轻度的亚临床影响。Nijiku 等通过免疫化学分析的方法得到的结果显示,吸入地氟烷后与吸纯氧一样没有免疫反应性。

健康志愿者经 7.35 MAC/h 的地氟烷麻醉后(及 1 周后),肝、肾功能测试维持不变。有慢性肝炎及肾病的手术患者经 2.8% ~3% 地氟烷麻醉[氧化亚氮-O_2(60:40),平均 2.0 ~2.5 h],并没有显示肝-肾功能的生化指标有任何明显的改变。一个 51 例患者(年龄为 2 ~12 岁的儿童)研究的初步资料也显示,地氟烷麻醉后谷胱苷肽-S-转移酶(glutathione-S-transferase)浓度没有上升,提示没有肝细胞损害。

七氟烷麻醉后,血糖、蛋白质、白蛋白、碱性磷酸酶(AKP)、N-乙酰-β-葡萄糖苷酶(NAG)、丙氨酸转氨酶、总胆红素均无显著变化,尿谷胱甘肽转移酶 α(GSTA)在麻醉后两日升高,随后即恢复正常水平。Franks 等在游离鼠肝模型实验中发现,七氟烷麻醉后,白蛋白,转铁蛋白,纤维蛋白原的合成受到抑制,但在临床上没有得到相应结果。由此可见,七氟烷对肝脏毒性不明显。七氟烷的代谢产物为六氟异丙醇(hexafluoroisopropanol,HFIP),其在人体内生成率极低,且与葡萄糖醛酸结合后失活,没有三氟乙酸(trifluoro acetic acid,TFA)生成,后者与氟烷性肝损害有关。Green 等采用钠熔分析技术发现,七氟烷的有机代谢产物产生游离 HFIP 及 HFIP-葡萄苷酸与肝脏大分子的结合能力非常低,可以防止免疫介导反应的发生。

四、其他因素

其他罕见病因所致的急性肝功能衰竭约占总病例的 5%。妊娠合并急性脂肪肝或妊娠高血压综合征会导致妊娠伴发肝功能衰竭。Budd-Chiari 综合征、弥漫性恶性肿瘤(尤其是非霍奇金淋巴瘤)和 Wilson 病可能也会导致肝功能衰竭。Reye 综合征也是急性肝功能衰竭的罕见原因,但常见于儿童。目前病因虽不清楚,但人们注意到可能与水杨酸盐的作用有关。在发热的儿童已不应用此药。

第二节 病理学

急性肝功能衰竭的大多数病因均可导致严重的广泛的肝细胞坏死。一般起源于中心区,而后漫延至汇管区。实质浸润的程度变化很大,尤其是长期患病的患者更是明显。小管胆汁淤积较明显,但常发生于脓毒症后。Horney 和 Galamlos 早期的研究认为,暴发性病毒性肝炎的发病是由于缺血性梗死。暴发性乙肝的实质是乙肝病毒引起放大型免疫反应生成的抗原抗体复合物,沉积于窦状隙导致缺血性梗死。

早期研究认为,急性肝功能衰竭与肝再生反应受损有关,但在幸存的肝细胞中,增生性细胞核抗原免疫染色明显,肝细胞生长因子浓度升高。提示免疫反应和细胞因子可能参与急性肝功能衰竭的形成。

第三节　吸入麻醉药的肝毒性机制

卤代类挥发性麻醉药肝毒性具有相似的发病机制。为了开发新的吸入麻醉药,预见其肝毒性的类似性,最终避免其肝毒性的发生,所以对其肝毒性机制的研究一直是世界麻醉领域的一大热门课题,概括起来主要有如下几种学说。

一、代谢激活学说

持此观点的学者认为,氟烷肝损害主要与其还原代谢有关。即所谓的代谢激活学说。其基本要点为:① 代谢激活;② 低氧;③ 共价结合;④ 脂过氧化反应。

(1)代谢激活　各种因素所造成的细胞色素 P450 酶的激活,常见的如苯巴比妥、聚氯联苯及氟烷自身的诱导,而使氟烷代谢增加。

(2)低氧　内质网周围氧分压需近 1 mmHg 时,氟烷还原代谢加强。

(3)还原代谢产物的共价结合　Uehleke 等发现细胞色素 P450 酶诱导,使标记的氟烷代谢产物与兔肝微粒体蛋白结合增多。细胞色素 P450 酶抑制使结合减少。低氧时结合增多,高氧时结合减少。用 ^{14}C、^{3}H、^{36}Cl 标记氟烷进行研究证实 ^{14}C、^{3}H、^{36}Cl 的结合比例接近 $1:1:1$,揭示参与共价结合的主要为 CF_3CHCl 自由基。被 Trudell 等证实 CF_3CHCl 结合于磷脂脂肪链上。

因细胞色素 P450 是氟烷代谢的主要催化酶,所以,氟烷在低氧条件下生成的还原性代谢产物首先与细胞色素 P450 共价结合使其活性降低。de Groot 等用离体鼠肝微粒体在不同氧分压下,与氟烷一起孵育后发现,细胞色素 P450 在厌氧环境下失活率最高,随氧浓度升高而失活率下降,当氧分压高于 40 mmHg 时,失活现象消失。但是,CF_3CHCl 自由基共价结合所致的细胞色素 P450 的失活,并不直接引起肝细胞死亡。

(4)脂过氧化反应　氟烷性肝炎的机制与著名的肝毒剂 CCl_4 的肝毒性大同小异。因为 CF_3CHCl 也能夺取多聚不饱和脂肪酸亚甲桥的氢而形成 CF_3CH_2Cl 的共轭烯结构,同时释放出脂肪酸自由基;CF_3CHCl 自由基也能结合到脂双键的一个碳原子上,使邻近的碳原子成为一个活性基因,从而形成脂肪酸自由基。在厌氧条件下 CF_3CHCl 自由基形成率最高,但氧分压太低此自由基又不能激发脂质过氧化反应。所以,要使自由基 CF_3CHCl 激发脂过氧化反应,氧分压低到足够能产生 CF_3CHCl (<10 mmHg),而又要高到足够由自由基 CF_3CHCl 激发的脂肪酸自由基形成脂过氧化反应(>1 mmHg)的程度。有些实验出现阴性结果,可能由于没有严格控制氧分压。因在足够的氧存在下,氟烷几乎全部氧化成 TFAA,而不形成 CF_3CHCl 自由基。即这合适的氧分压为 1~10 mmHg。

CF_3CHCl 激发脂质过氧化反应导致质膜破坏及蛋白的失活,造成细胞内膜结构如内质网、线粒体损伤,溶酶体酶释放,膜离子梯度破坏最终导致肝细胞死亡。

总之,代谢激活造成氟烷代谢增高是氟烷性肝炎发生的诱因。而低氧使氟烷还原代谢增强,生成的 CF_3CHCl 自由基与微粒体膜不饱和脂肪酸形成共价结合是氟烷性肝炎发生的关键。由 CF_3CHCl 激发的脂过氧化反应是肝细胞死亡的直接原因。

二、氟烷性肝炎的氧化代谢免疫学说

近年来的研究认为,卤类吸入麻醉药的肝毒性,包括恩氟烷、异氟烷等吸入麻醉药,特别是Ⅱ型氟烷性肝炎,与免疫学机制有密切的联系。氟烷性肝炎的免疫学机制主要认为氟烷在氧充足的前提下在肝脏内经 P450 2E1 酶氧化代谢生成三氟乙酰乙酸(TFA),在这反应过程中形成的卤化中间产物能结合肝细胞内某些蛋白的赖氨酸残基,形成 TFA 蛋白加合物,这些内源性肝蛋白由"自我"改变为"非我",从而形成针对"自我"的自身免疫反应。免疫原是如何被加工提呈,激发机体免疫应答的。实验证明绝大多数的 TFA 蛋白位于内质网腔内,而不是内质网的胞质侧。分子量为 54 kDa 的 TFA 蛋白与此不同,属于微粒体膜蛋白,苯巴比妥诱导大鼠增加 P450 同功酶后再吸入氟烷,微粒体膜蛋白酰化增加,也进一步证实 54 kDa 蛋白为 P450 同功酶的一种(可能是 P450 2B1)。而且,近来运用免疫荧光方法测得大鼠和兔模型观察到肝细胞表面也有 TFA 蛋白存在。Eliasson 发现肝细胞表面存在微量的 P450 2E1 酶,且能酰化形成 TFA 蛋白。推测肝细胞 P450 2E1 酶可能与氟烷性肝炎发病机制有联系。主要的 TFA 蛋白如二硫化碳同功酶、微粒体羧酸酯酶、内源性血浆酶等蛋白的 TFA 酰化物能结合患者血浆中的抗体,但是它们都位于内质网腔内。因此可以设想氟烷引起了正常蛋白有序结构的变化,使得原本被限制的内质网中的蛋白能够经过正常的膜流动过程出现在细胞的表面,进一步被机体识别为"非我"蛋白。

为什么 TFA 蛋白有的能引起机体免疫应答,而有的却无免疫原性。这和这些蛋白的浓度密切相关。氟烷,包括其他卤类吸入麻醉药,都在肝细胞内质网上的微粒体内降解,因而位于内质网腔内、紧靠 P450 酶、带有赖氨酸残基的蛋白应该有较高的浓度,如羧酸酯酶,占微粒体蛋白含量的 1.5%,这些高浓度的蛋白酰化生成的 TFA 蛋白更容易接触机体的免疫系统。TFA 蛋白的降解速度也是决定其免疫原性的一个重要因素,不同的 TFA 蛋白在肝内的半衰期不一样。100 kDa、76 kDa、59 kDa 的 TFA 蛋白在吸入氟烷后 7 日仍可以测得,这些抗原有足够的浓度和时间接触免疫系统。而 54 kDa 的 TFA 蛋白 48 h 后即无法测得,因此其只有很小的免疫原性。TFA 蛋白中 TFA 起到了半抗原的作用,内源性的肝蛋白只是作为一种载体蛋白,但并不是所有的蛋白与 TFA 结合都有抗原作用,TFA 只有与特异性的载体蛋白结合才起到全抗原的作用,这是抗原决定簇的立体构象决定的。同时,蛋白结合 TFA 分子的数目,即可用的赖氨酸残基数目也是决定其免疫原性的一个重要因素。总之,能够形成足够浓度的 TFA 抗原才能被免疫系统识别,这是决定 TFA 蛋白免疫原性的最重要因素。

TFA 蛋白是如何接触免疫系统的。目前认为 Kupffer 细胞在抗原加工提呈方面起到很大的作用。Furst 选用豚鼠多次吸入氟烷,发现 Kupffer 细胞的确携带有 TFA 蛋白,而且这些蛋白的分子量与以前研究中大鼠和豚鼠肝细胞中的 TFA 蛋白的分子量很接近。直径 >12 μm 的大 Kupffer 细胞含有更多的溶酶体,吞噬功能更强。因此,细胞内 TFA 蛋白的种类更多。

作为一种居留在肝脏内的巨噬细胞,Kupffer 细胞可能担当抗原提呈细胞(APC)这一重任。但是目前仍不清楚 Kupffer 细胞是如何获得 TFA 蛋白的。有三种可能性:① 氟烷在肝细胞内氧化代谢生成的中间产物 CF_3COCl 有足够长的时间扩散至 Kupffer 细胞内与其蛋白反应生成 TFA 蛋白。这些蛋白类似于肝细胞内的 TFA 蛋白。② TFA 蛋白实际上来自肝细胞,经吞噬作用被 Kupffer 细胞摄取。

③ Kupffer 细胞自身能够代谢氟烷,生成 TFA 蛋白。目前较为合理的解释是第 2 种,Kupffer 细胞吞噬了含有 TFA 蛋白的肝细胞碎片。作为居留肝脏的巨噬细胞,它可以吞噬进入肝脏的任何外来颗粒,直径可达 0.5 μm,因此,死亡的肝细胞其碎片很有可能被 Kupffer 细胞获取。Kupffer 细胞吞噬了含有 TFA 蛋白的肝细胞碎片,并将其加工后交给与其 MHC Ⅱ 型一致的 Th 细胞,诱导免疫应答。同时 Kupffer 细胞还能够分泌白介素 1(IL-1)、白介素 6(IL-6)、干扰素(IFN)和肿瘤坏死因子 α(TNF-α),这些细胞因子可作用于 T 细胞(IL-1)、B 细胞(IL-6)以及天然杀伤细胞(IFN、TNF-α),在调节免疫应答中起重要作用。

由此可以想到,氟烷麻醉的患者体内都能生成 TFA 蛋白,为什么只有极少数患者体内的 TFA 蛋白才会诱导免疫应答。目前的研究认为所有个体吸入氟烷后生成的 TFA 蛋白都是潜在的"非我"物质。但对于大多数个体来说,这些 TFA 蛋白结构与自身的抗原决定簇非常相似,机体对自身抗原决定簇由天生的免疫耐受,促使了对 TFA 蛋白的耐受。缺乏或破坏了这种免疫耐受性可能增加了氟烷性肝炎的危险性。

三、钙平衡失衡学说

有关氟烷性肝损害,经典的学说,包括还原代谢激活学说和氧化代谢免疫学说,都不能完满地解释氟烷性肝炎发病的全过程。所以,近几年又提出了 Ca^{2+} 失衡学说。

Farrell 等应用豚鼠模型发现,在豚鼠吸入氟烷后 24 h,肝脏 Ca^{2+} 总量升高,肝脏微粒体 Ca^{2+} 释放增加,而且这些变化程度与肝脏小叶中心坏死程度呈正相关。Taizzo 等应用化学发光 Ca^{2+} 探针 Fura-2 发现氟烷、恩氟烷、异氟烷均能使原代培养大鼠肝细胞内游离 Ca^{2+} 增加,以氟烷最为明显。Taizzo 等还证实氟烷可增加恶性高热敏感猪的离体肝细胞和离体大鼠肝细胞内贮存钙释放增加从而增加胞质游离钙。上海东方肝胆外科医院俞卫锋等运用 $^{45}Ca^{2+}$ 标记及 Ca^{2+} 电镜细胞化学的方法证实氟烷一方面可使肝细胞内储存主要是内质网释放 Ca^{2+} 增加;另一方面还促使肝细胞从细胞外摄取 Ca^{2+} 增加,表现为胞质游离钙及线粒体钙负荷增加。

为了进一步证实肝细胞胞质游离钙升高在化学性损害包括氟烷性肝炎发病中的作用。预防性应用钙通道阻滞剂地尔硫䓬(diltiazem)、尼卡地平(nicardipine)、维拉帕米(verapamil)等,均可看到有降低肝损害的发生率及肝损害的严重程度。这些实验结果是钙平衡紊乱参与氟烷性肝炎发生发展的最好反证。但也有与上述结果相反的报道,认为钙通道阻滞剂对氟烷肝炎并无预防性保护作用。其实,氟烷性肝炎的钙平衡失调学说与代谢学说并不矛盾,是互相联系互为补充的。Kawahara 等研究发现,钙通道阻滞剂可抑制氟烷还原代谢,使激发脂过氧化反应的氟烷还原代谢中间产物 CF_3CHCl 生成减少,从而对氟烷性肝炎的发生起预防性保护作用。这一结果从相反的方面说明胞质游离 Ca^{2+} 升高可能是氟烷还原代谢的激动因素。氟烷作为一种氧化剂,可能通过氧化质膜或内质网膜 $Ca^{2+}-Mg^{2+}-$ ATP 酶的二硫键或其他还不明的机制使胞质游离 Ca^{2+} 升高,后者又激动氟烷还原代谢形成 CF_3CHCl 自由基激发脂过氧化反应,造成细胞膜系统损伤;而细胞膜屏障的破坏,又可使胞质游离钙的进一步升高。这种胞质游离 Ca^{2+} 升高与氟烷激发脂过氧化反应的恶性循环的形成,可能是氟烷性肝炎发生发展的基础。虽然,氟烷引起肝细胞质游离钙升高的确切机制还未完全明确,但可以肯定氟烷性肝炎的发生与肝细胞钙平衡紊乱密切相关。

四、卤类吸入麻醉药肝毒性众多机制的探索

1979 年 McClain 氟烷肝毒性机制是建立在酶诱导、缺氧大鼠模型基础上的代谢激活学说,当时成

为解释氟烷肝毒性的经典学说。但是后来人们对其所谓肝毒性与缺氧、酶诱导基础上的氟烷还原代谢增加的观点提出了异议。① 氟烷性肝炎的临床发生率很低，不是在缺氧、酶诱导条件下均发生肝毒性，也不是发生肝毒性均有缺氧与酶诱导存在；② 这种动物模型只在雄性大鼠表现肝毒性，而临床氟烷性肝炎恰恰好发于女性，这种性别差异很难解释；③ Lunans 等在豚鼠上建立了不缺氧的氟烷性肝炎模型；④ 三碘甲状腺原氨酸(T_3)能降低细胞色素 P450 的活性，减少氟烷代谢，但甲亢鼠吸入氟烷则能诱发氟烷性肝炎。

1984 年 Kenna 建立了酶联免疫吸附法（ELISA）检测到氟烷性肝炎患者血清中存在抗氟烷氧化代谢产物 TFA 的抗体，而吸氟烷未发生肝炎或其他类型的肝脏损害则这种抗体为阴性，建立了氟烷性肝炎氧化代谢免疫学说。但此学说也有其不足之处：① 用 TFA 致敏的动物再吸入氟烷并不能全部形成氟烷性肝炎的动物模型；② 抗 TFA 抗体仅仅是氟烷性肝炎的伴随现象，究竟免疫机制通过什么途径造成肝细胞死亡还有待于研究。

正当上述两种观点争论不下之时，Neuberger 认为代谢激活学说过分强调了氟烷的还原代谢，而免疫学说又过分强调了其氧化代谢。他发现临床氟烷性肝炎本身就有两种类型：Ⅰ 型以麻醉后短期内出现轻度转氨酶升高为特征的轻度肝功能损害，可由代谢激活学说解释；Ⅱ 型以麻醉后迟发出现少见的致死性肝损害为特征，可能是免疫介导的暴发性肝损害。从而建立了氟烷肝毒性机制的多元化理论体系。

其实，氟烷性肝炎的钙平衡失调学说与代谢学说也并不矛盾，是互相联系，互为补充的。由于钙通道阻滞剂可降低氟烷的还原代谢，也就是说 Ca^{2+} 是氟烷还原代谢的激动因素。氟烷可使胞质游离钙升高，由之又引起氟烷还原代谢产生 CF_3CHCl 自由基激发脂过氧化反应，而脂过氧化反应所致膜屏障的破坏又可使胞质游离钙的进一步升高。这种胞质钙升高与氟烷所致的脂过氧化反应之间恶性循环的形成是氟烷肝毒性的基础。图 44-1 是对吸入麻醉药肝毒性机制的一个总结。

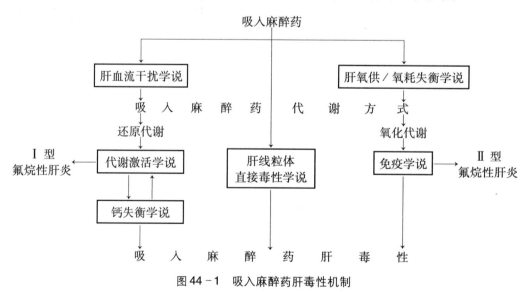

图 44-1 吸入麻醉药肝毒性机制

上海东方肝胆外科医院俞卫锋等在氟烷性肝炎上述三种机制的基础上进一步研究了氟烷等吸入麻醉药对肝细胞线粒体的影响。他们发现：① 在临床剂量下，氟烷等吸入麻醉药对以琥珀酸为底物的线粒体呼吸影响很小，大剂量下均可抑制线粒体Ⅲ态呼吸速率，对线粒体氧化磷酸化效率影响最大；② 氟烷有电子传递链抑制剂的作用，可明显抑制 NADH-Cyt. C -还原酶；③ 氟烷也是一个解偶联剂，对线粒体的跨膜电位有降低作用。这些发现丰富了氟烷性肝炎的理论体系。氟烷对肝线粒体功能的直接作用及氟烷致肝细胞质游离钙升高对肝线粒体功能的间接作用,又使氟烷性肝炎得以进一步发展。

第四节　临床表现

一、基本临床表现

急性肝功能衰竭患者的基本临床表现主要是健康状况全面衰退、显著乏力、生活不能自理。临床上出现尿色加深,似浓茶样,总胆红素可 >171 μmol/L,甚至可 >513 μmol/L。患者可出现明显腹胀,肠鸣音减少或消失,这是由于严重损害的肝脏不能将来自肠道的内毒素进行灭活从而刺激膈神经、迷走神经所致。同时患者感觉烦躁、无所适从、焦虑等。病情进一步发展,则可以出现脑水肿、肝肾综合征、上消化道出血、严重继发感染等致命性并发症。

二、精神障碍——肝性脑病

肝性脑病是急性肝衰竭时常见的一组严重的综合征。其特点为进行性神经精神变化,从性格异常、嗜睡和(或)行为异常开始很快进入意识障碍或昏迷。急性肝衰竭时存在着多方面的代谢紊乱,肝性脑病的发生也是由于多种因素综合作用的结果,这些因素包括血脑屏障改变、氨和其他氮源物质中毒、假性神经递质、氨基酸代谢异常,以及脑能量代谢障碍等。其临床表现往往复杂多样,因肝细胞损害的程度和诱因的不同而各有特点。急性肝衰竭所致的急性肝性脑病,在昏迷前可无前驱症状。

为了阐明病情的动态变化,有利于早期诊断和治疗,可根据意识障碍的程度、神经系统表现和脑电图的改变对肝性脑病作出分期。常用的分期有 Sherlock 分期法(表 44 - 1)和 Davison 分期法,Davison 分期就是将 Sherlock 分期的Ⅳ、Ⅴ期合并为Ⅳ期。肝性脑病的分期界限并不十分清楚,症状与体征可有相互重叠。随着病情的发展或经治疗后,临床表现可进级或退级。由于肝性脑病的出现,使病情更为严重,如黄疸加深,腹水加重,且易并发肝肾综合征和肝肺综合征等。患者多死于呼吸功能衰竭或感染。

表 44 - 1　肝性脑病的 Sherlock 分期

分　期	精　神　改　变	运　动　改　变	脑电图改变
Ⅰ	轻度神志模糊、思维变慢、情绪或举止改变、言语不清、睡眠失常	扑翼样震颤(＋)、协调动作缓慢	轻度
Ⅱ	嗜睡、性格改变、举止异常、激动不安、欣快、定向障碍	扑翼样震颤(＋＋)、发音困难、初级反射出现	轻度
Ⅲ	瞌睡、昏睡、木僵、能听从简单的命令、明显的神志模糊,思维紊乱,语言费解	扑翼样震颤(±)、反射亢进,Babinski 征(＋)、肌痉挛、大小便失常、换气过度	重度
Ⅳ	昏迷、对痛觉有反应	扑翼样震颤(±)	重度
Ⅴ	深昏迷	扑翼样震颤(－)、去大脑强直体位、眼头反射消失、软瘫、刺激反射消失	重度

三、吸入麻醉药肝损害的表现

氟烷最初应用于临床的时候被认为是一种非常安全的药物,最初的动物研究认为氟烷几乎没有什么肝脏毒性,早期的临床研究也支持这种观点。但1958年报道了第一例吸入氟烷麻醉后引起的肝坏死。到1963年,5年之中全世界就报道了350例"氟烷性肝炎"的病历。目前氟烷已较少使用,临床上可以粗略地把氟烷肝毒性分成两型。一种是麻醉后约20%的患者引起轻度的肝功能紊乱,临床上以AST、ALT、GST等肝酶增高为主要表现,为Ⅰ型氟烷性肝炎,可能与氟烷的还原代谢,以及产生自由基和脂质过氧化作用有关。更严重的是有1/35 000~40 000例氟烷麻醉患者术后会引起暴发性肝坏死,临床上表现为高热,黄疸和严重的转氨酶升高,即Ⅱ型氟烷性肝炎,可能与氟烷的氧化代谢和自身免疫反应有关,约75%的病例无法控制病情而死亡。氟烷性肝炎的诊断标准主要有:① 麻醉后3周内出现不明原因的发热、黄疸;② 术前无肝病史;③ 排除其他肝毒性原因(肝脓肿、术中低血压、病毒性肝炎、巨细胞病毒及Epstein-Baer病毒感染);④ 用酶联免疫吸附法(ELISA)检测到血清中抗TFA抗体。

现广泛使用的恩氟烷、异氟烷等其他卤类吸入麻醉药与氟烷相比,虽然肝毒性的发生率有明显下降,但并未完全根除,而且这类药物与氟烷有相似的发病机制。恩氟烷、异氟烷等卤类吸入麻醉药在肝脏内只有氧化代谢途径,形成的肝损害类似于Ⅱ型氟烷性肝炎。为了开发新的麻醉药并预见其肝毒性的类似性,更为了预防和杜绝肝毒性的发生,以氟烷为代表研究肝毒性的机制,仍有其重要的意义。由于吸入麻醉药肝毒性临床表现的复杂性,以及各派研究者所使用的动物模型、研究方法与途径的不同,形成了许多解释肝毒性机制的观点。最主要的有代谢激活学说、免疫学说和钙平衡失衡学说。

第五节　诊断及分期标准

急性肝功能衰竭的诊断要点包括患者的全身状况极差,高度乏力,显著厌食、恶心、呕吐、厌油、呃逆、腹胀,黄疸在短期内迅速加深,出血倾向明显,言语性格改变,不同程度意识障碍,肌张力增强,扑翼样震颤阳性,出现肝臭,肝浊音界进行性缩小,腹水迅速出现,血清胆红素和转氨酶水平分离(胆酶分离),胆碱酯酶活性显著降低,凝血酶原活动度≤40%,血清胆固醇及胆固醇制酯降低,血浆鲎溶解物试验阳性,血氨水平升高,血清AST/ALT比值增高,血浆支链氨基酸/芳香族氨基酸比值下降(<1.2)。

急性肝功能衰竭临床上可分为早期、中期和晚期:

早期:严重的全身及消化道症状,黄疸迅速加深,血清胆红素≥171 μmol/L,凝血酶原活动度≤40%,但未发生明显肝性脑病,亦未出现明显腹水。

中期:发生Ⅱ级以上肝性脑病,或出现明确腹水。

晚期:发生难治性(或致死性)并发症,如脑水肿、肝肾综合征、上消化道大出血、严重继发感染等,此期实际已陷入多器官功能衰竭。

第六节　治疗

肝性脑病目前尚无特效疗法,最重要的是采取以支持治疗为主的综合治疗措施,包括积极的保肝治疗以改善肝功能、防止和纠正诱发因素、减少和清除肠道内含氮物质代谢所产生的有毒物质、停用一切非必需的药物等。

一、消除诱因

（一）积极控制上消化道出血
输血输液以补充血容量，纠正失血性休克，同时给予有效的止血措施控制出血。对造成出血的原因给予积极的治疗。

（二）控制感染
在病原菌及感染灶未明确前，可选用肝肾毒性小、抗菌谱广的第二代头孢菌素如头孢替安（每次 2.0 g，2~3 次/日）；如为革兰阴性菌感染，可选用头孢曲松钠（每次 1.0 g，1~2 次/日）或头孢噻肟（每次 2.0 g，2~3 次/日）。

（三）纠正水电解质紊乱和酸碱平衡失调
每日液体总量不超过 2 500 ml，肝硬化腹水的液体入量一般为尿量加上 1 000 ml，以免血液稀释造成血钠过低而加重昏迷。及时纠正缺钾和碱中毒，缺钾者可补充氯化钾，碱中毒一般为低氯性的，可给予精氨酸盐溶液。

（四）避免使用肝毒性药物
停用一切止痛、安眠、镇静和麻醉剂，即使毒性很小的地西泮、艾司唑仑等，也可以进一步引起不同程度的肝细胞损害和诱发或加重肝性脑病。其他肝毒性药物有抗生素（四环素、红霉素等）、解热镇痛药（对乙酰氨基酚、阿司匹林等）、便秘时用的双醋酚酊、降血糖药及氯贝丁酯等。

（五）其他
慎用利尿剂、限制蛋白质摄入、避免输入库血及积极治疗便秘或腹泻等。

二、减少肠腔内毒性物质的产生和吸收

（一）饮食
一旦诊断为肝性脑病，应禁食蛋白质而给予以碳水化合物为主的食物，如稀饭、面条和饼干等，宜少量多餐，每日总热量不低于 5 000~6 700 kJ（1 200~1 600 kcal）。但禁食蛋白质时间不宜过久，随着病情改善，可以适当给予豆浆、牛奶和蛋类，逐渐增加以植物蛋白质为主的蛋白质至每日 0.5 g/kg，昏迷者可插胃管鼻饲，必要时可作锁骨下或颈静脉穿刺置管，以便较长时间经静脉内供给营养。每日应给予 3~4 g 的必需氨基酸。维生素的补充也十分重要，尤其是维生素 C、维生素 B 和维生素 K_1，维生素 A、维生素 D 和叶酸也应适当补充。

（二）清除肠腔内积血或积食
应采用适当措施加速肠腔内积血或积食的排出，如口服 25% 硫酸镁 30~40 ml 导泻，或弱酸性溶液灌肠。

（三）应用抗生素抑制肠菌生长

（1）口服抗生素　可采用肠道不吸收的抗生素来抑制肠道细菌的生长，常用新霉素 2～4 g/d，昏迷患者可用 2% 新霉素液 100 ml 灌肠，也可用甲硝唑（灭滴灵），每次 0.1 g，4 次/d；巴龙霉素，每次 0.5 g，4 次/d 或卡那霉素每次 0.5 g，4 次/d，疗效相仿。长期应用可能引起肠黏膜病变及二重感染，一般不宜超过 1 个月。

（2）乳果糖　乳果糖为人工合成的双糖，呈酸性，pH 为 3.8，在小肠内基本不被吸收和水解，在结肠内，由于双歧乳酸杆菌和粪链球菌的作用，能将其迅速分解为乳酸和少量醋酸，1 分子乳果糖可分解成 4 分子酸，使结肠 pH 下降，由乳果糖分解产生的小分子酸可使渗透性增高，减少结肠内水分吸收，小分子酸能促进肠蠕动，从而引起腹泻；同时，当结肠 pH < 6 时，肠道内嗜碱性有害菌群的生长受抑制，使其产生氨和其他有毒物质的能力下降。另外，乳果糖具有细菌中碳水化合物的底物作用，能增加细菌对氨的利用，使氨进入细胞的蛋白质中。以上作用均可使氨的产生与吸收减少，降低血氨。目前常用乳果糖粉剂，每次 10 g，每日 3 次，同时再根据大便次数作调整，一般达到每日排 2～3 次软便为宜。乳果糖的不宜反应主要是腹泻、腹部胀气，少数可有腹痛和呕吐，在减量和停药后消失。对昏迷患者可用乳果糖与水按 1∶1 配成 500～1 000 ml 保留灌肠，也能起到相同的作用。

三、促进有害物质的代谢清除

（一）谷氨酸钠和谷氨酸钾

可与氨结合成无毒的谷氨酰胺，使血氨下降，同时可以促进鸟氨酸循环代谢及尿素的合成，解除氨中毒。谷氨酸钾、钠比例取决于血清钾、钠的浓度，如尿少时慎用钾剂，大量腹水时少用钠剂。本制剂偏碱性，可加入维生素 C 5～10 g，静脉滴注。

（二）精氨酸

能催化鸟氨酸代谢环，促进尿素的合成而降氨，但降氨作用不恒定，适用于忌用钾或钠盐的患者，由于它呈酸性，可用于合并有碱中毒的患者，剂量为 10～20 g 加入葡萄糖液中静脉滴注，1 次/d。

（三）γ-酪酸

它能与体内 α-酮戊二酸结合成谷氨酸起降氨作用，同时作为中枢神经递质，能恢复脑细胞功能，故更适合于抽搐躁动患者，剂量为 20% γ-氨酪酸 10～15 ml 加入葡萄糖液中静脉滴注，滴速过快会引起血压下降及呼吸抑制。

（四）乙酰谷氨酰胺

为谷氨酰胺的乙酰化衍生物，具有谷氨酰胺相似的作用，且较易通过血脑屏障，促进脑组织代谢活动，故适合于肝性脑病智力减退者。剂量为每日 600～900 mg 分次肌内注射或加入葡萄糖溶液中静脉滴注。

四、纠正氨基酸失衡及假性神经递质

（一）支链氨基酸（BCAA）

以缬、亮、异亮氨酸为主要成分的复方氨基酸，在理论上可以增加血浆 BCAA 浓度，与芳香族氨基酸(AAA)及色氨酸竞争血脑屏障上的受体,使 AAA 和色氨酸进入脑内的量减少,从而抑制脑内假性神经递质的生成,并可供给肌肉组织 BCAA 以促进氨的清除,抑制肌蛋白质的分解。

(二)左旋多巴

大剂量左旋多巴能通过血脑屏障进入脑细胞,经多巴脱羧酶作用下生成多巴胺,与假性神经递质竞争改善神经元之间的正常神经冲动的传递,对恢复大脑功能,改善肝昏迷患者的神志有一定的作用。

(三)γ-氨基丁酸/苯二氮䓬类复合受体拮抗剂

苯二氮䓬类受体拮抗剂如氟马西尼(flumazenil,FZ)和荷包牡丹碱(bicuculline)的促清醒作用已引起广泛的注意,有报道用 FZ 0.5 mg 加生理盐水 10 ml 静脉推注(5 min 内),再用 1.0 mg 加入 250 ml 生理盐水中静脉滴注,可改善肝性脑病患者的症状。但目前尚难对该药的疗效作最后评价,尚待进一步的研究。

五、肝细胞移植

20 世纪 80 年代起,肝细胞移植逐渐应用于急性重症肝炎及暴发性肝功能衰竭患者的治疗,为一种维持肝功能的辅助疗法,也可作为患者行肝移植前过渡期支持治疗。其治疗机制是基于:① 肝细胞本身的代偿支持作用;② 促肝细胞再生因子的作用。方法:切取供肝或部分供肝,用机械法或酶法消化法制备成适当浓度的肝细胞悬液。目前多采用来自胎肝的细胞悬液,要求供体肝脏来自妊娠 4~6.5 个月的健康孕妇,胎儿娩出后 6 h 内制备完成,并立即使用。移植至体内途径包括皮下、肌肉、腹腔、脾脏及肾脏等。胎肝细胞悬液可用静脉滴注。其不良反应主要是移植物抗宿主反应。

肝细胞移植治疗肝功能衰竭具有操作简便,也无需像肝移植那样终身应用免疫抑制剂。动物实验表明,将一种正常肝细胞移植到有基因缺陷的动物体内后,该动物的原有症状明显改善。Habibullah 采用 26~34 周胎龄的胎肝细胞(活力 95%)悬液,单次剂量 6×10^7 细胞/kg,浓度 3×10^6/(细胞数·毫升),治疗 7 例肝功能衰竭伴有 Ⅲ~Ⅳ 级肝性脑病患者,存活率为 100%,而对照组为 50%;Ⅳ 级者为 100%,对照组为 33%。放射性核素标记的动物实验观察发现,经腹腔注射的移植肝细胞存活时间长达 10 日。虽然目前临床肝细胞移植的病例数不多,也缺乏严密的对照实验,但其初步的临床结果说明此法作为肝功能衰竭的治疗具有一定的辅助价值。

六、人工肝支持系统

早在 20 世纪 50 年代,人们就开始了人工肝支持系统的研究。其方法大致分为 3 种,第一种类似于人工肾技术,以净化血液为基础的纯人工方法;第二种是交叉灌流的生物学方法;第三种是利用肝脏组织半人工、半生物的组合性人工肝系统。临床上报道应用的有血浆置换术和生物人工肝。

(一)血浆置换术

血浆置换术的原理是稀释患者血液中的胆红素和对机体有害的毒素,提高患者的清蛋白和凝血因子浓度,使血液成分暂时接近正常水平。日本用此法治疗术后肝功能衰竭的指征是:① 胆红素大于 85.5 μmol/L(50 mg/L),且仍有上升趋势;② 肝昏迷已达 Ⅱ 级以上;③ 肝透明质酸试验测定值小于

40%。临床试验表明,该法治疗肝功能衰竭的有效率可达56.4%。虽然目前还缺乏随机对照,但认为此法作为肝移植前的过渡治疗有其实用价值。已报道1例肝功能衰竭患者经血浆置换术后成功地过渡到活体部分肝移植。

（二）生物人工肝

随着研究的深入以及生物工程技术和细胞培养技术的发展,出现了人工合成材料和生物材料相结合的组合性生物人工肝,生物材料提供肝脏的代谢支持等功能(包括肝块、肝片、游离肝细胞等,目前以培养肝细胞较为理想)。人工材料为生物材料提供物质基础以最大限度地发挥生物材料的功能。培养肝细胞通过肝细胞体内移植和生物反应器(容器、培养肝细胞和血液灌洗或血液透析技术三部分组成)两种方式进行人工肝支持。这种人工肝除有解毒功能外,还具有类似正常活肝代谢功能的能力。Sussman发现来源于人肝胚胎细胞的瘤细胞(C3A)具有许多正常肝细胞分化特征,他们将这种细胞贴附生长在一个空心纤维过滤器上,制成具有代谢功能的体外人工肝装置。此装置的代谢功能相当于200 g正常肝组织。初步动物实验表明,此人工肝可使肝功能衰竭的狗恢复意识,降低转氨酶,延长生存期。对6例肝功能衰竭患者采用C3A人工肝的临床试验证实,人工肝具有降低转氨酶、改善凝血功能和提高半乳糖清除率等作用,虽然结果仅有1例患者存活,但显示出人工肝潜在的优越性。

七、肝移植

肝移植是目前治疗肝功能衰竭最终且最有效的手段。5年存活率已达60%~80%。实施肝移植的难点之一是筛选什么标准作肝移植。过去主要以欧洲London和Clichy两大移植中心的标准作为肝功能衰竭者行肝移植的指征。London标准主要根据凝血酶原时间大于100 s并结合另3项指标:年龄小于10岁或大于40岁,排除药物性肝功能衰竭;肝性脑病发生前黄疸时间超过2日;胆红素高于342 $\mu mol/L$(200 mg/L)等。其阳性预测值为98%,阴性预测值82%,预测准确性为94%。而Clichy标准则以凝血因子V小于20%、年龄小于30岁或凝血因子V小于30%、年龄小于30岁伴肝昏迷来筛选患者,其阳性预测值为90%,阴性预测值为94%。虽然这些标准对筛选患者作肝移植有一定的参考价值,但以后的临床实践证明,其预测并非非常准确。如年龄大于65岁或合并其他2个以上器官系统功能障碍是其禁忌证。移植后严重的脑损害与术前的脑缺血及脑水肿有关。说明用脑血流量及灌注压的改变来预测脑的预后比较困难。近来研究表明,只要没有神经病学上的损害,即使有严重的低脑氧耗($CMRO_2$)导致低脑灌注压达3 h,仍可获得较高的生存率。使用颈静脉球插管和乳酸/氧浓度监测可能更有意义。患者有可逆性肝功能障碍时,如对乙酰氨基酚引起的肝毒性,供者和受者各切除一半肝行部分原位肝移植,或仅移植患者的左叶肝有一定的优点。若原肝的再生满意,则免疫抑制作用减弱,移植物萎缩。

难点之二是何时作移植术。除了供肝缺乏或等待供肝等客观条件限制外,目前多主张应早期登记准备手术,以防病情突然发展出现手术禁忌。目前肝移植在国外已成为治疗晚期肝病常规的治疗方法之一,国内还有待逐步推广。

总之,肝细胞移植、人工肝等至今还只能对肝功能衰竭作短期支持,最终还需肝移植彻底解决。近来已开展的各种肝移植新技术,如异种肝移植和转基因动物肝移植等,有望能解决供肝来源问题,从而使肝移植治疗肝功能衰竭出现新的转机。

八、其他治疗

（1）纠正氮质血症，必要时可以行腹膜或血液透析。

（2）应保持呼吸道畅通，深昏迷患者必要时可行气管切开。

（3）深昏迷患者可头置冰帽以降低颅内温度，减少能量消耗，保护脑细胞功能，并静脉滴注高渗葡萄糖、甘露醇等防止脑水肿。

（4）肝细胞生长刺激素可以增强肝细胞 DNA 合成，促进肝细胞再生，对肝性脑病，特别是暴发性肝功能衰竭引起的肝性脑病，具有辅助治疗作用。

（5）胰高血糖类（1～2 mg）和胰岛素（10～20 U）加入 10% 葡萄糖液（250～500 ml）中，静脉滴注，每日 1～2 次，可以激活肝细胞内 cAMP，促使肝细胞再生。

第七节　预后

肝性脑病的预后取决于肝细胞衰竭的程度，特别是肝坏死、变性的程度和发展进度，以及残余的有功能肝细胞的数量。凝血酶原时间、衰竭器官的数目和类型以及肝细胞坏死的病因等对评价肝功能衰竭的严重程度非常重要。肝功能和对较好且伴有门-体分流的慢性患者，纠正诱发因素后，预后最好。急性重症肝炎预后最差。治疗的改善使急性肝功能衰竭的生存率稳步提高。预后同治疗的及时与否有关，Ⅰ、Ⅱ期患者经积极治疗后，存活率较高，Ⅲ、Ⅳ期患者存活率一般低于 30%。

英国皇家学院认为同一病因的肝功能衰竭预后也不同。所有的病因均有两个静态的因素：年龄和时间；动态因素，包括胆红素、凝血酶原时间，以及出现症状至发展为肝性脑病的时间。Bernau 及其同事认为 V 因子浓度及年龄更有意义。最近日本的研究者认为，预后与病因及救治措施的不同有关。需要建立统一的标准，以尽可能准确地预测预后，并作为选择肝移植的指征。

第八节　主要并发症及其处理

一、脑水肿

急性肝功能衰竭早期死亡的主要原因是脑水肿。第Ⅳ期肝性脑病有 80% 的患者会出现脑水肿，从而引起颅内压升高，约 25% 的患者会出现严重脑低氧、脑缺血及脑疝。脑水肿的病理机制仍不清楚，但已有人提出了细胞毒性及血管源性假说。脑水肿和其他病理情况一样，与正常的脑血流量自我调节的改变有关。患Ⅳ期肝性脑病患者的脑血流量很少。当 $PaCO_2$ 升高时，脑血流不会出现正常的调节。这说明脑血流量和脑的氧化代谢率间有一定的关系。而且不同部位的脑血流量有一定的差异。

通过临床发现脑水肿是非常重要的。在晚期及治疗性措施无效时，会出现全身高血压、心动过速,角弓反张,异常瞳孔反射、强迫体位。这些都是可靠的临床特征。CT 的敏感度差别很大。通过硬膜下途径监测颅内压是最可靠的测量方式。硬膜下途径测颅内压 ICP 的并发症相当低,并可以监测脑灌注压,后者是监测脑部氧供的重要手段。ICP 升高超过 2.7 kPa(20 mmHg)时,若不予以治疗,会导致幕疝。短暂的 ICP 升高与气管内吸引、患者体位的变化及疼痛刺激有关。治疗措施包括维持正常的体温、头高位或与水平约成 20°,以及静滴甘露醇 0.5 g/kg。以前的试验证明,给予右旋糖酐或应用过度通气对生存率无影响,给予甘露醇可明显提高生存率。甘露醇及 N-乙酰半胱氨酸均可增加Ⅳ期肝性脑病患者的脑血流量,从而使脑摄取的氧增加。过度通气时会因 CO_2 减少而引起脑血流量减少,从而导致脑摄取氧减少。预防性给予甘露醇并无益处,只有出现颅内高压时方可使用。患者存在肾功能衰竭时,渗透性治疗不能降低颅内压,除非将输注的甘露醇进行两次超滤。其他药物包括苯巴比妥类药物可明显降低 ICP,但会导致严重的心血管不良反应。当患者等待供肝时,可用药物过度治疗。

二、血流动力学改变

急性肝功能衰竭与严重的血流动力学改变有关,尤其是全身血管阻力明显降低时。尽管 CO_2 增加,但仍有约 50% 的Ⅳ期肝性脑病的患者会出现低血压,与预后有关。Bihavi 提出尽管 CO_2 及动脉血的氧供量(心脑指数×动脉血氧含量)升高,但仍存在隐蔽的组织低氧。当出现全身低血压时,高乳酸血症与低全身血管阻力相对应,提示组织低灌流,尽管表面上氧供充分。在存活的患者,体内 P_{50} 的变化仅与外周氧摄取的变化有关。在预后极差的病例中,体内 P_{50} 的变化可使组织中释出更多的氧。前者与氧摄取率的变化无关。提示有外周血循环氧平衡控制障碍及毛细血管灌流差的情况。

氧供和组织的氧摄取关系密切。在其他疾病也有这种氧供氧耗依赖关系及高 CO_2/低血管张力。患严重肝病的患者使用外周血管舒张剂,如前列腺素(PGI_2)会引起动脉氧供及组织氧耗的增加。同样,N-乙酰半胱氨酸也会导致氧供及氧摄取率的增加。在组织水平也发现氧供与氧摄取间有类似的关系。脑血流量的变化(通过氙排除法测定)与相应的 $CMRO_2$ 的改变有关。PGI_2 和 N-乙酰半胱氨酸可增加脑的氧供及 $CMRO_2$,而过度通气及血管扩张药(尽管使平均动脉压升高)则可降低 $CMRO_2$。

上述发现有助于急性肝功能衰竭患者的治疗。仅仅测量平均动脉压是不够的,还要仔细监测动脉氧供。由于氧合血红蛋白解离曲线的位置变化明显,计算动脉氧含量时应选用共轭血氧饱和计。有人建议维持血流动力学的目标就是使 PaO_2 高于 700 ml/(min·m²)。亦可采用其他方法增加 PaO_2,并考虑其对氧摄取的作用。

三、肺部并发症

50% 的病例会出现肺部并发症。大多数病例有肺血管阻力降低及肺泡动脉氧差增加。在一份关于因对乙酰氨基酚导致肝功能衰竭的综述报道中,33% 的患者有严重的肺损伤,其中 2 人死于低氧血症。低氧血症的原因很多,包括胃内容物误吸、肺部感染和非心源性肺水肿综合征。胸片常常会低估肺功能障碍的严重程度。达到Ⅲ期肝性脑病时应行气管内插管,并采取必要的措施,确保不因为呼吸参数及呼气末压的改变而导致全身及脑血流动力学的改变。

四、水电解质紊乱及肾功能障碍

由于水潴留及细胞膜上 $Na^+ - K^+ - ATP$ 酶的抑制引起细胞内钠转移,低钠血症相当普遍。因此不应给予盐溶液。低钠血症与呼吸性碱中毒有关。低磷血症也需要纠正。低血糖是由于肝内糖储存减少及高胰岛素血症引起的,应予以持续输注葡萄糖来治疗。约 30% 的患者出现高乳酸血症及代谢性酸中毒,尤其在对乙酰氨基酚导致的肝功能衰竭中,其预后极差。

约一半的病例会出现急性肾小管坏死或功能性肾衰竭。在对乙酰氨基酚、四氯化碳及溶剂导致的毒性损伤的病例研究中发现,肾损伤并非肝损伤的一部分。应该进行持续的血液透析以减少大量的液体转移,同时应避免血浆 Ca^{2+} 浓度的剧烈改变,特别是原位肝移植的患者。Ca^{2+} 浓度的改变常常因渗透性脱髓鞘或中枢脑桥髓鞘溶解引起。

五、细菌及真菌感染

肝功能衰竭患者机体的防御能力存在严重的缺陷。调理作用受损、白细胞趋化及细胞内杀伤能力降低均会导致败血症。约 80% 的患者出现细菌性败血症,30% 出现真菌感染。目前尚缺乏具有特异性和敏感性的普通的感染标志物。主要的感染菌是革兰阳性菌。尚未证明肠道净化是否有用,但预防性给予抗生素作用不大。严密的微生物学监测更为重要。

当患者有细菌性败血症、白细胞计数降低及肾衰竭时,真菌感染可能性更大。应对患者进行严密的监测,尤其在行肝移植的患者。

六、凝血障碍及纤维蛋白溶解

肝细胞坏死会导致多种凝血因子及其抑制剂、调节纤维蛋白溶解的因子的合成明显受损。除了合成减少以外,关于血管内凝血因子消耗增多的作用多年来一直有争议。最近发现肝功能衰竭患者有凝血酶-抗凝血酶 III 复合物和 D-二聚体浓度的升高,提示血管内凝血被激活。相反,纤维蛋白溶解被激活并不是一个重要的临床问题。进行性血小板减少很常见,与止血性激活血小板有关。血小板对 ADP 的聚集作用降低。有出血倾向的患者应警惕 DIC 的发生,一旦发生 DIC,必须给予补充血小板和凝血因子,同时应用肝素和抗凝血酶-III 制剂,并予改善微循环和抗血小板聚集治疗,在 DIC 确实伴有继发性纤溶时应用抗纤溶药。当急性肝衰竭出血倾向明显者一旦发生原因不明的心跳呼吸骤停,应考虑颅内大出血的可能,立即予以复苏抢救,此时小脑延髓池穿刺液为全血性,而且压力很高。

第九节 急性肝功能衰竭患者的麻醉

这类患者的手术都属抢救性质,有统计总病死率可高达 78%,如已发生深昏迷则生存率仅为17.6%,麻醉时要注意:昏迷患者对中枢神经系统抑制药特别敏感,要小心应用和减量;吸入麻醉药比较容易回逆,但要注意患者对麻醉的耐受性差,心血管系统易受抑制,能用局麻当为安全;木呆或昏迷患者,特别是肠道出血者有误吸的危险,宜先插入气管导管而后给予麻醉药;大量出血和凝血障碍均使病情复杂化,应有动脉压、中心静脉压及尿量等监护,保护静脉通路,及时补充血容量,当尽量采用新鲜血;这类患者常有肾功能减退(肝肾综合征),如肝、肾均存在问题,用药非常危险,尤应加倍注意;术后需继续抢救,故气管导管不应过早拔去,继续给氧或机械通气。

(施乐华　俞卫锋)

参考文献

[1]　Ray DC, Drummond GB. Halothane hepatitis[J]. Br J Anaesth,1991,67(1): 84 − 99.

[2]　Elliott RH, Strunin L. Hepatotoxicity of volatile anaesthetics[J]. Br J Anaesth,1993,70(3): 339 − 348.

[3]　Daghfous R, Aidli S, Sfaxi M, et al. Halothane-induced hepatitis. 8 case reports[J]. Tunis Med, 2003,81(11): 874 − 878.

[4]　Miekisch W, Schubert JK, Noeldge-Schomburg GF. Diagnostic potential of breath analysis-focus on volatile organic compounds[J]. Clin Chim Acta,2004,347(1 − 2): 25 − 39.

[5]　Hausmann R, Schmidt B, Schellmann B, et al. Differential diagnosis of postoperative liver failure in a 12-year-old child[J]. Int J Legal Med,1996,109(4): 210 − 212.

[6]　Sakaguchi Y, Inaba S, Umeki Y, et al. Retrospective study of post-anesthetic mild liver disorder associated with inhalation anesthetics, halothane and enflurane[J]. J Anesth,1992,6(2): 183 − 191.

[7]　Reich A, Everding AS, Bulla M, et al. Hepatitis after sevoflurane exposure in an infant suffering from primary hyperoxaluria type 1[J]. Anesth Analg,2004,99(2): 370 − 2, table of contents.

[8]　Reichle FM, Conzen PF. Halogenated inhalational anaesthetics. review[J]. Best Pract Res Clin Anaesthesiol,2003, 17(1): 29 − 46.

[9]　Turner GB, O'Rourke D, Scott GO, et al. Fatal hepatotoxicity after re-exposure to isoflurane: a case report and review of the literature[J]. Eur J Gastroenterol Hepatol,2000,12(8): 955 − 959.

[10]　Schindler E, Hempelmann G. Perfusion and metabolism of liver and splanchnic nerve area under sevoflurane anesthesia [J]. Anaesthesist,1998,47 Suppl 1: S19 − 23.

[11]　Watanabe K, Hatakenaka S, Ikemune K,et al. A case of suspected liver dysfunction induced by sevoflurane anesthesia [J]. Masui,1993,42(6): 902 − 905.

[12]　Chung PC, Chiou SC, Lien JM,et al. Reproducible hepatic dysfunction following separate anesthesia with sevoflurane and desflurane[J]. Chang Gung Med J,2003,26(5): 357 − 362.

[13]　Nishiyama T, Fujimoto T, Hanaoka K. A comparison of liver function after hepatectomy in cirrhotic patients between sevoflurane and isoflurane in anesthesia with nitrous oxide and epidural block[J]. Anesth Analg,2004,98(4): 990 − 993, table of contents.

[14]　Bruun LS, Elkjaer S, Bitsch-Larsen D,et al. Hepatic failure in a child after acetaminophen and sevoflurane exposure [J]. Anesth Analg,2001,92(6): 1446 − 1448.

第四十五章　肝胆胰脾手术术后常见并发症及处理

肝脏切除手术是肝良恶性肿瘤的一种有效的治疗方法。随着仪器设备和手术用材料的进步、麻醉学的发展和手术技术的不断提高,手术死亡率从 50% 降为 10% 以下,而第二军医大学第三附属医院(东方肝胆外科医院)的手术死亡率十年平均保持在 0.3% 以下,有时连续几年为 0。虽然手术死亡率在不断下降,但术后并发症发生率数年一直维持在 20% ~ 30%。其中肝功能不全、肝功能衰竭、出血、胆漏仍较常见,甚至发生败血症、呼吸衰竭及 ARDS 等一些少见并发症。以下就常见并发症的防治作一简述。

第一节　肝功能不全的防治

肝切除术术后 72h 内发生肝功能不全的总发生率约 3%。其中大部分在术前就有肝损害表现。晚期肝病评分系统(MELD 评分)可较好地预估术后肝功能衰竭的发生率,帮助选择适合手术的患者。有研究显示,MELD 评分大于 10 分者肝切除术后肝功能衰竭的发生率为 37%,而小于 9 分者则未见肝功能衰竭发生。缺血再灌注损伤、小肝综合征、大量失血、残肝肝梗死和急性门静脉血栓是肝切除术后肝功能衰竭发生的重要原因。

一、缺血再灌注损伤

缺血再灌注(IR)损伤可发生肝功能衰竭,发生凝血障碍、肾功能衰竭、重度代谢性酸中毒、脑水肿、低体温。在常温入肝血流阻断下的肝切除手术中发生缺血再灌注损伤的病理生理改变分两阶段。在初期(恢复血流灌注后约 2h),活性氧释放且活化的库普弗(Kupffer)细胞(即肝巨噬细胞)释放大量促炎介质,如 α 肿瘤坏死因子、一氧化氮,后者促发系统性炎症反应,最终导致肝细胞和内皮细胞的坏死、凋亡。后期(恢复血流灌注后 6 ~ 48h),炎症反应的同时,活化的中性粒细胞通过释放内皮素-1和血小板集聚素导致微循环破坏,进一步损伤肝细胞。而且,原有肝脂肪变或肝硬化者,对缺血再灌注损伤比正常肝组织更敏感。脂肪肝细胞内的线粒体及受体表达的变化可使 ATP 水平降低。肝硬化后肝解剖结构的改变和内皮素-1的升高也可能降低肝脏对再灌注损伤的耐受。术中伴随的缺血将进一步恶化血流供需失衡加重肝细胞缺血缺氧损害。

遗憾的是目前尚没有明确证实可以改善和预防缺血再灌注损伤的临床有效措施。尽管动物模型发现夹闭入肝血管一段时间(IC)造成类似缺血的预处理(IPC)、或用药物处理的方法对减轻肝缺血再灌注损伤有满意的效果,但用于临床时仍无效。在缺血的预处理中,组织器官血流被短时间阻断,可引发一种条件反应来适应肝脏较长时间的缺血,这可能是腺苷酸、NO 和细胞保护基因的效应,在分子基础上起关键作用,但确切机制还不明确。血管短暂时间夹闭(IC)原理与 IPC 类似。IC 是指在肝脏手术中夹闭血管一段时间后松开。Gurusamy 等 meta 分析显示,IC 可减少肝损害,并能减少输血需要,但目前尚不能提示有任何临床获益。

有报道可通过药物作用减少血流夹闭导致的肝损害,已发现,如氨力农、前列腺 E1、己酮可可碱、多培沙明、多巴胺、乌司他丁、肝泰乐、七氟烷、丙泊酚,可能值得深入研究,特别是乌司他丁,该药物是一种中性粒细胞弹性蛋白酶抑制剂,常用于治疗感染性休克、低血容量性休克和成人呼吸窘迫综合征,能减轻肝功能损害时的肝酶指标升高,但可能并不降低手术死亡率和术后并发症发生率。

己酮可可碱等护肝药可作为肝移植的供肝预处理措施,可减少供肝的肝功能不全的发生率,己酮可可碱是一种在库普弗(Kupffer)细胞中发现的 TNFα 合成抑制剂,不过,其有效性也仅在部分肝移植的老鼠模型上。乙酰半胱氨酸已被证实有护肝作用,但对肝移植手术患者进行围术期处理的临床试验也未被证实效果明显。其他药物如心肌营养素-1(白介素-6 细胞因子)、生长激素抑制素(一种能降低门脉压力的有效药物)、一氧化氮促释放剂(NO 供体)、雷帕霉素(免疫抑制剂)都有护肝作用,而且可延长实验老鼠的生存时间。虽然,上述药物在动物实验时效果较好,但需进一步的临床试验验证。另有报道,早期服用 β 肾上腺素药物,如多巴胺丁胺,能增加肝硬化肝脏的氧供和摄氧。挥发性麻醉药在术中使用,同时有抗炎、抗细胞凋亡、抗氧化应激的作用。研究显示,肝切除手术并行持续血流阻断的患者,七氟烷的诱导麻醉不但可以减少肝损害相关指标,也能减少术后并发症。而且,七氟烷的护肝效果对脂肪肝更明显。但有些麻醉医生对挥发性麻药的使用很谨慎,担心可能发生爆发性肝损害。当然,在这些药物常规用到临床前还需要更大样本的随机对照研究。笔者认为,再灌注阶段最重要的还是要保证残肝有足够的灌注,确保能维持门静脉向中心静脉回流的压力梯度。

二、小肝综合征

目前还没有一种术前确切评估肝切除安全范围的方法。当残留肝少于一定极限后,可能会因为残肝功能无法维持机体生理需要而在术后约 3~5 日内发生肝功能衰减,将出现黄疸、腹水、凝血功能障碍、肝性脑病、脑水肿,最后发生肾功能衰竭和呼吸衰竭等一系列临床表现谓之小肝综合症,其病理生理改变可能与以下因素有关,门脉过度充盈,肝静脉流出障碍,肝脂肪变,内毒素大量释放。高动力门脉血流可导致门脉高压和肝实质的压力升高,进而增加肝窦内皮细胞损伤和肝细胞死亡。

准确预测肝功能衰竭发生率较难,残肝体积不是唯一评估指标,还应结合肝病背景、肝功能、患者年龄、高血压、糖尿病等因素综合判断。首先,需评估肝切除体积大小和患者基本情况。一般认为,如果肝功能正常,切除 4 个肝段,约占全肝体积的 50%~60% 是安全的。据报道一个完全健康的肝脏,切除 80% 也不会危及生命。但最近研究显示,建议用 CT 预测总的残肝大小,其比解剖段切除预测残肝更有价值。文中分析了 126 例结直肠癌肝转移的患者,残肝(LRV)小于 25% 者 90% 发生肝功能衰竭;而残肝大于 25% 者未见肝功能衰竭发生。因此,建议未受任何损伤的健康肝,残留肝体积也不应小于 25%;而对于伴有肝损害背景的,如脂肪肝、肝纤维化、肝硬化或经过化疗等,残留肝体积应大于40%。依上所述,残肝过小者,可以先行病肝侧门静脉栓塞术(PVE)而刺激残肝增生,增加残留肝体积,提高残肝的储备功能,可减少术后肝功能不全的发生,提高肝切除术的安全性。

脾脏切除或脾动脉结扎等方法,通过降低门脉压力,也许可降低小肝综合征发生率。另外,肝切除术后应避免中心静脉压过高而影响肝静脉流出道的通畅。

第二节　肝脏功能衰竭的防治

即使在肝大部分切除术后保留了足够的残肝体积,且较少合并其他疾病,肝功能衰竭仍是不可完全避免的手术死亡的主要原因。肝功能衰竭早期症状包括低血压、呼吸抑制、少尿、黄疸、肝性脑病、凝血功能障碍。然而,术前充分评估,术后早期发现,及时处理,许多肝功能衰竭处在边缘期的患者仍有可能获得恢复。首先,术前综合评估是关键。

一、肝切除术患者术前合并病的评估

患者若合并心血管疾病、肾脏功能不全等其他疾病,可增加手术风险。老年患者胸腔弹性差,不易降低中央静脉压力且耐受性低。如合并充血性心衰、慢性肾功能衰竭等严重疾病应被认为是肝切除手术禁忌证。ASA(美国麻醉师协会)评分常用来评估术后风险及预测术后发病率,有较高的临床应用价值,可用于评估合并其他疾病的肝切除术后的预后。

二、肝储备功能的评估

术前血清胆红素、血清白蛋白水平可以反映肝脏排泄和合成功能,白细胞数和血小板数是门脉高压合并脾功能亢进的指标。Child - Pugh 分级被广泛用于肝储备功能的分级。Child - Pugh A 级者可耐受肝大部分切除术,而 Child - Pugh B 者只可能耐受小部分肝切除。但是,该分级评估方法易与腹水、肝性脑病等客观临床指标不完全相符,难以准确评判某些指标的变化。因此,有报道采用测量 ALT/血小板数比例指数的方法,可代表肝组织纤维化的生物学参数。还可以用包含 INR 指标、血清肌酐、血清胆红素的 MELD 评分方法。但是,实施肝大部分切除的患者往往肾功能和 INR 是正常的,故有学者提出 MELD 评分的临床应用并不完全可靠。

1. ICG 清除试验

是一种评估肝功能的一种复杂的定量方法。ICG 是一种无毒染料,只有少数有过敏反应,在静脉注射后,ICG 与白蛋白和 β 脂蛋白结合,由肝脏代谢,经过胆汁排泄,无肝肠循环。可客观反映肝内门静脉分流和肝窦毛细血管化。ICG 静脉注射后 15min 残留正常值在 10% 以下。ICG 清除试验可以单独用或合并参考其他临床参数来评估术前的肝功能。ICGR - 15 值越大,术后住院期间死亡率越高。文献报道 14% 的 ICGR - 15 是大部分肝切除的安全值,小部分肝切为小于等于 22%。随着手术数量不断增加,目前 ICGR - 15 达 17% 也可耐受肝大部分切除。更重要的是,ICG 清除试验对评估术前肝功能可能较 Child - Pugh 分级更灵敏,且 Child - Pugh A 与 Child - Pugh B 级者的 ICGR - 15 值差别很大,这提示 Child A 与 B 级的肝硬化患者肝功能差异较大。但应注意门脉阻塞、胆管阻塞、肝内动静脉分流或 Gilbert 综合征可能引起的 ICGR - 15 假性高值。

2. CT 容量分析

术后残肝体积是决定术后发生并发症和死亡的一个重要因素。鉴于此考虑,通过 CT 分析评估术后肝残留体积大小,对评估术前肝功能很关键。在活体肝移植中,为确保移植成功和提高患者总体生存率,通过 Urata 公式(肝体积 = 706.2 * 体表面积 + 2.4)算出的肝体积大小或移植肝重量不小于 25%。对肝硬化患者行肝大部分切除应确保不小于 40% 的术后肝残留体积,若小于 40%,在术后 3 ~ 6 周残肝增生过程中,门静脉易形成血栓。门脉血栓阻塞入肝脏肿瘤侧的血流,全部流入对侧,进而导致肝细胞过度增生肥大。门脉栓塞虽有证据显示可以降低肝切术后肝功能衰竭发生,但随机对照试验结果显示门脉栓塞能否降低住院死亡率和延长生存时间还待定。

三、肝切除术中残肝的保护

精细的手术操作可以很好地保护因出血和局部缺血导致的肝损害。大量出血易导致器官缺血，进而引起一系列炎症反应，最终导致多器官衰竭。

小部分残留肝的高张力血流和肝充血可造成肝损害，可能导致肝功能衰竭。外科医生大幅度翻转肝脏可压迫血管阻碍血流，损伤肝脏。故建议原位肝离断术。

术中控制液体输入量保持低中心静脉压 3～5cmH2O 有利于减少失血，也有利于肝血窦血液回流，进而减少静脉回流和肝充血。但需防止空气栓塞，可采取手术台 Trendeleburg 位置摆放，即头低脚高位。有报道，术中使用磷酸二酯酶抑制剂——米力农，可以降低肝静脉回流压力，可减少断肝时的肝静脉系统出血。我院多采用直接阻断肝下下腔静脉加第一肝门入肝血流阻断的方法也可获得低CVP 的良好效果而明显减少断肝时的出血。

四、肝切术后肝功能衰竭的预防

所有肝切术后的病人均需密切监测他们的血流动力学指标、体温及尿量。

术后应即刻常规经中央静脉置管给予静脉内营养液，即开始肠外营养（PN）。肠外营养（PN）是肝切除术后，特别是合并肝硬化的病人的一项重要处理措施，可以减少机体自身分解代谢，增加蛋白合成，也能更好地维持机体免疫和代谢功能。PN 可以增加支链氨基酸含量，支链氨基酸可减少肝硬化患者的蛋白质分解、甚至促进蛋白质合成。PN 液中中链甘油三脂不易结合血清白蛋白，有利于维持肝硬化患者的血循环中胶体渗透压，尽可能避免了因低蛋白血症造成的组织器官的水肿。通过 PN增加支链氨基酸含量，可以减少术后败血症、腹水的形成，且能更快恢复肝功能。在肠蠕动恢复后，尽量鼓励患者早期进食，从而促进肠道黏膜功能恢复、避免细菌移位、促进肝细胞再生、增强门脉血供，极大地促进肝的修复过程。

五、肝切术后肝功能衰竭的处理

一旦出现肝功能衰竭早期可使用人工肝和血浆置换。如发生以下情况需行紧急肝移植，即肝功能衰竭没有好转的临床表现。生物人工肝处于初始阶段，各种人工肝，如分子吸附再循环系统（MARS）、肝透析装置、联合白蛋白吸附和肝血透的 Prometheus 装置，已经在临床上用于肝功能衰竭。疗效仍待进一步验证，有学者曾研究治疗的 74 例肝功能衰竭患者，认为 MARS 治疗方法能有效减少血清胆红素和血氨水平。虽然术后 30 日死亡率在 70% 以上，但约 20% 的患者可以支持至接受肝移植。

第三节　出血

影响手术死亡率的最重要因素是肝切除量的大小和围手术失血量。1997 年，Foster et al. 报道，在大型肝脏手术中，多于 20% 的患者出现术中大量出血，其中高达 20% 的死亡率。近期也有人报道，

1 800 例肝切除术手术死亡率仅为 5%，且后期的连续 200 例均无手术死亡，认为其手术死亡率的改善与切肝的手术技巧和术中失血量减少有关。但 3 段以上的和复杂的肝切除手术仍有较多的失血量和术中输血的可能性。结果发现，肝切除手术失血的危险因素有：全肝叶全切除术、肝切除术手术量较少的医生、肿瘤较大、病灶紧邻主要肝静脉、手术持续时间长。以往一直认为术前肝功能差，尤其是凝血功能差，可能增加手术出血量，但近期的实验和临床研究并未有发现明显相关性。也有证据显示，随着促凝功能的缺乏，抗凝功能也在下调，所以对有肝疾病的患者术中止血过程较难。然而，这种凝血平衡容易被脓毒症和术中出血的发生所打破。

一、出血的防治

手术技巧的精湛可以大大减少术中失血量。Pringle 肝门阻断法，即阻断门静脉和肝动脉的入肝血流；全肝血流阻断法，即 Pringle 法加肝上、肝下下腔静脉阻断，这两种方法均显著可以减少术中失血量。肝脏解剖的深度认识和肝脏影像学检查的进步，提高了肝脏切除手术的水平。解剖性肝叶、段切除可能减少肝出血并发症的发生。

肝实质离断的新设备的使用，如超声刀、氩气喷刀、高频射频等都已被证实能减少术中出血，建议有条件时可选用。控制术中过量出血是减少手术并发症的有效措施之一。

二、输液管理

麻醉医生在减少术中出血和并发症方面有非常重要的地位，术中输液管理、输血准备、药物干预等都是非常重要的措施。液体控制常与中心静脉压控制联系在一起，当术中肝门阻断后，术中出血主要是来自肝静脉的反流。故提倡将中心静脉压（CVP）控制在 5mmHg 以下，这可减少输血需要和清晰术野。降低 CVP 的方法包括减少输液量控制血容量，血管舒张剂的使用，利尿剂的使用。有大量研究证明，术中保持低 CVP 能改善预后和生存时间，降低远期发病率。

肝大部分切除术中，必要时仍可输红细胞、新鲜血浆、血小板或冷沉淀，以维持血容量和提高凝血功能。

三、止血药物的应用

一些药物，如局部止血药、抗纤溶酶药、促凝药，能辅助减少术中出血。止血药的作用原理是促进肝断面的凝血效应和启动内源性凝血系统，如使用胶原、明胶、人造海绵。

抗纤溶酶药物包括凝血酸、氨基乙酸。凝血酸和氨基乙酸可以抑制纤维蛋白溶解酶和活化抑制纤维蛋白溶解酶原向纤溶酶转化。抑肽酶通过抑制胰蛋白酶、糜蛋白酶、血纤维蛋白溶酶、纤溶酶原活化剂、激肽释放酶发挥作用。在肝移植手术中，抑肽酶和凝血酸能减少 30% ~40% 患者的术中失血量和输血需要。抗纤溶酶药物在肝脏手术中的应用还需进一步研究。值得注意的是，这些药物的应用只是在精湛的手术止血技术的基础上作为的辅助止血方法。

临床随机研究表明重组因子Ⅶa是促凝药物。有较好的止血作用，但必须有足够的血小板和纤维蛋白原作为应用的基本条件，加之价格昂贵。因而，重组因子Ⅶa仅用于术中急性大出血的急性止血措施，不建议作为常规止血药。

第四节　胆漏

随着肝胆外科手术技术的普及和提高,肝切除手术死亡率已明显下降,但胆道并发症发生率仍一直维持在 4.0% ~8.1% 之间。因此肝切除术后的胆漏并发症防治仍不可忽视。

一、胆漏发生后的病理生理改变

肝切除后胆漏多数可自愈,但少数可合并感染。感染可刺激全身炎症反应,使机体释放各种细胞因子,如 α-肿瘤坏死因子、白介素-1、白介素-6。这些细胞因子可使防御免疫系统功能紊乱,最后可导致发生多器官功能衰竭。一旦由胆道并发症诱发的过度炎症反应的发生,肝切术后肝功能衰竭的患者肝功能衰竭可能进展速度更快。

二、术中预防胆漏的措施

胆汁是不凝结成块的液体,且有一定的分泌压力,所以细致的手术技巧是预防胆漏的关键。小胆管断端的有效处理,术中采取一些措施可明显减少胆漏发生率。

经胆囊管插管造影或注射染料。如果同时行胆囊切除,可经胆囊管插入一 Fr3.5 的导管,并行胆管造影来显示胆道解剖结构和有无造影剂外漏。也可用 10ml 亚甲蓝通过胆囊管注射到胆总管,观察肝表面有无亚甲蓝液体溢出。亚甲蓝试验可以比较准确地排除胆漏。一项回顾分析亚甲蓝试验的304 例结果,其中 60 人试验阳性,但仅 3.6% 的患者发生胆漏。在术中结扎处理过的亚甲蓝胆漏者有10% 术后仍有胆漏。亚甲蓝试验阴性的患者中仅 2% 的患者发生术后胆漏。提示亚甲蓝试验阴性者,术后胆漏发生率极低。

三、胆漏的临床表现

老龄患者术后胆漏是发生腹腔感染的一个危险因素。虽然年龄与胆漏合并感染的相关性尚不明确,但有证据显示老龄患者术后更易发生腹腔感染,而感染往往与胆漏密切相关。术后 4 ~7 日内发热是胆漏的早期临床表现。而对于免疫力低下的患者,发生隐匿胆漏常只表现为心率过快。另外可出现寒战、腹胀、心慌、恶心、呕吐等。胆漏量大时可发生腹壁切口有胆汁溢出。如果不处理,持续胆漏将导致细菌性腹膜炎甚至引发败血症。

实验室血液检查可显示白细胞增多伴肝转氨酶、胆红素升高。高分辨 CT 能发现腹腔或肝创面旁积液。ERCP 或 PTC 可明确胆漏来源及部位。但不能发现与主要胆管离断分开的胆管胆漏。还应特别注意肝尾叶切除后的胆漏,因其胆管常不与主要胆管系统相连。如 ERCP 或 PTC 不能明确诊断胆漏,可行磁共振胆道成像检查(MRCP),根据胆道成像分析胆漏来源。先充分引流胆漏处的胆汁及积液是胆漏处理的基本原则,并行胆汁细菌培养。主要的致病菌有金色葡萄球菌、大肠杆菌、念珠菌属。其他致病菌有链球菌、假丝单胞菌、摩根氏菌属、芽孢杆菌等。

四、胆漏的处理

已合并腹腔感染者应补足液体维持水电解质平衡和使用广谱抗生素,并加强营养支持。腹腔内存留的胆汁应经皮引流管引流或开腹引流。肝切除术后胆漏经上述处理特别是充分引流后,绝大多数将在2周内逐渐减少可自愈;2周以上仍持续大量胆汁漏出者,可行 ERCP 放置鼻胆管引流或胆道内支架。若出现弥漫性腹膜炎或腹腔积液者,可考虑再次手术处理。

近年来,随着肝切除后亚甲蓝试验的开展,术后胆漏发生率由9.8%降为3.5%。尽管如此,肝切除术后胆道并发症导致的死亡率仍高达20%~30%。所以,对胆漏的防治必须高度重视。

(宋金超 杨甲梅)

参考文献

[1] Foster JH, Berman MM. Solid liver tumors[J]. Major Probl Clin Surg, 1977,22: 1 - 342.

[2] Belghiti J, Di Carlo I, Sauvanet A, et al. A ten - year experience with hepatic resection in 338 patients: evolutions in indications and of operative mortality[J]. Eur J Surg, 1994, 160(5): 277 - 282.

[3] Vauthey JN1, Klimstra D, Franceschi D, et al. Factors affecting long - term outcome after hepatic resection for hepatocellular carcinoma[J]. Am J Surg, 1995 ,169(1): 28 - 34; discussion 34 - 35.

[4] Segawa T, Tsuchiya R, Furui J, et al. Operative results in 143 patients with hepatocellular carcinoma[J]. World J Surg, 1993,17(5): 663 - 667; discussion 668.

[5] Fan ST, Lo CM, Liu CL, et al. Hepatectomy for hepatocellular carcinoma: toward zero hospital deaths[J]. Ann Surg, 1999,229(3): 322 - 330.

[6] Cucchetti A, Ercolani G, Vivarelli M,et al. Impact of model for end - stage liver disease (MELD) score on prognosis after hepatectomy for hepatocellular carcinoma on cirrhosis[J]. Liver Transpl, 2006,12(6): 966 - 971.

[7] Ha M. Anaesthesia for hepatic resection surgery[J]. Continuing education in anaesthesia, critical care and pain, 2009, 9: 1 - 5.

[8] Bahde R, Spiegel HU. Hepatic ischaemia - reperfusion injury from bench to bedside[J]. Br J Surg,2010,97(10): 1461 - 1475.

[9] Lemasters JJ, Thurman RG. Reperfusion injury after liver preservation for transplantation[J]. Annu Rev Pharmacol Toxicol, 1997,37: 327 - 338.

[10] Lesurtel M, Lehmann K, de Rougemont O,et al. Clamping techniques and protecting strategies in liver surgery[J]. HPB (Oxford), 2009,11(4): 290 - 295.

[11] Brooks AJ, Hammond JS, Girling K,et al. The effect of hepatic vascular inflow occlusion on liver tissue pH, carbon dioxide, and oxygen partial pressures: defining the optimal clamp/release regime for intermittent portal clamping[J]. J Surg Res, 2007,141(2): 247 - 251.

[12] Gurusamy KS, Sheth H, Kumar Y,et al. Methods of vascular occlusion for elective liver resections[J]. Cochrane Database Syst Rev, 2009,(1): CD007632.

[13] Abu - Amara M, Gurusamy KS, Glantzounis G,et al. Pharmacological interventions for ischaemia reperfusion injury in liver resection surgery performed under vascular control[J]. Cochrane Database Syst Rev,2009,(4): CD008154.

[14] Xu X, Man K, Zheng SS, et al. Attenuation of acute phase shear stress by somatostatin improves small - for - size liver graft survival[J]. Liver Transpl, 2006,12(4): 621 - 627.

[15] Man K, Lee TK, Liang TB, et al. FK 409 ameliorates small - for - size liver graft injury by attenuation of portal

hypertension and down－regulation of Egr－1 pathway[J]. Ann Surg, 2004,240(1): 159－168.

[16] Gurusamy KS, Gonzalez HD, Davidson BR. Current protective strategies in liver surgery[J]. World J Gastroenterol, 2010,16(48): 6098－6103.

[17] Ijichi M, Makuuchi M, Imamura H, et al. Portal embolization relieves persistent jaundice after complete biliary drainage[J]. Surgery, 2001,130(1): 116－128.

[18] Abu Hilal M, Underwood T, Taylor MG, et al. Bleeding and hemostasis in laparoscopic liver surgery[J]. Surg Endosc,2010,24(3): 572－577.

[19] Wei AC, Tung－Ping Poon R,et al. Risk factors for perioperative morbidity and mortality after extended hepatectomy for hepatocellular carcinoma[J]. Br J Surg, 2003 ,90(1): 33－41.

[20] Nagorney DM, Kamath PS. Predictive indices of morbidity and mortality after liver resection[J]. Ann Surg, 2006,244 (4): 635; author reply 637.

[21] Ichikawa T, Uenishi T, Takemura S, et al. A simple, noninvasively determined index predicting hepatic failure following liver resection for hepatocellular carcinoma[J]. J Hepatobiliary Pancreat Surg, 2009,16(1): 42－48.

[22] Fan ST. Liver functional reserve estimation: state of the art and relevance for local treatments: the Eastern perspective [J]. J Hepatobiliary Pancreat Sci, 2010,17(4): 380－384.

[23] Hemming AW, Reed AI, Howard RJ,et al. Preoperative portal vein embolization for extended hepatectomy[J]. Ann Surg, 2003,237(5): 686－91; discussion 691－693.

[24] Chiu A, Chan LM, Fan ST. Molecular adsorbent recirculating system treatment for patients with liver failure: the Hong Kong experience[J]. Liver Int,2006,26(6): 695－702.

[25] Jarnagin WR, Gonen M, Fong Y,et al. Improvement in perioperative outcome after hepatic resection: analysis of 1, 803 consecutive cases over the past decade[J]. Ann Surg, 2002,236(4): 397－406; discussion 406－407.

[26] Tripodi A, Salerno F, Chantarangkul V,et al. Evidence of normal thrombin generation in cirrhosis despite abnormal conventional coagulation tests[J]. Hepatology,2005,41(3): 553－558.

[27] de Boer MT, Molenaar IQ, Hendriks HG, et al. Minimizing blood loss in liver transplantation: progress through research and evolution of techniques[J]. Dig Surg, 2005,22(4): 265－275.

[28] van Gulik TM, de Graaf W, Dinant S,et al. Vascular occlusion techniques during liver resection[J]. Dig Surg, 2007, 24(4): 274－281.

[29] Lo CM, Fan ST, Liu CL,et al. Biliary complications after hepatic resection: risk factors, management, and outcome [J]. Arch Surg, 1998,133(2): 156－161.

[30] Yamashita Y, Hamatsu T, Rikimaru T, et al. Bile leakage after hepatic resection[J]. Ann Surg, 2001,233(1): 45－50.

[31] Nagano Y, Togo S, Tanaka K,et al. Risk factors and management of bile leakage after hepatic resection[J]. World J Surg, 2003,27(6): 695－698.

第四十六章　肝胆手术围术期瘙痒

第一节　概述

瘙痒被认为是一种能引起搔抓欲望的感觉,常被一些内源性和外源性的复合物所诱导。瘙痒常见于多种系统性疾病,例如,肝胆系统疾病、肿瘤、炎症性皮肤病、神经病理性疾病,还有一些精神心理性因素。在 15 年前,仍然认为瘙痒与疼痛使用同一传导纤维,阈下刺激痛觉神经元能够引起瘙痒感觉。但是,现在的理论认为瘙痒是由特异的区别于痛觉的神经纤维所介导,尽管这两种伤害性感觉刺激都是由非常相似的无髓鞘神经末梢的小直径 C 纤维所传导。因此,痒觉和痛觉神经元的激活都需要非特异阳离子通道 TRPV1 的功能。特异性痒觉神经递质胃泌素释放肽(GRP)和利尿钠肽 B 的发现进一步支持了特异性痒觉神经纤维的理论。相反地,痒觉和痛觉之间也存在明显的相互作用,因为在脊髓水平,痛觉信号通过中间神经元抑制痒觉信号。转录因子 Bhlhb5 瞬时地表达在发育过程中的脊髓背角,来单独调节抑制瘙痒的抑制性中间神经元。

正常情况下,定义急性瘙痒的持续时间为小于 6 周,慢性瘙痒的持续时间为超过 6 周或更长。正如慢性疼痛一样,慢性瘙痒也严重影响着患者的生活质量。根据瘙痒发生的不同病因,不同的瘙痒介质已经被认定参与了不同的发病机制,包括组胺、白三烯、蛋白酶、神经肽、细胞因子、阿片肽,可能通过神经末梢的受体和中枢神经通路激活外周瘙痒介导的 C 纤维。因此,还没有一种广谱有效的抗瘙痒治疗方法。一线的治疗方案包括局部性用药,如润肤剂、温和的清洁剂、局部麻醉剂、类固醇、钙调磷酸酶抑制剂和冷却剂等。全身性治疗方案根据慢性瘙痒的病因学而有所不同。非镇静类的抗组胺药通常对荨麻疹等病理情况有效,因为此类瘙痒主要是组胺依赖性瘙痒。尽管湿疹类瘙痒是非组胺依赖性瘙痒,但是夜间使用镇静类抗组胺药仍然对抑制瘙痒行为有效。慢性瘙痒还有其他的全身性治疗方法,例如,抗痉挛药、抗抑郁药、μ 阿片受体和 κ 阿片受体拮抗剂等。

第二节　阿片类药物引起的瘙痒

考虑到阿片类药物广泛的镇痛效应,此类药物常被广泛应用到疼痛治疗的过程中。然而,不幸的是,在围术期期间使用阿片类镇痛药物,瘙痒的发生率会显著增加,这将大大降低患者的生活质量,以及使用镇痛药物的意愿。许多研究者致力于解决阿片药物相关性瘙痒,但是一直没有取得成功,除了μ 阿片受体拮抗剂以外,其他药理学拮抗方法至今还是个谜。然而,随着各型阿片受体的特性被越来越了解,更多研究将会发现潜在有效的治疗方案。

在术前和术后,使用阿片类药物能够提供有效的镇痛。早在 1979 年,就有研究报道,3/4 的患者在术后给予鞘内吗啡治疗后,有过长期的疼痛缓解,这表明在吗啡组和安慰剂生理盐水组,有一个明显的差异。在这一研究中，没有报道有关中枢神经系统抑郁症的发生。因此，可以认为鞘内使用阿片类药物对缓解疼痛是有益的。

使用阿片药物缓解药物不是没有不良反应的。瘙痒、恶心、呕吐、尿潴留、呼吸抑制等都是其主要的不良反应。本节主要讨论阿片类药物引起的瘙痒，因为它有时会成为一个比疼痛还要棘手的问题。脊髓阿片诱导的瘙痒是围术期常见的一类瘙痒感觉，主要见于产科和术后的患者，发生率为 20% ~ 100%。瘙痒的发生开始于疼痛发生以后的较短时间段内，根据阿片类药物的不同类型和使用剂量，瘙痒的严重程度和持续时间也会有所不同。

对于患者来说，阿片类药物引起的瘙痒是一个令人烦恼和长期难忍的临床问题。因此，许多临床医学家和科学家都在致力于研究一些新型的治疗方案，用于缓解阿片类药物引起的瘙痒。为了减轻或治疗阿片类药物引起的瘙痒，很多药理学机构分别从动物实验和人体实验两方面进行相关研究。然而，至今还未发现一种公认的非阿片类药来治疗阿片类药物引起的瘙痒。

一、阿片类药物引起瘙痒的发病机制

目前来说，吗啡相关性瘙痒的机制仍然没有完全阐明，但是，研究认为吗啡诱导的瘙痒是由 μ 阿片受体和 κ 阿片受体共同介导。最近的一个研究已经部分阐明了阿片类药物相关性瘙痒的分子机制，通过一系列实验，在小鼠脊髓水平阐述了吗啡相关性瘙痒和疼痛的解耦联。μ 阿片受体的同型 MOP1D 介导了鞘内注射引起的吗啡相关性瘙痒，MOP1D 的异二聚体与胃泌素释放肽受体（GRPR）在脊髓水平相互作用，共同参与了瘙痒的信号传递。而且，在 GRPR 基因敲除小鼠，μ 阿片受体激动剂诱发的瘙痒行为被显著抑制；共同给予 GRPR 拮抗剂后，鞘内注射吗啡诱发的瘙痒行为也被显著抑制。然而，在大鼠脊髓是否存在 MOP1D 受体仍然存在着争议。最近针对猴子的一项研究表明，GRPR 拮抗剂不能减弱鞘内注射 β 内啡肽（一种 μ 阿片受体的特异性配体）诱发的搔抓行为。但是，同样一种 GRPR 拮抗剂能显著减弱鞘内注射胃泌素释放肽诱发的搔抓行为。尽管小鼠 MOP1D 受体的发现表明了可能会发现一种突破性的镇痛方法，且不会引起瘙痒等不良反应，进一步的研究需要去探索这些令人振奋的发现是否也能在其他物种得到验证，从而进一步推广到临床研究中去。

正如吗啡诱导的瘙痒和吗啡诱导的镇痛作用相分离一样，鞘内注射吗啡并不能显著引起啮齿类动物的搔抓行为。值得注意的是，在啮齿类动物和灵长类动物，鞘内注射吗啡引起的搔抓行为存在显著的差异。在小鼠鞘内注射吗啡引起的搔抓强度和持续时间都是比较温和的，例如：注射后 10 min，搔抓行为达到峰值为 15 次，且这种搔抓行为仅持续 10 ~ 15 min。与鞘内注射对照溶剂或生理盐水相比，小鼠表现出一种相似的搔抓行为，这与其他研究者观点一致，即鞘内注射吗啡并不能引起小鼠的搔抓行为。超剂量鞘内注射吗啡也不能引起大鼠的搔抓行为。而且，在非人类的灵长类动物，鞘内注射吗啡能引起显著的搔抓行为，例如：在 15 min 内能引起大约 600 次搔抓行为，且持续时间长达几小时。这种在不同物种间存在的显著差异，可能从另一方面影响了药理学和神经生物学相关发现的解释。

通过对非人类灵长类动物的药理学研究，阿片类药物相关瘙痒的细胞学机制已经被深度阐述。第一，在猴子脊髓后角微注射 κ 阿片受体（KOP）激动剂 U - 50488H，或者是 delta 阿片受体（DOP）激动剂 DPDPE，并不能引起面部的搔抓行为。第二，在猴子鞘内注射 U - 50488H 和一种 DOP 激动剂 SNC80，能引起适度的镇痛效应，但是，两种激动剂均不能引起搔抓行为。第三，鞘内注射痛敏素/孤啡肽受体（NOP）能产生完全镇痛效应，而无搔抓反应。

对于阿片类药物相关瘙痒，有一个著名的理论：在通常情况下，痛觉抑制痒觉，随着阿片类镇痛药对疼痛的缓解，从而引起瘙痒的发生。然而，药理学研究的证据并不支持这一观点。通过使用不同的受体选择性激动剂,研究人员采用药理学方法阐明各型阿片受体在调节痛觉和痒觉中的作用。鞘内或全身给予 DOP、KOP、NOP 激动剂,对多种不同形式的疼痛均能产生镇痛效应。有趣的是,超剂量范围给予这三种阿片受体激动剂均不能引起搔抓行为。这些发现清楚地阐明了只有 MOP 激动剂能产生镇痛效应且伴发搔抓反应。其他亚型阿片受体:DOP、KOP、NOP 均不能介导阿片类药物引起的瘙痒。进一步研究在脊髓表达 MOP 和其他阿片受体的感觉神经元的生理特性,将非常重要。更为重要的是,在受体水平将阿片诱导的疼痛和瘙痒区分。从研发新型阿片类药物的方面考虑,在给予非人类灵长类动物鞘内注射 NOP 激动剂,仅产生疼痛而无瘙痒反应,这将非常有临床前景。这些重要发现将促进脊髓类镇痛药的新发展。

动物学研究已经表明,分别在啮齿类动物和非人类灵长类动物,鞘内注射吗啡引起的搔抓行为,其强度和持续时间均存在显著不同。当然,在患者鞘内注射吗啡后,最重要的特性就是在缓解疼痛的同时,也能引起搔抓反应。就我们所知,非人类灵长类动物模型也能产生这种治疗效应。在猕猴鞘内注射吗啡超过一定的剂量(10～320 μg)能产生镇痛效应,也能产生显著的搔抓反应,常持续几个小时。这些观察与患者鞘内注射吗啡后产生的行为学和生理学影响比较一致。因此,非人类灵长类动物可以作为一种转化的桥梁去探索和验证潜在的治疗药物,可能对临床上治疗阿片药物相关性瘙痒产生有益的作用。

二、阿片类药物引起瘙痒的治疗

在临床上,大多数阿片类镇痛药是 MOP 激动剂,因此,可以认为 MOP 拮抗剂能有效缓解治疗患者阿片药物相关性瘙痒。一个针对产科患者的系统性随机对照实验表明,静脉注射纳洛酮 0.25～2.4 μg/(kg·h)能有效缓解阿片类药物引起的瘙痒。然而,MOP 拮抗剂并不会广泛使用在接受阿片类药物治疗疼痛的患者,因为 MOP 拮抗剂的使用会显著逆转或减弱阿片类药物缓解疼痛的效果。

非人类灵长类动物给予 MOP 拮抗剂研究表明,单剂量纳美芬(32 μg/kg)预处理也能有效拮抗鞘内注射吗啡引起的瘙痒与镇痛效应。以上这些发现表明,使用 MOP 拮抗剂翻转瘙痒和镇痛效应的治疗面很窄,同时也支持了临床发现,纳洛酮和纳美芬可能不是治疗产科患者瘙痒的理想用药。而且,MOP 拮抗剂也是缓解胆汁淤积性瘙痒症的治疗方案之一,这可能主要是由内源性阿片肽的水平升高引起。

纳布啡和布托啡诺是阿片受体部分激动剂,作为一种临床使用的镇痛药,通过作用于 MOP 和 KOP 位点而发挥作用,这两种药均能缓解阿片类药物引起的瘙痒。尤其是全身性使用纳布啡(3～10 mg)能有效缓解多数临床研究中的瘙痒发生率。然而,高剂量的纳布啡(20 mg)并不能缓解瘙痒症状。而且,几个研究已经表明,布托啡诺与吗啡合用能有效降低瘙痒的发生率,且不伴随其他不良反应。重要的是,一项药理学研究表明,布托啡诺的部分激动剂作用于 MOP 和 KOP 位点,从而发挥抗瘙痒作用,例如,低效配体拮抗了高效配体的致瘙痒作用。与 MOP 拮抗剂相比,阿片受体部分激动剂在缓解瘙痒并维持镇痛方面具有一定的优势。这些观察与前面的临床研究一致,表明布托啡诺能够缓解 MOP 激动剂引起的瘙痒,且不会减弱其镇痛效应。由于布托啡诺单一的药理学特性,如部分激动剂作用在 MOP 和 KOP 位点,临床医生有兴趣致力于研发一种经皮的布托啡诺制剂,来治疗慢性瘙痒。

三、结论

多种药物已经被用来治疗阿片药物引起的瘙痒,这些药物包括加巴喷丁、多巴胺 D_2 受体拮抗剂、丙泊酚、米氮平和右美托咪定。尽管这些药在最近的文献中已被广泛讨论,但是相关临床研究的数量有限。这些药物并没有在非人类灵长类动物进行广泛研究,也没有进一步讨论应用药理学拮抗剂去治疗阿片受体相关性瘙痒。更重要的是,越来越多的药理学证据表明,对于阿片受体相关性瘙痒,MOP 拮抗剂和 KOP/MOP 部分激动剂是最有效的治疗方法,而非阿片类配体,包括 5－HT3 拮抗剂昂丹司琼、抗组胺药、非甾类抗炎药都没有产生显著疗效。

第三节　胆源性瘙痒

瘙痒是肝胆疾病中常见的一种临床症状,尤其多见于那些胆汁淤积性疾病的患者。这种类型的瘙痒被特指为胆汁淤积性瘙痒症,多伴发胆汁分泌功能受损。胆汁淤积性瘙痒常见于妊娠期肝内胆汁淤积症(ICP)、良性复发性肝内胆汁淤积症(BRIC)、进行性家族型肝内胆汁淤积症(PFIC)、毒素或药物诱导的胆汁淤积症、慢性病毒性乙肝和丙肝,也可见于原发性胆汁性肝硬化中肝内胆管损害和继发性肝细胞分泌功能衰竭,原发性硬化性胆管炎(PSC),小儿胆汁淤积(例如,Alagille 综合征)。总的来说,胆汁淤积症主要是由于肝内或肝外胆管引流系统梗阻(常见于胆石症,PSC,胆管细胞癌,梗阻性胰头癌,胆管腺瘤,先天性胆道闭锁)。有趣的是,瘙痒症的发生常见于以上多种疾病。瘙痒是女性感染 ICP 的典型症状,也是大多数 PBC 和 PSC 患者的并发症。相反,瘙痒症很少发生在慢性丙型肝炎患者、慢性乙型肝炎患者、酒精性或非酒精性脂肪肝。在多种胆汁淤积性疾病中(例如 PBC 和 ICP),瘙痒是一种早于胆汁淤积症出现的早期症状。

在不同肝胆疾病的患者之间,胆汁淤积性瘙痒症的发生率存在很大差异,通常只有 5% 的丙型肝炎患者会产生瘙痒症状,然而多达 70% 的原发性胆汁性肝硬化患者会产生瘙痒症状。由于多数患者并不能将瘙痒症与肝胆疾病很好地联系起来,许多伴发瘙痒症的肝胆疾病患者,并不会如实地向床位医生反映这一并发症的存在。一项 2003 年针对原发性胆汁性肝硬化患者的研究调查显示,目前为止还没有一个完整的体系去评估原发性胆汁性肝硬化与瘙痒,也没有系统性的方法去治疗这种不愉快的症状。

一、胆源性瘙痒的发病机制

尽管慢性瘙痒是一种非常不愉快的临床症状,但是胆汁淤积性瘙痒症的成因至今还不清楚且需要进一步深入研究。通常的假说认为是复合物在胆汁淤积期间聚集在血液的复合物释放入胆汁中。除了胆盐等有用的复合物,也有些毒性或内源性副产物分泌入胆汁,或者被多种产物(如硫酸葡萄糖醛酸和谷胱甘肽)代谢或结合。这些复合物在解离后会被肠道重吸收,再进入肝肠循环。最初的假设认为,在胆汁淤积症期间,循环中胆盐的积聚会引起瘙痒。事实上,研究表明胆盐能诱导体外肥大细胞脱颗粒。然而,胆盐浓度的升高比例远超胆汁淤积瘙痒患者的比例。而且,至今还没有直接的证据表明,血清胆盐浓度水平与瘙痒程度存在直接的关系。

有趣的是,Corvera 课题组最近提出假说:胆盐和神经甾体可以激活 G 蛋白偶联受体 TGR5,在胆汁淤积性瘙痒症中发挥了一定作用。他们发现 TGR5 表达在小鼠脊髓背根神经节的神经元中,且部分与 TRPV1 和 GRP 发挥共同作用,说明 TGR5 表达在痒觉特异的感觉神经元上。在体的动物实验表明,TGR5 过表达小鼠表现出基础搔抓行为活性的增加,皮内注射脱氧胆酸盐(DCA)能诱发野生型小

鼠的搔抓行为,而在 TGR5 基因敲除小鼠模型,搔抓行为部分减少。这些发现支持了 TGR5 在瘙痒诱发中的重要作用。比较遗憾的是,对于大多数的体外实验,需要使用相对高浓度的非 μ 结合 DCA(最高 100 μM),而且,这些浓度远高于病理性瘙痒症(比如 PBC,ICP)的浓度,因此,很难与瘙痒联系起来。

另一个假说是关于胆汁淤积症相关性内源性阿片肽增加,这将导致痛觉降低、痒觉增加。确实有研究表明在胆汁淤积症大鼠模型中,血清水平脑啡肽增加,肝脏中前脑啡肽原的 mRNA 水平也增加。然而,尽管在某些胆汁淤积症患者,血清 μ 阿片水平增加,但是,μ 阿片水平的高低与瘙痒的程度并无直接关系。据推断,胆汁淤积性瘙痒部分是由于胆汁中的某些成分异常积聚在血浆和其他组织中引起。通常认为肝脏是分泌致痒物质和致痒介质的主要器官,瘙痒症常出现在肝脏移植后或肝外梗阻解除后,以上观点也支持了“肝脏是瘙痒之源”这一观点。

有研究已经证明,胆酸是一种潜在的致痒原,常积聚在胆汁淤积症和瘙痒患者的组织中。有人使用皮内注射胆酸的方法将其与瘙痒联系起来,但这并不能很好地模拟胆汁淤积症的病理生理微环境。然而,强有力的证据表明胆酸并不是胆汁淤积症的致痒原,在胆汁淤积性瘙痒症患者,瘙痒会随着肝功能的衰退而减轻,在这一阶段,胆酸却在血清与组织中异常升高。这一发现表明,除了胆酸,还有其他致痒介质参与了胆汁淤积性瘙痒症。而且,这还表明肝脏具有良好的合成功能是引起瘙痒的必要前提,因为某些致痒物质和致痒原是由肝脏产生的。据此可以认为胆汁淤积症患者胆酸中的某些成分也可能是导致瘙痒的原因,但目前仍然需要进一步验证。

通过内源性阿片系统介导的中枢性神经传递增强也可以导致瘙痒,最常见的例子就是中枢使用(鞘内给药)吗啡常会导致瘙痒。吗啡是一种植物碱类物质,通过刺激阿片受体(例如 mu 型阿片受体),发挥其作用。纳洛酮和其他阿片受体拮抗剂能有效缓解及预防吗啡相关性瘙痒,这一点也支持了“阿片受体部分介导了瘙痒症”这一假说。另有证据表明,在胆汁淤积症病理情况下,中枢阿片肽系统功能亢进。

大鼠的行为学研究表明,5-羟色胺神经传递机制可能通过血清素 1A 型受体潜在调控了胆汁淤积性瘙痒症。但是,并没有其他相关的行为学研究提供任何线索证明血清素受体如何介导胆汁淤积性瘙痒症。血清素能引起实验性瘙痒症的发生,因此,血清素神经传递介导瘙痒这一推论是合理的,例如,皮内注射血清素能引起受试者瘙痒,但这并不是一个胆汁淤积性瘙痒症的模型。

(一)溶血磷脂酸

溶血磷脂酸是一种磷脂代谢物,由胞内和胞外两条不同的通路产生。胞内通路由磷脂通过磷脂酶 D 转化而来。LPA 的信号通路主要是通过结合 LPA 特异性 G 蛋白偶联受体来发挥功能,因此涉及 LPA 的胞外功能,然而,它同时发挥胞内功能。LPA 也被认为可以与一种核受体 PPARγ 结合,这主要牵涉到调节能量代谢和脂肪生成。而且,最近的研究也表明胞内 LPA 能直接激活瞬时感受器电位香草酸受体 1(TRPV1),TRPV1 是一类非选择性的阳离子通道,其功能主要为感觉神经元整合信号。也有报道其他通道作为胞内 LPA 的靶点。

所有产生溶血磷脂的反应均能接着被自毒素(autotaxin,ATX)转化为 LPA。自毒素是一种磷脂酶 D,在血液中由多种细胞分泌(例如,脂肪组织、脉络膜丛、肾、肺、小肠等)。尽管 ATX 一开始被认为是一种膜相关的酶,后续的研究逐渐发现 ATX 能够分泌入血,把溶血磷脂转化为 LPA。然而,ATX 能通过整合蛋白和硫酸乙酰肝素蛋白多糖(HSP)结合到靶细胞发挥作用。在 LPA 转运至靶细胞的 LPA 受体过程中,整合蛋白介导的相互结合被认为发挥着重要作用,蛋白的晶体成像术发现了蛋白中的某一通道,它能作为 LPA 的一个外在通道,运输 LPA 与其同源受体相结合。

目前已有 6 种不同的 LPA 受体被发现,早前认定其中经典的几类亚型受体(LPA1、LPA2、LPA3)为内皮分化基因(Edg)。虽然所有的这 6 个亚型均为 G 蛋白偶联受体,但是它们的胞内信号通路却各不一样。因此,LPA1、LPA2 和 LPA4 分别被归为 $G\alpha12/13$,$G\alpha q/11$ 和 $G\alpha i/o$ 异构体,然而 LPA3 归为 $G\alpha q/11$ 和 $G\alpha i/o$,LPA5 归为 $G\alpha12/13$ 和 $G\alpha q/11$,LPA6 归为 $G\alpha12/13$ 和 $G\alpha i/o$。重要的是,LPA4 和 LPA6 归为 $G\alpha s$,主要通过其诱导,而不是减少 cAMP,这可能引起相反的效应。这样看来,根据不同 LPA 受体的细胞特异性表达,产生了完全不同的多种信号功能。例如,在细胞的运动性和成骨细胞分化方面,LPA4 和 LPA1 - 3 发挥着完全相反的作用。

在中枢神经系统的发育和成熟过程中,LPA1 - 6 型受体表达水平各有差异。在神经元的成熟过程中,LPA1 和 LPA2 的表达逐渐增强。LPA5 型受体也表达于脊髓的感觉和运动神经元,在疼痛的处理过程中发挥着一定的作用。星形胶质细胞表达 LPA1 - 5 型受体,而少突胶质细胞表达 LPA1 和 LPA2 型受体。同时,也有报道外周感觉神经元表达 LPA 受体,尽管 LPA 阳性反应神经元的具体亚型受体(例如疼痛和瘙痒等不同的纤维型)至今还不完全清楚。

最近,Kremer 课题组为了探寻一类新型致痒因子,对具有神经元活性的胆汁淤积症患者血清进行了分析,结果显示,伴发瘙痒症的妊娠期肝内胆汁淤积症孕妇和原发性胆汁性肝硬化患者的血清 LPA 水平均有显著提高。血清 LPA 水平的增加与血清自毒素(ATX)水平的增加保持很高的一致性,而且 ATX 水平与瘙痒的严重程度呈正相关。此后又有报道显示,胆汁淤积症的有效治疗方法(例如,胆汁分流术,利福平药物治疗)均能显著降低血清 ATX 水平,使用利福平处理 HepG2 细胞系,能显著下调 ATX 表达水平,主要机制涉及核因子 PXR。最后,还有相关文献报道,在小鼠皮内注射 LPA 能引起显著的、剂量依赖性的搔抓行为,而且这种类型的瘙痒对抗组胺药无效,属于非组胺依赖性瘙痒。

LPA 也可以直接激活非选择性的阳离子通道 TRPV1,它能够诱发感觉神经元产生动作电位。膜片钳研究显示,LPA 刺激 TRPV1 通道的开放,且主要是通过胞内 LPA 在起作用。因为 LPA 是一个相对亲水性脂质分子,不易穿过细胞膜,仍需要进一步研究此种类型的激活是如何与胞外产生的 LPA 发生相互作用的。他们认为,血细胞运输的 LPA 可能作用在皮肤的不同部位,增加内皮细胞的通透性,使 LPA 更易进入局部组织,刺激局部淋巴细胞的浸润,从而产生直接的致痒作用。总之,LPA 信号通路在多种病理情况下,通过感觉神经元发挥了重要作用。然而,各种相关机制仍然不是很清楚,需要进一步的研究。

(二)新型瘙痒相关信号传导通路

早在 350 年之前,一名德国医生 Samuel Hafenreffer 第一次阐述了瘙痒的定义,作为一种不愉快的感觉,瘙痒让人有明显的搔抓欲望。这一定义仍然使人觉得瘙痒是一种复杂的感觉情态。事实上,对于瘙痒的机制研究,最近仍然仅处于起步阶段。

瘙痒特异的神经递质和受体。几个关于小鼠的分子和基因研究,强调了神经末梢存在了一系列受体,这些受体的激活能够导致瘙痒觉的产生。胃泌素释放肽(GRP)是一种特异性的瘙痒神经递质,主要表达在脊髓背角 Lamina I 层。GRP 受体基因敲除小鼠依然存在正常的痛觉,但是对多种瘙痒介质的反应明显减弱。促尿钠多肽 b(Nppb)是一种特异性的瘙痒神经肽,Nppb 基因敲除小鼠拥有正常数量的伤害性感受、触觉、本体感受性神经元,且脊髓背根中间神经元的分部和数量没有任何改变。但是,注射致痒介质(如组胺、氯喹、内皮素等物质)后的反应有明显减弱,表明 Nppb 是一种常规的瘙痒神经递质。GRP 被认为作用于 Nppb 的下游。因此,提出了一种理论:脊髓背角神经节的初级痒觉神经元释放 Nppb 去激活脊髓后角表达促尿钠受体 a 的次级痒觉神经元,接着,再释放 GRP 去激活三级痒觉神经元。

小鼠 Mas 相关 G 蛋白偶联受体(Mrgpr)A3 参与瘙痒介导的初级感觉神经元的激活。Mrgpr A3 对致瘙痒的复合物(例如,氯喹)起反应,仅表达在皮肤上皮的感觉神经元。大约 90% 的 Mrgpr A3 阳性神经元也表达 TRPV1,而总的 TRPV1 阳性的细胞群数量更多。去除所有的 Mrgpr A3 阳性神经元,能引起多种致痒介质诱发的搔抓行为显著降低,但痛感觉没有明显改变。相反地,对于 TRPV1 只表达在 Mrgpr A3 阳性神经元的小鼠,在辣椒素刺激后,仅表现出显著的瘙痒,但不是疼痛行为。这确定了 TRPV1 在痒觉神经元传递痒信号,在介导痛信号传递的 C 纤维才传递痛信号,这就证明了 Mrgpr A3 阳性神经元与 GRP 阳性神经元形成突触,表明 GRP 是 Mrgpr A3 阳性神经元的下游神经递质。

总的来说,这些研究发现了介导急性瘙痒形成的几个受体和信号分子,但是针对临床常见的慢性瘙痒症,关于特异性致痒介质的具体作用研究还远远不够。

(三)胆源性瘙痒相关介质

过去,很多小分子物质(例如,胆盐、内源性阿片肽、组胺、血清素、多种类固醇代谢物)都被认为是胆汁淤积症的潜在致痒介质。这些物质在血清或组织水平还未被证明与瘙痒的严重程度有密切关系,因此它们不太可能成为导致胆汁淤积性瘙痒症的主要致痒物质。其中某些物质可能主要参与了调节搔抓行为,而不是启动这一复杂信号传导网络的作用。

尽管 ATX-LPA 轴已被认为是引起胆汁淤积性瘙痒症的一种关键因素,有望找到一种治疗胆汁淤积性瘙痒症的新方法,但是仍然有几个问题需要进一步解答。迄今为止,循环 ATX 水平的来源还没有被发现。ATX 在信使 RNA(mRNA)表达水平可能会受多种组织和器官(例如,脑、脂肪组织、肺、肝、肠、肾、子宫等)的影响,具体哪些组织器官会导致患者血浆和脑脊液的循环 ATX 水平增高至今还没有被发现。前期的研究表明,血浆中的 ATX 部分是由肝窦内皮细胞表面的清除受体所清除,且 ATX 不会分泌入胆汁。然而,当肝肠循环被鼻胆管引流取代后,循环 ATX 水平迅速降低,同时伴随着瘙痒症状的缓解,这表明肝肠循环也是导致 ATX 水平增加的一个因素。类固醇激素可能也是能够诱导 ATX 表达的一类化合物。大鼠在切除卵巢后,使用雌激素治疗,海马组织中的自毒素(Enpp2)表达水平升高。因此,雌激素与 ATX 的产生具有一定的相关性,这可能就解释了孕妇胆汁淤积性瘙痒症的发生率较男性要高。

在一些细胞因子(例如,肿瘤坏死因子-α、白介素-6、表皮生长因子、碱性成纤维细胞生长因子)的刺激后 ATX 的表达升高;然而,干扰素-γ、白介素-1、白介素-4 等会引起 ATX 的表达减少。尽管在其他病理状态下,炎症因子并不能引起典型的瘙痒症状,但是在胆汁淤积情况下,炎症因子有可能导致了血清 ATX 水平的增加。显然,肝肠循环中的哪种复合物直接或间接诱导了 ATX 的水平增加,至今还没有得到很好的解释。

另一个关于 LPA 激活特异性痒觉神经元的问题,仍然处于研究阶段。目前,研究已经发现 LPA 的 6 种不同亚型的 G 蛋白偶联受体(LPA1-6),这些受体存在于包括中枢神经系统的多种组织中。LPA 受体也表达在外周神经系统的神经元,介导多种伤害性感觉。LPA 能够通过 LPA1、LPA3、LPA5 受体诱导神经病理性疼痛。最近,又有研究表明,LPA 能够直接激活 TRPV1 离子通道。具体哪类亚型的 LPA 受体和胞内信号通路导致了 LPA 相关性瘙痒症的发生,仍然需要使用小分子抑制剂和基因敲除动物去进一步研究。

另一个观点认为,ATX 水平增加也能发生在多种非胆汁淤积性生理情况下(例如,正常怀孕),病理生理情况下(例如,一些无瘙痒症状的肿瘤)。因此,其他胆汁淤积性因素也可能在胆汁淤积性瘙痒症的发生和发展中发挥着重要作用。这些物质可能结合到某些 G 蛋白偶联受体(GPCRs),例如最近在感觉神经元上发现的与瘙痒相关的 Mrgprs 受体。进一步的大规模筛选实验,将会发现更多特异性的瘙痒性受体,这对于解释瘙痒的发生机制发挥重要作用。

值得注意的是,最近 Alemi 等认为 G 蛋白偶联胆盐受体 TGR5 可能在胆汁淤积性瘙痒症中发挥着重要作用。他们发现 TGR5 表达在小鼠脊髓背角神经节,而且 TGR5 阳性神经元和 TRPV1、GRP 阳性神经元有一定程度的共表达,说明他们三者之间具有一定的相互作用,同时也说明胆盐能诱导急性分离的小鼠脊髓背角神经节神经元的活化。齐墩果酸,作为一种 TGR5 激动剂,也能活化以上这类神经元。重要的是,在 TGR5 过表达小鼠的在体实验中,发现了基础搔抓行为的数值增加。皮内注射 25 μg 的脱氧胆酸盐(DCA)能诱发正常小鼠的搔抓行为。在 TGR5 基因敲除小鼠,DCA 诱发的搔抓行为部分减少;而在 TGR5 过表达小鼠,DCA 诱发的搔抓行为又会部分增加。这些结果证明了 TGR5 在瘙痒诱发中的重要作用。许多研究想要探索瘙痒的严重程度和血清胆盐浓度之间的关系,但是目前还未发现两者之间的相关性。但是,虽然两者之间的相关性至今还未被发现,但这仍然不能忽略这一关于 TGR5 研究的重要性,因为,目前还不能排除这种可能性,除了其他因素,TGR5 的激活可能引起痒感觉,在中枢神经系统中,有很好的证据表明,可能是神经类固醇(而不是胆盐)激活 TGR5。

二、胆源性瘙痒的治疗

胆汁淤积性瘙痒症的治疗主要是针对大多数有限的胆汁淤积性疾病患者和伴随瘙痒症的患者,进行基于队列研究和随机安慰剂对照试验。在 ICP 组,熊去氧胆酸(UDCA)已经在多种研究中被证实能减轻瘙痒症状,改善血清学水平的肝功能实验检测指标,主要原因可能是改善受损的肝胆分泌功能,因此,被认为是一线的临床用药。UDCA 分别在肝细胞水平和胆管上皮细胞水平,改善受损的肝胆系统分泌功能,至少部分活化了顶端转运蛋白插入靶细胞膜,因此增强了肝细胞和胆管上皮细胞的分泌能力。对于 ICP 组,UDCA 可能增强胆汁的分泌,不只是胆盐,也有多种其他的与瘙痒症的发生发展相关的胆汁成分。据推断,原因可能有以下两种,一种是因为 UDCA 可能通过缓解胆汁淤积性肝细胞中潜在的有害物质的积聚;另一种可能通过间接作用,调节与瘙痒症发展相关的趋化因子和细胞因子相关信号分子的表达水平。至今,支持这些假设的证据仍然略显不足。UCDA 也被用于胆汁淤积症的许多其他并发症,但是还没有将瘙痒症作为其主要治疗对象。

在小肠肠道内,阴离子交换树脂消胆胺能有效结合多种两性分子。某种可能的胆汁相关未知因素(可能与胆汁淤积性瘙痒症的发生发展有关,也可能与 PBC 患者鼻胆管引流后瘙痒症的快速缓解有关),被消胆胺结合在小肠内腔,从而被灭活且移除。就这一点而言,可能与之相关,在人的小肠有相当数量的 ATX 表达。现行的欧洲和美洲指南主要推荐的治疗方案有考来烯胺,PXR 激动剂利福平,μ 阿片受体拮抗剂纳曲酮,血清素重摄取抑制剂舍曲林,为了使胆汁淤积性瘙痒症获得比较满意的治疗效果,以上的这些治疗方案应该逐步进行推广。值得注意的是,除了消胆胺以外,胆汁淤积性瘙痒症的治疗方案都是这些药物主要适应证以外的治疗。当对于那些基于临床证据的治疗方法无效时,患者应该被转到那些专业中心去接受实验性治疗方法,例如,紫外线光照疗法,白蛋白透析,血浆置换法,或者鼻胆管引流。在其他治疗方法都已经无效的前提下,肝移植常常只是被认为一种非常终末期的方案。进一步探索胆汁淤积性瘙痒症发生的病理机制,将会帮助我们在一些可能有效的方案中(例如,选择性 ATX 抑制剂,LPA 受体特异性拮抗剂等)寻找新型的、更有效的临床治疗方法。

过去,两种治疗胆汁淤积性瘙痒的理论依据已经被提出。第一种就是积聚的胆盐成为致痒原,体外实验已经证实胆盐能诱导肥大细胞的脱颗粒,但是胆盐的体外实验致痒浓度远远超过了胆汁淤积性瘙痒症临床病理情况下的常规浓度。反对"胆盐致痒理论"的观点主要集中在全身总胆盐浓度水平与瘙痒严重程度的关系至今还未被证明。最近,在两组痒和不痒的胆汁淤积性患者中,证明了两者之

间缺少相关性。但是,这种相关性也可能存在于瘙痒与特异性胆盐代谢产物的关系。

三、结论

胆汁淤积性瘙痒症的具体机制,过去已经提出了几种假说。最重要的发现主要包括胆盐和内源性阿片肽发挥的致痒作用。然而,血清学检测的胆盐和内源性阿片肽的浓度水平均不能与痒觉的严重程度形成密切的相关性联系。因此,又有人开始质疑这些解说的有效性。最近的研究表明,在胆汁淤积性疾病中,血清自毒素水平的增加,与瘙痒的发生和严重程度具有密切关系。而且,皮内注射溶血磷脂酸能够直接诱发小鼠的搔抓行为。因此,我们假设:全身自毒素水平的增加可能导致 LPA 水平增加,从而易化瘙痒信号通路,且同时抑制痛信号通路。这些研究为瘙痒的分子机制研究指明了新的方向,为将来的方案寻找新的治疗靶标打下了坚实的基础。

(陈蔡旸 俞卫锋)

参考文献

[1] Paus R, Schmelz M, Bíró T, et al. Frontiers in pruritus research: scratching the brain for more effective itch therapy [J]. J Clin Invest, 2006, 116(5): 1174 – 1186.

[2] Ikoma A, Steinhoff M, Ständer S, et al. The neurobiology of itch [J]. Nat Rev Neurosci, 2006, 7(7): 535 – 547.

[3] Schut C, Mollanazar NK, Kupfer J, et al. Psychological Interventions in the Treatment of Chronic Itch [J]. Acta Derm Venereol, 2016, 96(2): 157 – 161.

[4] Kremer AE, Martens JJ, Kulik W, et al. Lysophosphatidic acid is a potential mediator of cholestatic pruritus [J]. Gastroenterology, 2010, 139(3): 1008 – 1018, 1018 e1.

[5] Hashimoto S, Mikami S, Sugino H, et al. Lysophosphatidic acid activates Arf6 to promote the mesenchymal malignancy of renal cancer [J]. Nat Commun, 2016, 7: 10656.

[6] Castilla-Ortega E, Paván FJ, Sánchez-Marín L, et al. Both genetic deletion and pharmacological blockade of lysophosphatidic acid LPA1 receptor results in increased alcohol consumption [J]. Neuropharmacology, 2016, 103: 92 – 103.

[7] Iatrou CA, Dragoumanis CK, Vogiatzaki TD, et al. Prophylactic intravenous ondansetron and dolasetron in intrathecal morphine-induced pruritus: a randomized, double-blinded, placebo-controlled study [J]. Anesth Analg, 2005, 101: 1516 – 1520.

[8] Ko MC, Naughton NN. An experimental itch model in monkeys: characterization of intrathecal morphine-induced scratching and antinociception [J]. Anesthssiology, 2000, 92: 795 – 805.

[9] Lee H, Naughton NN, Woods JH, et al. Effects of butorphanol on morphine-induced itch and analgesia in primates [J]. Anesthesiology, 2007, 107: 478 – 485.

[10] Liu XY, Liu ZC, Sun YG, et al. Unidirectional cross-activation of GRPR by MOR1D uncouples itch and analgesia induced by opioids [J]. Cell, 2011, 147: 447 – 458.

[11] Moser HR, Giesler GJ Jr. Itch and analgesia resulting from intrathecal application of morphine: contrasting effects on different populations of trigeminothalamic tract neurons [J]. J Neurosci, 2013, 33: 6093 – 6101.

[12] Waxler B, Dadabhoy ZP, Stojiljkovic L, et al. Primer of postoperative pruritus for anesthesiologists [J]. Anesthesiology, 2005, 103: 168 – 178.

[13] Han L, Ma C, Liu Q, et al. A subpopulation of nociceptors specifically linked to itch [J]. Nat Neurosci, 2013, 16(2): 174 – 182.

[14] Van Itallie TB, Hashim SA, Crampton RS, et al. The treatment of pruritus and hypercholesteremia of primary biliary cirrhosis with cholestyramine [J]. N Engl J Med, 1961, 265: 469 - 674.

[15] Valtcheva MV, Davidson S, Zhao C, et al. Protein kinase Cdelta mediates histamine-evoked itch and responses in pruriceptors [J]. Mol Pain, 2015, 11: 1.

[16] Kremer AE, van Dijk R, Leckie P, et al. Serum autotaxin is increased in pruritus of cholestasis, but not of other origin, and responds to therapeutic interventions [J]. Hepatology, 2012, 56(4): 1391 - 1400.

[17] Beuers U, Kremer AE, Bolier R, et al. Pruritus in cholestasis: facts and fiction [J]. Hepatology, 2014, 60(1): 399 - 407.

[18] Krawczyk M, Milkiewicz M, Marschall HU, et al. Variant adiponutrin confers genetic protection against cholestatic itch [J]. Sci Rep, 2014, 4: 6374.

[19] Ross SE, Mardinly AR, McCord AE, et al. Loss of inhibitory interneurons in the dorsal spinal cord and elevated itch in Bhlhb5 mutant mice [J]. Neuron, 2010, 65(6): 886 - 898.

[20] Moolenaar WH, Perrakis A. Insights into autotaxin: how to produce and present a lipid mediator [J]. Nat Rev Mol Cell Biol, 2011, 12(10): 674 - 679.

[21] Bautista DM, Wilson SR, Hoon MA. Why we scratch an itch: the molecules, cells and circuits of itch [J]. Nat Neurosci, 2014, 17(2): 175 - 182.

[22] Mishra SK, Hoon MA. The cells and circuitry for itch responses in mice [J]. Science, 2013, 340(6135): 968 - 971.

[23] Sun YG, Zhao ZQ, Meng XL, et al. Cellular basis of itch sensation [J]. Science, 2009, 325(5947): 1531 - 1534.

[24] Alemi F, Kwon E, Poole DP, et al. The TGR5 receptor mediates bile acid-induced itch and analgesia [J]. J Clin Invest, 2013, 123(4): 1513 - 1530.

[25] Kirby J, Heaton KW, Burton JL. Pruritic effect of bile salts [J]. Br Med J, 1974, 4(5946): 693 - 695.

[26] Nieto-Posadas A, Picazo-Juárez G, Llorente I, et al. Lysophosphatidic acid directly activates TRPV1 through a C-terminal binding site [J]. Nat Chem Biol, 2012, 8(1): 78 - 85.

[27] Murphy GM, Ross A, Billing BH. Serum bile acids in primary biliary cirrhosis [J]. Gut, 1972, 13(3): 201 - 206.

[28] Jones DE. Pathogenesis of cholestatic itch: old questions, new answers, and future opportunities [J]. Hepatology, 2012, 56(4): 1194 - 1196.

附录1 常用实验室检查正常参考值

一、血液

（一）血液一般检查

血液自动分析仪常用临床检测项目		
WBC	白细胞计数	$(4.0 \sim 10.0) \times 10^9/L$
RBC	红细胞计数	$(3.8 \sim 5.5) \times 10^{12}/L$
Hgb	血红蛋白量	$110 \sim 170$ g/L
Hct	血细胞比容	$36\% \sim 50\%$
MCV	红细胞平均体积	$80 \sim 100$ fL
MCHC	红细胞平均血红蛋白浓度	$310 \sim 370$ g/L
MCH	红细胞平均血红蛋白量	$26 \sim 34$ pg
RDW	红细胞分布宽度	11.6%
Plt	血小板计数	$(150 \sim 450) \times 10^9/L$
MPV	血小板平均体积	$6.5 \sim 12$ fL
LY	淋巴细胞百分率	$20\% \sim 40\%$
MO	单核细胞百分率	$2\% \sim 10\%$
GR	粒细胞百分率	$40\% \sim 80\%$
LY	淋巴细胞绝对值	$(0.8 \sim 4) \times 10^9/L$
MO	单核细胞绝对值	$(0.08 \sim 1) \times 10^9/L$
GR	粒细胞绝对值	$(1.6 \sim 8) \times 10^9/L$

（二）出凝血功能

出血时间（BT）	$1 \sim 3$ min	凝血酶时间（TT）	$16 \sim 18$ s（超过正常 3 s 为延长）
血浆凝血酶原时间（PT）	$11 \sim 13$ s（超过正常对照 3 s 为延长）	活化部分凝血酶时间（APTT）	$31 \sim 45$ s（超过正常 10 s 为延长）
血浆复钙时间（RT）	$2.2 \sim 3.8$ min	优球蛋白溶解时间（ELT）	> 120 min
纤维蛋白（Fbg）	$2 \sim 4$ g/L	纤维酶原（PLG，免疫扩散法）	PLG：A $230 \sim 340$ mg/L
组织纤溶酶原激活物（t-PA）	$1.2 \sim 2.6$ u/ml	纤溶酶（PL）	$58\% \sim 112\%$
纤维蛋白降解产物（FDP）		血小板计数（Plt）	$(100 \sim 300) \times 10^9/L$
ELISA 法	$12 \sim 62$ μg/ml	血不板聚集试验	0.627 ± 0.161
简易法	$1:16 \sim 1:64$	血小板黏附试验	
凝血时间（CT）	$5 \sim 10$ min	男	0.349 ± 0.0595
活化凝血时间（ACT）	$72 \sim 126$ s	女	0.394 ± 0.0519

（三）电解质

氯（Cl⁻）	98 ~ 106 mmol/L	锌（Zn²⁺）	7.7 ~ 23 μmol/L

氯（Cl^-）98 ~ 106 mmol/L　　锌（Zn^{2+}）7.7 ~ 23 μmol/L

钾（K^+）3.5 ~ 5.5 mmol/L　　磷（P^{3+}）1.0 ~ 1.6 mmol/L

钠（Na^+）135 ~ 145 mmol/L　　铁（Fe^{3+}）　男　11 ~ 30 μmol/L

钙（Ca^{2+}）2.1 ~ 2.6 mmol/L　　　　　　　　女　9 ~ 27 μmol/L

血清游离钙　1.12 ~ 1.23 mmol/L　　血清铁总结合力（TIBC）50 ~ 77 μmol/L

（约占总钙量的 5%）　　铜（Cu^{2+}）　男　11 ~ 22 μmol/L

镁（Mg^{2+}）0.1 ~ 1.1 mmol/L　　　　　　　　女　12.6 ~ 24.4 μmol/L

硒（Se）1.27 ~ 4.32 μmol/L

（四）生化检查

1. 糖及代谢产物

血葡萄糖　　　　　　　　　　　　血乳酸（LA）

　葡萄糖氧化酶法　3.92 ~ 6.16 mmol/L　　　动脉血　0.44 ~ 0.8 mmol/L

　　　　　　　　　　　　　　　　　静脉血　0.45 ~ 1.3 mmol/L

丙酮酸（PA）45 ~ 139 μmol/L　　血清透明质酸（HA）9 ~ 12 μg/L

2. 蛋白质及氨基酸类检查

血清总蛋白（TP）68 ~ 80 g/L　　血清蛋白电泳

白蛋白（A）35 ~ 55 g/L　　　　　白蛋白　55% ~ 74%

球蛋白（G）20 ~ 30 g/L　　　　　α_1 球蛋白　0.8% ~ 3.2%

白/球蛋白比值（A/G）（1.5 ~ 2.5）:1　　α_2 球蛋白　4.5% ~ 9.0%

前白蛋白（p-Alb）0.1 ~ 0.4 g/L　　β 球蛋白　5.8% ~ 12%

血红素结合蛋白（Hpx）0.5 ~ 1.15 g/L　　γ 球蛋白　10% ~ 19%

铜蓝蛋白（Cp）0.18 ~ 0.45 g/L　　血浆纤维蛋白原　2.0 ~ 4.0 g/L

转铁蛋（Tf）2.2 ~ 4.0 g/L　　血清粘蛋白

铁蛋白　15 ~ 200 μg/L　　　　　以蛋白计　7.1 ~ 8.7 g/L

肌钙蛋白 T（TnT）<0.2 μg/L　　以酪氨酸计　33.8 ± 2.7 mg/L

糖化血清蛋白　1.9 ± 0.25 mmol/L　　高铁血红蛋白（MetHb）0.005 ~ 0.2 mmol/L

α_1 微球蛋白　19 ± 4 mg/L　　游离血红蛋白

糖化血红蛋白（HbAic）5.0% ~ 7.6%　　　邻联甲苯胺法　20 ~ 70 mg/L

血清氨基酸氮（AAN）　　　　　　　联苯胺法　0 ~ 40 mg/L

　成人　2.6 ~ 5.0 mmol/L　　　　溶血性贫血　60 ~ 250 mg/L

　儿童　2.6 ~ 3.7 mmol/L　　　　输血反应后　150 ~ 数千 mg/L

血肌酐（Cr）80 ~ 150 μmol/L

血肌酸　15 ~ 46 μmol/L

4.28 ± 1.21 mmol/L

3. 脂类及代谢产物

血清甘油三酯（Tg）0.56 ~ 1.70 mmol/L　　血清游离脂肪酸（FFA）176 ~ 586 μmol/L

血清总胆固醇（Tc）3.1 ~ 5.7 mmol/L（胆固醇　　血清磷脂（PL）1.68 ~ 3.23 mmol/L

酯 70% ~ 75%）

血清高密度脂蛋白胆固醇　　　　　　血清过氧化脂质（LPO）1.1 ~ 5.4 nmol/L

（HDL-C）及亚组

　HDL-C　1.73 ± 0.25 mmol/L　　血清脂蛋白 a（Lpa）146 ± 109 mg/L

　HDL_2 – C　0.87 ± 0.33 mmol/L　　血清载脂蛋白 A_1　1.14 ± 0.12 g/L

　HDL_3 – C　0.67 ± 0.22 mmol/L　　血清载脂蛋白 B　0.88 ± 0.16 g/L

血清低密度脂蛋白胆固醇（LDL-C）	1.68～4.53 mmol/L	血清脂蛋白 X（LP-X）	阴性
血酮体（以丙酮计）	0.05～0.34 mmol/L		

4. 临床酶学

丙氨酸转氨酶（SGPT）	0～30 u/L	醛缩酶	1.0～7.5 u/L
天冬氨酸转氨酶（SGOT）	10～30 u/L	谷氨酸脱氢酶（GDH）	＜7.5 u/L
磷酸肌酸激酶（CK）	15～105 u/L	γ-谷氨酰转肽酶（γ-GT）	8～40 u/L
乳酸脱氢酶（LDH）	35～88 u/L	血清碱性磷酸酶（ALP）	25～65 鲍氏单位/L
乳酸脱氢酶同工酶		血清酸性磷酸酶（ACP）	0～11 鲍氏单位/L
LDH_1	24%～34%	血清单胺氧化酶（MAO）	220～660 u/L
LDH_2	35%～44%	血清谷胱甘肽 S 转移酶	0～6 u/L
LDH_3	19%～27%	胆碱酯酶活性	80%～100%
LDH_4	0～5%	肌酸磷酸激酶同工酶	
LDH_5	0～2%	CK-MM	90%～95%
血清脂肪酶	0～240 u/L	CK-MB	0～6%
血清胆碱酯酶	40～80 u	CK-BB	0～1%
假性胆碱酯酶	5～15 mg/L		

5. 肝、肾功能

血清胆红素		血清总胆汁酸（TBA）	1～8 μmol/L
总胆红素	3.4～17 μmol/L	靛氰绿滞留试验（ICG）	
直接胆红素	0～3.4 μmol/L	（0.5 mg/kg 静注后 15 min）	滞留量＜10%
间接胆红素	1.7～14 μmol/L	磺溴酞钠试验（BSP）	＜5%
酚红排泄试验（PSP）		内生肌酐清除试验（CCr）	
15 min	25%～50%	男	97～137 ml/（min·1.73m²）
30 min	40%～60%	女	88～128 ml/（min·1.73m²）
60 min	50%～75%	尿素清除试验	40～65 ml/（min·1.73m²）
120 min	55%～85%	对氨马尿酸清除试验	500～700 ml/（min·1.73m²）
肾小球滤过分数（FF）	18%～22%	肾小管葡萄糖最大重吸收量（TmG）	260～380 mg/min
肾有效血流量			
肾血流量	1 200～1 400 ml/min	稀释试验（水试验）	4 h 排出饮水量80%～90%
肾血浆流量	600～800 ml/min		尿比重≤1.003

（五）血液激素

促甲状腺素激素释放激素（TRH）	5～60 ng/L	促肾上腺皮质激素（ACTH）	
		上午 10 时	2.2～17.6 pmol/L
生长激素释放因子（GRF）	10～60 ng/L	晚 10 时	＜2.2 pmol/L
生长激素（GH）		促卵泡激素（FSH）	
新生儿	15～40 μg/L	男	6～18 u/L
儿童	＜20 μg/L	女	5～50 u/L
成人	2～3 μg/L	促黄体激素（LH）	
催乳素（PRL）	5～27 μg/L	男	6～23 u/L
血清促甲状腺素（TSH）	0～10 mu/L	女	3～29 u/L
甲状腺素		游离甲状腺激素（FT_4）	10.3～25.7 pmol/L
血清丁醇抽提法	21～65 μg/L	总三碘甲状腺原氨酸（TT_3）	1.1～3.53 noml/L
T_4竞争性蛋白结合法	60～167 nmol/L	反三碘甲状腺原氨酸（rT_3）	0.54～1.46 nmol/L

T₃活性碳吸附试验	0.99 ± 0.074	甲状腺球蛋白（TG）	17.2 ± 3.5 mg/L
T_3 放免法	1.77 ~ 2.47 nmol/L	降钙素	< 90 ng/L
胰岛素	1 ~ 28 mu/L	甲状旁腺素（PTH）	< 10.5 pmol/L
血 C 肽	0.4 ± 0.2 pmol/L	血清皮质醇	
胰高血糖素	30 ~ 210 ng/L	荧光法	203 ~ 296 nmol/L
肾上腺素（荧光法）	< 480 pmol/L	放免法	210 ~ 342 nmol/L
去甲肾上腺素（荧光法）	0.62 ~ 3.24 nmol/L	血清皮质酮	
血醛固酮	0.22 ~ 0.34 nmol/L	上午 8 时	25.39 ± 8.37 nmol/L
血浆肾素活性		下午 4 时	17.02 ± 4.26 nmol/L
仰卧位	1.6 ± 1.5 μg/L·h	血浆黄体酮	
立位（4 h）	4.5 ± 2.9 μg/L·h	黄体增生期	0.48 ~ 0.89 nmol/L
血管紧张素 II		黄体高峰期	15.9 ~ 47.8 nmol/L
仰卧位	26 ± 11 ng/L	月经期	< 10.5 nmol/L
立位	46 ± 22 ng/L	绒毛膜促性腺激素（HCG）	< 3.0 u/L
血浆睾酮		血浆游离睾酮	
男	15.8 ~ 23.8 nmol/L	男	274 ± 80 pmol/L
女	1.81 ~ 2.29 nmol/L	女	10.8 ± 2.4 pmol/L
血去氢异雄酮（DHA）	3.2 ~ 11.7 μmol/L	血清抗利尿激素（ADH）	1.0 ~ 1.5 ng/L

二、尿液

（一）一般检查

尿液自动分析仪常用临床检测项目

测定项目	数量单位	正 常 范 围		异 常 结 果				
LEU（白细胞）	×10⁶/L	NEG	25	100	500			
NIT（亚硝酸盐）		NEG	5 6 7	POS				
pH（酸碱度）				8 9				
PRO（蛋白）	mg/L	NEG	300	600	1 000	3 000	> 5 000	
GLU（糖）	mg/L	NORMAL	500	1 000	2 000	> 3 000		
KET（酮体）	mg/L	NEG	100	500	1 500			
UBG（尿胆原）	mg/L	NORMAL	10	40	80	160		
BIL（胆红素）	mg/L	NEG	5	10	15	30	60	> 120
ERY（红细胞）	×10⁶/L	NEG	50	150	> 250			

注：NEG 阴性 POS 阳性 NORMAL 正常
尿液自动分析仪尚不能完全代替显微镜细胞检查

（二）尿生化检查

肌酐	8.8 ~ 13.2 mmol/24 h	尿 C 肽	81 ± 36 μg/24 h
肌酸	< 1.54 mmol/24 h	尿儿茶酚胺	88.5 ~ 118 nmol/24 h
尿总氮	714 ~ 1 071 mmol/24 h	尿香草扁桃酸（VMA）	
尿素氮	357 ~ 535 mmol/24 h	铁氰化钾氧化法	11 ~ 33 μmol/24 h
尿酸	1.48 ~ 4.46 mmol/24 h	偏高碘钠氧化法	9.9 ~ 39 μmol/24 h
尿淀粉酶		尿皮质类固醇	

Somogyi 法	35～260 u/h	17-羟类固醇 男	10.08±2.46 mg/24 h
Winslow 法	8～32 u	女	8.68±1.65 mg/24 h
尿钾	25～100 mmol/24 h	17-生酮类固醇 男	12～20 mg/24 h
尿钠	130～260 mmol/24 h	女	5～15 mg/24 h
尿氯	100～250 mmol/24 h	尿醛固酮	8～36 nmol/24 h
尿钙	2.5～7.5 mmol/24 h	尿 17-酮类固醇	
尿磷	16～42 mmol/24 h	男	28.5～47.2 μmol/24 h
尿镁	3～5 mmol/24 h	女	20.8～34.7 μmol/24 h
尿铜	0.24～0.79 μmol/24 h	尿去氢异雄酮(DHA)	<2 mg/24 h

三、脑脊液

外观	无色透明、无凝块薄膜	碳酸氢盐	22.9 mmol/L
pH	7.35～7.40	葡萄糖	
比重	1.006～1.008	成人	2.5～4.5 mmol/L
压力(侧卧位)		儿童	2.8～4.4 mmol/L
成人	70～180 mmH₂O (0.69～1.76 kPa)	细胞计数 成人	(0～5)×10⁶/L
儿童	70～200 mmH₂O (0.69～1.96 kPa)	儿童 淋巴:单核细胞	(0～15)×10⁶/L 7:3
成人(坐位)	200～300 mmH₂O (1.45～2.94 kPa)	钾 氯	2.5～3.2 mmol/L 10～130 mmol/L
蛋白定性	阴性	钙	1.12～1.37 mmol/L
蛋白定量(腰穿)		铁	4.1～9.3 μmol/L
成人	0.15～0.45 g/L	钠	138～150 mmol/L
儿童	0.20～0.40 g/L	锌	0.153～0.734 mmol/L
脑脊液乳酸	<2.8 mmol/L	脑脊液 CO₂ 分压	44～50 mmHg
乳酸盐	0.2～0.4 mmol/L		(5.86～6.65 kPa)

四、血气分析

pH		动脉血二氧化碳分压	35～45 mmHg
动脉血	7.35～7.45	(PCO₂)	(4.6～6.0 kPa)
静脉血	7.31～7.42	二氧化碳总量(TCO₂)	
氧饱和度(SaO₂)		成人	24～32 mmol/L
动脉血	90%～100%	二氧化碳结合力(CO₂-CP)	
静脉血	60%～80%	成人	23～31 mmol/L
氧分压(PaO₂)		儿童	18～27 mmol/L
动脉血	80～100 mmHg (10.6～13.3 kPa)	实际碳酸氢盐(AB) 标准碳酸氢盐(SB)	21～28 mmol/L
静脉血	30～50 mmHg (4～6.8 kPa)	成人 儿童	21～25 mmol/L 25±3 mmol/L
动脉血 P₅₀	25～29 mmHg (3.3～3.9 kPa)	剩余碱(BE)或碱差(BD) 成人	±3 mmol/L
氧含量(CaO₂)		儿童	-4～2 mmol/L
动脉血	150～220 ml/L	缓冲碱(BB)	
静脉血	100～160 ml/L	血浆	41～42 mmol/L

肺泡-动脉血氧分压差 （A-aDO$_2$）	10±5 mmHg （1.33±0.67 kPa）	全血	47~48 mmol/L
混合静脉血氧分压 （PvO$_2$）	40 mmHg （5.3 kPa）		

五、肺功能(正常平均值)

潮气量（V$_T$）			功能余气量（FRC）	
儿童	0.20 L		男	2.33 L
成人　男	0.603 L		女	1.58 L
女	0.487 L		肺总量（TLC）	
补吸气量（IRV）			男	5.02 L
男	2.16 L		女	3.46 L
女	1.40 L		无效腔量（V$_D$）	
补呼气量（ERV）			儿童	0.70 L
男	0.91 L		成人　男	0.128 L
女	0.56 L		女	0.119 L
余气量（RV）			余气量/肺总量（RV/TLC）	
男	1.53 L		男	0.307 L
女	1.02 L		女	0.290 L
深吸气量（IC）			无效腔量/潮气量（V$_D$/V$_T$）	<0.30 L
男	2.66 L		时间肺活量（TVC）	
女	1.90 L		（用力呼气量 FEV,率 FEV%）	
肺活量（VC）			第一秒	2.83 L(83%)
男	3.47 L		第二秒	3.30 L(96%)
女	2.44 L		第三秒	3.40 L(99%)
呼吸频率（RR）			最大呼气中期流速（MMEF）	
儿童	20~30/min		男	3.36 L/s
成人	12~20/min		女	2.88 L/s
静息通气量				
男	111±3 ml/s		通气储备百分比	93%
女	70±3 ml/s		气体分布测定	
分钟肺泡静息通气量	平均数 4.2 L		7 分钟氧冲洗法	<25%
男	1.7±0.04 L/s		一次呼气测定法	<1.5%
女	1.38±0.04 L/s		分流率（QS/QT）	<0.7%
最大通气量（MVV）			摄氧量（标准状态）	250~300 ml/min
男	1.74±0.04 L/s		CO$_2$排出量（标准状态）	200~240 ml/min
女	1.38±0.04 L/s		肺泡动脉氧分压差（A-aDO$_2$）	
重复呼吸试验				
氧容积百分比	8.62%		空气	10±5 mmHg
CO$_2$容积百分比	8.33%			（1.33±0.67 kPa）
一氧化碳弥散量	3.3~4.1 ml/kPa/s		纯氧	45±19 mmHg
				（5.98±2.53 kPa）
气流速度			呼吸功（静息）	0.246 kg/m·min
静息吸气	29 L/min		气道阻力	
静息呼气	23 L/min		吸气	1.23 cmH$_2$O
通气血流比（V/Q）	0.8		呼气	1.27 cmH$_2$O
			肺顺应性	0.23 L/cmH$_2$O

六、循环功能

血压(BP)

新生儿	收缩压	80 ± 16 mmHg (10.7 ± 2.1 kPa)
	舒张压	40 ± 16 mmHg (6.1 ± 2.1 kPa)
4 ~ 6 岁	收缩压	80 ~ 90 mmHg (10.7 ~ 12 kPa)
	舒张压	55 ~ 59 mmHg (7.33 ~ 7.86 kPa)
7 ~ 14 岁	收缩压	90 ~ 100 mmHg (12.0 ~ 13.3 kPa)
	舒张压	59 ~ 61 mmHg (7.86 ~ 8.13 kPa)
成 人	收缩压	120 ~ 140 mmHg (16.0 ~ 18.7 kPa)
	舒张压	70 ~ 80 mmHg (9.33 ~ 10.7 kPa)

心率(HR)

新生儿	130 ~ 160/min
6 ~ 12 个月	120 ~ 130 /min
1 ~ 3 岁	100 ~ 120 /min
4 ~ 6 岁	80 ~ 100 /min
7 ~ 14 岁	60 ~ 100 /min
成人	60 ~ 80 /min

外周血管阻力(TPR、SVR)　　100 ~ 130 kPa·S/L

外周血管阻力指数(SVRI)　　150 ~ 200 kPa·S/L

肺血管总阻力　　15 ~ 23 kPa·S/L

肺血管阻力指数　　23 ~ 37 kPa·S/L

左室每搏做功量(LVSW)　　80 ~ 110 g/m

左室每搏做功指数(LVSWI)　　50 ~ 70 g/($m·m^2$)

右室每搏做功量(RVSW)　　10 ~ 15 g/m

右室每搏做功指数(RVSWI)　　6 ~ 11 g/($m·m^2$)

臂-舌循环时间　　9 ~ 16 s

心每搏量(SV)

男	95.5 ± 5.6 ml
女	76.9 ± 4.1 ml

每搏指数(SI)　　40 ~ 60 ml/m^2

心排血量(CO)

男	6.44 ± 0.32 L/min
女	5.49 ± 0.29 L/min

心脏指数(CI)

男	4.0 ± 0.5 L/m^2·min
女	3.7 ± 0.5 L/m^2·min

射血分数(EF)　　40% ~ 80%

静脉压(VP)　　2.2 ~ 10.7 mmHg (0.296 ~ 1.42 kPa)

中心静脉压(CVP)　　6 ~ 10 cmH_2O (0.588 ~ 0.981 kPa)

右房压(RAP)　　0 ~ 5 mmHg (0 ~ 0.667 kPa)

右室压(RVP)

收缩压	15 ~ 30 mmHg (2.0 ~ 4.0 kPa)
舒张压	0 ~ 5.0 mmHg (0 ~ 0.667 kPa)
平均压	12 ~ 16 mmHg (1.6 ~ 2.13 kPa)

肺动脉压(PAP)

收缩压	15 ~ 30 mmHg (2.0 ~ 2.4 kPa)
舒张压	6 ~ 12 mmHg (0.8 ~ 1.6 kPa)
平均压	10 ~ 18 mmHg (1.3 ~ 2.4 kPa)

肺毛细血管楔入压(PCWP)　　6 ~ 12 mmHg (0.79 ~ 1.59 kPa)

左房压(LAP)　　4 ~ 8 mmHg (0.533 ~ 1.07 kPa)

左室压(LVP)

收缩压	90 ~ 140 mmHg (12 ~ 18.7 kPa)
舒张压	4 ~ 8 mmHg (0.533 ~ 1.07 kPa)

臂-肺循环时间　　4 ~ 8 s

附录 2 围术期常用药物剂量与用法

局部麻醉药

药品名称	用法和剂量			不良反应和注意事项
利多卡因 lidocaine	成人： 用法	浓度 （%）	一次最大量 （mg）	0.5%浓度的毒性与普鲁卡因相似。1%浓度的毒性比普鲁卡因大40%。2%浓度比普鲁卡因大1倍。过敏反应极少。肝肾功能不全患者慎用，心力衰竭患者减量。 注意事项：① 熟悉使用浓度和极量，避免注入血管。② 术前用巴比妥类、咪达唑仑等药预防毒性反应。③ 加入肾上腺素。④ 一旦中毒，立即停药，并对症治疗。⑤ 与肌松药合用，增强肌松作用。⑥ 曝光、久贮或受热（高压灭菌），可渐变黄，药效降低。
	表面麻醉	2～4	200	
	局部浸润	0.5～1	200～300	
	神经阻滞	1～1.5	400	
	脊髓麻醉	1.5～5	50～100	
	硬膜外麻醉	1～2	200	
	（常与丁卡因或罗哌卡因合用） 小儿：			
	神经阻滞	0.25～0.5	8～10 mg/kg	
	硬膜外	0.7～1.5	8～10 mg/kg	
布比卡因 bupivacaine	用法	浓度（%）	一次最大量	逾量或误入血管内可发生严重毒性反应，症状与其他局麻药相似。但出现心脏毒性症状较早，往往循环虚脱与惊厥同时发生，且易引起严重的室性心律失常，一旦心跳停止，复苏较困难。除一般局麻药中毒反应注意事项外，强调高浓度（0.75%）应慎用，并尽可能与其他毒性较低的局麻药合用。 心血管毒性反应时，可立即静注20%脂肪乳剂1.5 ml/Kg，随后给予0.25 ml/（Kg·min）静脉输注，有助于提高复苏成功率。
	脊髓麻醉	0.5～0.75	10～15 mg	
	硬膜外阻滞			
	颈、上胸段	0.25～0.35	2 mg/kg	
	腹部、下腰段	0.5～0.7	2 mg/kg	
左布比卡因 levobupivacaine	神经阻滞或浸润麻醉，一次最大剂量150 mg 硬膜外阻滞：0.5%～0.75% 10～20 ml			不良反应：低血压、恶心、术后疼痛、发热、呕吐、贫血、瘙痒、疼痛、头痛、便秘、眩晕、胎儿窘迫等。 注意事项：① 使用过量可导致低血压、抽搐、心搏骤停、呼吸抑制及惊厥。② 出现肌肉震颤、痉挛可给予巴比妥类药。③ 患者出现下列症状可能是中毒迹象：躁动不安、焦虑、语无伦次、口唇麻木与麻刺感，金属异味、耳鸣、头晕、视力模糊、肌肉震颤、抑郁或嗜睡。应及时处理。④ 酰胺类局部麻醉药由肝脏代谢，对有肝脏疾病患者须谨慎。
罗哌卡因 ropivacaine	用法	浓度 （%）	一次最大量 （mg）	不良反应和注意事项与其他局麻药相同。罗哌卡因是新酰胺类局麻药，其最大特点是可感觉和运动神经阻滞分离。
	神经阻滞	0.5～1.0	175～250	
	硬膜外阻滞	0.5～1.0	75～200	
	脊麻	0.5～0.75	15～22.5	
	分娩镇痛	0.2 初量	20～40 mg	
		维持	12～28 mg/h	
	术后镇痛	0.2	8～12 mg/h	

吸 入 全 身 麻 醉 药

药 品 名 称	用 法 和 剂 量	不良反应和注意事项
氧化亚氮(笑气) nitrous oxide, N_2O	成人：用法 $N_2O(\%):O_2(\%)$ 麻醉诱导 80:20 <5 min 调至 50:70 30~50 麻醉维持 40:50 50~60 儿童：麻醉诱导 50:50 麻醉维持 50:50 通常与其他吸入或静脉麻醉药合用	不良反应：弥散性缺氧、副鼻旁窦性头痛、耳病、出血、气栓形成，骨髓抑制，有一定的致畸作用。 注意事项：① 避免吸入高浓度(>70%)。② 吸前须去氮。③ 血氧饱和度监测。④ 不宜用于肠梗阻、气胸、坐位脑手术等，以防气栓形成。⑤ 停吸本药 5~10 min，在自主呼吸下宜继续吸入高浓度氧40%，预防低氧血症发生。
异氟烷 isoflurane	成人：通常静脉全身麻醉药诱导后，用于维持，浓度 0.2% ~ 2.5%。用半紧闭法、小流量或紧闭法维持麻醉。控制性降压时，吸入浓度可适当增加。 儿童：先静脉全身麻醉诱导后，用半开放或半紧闭法维持，浓度 0.2% ~ 2%。控制性降时浓度适当增加。	不良反应少，诱导期可有咳嗽、屏气、呼吸道分泌物增多。麻醉过深可抑制呼吸和循环。使子宫肌张力和收缩力减弱。 注意事项：避免长时间吸入高浓度(>2%)，因增加子宫出血，不宜用于产科麻醉。
七氟烷 sevoflurane	成人：通常静脉麻醉诱导后，吸入 0.5% ~ 3% 维持。 儿童：通常采用各种小儿通气回路系统，经面罩吸入，诱导期 2% ~ 8%，维持 0.5% ~ 3%。6 个月以上小儿可同时吸入氧(50%)/氧化亚氮(50%)。	不良反应少，有屏气、咳嗽、心动过速或心动过缓、寒战等。 注意事项：① 本品与碱石灰相互作用，产生复合物 A 等，故应避免紧闭法，氧流量 >2 L/min，对肝肾功能低下者尤应注意。② 加强呼吸、循环监测。③ 术毕停用后苏醒快，应避免各种刺激，预防患者骚动、不合作。
地氟烷 desflurane	成人：通常先静脉全身麻醉诱导，经气管插管吸入本品维持，浓度 3% ~ 12%。选择低流量、小流量，半紧闭或紧闭法。 儿童：通常静脉全身麻醉诱导后，经面罩或气管导管吸入维持，浓度 3% ~ 12%。	不良反应：刺激性较强，引起屏气、咳嗽、喉痉挛，氧合血红蛋白亚饱和(SpO_2 <90%)、分泌物增多、头痛、心动过缓或心动过速、血压升高或下降等。 注意事项：① 加强呼吸、循环和药物浓度监测。② 吸入浓度应逐渐加大，浓度达 6% ~ 7% 时，常引起刺激性咳嗽屏气等。③ 术毕清醒快，注意预防患者骚动不安。④ 小儿不宜用作诱导。

静 脉 全 身 麻 醉 药

药 品 名 称	用 法 和 剂 量	不良反应和注意事项
氯胺酮 ketamine	成人：静注：1 ~ 2 mg/kg，追加为首量的 1/2 至全量，可重复 2 ~ 3 次，总量 <6 mg/kg。 静滴：0.1% 溶液，每分钟 10 ~ 30 μg /kg 维持。 可用于单独或复合麻醉。有镇痛作用。 小儿：基础麻醉：4 ~ 6 mg/kg 肌注。单独或复合麻醉用法和剂量与成人相同。	不良反应：① 神经精神症状，如噩梦、幻觉、谵妄、狂躁等。② 心率加快、血压升高。③ 过量或静注过快，呼吸抑制甚至停止。④ 颅内压和眼压升高。 注意事项：① 高血压、子痫、癫痫、颅高压、眼高压、甲亢、精神病、心功能不全患者禁用。② 在用抗高血压药或中枢抑制药后，用本品宜减量、静注慢，否则可发生低血压、呼吸抑制。
依托咪酯 etomidate	成人：麻醉诱导：0.2 ~ 0.3 mg/kg 静注，注速 15 s 左右。 可单次追加 0.1 ~ 0.2 mg/kg，或以每分 10 ~ 14 μg/kg/min 维持。	不良反应：① 注射部位疼痛、静脉炎。② 肌阵挛、咳嗽和呃逆。③ 呼吸抑制甚至暂停。④ 抑制肾上腺皮质功能。 注意事项：① 用前，先静注小量地西泮或咪达

药 品 名 称	用 法 和 剂 量	不良反应和注意事项
依托咪酯 etomidate	小儿：与成人相同。	唑仑等，预防肌阵挛。② 选择较大静脉，注速慢（15 s）。③ 癫痫、子痫患者禁用。④ 因抑制肾上腺皮质功能，不宜长期使用。
丙泊酚（异丙酚）propofol	成人：麻醉诱导：1～2.5 mg/kg（20 mg/s）。维持：每小时 4～12 mg/kg。部位麻醉辅助：0.5 mg/kg 静注后，以每小时 1～4 mg/kg 维持。ICU 辅助：静注 5～10 μg/kg，接着每分钟 5～10 μg/kg。 小儿：诱导：2～2.5 mg/kg。维持：每小时 6～12 mg/(kg·h)。辅助用量比成人稍大，用法与成人相同。	不良反应① 静注部位疼痛，皮疹。② 抑制呼吸循环。③ 抑制 ACTH 和皮质醇分泌。 注意事项：①. 加强呼吸循环监测。②. 缓慢静注，剂量个体差异大，尤其是老年、心肺功能低下、血容量不足患者，应减量。③ 3 岁以下小儿慎用。④ 静滴本品稀释浓度不小于 2 mg/ml。⑤ 要用 5% 葡萄糖或生理盐水稀释，不宜与其他药物伍用。
咪达唑仑（咪唑安定）midazolam	成人：术前用药：7.5～10 mg 术前一日晚口服。术前 30 min 肌注 0.05～0.1 mg/kg，或术前 10 min 静注 0.02～0.05 mg/kg。全身麻醉诱导：0.1～0.2 mg/kg。复合麻醉：每小时 0.03～0.1 mg/kg 或单次静注。ICU、部位麻醉辅助用药：0.02～0.05 mg/kg 缓慢静注，维持每小时 0.02～0.03 mg/kg。心律转复和内窥镜检查：2～3 mg 缓慢静注。 小儿：用法与成人相同，剂量适当增加。	不良反应：① 静注部位灼感或疼痛。② 头痛、恶心呕吐。③ 呛咳、通气量下降或呼吸暂停、心动过缓或心动过速、血压下降。 注意事项：① 加强呼吸、循环监测。② 分次缓慢静注，预防呼吸循环抑制，尤其用作辅助用药时更应注意。③ 本药含有苯乙醇，不宜用作蛛网膜下腔和硬膜外腔注射。④ 与其他镇静药物等伍用，有协同作用，宜减量。⑤ 对老年、呼吸循环功能低下、血容量不足等患者，宜减量。

麻醉性镇痛药及其拮抗药

药 品 名 称	用 法 和 剂 量	不良反应和注意事项
吗啡 morphine	成人：肌注 5～10 mg/次，每 4～6 h 可重复 1 次，一日极量 60 mg。癌症用量宜按病情需要，总量不受限制。急症手术前用药，静注 2.5～5 mg/次。术后镇痛 1～2 mg 溶于生理盐水 5～10 ml 中，硬膜外腔注射。 小儿：5 岁以上小儿 2.5～5 mg 肌注。	不良反应：① 头晕、困倦、烦躁不安、情绪改变。② 恶心呕吐、口干。③ 尿少尿闭、便秘、上腹不适。④ 呼吸抑制、体位性低血压、心动过缓。⑤ 瘙痒、成瘾等。 注意事项：① 诊断不明的疼痛，不用本品。② 临产和哺乳期妇女、支气管哮喘、肺气肿、慢性肺源性心力衰竭、呼吸衰竭、颅高压和颅脑损伤者禁用。③ 多痰咳嗽、过度肥胖、严重肝功能障碍、消化道及泌尿道阻塞或感染性疾病及嗜铬细胞瘤患者慎用。④ 吗啡过量可用纳洛酮拮抗。⑤ 应注意吗啡成瘾，对癌症镇痛治疗应按病情放宽使用。
哌替啶（度冷丁）meperidine	成人：麻醉前给药：1 mg/kg 麻醉前 0.5～1 h 肌注，或 0.5～1 mg/kg 麻醉前 10～15 min 静注。部位麻醉辅助用药：20～30 mg 静注，总量不超过 100 mg。 儿童：术前用药或术后镇痛 0.5～1 mg/kg。	不良反应：① 头昏、恶心呕吐、口干、出汗。② 便秘、尿潴留。③ 肌强直、震颤、甚至惊厥。④ 低血压、心动过速、呼吸抑制。 注意事项：① 老年、儿童、心功能低下、血容量不足、呼吸抑制者适当减量或不用。② 分娩前 4～6 h 内产妇禁用。③ 与吗啡相似的禁忌证。④ 易引起依赖性，宜及时调整剂量并停用。
芬太尼 fentanyl	成人：全身麻醉诱导：2～5 μg/kg，大手术 10～20 μg/kg。全身麻醉维持：每小时 1～2 μg/kg。神经安定镇痛：与氟哌利多 1：50 混合应用。	不良反应：① 眩晕、恶心呕吐。② 抑制呼吸，尤其是延迟性呼吸抑制。③ 心动过缓。④ 胸壁和腹壁肌肉僵硬及喉和支气管痉挛。 注意事项：① 单次静注 0.05 mg 以上，S_pO_2 可

药品名称	用法和剂量	不良反应和注意事项
芬太尼 fentanyl	儿童：主要用于全身麻醉诱导和维持，静注2～5 μg/kg，维持每小时1～2 μg/kg。	出现下降，宜吸氧。② 单次静注0.1 mg以上，可出现肌僵直，诱导时宜先注肌肉松弛药，再注本品。③ 禁忌证和其他注意事项同吗啡。
舒芬太尼 sufentanil	成人：全身麻醉诱导：一般手术0.5～1.0 μg/kg，总量不超过2～8 μg/kg。维持10～50 μg静注。辅助用药：0.1～0.3 μg/kg。儿童：全身麻醉诱导和维持1～2 μg/kg静注。辅助用药0.15～0.25 μg /kg静注。	不良反应和注意事项与芬太尼相似。
阿芬太尼 alfentanil	成人：全身麻醉诱导：20～50 μg/kg。维持：每小时静注50 μg/kg，或30～50 μg/kg静滴。辅助用药：静注7～12 μg/kg，需要时追加3～5 μg/kg。儿童：诱导：10 μg/kg静注。维持：5 μg/kg静注	恶心呕吐较多、呼吸抑制和暂停、低血压、心动过缓、肌肉强直、成瘾等。术前应给阿托品。静注慢（通常0.1 mg/min），注意呼吸变化，同时吸氧。本品作用短暂，一般无需拮抗。
瑞芬太尼 remifentanil	成人：全身麻醉诱导每分1 μg/kg，维持每分钟0.25～1 μg/kg，也可分次静注0.5 μg/kg。	不良反应和注意事项与芬太尼相似。其显著优点是呼吸抑制作用较轻，反复静注或长时间静滴无蓄积。剂量偏大可致心率减慢和血压降低。
曲马多（曲马朵）tramadol	成人：50～100 mg静注或硬膜外。	不良反应和注意事项与吗啡相似，但其不良反应发生率、依赖性较吗啡为低，为非麻醉性中枢性镇痛药。
地佐辛	静注：初剂量为5mg，以后2.5～10 mg/2～4 h。术后镇痛方案为术毕先静注地佐辛2.5 mg，必要可追加2.5 mg。静脉PCA配方为地佐辛50 mg/100 ml，持续输注1 ml/h，PCA 2 ml，锁定时间20 min，可用48 h。	不良反应为 ① 恶心、呕吐、镇静及注射部位反应发生率为3～9%。② 头晕发生率在1～3%。③ 出汗、寒战、脸红、低血压、便秘、尿潴留、瘙痒、红斑等发生率＜1%。④碱性磷酸酶及血清谷丙转氨酶升高、打呃、耳充血、耳鸣。注意事项：① 地佐辛含有焦亚硫酸钠，硫酸盐对于某些易感者可能引起过敏反应和严重哮喘。② 具有阿片抗剂的性质。对麻醉药有躯体依赖性的患者不推荐使用。③ 颅内压高的患者，如可能呼吸抑制会使脑脊液压力升高。④ 患有呼吸抑制、支气管哮喘、呼吸道梗阻的患者要减量。⑤ 肝、肾功能不全者应减量。
纳洛酮 naloxone	先静注0.3～0.4 mg或5 μg/kg，15 min后再静注0.6 mg或10 μg/kg，或继之以5 μg/(kg·h)静滴。	1. 少数患者出现血压升高、肺水肿、心律失常、甚至室颤或心跳骤停。2. 时效短，单次用药后易使患者再昏睡和呼吸再抑制。

肌肉松弛药

药品名称	用法和剂量	不良反应和注意事项
琥珀胆碱（司可林）succinylcholine ED 95（0.3 mg/kg）	全身麻醉诱导气管插管：成人1～2 mg/kg（不超100 mg），小儿1.5～2 mg /kg静注。维持：0.08～0.1%或以每分钟20～40 μg /（kg·min）静滴。需短时肌松：0.5～1 mg/kg静注（紧急情况下还可以气管内或舌下给药）。	不良反应：① 肌痛、肌球蛋白尿。② 高血钾。③ 眼压、胃内压和颅内压升高。④ 心动过缓、偶发心脏停搏。⑤ 偶发恶性高热和脱敏感阻滞。注意事项：① 严重创伤后3～6周、上或下神经元病变、脊髓病变引起截瘫、腹内严重感染1周以上等患者，使用本品易产生高血钾，应禁用。② 严

药 品 名 称	用 法 和 剂 量	不良反应和注意事项
		重肝病、饥饿、妊娠末期及产后、慢性肾衰竭、长期用抗胆碱酯酶药等使其肌松作用延长。③ 持续静滴或反复用药，不宜超过 500 mg，以免发生脱敏感阻滞。④ 与非去极化类肌松药作用彼此相互拮抗。
维库溴铵 vecuronium ED 95 （0.04 mg/kg）	成人及儿童：气管内全身麻醉：静注首量 0.08 ~ 0.15 mg/kg，30 min 后追加 0.03 ~ 0.05 mg/kg，或以每分 1 ~ 2 μg/（kg·n）静滴。ICU 中机械通气支持：静注首量 0.08 ~ 0.1 mg/kg，后以每小时 0.03 ~ 0.06 mg/kg。	无明显不良反应。肝肾功能减退者本品作用时间延长应减量或不用。本品剂量大小与作用起效呈负相关，与持续时间呈正相关。吸入麻醉药、有些抗生素等有协同作用。过量可致长时间呼吸停止。
罗库溴铵 rocuronium ED 95 （0.3 mg/kg）	成人和儿童：气管插管 0.9 ~ 1.2 mg/kg。气管内全身麻醉首剂量 0.45 ~ 0.6 mg/kg，维持每分 9 ~ 12 μg/kg。	肝功能不全时时效延长。与吸入麻醉药抗生素等有协同作用，宜适当减量。本品尤其适用于禁用琥珀胆碱的气管插管。
阿曲库铵 atracurium ED 95 （0.23mg/kg）	成人和儿童：气管内全身麻醉首量 0.5 ~ 0.6 mg/kg 静注，30 ~ 40 min 追加 0.1 ~ 0.2 mg/kg，或每分 7 ~ 9 μg/kg 静滴。ICU 维持机械通气，静注首剂 0.3 ~ 0.6 mg/kg，后以每分 4 ~ 8 μg/kg 静滴。	不良反应：有一定组胺释放作用致皮肤潮红、轻度暂时性低血压或支气管痉挛，极少数有严重过敏或类过敏反应。 注意事项：① 剂量不宜大于 0.6 mg/kg。② 经 Hofmann 降解和酯解，不蓄积，肝肾功能不全或假性胆碱酯酶异常患者可使用。③ 吸入麻醉、非去极化类肌松药增强其作用。④ 应在 2 ~ 8 ℃ 避光保存。在 30 ℃ 的环境中 1 个月将降低 8% 的药效。
顺阿曲库铵 cisatracurium ED 95 （0.048 mg/kg）	成人和儿童：气管插管 0.1 ~ 0.2 mg/kg，30 ~ 40 min 追加半量。ICU 机械通气首剂静注 0.1 mg/kg，后以 2.6 μg/kg/min 连续输注。	与阿曲库铵比的显著优点是无组胺释放，其作用及注意事项与阿曲库铵类似。
米库氯铵 mivacurium ED 95 （0.08 mg/kg）	气管插管量为 0.2mg/kg，待 1.5min 后可作气管插管，临床肌松维持 15 ~ 20min。持续静脉输注给药速度维持在 3 ~ 15μg（kg·min）	不良反应：肝和肾功能均不良者，可影响米库氯铵分解血浆胆碱酯酶，应避免使用该药。 注意事项：血浆胆碱酯酶活性低下者时效延长，使用抗胆碱酯酶药的患者禁用。2.5 ~ 3.0 倍 ED 95 量因组胺释放可致一过性低血压及面部红斑。应缓慢或分次注药，诱导前可静注甲泼尼龙 40mg 预防。

拟胆碱药（抗胆碱酯酶药）

药 品 名 称	用 法 和 剂 量	不良反应和注意事项
新斯的明 neostigmine	麻醉中主要用于拮抗非去极化类肌松药的作用。 成人和儿童：缓慢静注（1 min 左右）0.04 ~ 0.07 mg/kg，总量不超过 3 ~ 5 mg。可用于治疗重症肌无力、室上性心动过速、术后腹胀和尿潴留。常皮下或肌注 0.5 ~ 1 mg，每日 1 ~ 2 次。	不良反应：流涎、恶心呕吐、腹痛、腹泻、心动过缓和低血压等。过量可致胆碱危象主要表现为出汗、瞳孔缩小、心动过缓或心律失常、低血压。注意事项：① 先静注阿托品 0.5 ~ 1 mg，心率增快后，再用新斯的明。或三药同时使用。② 总量一般不超过 3 mg，尤其对重症肌无力患者，应预防胆碱危象的发生。③ 心绞痛、机械性肠梗阻和尿路梗阻患者禁用，支气管哮喘和肠吻合术后患者慎用。

续　表

药品名称	用法和剂量	不良反应和注意事项
依酚氯胺（腾喜龙）edrophonuim	成人和儿童：拮抗肌肉松弛药作用：5～10 mg 静注，需要时 1 次/5～10 min,总量不超过 40 mg。重症肌无力诊断或判断胆碱危象是否存在：2～5 mg 静注。	不良反应和新斯的明相似但较轻,注意事项、禁忌证和新斯的明相同。

抗胆碱药

药品名称	用法和剂量	不良反应和注意事项
阿托品 atropine	麻醉前用药：成人 0.5 mg 术前 30 min 肌注或 0.2～0.5 mg 麻醉诱导前静注。 小儿：0.01～0.03 mg/kg(<0.4 mg) 肌内或静脉注射。 治疗心动过缓：成人 0.3～1 mg/次静注。 拮抗肌肉松弛引起心动过缓：用新斯的明前 0.02 mg/kg 静注。	不良反应：口干、瞳孔散大、眼压升高、调节麻痹、视力模糊、心率加快、皮肤潮红和体温升高等,大剂量可引起中枢神经症状甚至昏迷呼吸衰竭。 注意事项：① 青光眼、前列腺肥大及器质性幽门梗阻。② 甲状腺功能亢进、心功能不全、或预激综合征、房扑、房颤等伴有明显心动过速、高热者慎用或禁用。
东莨菪碱 scopolamine	麻醉前用药：成人：0.3～0.5 mg,小儿 0.01～0.015 mg/kg 肌内注射。	与阿托品略相同。对心脏作用较弱,故心脏病患者不宜用阿托品时可用本品。本药有较强的中枢抑制作用,老年人易引起烦躁、兴奋。
格隆溴铵（胃长宁）glycopyrrolate bromide	麻醉前用药：4～8 μg/kg 肌内注射。与新斯的明合用(0.2 mg 与新斯的明 1 mg)拮抗非去极化类肌肉松弛药。	外周抗胆碱作用强,为阿托品的 5～6 倍,因很难通过血脑屏障,而无明显中枢作用。其他条目参见阿托品。

拟肾上腺素药

药品名称	用法和剂量	不良反应和注意事项
肾上腺素 adrenaline	与局麻药合用：浓度为 1/20～1/40 万(或 5 μg/ml) ； 心肺复苏：成人 0.5～1 mg 生理盐水稀释至 10 ml 静注或 1～2 mg 稀释后气管内给药,剂量可用 0.2 mg/kg。小儿：0.01 mg/kg 静注或气管内给药。 过敏性休克：0.5～1 mg 皮下或肌内注射,或 0.1～0.5 mg 稀释后缓慢静注。 心脏术后低心排：1 mgl 加入 5% 葡萄糖或生理盐水 250 ml 静滴 2～8 μg/min。 支气管哮喘：0.25～0.5 mg 皮下注射,或肌内注射。	不良反应：① 可出现面色苍白、头痛、震颤、不安。剂量过大或快速静注可致血压骤升、心律失常甚至室颤。② 与氟烷、胍乙啶等药合用易引起室性心律失常。 注意事项：① 根据用药目的,严格控制用量。② 器质性心脏病、高血压、甲状腺功能亢进和糖尿病患者禁用。③ 用于阻滞末梢血管供应区,如手指、阴茎的局麻药禁止加用肾上腺素。
去甲肾上腺素 noradrenaline	用于嗜铬细胞瘤切除术后即刻,以维持血压稳定。2～10 mg（以去甲肾上腺素计算）加入 5% 葡萄糖 250～500 ml 内静滴,根据效应调节滴速,2～8 μg/min。也可用于麻醉与围术期低血压和休克治疗。一般不超过 15～20μg/min。	静滴时间过长、浓度过高或漏出血管外等可引起局部组织缺血坏死,一旦发生即局部浸润酚妥拉明或局麻药。

药 品 名 称	用 法 和 剂 量	不良反应和注意事项
异丙肾上腺素 isoprenaline	用于心动过缓、房室传导阻滞等：每次 3 ~ 5 μg 静注意力，必要时可气管内给药或将 0.5 ~ 1 mg 加入 5% 葡萄糖 500 ml 内静滴，需心电图监护，一般每分钟 0.05 ~ 0.1 μg/kg。	不良反应：心悸、头晕。静滴浓度过高或过快，可引起室性早搏，心动过速甚至室颤。 注意事项：① 心率达 120 次/min 或出现心律失常应停用。② 心绞痛、心肌梗死、心动过速、甲状腺机能亢进患者禁用。③ 禁忌与氟烷合用，与碱性药物伍用。
多巴胺 dopamine	各种休克、低血压、心脏手术后等：10 ~ 100 mg 加入生理盐水或葡萄糖液 250 ~ 500 ml 内静滴。每分钟用量：2 ~ 5 μg/kg 兴奋多巴胺受体，扩张血管。5 ~ 10 μg/kg 兴奋 β 受体，增强心肌收缩力。> 10 μg/kg 兴奋 α 受体，周围血管收缩。根据效应调节。	不良反应：可有恶心、心悸、心动过速、心律失常、心绞痛、头痛等，停药后可消失。药液外渗可致局部组织坏死。小剂量可致低血压、大剂量可致高血压。 注意事项：① 根据不同用药目的的调节用药量。② 避免外渗。③ 心动过速和嗜铬细胞瘤患者禁用。
间羟胺 metaraminol	适用于各种休克和术中低血压：成人每次 5 ~ 10 mg 肌注，0.3 ~ 1 mg 静注。小儿每次 0.04 ~ 0.2 mg/kg 肌注。20 ~ 100 mg 加入葡萄糖或生理盐水 250 ~ 500 ml 内静滴，根据效应调节滴速。	不良反应：与去甲肾上腺素类似，但较轻。持续用药可因快速耐受性而失效。 注意事项：① 甲状腺功能亢进、高血压、慢性心力衰竭及糖尿病患者慎用。② 血容量补足的基础上从小剂量开始使用。③ 与氟烷同时使用易引起心律失常。④ 不能与碱性药物、青霉素、苯妥英钠、二性霉素配伍。
麻黄碱 （麻黄素） ephedrine	治疗椎管内麻醉引起的低血压：成人 15 ~ 30 mg 肌注，10 ~ 15 mg 静注，小儿 0.5 ~ 1 mg/kg 肌注。	不良反应：头痛、心动过速等。 注意事项：1. 高血压、动脉硬化、甲状腺功能亢进、冠心病，以及老年人慎用或禁用。2. 椎管内麻醉用药时须同时补足血容量，短期限反复用药易出现耐受性。
甲氧胺 methoxamine	用于椎管内麻醉时低血压、室上性心动过速及心脏复苏：5 ~ 10 mg 肌注，2.5 ~ 10 mg 静注，或者 20 mg 加入葡萄糖液中静滴。 儿童：每次 0.25 mg/kg 肌注。	不良反应：可引起肾血管收缩，大剂量可使血压持续升高伴有头痛、心动过速、恶心、呕吐。 注意事项：甲状腺功能亢进、高血压、心动过缓、急性心肌梗死等严重心脏病、动脉硬化和糖尿病患者慎用或禁用。不宜反复应用。
去氧肾上腺素 （新福林） neosynephrine	适用于椎管内麻醉或其他原因引起的低血压，室上性心动过速：成人皮下或肌内注射 2 ~ 5 mg，静注 0.1 ~ 0.5 mg/次（需严密监护）。静滴：2 ~ 20 mg 加入 5% 葡萄糖液 250 ~ 500 ml 内，根据血压调节滴速，但不得超过 180 μg/min。	不良反应：① 可致高血压、头痛、呕吐、心悸、反射性心动过缓、心律失常、用药局部刺激不适。② 药液外漏可引起局部组织坏死。 注意事项：① 甲亢、高血压、动脉硬化、室速、糖尿病、孕妇禁用。② 不宜用于应用单胺氧化酶抑制剂患者，不能与三环类抗抑郁药合用，不能与碱性药配用。
血管加压药 vasopressin	静脉输注 0.01 ~ 0.04 U/min，中等剂量的 AVP（0.04 U/min）不会引起严重的消化道血流灌注不足。大剂量 AVP（超过 0.1 U/min）可能引起肠系膜及肾脏缺血和心脏指数、氧输送和氧摄取的减少。单独使用 AVP 作为血管加压药时，需要给予大剂量（可高至 1.8 U/min）以维持血压。术后低血压的病人持续输注 AVP（0.1 U/min）可以停用儿茶酚胺。	不良反应：漏出血管可致组织坏死、剂量过大可致少尿和急性肾衰竭。禁忌用于高血压、动脉粥样硬化、器质性心脏病及无尿患者。

肾上腺素受体阻滞药

药 品 名 称	用 法 和 剂 量	不良反应和注意事项
酚妥拉明 （立其丁） phentolamine	嗜铬细胞瘤切除围术期的高血压：术前 5～20 mg/次，2～3 次/d。术中 3～5 mg 静注，或再继以 2.5～5 mg 加入 5% 葡萄糖液 100 ml 静滴。去甲肾上腺素等血管收缩药、硫喷妥钠外漏：5～10 mg 加入生理盐水或 1% 普鲁卡因 20 ml 皮下浸润。	不良反应：体位性低血压、心动过速、诱发心绞痛，可出现恶心、呕吐、腹痛、腹泻和诱发溃疡病。 注意事项：低血压、严重动脉硬化、器质性心脏病、肾功能减退及溃疡病患者禁用。
酚苄明 phenoxybenzamine	嗜铬细胞瘤术前准备和周围血挛病：10 mg/次，2～4 d。	体位性低血压、心动过速、鼻塞和中枢抑制、恶心呕吐，局部刺激。 肾功能不全、冠心病及脑血管疾病患者禁用。
艾司洛尔 esmolol	室上性心动过速、房颤：每分钟 500 μg/kg 用 1 min 负荷，继之每分钟 50 μg/kg 维持，根据疗效增量。 预防气管插管或拔管心血管反应：0.5～1 mg/kg 静注，或以每分钟 200～300 μg/kg 静滴。 控制术中高血压及心动过速：每分钟 500 μg/kg 用 4 min 负荷，继之 100～300 μg/kg 静滴。	不良反应：心动过缓、低血压、诱发哮喘、静注部位红肿。 注意事项：① 明显心动过缓、病窦综合征、Ⅱ度以上房室传导阻、显性预激综合征等禁用。② 哮喘、慢性阻塞性支气管肺疾病、血容量不足、老年患者等慎用。③ 华法林、吗啡可使本品血浓度提高，不宜伍用。④ 本品可使地高辛血浓度提高，慎用。
拉贝洛尔 labetalol	重度高血压及其危象、嗜铬细胞瘤：100～200 mg 加入 5% 葡萄糖液 100 ml 内静滴。麻醉与围术期高血压 5～10mg/次缓慢静注。	不良反应：直立性低血压、眩晕，偶有疲乏、轻度便秘、头痛、恶心、梦幻、精神抑郁。 注意事项：儿童、孕妇、哮喘及脑溢血患者禁用。低血压和心动过缓禁用。

正 性 肌 力 药

药 品 名 称	用 法 和 剂 量	不良反应和注意事项
地高辛 digoxin	治疗急慢性心力衰竭、室上性心律失常：成人：口服 0.125～0.25 mg，1～2 次/d。儿童：洋地黄化 0.03～0.05 mg/kg，总量不超过 2 mg，现多用维持量法 8～10 μg/kg，每日分 2 次口服。 静注：首次 0.5 mg，2 h 后可重复 0.25～0.5 mg，儿童：0.02～0.03 mg/kg。	不良反应和中毒表现：①消化道症状：食欲不振、恶心、呕吐、腹泻等。② 乏力、黄视、复视、意识障碍或烦躁。③ 心脏症状：可有各种心律失常④ 心力衰竭症状加重。 注意事项：① 个体差异，如老年人易中毒。② 肾功能障碍及电解质紊乱如低血钾、低血镁易产生洋地黄过量。③ 心功能越差对洋地黄的耐受性越差。④ 对阵发性室性心动过速、房室传导阻滞及梗阻性心肌病者禁用。
毛花苷丙（西地兰） cedilanid	急性心功能不全或慢性心功能不全急性发作，某些室上性快速心律失常。首量 0.4 mgl，10 min 后可追加 0.2～0.4 mg，总量可达 1.2～1.6 mg。儿童 0.02～0.04 mg/kg 缓慢注射。	参见地高辛。
多巴酚丁胺 dobutamine	成人：加入葡萄糖液中静滴或微泵输注，每分钟 2.5～10 μg/kg。 儿童：静滴每分钟 2～5 μg/kg，渐增至 10～15 μg/kg。	如剂量过大可致心动过速及心律失常。肥厚型梗阻型心肌病患者禁用。不宜与 β 受体阻断剂合用。重度主动脉瓣狭窄者慎用。

药 品 名 称	用 法 和 剂 量	不良反应和注意事项
米力农 milrinone	作用较氨力农强 10～40 倍。 成人：静注 2.5～7.5 $\mu g/kg$。静滴 0.25～1 $\mu g/kg$。 儿童：静注 0.01～0.05 $\mu g/kg$，以 0.1～1 $\mu g/kg$ 维持。	不良反应：① 血小板减少。② 胃肠道症状如恶心呕吐、腹痛等。③ 心律失常、低血压。④ 肝功能异常。⑤ 过敏、发热、注射部位灼热感等。 注意事项：① 应用期间注意观察血小板计数和肝、肾功能。② 重度肝、肾功能损害者禁用。③ 急性心肌梗死及心律失常慎用。④ 本药不能用葡萄糖液稀释，呋塞米不应在滴注本药的管道中给予。

抗高血压及控制性降压药

药 品 名 称	用 法 和 剂 量	不良反应和注意事项
乌拉地尔 （压宁定） urapidil	主要用于高血压危象和围术期高血压。 静注 10～25 mg/次，必要时可重复 1 次。静滴 250 mg，加入到 5%～10% 葡萄糖液 500 ml，开始 2 mg/分钟，以后根据血压调节。	不良反应：心悸、心律失常、体位性低血压等。 注意事项：对本药过敏者慎用。
尼卡地平 （佩尔地平） nicardipine	静注：10～30 $\mu g/kg$。 静滴：以生理盐水或多或 5% 葡萄糖液配成 0.01%～0.02%，0.5～0.6 $\mu g/kg$ 开始，后根据血压调节。	不良反应：较少，偶有心悸、面部潮红、恶心、头痛、肝功能轻度损害。 注意事项：颅内出血、颅内压增高及对本药过敏者禁用。不着
硝普钠 sodium nitroprusside	用控制性降血压、高血压危象、心功能不全、低心排综合征。 静注：10～20 $\mu g/kg$。 静滴：25～50 mg 溶入 5% 葡萄糖液 500 ml 中，每分钟 0.25～8 $\mu g/kg$ 静滴，根据血压水平调节滴速。	不良反应：① 氰化物中毒。② 反射性心动过速、反跳性高血压，颅内压增高、凝血异常。③ 高铁血红蛋白血症。④ 通气/灌流比例失调。 注意事项：① 应用时间一般不超过 24～48 h，血中硫氰酸盐不能超过 100 $\mu g/ml$。② 现用现配、放置不能超过 4 h，避光，药液内不能加其他药物。③ 明显肝肾功能不全、甲状腺功能减退，以及主动脉缩窄和动静脉瘘引起的代偿性高血压禁用。
硝酸甘油 nitroglycerin	用于心绞痛、急性心肌梗死和急慢性心力衰竭以及控制性降血压。 控制性降压：0.01% 药液静滴，开始每分钟 1 $\mu g/kg$，增加到 3～6 $\mu g/kg$。 心功能不全、心肌梗死者可用上述药液根据需要调节滴速。 心绞痛用法略。	不良反应：① 头痛、面部潮红、眩晕心悸等。② 长时间应用可出现耐药性。③ 过量致高铁血红蛋白血症。④ 增加肺内分流、抑制血小板聚集，增加颅内压和眼内压。 注意事项：① 严重贫血、急性循环衰竭、脑出血、颅内压增高、肥厚梗阻性心肌病、青光眼、缩窄性心包炎禁用。严重肝硬化肾功能不全慎用。② 发生低血压时，如需用升压药可用氧肾上腺素，但不能用肾上腺素。

抗心律失常药

药 品 名 称	用 法 和 剂 量	不良反应和注意事项
利多卡因 lidocaine	室性心律失常首选药。 静注：1～2 mg/kg 以葡萄糖液稀释至 40 ml 缓慢静注，需要时 5～10 min 后，再注射 0.5～1 mg/kg，总量不超过 250 mg。静滴：	不良反应及注意事项见局麻醉药条目。 此外本品与奎尼丁、普鲁卡因、普萘洛尔、美西律合用可增强其毒性，甚至引起停搏。与西咪替丁合用可增加利多卡因的血药浓度。

药 品 名 称	用 法 和 剂 量	不良反应和注意事项
利多卡因 lidocaine	0.1% ~ 0.2%（5% 葡萄糖稀释），1 ~ 4 mg/min。给药不方便时 300 mg 肌注，或复苏时气管内给药 1 ~ 2 mg/kg。 儿童：静注 1 mg/kg，1 次/10 ~ 20 min，总量不超过 5 mg/kg，维持 20 ~ 50 mg/kg 静滴。	
普罗帕酮 （心律平） propafenone	用于室性早搏、室性或室上性心动过速、预激综合征等。 0.5 ~ 1 mg/kg 缓慢静注，继之 20 ~ 40 mg/h 静滴。	不良反应：心动过缓、传导阻滞、低血压等。 注意事项：① 严重心力衰竭、心源性休克、传导阻滞、明显窦缓严重阻塞性肺部疾病禁用。② 与麻醉药或抑制心肌收缩力气药物合用可增强本品的作用。
维拉帕米 （异搏定） verapamil	室上性或交界性室性心动过速、房颤伴快速室率、特发性尖端扭转型室速。 每次 2 ~ 4 mg 稀释后缓慢静注，隔 30 min 可重复。	不良反应：低血压、窦缓、窦性停搏、传导阻滞。 注意事项：① 低血压、重度心力衰竭、心源性休克、Ⅱ-Ⅲ传导阻滞、病窦综合征、预激综合征合并心房颤动、心房扑动者禁用。② 支气管哮喘、肝功能全者慎用。③ 注射宜慢，并注意血压、心率变化，如心动过缓可用阿托品或肾上腺素，低血压用升压药。

中枢兴奋药

药 品 名 称	用 法 和 剂 量	不良反应和注意事项
氟马西尼 （安易醒） flumazenil anexate	苯二氮䓬类药物特异性拮抗药，用于相应的催醒。 静注：首次 0.2 mg，后每分钟 0.1 mg，直到总量 0.6 ~ 1 mg，不超过 2 mg。	可有恶心、呕吐、焦虑、潮红、恐惧、心悸等反应。肝病患者及孕妇慎用，过敏者禁用。
氨茶碱 aminophyline	麻醉催醒：1 ~ 2 mg/kg，稀释后缓慢静注。 平喘：成人：口服 0.1 ~ 0.2 g/次，3 次/d。静注 0.25 g/次，稀释后缓注（不少于 10 min）。静滴 0.25 ~ 0.5 g/次，每日不超过 2 g。儿童：口服 2 ~ 3 mg/kg，3 次/d。静注或静滴每次 2 ~ 4 mg/kg。	不良反应：① 恶心、呕吐、胃部不适。② 静脉用量大或过快可致头晕、心悸、心律失常、惊厥血压剧降等，甚至心跳骤停、气促和呼吸停止。③ 皮疹、蛋白尿。 注意事项：① 严重心血管病、高血压、心肌梗死、严重肺心病、消化性溃疡、肝功能障碍和甲亢患者禁用或慎用。② 儿童对本品敏感易惊厥，应慎用。③ 静注时不可与维生素 C、氯丙嗪、胰岛素、去甲肾上腺素等配伍。

激素类药物

药 品 名 称	用 法 和 剂 量	不良反应和注意事项
氢化可的松 （皮质醇） hydrocortison	静注或静滴：一般疗法 100 ~ 200 mg/次，1 ~ 2 次/d。大剂量突击疗法首剂 200 ~ 300 mg，每日可大于 1 g。儿童：静滴每日 4 mg/kg。	不良反应：① 静脉大量给药偶有过敏反应。② 长期应用可引起医源性柯兴面容和体态。③ 可出现精神症状：欣快感、激动不安、谵妄、定向力障碍，也可表现为抑制。④ 并发或加重感染。⑤ 下丘脑-垂体肾上腺轴受抑制。 注意事项：① 严重精神病史、活动性胃、十二指肠溃疡、明显糖尿病、严重高血压、未能用抗菌素控制的感染等不宜用本品。② 长期用药者应逐渐停药，并注意限钠补钾。③ 妊娠早期可致畸胎。

药 品 名 称	用 法 和 剂 量	不良反应和注意事项
地塞米松 dexamethasone	成人：静注或静滴 2～20 mg/次，2～6 h 可重复。 儿童：肌注、静注或静滴 1～2.5 mg/次，1～2 次/日。 新生儿：0.5～1 mg/次，1～2 次/日。	参见可的松。但对水盐代谢影响极微、较大剂量服用易引起糖尿和类库欣综合征。 注意事项：① 大剂量连续给药一般不超过 72 h，② 静脉滴注时用 5% 葡萄糖液稀释。
甲泼尼龙 （甲强龙） methylpredni- solone	成人：静注 40mg/次，器官移植 500mg/次。	与上述药物基本相同，但起效快，不良反应少。
倍他米松 （得保松） Betamethasonum	骨血管和关节腔内注射镇痛，3～7mg/次	不良反应同上，不宜长期应用。
胰岛素 insulin	控制血糖： 成人：轻型：皮下、静注 4～6 U/次（每日 20～30 U）。中型：6～10 U/次（每日 20～50 U）。重型：10～20 U/次（每日 50 U）。餐前 30 min 用药。 儿童：皮下每日 0.5～1 U/kg，于早、中、晚餐前半小时用药。 抢救急性代谢紊乱： 成人一般用量 0.1 U/kg，溶于生理盐水静滴。 儿童：参照成人按体重计算。 糖尿病患者术中：按胰岛素至少 1 U 与葡萄糖 2.5～6 g 之比酌情给予（常用 1:4）。	不良反应：① 低血糖反应，严重时可昏迷死亡。② 少数过敏反应，荨麻疹、血管神经性水肿，甚至过敏性休克。③ 注射部位硬结、红肿。④ 长期用药有耐受性。 注意事项：① 一旦发生低血糖，应即进食或静注高渗葡萄糖。② 肾上腺素、糖皮质激素、甲状腺素等可拮抗其降糖作用。胍乙啶、β 受体阻断药等可增强其降糖作用。

止血药和抗凝血药

药 品 名 称	用 法 和 剂 量	不良反应和注意事项
氨基己酸 aminocaproic acid， EACA	成人：静滴：首剂 4～6 g 溶于生理盐水或 5% 葡萄糖液 10～15 min 滴完，维持 1～1.25 g/h，直至出血停止，24 h 总量不超过 20 g。 儿童：静滴：首剂 0.08～0.12 g/kg，继之每小时 0.033 g/kg。 局部：0.5% 溶液冲洗膀胱。拔牙后 10% 溶液漱口和蘸药液的棉球填塞伤口。	不良反应：① 恶心、呕吐和腹泻。② 眩晕、头痛、耳鸣、全身不适、皮疹等。③ 快速静注可出现低血压、心动过缓、心律失常、少数可发生惊厥，心脏和肝脏损害大。④ 大剂量或疗程超过 4 周可出现肌痛、软弱、肌红蛋白尿、甚至肾功能衰竭。⑤ 血栓形成。 注意事项：泌尿道术后的血尿患者、孕妇、有血栓形成倾向或过去有血栓栓塞性疾病病史者慎用。
氨甲苯酸 aminomethylben- zoic acid， PAMBA	静注或静滴：0.1～0.3 g/次缓慢静注，葡萄糖或生理盐水稀释静滴，每日 2～3 次，每日总量不超过 0.6～0.8 g。	毒性较氨基己酸、氨甲环酸均低，不易形成血栓。有腹泻、头晕、恶心、皮疹等。静注过快可致低血压、心动过缓。过量可形成血栓或诱发心肌梗死。肾功能不全者慎用，有血栓形成倾向或血栓栓塞史者禁用。
氨甲环酸 tranexamic acid， AMCHA	静注：0.25～0.5 g/次，稀释至 20 ml 慢注，每日 1～2 次。 静滴：每日总量可达 2 g，生理盐水或葡萄糖液稀释至 200 ml。 局部：可止鼻衄，前列腺或膀胱术后前洗。	不良反应较氨基己酸少，可出现头痛、头晕、恶心、呕吐、胸闷、及嗜睡等，快速静注可产生低血压，偶有药物过量致颅内血栓形成。有显著血栓形成倾向、阻塞性血管疾病史、蛛网膜下腔出血的患者禁用或慎用。肾功能不全或手术后血尿者慎用。

药品名称	用法和剂量	不良反应和注意事项
酚磺乙胺 （止血敏） etamsylate	预防手术出血：术前口服 0.5 g/次，每日 4 次，术前 30 min 静注或肌注 0.25 ~ 0.5 g。 一般出血治疗： 静注或肌注 0.25 ~ 0.75 g/次，每日 2 ~ 3 次。 新生儿每次 12.5 mg/kg，1 次/6 h。 口服：成人 0.5 ~ 1.0 g/次，儿童每次 10 mg/kg，每日 3 次。	不良反应：恶心、头痛、皮疹、低血压等，静注可发生休克。 注意事项：① 本品不宜与其他药品或碱性药液配伍。② 右旋糖酐拮抗本品的凝血作用。③ 不可与氨基己酸混合注射，以免中毒。
垂体后叶素 posterior pituiary	一般应用：5 ~ 10 U 肌注。急救治疗：10 U 加入 25% 葡萄糖液 20 ml 慢注，或 10 ~ 20 U 加入 10% 葡萄糖液 500 ml 静滴，必要时 6 ~ 8 h 重复 1 次，极量 20 U/次。	不良反应：① 恶心、腹痛、便意、面色苍白、出汗、心悸、胸闷等。② 少数可发生血管神经性水肿，荨麻疹、支气管子喘等过敏反应。 注意事项：高血压、冠心病、妊娠高血压综合征、动脉硬化、心力衰竭及过敏体质等禁用。
维生素 K_1 vitamine K_1	每次数 10 mg 肌注或缓慢静注，术前每日可用 25 ~ 50 mg。小儿量同成人，新生儿 2.5 ~ 5 mg/次。	毒性低，静注过速可有面部潮红、出汗、血压下降甚至虚脱。 需缓慢静注。
维生素 K_3 menadione sodium	止血：4 mg/次，每日 2 ~ 3 次。防止新儿出血：产妇产前 1 周肌注每日 2 ~ 4 mg。 胃肠道及胆道绞痛：8 ~ 16 mg/次。	不良反应：胃肠道反应。大剂量对新生儿、早产儿可引起溶血性贫血、高胆红素血症黄疸。红细胞缺乏葡萄糖-6-磷酸脱氢酶者可诱发急性溶血性贫血。肝功能不良者慎用，可选取用维生素 K_1。
鱼精蛋白 protamine	体外循环后拮抗肝素：按 1 ~ 1.5 : 1 的比例用药，或 2 mg/kg，以后根据 ACT 结果追加用药。 抗肝素过量：用量与末次肝素用量相当，但不超过 50 mg/次。	浓度过高、注射过快，可发生低血压、心动过缓、呼吸困难、面红等。 须缓慢注射，注本品前先注射氯化钙 0.3 ~ 0.4 g。
肝素 heparin	血栓栓塞性疾病、弥散性血管内凝血： 皮下注射器：1 万 U ~ 1.2 万 U/次，1 次/8 h。 静注：首剂 5 000 U/次，后 5 000 ~ 10 000 U/次，1 次/4 ~ 6 h。静滴：首剂 5 000 U 静注，后 2 万 U ~ 4 万 U/24 h 静滴。 儿童：静注每次 25 U/kg，1 次/6 h。静滴：先 50 U/kg 静注，后每 4 h100 U/kg 静滴。 体外循环全身肝素化：3 ~ 4 mg/kg，维持 ACT 在 480 s 以上。 体外抗凝或配肝素冲洗液：每 ml 血液或生理盐水含肝素 2 ~ 4 U。	不良反应：主要是出血。此外可引起血小板减少症、呕吐、流泪、头、瘙痒、发热、过敏反应、肌痛、骨痛，长期用可有脱发、骨质疏松等。 注意事项：① 监测凝血时间，如用过量或出血，可鱼精蛋白拮抗 1 mg 可中和肝素 1 mg。② 有出血倾向、亚急性细菌性心内膜炎、肝肾功能不全、严重高血压、过敏性疾病、孕妇、用其他抗凝或抗血小板药物者慎用或禁用。

利尿、脱水药

药品名称	用法和剂量	不良反应和注意事项
呋塞米 （速尿） furosemide	严重或急性水肿：20 ~ 120 mg/次，小儿每次 1 ~ 2 mg/kg。	不良反应：① 恶心、呕吐。② 电解质紊乱，尤其是低血钾。③ 大量或迅速利尿后，少数，尤其老年、瘦小者可出现低血容量，低血压甚至休克。④ 大剂量静注可致急性听神经损害。 注意事项：① 本品不宜与氨基糖苷类抗生素联合应用。② 大剂量静注时，注时不少于 5 min。③ 妊娠和哺乳期限妇女、低血钾、洋地黄中毒、肝昏迷先兆等禁用。

药 品 名 称	用 法 和 剂 量	不良反应和注意事项
托拉塞米 torasemide	充血性心力衰竭所致的水肿、肝硬化腹水：初始剂量 5～10 mg，每日 1 次，静注或静滴；每日最大剂量 40 mg，疗程不超过 1 周。 肾脏疾病所致的水肿：初始剂量 20 mg，每日 1 次，根据需要逐渐增加剂量，每日最大剂量 100 mg，疗程不超过 1 周。 高血压患者：5 mg 每日 1 次口服，4 周未达到疗效，可增加至 10 mg 每天，效果不佳时加用其他药物。	不良反应：头痛、眩晕、疲乏、食欲减退、肌肉痉挛、恶心呕吐、高血糖、高尿酸血症、便秘和腹泻；长期大量使用可能发生水和电解质平衡失调。 注意事项：① 治疗初期和年龄较大的患者常发生多尿。② 由于血液浓缩可引起低血压、精神紊乱、血栓性并发症及心或脑缺血等。③ 低钾饮食、呕吐、腹泻、过多使用泻药和肝功能异常的患者易发生低血钾。④ 个别患者可出现皮肤过敏，偶见瘙痒、皮疹、光敏反应，罕见口干、肢体感觉异常、视觉障碍。⑤ 本品与醛固酮拮抗剂或与保钾药物一起使用可防止低钾血症和代谢性碱中毒。
甘露醇 mannitol	治疗脑水肿：每日 1～2 g/kg 一般每次 125～250 ml，4～6 h 次，或与其他脱水药交替使用。 用于肾衰竭：先 3～5 min 内静注 20% 甘露醇 50 ml，如每小时尿量超过 40 ml 可继续用本品，每次 50～100 g，每日最大量 200 g。儿童：1～2 g/kg。	不良反应：① 注射过速或剂量过大可引起脑脱水或水、电解质紊乱，出现呕吐、发热、头痛、眩晕、抽搐等神经症状。② 可使血浆渗透压增高、血容量增加，加重循环负荷。③ 久用损伤肾小管。 注意事项：① 肺充血、肺水肿、心功能不全慎用。② 活动性脑出血，除非开颅手术，应慎用或少量用。③ 不宜与血液、钠、氯化钾等无机盐配伍，不可漏出血管外。

（周仁龙　杭燕南）